U0197022

神经病学掌中宝

Pocket Neurology

（第3版）

神经病学掌中宝

Pocket Neurology

（第 3 版）

原　著　Marcelo Matiello
　　　　Michael P. Bowley
　　　　Sahar F. Zafar
　　　　M. Brandon Westover

主　译　王朝霞　孙　葳

副主译　孙永安　张　巍

北京大学医学出版社

SHENJINGBINGXUE ZHANGZHONGBAO（DI 3 BAN）

图书在版编目（CIP）数据

神经病学掌中宝：第 3 版 /（美）马塞洛·马蒂埃洛（Marcelo Matiello）等原著；王朝霞，孙葳主译 . —北京：北京大学医学出版社，2024.5

书名原文：Pocket Neurology，3rd Edition

ISBN 978-7-5659-3073-7

Ⅰ. ①神⋯　Ⅱ. ①马⋯ ②王⋯ ③孙⋯　Ⅲ. ①神经病学　Ⅳ. ① R741

中国国家版本馆 CIP 数据核字（2024）第 038412 号

北京市版权局著作权合同登记号：图字：01-2022-5843

神经病学掌中宝（第 3 版）

主　　译：王朝霞　孙　葳

出版发行：北京大学医学出版社

地　　址：（100191）北京市海淀区学院路 38 号　北京大学医学部院内

电　　话：发行部 010-82802230；图书邮购 010-82802495

网　　址：http://www.pumpress.com.cn

E-mail：booksale@bjmu.edu.cn

印　　刷：北京信彩瑞禾印刷厂

经　　销：新华书店

责任编辑：畅晓燕　　责任校对：靳新强　　责任印制：李　啸

开　　本：889 mm×1194 mm　1/32　印张：21.75　字数：750 千字

版　　次：2024 年 5 月第 1 版　2024 年 5 月第 1 次印刷

书　　号：ISBN 978-7-5659-3073-7

定　　价：120.00 元

版权所有，违者必究

（凡属质量问题请与本社发行部联系退换）

译校者名单

主　译　王朝霞　孙　葳

副主译　孙永安　张　巍

译　者（按姓名汉语拼音排序）

陈思霏　刚　蔷　金海强　冷颖琳　李　凡
凌　霞　令　晨　孟令超　舒俊龙　孙　鹏
孙云闯　王　晖　魏路华　谢志颖　俞　萌
赵亚雯　郑艺明

审校者（按姓名汉语拼音排序）

白　静　陈　静　高　枫　郭小明　贾志荣
刘凤君　刘　冉　刘　旸　吕　鹤　彭　清
孙　葳　孙伟平　孙永安　王朝霞　俞　萌
袁　云　张　巍　赵桂萍

（译者和审校者单位均为北京大学第一医院）

原著者名单

Marcelo Matiello, MD, MSc
Clinical Director, Senior Neurologist, Division of Neuroimmunology and
  Neuroinfectious Diseases, Department of Neurology, Massachusetts General
  Hospital, Boston, Massachusetts
Assistant Professor of Neurology, Harvard Medical School, Boston, Massachusetts

Michael P. Bowley, MD, PhD
Mass General Brigham Residency Associate Program Director, Department of
  Neurology, Massachusetts General Hospital, Boston, Massachusetts
Instructor of Neurology, Harvard Medical School, Boston, Massachusetts

Sahar F. Zafar, MBBS, MD
Associate Medical Director, MGH Neurosciences ICU, Boston, Massachusetts
Director MGB Neurocritical Care Fellowship Program,
Department of Neurology, Massachusetts General Hospital, Boston, Massachusetts
Assistant Professor of Neurology, Harvard Medical School, Boston, Massachusetts

M. BrandonWestover, MD, PhD
Clinical Animation Data Center Director, Department of Neurology,
  Massachusetts General Hospital, Boston, Massachusetts
Associate Professor of Neurology, Harvard Medical School, Boston, Massachusetts

---

Josna Adusumilli, MD
Instructor, Department of Neurology, Harvard Medical School

Anthony A. Amato, MD
Professor, Department of Neurology, Harvard Medical School

Brian M. Andersen, MD, PhD
Neuro-Oncology Clinical Fellow, Pappas Center for Neuro Oncology,
Massachusetts General Hospital,
Neuro-Oncology Clinical Fellow, Center for Neuro-Oncology,
Dana-Farber Cancer Institute

Neishay Ayub, MD
Assistant Professor, Department of Neurology, Warren Alpert Medical
School of Brown University

Denis T. K. Balaban, MD
Senior Resident, Department of Neurology, Harvard Medical School

James D. Berry, MD, MPH
Chief of the Division of ALS and Motor Neuron Diseases, Department of
Neurology, Massachusetts General Hospital

Salman Bhai, MD
Assistant Professor, Department of Neurology, University of Texas
Southwestern Medical Center, Dallas, Texas

Alessandro Biffi, MD
Assistant Professor, Department of Neurology, Harvard Medical School

John Brooks, MD
Fellow, Advanced General and Autoimmune Neurology, Massachusetts General Hospital

Leeann B. Burton, MD
Instructor, Department of Neurology, Harvard Medical School

Colin Casault, MD, FRCPC
Instructor, Department of Neurology, University of British Columbia

Bart K. Chwalisz, MD
Instructor in Neurology, Harvard Medical School

Sarah Esther Conway, MD
Instructor of Neurology, Associate Neurologist, Harvard Medical School

Grace Crotty, MBBCh BAO, MD
Instructor, Department of Neurology, Harvard Medical School

Salvatore Anthony D'Amato, MD
MGB Residency, Harvard Medical School

William S. David, MD, PhD
Assistant Professor, Department of Neurology, Harvard Medical School

John R. Dickson, MD, PhD
Clinical Fellow, Department of Neurology, Harvard Medical School

Christopher T. Doughty, MD
Instructor, Department of Neurology, Harvard Medical School

Brian L. Edlow, MD
Associate Professor of Neurology, Harvard Medical School

Mark Richard Etherton, MD, PhD
Instructor of Neurology, Harvard Medical School

Amanda C. Guidon, MD
Assistant Professor of Neurology, Harvard Medical School

Juan Carlos Martinez Gutierrez, MD
Vascular Neurology Fellow, Harvard Medical School

Nitish Harid, MD
Epilepsy Fellow, Massachusetts General Hospital, Boston, Massachusetts

Andrea M. Harriott, MD, PhD
Instructor, Department of Neurology, Harvard Medical School

G. Kyle Harrold, MD
MGB Residency, Harvard Medical School

Amy Hessler, DO, FAAN
Associate Professor, Department of Neurology, University of Kentucky, Lexington, Kentucky

James M. Hillis, MBBS, DPhil
Instructor in Neurology, Harvard Medical School

Albert Hung, MD, PhD
Assistant Professor, Department of Neurology, Harvard Medical School

Claire S. Jacobs, MD, PhD
Instructor in Neurology, Harvard Medical School

Justin T. Jordan, MD, MPH, FAAN
Assistant Professor, Department of Neurology, Harvard Medical School

Lauren R. Kett, MD, PhD
Fellow in Neuromuscular Medicine, Massachusetts General Hospital

Eyal Y. Kimchi, MD, PhD
Assistant Professor of Neurology, Harvard Medical School

Joshua P. Klein, MD, PhD
Associate Professor of Neurology and Radiology, Harvard Medical School

Mariel Gailey Kozberg, MD, PhD
Vascular Neurology Fellow, Harvard Medical School

Terrance Thomas Kummer, MD, PhD
Assistant Professor of Neurology, Washington University School of Medicine, Barnes Jewish Hospital, St. Louis, Missouri

Thabele (Bay) Leslie-Mazwi, MD
Director of Endovascular Stroke Services, Massachusetts General Hospital

Naina Limbekar, MD, MPH
Assistant Professor of Neurology, Boston University School of Medicine

Giovanna S. Manzano, MD
Neuroimmunology Clinical Fellow, Harvard Medical School

Ariel Marks, MD
Assistant Professor of Neurology, Boston University School of Medicine

Chris M. McGraw, MD, PhD
Instructor, Department of Neurology, Harvard Medical School

Amir M. Mohareb, MD
Instructor, Department of Medicine, Harvard Medical School

Shibani S. Mukerji, MD, PhD
Assistant Professor, Department of Neurology, Harvard Medical School

Neal Michael Nolan, MD
MGB Residency, Harvard Medical School

Mary Angela O'Neal, MD
Assistant Professor, Harvard Medical School

Haatem M. Reda, MD
Instructor; Clerkship Site Director, Department of Neurology, Harvard Medical School

Yael Redler, MD
Fellow—Neuro-Ophthalmology, Department of Ophthalmology,
Massachusetts Eye and Ear Infirmary, Boston, Massachusetts

Eric S. Rosenthal, MD
Assistant Professor of Neurology, Harvard Medical School

Reza Seyedsedjadi, MD
Assistant Professor, Department of Neurology, Harvard Medical School

Samuel Bass Snider, MD
Instructor, Department of Neurology, Harvard Medical School

Jacqueline M. Solomon, MD
MGB Residency, Harvard Medical School

Michael P. H. Stanley, MD
Instructor, Department of Neurology, Harvard Medical School

Eliezer J. Sternberg, MD
Assistant Professor of Neurology, University of Massachusetts School of
Medicine

Joome Suh, MD
Instructor of Neurology, Department of Neurology, Harvard Medical
School

Pavan Vaswani, MD, PhD
Movement Disorders Fellow, University of Pennsylvania

Brian J. Wainger, MD, PhD
Assistant Professor, Department of Neurology, Department of Anesthesia,
Critical Care & Pain Medicine, Harvard Medical School

Wai-Ying Wendy Yau, MD
MGB Residency, Harvard Medical School

Andrew C. Young, MD
Assistant Professor of Neurology, Boston University School of Medicine

Michael J. Young, MD, MPhil
Fellow, Department of Neurology, Massachusetts General Hospital

译者前言

神经病学博大精深。自 19 世纪后叶 Jean-Martin Charcot 为现代神经病学奠基以来，经过近 150 年的发展，临床神经病学已经成为涵盖物理诊断学、影像学、电生理学、免疫学、分子遗传学和病理学等诸多学科领域的综合性临床医学学科。面对浩如烟海的经典神经病学著作和日新月异的学科发展前沿，初入临床实习的医学生和低年资神经内科住院医师往往会产生望洋兴叹、无所适从的畏惧和无助感。如何帮助临床工作的神经科"萌新"们在短时间内尽快了解相关的专业知识和临床技能？一本简易便捷的临床学习手册无疑是帮助他们迅速进入角色的入门必备工具。为此，我科组织青年骨干医师翻译了这本《神经病学掌中宝》（*Pocket Neurology*）。该书编者并非是著作等身的资深教授，而是神经内科住院医师（residents）和高年资专科医师（fellows），无疑他们更了解作为读者的临床一线医师的需求。该书内容丰富、语言简洁、思路清晰、图表详尽，涵盖了神经病学的各个方面，有利于短时间内鸟瞰临床神经病学的学科全貌，也便于随身携带和随时翻阅。希望本书既能陪伴和见证神经科"萌新"们从羽翼未丰的雏鹰到翱翔千里的大鹏的成长历程，也能成为神经科临床医生随身携带、随时翻阅的便携手册。

尽管我们在翻译时反复推敲，力求准确、流畅，但不足或错误之处在所难免，敬请同行批评指正。

王朝霞　孙　葳
北京大学第一医院神经内科

原著前言

　　《神经病学掌中宝》一书旨在成为一本简洁且使用方便的神经病学指导手册。正如我们多数人在内科实习阶段会非常依赖《内科学掌中宝》（Pocket Medicine）一样，创作本书也是基于同样目的以服务于神经病学临床医师。精神科、康复理疗科、神经外科的轮转医师，以及实习医师、医学生和其他寻求神经系统疾病实用诊断与治疗方法的读者也将会从中获益，获得处理住院或门诊患者所需的信息。

　　本书前两版的热烈反响以及神经病学所有亚专业的众多最新进展极大地激励我们创作了第3版。本版中，我们提供了所有主题的全面更新，并添加了更多的图片、表格和参考文献。同前两版一样，本版所有章节的主要作者都是神经科住院医师与专科医师，从而确保观点与临床一线医师保持最大相关度。同时每一章节的编写都由年轻医师与经验丰富的神经病学专家合作来完成，保证所有主题反映的不仅是最新数据，而且是长期且广泛深耕该领域而获得的系统、综合内容。我们对此前版本的所有作者和审阅者深表感谢，他们的临床技能与经验为本版的各章节奠定了坚实的基础。

　　从定位来讲，我们并不想将本书做成一本全面或详尽的书稿，但我们希望读者将会发现《神经病学掌中宝》是他们成为临床神经病学专家道路上的一个实用的伙伴。

目　录

第 1 章　神经急症：快速参考

（ Colin Casault，Eric S. Rosenthal ）

（赵亚雯　译　王朝霞　审校）

创伤后神经系统并发症

创伤性脑损伤（TBI）是一组不同类型脑损伤的总称，包括脑挫伤、脑实质出血（IPH）、蛛网膜下腔出血（SAH）、硬膜下出血 / 血肿（SDH）、硬膜外出血 / 血肿（EDH）、脑室内出血（IVH）和弥漫性轴索损伤（DAI）。根据复苏后格拉斯哥昏迷量表（GCS）评分对 TBI 严重程度进行分类（表 1-1）。

轻度 TBI

神经科医生在急诊室应注意识别轻度 TBI（mild TBI，mTBI），即脑震荡，以减少误诊。

症状　mTBI 表现为头部外伤后出现神志不清，伴或不伴有前期意识丧失的遗忘；其他症状包括恶心、呕吐、共济失调、对光或声音敏感和睡眠障碍。之后患者可能出现反应迟钝、情绪不稳定、思维混乱、注意力障碍及短暂性构音障碍 [*J Neurosurg*，2012，117（6）：1092-1099]。警示征为局灶性神经功能缺损，包括偏瘫、失语、视觉障碍、癫痫发作、Horner 综合征或意识水平下降。

加拿大头部 CT 规则（Canadian CT head rule，CCHR）、新奥尔良标准（NOC）或国家 X 射线应用研究 Ⅱ（NEXUS Ⅱ）标准可以帮助指导 mTBI 影像检查的选择。CCHR 要求患者符合 mTBI 的头部 CT 表现和 1 项附加准则（表 1-2）。符合 CCHR 标准、口服抗凝药或有警示征，包括局灶性神经功能缺损、头痛加剧、GCS 下降的患者应至少接受头颅 CT 平扫的检查。

表 1-1　TBI 分类	
TBI 严重程度	**GCS 评分**
轻度	13 ～ 15 分
中度	9 ～ 12 分
重度	≤ 8 分

Reprinted from Teasdale G，Jennett B. Assessment of coma and impaired consciousness. A practical scale. *Lancet*，1974，304（7872）：81-84. Copyright © 1974 Elsevier. With permission.

表 1-2 TBI 影像的加拿大头部 CT 规则

外伤后 2 h GCS 评分 < 15 分

疑似开放性或凹陷性颅骨骨折

颅底骨折或脑脊液漏的体征

呕吐 ≥ 2 次

年龄 ≥ 65 岁

逆行性遗忘（遗忘 ≥ 头部受撞击前 30 min）

危险事件［从 ≥ 3 英尺（约 0.91 米）或 ≥ 5 层楼处坠落，被机动车碰撞的行人，或从机动车弹射出去］

Reprinted from Stiell IG, Wells GA, Vandemheen K, et al. The Canadian CT Head Rule for patients with minor head injury. *Lancet*, 2001, 357（9266）: 1391-1396. Copyright © 2001 Elsevier. With permission.

mTBI 的管理

不符合 CCHR 标准或接受头部 CT 且 GCS 评分恢复至 15 分的患者，如果在 24 ～ 48 h 内有护理人员照顾，可以出院进行观察。出现警示征或头颅 CT 存在异常的患者应住院治疗。关于特定的情况，请参见"中-重度 TBI 的管理"、SDH 和 EDH。患者应休息 24 h 后逐渐恢复工作。对于运动员来说，在症状完全缓解之前不建议参加比赛或训练。回归比赛也应遵循 6 天渐进方案［*Neurology*, 2013, 80（24）: 2250-2257; *Br J Sports Med*, 2013; 47（5）: 250-258］。

中-重度 TBI

诊断　中-重度 TBI 的定义是复苏后 GCS 评分 ≤ 12 分，提示脑挫伤、IPH、SAH、SDH、EDH、颅骨骨折和血管损伤的风险较高。患者可能表现 mTBI 的症状和警示征。实验室检查包括血常规、生化 7 项、凝血酶原时间（PT）-国际标准化比值（INR）、部分凝血活酶时间（PTT）、血型、纤维蛋白原、肝功能、心电图、肌钙蛋白和胸部 X 线片。头部 CT 平扫并根据钝性脑血管损伤（BCVI）风险评估是否行头颈部 CTA 检查。观察稳定 6 h 后复查 CT，如果患者恶化应更早复查。

钝性脑血管损伤（BCVI）筛查

颅骨、颈椎骨折或高速撞击可造成颅脑血管损伤。血管损伤暴露内膜成分，导致血栓形成和可能的卒中。应用扩展 Denver 标准对患者症状、体征和危险因素进行筛查与诊断，评估是否行 CTA 筛查（表 1-3）。

中-重度 TBI 的管理

治疗　中重度 TBI 的内科管理应避免针对脑灌注压（CPP）、

表 1-3 钝性脑血管损伤筛查的扩展 Denver 标准

症状与体征	颈、鼻、口部动脉出血
	年龄 < 50 岁患者的颈部血管杂音
	颈部血肿扩大
	局灶性神经功能缺损，包括 Horner 综合征
	头部 CT 或 MRI 提示卒中
危险因素	高能传递机制
	Lefort Ⅱ 型、Ⅲ 型骨折，下颌骨、颅骨复合、颅底或枕髁骨折
	GCS 评分 < 6 分的重度 TBI
	颈椎骨折、半脱位或韧带损伤
	颈部悬吊伤伴缺氧性脑损伤
	晾衣绳式损伤
	TBI 伴胸部损伤，包括血管损伤
	上肋骨骨折
	头皮剥脱

颅内压（ICP）、氧分压和凝血障碍的继发性损伤，同时避免发热、低钠和高血糖（见表 1-4 有关"重度创伤性脑损伤管理"）。应逆转抗凝药物［见后文"脑实质出血（IPH）的管理"］，国际标准化比值（INR）升高 > 1.5 或血小板（PLT）下降 < $100×10^9$/L 应纠正。

所有 TBI 患者应考虑使用氨甲环酸（TXA）止血治疗。在 CRASH-3 中，轻到中度 TBI 患者在外伤 3 h 内接受 TXA 治疗可以降低死亡率（NNT = 5），每延迟 20 min 疗效↓ 10%。不增加深静脉血栓形成（DVT）、肺栓塞（PE）或癫痫发作等不良事件风险。

低温脑保护可预防继发性损伤。体温升高会加重神经功能结局并↑ ICP。管理体温首要是考虑病因，包括感染、药物诱发、血栓形成或代谢因素。对因治疗后，可通过使用常规对乙酰氨基酚、物理降温等方法使体温恢复到 37℃，在难治性病例中可以血管内输注冷生理盐水或冷却导管来降温。对于超高热（T > 41℃）或高热引起 ICP 升高的患者，血管内冷却可以更好地退热和控制 ICP［*Neurocrit Care*，2009，11（1）：82-

表 1-4　重度创伤性脑损伤管理

指标		目标
生理	MAP 目标	50 ~ 70 岁：≥ 100 mmHg 15 ~ 49 岁：≥ 70 mmHg 或 ≥ 110 mmHg[a]
	CPP 目标	60 ~ 70 mmHg[a]
	ICP 目标	< 20 ~ 25 cmH$_2$O[a]
	氧合	O$_2$ 饱和度 > 94%，PaO$_2$ > 60 mmHg[b]
	体温	维持 37℃（见"寒战的分级管理策略"表）
实验室	PaCO$_2$	35 ~ 40 mmHg，在最初 24 h 避免过度通气[a]
	血钠	135 ~ 150 mmol/L
	血糖	140 ~ 180 mg/dl[d]
	凝血功能	目标 INR < 1.4，PLT > 100×10^9/L
管理	抗纤溶	创伤后 3 h 内，氨甲环酸 1 g（超过 10 min），随后 1 g（超过 8 h）[e]
	逆转抗凝	请参见后文"脑实质出血（IPH）的管理"
	AED 预防	左乙拉西坦 500 mg 静注 2 次 / 日，或苯妥英 100 mg 静推，每 8 h 一次 ×7 天[a] cEEG 监测
	DVT 预防	入院 24 ~ 48 h 后影像学显示出血情况稳定，可应用 LMWH 或肝素皮下注射[f]
	营养	肠内营养，不迟于第 5 天与死亡率降低相关[a] 经胃空肠喂养可降低 VAP 发生率[a]

[a] *Neurosurgery*，2017，80（1）：6-15.
[b] *J Neurotrauma*，2007，24（S1）：S1-106.
[c] *Neurosurgery*，2002，97（2）：326-336.
[d] *J Trauma*，2005，58（1）：47-50.
[e] *Lancet*，2019，394：1713-1723.
[f] *Neurocrit Care*，2016，24（1）：47-60.

87］。体温升高的治疗也可能引起寒战，可能导致 ICP 升高，因此有必要治疗（表 1-5）。

创伤后癫痫发作由于增加 ICP 和脑代谢需求而加重继发性脑损伤。20% 的患者在重度 TBI 后 7 天出现非惊厥性癫痫发作［*J Neurosurg*，1999，91（5）：750-760］。对于重度 TBI 或继发于结构性脑损伤有癫痫发作风险的患者，应预防性给予抗癫痫药物（苯妥英或左乙拉西坦）7 天。这两种抗癫痫药物在终止早期癫痫发作方面是等效的，而左乙拉西坦可能与 3 个月后的预后良好相关［*Neurocrit Care*，2010，12（2）：165-172］。

	表 1-5　寒战的分级管理策略
1 级	• 开始并保持环境温暖 • 丁螺环酮 5 mg 口服 2 ～ 3 次 / 日，或 7.5 mg 口服 2 次 / 日；可根据需要每 2 ～ 3 天增加 5 mg/d 的剂量（通常剂量 20 ～ 30 mg/d 分 2 ～ 3 次口服，最大剂量 60 mg/d） • 起始硫酸镁静脉团注（2 g）超过 30 min，后输注硫酸镁（初始维持速率 1 g/h 或 25 ml/h），目标水平为 1.5 ～ 2.25 mmol/L • 哌替啶间断静推 50 mg，根据需要每 5 ～ 15 min 重复 1 次，每 6 小时不超过 150 mg
2 级	二选一： • 丙泊酚输注 0 ～ 83 μg/（kg·min），滴注至目标 • 右美托咪定 1 μg/kg 推注，维持 0.2 ～ 0.7 μg/（kg·h），滴注至目标
3 级	• 顺阿曲库铵 0.15 mg/kg 推注，根据需要每 10 min 重复 1 次直至 3 次或以 0.5 μg/（kg·min）的剂量持续输入

颅内压升高的管理

ICP 升高见于许多神经系统疾病，如脑出血（ICH）、肿瘤、脑炎、脑积水、卒中、全脑缺氧损伤和创伤。

症状　头痛、意识障碍、恶心、呕吐。后期表现：瞳孔不等大、去大脑或去皮质强直、昏迷、Cushing 三联征（血压升高、心动过缓和呼吸节律异常）。

诊断　临床表现，检查；颅脑 CT 用于确定潜在病因或对周围结构的占位效应程度。

治疗　ICP 升高的治疗取决于对病因的纠正。在不需要手术干预的情况下，应采用分级方法进行 ICP 管理（表 1-6）。请神经外科会诊是否需要进行脑室外引流（EVD）或 ICP 监测、去骨瓣或颅后窝减压。

如何确定渗透压间隙　渗透压间隙＝测定值－血清渗透压计算值。血清渗透压计算值＝ 2Na + BUN/2.8 + Glu/18。每 6 h 检测生化 7 项、血清渗透压。

特殊情况

如果因肿瘤或感染引起 ICP 升高，可考虑地塞米松 10 mg 静推，然后 4 mg 每 6 h 一次。

急性硬膜下血肿（SDH）的外科治疗

治疗　SDH 以自发性或创伤性的静脉缓慢出血进入硬膜下

	表 1-6 颅内高压的分级管理
概述	目标 ICP < 20 ~ 25 mmHg，目标 CPP > 60 ~ 70 mmHg，O_2 饱和度 > 94%，维持血钠目标值 135 ~ 150 mmol/L，目标 $PaCO_2$ 35 ~ 40 mmHg，床头 > 30°，中线头位，治疗寒战（见表 1-5）。如有癫痫发作，及时治疗；避免在颈内静脉进行中心静脉置管。如患者无低氧，可降低呼气末正压（PEEP）。
1 级	渗透疗法： ● 7.5% 高渗盐水或 23.4% 盐水，经中心静脉注射 30 ml 超过 20 min，随后 15 ~ 30 ml 每 6 h 一次；如无中心静脉途径，予 3% 高渗盐水 100 ~ 200 ml 静脉注射（维持 Na > 160 mmol/L） ● 甘露醇 0.25 ~ 1 g/kg 静脉输注，每 6 h 一次（维持血清渗透压 > 320 mmol/L，或渗透压间隙 > 16 mmol/L） 增强镇静［如丙泊酚 0 ~ 83 μg/（kg·min）］ 脑脊液分流（EVD 置管）
2 级	增强镇静（见上文） 神经-肌肉麻痹 过度通气 $PaCO_2$ 约 32 mmHg 仅作为更有效治疗的桥接
3 级	去骨瓣减压术 戊巴比妥昏迷［5 ~ 20 mg/kg 推注，之后 1 ~ 4 mg/（kg·h），目标是改善 ICP 和 cEEG 暴发抑制］ 低温治疗（目标 35℃）

TBI 管理及多模式监测包括脑实质氧张力监测、脑微透析、温度监测等，可能会增加上述流程的复杂性。

间隙为特征，影像上可见典型的轴外、新月形、高密度影，可跨越颅缝。所有手术患者的护理参照前文介绍的医疗护理。急性 SDH 开颅手术指征见表 1-7。慢性 SDH 的手术指征尚不明确，可参照急性 SDH 手术指征。

表 1-7 急性 SDH 手术治疗指征
● 影像学血块厚度 > 10 mm 或中线移位 > 5 mm，无论 GCS 评分
● 入院后 GCS 评分下降 ≥ 2 分
● 双侧瞳孔不对称、固定或散大
● 颅内压（ICP） > 20 mmHg

Reprinted by permission of Oxford University Press, from Bullock MR, Chesnut R, Ghajar J, et al; Surgical Management of Traumatic Brain Injury Author Group. Surgical management of acute subdural hematomas. *Neurosurgery*, 2006, 58（3 Suppl）: S16-S24; discussion Si-iv.

急性硬膜外血肿（EDH）的外科治疗

治疗　EDH 是由硬脑膜和颅骨之间的间隙创伤性破坏所致。多是由于脑膜中动脉破裂引起颅中窝迅速形成血肿。少数是脑膜前动脉、硬脑膜动静脉瘘（AVF）或硬脑膜窦破裂所致。颞极的 EDH 可能是静脉源性。头部 CT 上 EDH 与 SDH 的鉴别依据是不跨越颅缝的梭形高密度影。EDH 是急症，其治疗包括同时急诊手术和内科处理。TBI 的常规医疗管理参照前文。急性 EDH 的手术指征见表 1-8。

钝性脑血管损伤（BCVI）管理

BCVI 的管理基于损伤分级，因为卒中风险随分级而↑。Denvor 7 分级量表（表 1-9）采用 CTA 评估卒中风险［*J Trauma Acute Care Surg*，2012，73（6）：1359-1363］。BCVI 的管理可分为内科和外科治疗。对于可能需要使用抗血小板药物或肝素的 G1 级损伤，建议内科治疗。CADISS 比较了阿司匹林 81 mg 口服与静脉使用肝素后桥接华法林，结果显示两种治疗的后续卒中或并发症无差异［*Lancet Neurol*，2015，14（4）：361-367］。由于栓塞风险较低，抗血小板和抗凝治疗的选择应取决于患者卒中及出血并发症的风险。经颅多普勒超声（TCD）微栓子检

表 1-8　急性 EDH 手术治疗指征

- 血块体积＞ 30 cm³，无论 GCS 评分
- GCS 评分＜ 9 分且瞳孔不等大

Reprinted by permission of Oxford University Press，from Bullock MR，Chesnut R，Ghajar J，et al. SurgicalManagement of Traumatic Brain Injury Author Group. Surgical management of acute epidural hematomas. *Neurosurgery*，2006，58（3 Suppl）：S7-S15；discussion Si-iv.

表 1-9　BCVI 的 Denver 7 分级量表

分级	描述 [a]	颈动脉卒中风险 [b]	椎动脉卒中风险 [b]
1	血管壁不规则或血管内血肿伴狭窄＜ 25%	8%	6%
2	壁内血栓，内膜剥脱或夹层，或壁内血肿伴狭窄＞ 25%	14%	38%
3	假性动脉瘤	26%	27%
4	血管闭塞	50%	28%
5	血管断裂	100%	—

[a] Burlew C，et al. *J Trauma Acute Care Surg*，2012，85（5）：858-866.
[b] Biffl W，et al. *Ann Surg*，2002，235（5）：699.

测可能有助于监测栓塞风险；然而，TCD 指导下的治疗证据尚不明确［Crit Care Med，2017，45（10）：e1011-e1017］。所有血管损伤的随访血管造影成像应在 7 天和 6 个月时进行。在 G2 ～ 4 级损伤中，内科治疗与 1 级相同，但如果出现影像学进展或假性动脉瘤形成 > 1.0 ～ 1.5 cm，应考虑手术治疗。所有 G5 级损伤均应立即进行手术或血管内修复的外科治疗。

创伤性脊髓损伤

创伤性脊髓损伤（SCI）是由于脊柱的骨性结构、椎间盘、韧带的完整性被破坏而导致脊髓损伤。

症状 缺损症状取决于脊髓损伤的解剖。患者稳定时，应用美国脊椎损伤协会（ASIA）损伤量表（表 1-10）评估损伤严重程度。常见的综合征包括：

- **脊髓完全损伤**：损伤水平以下的弛缓性运动障碍和感觉缺失。腱反射减低，伴直肠张力与球海绵体反射消失及尿潴留。根据损伤水平，可能会出现脊髓休克。
- **脊髓不完全损伤**：不同程度的运动障碍，损伤水平以下

表 1-10　美国脊椎损伤协会（ASIA）损伤量表
A ＝完全性。骶段 S4 ～ S5 无感觉或运动功能保留。
B ＝不完全性感觉。神经损伤水平以下感觉而非运动功能保留，包括骶段 S4 ～ S5（S4 ～ S5 段轻触觉或针刺觉或肛门深部压觉），且身体两侧运动水平以下 ≥ 3 个节段无运动功能保留。
C ＝不完全性运动。在最骶尾段保留自发肛门收缩的运动功能，或患者符合不完全性感觉状态（最骶尾段 S4 ～ S5 轻触觉、针刺觉或压觉的感觉功能保留）且身体一侧运动水平同侧以下 ≥ 3 个节段部分运动功能保留（包括关键或非关键肌肉功能以确定不完全运动状态）。对于 ASIA 损伤量表 C 级，单个神经损伤平面（NLI）以下少于半数的关键肌肉功能肌力 ≥ 3 级。
D ＝不完全性运动。如上定义的不完全性运动状态，单个 NLI 以下超过半数的关键肌肉功能肌力 ≥ 3 级。
E ＝正常。若所有节段感觉与运动功能运用 ISNCSCI 测定分级均正常，患者有既往功能缺损，则 ASIA 损伤量表分级为 E。无初始 SCI 的患者不进行 ASIA 损伤量表分级。
ND。记录感觉、运动与 NLI 水平，根据检查结果无法确定 ASIA 损伤量表分级或部分保留区（ZPP）。

部分程度感觉保留。直肠张力、球海绵体反射及排尿功能保留。

- **脊髓中央损伤**：运动障碍上肢重于下肢，伴排尿障碍和不同程度的感觉障碍。

- **脊髓前部损伤**：损伤水平以下双侧弛缓性瘫痪伴腱反射消失。分离性感觉障碍，即痛温觉丧失，本体感觉和振动觉保留。严重自主神经功能障碍伴弛缓性排尿障碍，根据损伤水平可能会出现脊髓休克的症状与体征。

- **脊髓休克**：由于脊髓侧柱下行的脊髓交感传导束损伤而致。源于颈髓或高位胸髓损伤。脊髓休克的症状和体征除了脊髓完全损伤的表现外，还伴有血压和心率下降。

评估脊柱完整性

可通过表1-11评估患者可能的脊髓损伤风险↑与↓。

对于风险↑的患者（即伴严重外伤的任何患者），需完善脊髓CT成像。在严重血流动力学不稳定需要干预的情况下，患者在完成影像学检查前需使用颈椎颈托以对线稳定。对于怀疑韧带损伤的患者，清创前应考虑颈椎MR。对于风险↓的患者，应用Nexus低风险标准。不符合Nexus标准则至少需做CT。符合Nexus标准的患者，可不进行影像学检查。

实验室检查　见"中-重度TBI"。

治疗　SCI的治疗包括内科和外科治疗。神经外科应会诊立即进行手术固定。内科治疗的目标是稳定血流动力学（表1-12），纠正凝血功能，避免继发性损伤。

对于不稳定的患者，在诊断脊髓休克前，应排除其他休克病因，包括出血性、梗阻性或心源性休克。

表 1-11　Nexus 低风险标准：钝性创伤后颈椎损伤的临床标准
如果患者 < 60 岁且符合以下所有标准，则无须进行影像学检查：
- 中线无压痛
- 觉醒水平正常
- 无中毒证据
- 神经系未见异常
- 无分离性损伤

Hoffman J, et al. *NEJM*, 2000, 343（2）: 94-99. 敏感度 99.6%，特异度 12.9%。

表 1-12　升压药物剂量
去氧肾上腺素（PE）：10 ～ 300 μg/min
去甲肾上腺素（NE）：3 ～ 30 μg/min
多巴胺（DA）：2 ～ 20 μg/（kg · min）

- **脊髓休克**：失交感神经支配导致心率和血压下降。脊髓休克的治疗包括扩容、维持血管张力和变时性驱动。
  - 前负荷：使用等张溶液（如 0.9% 生理盐水）进行容量复苏。避免低张溶液。
  - 血压（BP）↓：可使用 NE、PE 或 DA 输注。
  - 心率（HR）↓：DA 比 NE 更能使 HR 升高。
- **脊髓灌注**：脊髓灌注压（SPP）= MAP − P_{CSF}。避免可能加重脊髓缺血的血压下降。2 项系统综述支持脊髓损伤后升高血压以减少神经功能恶化，这在最初 72 h 可能有最佳作用［*J Intensive Care Med*，2018，33（1）：3-15；*Neurosurg Focus*，2017，43（5）：E20］，但缺乏随机对照试验证据。排除脊髓缺血后，血压升高可能加重其他类型休克，应考虑维持 MAP > 85 mmHg 5 天。
- **糖皮质激素**：指南不推荐创伤性脊髓损伤患者使用糖皮质激素［*Clin Spine Surg*，2017，30（4）：93-105］。

特殊情况：肿瘤性硬膜外脊髓压迫

- 糖皮质激素在肿瘤性脊髓压迫中可能有效。地塞米松（在创伤性而非肿瘤性脊髓压迫中存在争议）10 mg 静注，然后 4 mg 口服 4 次 / 日 ×3 天，随后逐渐减量［*Clin Spine Surg*，2017，30（4）：156-163］。神经外科会诊评估可能的手术减压。

急性血管神经病学

急性缺血性卒中（AIS）

卒中 由于脑血管阻塞继发缺血。通常是血栓性或栓塞性。表现为各种神经系统症状，包括无力、麻木、失语、构音障碍、视物模糊、共济失调和步态不稳。通常急性起病，但可在数天内波动。

危险因素 年龄、高血压、高脂血症、吸烟、糖尿病、高凝状态、心律失常（如心房颤动）、心肌病、瓣膜病等。

评估 AIS

- 确定最后目击正常时间（last seen normal，LSN）。如果患者为醒后出现症状，LSN 是最后一次目击正常的时间，而不是发现时间。
- 采用 NIH 卒中量表（NIHSS），并记录生命体征和时间。
- 确定患者是否符合组织型纤溶酶原激活剂（tPA）静脉

溶栓的适应证，并联系神经介入团队考虑血管内取栓术（EVT）。

静脉 tPA 溶栓

适应证 年龄 ≥ 18 岁，预期会导致远期残疾的显著神经功能缺损，发病时间明确 < 4.5 h。脑 CT 未显示出血或明确的新发梗死［*NEJM*，2008，359（26）：2839］。

静脉输注 tPA 管理

- 初步接诊及实验室检查。核对禁忌证（表 1-13）。再次确认时间窗（< 4.5 h）。获得患者或家属知情同意。
- tPA 剂量：0.9 mg/kg，最大剂量 90 mg。在 1 min 内静脉团注 10%，其余 60 min 内输完。
- 维持目标收缩压（SBP）< 180 mmHg，舒张压（DBP）< 105 mmHg。如需降压，使用拉贝洛尔 5 ～ 20 mg 每 10 ～ 20 min 静推或尼卡地平输注 5 ～ 15 mg/h。于 ICU 或卒中单元监护至少 24 h。24 h 内避免动脉采血、抗凝和抗血小板药物。监测血压，每 15 min 一次 ×2 h，之

表 1-13 静脉 tPA 溶栓安全核查表

	绝对禁忌	相对禁忌
临床	<ul><li>已知的既往结构性脑病，包括 ICH、脑动脉瘤、动静脉畸形（AVM）、肿瘤</li><li>< 3 个月的卒中、TBI、颅内或脊髓操作</li><li>表现需考虑 SAH、感染性心内膜炎或主动脉夹层</li><li>< 22 天的活动性或胃肠道 / 泌尿生殖道出血</li><li>治疗后 SBP > 185 mmHg，DBP > 110 mmHg</li></ul>	<ul><li>< 15 天显著外伤或重大手术</li><li>7 天内不可压迫部位动脉穿刺</li><li>症状轻微或快速缓解</li><li>血糖 < 50 mg/dl</li><li>妊娠</li><li>卒中起病为癫痫发作</li><li>既往显著胃肠道或泌尿生殖道出血病史</li></ul>
影像	<ul><li>低密度 > 1/3 MCA 供血区</li><li>出血证据</li></ul>	<ul><li>未经治疗、未破裂的颅内动脉瘤 ≥ 10 mm</li></ul>
血液学	<ul><li>24 h 内使用 LMWH 或 48 h 内使用直接凝血酶抑制剂或 Xa 因子抑制剂</li><li>INR > 1.7，PT > 15 s，PTT > 40 s，血小板 < 100×10⁹/L，其他已知出血体质</li></ul>	发病 3 ～ 4.5 h 相对禁忌：<ul><li>年龄 > 80 岁</li><li>口服抗凝药，无论 INR 数值</li><li>NIHSS > 25</li><li>既往缺血性卒中合并糖尿病史</li></ul>

后每 30 min 一次 ×6 h，然后每 1 h 一次至启动溶栓治疗后 24 h。

- 24 h 后复查 CT，或者如果神经系统检查有变化，立即复查 CT。
- 稳定后：常规检查（见"血管神经病学"章节）。

AIS 的急性期血运重建治疗

选择 过去 24 h 内大血管闭塞（LVO）的患者应考虑 EVT。LVO 的分类包括前循环和后循环卒中。详见"介入神经病学"章节。

动脉 tPA 或机械取栓患者的准备 如果患者适合 EVT，联系神经介入医生或具有神经介入资质的机构。维护血氧饱和度＞92%，尽可能不气管插管，缩短再灌注时间。患者禁食。除非必要，避免进行 Foley、鼻胃管、股动脉导管、A 型或中心静脉置管。不要使用肝素。只有心肌梗死或血压＞220/120 mmHg（或静脉予 tPA 前血压＞185/110 mmHg）时才予降压。如需降压，使用拉贝洛尔 5～20 mg 静推每 10～20 min 一次或尼卡地平输注 5～15 mg/h。持续或每 15 min 监测一次血压。患者需 24 h ICU 观察。取栓后护理，见"血管神经病学"和"介入神经病学"章节。

AIS 的手术治疗

去骨瓣减压术（decompressive craniectomy，DHC）用于 AIS 患者继发脑水肿导致脑疝的治疗，是一种挽救生命的手术（表 1-14）。研究证实接受 DHC 的 AIS 患者生存率更高（OR ＝ 0.17，95%CI 0.10～0.29），尽管代价是 12 个月时更多患者的改良 Rankin 量表（mRS）评分＝ 4（OR ＝ 4.43，95%CI 2.27～8.66）[Intern Med J，2015，45（7）：711-717]。

脑静脉窦血栓形成

请参见"血管神经病学"章节有关脑静脉窦血栓形成（CVST）的诊断与治疗。

颅内出血

颅内出血可分为 IPH、SAH、IVH、SDH 与 EDH。由于 SDH 和 EDH 与 TBI 相关，其治疗请参照 TBI 章节。

脑实质出血（IPH），通俗称脑出血（ICH）

症状 症状各异，取决于中枢神经系统（CNS）部位。可包括无力、感觉丧失、失语、视野缺损、视物模糊、忽视、意识障

表 1-14　急性缺血性卒中去骨瓣减压术的标准	
恶性 MCA 梗死 [a]	大面积小脑梗死 [b]
年龄 18 ～ 80 岁 意识障碍 发病至手术减压时间 < 48 h 大面积 MCA 梗死定义为： ● 临床：NIHSS ≥ 16 且下面 2 项之一： ● CT 示 > 50% MCA 供血区梗死 ● MR 示梗死体积 > 145 cm³	年龄 18 ～ 80 岁 意识障碍 影像学证据： ● 第四脑室消失 ● 桥前池消失 ● 脑积水 ● 脑干受压变形
排除标准： 发病前功能状态差（mRS 评分 ≥ 2），双侧瞳孔散大固定，存在不可逆凝血障碍	

[a] Vahedi et al. *Stroke*，2007，38（9）：2506-2517；Hofmeijer J，et al. *Lancet*，2009，8（4）：326-333；Juttler E，et al. *Stroke*，2007，38（9）：2518-2525.
[b] Koh et al. *Stroke*，2000，31（9）：2062-2067.

碍、头痛、恶心及呕吐、共济失调和辨距不良。通常急性起病。

　　诊断　头颈部 CT 和 CTA。关注 IPH 的位置、大小、占位效应、有无 IVH、有无对比剂渗漏（增强点征）。在特定患者进行脑血管造影以评估头颈部 CTA 未发现的血管畸形、动脉瘤或血管病。高血压性 IPH 常位于基底节、丘脑、脑桥和小脑。脑叶 IPH 应提示评估淀粉样血管病变或潜在的脑结构异常。考虑头颅增强 MRI 以评估潜在的占位性病变或血管异常。

　　病因　高血压、淀粉样血管病、动脉瘤、血管畸形、创伤、肿瘤、静脉窦血栓形成（VST）、梗死出血性转化、血管炎、凝血障碍、可卡因、苯丙胺、酒精中毒、各种感染等。

● 实验室检查：血常规、生化 7 项、PT-INR、PTT、血型、D- 二聚体、纤维蛋白原、肝功能。若 INR > 1.5 或近期使用肝素或其他抗凝药，立即纠正凝血障碍。症状稳定 6 h 后复查头部 CT。如有神经系统检查改变，立即复查头部 CT。

● 计算 ICH 体积 =（a×b×c）/2，其中 a = 长度，b = 宽度，c = 脑 CT 层数乘以层厚（cm）。

　　治疗　请见"脑实质出血（IPH）的管理"表格中系统性治疗方法（表 1-15）。在有明显占位效应的情况下，考虑渗透剂和高渗盐水（见"颅内高压的分级管理"表）。避免糖皮质激素。建议收入 ICU 密切监测［*NEJM*，2001，344（19）：1450-1460；*Lancet*，2009，373：1632-1644］。

表 1-15　脑实质出血（IPH）的管理	
指标	治疗
血压	收缩压 < 140 mmHg[a]，如入院时收缩压 > 220 mmHg，降低 25%
癫痫发作	如果癫痫发作，考虑静脉 AED 治疗（见"癫痫持续状态"） 如有癫痫发作高风险，完善脑电图
脑水肿	甘露醇 1 g/kg 每 6 h 一次静脉输注和（或）23.4% 高渗盐水每 6 h 一次（见"颅内压升高的管理"）
神经外科治疗	请见 ICH 的神经外科治疗
抗凝药	**逆转药物**
肝素	鱼精蛋白 1 mg/100 U 肝素，在 4 h 内
低分子量肝素[b]	若 < 8 h，每毫克依诺肝素给予 1 mg 鱼精蛋白 若 > 8 h，每毫克依诺肝素给予 0.5 mg 鱼精蛋白
华法林	凝血酶原复合物（FEIBA，Kcentra） 新鲜冷冻血浆（FFP）2 ～ 6 U 维生素 K 10 mg×1
tPA	RIAStap（重组纤维蛋白原），如有条件使用冷凝集素
直接 Xa 抑制剂[c]	如有条件，Andexanet α（2 min 起效，2 h 逆转抗凝） ● 低剂量，如果低剂量 Xa 抑制剂或使用≥ 8 h：Andexanet α（15 min 内 400 mg，然后 4 mg/min 持续 120 min） ● 高剂量，如果高剂量 Xa 抑制剂 < 8 h：Andexanet α（30 min 内 800 mg，然后 8 mg/min 持续 120 min） 如无法获得：凝血酶原复合物
凝血酶抑制剂（如达比加群）[c]	如有条件，5 g Idarucizumab（商品名：Praxbind） 如无法获得：凝血酶原复合物
抗血小板药物	去氨加压素静脉注射 0.4 μg/kg×1 输注血小板可能有害[d]
手术	**EVD**：适应证包括意识障碍、影像学脑积水或 IVH 阻塞第三或第四脑室。如果脑室外引流管堵塞，在排除血管畸形或结构因素后，可予 tPA 1 mg 每 8 h 一次，最多 10 次（*Lancet*，2017，389：603-611）。在 tPA 首次推注后应行头部 CT

表 1-15　脑实质出血（IPH）的管理（续表）	
指标	治疗
	幕上 IPH：适应证不明确。如果新发出血、意识障碍、位置浅表，或影像学、症状或体征提示脑疝，考虑手术会诊。基底节、丘脑和脑桥出血手术清除无额外获益
	幕下 IPH：适应证包括小脑 IPH > 14 cm³ 或直径 > 3 cm、意识障碍、脑室梗阻或脑干移位［*Stroke*，2015，46（7）：2032-2060］

a NEJM，2015，368（25）：2355-2365.

b 厂商推荐鱼精蛋白逆转依诺肝素，但是疗效并未明确。

c 给予体外研究，PCC 可能有效，尚无人类试验［*Am J Hematol*，2012，87（S1）：S141-S145］。

d PATCH 试验为随机对照试验（*n* = 190），口服抗血小板药物（阿司匹林、氯吡格雷或双嘧达莫）的 ICH 患者随机分为血小板输注或标准治疗。3 个月时与对照组相比，血小板治疗组显示更高的死亡率与致残率（aOR 2.05）。血小板输注劣于标准治疗（*Lancet*，2016，387：2605-2613）。

动脉瘤性蛛网膜下腔出血

SAH 分为动脉瘤性和非动脉瘤性（表 1-16）。

症状　动脉瘤性蛛网膜下腔出血（aSAH）表现为雷击样头痛、恶心和呕吐、畏光、颈部僵硬、突发意识障碍和癫痫发作。

表 1-16　SAH 严重程度分级			
Hunt & Hess 评分 [a]		**改良 Fisher 分级 [b]**	
1 级	无症状	0 级	无 SAH 或 IVH
2 级	重度头痛、脑膜刺激征、无神经系统缺损	1 级	极少或少量 SAH，无 IVH
3 级	嗜睡、轻度局灶性神经系统缺损	2 级	极少或少量 SAH，伴双侧侧脑室 IVH
4 级	木僵、中或重度偏瘫	3 级	大量 SAH，无 IVH
5 级	昏迷、去大脑强直	4 级	大量 SAH，伴双侧侧脑室 IVH

a Reprinted from Hunt WE, Hess RM. Surgical risk as related to time of intervention in the repair of intracranial aneurysms. *J Neurosurg*, 1968, 28（1）: 14-20. Copyright © 1968 American Association of Neurological Surgeons.

b Reprinted with permission from Claassen J, Bernardini GL, Kreiter K, et al. Effect of cisternal and ventricular blood on risk of delayed cerebral ischemia after subarachnoid hemorrhage: the Fisher scale revisited. *Stroke*, 2001, 32（9）: 2012-2020. doi: 10.1161/hs0901.095677.

危险因素 年龄、高血压（表 1-17）、女性、吸烟、家族遗传和酒精。

诊断 有必要行脑 CT 和 CTA。CT 平扫（non-contrasted CT, NCCT）在初始 6 h 诊断 SAH 的灵敏度接近 100%。如果 NCCT 为阴性，需要进行诊断性腰椎穿刺（lumbar puncture, LP；简称腰穿），并测定脑脊液初压、常规、生化，观察是否黄变。CTA 可无创性提高动脉瘤检出率，但 DSA 是金标准。若 CTA 未发现明确的动脉瘤，则需 DSA。

实验室检查 血常规、生化 7 项、PT-INR、PTT、血型、D- 二聚体、纤维蛋白原、肝功能、心电图（ECG）、肌钙蛋白、超声心动图与胸部 X 线。其他监测包括在合适的患者每日行经颅多普勒超声（TCD）、连续脑电图（cEEG）和 ICP 监测。如检查出现变化，复查 NCCT 及 CTA 评价有无并发症发生。

诊断 aSAH 后，神经 ICU（NICU）的内科和外科治疗应同时进行，NICU 和神经外科专家间应协作管理。有关急性期内科和手术治疗，参阅"介入神经病学"章节。

aSAH 的治疗（表 1-18）

未处理的 aSAH 再出血风险↑，因此最首要的步骤是动脉瘤的处理。aSAH 患者也有迟发性脑缺血（DCI）、血钠紊乱、脑积水和心肺并发症风险。

动脉瘤再出血发生在神经外科治疗前，最初 24 h 内可见于约 7% 的 aSAH。患者出现急性 GCS ↓或新的局灶性神经功能缺损。入院 Hunt & Hess 分级和最大动脉瘤直径可用于再出血风险的评估。预防再出血很重要，因为可以降低 3 个月致残率（aOR 0.08）［*Arch Neurol*，2005，62（3）：410-416］。最好的治疗是手术夹闭；但如果动脉瘤处理延迟 > 24 h，则应考虑用氨甲环酸（TXA）治疗以降低再出血率［*PLoS One*，2019，14（2）：e0211868］。再出血的确切治疗为急诊神经外科治疗。

表 1-17 降压药物剂量

- 拉贝洛尔：10 ～ 20 mg 间断推注或持续滴注（2 ～ 8 mg/min）
- 尼卡地平：5 mg/h 起始，每 15 min 增加 2.5 mg/h 至最大剂量 15 mg/h
- 艾司洛尔：250 μg/kg 负荷量，维持量 25 ～ 300 μg/(kg·min)
- 依那普利：0.625 ～ 5 mg 静推，每 6 h 一次
- 肼屈嗪：5 ～ 20 mg 静推，每 30 min 一次
- 氯维地平：1 mg/h 起始，每 90 s 增加 1 ～ 2 mg/h 至最大剂量 12 mg/h

表 1-18　aSAH 的治疗

指标		治疗
临床	血压	动脉瘤治疗前：SBP < 160 mmHg 或 MAP < 110 mmHg[a]； 动脉瘤治疗后：与神经外科讨论，SBP < 180 mmHg
	CPP	> 60 mmHg
	ICP	> 20 cmH$_2$O
	容量状态	维持出入平衡 [a]
	体温	适温（37.0℃）
实验室	血糖目标	血糖正常（< 180 mg/dl）[a]
	血钠	135 ～ 145 mmol/L[a]
治疗	癫痫发作	在动脉瘤治疗前预防性给予 AED[a]
	止血药物	如果动脉瘤治疗预期延迟，治疗前予氨甲环酸 1 g 静推
	预防血管痉挛	尼莫地平 60 mg 每 4 h 一次口服 ×21 天 [c]
	抗凝与抗血小板逆转	见"脑实质出血（IPH）的管理"
	脑水肿	甘露醇 1 g/kg 每 6 h 一次静注和（或）23.4% 高渗盐水每 6 h 一次 （见"颅内压升高的管理"）
	DVT 预防	动脉瘤治疗前：气动压缩装置 动脉瘤治疗后：肝素或 LMWH[a]
	手术	再出血：根据动脉瘤解剖行弹簧圈栓塞或动脉瘤夹闭 脑积水：EVD 置管

[a] *Stroke*, 2012, 43（6）: 1711-1737.
[b] *PLoS One*, 2019, 14（2）: e0211868.
[c] *Neurology*, 1998, 50（4）: 876-883.

迟发性脑缺血（DCI） 见于约 30% 的病例，可能发生于第 4 ～ 14 天 [*Continuum*, 2015, 21（5）: 1263-1287]。对于影像学痉挛，应从入院起每日行 TCD 检查，评估大脑前动脉（ACA）、大脑中动脉（MCA）、大脑后动脉（PCA）、基底动脉和椎动脉。关注参数包括 Lindegaard 比率 > 3.0，↑动脉流速或速率 > 200 m/s。如果 TCD 表现进展，应进一步行 CT 或 DSA 检查。关于 DCI 的内科和外科治疗，请参考"介入神经病学"章节。

血钠紊乱于 aSAH 后常见，可能继发于下丘脑-垂体-肾上腺轴（hypothalamic-pituitary-adrenal axis，HPA 轴）功能障碍。患者可能继发于抗利尿激素分泌失调综合征（SIADH）、脑性耗盐（cerebral salt wasting，CSW）或中枢性尿崩症而发生 Na 快速改变。见表 1-19 有关"aSAH 血钠紊乱的治疗"。

交通性脑积水于 SAH 后常见，见于 20% ~ 30% 的病例。继发于蛛网膜颗粒阻塞导致脑脊液再吸收↓。**症状**：包括意识障碍和上视受限。**诊断**：症状及头 CT 脑室扩张或视神经鞘直径 > 6 mm 可支持脑积水。**治疗**：意识障碍伴头部 CT 示脑积水患者，应放置 EVD 管进行脑脊液分流。

可逆性脑血管收缩综合征（RCVS）/ 可逆性后部脑病综合征（PRES）

参见"血管神经病学"章节。

急性脑膜脑炎

症状 发热、恶心和呕吐、头痛、畏光、癫痫发作、意识障碍、视盘水肿、神经功能缺损、颈部僵硬，脑膜链球菌可见皮疹。发热、颈强直和意识障碍三联征的敏感性较低（约44%）。几乎所有患者存在至少 2 项以下症状：头痛、颈强直、意识障碍和发热。单纯病毒性脑膜炎不应表现为神经功能缺损。

表 1-19　aSAH 血钠紊乱的治疗		
SIADH	**脑性耗盐**	**中枢性尿崩症**
血钠 < 134 mmol/L	血钠 < 134 mmol/L	血钠 > 140 mmol/L
血渗透压 < 274 mosm/kg	血渗透压 < 274 mosm/kg	血渗透压 > 300 mosm/kg
尿钠 > 40 mmol/L	尿钠 > 40 mmol/L	尿钠 < 40 mmol/L
尿渗透压 > 100 mosm/kg	尿渗透压 > 100 mosm/kg	尿渗透压 < 300 mosm/kg
容量状态：等容量	容量状态：低容量	容量状态：低容量 尿量＋＋＋
治疗： 3% 高渗盐水输注 15 ~ 80 ml/h ** 不要限水 **	治疗： 氟氢可的松 0.1 ~ 0.2 mg 口服 2 次 / 日； 3% 高渗盐水输注 30 ~ 60 ml/h	治疗： 容量替换； DDAVP 每日 2 ~ 4 μg 静注或血管加压素 0.04 U/min

DDAVP，醋酸去氨加压素。

诊断　实验室检查包括血常规、生化10项、尿酸、胸部X线、血培养×2、凝血功能。可考虑结核菌素试验（PPD）、人类免疫缺陷病毒（HIV）、红细胞沉降率（ESR）、C反应蛋白（CRP）检测，根据临床病史决定是否进一步排除系统性感染。腰穿初压测定、细胞计数和分类、蛋白质、糖、革兰氏染色和培养（表1-20）。其他可考虑的检查包括单纯疱疹病毒（HSV）或其他病毒PCR、真菌染色、抗酸杆菌（AFB）染色、墨汁染色、性病研究实验室检查（VDRL）、莱姆病PCR、特定病原体乳胶凝集试验，这些取决于临床病史。当患者出现意识障碍、癫痫发作、免疫抑制状态、神经系统检查异常、视盘水肿时，腰穿前建议先行头部CT检查。如腰穿前已行头部CT检查，立即抽血培养并开始经验性抗生素覆盖（即无须等待腰穿结果启动抗生素治疗）[*NEJM*, 2001, 345（24）: 1727-1733]。

治疗　细菌性脑膜炎的治疗应根据临床情境、患者年龄和过敏史来确定（表1-21）。对于严重青霉素过敏的患者，应考虑莫西沙星（400 mg 静注1次/日）＋万古霉素。对于中等敏感的肺炎链球菌感染，加用利福平经验性覆盖。此外，由于地塞米松可能损害万古霉素的中枢神经渗透性，或者使用第三代头孢菌素后对万古霉素反应差时，可考虑利福平＋万古霉素与地塞米松。

脑膜炎与脑炎的并发症

脑膜炎与脑炎患者有以下并发症的风险：

- 脑水肿：见"颅内压升高的管理"—TBI。
- 交通性脑积水：见"aSAH的治疗"。

表 1-20　脑膜炎腰穿结果解释

类型	初压（cmH$_2$O）	白细胞数（/ul）	分类	蛋白质（mg/dl）	糖（mg/dl）
细菌性	高	高	PMN 为主	高	低
真菌性	高	高	淋巴细胞为主	高	低
病毒性	正常	高	淋巴细胞为主；最初48 h为PMN	正常至高	正常
结核性	高	高	淋巴细胞为主	高	低

PMN，多形核中性粒细胞。

From Hauser SL, ed. Meningitis, encephalitis, brain abscess, and empyema. In *Harrison's Neurology in Clinical Medicine*. McGraw-Hill; 2006: 423-455; Tunkel AR, Scheld WM. Acute bacterial meningitis in adults. *Curr Clin Top Infect Dis*. 1996; 16: 215-239.

表 1-21　脑膜炎与脑炎的经验性抗菌药物覆盖

临床类型	抗生素	覆盖病原体
社区获得性脑膜炎；年龄 16～50 岁	万古霉素＋第三代头孢菌素（如头孢曲松或头孢噻肟）＋地塞米松 *	脑膜炎奈瑟菌，肺炎链球菌，流感嗜血杆菌
社区获得性脑膜炎；年龄＞50 岁	万古霉素＋第三代头孢菌素＋氨苄西林 *	脑膜炎奈瑟菌，肺炎链球菌，李斯特菌，GNR
社区获得性免疫抑制宿主	万古霉素＋氨苄西林＋抗假单胞菌第三代头孢菌素（如头孢他啶或头孢吡肟）*	流感嗜血杆菌，GNR
神经外科术后或头部外伤后	万古霉素＋抗假单胞菌第三代头孢菌素或碳青霉烯类（如美罗培南）	金黄色葡萄球菌，肺炎链球菌，GNR
社区获得性脑脓肿	第三代头孢菌素、万古霉素、甲硝唑 ± 手术抽吸	链球菌属、拟杆菌属、梭杆菌属、肠杆菌科等
HSV 脑炎	阿昔洛韦 10 mg/kg 静注，每 6 h 一次（根据肾功能调整）	单纯疱疹病毒（HSV）

GNR，革兰氏阴性杆菌。

有关覆盖特定病原体的抗生素使用，请参阅"神经系统感染性疾病"章节。

*对于中等青霉素敏感的肺炎链球菌感染，同时接受万古霉素和地塞米松（地塞米松可能减弱万古霉素血脑屏障穿透性）治疗的患者，或者在使用第三代头孢菌素后对万古霉素反应不充分的患者，可以考虑使用利福平。

参考文献：*NEJM*，2004，351：1849；*NEJM*，2006，354：44；Bradley WG，Daroff RB，et al，eds. Bacterial Infections，Neurology in Clinical Practice. Vol II. 4th ed. Elsevier，2004：1475-1514.

- 癫痫持续状态：见"癫痫持续状态的治疗"表格。
- 脑脓肿：考虑手术抽吸和引流。
- 脑血管炎：考虑大剂量甲基泼尼松龙治疗。
- **有关更详细的讨论，请见脑膜炎、脑炎与脑脓肿。**

癫痫持续状态

见"癫痫发作及癫痫"的癫痫持续状态（SE）章节。

症状　病因与临床症状多样，包括失神、意识障碍、重复节律性运动。约 7% 的全面性强直－阵挛发作（GTC）会发展为 SE［*J Intensive Care Med*，2007，22（6）：319-347］。

诊断　SE 的诊断可分为惊厥性和非惊厥性 SE。惊厥性 SE 基于双侧惊厥活动＞ 5 min 或 ≥ 2 次癫痫发作且发作之间意识不完全恢复。非惊厥性癫痫持续状态（NCSE）是脑电图诊断。难治性 SE 的诊断是癫痫发作在添加一线药物后不能终止 [*Neurocrit Care*，2012，17（1）：3-23]。

实验室检查　血常规、生化 7 项、Mg^{2+}、Ca^{2+}、PO_4^-、指尖血糖、AED 浓度、头部 CT 和 EEG。基于病史和症状，可考虑头部 MRI、腰穿、全面毒物筛查和系统性感染检查。伴难治性癫痫持续状态（RSE）的患者应进行 cEEG 监测。

治疗　SE 的治疗首先是明确 SE 的病因，并进行特异性对因治疗。SE 的治疗首选苯二氮䓬类药物起始，静推劳拉西泮或肌注咪达唑仑。RAMPART 研究中，院前使用其中一种药物对 SE 进行治疗均有效 [*NEJM*，2012，366（7）：591-600]。ESETT 研究中，确定癫痫持续状态后以一种苯二氮䓬类药物治疗，以磷苯妥英或苯妥英钠负荷，后续丙戊酸（VPA）或左乙拉西坦（LEV）。药物选择应根据最佳的个体安全性情况进行调整，因为 SE 终止和不良事件情况类似 [*NEJM*，2019，381（22）：2013-2113]。对上述治疗无反应的难治性 SE 患者应插管、通气，并使用静脉麻醉药（表 1-22）和 cEEG 监测以确保癫痫发作终止。

全面性癫痫综合征的禁忌　卡马西平、奥卡西平。

经肾代谢 AED　左乙拉西坦、托吡酯（70%）、加巴喷丁、普瑞巴林（*Continuum*：*Epilepsy*，2007：121）。

	药物	**剂量**
癫痫持续状态	劳拉西泮	0.1 mg/kg 至 4 mg [a]
	咪达唑仑	10 mg 肌注一次 [a]
	苯妥英	20 mg/kg 静脉负荷 [b]（浓度：$10 \sim 20\ \mu g/ml$）
	丙戊酸	30 mg/kg 静脉负荷 [b]（浓度：$50 \sim 100\ \mu g/ml$）
	左乙拉西坦	60 mg/kg 静脉负荷 [b]
难治性癫痫持续状态	丙泊酚	$1 \sim 2$ mg/kg ＋输注 $0 \sim 83.3\ \mu g/(kg \cdot min)$
	咪达唑仑	0.2 mg/kg 静脉负荷＋输注 0.1 mg/（kg·h）
	戊巴比妥	5 mg/kg 超过 10 min ＋输注 $1 \sim 5$ mg/（kg·h）

表 1-22　癫痫持续状态的治疗

[a] *NEJM*，2012，366（7）：591-600.
[b] *NEJM*，2019，381（22）：2013-2113.

急性神经肌肉无力

吉兰-巴雷综合征（表 1-23）

症状 急性（数天至 1 个月）对称性无力，腱反射减弱或消失；可有双侧面瘫、吞咽或呼吸困难、手套袜套样手足麻木。有时无力近端＞远端。自主神经障碍和弥漫性背痛。1～3 周前可能有感染、疫苗接种或手术史。

诊断 见表 1-24 有关 NINDS 诊断标准。

实验室检查 密切监测自主神经障碍；用力吸气负压（NIF）与用力肺活量（FVC）每日 3 次；血常规、生化 7 项、血糖、INR、PTT、腰穿、颈-腰椎增强 MRI、神经传导检查（NCS）与肌电图（EMG）。腰穿发现包括 CSF 蛋白质↑、白细胞数正常、糖正常。除非临床为抗 GQ1b 相关综合征，通常不行抗体检测。

机械通气预测 起病至入院＜7 天，严重肢体、面部、延髓支配肌无力，不能床面抬头，FVC＜60% 预测值。

选择性插管指征 FVC＜20 ml/kg，最大吸气压（MIP）＜30 cmH$_2$O，最大呼气压（MEP）＜40 cmH$_2$O，或快速下降。血氧饱和度对呼吸衰竭不敏感，患者会在低氧前出现 CO$_2$↑。

治疗 GBS 的急性期治疗包括 PLEX 或 IVIG 两种方案（表 1-25）。起病 2 周内，PLEX 与 IVIG 在改善 4 周后的功能状态方面效果相同 [*NEJM*，1992，326（17）：1123-1129；*Lancet*，1997，349：225-230]。由于 IVIG 使用广泛，用药简便，创伤小，多数病例选择该治疗。IVIG 治疗前测定 IgA 水平，因为 IVIG 可能引发 IgA 缺陷患者的过敏反应。对有 IVIG 禁忌或

表 1-23 吉兰-巴雷综合征（GBS）的不同亚型鉴别	
急性运动轴索性神经病（AMAN）	与空肠弯曲杆菌相关。 鉴别：仅运动受累，NCS 与 EMG 提示仅累及运动神经的轴索模式
急性运动-感觉轴索性神经病（AMSAN）	如上所述，临床上以及 NCS 和 EMG 有运动和感觉表现
Miller Fisher 综合征 *	眼肌麻痹、共济失调和腱反射消失
Bickerstaff 脑干脑炎 *	脑干脑炎伴脑病、腱反射亢进、眼肌麻痹和共济失调
咽-颈-臂变异型 *	急性口咽、颈、肩和延髓支配肌无力

* 与 GQ1b 抗体相关

表 1-24 吉兰-巴雷综合征（GBS）的 NINDS 诊断标准

均需有：

- 下肢与上肢进行性无力，从下肢轻微无力至四肢、延髓支配肌和面肌全瘫及眼肌瘫痪
- 腱反射减弱或消失

支持标准	诊断可疑
• 症状在数天至 4 周内进展（80% 在 2 周达峰）	• 感觉平面（神经查体存在脊髓神经根水平以下感觉减退或丧失）
• 相对对称	
• 轻度感觉症状或体征	• 持续显著的不对称性无力
• 脑神经受累，尤其双侧面神经麻痹	• 起病时尿便障碍
• 进展停止 2～4 周后开始恢复	• 严重且持续的尿便障碍
• 自主神经功能障碍	• 严重的肺功能障碍，起病时无或轻微肢体无力
• 疼痛	
• 起病无发热	• 严重的感觉症状或体征，起病时无或轻微肢体无力
• 脑脊液（CSF）蛋白质升高而细胞数 ≤ 50/mm³（通常细胞数 < 5/mm³）	
	• 起病时发热
• 电生理异常符合 GBS	• 脑脊液细胞增多，白细胞计数 > 50/mm³

表 1-25 吉兰-巴雷综合征（GBS）的急性期治疗

治疗	剂量	不良反应	禁忌证
PLEX	血浆 250 ml/kg 分 5 次	出血、感染、血肿形成、静脉通路时气胸	败血症、活动性出血、心血管不稳定
IVIG	0.4 g/kg×5 天	IgA 缺陷患者过敏、无菌性脑膜炎、CHF、卒中、MI、肾衰竭	高黏血症、CHF、CRF、先天性 IgA 缺陷

CHF，充血性心力衰竭；CRF，慢性肾衰竭；MI，心肌梗死。
Van der Meche，et al. *NEJM*，1992，326（17）：1123-1129.

症状迅速加重的患者，可考虑 PLEX。ICU 中许多医生更常使用 PLEX，因为与 IVIG 相比可能起效更快。

预后 起病 4 周内达到最重。轴索型亚型、年龄 > 60 岁、卧床、气管插管、起病急切 < 7 天达峰、前驱腹泻病史者预后更差［J Clin Neurosci，2009，16（6）：733-741］。可使用临床预后预测工具，如改良 Erasmus GBS 预后评分［Neurology，2011，76（11）：968-975］。

肌无力危象

重症肌无力（MG）是神经肌肉接头（NMJ）的一种自身免疫性疾病。抗体直接针对 NMJ 成分，常为烟碱型乙酰胆碱受体，也存在抗 MuSK、LRP4、Agrin 以及血清阴性与先天性肌无力综合征。

症状 上睑下垂，复视，构音障碍，吞咽困难，颈、肩或面肌无力，全身疲劳，四肢无力，严重病例可呼吸衰竭。症状多有波动性，常在夜间或劳累后加重。患者可能表现为进行性加重的无力伴呼吸衰竭风险。

诊断与鉴别诊断流程见"神经肌肉接头疾病"章节。

治疗 心电监护，考虑重症监护室。

MG 危象的治疗包括：
- 诱因的诊断与治疗。
- 识别需要机械通气的患者。
- 急性期治疗计划。

诱因诊断 评估感染并回顾病史及用药史，评估应激或加重药物。常见诱发药物包括 β 受体阻滞剂、普鲁卡因胺、利多卡因、奎尼丁、氨基糖苷类、四环素类、环丙沙星、克林霉素、苯妥英、锂剂、三甲双酮、氯喹、D- 青霉胺和镁剂。

机械通气指征 每日 3 次监测呼吸衰竭，包括 FVC 和 NIF。选择性插管指征：FVC < 20 ml/kg，MIP < 30 cmH$_2$O，MEP < 40 cmH$_2$O，或迅速下降。血氧饱和度对呼吸衰竭不敏感，患者会在低氧前出现 CO$_2$ ↑。

急性期治疗 包括 PLEX（250 ml/kg 分 5 ～ 6 次置换）、IVIG（2 g/kg 分 2 ～ 5 天）和大剂量类固醇治疗（1 mg/kg）。PLEX 和 IVIG 对 MG 的治疗效果相当 [*Neurology*，2011，76（23）：2017-2023]（见"GBS"表）。IVIG 治疗前应检查 IgA 水平。类固醇可急性加重无力，与 IVIG 或 PLEX 联用。在机械通气期间停用胆碱能药物（如溴吡斯的明）以减少分泌物。

第 2 章　临床神经病学定位诊断

（Denis T. K. Balaban，Michael P. Bowley）
（金海强　译　袁云　审校）

大脑半球偏侧优势　右侧半球：空间结构、非视空间感知、言语节律（韵律）；左侧半球：语言、分析与计算、逻辑思维。

连接双侧大脑半球的主要白质纤维：胼胝体、前连合。

大脑半球（表 2-1）

表 2-1　脑叶：主要功能和病变缺损表现		
结构	功能	功能障碍和病变
额叶（总体上）	执行功能、注意力、计划、判断、洞察力、抽象思维、语言	—
额叶眼动区	对侧扫描的启动	向患侧凝视
初级运动皮质	对侧运动	对侧力弱
运动前区 / 辅助运动皮质	运动的策划	对侧力弱、肢体运动失用
额下回（Broca 区）	语言的输出	非流利性失语、复述障碍（Broca 失语）
背外侧前额叶皮质	计划、定势转换	解决问题能力受损、执拗
眶额叶皮质	行为抑制	抑制解除、冲动行为
内侧额叶皮质	运动的驱动、控制排尿	淡漠、意志力缺乏、无动性缄默症、尿失禁
顶叶（总体上）	视空间注意力	对侧忽视、某些失认症。双侧顶枕叶损伤：视觉性共济失调、眼球运动失用、视觉失认（Balint 综合征）
躯体感觉相关区域	整合感觉信号的输入	实体感觉缺失、图形觉缺失
角回	计算、书写、左右辨认	计算障碍、书写障碍、左右辨别障碍、手指失认（Gerstmann 综合征）
颞叶（总体上）	命名、语意性记忆	—
初级听觉皮质	听觉	双侧损伤：耳聋

25

表 2-1 脑叶：主要功能和病变缺损表现（续表）

结构	功能	功能障碍和病变
杏仁核	同理心、情感、恐惧	双侧损伤：口欲、性欲亢进、识别他人情绪的能力下降
海马体	将短期记忆转变为长期记忆	双侧损伤：顺行性遗忘
颞叶上回（Wernicke 区）	语言输入	流利性失语、复述功能障碍（Wernicke 失语）
枕叶（总体上）	视觉处理	详见脑膜炎、脑炎和脑脓肿
初级视觉皮质	对侧视野	对侧同向性偏盲

视觉通路

视野和视觉通路简述如下。

视神经：同侧单眼视野缺失。

视交叉：双眼颞侧偏盲及其他综合征（详见神经眼科学）。

视束：对侧同向性偏盲。

视辐射下部（Meyer 环）：穿行颞叶。对侧上象限盲。

视辐射上部：穿行顶叶。对侧下象限盲。

枕叶：对侧同向性偏盲（黄斑回避现象）。

瞳孔对光反射：光线照射单眼时，同侧和对侧瞳孔同时收缩（分别为直接对光反射和间接对光反射）；由第 Ⅱ 对（传入支）和第 Ⅲ 对（传出支）脑神经（CN）介导。通路：视网膜→视神经→视交叉→视束→顶盖前区→Edinger-Westphal 核（E-W 核）→ CN Ⅲ 节前副交感神经纤维→睫状神经节→瞳孔括约肌。

基底节

组成部分 尾状核、壳核、内外侧苍白球、丘脑底核、黑质致密部（substantia nigra pars compacta，SNPc）和网状部。纹状体＝尾状核＋壳核，豆状核＝壳核＋苍白球。

基底节通路 调控姿势和运动。控制运动相关的复杂的兴奋性和抑制性网络（表 2-2）。

SNPc 作用 调节纹状体活动。纹状体有 2 种类型多巴胺能受体：D1 和 D2 受体。D1 受体：兴奋直接通路。D2 受体：抑制间接通路。D1 和 D2 受体活动的净作用为兴奋性作用或者降低基底节的抑制性作用。

表 2-2　基底节通路	
输入至基底节	来自皮质、丘脑、黑质、中缝核
直接通路	对运动发挥兴奋性作用
间接通路	对运动发挥抑制性作用
从基底节输出	输出至苍白球、黑质、丘脑、上丘
基底节损伤 （总体上）	认知缺陷，包括学习障碍，特别是程序性记忆受损、意志丧失、执行功能下降。躁动、失语、忽视、强迫障碍在基底节损伤时也有被发现。
特定部位损伤	
亨廷顿病	从纹状体投射至苍白球外侧核的神经元缺失→间接通路的抑制性作用消失→舞蹈症、认知功能障碍、抑郁
帕金森病	黑质致密部多巴胺能神经元缺失→运动迟缓、肌强直、步态异常、震颤、抑郁
丘脑底核损伤	对侧偏身投掷症
尾状核损伤	对侧舞蹈手足徐动症
苍白球损伤	对侧偏身肌张力障碍、偏侧震颤麻痹症、震颤

丘脑

　　丘脑是大脑多个区域（包括皮质、基底节、下丘脑、小脑和脑干）的中继和整合中心（表 2-3）。

　　丘脑的血流供应　丘脑结节动脉：发自后交通动脉。旁正中动脉：基底动脉或大脑后动脉（PCA）分支。脉络丛后动脉：PCA 的 P2 段分支。下外侧动脉（丘脑膝状体动脉）：发自 PCA 的 P2 段。

　　丘脑损伤及相应临床表现　Dejerine–Roussy 综合征：丘脑疼痛综合征伴偏身疼痛性感觉。Korsakoff 痴呆：维生素 B_1（硫胺素）缺乏导致的丘脑背内侧核和前核、乳头丘脑束、乳头体退行性变→记忆丧失、虚构症。丘脑损伤可造成一系列不同的缺陷，取决于损伤部位；包括偏身感觉缺失、偏身轻瘫、异常运动、行为受损、无动性缄默、嗜睡、情绪改变、冷漠、记忆障碍、忽视、眼球运动障碍、反应性小瞳孔（间脑）视野缺失、言语困难或失语。

小脑

　　整合感觉信号并发送输出信号至大脑皮质、脑干和脊髓来

表 2-3　丘脑核团	
结构	功能
前核	记忆。投射至扣带回。通过乳头丘脑束接受来自乳头体的连接。在 Wernicke-Korsakoff 综合征中，丘脑前核和背侧内侧核可能受累。
背内侧核	情绪、睡眠-觉醒周期、执行功能。接受来自额叶皮质和边缘结构的输入信号。经丘脑传递至额叶相关区域的主要信号中继站。
腹前核	控制运动。接受来自苍白球的输入信号，并投射信号至丘脑和额叶皮质。
腹外侧核	控制运动。接受来自小脑、基底节的运动输入信号，并投射信号至运动、运动前区、辅助运动皮质。
腹后内侧核	中继来自面部的感觉信号，并传递至初级躯体感觉皮质。
腹后外侧核	中继来自躯体的感觉信号，并传递至初级躯体感觉皮质。
内侧膝状体	中继来自下丘的听觉信号，并传递至颞横回。
外侧膝状体	中继来自视觉通路的视觉信号，并传递至距状裂皮质。
丘脑后结节	调节枕叶-颞叶-顶叶皮质的注意和视觉过程。
网状核	中继丘脑核团间信号。

协调运动。由绒球小结叶、小脑蚓部和双侧半球组成。

　　小脑解剖　小脑皮质：3 层，即分子层、浦肯野细胞层、颗粒细胞层。深部小脑核团：小脑皮质的输出信号经深部核团传递至大脑皮质、脑干和脊髓来调节上运动神经元。从外侧到中间的小脑核团排布分别为齿状核、栓状核、球状核和顶核。小脑脚：连接小脑和脑干。上脚：传出通路；小脑上脚的深部小脑核团发出传出信号至丘脑相应突触，丘脑皮质投射纤维完成小脑-大脑的反馈环路。中脚：传入通路，来自大脑皮质和上丘的纤维经脑桥投射至小脑。下脚：传入和传出通路；传出信号投射至前庭核团、网状结构，传入信号来自前庭核团、脊髓和脑干被盖部。

　　小脑的血流供应　小脑上动脉（SCA）：供应小脑上部。小脑前下动脉（AICA）：供应小脑中脚、小脑半球中前部。小脑后下动脉（PICA）：供应小脑半球下、后部及小脑下蚓部。

　　小脑损伤及相应临床表现　导致共济失调、不协调运动。绒球小结叶损伤→眼震、不平衡；蚓部损伤→躯干共济失调；小脑半球损伤→肢体共济失调。通常是病变同侧共济失调。小脑损伤也能造成智力下降和认知情感综合征，表现为执行功能下降、视空间障碍、情感淡漠、行为不当、语韵障碍、语法缺失。

脑干 （表 2-4）

表 2-4 脑干局灶定位和相关损伤		
定位和损伤标志	临床体征	综合征
中脑（背内侧） 动眼神经、红核脊髓束	同侧动眼神经麻痹，对侧共济失调	Claude
中脑（腹内侧） 动眼神经、CST	同侧动眼神经麻痹，对侧偏瘫	Weber
中脑（旁正中） 动眼神经、红核脊髓束和CST	同侧动眼神经麻痹，对侧共济失调和偏瘫	Benedikt
中脑（背侧） 垂直凝视中枢、上丘	核上性垂直凝视麻痹、辐辏损害、辐辏-回缩性眼震、瞳孔光-近反射分离、眼睑退缩、反向斜视	Parinaud
脑桥 CST	对侧共济失调性偏瘫、构音障碍-手笨拙，或纯运动性轻偏瘫	脑桥基底部
脑桥（腹侧） 展神经和面神经的部分束支、CST	同侧面部麻痹，同侧展神经麻痹，对侧偏瘫	Millard-Gubler
脑桥（被盖） 展神经和面神经的部分束支、PPRF、CST	同侧面部麻痹，同侧凝视麻痹，对侧偏瘫	Foville
脑桥（腹内侧） 展神经、CST	同侧外直肌麻痹，对侧偏瘫	Raymond
脑桥（外侧） CST、脊髓丘脑束、小脑中脚	对侧轻偏瘫，对侧痛温觉缺失，同侧共济失调	Marie Foix
脑桥（双侧、腹侧） CST、除眼睑和垂直凝视中枢外的所有脑神经核团	四肢瘫，失声，眼球水平运动障碍（因网状结构未受累而患者觉醒功能正常）	闭锁（Locked-in）

表 2-4 脑干局灶定位和相关损伤（续表）		
定位和损伤标志		临床体征	综合征
延髓（外侧）	三叉神经脊束＋核、脊髓丘脑束、交感神经束、疑核、小脑下脚	面部和对侧躯体痛温觉减退、Horner综合征、上腭偏向患侧、同侧共济失调、步态不稳、恶心和呕吐、眩晕	延髓外侧（Wallenberg）
延髓（内侧）	舌下神经、CST、内侧丘系	伸舌偏向患侧，对侧偏瘫，对侧触觉、本体感觉减退	延髓内侧
延髓（下部）	交叉的CST纤维支配上肢，不交叉的CST纤维支配下肢	交叉运动性轻偏瘫，同侧上肢和对侧下肢瘫痪	交叉性偏瘫

CST，皮质脊髓束；PPRF，脑桥旁正中网状结构。

脑神经

Ⅰ.嗅神经　嗅觉。常见于头部外伤、肿瘤、神经退行性疾病。Foster–Kennedy综合征：肿瘤或肿块性病变压迫嗅球和视神经，造成同侧嗅觉丧失、视神经萎缩和对侧视盘水肿。

Ⅱ.视神经　视觉。传入性瞳孔对光反射。

Ⅲ.动眼神经　运动成分：支配上直肌、内直肌、下直肌、下斜肌、上睑提肌。自主神经成分：司传出性瞳孔对光反射、晶状体调节。更多关于瞳孔缩小的诊查信息，详见神经眼科学。

第Ⅲ对脑神经（CN Ⅲ）相关临床综合征和病灶定位：

- 核间性眼肌麻痹（INO）：内侧纵束损伤所致，同侧内收障碍伴对侧眼球外展时眼震。
- 外斜性双侧核间性眼肌麻痹（wall-eyed bilateral INO，WEBINO）：累及双侧内直肌和双侧内侧纵束的中脑病灶。常见于多发性硬化（MS）。
- 一个半综合征：内侧纵束和脑桥旁正中网状结构（PPRF）或内侧纵束和展神经核受累造成同侧眼内收麻痹伴向患侧凝视，伴对侧眼外展时眼震。
- 眶尖综合征：CN Ⅱ、Ⅲ、Ⅳ、Ⅵ、V_1受累表现，眼球突出。
- 眶上裂综合征：CN Ⅲ、Ⅳ、Ⅵ、V_1受累表现。
- 海绵窦综合征：CN Ⅲ、Ⅳ、Ⅵ、V_1、V_2和眼交感神经受累表现。

Ⅳ. 滑车神经　运动成分：支配上斜肌。眼球内收时向下凹陷，外展时向内旋转。Bielschowsky 征：头转向受累上斜肌一侧时会加重复视。

Ⅴ. 三叉神经　运动成分：支配咀嚼肌。感觉成分：分为 3 个分支。第一支（V_1）：前额、角膜、眼睑、鼻、头皮；第二支（V_2）：鼻、脸颊、上牙龈、鼻腔；第三支（V_3）：下巴、下颌与牙齿、脸颊、舌前部。Frey 综合征：耳颞神经（V_3 分支）异常再生，造成味觉性出汗，通常发生在腮腺手术后。

Ⅵ. 展神经　运动成分：支配外直肌。外展眼球。

Ⅶ. 面神经　运动成分：运动支从茎乳孔出颅后支配面肌。部分运动支支配镫骨肌，该支病变后导致听觉过敏。感觉成分：（中间神经）司舌前 2/3 感觉及外耳道感觉。自主神经成分：（岩大神经、鼓索神经）司泪腺和唾液腺分泌。

第Ⅶ对脑神经（CN Ⅶ）相关临床综合征和病灶定位：

- 核上性病变：对侧面肌瘫痪，但额肌不受累（因为额肌受双侧皮质核束支配）。
- 面神经核或其发出神经病变：同侧面肌及额肌瘫痪。
- 小脑脑桥角病变（如脑膜瘤、神经鞘瘤）和面神经管段损害：同侧周围性面神经麻痹表现，包括同侧舌前 2/3 味觉障碍，当伴有 CN Ⅷ 受累时，可伴有同侧耳鸣、耳聋、眩晕，但不伴听觉过敏。
- 膝状神经节病变［潜伏水痘-带状疱疹病毒（VZV）相关的 Ramsay Hunt 综合征］：下运动神经元受累表现的面瘫伴听觉过敏、味觉缺失和膝状神经节痛，鼓膜、外耳道和上腭可见疱疹。
- 镫骨神经近端病变：听觉过敏伴同侧面瘫、味觉缺失。
- 岩大神经近端病变：泪腺分泌受损。
- 岩尖综合征：岩尖部病灶累及 CN Ⅵ 和 CN Ⅶ伴眶后面部疼痛（可能为中耳炎、乳突炎或鼻咽癌的并发症）。
- 茎乳孔处及其远端病变：单纯的面部运动障碍，不伴听觉过敏、味觉或泪腺分泌障碍。
- 第Ⅶ对脑神经异常再生：鳄鱼泪综合征（味觉性流泪）或面肌联动症。

Ⅷ. 前庭蜗神经　感觉成分：司平衡和听觉。由前庭神经和蜗神经组成。蜗神经：该神经损害会导致耳鸣、耳聋。前庭神经：该神经损害导致眩晕，通常为位置性眩晕（表 2-5）。眼震：眼震方向可为垂直、水平、旋转。全身症状：出汗、恶心、呕吐、心动过速、低血压。

Ⅸ. 舌咽神经　运动成分：支配软腭上提、吞咽。感觉成分：司舌后 1/3 味觉、咽腭部感觉。自主神经成分：副交感神

表 2-5　周围性和中枢性眩晕的症状与体征鉴别		
症状与 / 体征	周围性	中枢性
严重程度	严重	较轻
阵发性 / 持续性	阵发性（通常）	持续性
位置相关	是	否
恶心、呕吐	通常有	通常有，但表现较轻
眼震方向	通常为水平加旋转。Dix-Hallpike 试验时可表现为上跳伴旋转	单纯水平、旋转或垂直，或多种眼震方向混合表现
凝视时眼震程度	降低	无变化
易疲劳性	降低、消失	无易疲劳性
其他神经系统功能和体征	无	通常有
眼震 / 眩晕发作前的潜伏期	有	无

经成分支配腮腺分泌。颈静脉孔综合征：CN Ⅸ、Ⅹ、Ⅺ因颈静脉孔处肿块或压迫表现为相应损伤症状。

Ⅹ.迷走神经　运动成分：支配软腭上提、吞咽，支配声带。感觉成分：司会厌、喉部的感觉和味觉。自主神经成分：副交感神经成分发出相应神经分布于气管、胃肠道、心脏。

Ⅺ.副神经　支配斜方肌和胸锁乳突肌，负责耸肩、转头。

Ⅻ.舌下神经　支配舌肌运动。上运动神经元（UMN）损伤（核上性）：伸舌偏向健侧。下运动神经元（LMN）损伤：伸舌偏向患侧。

脑室系统

脑脊液（CSF）循环　脉络膜分泌产生。循环过程：侧脑室→室间孔→第三脑室→中脑导水管→第四脑室→ Luschka 孔（外侧）和 Magendie 孔（中线）→蛛网膜下腔（图 2-1）。

静脉系统（图 2-2）

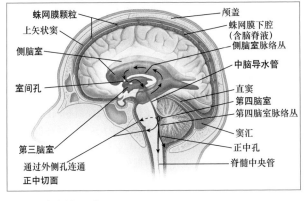

图 2-1 脑脊液循环。[Modified with permission from Moore KL, Dalley AF, Agur AMR. *Clinically Oriented Anatomy*. 8th ed. Wolters Kluwer, 2018.（Fig. 8.37）.]

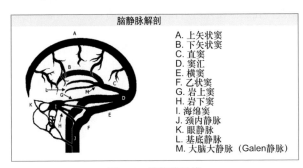

图 2-2 脑静脉系统

卒中综合征

　　大脑中动脉（MCA） 对侧面部、肢体感觉及运动障碍，下肢症状上上肢轻，构音障碍，优势半球受累时可伴有完全性失语、失用，非优势半球受累时可伴有忽视。同侧偏盲。眼球向患侧凝视。

　　上干： 供应 Rolandic 区和 prerolandic 区。对侧面部、上肢、下肢感觉及运动障碍，下肢症状较上肢轻。眼球向患侧凝视。优势半球受累时，以完全性失语为起始症状，后可转变为 Broca 失语，或以 Broca 失语为起始症状。

　　下干： 供应颞叶外侧、顶叶下部。优势半球受累时，表现为 Wernicke 失语。同向性偏盲或上象限盲。非优势半球受累：

对侧偏盲，对侧感觉障碍，偏侧空间忽视。颞叶损伤时可出现意识混乱状态。

大脑前动脉（ACA） 对侧下肢感觉、运动障碍，足部、小腿症状较大腿、髋部重。双侧受累时，双侧下肢轻截瘫。可伴有意志力丧失、张力违拗性强直、对侧强握、尿失禁。

脉络膜前动脉（ICA 分支） 供应苍白球内侧、内囊后肢及邻近结构。损伤表现为对侧偏瘫、偏身感觉障碍和同向性偏盲。

大脑后动脉（PCA） 交通前段（P1 段）：梗死时常累及中脑、丘脑底部和丘脑的 P1 段穿通支动脉。大脑脚幻觉：因中脑 / 被盖部损伤而出现生动的视幻觉。交通后段（P2 段）：颞叶、枕叶皮质受累症状，表现为偏盲（黄斑回避）、视像存留、视物变形、记忆紊乱。优势半球枕叶＋胼胝体压部：失读症不伴书写不能，面容失认、物体失认、数学符号失认、颜色失认和命名性失语。双侧梗死时：Anton 综合征、Balint 综合征。Percheron 动脉综合征：血管变异时可从一侧 PCA 发出，支配双侧丘脑。梗死后可出现眼球运动及瞳孔异常、记忆障碍、嗜睡或昏迷。

锁骨下动脉（SCA） 同侧上、下肢动幅障碍、构音障碍、共济失调步态、眼震、眩晕、恶心和呕吐。对侧痛、温觉缺失。

基底动脉（BA） 供应脑桥、小脑上部。发出的小动脉穿支包括：旁正中动脉、短旋动脉、长旋动脉。基底动脉尖综合征：嗜睡或意识状态改变、躁动、无动性缄默、大脑脚幻觉、眼睑回缩或 Collier 征、辐辏-回缩性眼震、眼球运动障碍、假性外展麻痹、垂直凝视麻痹、反向偏斜、偏盲。

小脑前下动脉（AICA） 供应脑桥外侧、小脑中脚、小脑半球前部、CN Ⅶ 和 CN Ⅷ。闭塞时可导致听觉缺失、面瘫伴同侧肢体动幅障碍、共济失调步态、恶心、呕吐、眩晕，对侧痛、温觉缺失。

椎动脉（VA） 发自锁骨下动脉近端，远端汇合形成基底动脉。共分 4 段：V1 段：锁骨下动脉发出，走行至第 6 颈椎位置处；V2 段：第 6 颈椎走行至第 2 颈椎；V3 段：第 2 颈椎走行至寰枕关节；V4 段（硬膜内段）：在枕骨大孔处穿过硬脑膜进入颅内，在脑桥延髓交界处，汇合形成基底动脉。闭塞时→脑干或小脑功能障碍。可表现为同侧肢体障碍或躯干共济失调、眼震、同侧 Horner 综合征、同侧轻触觉和本体感觉障碍、对侧痛温觉障碍、伸舌向患侧偏斜、偏瘫、核间性眼肌麻痹、延髓外侧综合征（详见上文）。

小脑后下动脉（PICA） 头痛和恶心、呕吐、眩晕等前庭症状，可伴有认知和情感障碍。如果未累及小脑前叶，辨距不良和共济失调症状可表现较轻或不出现。PICA 闭塞可导致小脑后叶水肿，进而脑疝和脑干受压。PICA 梗阻可造成延髓外侧综合征（详见上文）。

特定小血管 / 腔隙综合征　偏侧感觉−运动障碍：见于丘脑内囊损伤。纯偏身感觉障碍：见于丘脑损伤。纯运动性偏瘫：见于内囊、放射冠、脑桥基底部损伤。构音障碍−手笨拙综合征：见于内囊膝部、脑桥基底部损伤。共济失调−轻偏瘫：见于脑桥、中脑、内囊或顶叶白质损伤。

脊髓（表 2-6 至表 2-8）

（更多内容，详见"脊柱与脊髓疾病"章节。）

表 2-6　常见脊髓综合征		
综合征	表现	解剖基础
横贯性脊髓病	运动：受损平面 LMN 瘫痪表现，该平面以下 UMN 瘫痪表现 感觉：受损平面 2 ～ 3 节段以下痛觉、温觉、振动觉、本体感觉、触觉缺失，该平面感觉过敏或疼痛 反射：受损平面反射减弱，该平面以下反射亢进	完全或几乎完全横贯性损伤累及皮质脊髓束、脊髓丘脑束和后索
Brown-Sequard 综合征	运动：受损平面 LMN 瘫痪表现，该平面以下 UMN 瘫痪表现 感觉：受损平面以下同侧本体感觉、振动觉和触觉缺失，该平面 2 ～ 3 节段以下对侧痛觉、温觉缺失；受损平面同侧感觉过敏 反射：受损平面同侧反射减弱，该平面以下反射亢进	同侧皮质脊髓束、后索和脊髓丘脑束受损
前索综合征	运动：受损平面 LMN 瘫痪表现 感觉：受损平面以下痛觉、温觉缺失（轻触觉、振动觉和本体感觉保留） 反射：受损平面反射减弱	脊髓前动脉损害造成脊髓前 2/3 受累，包括脊髓中央管前部的前角运动神经元、交叉的痛温觉纤维

表 2-6 常见脊髓综合征（续表）

综合征	表现	解剖基础
脊髓中央管综合征	运动：受损平面无力。颈髓平面损伤时可造成"桶人综合征" 感觉：痛温觉丧失，呈披肩样分布 反射：受损平面反射减弱	1 个或多个节段的前角细胞或皮质脊髓束损伤。内侧的颈神经纤维较外侧的胸、腰、骶神经纤维更易受累，表现为上肢重于下肢。交叉的脊髓丘脑束损伤可造成感觉缺失

LMN，下运动神经元；UMN，上运动神经元

表 2-7 感觉运动定位依据

损伤病灶	表现
上运动神经元（不包括脊髓前角细胞的 CNS）	痉挛状态。上肢伸肌无力（如旋前肌漂移），下肢屈肌无力。腱反射亢进，跖反射背屈，浅反射减弱。 脊髓休克：脊髓损伤急性期可表现为腱反射减弱，肌张力降低
下运动神经元	肌萎缩、束颤、肌张力降低、腱反射减弱
后索 / 内侧丘系	振动觉、本体感觉减退。感觉交叉平面以下：同侧障碍；感觉交叉平面以上，对侧障碍
脊髓丘脑束（前外侧系统）	痛、温觉缺失。脊髓半侧损伤→对侧感觉障碍

表 2-8 脊髓圆锥综合征和马尾综合征的临床表现

	脊髓圆锥综合征	马尾综合征
解剖	脊髓圆锥	L3 以下腰、骶神经根损伤
运动	下肢迟缓性瘫痪	不对称，下肢迟缓性瘫痪
反射	踝反射减弱	膝反射、踝反射消失
感觉	感觉缺失表现多样（通常对称），鞍区感觉缺失	不对称的感觉缺失（可呈根性分布），鞍区感觉缺失
肠道及膀胱	尿潴留，肠道张力下降、便秘	尿潴留（后期出现）
病因	椎管狭窄、外伤、椎间盘突出、脓肿、肿瘤、出血和血管畸形	椎间盘突出、骨质塌陷引起的硬膜外脊髓压迫、硬膜外血肿、脑膜癌病、肿瘤、外伤和感染

脊髓血流供应　　上段（颈胸段）：由脊髓前动脉和起源于 C4 ～ C8 的颈膨大动脉供血。中间段（胸正中段）：由肋间动脉分支供血，是脊髓供血的分水岭。下段（腰骶段）：由 Adamkiewicz 前根动脉供血。

神经根病、神经丛病和周围神经病

请见"神经根病与神经丛病"和"周围神经病"章节。

第 3 章　神经影像

（Joshua P. Klein）

（令晨　译　孙葳　审校）

查看扫描图像的提示

回顾所有图像和序列。始终将当前的图像与既往的图像进行比较，以检测期间细微的变化。同时要系统化：逐步评估沟回模式、灰白质结构、脑室和脑脊液间隙、血管、骨骼、鼻窦与软组织。并寻找异常的模式、间隔、占位效应、萎缩、信号高低的异常。使用重建图像筛选异常发现，但一定要回顾原始数据。

计算机断层扫描（CT）

以 Hounsfield 单位（Hounsfield unit，HU）测量信号。从黑色（低密度）到白色（高密度）：空气 -1000，脂肪 -70 ~ -30，水 0，脑脊液 +15，白质 +20 ~ +30，灰质 +35 ~ +45，急性出血或血栓 +60 ~ +100，骨骼 +1000（表 3-1）。HU 值可以作为视觉阅片的补充以识别组织或病变。对比增强 CT（碘对比剂）可以使血管和血脑屏障破坏区域（坏死、感染、急性脱髓鞘、多种肿瘤、亚急性脑梗死、创伤）强化。延迟对比后图像用于评估增强的时间动态（例如，慢血流、血管畸形）。而 CT 血管成像（CTA）和 CT 静脉成像（CTV）则通过静脉团注对比剂来分别增强显示动脉和静脉。CT 灌注显像（CTP）通过测量脑血流量（CBF）、脑血容量（CBV）和平均通过时间（MTT），用于评估梗死组织或有梗死风险的低灌注组织（即梗死周围的缺血半暗带）区域。也可用于显示肿瘤或其他富含血管或高代谢病变的高灌注区域。CBF = CBV/MTT。

磁共振成像（MRI）

在磁场中施加射频脉冲产生信号并测量氢核的弛豫动力学。

MRI 序列（表 3-1）T1：脑脊液呈低信号，灰质较白质信号低。使用钆对比剂的 MRI 增强在血管和血脑屏障破坏区域（坏死、感染、急性脱髓鞘、多种肿瘤、亚急性脑梗死、创伤）产生"短 T1"（高信号）。延迟对比后图像用于评估增强的时间动态。强化是指在增强前后 T1 图像之间的差异。T2：脑脊液呈高信号，白质较灰质信号低。T2- 液体衰减反转恢

表 3-1　CT、MRI 上的亮区和暗区		
	高信号（MRI）与高密度（CT）	低信号（MRI）与低密度（CT）
CT	蛋白质含量或细胞成分增加、血液、骨骼、金属、钙	气体、脂肪、梗死、水肿、胶质增生
T1	脂肪、胆固醇、蛋白质含量或细胞成分增加、高铁血红蛋白、某些金属（铁、钙、锰、黑色素）、钆、血管内血流	水或脑脊液、气体、骨骼、钙质、含铁血黄素、慢性脱髓鞘、胶质增生、血管流空
T2	水或脑脊液、血管源性水肿、亚急性或慢性梗死、胶质增生、血管内慢血流、血栓	蛋白质含量增加、核/浆比增加（如某些肿瘤）、脱氧血红蛋白、含铁血黄素、血管流空
DWI	细胞毒性水肿伴 Na^+/K^+ 泵衰竭（如急性卒中）、坏死、化脓性脓肿、细胞成分增加	
ADC	血管源性水肿的"T2 透过效应"、胶质增生、慢性脱髓鞘等	细胞毒性水肿（急性卒中）、脓肿、淋巴瘤、癫痫持续状态、短暂性全面性遗忘
GRE/SWI		血液产物、金属（铁、钙、锰、黑色素）、气体、血栓形成、毛细血管扩张

复（FLAIR）序列：为 T2 加权图像，但是脑脊液信号受到抑制（低信号）。"脂肪饱和"或 STIR：通过抑制来自脂肪的高信号来帮助区分不同的组织成分，液体仍呈高信号。弥散加权成像/表观弥散系数（DWI/ADC）：评估急性缺血或细胞毒性损伤（弥散受限表现为 DWI 高信号，ADC 低信号）；除急性脑梗死外，还有几种病变表现为弥散受限（脓肿和富含细胞成分的肿瘤）。梯度回波（GRE）和磁敏感加权图像（SWI）：低信号对应于金属（铁、钙、锰、黑色素），包括含铁的血液产物，有助于识别微出血（含铁血黄素）。SWI 相位图可以区分血液产物和钙质。弥散张量成像（DTI）：用于白质纤维束成像、外科手术计划和其他新兴的临床应用。磁共振血管成像（MRA）：通过团注钆对比剂增强动脉。"时间飞跃（TOF）成像" MRA 是基于血液流空信号而非对比增强的血管重建，显示的是血流而非血管结构，故可能高估狭窄程度。磁共振静脉成像（MRV）：一种使用或不使用对比剂（TOF）均可的静脉检查技

术。磁共振灌注成像（MRP）：通过团注对比剂测量血流灌注参数（例如，定义"缺血半暗带"），包括 CBF、CBV、MTT。磁共振波谱成像（MRS）：比较测量选定病灶内的神经元完整性［N- 乙酰天冬氨酸（NAA）］、细胞代谢［肌酐（Cr）］、细胞膜合成或更新［胆碱（Cho）］。在细胞更新增加的疾病中，胆碱峰升高。在神经变性疾病中，NAA 峰下降。功能磁共振成像（fMRI）：基于 T2 成像的血氧水平依赖（BOLD）成像可以测量氧合及脱氧血红蛋白（Hb）。在 T2 加权成像上，氧合血红蛋白较脱氧血红蛋白信号更高。对于伴高灌注的活跃脑组织，氧合血红蛋白水平升高，脱氧血红蛋白水平下降。净效应是代谢活跃的组织呈现高信号，外科手术计划（如肿瘤和癫痫外科）中用于定位重要皮质功能区。

对比增强的结构

- 血管畅通、血脑屏障破坏（如细胞毒性过程：脑梗死、坏死、感染、急性脱髓鞘、增长的肿瘤）。
- **环形强化**：真菌或寄生虫感染、脓肿、急性脱髓鞘斑块、肉芽肿、梗死、淋巴瘤（见于免疫功能低下的宿主）、放射性坏死、胶质母细胞瘤、亚急性脑出血。［助记符："MAGIC DR"——**M**etastases 转移瘤、**A**bscess 脓肿、**G**lioma（& lymphoma）脑胶质瘤（和淋巴瘤）、**I**nfarction 脑梗死、**C**ontusion 挫伤、**D**emyelination 脱髓鞘、**R**esolving hematoma 血肿溶解 /**R**adiation necrosis 放射性坏死］。
- **马尾神经或神经根**：吉兰-巴雷综合征、椎间盘突出、Charcot-Marie-Tooth 病、神经纤维瘤、神经鞘瘤、蛛网膜炎、肉芽肿性疾病、莱姆病、巨细胞病毒感染、血吸虫病、转移瘤。
- **脑膜强化**（表 3-2）
  - **硬脑膜**（硬脑膜和蛛网膜外层）：脑脊液漏或低颅压、蛛网膜下腔出血、感染、炎症、转移瘤。
  - **柔脑膜**（蛛网膜内层和软脑膜）：感染、炎症、转移瘤、急性卒中（血流动力学不足）。

其他影像技术

常规血管造影 动脉内造影（intra-arterial，IA）可研究单支血管，可行局部治疗（弹簧圈填充、栓塞、动脉内使用 tPA）。分辨率约 0.5 mm。

表现	描述	病因
硬脑膜强化	硬脑膜增厚和强化（各种结节样）柔脑膜不强化	低颅压 梅毒、结核 结节病 Wegener 肉芽肿 巨细胞动脉炎（GCA） 特发性 淋巴瘤和白血病 转移性癌 IgG4 相关疾病
弥漫性脑膜强化	硬脑膜强化和增厚的柔脑膜强化（沿沟回模式）	梅毒、结核、其他细菌及病毒感染 结节病 淋巴瘤和白血病 转移瘤

表 3-2　脑影像中的脑膜强化

　　超声　有助于评估动脉解剖、狭窄和血流（方向和流量）。颈动脉多普勒超声：颅外颈动脉和椎动脉（但检测椎动脉病变的能力有限）。经颅多普勒超声：颅内血管。

　　正电子发射断层扫描（PET）　通过摄取放射性标记的生物活性化合物（如葡萄糖）间接测量新陈代谢（肿瘤和脓肿是高代谢，萎缩和胶质增生是低代谢）。可以与 CT 或 MRI 联合提高病变的解剖定位。如果存在脑转移灶，全身 PET 可用于寻找原发肿瘤。

　　单光子发射计算机断层扫描（SPECT）　通过发射 γ 射线来评估放射性活性化合物的分布，以研究灌注和代谢。可作为脑死亡诊断的辅助检查。DaTscan 使得脑内多巴胺转运体水平可视化（帕金森病）。

　　脊髓造影　鞘内注射对比剂以评估脊髓和神经根解剖（例如突出的椎间盘和其他肿物），CT 脊髓造影图像类似于 T2 MRI（两者的脑脊液都是高亮信号）。

　　常规血管造影　对于血管影像和夹层、残余管腔、血管炎、血管痉挛、烟雾血管是金标准。侵入性操作，卒中风险 0.5% ～1%。

影像检查方案、适应证和注意事项

● **急性局灶性神经功能缺损**：急性头颈部外伤，考虑卒中、蛛网膜下腔出血；考虑头部 CT。

- **超急性期卒中**：考虑溶栓及动脉介入，考虑头部 CT（联合 CTA）。
- **急性或亚急性卒中**：MRI，包括 DWI 和 GRE/SWI，联合头颈部 MRA。
- **多发性硬化**：头部 MRI（矢状位 T2/FLAIR），颈椎和胸椎 MRI，联合增强。
- **肿瘤**：头部 MRI，包括 DWI、GRE/SWI、增强。
- **脑神经或脑干病变**：头部 MRI，联合 CISS 序列和脑干薄层扫描，以详细显示脑神经。
- **视神经病变**：脑和眶部 MRI，联合增强，眶部冠状位压脂像。
- **动脉瘤**：如果有急性症状行 CTA，（TOF）MRA 用于监测。
- **夹层**：CTA 或 MRA，联合 T1 脂肪饱和像（显示壁内血肿）。

特定疾病的神经放射学

出血

CT 高密度（亮）及周围低密度（水肿、渗出的血清）。
注：非急性硬膜下血肿和积液可与脑脊液等密度。

血液在 MRI 的表现 T1 和 T2 的表现取决于血液的"分期"［见"脑出血的 MRI 分期"（表 3-3）］。血液、含铁血黄素及其他含金属物质（铁、钙、锰、黑色素）在 GRE/SWI 上呈低信号。

表 3-3　脑出血的 MRI 分期

分期	血红蛋白	部位	T1	T2
超急性期（< 24 h）	氧合血红蛋白	细胞内	等信号（I）	高信号（B）
急性期（1～3 天）	脱氧血红蛋白	细胞内	等信号（I）	低信号（D）
亚急性早期（> 3 天）	高铁血红蛋白	细胞内	高信号（B）	低信号（D）
亚急性晚期（> 7 天）	高铁血红蛋白	细胞外	高信号（B）	高信号（B）
慢性期（> 14 天）	含铁血黄素	细胞外	低信号（D）	低信号（D）

估算血肿体积的 ABC/2 公式 （A×B×C）/2，其中 A ＝最大血肿横截面横径，B ＝最大血肿横截面与 A 垂直的长径，C ＝含有血肿的轴位层面数 × 层厚（通常 0.5 cm）。

脑实质内血肿在 MRI 时期　助记符，"i be iddy biddy baby doodoo"（或"i bleed，i die，bleed die，bleed bleed，die die"）。

硬膜外血肿　双凸形，不跨越骨缝（颅骨硬膜附着处）。

硬膜下血肿　凹形，不跨越硬膜反折处（大脑镰、小脑幕）。

蛛网膜下腔出血（SAH）　取决于动脉和出血程度，血液可以进入脑实质、脑室、脑池或沿着小脑幕走行。如果出现 SAH，建议做 CTA。动脉瘤最常位于 Willis 环周围的分支点（颈内动脉-后交通动脉、大脑后动脉-后交通动脉、颈内动脉-眼动脉等）。

脑出血（ICH）　高血压性脑出血：最常见于深部（基底节、丘脑、脑桥和小脑）。脑淀粉样血管病（CAA）：典型见于脑叶 / 近皮质部位。容易出血的转移瘤包括乳腺癌和肺癌（按发病率）以及黑色素瘤（Melanoma）、肾细胞癌（Renal cell carcinoma）、绒毛膜癌（Choriocarcinoma）、甲状腺乳头状癌（Thyroid papillary carcinoma）（助记符："MR/CT"）（按倾向性）。

静脉梗死　不符合动脉流域，广泛水肿，常见出血性转化（表 3-4）。

脑室内出血　常伴随 SAH 和高血压性脑出血发生。

继发性出血的鉴别诊断线索　动脉瘤破裂：ICH 和 SAH。凝血病：血肿内有液平面（＝不凝血）。创伤性脑损伤（TBI）：头皮软组织水肿、骨折，或与 SAH 或 ICH 重叠存在的其他外伤。

梗死

CT　非增强：使用高对比度中心 / 窗口值（30/30）评估早期梗死，可见灰白质边界模糊、脑实质低密度、脑沟消失。血管内高密度可能代表急性血栓形成（如大脑中动脉卒中）。

分级	特征
表 3-4　脑梗死后出血性转化：按严重程度分级	
HI-1	梗死内或沿梗死边缘的点状出血，不伴占位效应
HI-2	梗死内融合性点状出血，不伴显著占位效应
PH-1	血肿＜梗死面积的 30%，伴一定程度的占位效应
PH-2	血肿＞梗死面积的 30%，伴占位效应，或梗死灶之外的出血

与钙化的动脉粥样硬化斑块（高密度）相比，软血栓呈现低密度。CTA：血管中断或狭窄，火焰状逐渐缩窄提示夹层。CTP：定义缺血半暗带。

MRI 急性期 DWI 高信号且 ADC 低信号（表 3-5）。MRA/MRP：判读与相应的 CT 检查相似。梗死影响神经元后可见相应的 Wallerian 变性；其传出路径表现为急性期 DWI 高信号，慢性期 T2 高信号。

其他血管性疾病

微血管脑白质疾病 又称脑白质疏松病，多继发于小血管的脂质透明样变或小动脉硬化。皮质下对称 T2 高信号，通常为点状，随着病情进展出现融合。Binswanger 病：伴有高血压的皮质下脑白质病变及腔隙性梗死和血管性痴呆；由于皮质动脉侧支的存在，U 型纤维保留。

发育性静脉异常（DVA 或静脉血管瘤） 扩张的静脉呈放射状会聚（像水母头）至引流静脉，位于正常脑组织内。增强扫描静脉期持续强化。出血风险低。

毛细血管扩张症 正常脑组织中扩张的毛细血管簇，好发于脑桥。出血风险低。在 CT 和 MRI 强化，GRE/SWI 呈低信号，鉴别诊断包括微小转移瘤。

海绵状血管瘤 / 畸形 先天性血管错构瘤，其内没有正常脑组织。约 20% 伴有发育性静脉异常（DVA）。CT 上呈不同程度高密度。T1 高信号，T2 不均匀的"爆米花样"外观；GRE/SWI：黑环征（含铁血黄素）。如果没有 DVA，则血管造影不显示。

动静脉畸形（AVM） 静脉动脉化，大的供血动脉，中间

表 3-5 不同时期脑梗死的 MRI 表现				
分期	T1	T2/FLAIR	DWI	ADC
超急性期（0～6h）	等信号	等信号	高信号	低信号
急性期（6h 至 4 天）	低信号	高信号	高信号	低信号
亚急性期（4～14 天）	低信号	高信号	等 / 高信号	假性正常化
慢性期（＞14 天）	低信号	高信号	等信号	高信号

毛细血管缺失或异常，引流静脉增粗。供血血管可能存在动脉瘤。CT：高密度，可强化。MRI：T2 上呈不规则蛇形流空信号，可强化。常规血管造影：无毛细血管期，因此早期静脉充盈。较高的出血风险。AVM 外科手术风险的 Spetzler-Martin 分级包括 AVM 大小、脑皮质功能区受累情况和存在深部静脉引流（风险增加）。

硬脑膜动静脉瘘（AVF） 位于硬脑膜的动静脉畸形，伴有静脉高压。可发生于中枢神经系统的任何部位。脊髓多位于胸腰段。可以发生脊髓梗死伴坏死性脊髓病，导致下肢轻瘫（Foix–Alajouanine 综合征，脊髓表现为 T2 高信号、肿胀，脊髓表面有缠绕的 T2 流空信号）。

动脉瘤 局灶性动脉扩张，常见于血管分支发出部位；梭形（动脉粥样硬化性扩张）、囊状 / 浆果状（分支发出部位）、蕈样（感染性，可在远端或脑叶）、肿瘤性、假性动脉瘤（创伤性、夹层）。

夹层 管腔呈火焰状逐渐变细，有时呈开瓶器样或螺旋形走向。T1 脂肪饱和图像可显示假腔内的血栓，总体敏感性与 CTA 相似（*AJR Am J Roentgenol*，2009，193：1167-1174）。注意夹层是颅外还是颅内，是否有硬脑膜内延伸（SAH 的风险）。颈动脉夹层：倾向发生于 C2 ～ C3 椎体水平附近，颈动脉分叉上方 2 ～ 3 cm。椎动脉夹层：倾向发生于 C1 和通过横突孔处，在此处动脉与骨最为邻近。

脑淀粉样血管病（CAA） 脑叶脑出血和皮质下白质陈旧性微出血灶的证据，表现为 T2 高信号和 GRE/SWI 低信号；表面铁沉积也很常见。

烟雾病（Moyamoya） 颈内动脉狭窄或闭塞→形成异常的侧支毛细血管循环网络，起源于大脑前动脉、大脑中动脉或大脑后动脉分支、豆纹动脉或颈外动脉跨硬膜吻合支。血管造影术：颈内动脉远端狭窄，大脑前动脉、大脑中动脉近端闭塞伴广泛侧支循环，豆纹动脉穿通支扩张（"喷出的烟雾"），有深部出血的风险。

常染色体显性遗传性脑动脉病伴皮质下梗死和白质脑病（CADASIL） 皮质下白质双侧对称性 T1 低信号和 T2 高信号，尤其是颞极和外囊区域。

纤维肌发育不良（FMD） 大动脉（颈内动脉或肾动脉）"串珠样"外观，串珠直径大于动脉直径；颈内动脉的前几厘米通常不受累（不同于动脉粥样硬化）。

血管炎 节段性环形血管狭窄（相较于血管炎，动脉粥样硬化性病变常更偏心、更局灶，更常见于动脉分支发出部位），多个区域的皮质和皮质下梗死、出血和非特异性的白质 T2 高信号。通过临床表现（和随访影像）与可逆性脑血管收缩综合征和血管痉挛相鉴别。

短暂性全面性遗忘（TGA） 边缘系统和边缘旁结构内见点状弥散受限病灶，具可逆性。

Susac 综合征（视网膜-耳蜗-脑血管炎） 胼胝体和深部灰质核团的"穿凿"样点状 T1 低信号和 T2 高信号改变。

脱髓鞘和其他白质疾病（表 3-6）

多发性硬化（MS） 为局灶性、卵圆形白质病灶，脑室周围白质多于皮质下白质受累（垂直于侧脑室的"Dawson 手指征"），还可累及胼胝体、视神经、脑干（尤其是内侧纵束）、小脑（尤其是小脑中脚）、视神经和脊髓（< 3 个脊髓节段，不完全横贯性病变）；陈旧病变呈 T1 低信号；急性病变增强扫描可强化（环形或开环形），可以弥散受限。皮质和深部灰质病变罕见。中央静脉征具有高度特异性。

急性播散性脑脊髓炎（ADEM） 多发同一时相的病变，大脑半球白质（以及脑干和小脑）见圆形、可强化的皮质下 T2 高信号。与典型急性多发性硬化病灶相比，占位效应更为明显。

急性 MS 或 ADEM 变异型 急性出血性白质脑炎（Weston-Hurst 病）：融合的 T2 白质高信号，伴有占位效应和轻度强化；

表 3-6　基于 MRI 特征的白质疾病的鉴别诊断（不全面，更多鉴别诊断详见下文）	
多灶性	
脱髓鞘疾病（PML、MS、NMO、ADEM） 血管病（CADASIL、Fabry 病、Susac 综合征） 先天性巨细胞病毒（CMV）感染 布鲁菌病 黏多糖贮积症、半乳糖血症、L2 羟基戊二酸尿症 神经轴突脑白质营养不良伴球状体，Lowe 综合征 染色体异常、嵌合体	
融合病灶	
额叶	亚历山大病、异染性脑白质营养不良、轴突球型脑白质营养不良
顶枕叶	Krabbe 病、X-连锁肾上腺脑白质营养不良、早发性过氧化物酶体病、新生儿低血糖症

表 3-6　基于 MRI 特征的白质疾病的鉴别诊断（不全面，更多鉴别诊断详见下文）（续表）

脑室周围为主	MS、NMO、异染性脑白质营养不良、Krabbe 病、Sjögren-Larsson 综合征； 脑室周围白质软化； HIV 脑病；迟发性神经元退行性疾病，如神经元蜡样脂褐质沉积症；成人多聚糖体病
皮质下为主	Kearns-Sayre 综合征、Canavan 病、尿素循环缺陷、L2 羟基戊二酸尿症、丙酸血症
大脑弥漫性	所有进展性脑白质病终末期； 部分线粒体疾病（MELAS）； 消融性白质脑病（VWM）； 其他：巨脑白质脑病伴皮质下囊肿（MLC）、Merosin 缺乏性先天性肌营养不良等
小脑＋小脑中脚	海洛因或可卡因中毒； 亚历山大病、组织细胞增生症、脆性 X 综合征、常染色体显性遗传性脑白质营养不良； 伴脑干和脊髓受累及乳酸升高的白质脑病； 早发性枫糖尿病、过氧化物酶体病、脑腱黄瘤病（CTX）
脑干	过氧化物酶体病、Wilson 病、亚历山大病
延迟髓鞘化或低髓鞘化 **T2：脑白质低信号不明显** **T1：脑白质高信号不明显**	
无典型的周围神经受累	**典型的周围神经受累**
Pelizaeus-Merzbacher 病 半乳糖血症 早发性退行性疾病，如早发性 GM1 和 GM2 神经节苷脂沉积症、婴儿神经元蜡样脂褐质沉积症、Alpers 综合征	低髓鞘综合征（如 Cockayne）

MELAS，线粒体脑肌病、乳酸酸中毒和卒中样发作；PML，进行性多灶性白质脑病。

Adapted with permission from Schiffmann R, van der Knaap MS. Invited article: an MRI-based approach to the diagnosis of white matter disorders. *Neurology*. 2009; 72（8）: 750-759. doi: 10.1212/01.wnl.0000343049.00540.c8.

GRE/SWI 或 CT 可见出血。MS 的马尔堡（Marburg）变异型：大脑半球白质中大片状 T2 高信号，伴有占位效应和周边强化。Balo 同心性硬化：半球白质呈 T2 高低信号交替的同心环形（强化呈交替环形），伴不同程度的占位效应。

视神经脊髓炎（NMO）　通常为纵向延伸的脊髓 T2 高信号病变（> 3 个脊髓节段、中央脊髓或全脊髓），通常纵向延伸，伴有视神经和视交叉病变；脑部病灶通常非对称分布。所有急性病变均为膨胀性，伴有不同程度的强化。不同程度的脑室周围白质 T2 高信号（尤其邻近第三、第四脑室和极后区）。

其他炎性疾病

系统性红斑狼疮（SLE）/ 抗磷脂抗体综合征（APLAS）皮质下白质（后部好发）T2 高信号；可呈血管分布，可以发生缺血性脑梗死；脑室周围白质相对保留；皮质病变和弥漫性萎缩也可发生。

Sjögren 病　皮质下白质和脑室周围白质 T2 高信号，也可伴有基底节 T2 高信号病灶；胼胝体受累较为少见。

Behcet 病　多灶性或融合性半球白质 T2 高信号病灶，伴不同程度强化；通常合并间脑和脑干上部病变（常见水肿和强化）；偶见皮质静脉血栓形成或梗死（不同程度的出血）。

结节病　局灶性、多灶性或融合性白质 T2 高信号病变，伴不同程度强化；也可见硬脑膜强化增厚伴有脑实质浸润（垂体-下丘脑、视神经、视交叉）。

原发性中枢神经系统血管炎　大脑半球白质（和灰质）小的急性梗死灶（可能符合明确的血管分布区），伴有动脉狭窄和动脉瘤。病灶、脑膜和血管周围有不同程度的强化；慢性病变为半球白质 T2 高信号。

免疫重建炎症综合征（IRIS）　融合性、多灶性、T2 高信号的弥漫性白质病变，伴有局灶性强化和占位效应。

炎性脑淀粉样血管病（CAA）　主要为皮质和皮质下的微出血（见于 GRE/SWI），伴皮质下白质呈广泛不对称性、融合性 T2 高信号和 T1 低信号，伴有皮质轻微强化（*Neurology*, 2007, 68: 1411）。

Tolosa-Hunt 综合征　特发性肉芽肿疾病，特征性地累及海绵窦、眶尖和邻近结构；病变呈 T1、T2 等信号并有明显强化。

副肿瘤性疾病　与多种系统性肿瘤有关，包括小细胞肺癌、睾丸生殖细胞肿瘤、卵巢肿瘤、畸胎瘤等。边缘叶：对称性 T2

高信号伴水肿。小脑变性：T2 高信号及萎缩（可非常轻微）。

可逆性后部脑病综合征（PRES）和高血压脑病 位于大脑半球后部、大脑中动脉和大脑后动脉交界区的双侧对称的 T2 高信号白质和灰质病变，其他区域也可以受累（额叶和颞叶、脑干、小脑、灰质结构）；不同程度的弥散受限和病灶周边强化。病灶呈可逆性，但可出现梗死和出血。

感染性疾病

细菌性脑膜炎 蛛网膜下腔 T2 高信号（脓液），伴脑室炎（室管膜下强化、脑室扩大、脑室周围 T2 高信号）和积脓（DWI 和 T2 高信号、T1 低信号，可强化）；李斯特菌感染好发于脑干和小脑（菱脑炎）。

细菌性脑脓肿 单发或多发，位于灰白质交界处。
- 早期脑炎（天）：边界不清的 T1 低信号、T2 高信号区。
- 晚期脑炎（周）：与早期相似，但强化逐渐增加。
- 早期包膜（1～2 周）：T2 高信号、T1 低信号，伴边缘 T2 高信号（水肿）和早期环形强化。
- 晚期包膜（>2 周）：周围水肿减少（T2 高信号）和逐渐增加的包膜强化（环形），病变内部弥散受限；寻找并发的鼻窦或乳突疾病。

特殊神经系统感染

汉赛巴尔通体病（猫抓病） 不同程度的丘脑和深部白质 T2 高信号病变，检眼镜和视网膜照相术可见视盘水肿伴黄斑星芒样渗出（optic disc edema with macular star，ODEMS）。

苍白密螺旋体（梅毒）
- 硬脑膜炎。
- 脑膜血管梅毒：前循环>后循环梗死，伴脑膜炎。
- 梅毒树胶肿：位于大脑半球或脑神经的硬脑膜强化性占位病变。
- 脊髓痨：脊髓后索 T2 高信号。
- 脑实质梅毒：弥漫性萎缩。

结核分枝杆菌
- 脑膜炎：基底池脓液（T2 高信号），颅底硬脑膜增厚强化；基底节及内囊梗死。
- 结核瘤：实质或蛛网膜下腔内的单发或多发 T2 高信号肿块伴强化（环形或弥漫性）。

惠普尔养障体（Whipple 病） 间脑和丘脑 T2 高信号病灶伴强化。

HSV-1（成人） 早期灰质和白质不对称性 DWI 改变（内侧颞叶、眶额叶、岛叶），晚期 T2 高信号（扣带回、内囊及以上部位）；不同程度的出血（CT 或 GRE/SWI）、占位效应及强化；假性大脑中动脉高密度征；深部灰质核团不受累。

HSV-2（新生儿） 弥漫性半球灰质和白质 T2 高信号、T1 低信号，灰白质边界消失、不同程度强化，有时小脑、脑干受累；白质病变在新生儿脑难以发现；对颞叶没有偏好；钙化（数周后）。成人中可导致脑膜炎（复发）。

水痘带状疱疹病毒（VZV） T1 序列背根强化，T2 序列后索高信号（短节段）伴强化；免疫功能正常（大血管炎），或免疫功能受损（小血管炎）。①免疫功能受损患者（小血管炎）：弥漫性、多灶斑片状 T2 高信号白质病变，血管造影异常（近端 MCA-ACA）。②免疫功能正常患者（大血管炎）：VZV 血管炎引起的急性卒中伴深部白质和皮质的 DWI 高信号病变，不同程度强化；可能进展为弥漫性脑炎（脑回样强化、出血）和脑室炎（室管膜下强化）。

EB 病毒 ① ADEM：为大多数病例的表现，见白质疾病；②脑膜炎。

巨细胞病毒（CMV） 先天性：脑室周围钙化；前颞部及室管膜下囊肿，脑室扩大伴脑萎缩，神经元移行异常（如多小脑回、巨脑回、无脑回），小脑发育不良，脑室周围白质 T2 高信号。成人（免疫功能受损）：脑室炎伴深部白质及脑室周围 T2 高信号＋室管膜下强化（猫头鹰眼）；腰骶神经根强化，脊髓圆锥增粗伴 T2 高信号及强化；脑干和小脑病变较为罕见。

HIV/AIDS 双侧对称性脑室周围 T2 高信号，不强化；弥漫性萎缩。女性和儿童患者可见基底节钙化和近端血管扩张。

进行性多灶性白质脑病（PML）/JC 病毒 免疫功能低下病史，开始常为非对称性，通常进展为双侧对称性病灶；顶叶和枕叶（但可发生于任何部位）皮质下（U 型纤维受累）T2 高信号、融合性、非强化性白质病变，伴不同程度的脑桥小脑白质病变；无水肿及占位效应。

HTLV-1 和 HTLV-2 多灶性皮质下白质 T2 高信号，病灶较小；在脊髓病的早期，可见多灶性、可强化、胸髓 T2 高信号，伴不同程度的占位效应。

莱姆病 非特异性脑室周围白质 T2 高信号病变，脑膜炎、多神经根炎和脑神经炎（伴相应结构强化）。

亚急性硬化性全脑炎（SSPE）（风疹/麻疹） 早期为后部皮质下白质（U型纤维不受累）T2斑片状高信号病变，伴邻近灰质受累，不同程度强化和占位效应；中期伴脑室周围、壳核、脑桥小脑T2高信号，伴皮质下白质病变消退；晚期伴萎缩和脑室周围T2高信号病变加重。

WNV（西尼罗病毒性脑炎） 位于深部的不同程度T2高信号病变和弥散受限。

东方马脑炎（EEE） 丘脑和基底节T2高信号，不同程度的上部脑干病变，不强化。

乙型脑炎（JE） 丘脑、基底节、上部脑干、海马及深部白质T2高信号病变，伴或不伴丘脑出血（CT或GRE）；不强化。

曲霉菌病 脑实质内T2高信号病变（通常包膜非常不清），伴周围T2高信号（水肿），不同程度强化；不同程度周边出血（GRE）和梗死（倾向于血管侵袭性）。

毛霉菌病 鼻窦骨质和软组织改变，伴CT上不同程度骨质改变；脑膜增厚和强化；血管造影见血管狭窄和扩张（血管炎和动脉瘤）；前部较后部更多DWI高信号病变（梗死）。

隐球菌 ①脑膜炎：Virchow-Robin间隙扩张，软脑膜、脉络丛、脑实质结节样强化；缺乏弥漫性脑膜增厚及强化。②隐球菌瘤：合并脑膜炎，中脑和基底节T2高信号病变。

念珠菌病 散在的、小的脑实质T2高信号，脑实质及脑膜强化结节，脑膜增厚及强化；脓肿（类似上述细菌感染）。

球孢子菌病 脑膜炎，以颅底脑膜改变为主；肉芽肿性病变，类似结核；小脑易受累。

囊虫病 ①早期：a.早期（无脑炎）：T2高信号、T1低信号包囊（可见中央头节），有薄壁包膜，周围水肿很轻微（T2高信号）或强化；包囊见于脑实质、脑室或蛛网膜下腔。b.早期（伴脑炎）：弥漫性结节状强化病变，伴周围水肿显著（T2高信号）；脑积水。②中期：强化的厚壁包膜，不同程度的周围水肿。③晚期：病变退化和钙化（CT高信号，GRE/SWI低信号，无水肿）。

弓形虫病 深部灰质核团T2高信号，病灶强化伴周围水肿（T2高信号）；环形强化；不同程度出血（CT或GRE/SWI）。

棘球蚴病 顶叶较其他脑叶多见，大的囊性病变（T2高信号、T1低信号核心），可见中央寄生虫成分。

疟疾 灰白质分界模糊，弥漫性脑水肿，包括胼胝体在内的白质病变（T2高信号），皮质卒中（DWI）。

颅内肿瘤和其他占位性病变

确定病变部位

轴外病变 硬膜内（如脑膜瘤，病变和其下方脑组织之间有硬脑膜）或硬膜外（如骨转移）。其下方的脑实质内向内受压，病变附近的蛛网膜下腔扩张，脑膜血管、病变和脑表面之间的血管向内移位。

轴内病变 原发性脑肿瘤或脑实质转移瘤。蛛网膜下腔无扩张，脑膜血管向外移位，实质内占位效应，或正常解剖边界模糊。

3 神经影像

轴外肿瘤

脑膜瘤 外观呈卵形，伴硬脑膜尾征，CT 高密度。T1 灰质等信号，因血管密度高而均匀明显强化；T2 呈低信号或等信号，取决于肿瘤密度。典型位置：矢状窦旁硬脑膜、大脑凸面、蝶骨翼和嗅沟。可侵犯及包绕血管，常可见邻近覆盖的骨质改变，包括骨质增生。与硬脑膜或骨的夹角通常为钝角。较少见特征：钙化、囊变、坏死、出血。多发性脑膜瘤可见于神经纤维瘤病 2 型（NF2），并且可作为放射并发症出现。

神经鞘肿瘤（施万细胞瘤、神经瘤、神经纤维瘤） T2 低信号或高信号，取决于肿瘤密度。前庭施万细胞瘤常常使内耳道重塑或扩张，可包括内耳道管内和（或）脑池部分。与骨的夹角通常为锐角。较大的肿瘤伴有蛛网膜囊肿。较少见特征包括囊变和出血。施万细胞瘤，如果为双侧，提示 NF2。丛状神经纤维瘤最常影响皮肤和皮下组织，与 NF1 有关。神经瘤是一种创伤后神经元增生性疾病。

脉络丛肿瘤 乳头状瘤：WHO Ⅰ级，通常位于侧脑室，较少见于第三脑室或脑池，伴梗阻性脑积水（由于脑脊液流出受阻）或交通性脑积水（由于脑脊液分泌过多）。CT 高密度，T1 低信号，T2 混杂信号，强化，可见出血。癌：WHO Ⅲ级，也位于侧脑室，外观类似乳头状瘤，通过脑脊液播散转移。

脊索瘤 脊索残留物发生的恶性肿瘤，破坏性骨病变，通常位于斜坡或骶骨及尾骨，鉴别诊断包括软骨肉瘤。

原发或转移性肿瘤 可累及脑膜和蛛网膜下腔。在 MRI 上，结节性或弥漫性光滑的硬脑膜和（或）软脑膜增厚和强化（癌性脑膜炎）。原发性中枢神经系统肿瘤：考虑胶质瘤和淋巴瘤。转移性疾病：考虑黑色素瘤、肺癌、乳腺癌、胃肠道癌症、前列腺癌、血液恶性肿瘤（白血病、淋巴瘤）、绿色瘤（粒细胞肉瘤伴髓性白血病）。

非肿瘤性占位病变　脂肪瘤：先天性发育异常，起源于神经嵴，由脂质组成，CT 低密度，T1 高信号，T2 高信号。表皮样囊肿：脱落的外胚层残留物，均质外观，常见于小脑脑桥角附近的中线外部位。生长缓慢。CT 呈低密度（较脑脊液亮），MRI 无强化，T2 高信号，明显弥散受限。可以有钙化，使邻近骨呈扇形。与蛛网膜囊肿相似，但蛛网膜囊肿无弥散受限。皮样囊肿：外胚层或中胚层残留物，含有脂类和钙质，不均质外观，常见于中线或邻近中线。男性多见。寻找脂肪信号。可能发生破裂。畸胎瘤：为来自外胚层、中胚层或内胚层的先天性肿瘤，内胚层成分形成囊肿，通常位于松果体或鞍上区域的中线附近。不均质外观伴强化。

轴内肿瘤

垂体腺瘤　T1 低信号，均质伴延迟强化，对邻近结构有占位效应，微腺瘤直径 < 10 mm，大腺瘤直径 > 10 mm。

颅咽管瘤　通常位于鞍上，T2 高信号病变内存在囊变、钙化和均匀强化。良性 Rathke 裂囊瘤通常无钙化或强化。

毛细胞性星形细胞瘤　WHO Ⅰ 级，最常见的青少年幕下原发肿瘤。边界清楚，脑脊液密度的囊肿伴强化的血管性附壁结节。

脑干星形细胞瘤　WHO Ⅱ 级，儿童比成人更常见，T2 高信号病变内不同程度强化。

多形性黄色星形细胞瘤（PXA）　WHO Ⅱ 级，最常见的青少年幕上原发肿瘤，通常位于颞叶，常边界清晰，与脑膜附着，强化。

原始神经外胚层肿瘤（PNET）　又名髓母细胞瘤，WHO Ⅳ 级，常见的青少年幕下病变，男性多于女性，中线蚓部病变扩展入第四脑室上、下髓帆。CT 高密度、不均匀强化。还包括室管膜母细胞瘤、髓上皮瘤、神经母细胞瘤。

室管膜瘤　根据部位分为 WHO Ⅰ 或 Ⅱ 级，第四脑室比脊柱更常见，幕上。

室管膜下瘤　WHO Ⅰ 级，见于成人，多沿侧脑室壁分布。CT 等密度，T1 等信号，T2 高信号，不同程度强化。

神经节细胞胶质瘤　神经元、胶质细胞混合，低级别肿瘤，好发于年轻人和女性。边界清楚，钙化，囊性肿块伴轻微水肿，不同程度强化。

Lhermitte-Duclos 病 发育不良性神经节细胞瘤（WHO I级），T2 高信号、非强化的小脑"虎斑样"病变，累及灰质和白质。

血管母细胞瘤 成人最常见的幕下实质内原发性肿瘤。囊性肿瘤伴附壁结节，伴供血及引流血管流空影。

胶质瘤 浸润性肿瘤，病理分级基于是否存在坏死、血管内皮增生、有丝分裂、核多形性和细胞密度，以及遗传特征［异柠檬酸脱氢酶（IDH）突变、甲基鸟嘌呤-DNA 甲基转移酶（MGMT）甲基化等］。支持高级别胶质瘤的影像特征包括强化、占位效应、弥散受限、出血、高灌注、FDG-PET 高代谢以及波谱成像 Cho：NAA 比值升高。

星形细胞瘤 WHO II 级，成人最常见的幕上脑实质内原发肿瘤。CT 低密度，无或低强化，T1 低信号，T2 高信号，灌注成像上 CBV 较低。

少突胶质细胞瘤 WHO II 级，常有钙化，T1 低信号，T2 高信号，轻微水肿，不同程度强化。

间变性星形细胞瘤 WHO III 级，边界不清，伴广泛水肿和强化，无坏死。

胶质母细胞瘤（GBM） WHO IV 级，占位效应和广泛水肿，沿白质纤维束如胼胝体生长。边界不规则、不清晰，不规则边缘强化伴内部坏死（弥散受限），灌注成像上 CBV 不同程度增高。

大脑胶质瘤病 神经上皮肿瘤，弥漫性浸润大脑半球至少 2 个脑叶，无占位效应，灰、白质广泛 T2 高信号，轻微强化。

生殖细胞瘤 生殖细胞起源，也称为精原细胞瘤，通常位于松果体或鞍上区，好发于男性和亚洲人（当肿瘤位于鞍上时，好发于女性），有时为多灶性，CT 高密度、强化、T2 低信号。

绒毛膜癌 通常为出血性，男性好发，常见蛛网膜下腔播散，可与视网膜母细胞瘤伴随发生。

神经细胞瘤（又名神经上皮瘤） 神经肿物，通常延伸至侧脑室和邻近透明隔，呈"皂泡状"外观，不均质强化，不同程度血管化。

松果体肿瘤 多见于儿童，包括松果体细胞瘤（WHO II 级）、松果体母细胞瘤（WHO IV 级）。钙化、强化、出血见于松果体母细胞瘤。与良性松果体囊肿区分很重要，与囊性肿瘤不同，松果体囊肿不应有实体成分。

原发性中枢神经系统淋巴瘤　更多见于免疫功能受损的宿主，病变通常位于幕上深部灰质核团或脑室周围白质内。经胼胝体扩散常见。可被覆脑室。病变不均质（T2 等至低信号，显著的实性强化和内部弥散受限），环形强化见于免疫功能受损而非免疫功能正常的宿主。在类固醇激素治疗后，影像上病灶可能会消失。

血管内淋巴瘤　恶性大 B 细胞淋巴瘤在小血管管腔内增殖，无血管外肿物。病变类似小梗死，伴局灶性脑实质或脑膜强化；多灶性白质病变常见。

实质内转移性病灶　多灶性 T1 低信号、T2 信号多样（取决于有无囊化、坏死、钙化等），强化灶边界清楚，周围水肿显著，最常见于灰白质交界处或其附近，更多见于前循环（尤其是大脑中动脉供血区），常合并颅骨转移。出血性转移肿瘤：乳腺癌、肺癌、黑色素瘤、肾细胞癌、绒毛膜癌、视网膜母细胞瘤、甲状腺癌。

非肿瘤性肿块病变　胶样囊肿：位于第三脑室前部 Monro 孔附近，边界清楚，富含蛋白成分，CT 高密度，T1 高信号，T2 高信号，显著并发症为梗阻性脑积水。

中毒和代谢性疾病

获得性代谢性疾病

维生素 B_{12} 缺乏　散在脑室周围白质 T2 高信号灶，脊髓后索 T2 高信号。

Marchiafava-Bignami 综合征　急性表现为胼胝体中央 T2 和 DWI 高信号，慢性表现为胼胝体中央空洞；不同程度的占位效应及强化。

渗透性脱髓鞘　脑桥中央白质双侧对称性 T2 高信号病变（皮质脊髓束不同程度保留，病变可位于脑桥外），皮质下白质、中脑及深部灰质病变，不伴强化及占位效应。

缺血-缺氧　出现在呼吸或心搏骤停后的双侧、对称性弥漫性 DWI、T2 高信号融合性病变，好发于皮质下白质（U 型纤维受累）、胼胝体、内囊、外囊、苍白球、海马、小脑。

高原脑病　双侧对称性后部 T2 高信号、不同程度 DWI 高信号病灶，深部白质较皮质下白质和胼胝体多见。

急性间歇性卟啉病　类似于可逆性后部脑病综合征（PRES）（见上文）。

肝性脑病　急性期为不同程度的皮质下白质 T2 高信号病变，慢性期为基底节对称性 T1 高信号、非强化病变（由于锰沉积）。

低血糖　皮质、海马、基底节区双侧对称性 DWI 和 FLAIR 高信号，白质（包括胼胝体压部正中）不同程度的 DWI 和 FLAIR 高信号。

硫胺素（维生素 B_1）缺乏（Wernicke 脑病）　双侧对称性 T2 高信号，位于丘脑内侧、乳头体、网状结构和导水管周围灰质；受累结构可见不同程度微出血（GRE/SWI 低信号，T1 高信号，不同程度强化）。

中毒性疾病

化疗（环孢素、他克莫司、甲氨蝶呤）　①急性表现为 PRES（见上文）；②慢性表现为双侧对称性、融合性、弥漫性病灶，深部白质 T2 高信号病变（U 型纤维不受累）。

放射治疗　急性表现为脑水肿。亚急性表现为 T2 高信号白质病变（通常胼胝体不受累）伴不同程度占位效应和环形强化，即放射性坏死（鉴别诊断包括肿瘤复发，可通过灌注成像或 PET 相鉴别）。慢性表现为双侧对称性、融合性、深部和脑室周围 T2 高信号病变，无强化或占位效应，加速动脉粥样硬化进展（卒中风险）和脑萎缩。

SMART 综合征　可在放射后数年发生，伴单侧、可逆性、区域性皮质强化。

违禁药物使用　双侧、对称性病变。①静脉或吸入海洛因：弥漫性白质 T2 高信号（U 型纤维不受累），大脑凸面白质区。②可卡因：散在 T2 高信号白质病变，可导致缺血性卒中、脑出血、血管炎。③甲烯二氧甲苯丙胺（MDMA）：苍白球和弥漫性白质 T2 高信号。

有机溶剂　双侧对称性、融合性、弥漫性 T2 高信号病变。①甲苯：胼胝体和小脑；②甲醇：皮质下白质、壳核和视神经；③乙二醇：丘脑和脑桥。

汞　双侧对称性、中央后回、枕叶和小脑 T2 高信号白质病变，慢性期伴皮质萎缩。

一氧化碳（CO）中毒　类似于缺血-缺氧性损伤（见上文），但皮质下区域不受累，典型表现为苍白球 T2 高信号病变。

乙醇　慢性期，小脑中线萎缩较弥漫性大脑萎缩更为常见。弥漫性白质病变。

锰　慢性可见双侧苍白球 T1 高信号病变。

铅　慢性可见双侧基底节钙化（CT 高密度，GRE 低信号）。

砷　中脑导水管和中脑被盖周围的双侧 T2 高信号病变。

核黄疸　早期为双侧苍白球 T2 和 T1 高信号病变，晚期为 T2/FLAIR 高信号、T1 低信号；双侧丘脑底核 T2 高信号病变；不同程度的 T2 高信号白质病灶，广泛萎缩。

氰化物　急性期为双侧壳核 DWI 高信号和弥漫性大脑肿胀。

遗传代谢性疾病

Wilson 病　尾状核、壳核、丘脑、小脑上脚对称性 T2 高信号、T1 低信号，脑桥中央 T1 低信号区（中央金属沉积），苍白球、红核 T2 低信号。

泛酸激酶缺乏症　双侧苍白球、红核、黑质 T2 低信号病变，苍白球中央 T2 高信号区（虎眼），不同程度的皮质萎缩。

线粒体脑肌病、乳酸酸中毒和卒中样发作（MELAS）　急性期为皮质和皮质下 DWI 高信号（ADC 通常等信号）病变；通常位于后部，病变不遵循血管供血分布区。

Leigh 综合征　双侧、对称性 T2 高信号病变，壳核较丘脑、尾状核、苍白球、脑干、白质更为多见。

Kearns-Sayre 综合征　双侧对称性基底节 T2 高信号，CT 高信号、GRE 低信号的基底节病变（钙化），弥漫性萎缩。

黏多糖病　弥漫性萎缩，白质 T2 高信号病变（囊变），硬脑膜增厚伴不同程度脑干占位效应，不同程度的巨颅畸形和颅骨增厚。

氨基酸病　早期为弥漫性肿胀，髓鞘化延迟或缺失；晚期为弥漫性萎缩；不同程度神经元迁移异常。

神经变性疾病

阿尔茨海默病　海马和颞叶内侧萎缩，MRS 上的 NAA 峰减低，伴有海马萎缩，侧脑室颞角代偿性扩大。此外，FDG-PET 上后顶叶区代谢减低，以及 Pittsburgh 化合物 B（PiB，与淀粉样蛋白结合）增加。PiB 用于与额颞叶变性（FTLD）鉴别，后者没有异常 PiB 信号并且通常是不对称的。[18]F-氟倍他吡（florbetapir）也与淀粉样蛋白结合，其半衰期比 PiB 长。

路易体痴呆　黑质、后部皮质和脑干萎缩。

帕金森病　黑质萎缩，多巴胺转运体成像（DaTscan）异常。

帕金森叠加综合征

- 进行性核上性麻痹（PSP）：中脑顶盖萎缩，导水管周围异常信号，壳核及红核内铁质增加（T2、SWI 低信号），MRS 上 NAA 峰下降。
- 皮质基底节变性（corticobasal ganglionic degeneration, CBGD）：中央沟附近结构和上顶叶的"刀切样"萎缩。
- 多系统萎缩（MSA）：橄榄脑桥小脑萎缩（olivopontocerebellar atrophy, OPCA），可见脑桥轴位图像上的"十字征"。
- 纹状体黑质变性：尾状核、壳核和黑质萎缩。

额颞叶变性（FTLD）

- 额叶变异型：不对称额叶和颞叶前部萎缩。
- 语义变异型：不对称颞叶或颞极、海马旁回萎缩。
- 进行性非流利性失语：外侧裂周区、岛叶和颞叶上部萎缩。

亨廷顿病　尾状核头萎缩（突入脑室的凸形隆起丢失），伴脑室前角代偿性变圆，在轴位图像上最明显。

多梗死性"血管性"痴呆　白质和深部灰质腔隙，新旧时期不同的多发卒中，MRS 上 NAA 峰下降。

HIV/AIDS　弥漫性萎缩、基底节结构高信号，叠加进行性多灶性白质脑病（PML）、淋巴瘤、弓形虫病、免疫重建炎症综合征（IRIS）等。

克－雅病（CJD）　大脑皮质飘带状弥散受限，尾状核头、丘脑内侧 DWI 高信号病灶，随后出现 T2 高信号病变。

变异型 CJD　双侧丘脑（枕）DWI 高信号病变，随后出现 T2 高信号病变。

Gerstmann-Sträussler-Scheinker（GSS）病　类似于 CJD。

致死性家族性失眠症（FFI）　数据有限，但 T2/FLAIR 和 DWI 可以正常，丘脑内可能存在 ADC 值升高和 MRS 异常。

肌萎缩侧索硬化（ALS）　前角细胞萎缩和皮质脊髓束脊髓软化（T2 高信号伴萎缩）。

脑室扩大及颅内压异常

脑室扩大

脑积水（梗阻性和交通性）　脑沟变平，脑室周围及导水管周围 T2 高信号（跨室管膜流动），胼胝体变薄、弓背上抬，颞角不成比例扩大，第三脑室膨隆凸起伴前隐窝扩大，不同程度的第四脑室扩大。

脑萎缩　脑沟增宽，脑室对称性受累（取决于潜在疾病），弥漫性脑室扩大，与脑沟增宽成比例，第三脑室凹陷，前隐窝和第四脑室大小正常（除非并存显著的小脑萎缩）。

正常压力性脑积水（NPH）　弥漫性脑室扩大，与脑沟增宽不成比例，脑室周围和导水管周围 T2 信号轻度升高（跨室管膜流动）（表 3-7）。

假脑瘤　正常或轻度脑室缩小，视神经鞘增宽，其内 T2 信号升高（CSF），垂体扁平、空蝶鞍，后巩膜变平，静脉窦受压，眼球后部变平，视盘隆起（视盘水肿）。

神经发育和遗传性疾病

遗传性疾病

异染性脑白质营养不良　弥漫性、对称性 T2 高信号，累及大脑（胼胝体可受累，U 型纤维不受累）和小脑白质；虎斑样白质模式；成人起病型以额叶受累为著。

Pelizaeus-Merzbacher 病　弥漫性、对称性白质 T2 高信号，伴深部灰质核团、中脑和小脑不同程度的 T2 低信号，"虎眼"征。

X- 连锁肾上腺脑白质营养不良（ALD）　对称性皮质下白质和深部白质 T2 高信号（U 型纤维保留）；自顶叶和枕叶起始，伴进展的边缘强化和不同程度的占位效应；累及胼胝体；可向前和向后进展。

Krabbe 病（球形细胞）　顶叶和小脑白质 T2 高信号，深

表 3-7　正常压力性脑积水（NPH）与脑萎缩的影像学特征比较

NPH	脑萎缩
脑室扩张＞脑沟增宽（用 Evans 指数量化）	脑室扩张＝脑沟增宽
颞角扩大	颞角正常或萎缩
第三脑室膨隆	第三脑室凹陷
乳头体-脑桥间距＜ 1 cm	乳头体-脑桥间距＞ 1 cm
胼胝体变薄隆起，脑沟正常或扁平	胼胝体正常或萎缩，脑沟增宽
存在跨室管膜流动的证据（仅见于急性）	无跨室管膜流动的证据（尽管可类似于微血管缺血性疾病）

59

部灰质（丘脑）、白质和皮质不同程度的 T2 高信号病变。

Alexander 病 ①儿童型：额叶起病，T2 高信号伴边缘强化，随后囊变；巨脑畸形；CT 尾状核不同程度的高信号。②成人型：脑室周围不同程度 T2 高信号病变，上部颈髓和延髓萎缩。

Canavan 病 皮质下（累及 U 型纤维）和深部灰质 T2 高信号，巨脑畸形，MRS 上 NAA 峰增高。

消融性白质脑病（vanishing white matter，VWM） 大脑和小脑半球对称性、弥漫性 T2 高信号（白质消失，颞叶和 U 型纤维相对保留），头颅大小正常。

巨脑白质脑病 颞叶 T2 高信号伴囊肿，巨脑畸形。

Aicardi-Goutieres 综合征 大脑半球白质弥漫性 T2 高信号，CT 可见基底节钙化。

结节性硬化症 皮质结节及髓鞘形成异常区，皮质下病变 T2 高信号（成人）；室管膜下强化病变（小错构瘤、大巨细胞星形细胞瘤）。

皮质迁移障碍

异位 弥漫性、皮质下或脑室周围的与皮质等信号区（异位灰质区）。

皮质发育异常 异位灰质区域。

巨脑回畸形 皮质异常增厚。

多小脑回畸形 皮质过度或冗余的异常折叠。

无脑回畸形 异常光滑的大脑皮质（缺少正常的脑回结构）。

脑穿通畸形 被覆白质的囊、裂隙或空洞，正常皮质结构中断，通常是后天获得性。

脑裂畸形 被覆异位灰质的囊、裂隙或空洞，正常皮质结构中断，通常是先天性或发育性。

前脑无裂畸形 前脑未发育。

其他发育性障碍

Dandy-Walker 畸形 通常为梗阻性脑积水、小脑蚓部发育不全、第四脑室囊性增大，伴颅后窝增大。

Chiari 畸形 ①1 型：小脑扁桃体低位（低于枕骨大孔 > 5 mm），伴有不同程度脑积水，脊髓中央 T2 高信号（脊髓空洞症）。②2 型：脑积水，颅后窝狭小，伴小脑结构受压，小脑扁桃体和第四脑室延长，喙状中脑顶盖，颈髓区扭曲；伴有腰髓通过脊膜缺损膨出（腰脊髓脊膜膨出）和脊髓空洞症。③ 3 型：2 型＋枕部脑膨出或颈脊髓脊膜膨出。

Joubert 综合征　小脑蚓部发育不良，轴位 MRI"臼齿"征，由于小脑上脚向外侧移位，这些纤维交叉缺失造成。

蚓部发育不全　可以偶发，也可伴发 Dandy-Walker 畸形。

视隔发育不良　透明隔和（或）视神经或视交叉部分或完全缺失。

其他疾病

NF-1　①神经纤维瘤：T1 等信号（与脑相比）、T2 高信号皮肤、软组织、骨和神经病变伴有强化。②施万细胞瘤：T1 等信号（与脑相比）神经病变伴有强化。③前视觉通路胶质瘤：视神经、视交叉或视束增粗，伴有轻度强化。④顶盖胶质瘤：中脑顶盖增大伴轻度强化，不同程度的脑积水。⑤髓鞘空泡化（儿童）：白质 T2 高信号病变，青少年期发育倒退。⑥骨骼异常：巨头畸形，蝶翼发育不全，造成缺陷使得颞叶突出。⑦其他：硬脑膜钙化灶（CT 或 GRE），动脉瘤。

NF-2　①施万细胞瘤：T1 等信号（与脑相比）神经病变伴有强化；双侧或单侧第 8 对脑神经病变；其他脑神经病变，可以多发。②脑膜瘤：硬脑膜 T1 等信号（与脑相比）病变伴强化，常为多发性。

Sturge-Weber 综合征（**SWS**）　皮质和脑膜钙化灶（CT 或 GRE/SWI），伴大脑半球体积减少和颅骨增厚；脑膜增厚区域伴有显著皮质环形强化（血管瘤）。

Von-Hippel Lindau（**VHL**）病　小脑血管母细胞瘤，囊状外观（T2 高信号囊肿）伴结节状强化；不同程度的出血；可以多发。

3

神经影像

第 4 章　脑电图

（Nitish Harid，Chris M. McGraw，Sahar F. Zafar）
（魏路华　译　刘凤君　审校）

脑电图（EEG）

脑电图是为数不多的评估大脑功能的工具之一。时间分辨率↑，空间分辨率↓。主要反映大脑皮质脑回部位（垂直于头皮）神经元群的同步活动（兴奋性突触后电位之和）。头皮EEG 很难反映深部或中线结构（如额叶或颞叶内侧、眶额回及扣带回皮质）的活动；因为距离电极太远。

EEG 的应用　①诊断和处理癫痫持续状态［全面性惊厥性癫痫持续状态（GCSE）及非惊厥性癫痫持续状态（NCSE）］；②诊断癫痫发作；③确定癫痫发作患者未来的发作风险；④确定昏迷患者脑功能或脑损伤程度；⑤脑缺血监测［术中或蛛网膜下腔出血（SAH）后］。

常规 EEG 适应证　①首次非诱发性发作后发展为癫痫的风险。②依据发作间期癫痫样放电（IED）或发作表现（局灶性或全面性）描述癫痫特征。③依据发作间期背景评估发作风险。

常规 EEG 诊断癫痫的敏感性　首次 EEG：敏感性 29% ～ 55%；复查 EEG：敏感性 60% ～ 80%。如首次 EEG 正常，复查 EEG 检出率↓；4 次 EEG 后检出率有限。20% 的癫痫发作患者没有癫痫样放电。睡眠期 EEG 敏感性↑约 15%。发作 24 h 内做 EEG 敏感性↑ 15%［*Epilepsia*，1987，28：331；*Continuum Neurol*，2010，16（3）：105-120］。延长监测时间（45 ～ 60 min）较 30 min 检出率↑［*Neurology*，2016，86（16）：1524］。

急诊长程监测 EEG 适应证　①在伴有以下情况的重症患者中诊断非惊厥性发作和 NCSE：a. 癫痫持续状态（SE）后持续精神状态改变（AMS）；b. 急性脑损伤伴 AMS；c. 不明原因波动性 AMS；d. 常规 EEG 发现全面性周期性放电（GPD）或偏侧性周期性放电（LPD）［*Clin Neurophysiol*，2015，126（3）：463-471］；e. 伴有发作风险的瘫痪或镇静患者；f. 表现为发作性事件特征。②评估发作及 SE 对治疗的反应。③ SAH 患者识别脑缺血。④在重度创伤性脑损伤、缺氧缺血性脑病或心搏骤停后昏迷、SAH 后评估脑病并判断预后［*J Clin Neurophys*，2015，32（2）：87］。

长程监测时长 依适应证而变。如最初 4 h 内无癫痫样异常，后续 18 h 发作风险较低（*Neurology*，2012，79：1796）。

依据 1 h 连续脑电图监测（cEEG）（最小镇静状态）计算出的 2HELPS2B 评分可用于发作风险分层及 cEEG 时长建议。标准：①既往有发作（依据以前或近期病史）；②LPD、偏侧性节律性 δ 活动（LRDA）、双侧独立性周期性放电（BiPD）；③"叠加特征"，例如叠加节律、快波或尖波活动；④散发性癫痫样放电；⑤频率 > 2 Hz 的 LPD 或 LRDA 或 BiPD［除外全面性节律性 δ 活动（GRDA）］；⑥短暂潜在发作期节律性放电（BIRD）。解释：Ⓐ低风险：2HELPS2B = 0，72 h 内发作风险 = 约 3% →建议 1 h cEEG；Ⓑ中风险：2HELPS2B = 1，72 h 内发作风险 = 12% →建议 12 h cEEG；Ⓒ高风险：2HELPS2B = 2＋，72 h 内发作风险 = 26.6% →建议至少 24 h cEEG（*JAMA Neurol*，2020，13：500-507）。

择期长程监测 EEG 适应证［癫痫监测单元（EMU）] ①对已知癫痫患者描述和定量分析发作；②诊断：心因性非癫痫性发作 *vs.* 癫痫性事件；③术前评估；④对 SE 高风险患者进行药物调整。

电极安放 以基于解剖标志的国际 10-20 系统为标准（如图 4-1）。电极标签：奇数＝左、偶数＝右；小数＝旁中线，大数＝外侧。命名：Fp1 或 Fp2 ＝额极，F3 或 F4 ＝额中部，F7 或 F8 ＝额颞，C3 或 C4 ＝中央沟，P3 或 P4 ＝顶，O1 或 O2 ＝枕，T3 或 T4 ＝颞中部，T5 或 T6 ＝颞后部。其他数据：心电图（ECG）、眼动电极、呼吸监测。

EEG 导联组合 导联组合＝电极通道的选择及如何排列。每个通道来源于 2 个输入信号之差。阳性或阴性惯例：阳性电位（输入 1 － 输入 2 > 0）表现为向下偏转，阴性电位

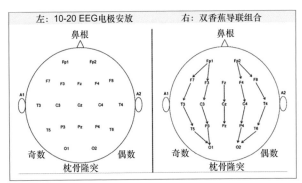

图 4-1 国际 10-20 系统

（输入 1 － 输入 2 ＜ 0）表现为向上偏转。标准导联组合包括：①**参考**：用每个头皮电极减去公共参考（例如同侧耳或头顶的电极，或所有电极的平均值，或邻近电极的加权和）创建通道。通道导联举例（输入 1 － 输入 2）：Fp1- 参考、F7-参考、T3- 参考、T5- 参考等。定位：局灶性异常定位于偏转最大的电极。优点：易于解读，偏转最大的电极标志着最大电活动区域。缺点：有干扰的参考电极会增加所有通道的干扰。②**双极**：依次向下减去相邻电极创建通道。纵向或前后双极最常用（又名"双香蕉"，如图 4-1"右：双香蕉导联组合"）。电极链：左颞，Fp1 → F7 → T3 → T5 → O1；左旁中线，Fp1 → F3 → C3 → P3 → O1；中央，Fz → Cz → Pz；右侧类似。通道导联举例（输入 1 － 输入 2），例如左颞电极链：Fp1-F7，F7-T3，T3-T5，T5-O1。定位：局灶性异常定位于位相倒置处（通常为负向倒置）。优点：外观更整洁（降噪效果更好）。缺点：不容易评估电极链末端电活动、丢失电压绝对值信息、存在于多个相邻电极的活动会被抵消。③**平均**：与参考类似，计算所有电极的平均电压。定位：与参考类似，局灶性异常定位于波幅最大的电极。优点：容易解读。能够减少参考导联组合中所见的干扰或肌电伪差。缺点：易于受较大或弥漫放电的影响，因此定位需谨慎。

判读 EEG 的一般方法

结构化方法应当评估**对称性、背景频率、组织结构、状态变化、对刺激和激活方式的反应性**以及**一过性图形**。

背景频率　无外界刺激时的主要频率。通常分为 4 个频带（如图 4-2）。预期频率取决于位置、状态和年龄。在任何给定

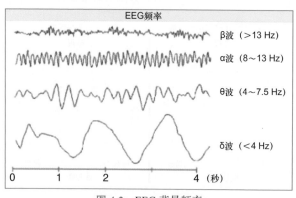

图 4-2　EEG 背景频率

时间都可能存在多个频率。对于正常健康成人：清醒、警觉、闭眼时后头部导联以 **α 波**（8～13 Hz）为著。**β 波**（>13 Hz）在额区显著。**θ 波**（4～7.5 Hz）可见于颞区，思睡期↑。**δ 波**（<4 Hz）在清醒期 EEG 属于异常，但是慢波睡眠的一个决定性特征。

组织结构　清醒休息状态下评估 EEG 的频率和波幅。正常前后梯度：前头部电压较低、频率较快（β），逐渐过渡到后头部的较高电压、较低频率（α）。后头部优势节律是枕区正弦 α 节律，清醒闭眼时最明显；右侧半球波幅可能↑。

对称性　频率或波幅的不对称可能提示背后的病理改变（参见"异常 EEG 节律"）。对于癫痫，确定发作间期模式、发作起始及波幅的不对称性对定位至关重要。

状态　EEG 随状态而变化，很多异常在特定状态下显示最佳（如图 4-3）。①**清醒、闭眼**：评估前后头部脑电组织结构和后头部优势节律。②**清醒、睁眼**：额区导联可见瞬目。α 节律衰减，出现低电压快活动。经常出现肌电伪差。③**思睡期**：慢速转动眼球运动。枕区 α 节律衰减。额、中央区 θ 波增加。可见顶尖波（双侧同步尖波，Cz、C3 或 C4 为著）。可见癫痫样（发作间期）放电↑。④**2 期睡眠**：以睡眠纺锤波（12～14 Hz 同步脑电波，中央区为著）和 K 复合物（范围较弥漫的高电压多相波）为标志。频繁出现顶尖波和睡眠期枕一过性正相尖波（positive occipital sharp transients of sleep，POSTS）（参见"正常 EEG 变异"）。弥漫性 δ 或 θ 波。常见癫痫样活动↑。⑤**3～4 期睡眠**：3 期，20%～50% 为 δ 波，睡眠纺锤波和顶尖波↓。4 期，>50% 为 δ 活动，睡眠纺锤波基本消失。⑥**快速眼动睡眠**：低电压快活动，中央区锯齿波，快速眼球运动，

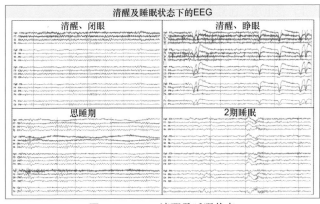

图 4-3　EEG，清醒及睡眠状态

4

脑电图

无肌电伪差。

激活试验 ①刺激：睁眼、呼唤名字、惊吓反应、伤害刺激，用于评估 EEG 反应性。②过度通气：应该无变化，或表现为额叶优势的中-高波幅 δ 或 θ 波逐渐增加，停止 1 min 后恢复到基线。对失神发作或特发性全面性癫痫（IGE）患者可能诱发发作。③光刺激：固定频率（范围 1 ～ 30 Hz）的短列频闪光。正常反应：光驱动（诱发枕区出现频闪频率的谐波或次谐波节律）和光肌阵挛反应（刺激诱发的额部肌肉收缩）。光阵发性反应（刺激诱发的癫痫样放电）可见于 IGE。④睡眠剥夺：既往 EEG 正常患者间期放电的概率可能↑。

一过性或发作间期癫痫样放电（IED）包括棘波、尖波、棘慢波、尖慢波、多棘慢波。参见"癫痫样异常"。

常见 EEG 伪差

可通过波形及电场的生物学合理性识别伪差。

眼球运动 角膜相对视网膜带正电，眼球运动电位会干扰额极或额区导联。瞬目：闭眼后额极导联最初为（＋），睁眼后为（－）；应当双侧对称。侧向眼球运动：在 F7 及 F8 上产生相反的电位，患者看向的方向为（＋），相反方向为（－）。外直肌棘波可见于 F7 或 F8，紧接在侧向眼球运动之前。

肌肉 额肌、颞肌或枕肌收缩引起的肌电图。非常快的棘波（＜ 20 ms），高波幅，"喷溅"样。可以是有节奏的（即咀嚼、震颤、行走）。通常见于清醒状态下，在中线区（Cz 或 Pz）看不到。

舌体运动 舌尖相对于舌根带正电。舌体运动可在头皮上产生广泛电场，通常与说话、吞咽有关。

ECG 比较尖的 EEG 电位可能源于心脏活动——将 EEG 与 ECG 一起看。

脉搏（血流冲击图）当电极放置在颞动脉上时发生（仅见于 1 个电极）；伪差与 ECG 有锁时关系，但具有固定的相位延迟。

机器 来自机器（如呼吸机、静脉滴注、左心室辅助装置）的刻板节律电位。

60 Hz 环境中来自附近电气设备或导线的 60 Hz 干扰，通常见于具有高阻抗的电极。

电极"爆破" 电极接触异常→瞬间阻抗↑。类似于棘波，但仅限于单个电极，并且没有电场。

正常 EEG 变异

可能类似于癫痫样放电，但与癫痫的风险↑无关。其特点是单一形态节律，频率常常在 6 Hz 或以上。

类似于单个癫痫样放电的变异

睡眠期良性一过性癫痫样放电（benign epileptiform transients of sleep，BETS）或小棘尖波（small sharp spikes，SSS） 低电压的颞区棘波，且有广泛电场，在思睡期和浅睡期出现。可见于单侧或双侧，同步或独立出现。

λ 波 枕区正相波，和睡眠期枕区一过性正相尖波（POSTS）相似，但在清醒时出现，伴有侧向眼球扫描运动（图 4-4）。

睡眠期枕区一过性正相尖波（POSTS） 呈三角的"帆"形，正相，在浅睡期见于枕区（图 4-5）。

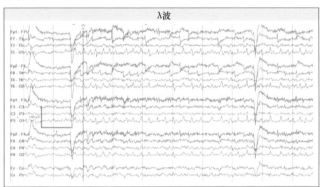

图 4-4 λ 波举例

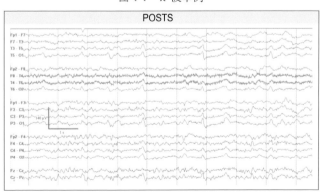

图 4-5 睡眠期枕区一过性正相尖波（POSTS）举例

类似于重复癫痫样放电的变异

缺口节律 快速、棘波样节律，见于先前的开颅手术部位。图 4-6 展示了影响右额区（F4）的缺口节律。

μ 节律 静息状态下的节律，呈弓形，频率 7 ~ 11 Hz，当对侧肢体运动时会受到抑制。见于清醒时，在 Rolandic 区 C3、C4 处最显著；可见于单侧或双侧。图 4-7 展示了左侧中央区（C3，P3）处的 μ 节律。

节律性颞中区放电（rhythmic midtemporal discharge, RMTD；又称思睡期节律性颞区 θ 波暴发、精神运动变异型）5 ~ 7 Hz 的 θ 节律，波形单一，顶圆底尖。见于思睡期或浅睡期，可单侧或双侧出现。可能被误认为是颞叶癫痫发作，但波幅、频率、形态无演变。图 4-8 展示了左侧颞区的 RMTD。

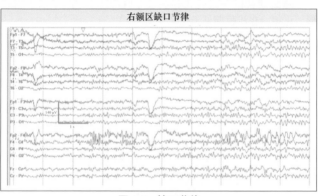

图 4-6　缺口节律

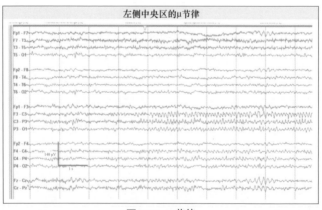

图 4-7　μ 节律

14 Hz 与 6 Hz 正相棘波　弓状波暴发出现，波峰为正相，波谷为负相。频率为 14 Hz 或 6 Hz，主要见于颞后区或枕区。最常见于儿童。

6 Hz 棘慢波或幻影棘慢波　可见于清醒和思睡期，深睡期消失，通常持续 < 2 s。两种变异：① FOLD［女性（Female）、枕区（Occipital）、低波幅（Low amplitude）、思睡期（Drowsy）］；② WHAM［清醒（Wakefulness）、高波幅（High amplitude）、前头部（Anterior）、男性（Male）］。

门状棘波　颞区弓形节律，见于思睡期和睡眠期；可能间断出现（称为"门状棘波"），形如癫痫样放电，但不会破坏背景，也不会有后发慢波。图 4-9 展示了双侧颞区独立的门状棘波。

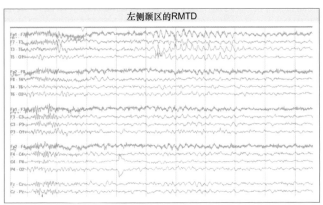

图 4-8　节律性颞中区放电（RMTD）

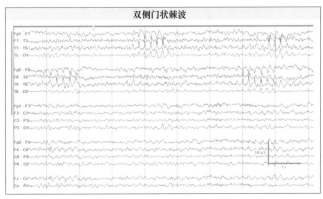

图 4-9　门状棘波

异常 EEG 节律

慢活动异常

局灶性慢波 提示大脑的一过性或永久性局灶性病变（如梗死、肿瘤、脓肿、挫伤或血肿、局灶性癫痫区或发作后状态、多发性硬化、痴呆）。δ 活动比 θ 活动提示更严重的损坏。不规则的多形 δ 活动提示白质病变。**额区或枕区间断性节律性 δ 活动（frontal/occipital intermittent rhythmic delta activity，FIRDA/OIRDA）**：无定位意义；位置（额区还是枕区）取决于年龄，而非背后的损伤病因（FIRDA 见于青少年及成人，OIRDA 见于儿童）。非特异性，可能见于中毒-代谢性脑病、颅内压↑或脑积水。**颞区间断性节律性 δ 活动（TIRDA）**：具有潜在的致痫性，对颞叶癫痫有较高的阳性预测价值。注：FIRDA、OIRDA、TIRDA 现在已被弃用，并被替换为"额、枕、颞区为著的节律性 δ 活动"（见"在危重和昏迷患者中出现的周期性或节律性模式"）。

弥漫性慢波 若见于思睡期和睡眠期则为正常。否则为非特异性，提示脑活动弥漫性紊乱（如中毒-代谢性或缺氧缺血性脑病、脑炎、SAH、神经退行性疾病）。脑部疾病的程度越严重，慢波活动越弥漫、频率越慢、波幅也越高。

快活动异常

局灶性 β↓ 可能提示局灶性皮质损伤。**局灶性快活动↑**：考虑缺口节律（见"正常 EEG 变异"）。**弥漫性过度 β 活动**：可能由镇静药物［苯二氮䓬类药物（BZD）、巴比妥类药物］引起，但仅有过度 β 活动不足以称为 EEG 异常。

电压非对称性异常

局灶性电压衰减 表明大脑皮质受损（如急性梗死）或大脑皮质与颅骨之间的距离↑（如硬膜下血肿或水囊瘤、颅骨增生）。**局部电压升高**：考虑缺口节律（见"正常 EEG 变异"）。

癫痫样异常

发作间期癫痫样放电（IED）（图 4-10） 表明大脑皮质的激惹区域；通常与癫痫有关，但也可见于 0.5% 的正常人，更多见于神经精神疾病患者中（*Electroencephalogr Clin Neurophysiol*，1993，86：75）。**IED 的特点**：①突出于背景节律，相比背景而言电压较高。②持续时间 20～200 ms。③表

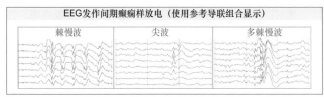

EEG发作间期癫痫样放电（使用参考导联组合显示）

| 棘慢波 | 尖波 | 多棘慢波 |

图 4-10　发作间期癫痫样放电（IED）

面电极为负相。④生理电场跨越＞1个导联。⑤非对称，上升支陡峭，下降支缓慢，并降至等电点以下。⑥可能伴随着锁时高波幅慢波。**IED的类型**：棘波，持续 20～80 ms± 随后的 δ 或 θ 频段的高电压慢波（棘慢波）；尖波：持续 80～200 ms± 随后的慢波（尖慢波）；多棘慢波，多个棘波后出现慢波，常见于肌阵挛癫痫。**利用 IED 对癫痫发作进行定位**：在颞叶癫痫中，明显的偏侧化（所有 IED 都来自一侧）强烈提示单侧病灶，与良好的手术结局有关［*Neurology*，1990，40：413；*Epilepsia*，1991，32（2）：195-201］。

　　癫痫发作　癫痫发作的 EEG 是高度可变的。如有发作，发作期 EEG 异常通常会显示起始部位和扩散途径。发作模式包括：①明确的癫痫性节律（如 3 Hz 广泛性棘慢波）；②节律性癫痫样放电模式，频率、位置或形态会发生演变；③节律性 θ 活动；④阵发性快活动；⑤在头皮 EEG 中没有变化（通常见于深部起源的癫痫发作）。非惊厥性发作和 NCSE 的诊断将在下文单独给出。

非惊厥性发作和非惊厥性癫痫持续状态（NCSE）

　　非惊厥性发作的标准［来自 Chong DJ，Hirsch LJ. *J Clin Neurophysiol*，2005，22（2）：79-91，其对 Young BG, et al. *Neurology*，1996，47（1）：83-89 中的标准进行了修订］ 如果持续时间＞10 s 且满足≥1个主要标准，则为非惊厥性发作。

　　主要标准：①反复出现的≥3 Hz 的广泛性或局灶性棘波、尖波、棘慢波或尖慢波。②与①相同，但出现的频率＜3 Hz，且满足次要标准（见下文）。③连续的节律性、周期性或准周期性波，且存在明确的频率（逐渐↑或↓至少1 Hz）、形态或位置（逐渐向其他区域扩散，涉及＞1个电极）演变。仅有波幅的演变不够诊断。次要标准：对快速起效的抗癫痫药物（AED）有阳性反应，如苯二氮䓬类药物（benzodiazepine，BZD）（见下文）。

　　用于诊断 NCSE 的 BZD 试验（*Clin Neurophys*，2007，118：1660）

监测：EEG、脉搏氧饱和度、血压、ECG、呼吸频率，并由专职护士负责。

BZD 试验：快速起效的短效 BZD 顺序给药，例如咪达唑仑每次 1 mg，在两次给药之间，重复进行临床和 EEG 评估。一旦出现下列任何情形之一，则试验结束：① EEG 模式持续改善（经过重复检查）；②临床上有明确改善；③呼吸抑制、低血压或其他不良反应；④达到最大允许剂量（如 0.2 mg/kg 的咪达唑仑）。

解释：如果发作期 EEG 模式消失，并且存在以下二者之一：临床状态得到改善，或出现以前没有的正常 EEG 模式（如后部 α 节律），则试验结果为阳性。如果 EEG 改善但患者症状没有改善，则测试结果为不确定。

在危重和昏迷患者中出现的周期性或节律性模式

可能难以明确区分发作和非发作模式，大多数属于"发作-发作间期连续体"。BZD 试验对鉴别诊断可能有意义（见"用于诊断 NCSE 的 BZD 试验"）（*J Clin Neurophysiol*，2005，22：79-91）。

模式的命名由定位描述＋模式类型组成（见下文），例如 GPD ＝全面性周期性放电，LRDA ＝偏侧性节律性 δ 活动。

定位描述 全面性（G）、偏侧性（L）、双侧独立性（BI）、多灶性（Mf）。

模式类型 周期性放电（periodic discharge，PD）：重复性的放电、形态单一、间隔规则。节律性 δ 活动（rhythmic delta activity，RDA）：重复的 δ 波、形态单一，相邻波之间没有间隔。棘慢波（SW）：棘波、多棘波或尖波后紧随慢波，形成规则重复模式，且在相邻的波之间没有间隔（如图 4-11）。叠加（＋）描述：RDA 上叠加快活动（＋F）、叠加尖波或棘波（＋S），或两者都有（＋FS）。PD 叠加快活动（＋F）、叠加节律性活动（＋R），或两者都有（＋FR）。叠加（＋）活动的存在会增加癫痫性活动的风险（*JAMA Neurol*，2020，13）。**不常用描述**：三相形态，PD 或 SW 伴或不伴三相形态；时间差，前后（A-P）、后前（P-A），或无。**出现频率**：对于节律性模式（PD、RDA 或 SW），持续性（≥90%）、大量（50%～89%）、频繁（10%～49%）、偶尔（1%～9%）、少量（<1%）。对于散发性癫痫样放电，大量（≥1/10 s）、频繁（1/min 至 1/10 s）、偶尔（1/h 至 1/min）、少量（<1/h）。

举例 GRDA ＋S，全面性节律性 δ 活动叠加棘波。LPD ＋F，偏侧性周期性放电叠加快活动。GPD ＋三相形态，

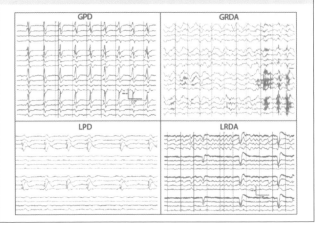

图 4-11　危重症患者中常见的周期性模式（Adapted from *J Clin Neurophysiol*，2013，30：1-27）

全面性周期性放电伴三相形态（该词比旧术语"三相波"更好）（*J Clin Neurophysiol*，2013，30：1-27）。

定量 EEG

定量 EEG（quantitative EEG，QEEG）可以协助对原始 EEG 数据进行快速浏览。尽管 QEEG 不能取代阅读连续的原始 EEG 数据，但一些 QEEG 工具可以帮助神经生理学家和床旁医务人员更快地进行读图［*Neurology*，2016，87（9）：935-944］。临床实践中常用的 QEEG 工具包括压缩频谱阵列（compressed spectral array，CSA）、振幅整合 EEG（amplitude-integrated EEG，aEEG）以及不对称指数和频谱图。

QEEG 监测的情况

（1）癫痫发作。癫痫发作在频谱图上通常呈火焰状。其特点为功率频谱图的功率突然增加，呈现出类似于蜡烛火焰的外观（图 4-12）。

（2）暴发抑制。暴发抑制率（burst suppression ratio，BSR）用于衡量一个区间内抑制状态的时间占比。BSR 通常是根据 10 s 窗口中的平均抑制秒数计算的。BSR 可用于指导医生对难治性癫痫持续状态的治疗，通常以 5 ～ 15 s 抑制与 1 ～ 5 s 暴发交替进行为目标，或以 BSR 值 50% ～ 95% 为目标［*J Neurosci Methods*，2013，219（1）：131-141］。在频谱图上，暴发抑

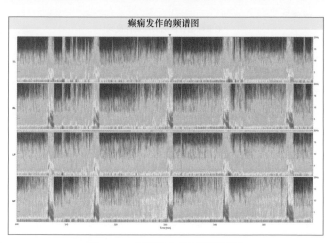

图 4-12　癫痫发作的频谱图示例

制的特点是弥漫性低功率（抑制）和高功率（暴发）之间的交替，使频谱图呈条状（图 4-13）。

（3）动脉瘤性 **SAH** 后的迟发性脑缺血（**DCI**）。①利用相对 α 功率变异性（6 ~ 14 Hz 的 α 功率用 1 ~ 20 Hz 的总功率标准化），在临床变化前最早 2.9 天即可监测到变化，3/12 的患者可提前 24 h 以上监测到，敏感性 67%［*Electroenceph Clin Neurophys*，1997，103（6）：607-615］。②α/δ 比（Alpha-Delta ratio，ADR；8 ~ 13 Hz 的 α 功率除以 1 ~ 4 Hz 的 δ

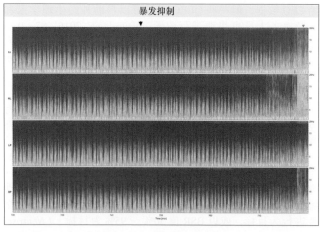

图 4-13　暴发抑制示例

功率）。在警报发出后，可检测到严重 SAH 患者的 DCI（DCI 患者 ADR 下降的中位数为 24%，无 DCI 患者为 3%）。建议按照如下标准：连续 6 次记录下降 > 10%（敏感性 100%，特异性 76%）或一次记录下降 > 50%（敏感性 89%，特异性 84%）［*Clin Neurophysiol*，2004，115（12）：2699-2710］。③综合 α 指数（composite alpha index，CAI；前半球的电极，8 ～ 15 Hz 的平均功率 × 功率的标准差）。与临床数据结合时预测 DCI（67%）和临床改善（50%）的能力得到提高，单独用临床数据时分别为 40% 和 8%［*Neurocrit Care*，2011，14（2）：152］。

与特征性 EEG 异常相关的疾病

单纯疱疹病毒（HSV） 颞区 LPD 是早期、典型的发现。也可见局灶性慢波活动、局灶性癫痫样放电和癫痫发作。注意，LPD 并非 HSV 所特有。

克-雅病（CJD） 最初是局灶性或广泛性的 θ 活动↑。随后演变为 1 Hz 的周期性尖波，可能与肌阵挛抽搐相关。最终退化为广泛性低电压。注意，GPD 并非 CJD 所特有。

亚急性硬化性全脑炎 高电压重复性多棘波和尖慢波，每 4 ～ 15 s 重复一次，伴有快速或缓慢的肌阵挛抽搐。

抗 NMDAR 脑炎 "极度 δ 刷"（1 Hz 的 δ 波与锁相的节律性 β 波暴发，前头部优势）。见于 30.4% 患者（n = 7/23）。可能是癫痫样，但不清楚其敏感性、特异性以及对预后的影响［*Neurology*，2012，79（11）：1094-1100］。

面-臂肌张力障碍发作（抗 LGI1 脑炎） 曾经认为无脑电图发现，但可能在头皮 EEG 上有锁时的超慢活动或"直流电漂移"［*Clin Neurophys*，2018，129（1）：59-68］。

与 EEG 异常有关的药物

氯氮平 背景 δ 或 θ 活动慢化；癫痫样放电，包括双侧棘波、多棘波、慢波。也和癫痫发作有关（8%）。如果发作症状明显，伴有癫痫样放电，血药浓度 > 500 μg/L，有时会建议使用 AED（丙戊酸或拉莫三嗪）［*Ther Adv Psychopharmacol*，2011，1（2）：47-66］。

BZD 或巴比妥类药物 过度 β 活动。高剂量时暴发抑制。

丙泊酚 剂量依赖，通常 2 ～ 3 Hz δ 活动 + 14 Hz β 活动（低剂量），暴发抑制（高剂量）。同时具有抗癫痫和促癫痫效应［*Clin Neurophys*，2010，121（7）：998-1006］。

第 5 章 神经传导检查与针极肌电图

（Ariel Marks，Christopher T. Doughty）

（俞萌 译 贾志荣 审校）

概述

神经传导检查（NCS）和针极肌电图（needle EMG）的目的 ①定位至运动神经元、背根神经节（DRG）、神经根、神经丛、周围神经、神经肌肉接头（NMJ）或肌肉；②周围神经疾病中明确是脱髓鞘性还是轴索性病理改变；③判断严重程度、病程与预后。

神经传导检查（NCS）

目的 基于 NCS 特征区分周围神经疾病的不同定位与病因。部分基本原则包括如下。

- 神经传导反应减慢见于脱髓鞘。
- 神经传导反应波幅降低见于轴索丢失。
- 感觉神经传导检查异常定位于 DRG 远端，即周围神经疾病。DRG 中的感觉神经元为双极神经元（即具有近端与远端轴突）。神经根或脊髓疾病不影响 DRG 与远端轴突间的连接，因此不影响感觉神经传导检查。
- 相反，运动神经传导检查异常定位于前角细胞远端至肌肉的任何部位。

方法 电冲动刺激神经，皮肤电极记录。记录高度髓鞘化的大纤维（小感觉纤维与自主神经纤维不能被记录）。

- **感觉 NCS**：刺激感觉神经→沿神经的第二个部位记录信号。
- **运动 NCS**：刺激运动神经→信号跨 NMJ →肌纤维去极化→记录肌纤维去极化。
- **延迟反应**：评估更近端神经节段。F 波：刺激远端运动神经→信号向近端传递至前角细胞→返回至远端后记录第二次去极化信号。H 反射：刺激感觉传入纤维→记录传出 α 运动神经元（踝反射的电等价）。
- **重复神经刺激（RNS）**：每秒快速重复多次运动 NCS →评估递减的运动神经反应（即逐次刺激后波幅降低）。用于 NMJ 疾病的诊断（见下文）。

定义 感觉神经动作电位（SNAP）：多个感觉轴突去极化

总和的记录。复合肌肉动作电位（CMAP）：同时激活肌纤维去极化总和的记录。波幅：去极化电位波形自基线至负相（向上）波峰的高度，是多个神经电传递的总和。传导速度：传导最快的神经纤维的速度。潜伏期：自神经刺激点至记录电极的传导时间。时限：自首次偏离基线至回到基线的时间。传导阻滞：由于严重局灶性脱髓鞘，电信号不能沿神经传播，CMAP波幅相对于未受累部位↓ > 50%。波形离散：动作电位时限↑，波幅↓，由于脱髓鞘导致单个神经纤维传导速度差异所致。

针极肌电图

目的　基于运动单位形态区分神经或肌肉病变，基于受累肌肉模式判断是周围神经还是肌节分布模式，以及依据自发活动与运动单位形态衡量病程。部分基本原则如下。

- 一个运动单位由单个运动神经元、其轴突分支及其突触连接的肌纤维构成。轴索损害→轴索 Waller 变性（Wallerian degeneration）及这些肌纤维失神经支配（2 ～ 6 周发生）。
- 肌纤维失神经支配后会自发放电。这些自发活动被EMG 记录。
- 最终，毗邻的轴突将发出分支并再神经支配失神经肌纤维，形成一个新的、更大的运动单位，而此前是 2 个运动单位。再神经支配可能需要长达 6 个月，尤其是肢体远端肌肉。这些大的运动单位在 EMG 上有不同的形态特征。
- 肌病引起的肌纤维破坏也可产生异常自发活动。肌纤维丢失或萎缩导致更小的运动单位，在 EMG 上有不同的形态特征。

方法　针插入肌肉记录电活动。评估静止时的自发肌肉活动，以及激活后的运动单位动作电位（MUAP）。

- **插入活动**：伴随针插入或通过肌纤维移动时的电活动，引起短暂的肌膜激惹与去极化。
- **自发活动**：未激活肌肉而发生的肌肉活动（异常）。见于肌纤维失神经支配或某些肌源性疾病。
- **运动单位激活**：激活一块肌肉时分析 MUAP 形态。评价波幅、时限与相数。波幅与时限↑可见于至少 6 个月时长的神经源性过程，由于失神经肌纤维被邻近完好的轴突支配形成更大的运动单位所致；波幅与时限↓可见于肌源性过程，由于肌纤维丢失所致。相数↑（多相波）既见于神经源性过程，也见于肌源性过程。

- **募集**：当放电速率增加时，顺次加入运动单位以↑肌肉收缩力。神经源性模式：运动单位募集↓伴放电速率↑。肌源性模式：运动单位早募集或募集↑伴正常放电速率。
- **激活**：增加运动单位放电速率的能力。激活差可能见于中枢神经系统（CNS）疾病、疼痛、用力不足或功能性疾病。激活增加时募集运动单位的能力在这些疾病中不受累。

定义　插入活动增加：电活动持续超过 300 ms，提示肌膜易激惹。纤颤电位：肌纤维自发去极化伴起始（＋）相偏转。正锐波：肌纤维自发去极化伴起始（＋）相之后长（－）相。等同于纤颤电位。复合重复放电：肌纤维自发去极化伴神经元旁触性（即非突触性）扩散至周围纤维。通常提示＞数月的肌肉或神经损伤。肌强直放电：肌纤维自发去极化伴特征性电位消长。见于强直性肌营养不良、先天性肌强直、高钾性周期性瘫痪、慢性神经根病。肌颤搐放电：成组的自发性运动单位电位节律性发放。见于放疗诱发的神经损伤、多发性硬化（MS）中的面肌颤搐、Isaacs 综合征及其他疾病。束颤：单个运动单位的单个、自发性、不自主放电。可见于任何神经疾病，但也可自发发生于健康个体。

运用 NCS/EMG 进行疾病定位

结合临床检查特征与 NCS/EMG 结果，可进行周围神经病变的定位与定性，帮助进一步缩小鉴别诊断（表 5-1）。

运动神经元病

广泛性运动神经元疾病，例如肌萎缩侧索硬化（ALS）、脊髓性肌萎缩（SMA）、脊髓延髓肌萎缩（spinal bulbar muscular atrophy，SBMA）。

NCS：SNAP 正常（例外：SBMA）。CMAP 波幅↓。潜伏期和传导速度正常或轻度减慢伴严重轴索丢失。

EMG：异常自发电位，正锐波和纤颤电位（＋）。可见到束颤、复合重复放电。MUAP 伴波幅、时限和相数↑，提示再神经支配。募集↓。

神经根病

一个或多个神经根疾病，最常见于颈区或腰骶区。例如，继发于压迫性椎间盘病变的神经根病。

NCS：SNAP 正常（神经根压迫是在背根神经节近端，保

表 5-1 运用 NCS/EMG 与临床检查特征进行定位的模式

定位	NCS		针极 EMG			临床特征
	SNAP	CMAP	自发活动	MUAP 形态	募集	
CNS	↔	↔	↔	↔	↔	激活↓，DTR↑，UE 伸肌无力，LE 屈肌无力↔
运动神经元	↔	↓	↑	↑	↓	DTR↑，多个肌节无力萎缩，感觉↔
神经根	↔[a]	↓	↔或↑[b]	↔或↑[b]	↓	DTR↓，单个肌节无力，皮节感觉↓
神经丛	↓	↓	↔↑[b]	↔或↑[b]	↓	DTR↓，多个周围神经分布无力，麻木
周围神经	↓	↓	↔或↑[b]	↔或↑[b]	↓	DTR↓，单个周围神经分布无力，感觉↓，麻木
神经肌肉接头	↔	↔或↓[c]	↔	↔	↔	DTR↔或↓，易疲劳性无力，感觉↔
肌肉	↔	↔或↓[c]	↔或↑[d]	↓	↑	DTR↓，感觉↔

↔，正常；↑，增加或更大、更长、更快；↓，降低、减慢或更小、更短、减缓或波幅低。DTR，深腱反射；CNS，中板神经系统；SNAP 正常。LE，下肢；UE，上肢。

[a] 神经根病变发生于背根神经节（DRG）近端→远端神经保持完整。SNAP 正常。

[b] 依赖于病程：急性病变为自发活动（2～6 周），Waller 变性发生（2～6 周），自发活动↑，相邻轴突神经再支配运动单位后（6 个月），自发活动↔，MUAP 形态↑。

[c] CMAP 活动通常正常，除非在严重疾病中。

[d] 中毒性、坏死性、炎性和某些肌营养不良性肌病可自发活动↑。

留了感觉神经元胞体与远端轴突间的连接）。CMAP 正常或↓。

EMG：急性，募集减少。>2～6周，肌纤维失神经支配→异常自发活动。约6个月，神经再支配→异常自发活动可改善，运动单位伴时限、波幅↑和多相波。

周围神经病

单根或多根神经沿其轴索受累的疾病（脱髓鞘性或轴索性）。

脱髓鞘性　累及髓鞘的疾病——压迫性神经病（如腕管综合征）、炎性脱髓鞘性神经病（如吉兰-巴雷综合征或慢性炎性脱髓鞘性多发性神经病）、遗传性神经病［如 Charcot-Marie-Tooth（CMT）病1型］。

NCS：传导速度减慢和（或）潜伏期延长，取决于脱髓鞘部位。传导阻滞或波形离散见于局灶性脱髓鞘，如压迫性或炎性神经病。EMG：正常，除非有传导阻滞→募集↓。

轴索性　累及轴索的疾病——代谢性（如糖尿病）、炎性［如血管炎、急性运动轴索性神经病（AMAN）］、遗传性（CMT 病2型）。

NCS：波幅↓，传导速度和远端潜伏期在重度轴索丢失时可轻度受累。EMG：急性，募集减少。2～6周，肌纤维失神经支配→异常自发活动。约6个月，神经再支配→异常自发活动可改善，运动单位伴时限、波幅↑和多相波。

神经肌肉接头疾病

神经肌肉终板处突触传递性疾病（突触后或突触前）。

突触后（如重症肌无力）　NCS：SNAP 和 CMAP 正常。RNS：3 Hz 重复神经刺激（RNS），CMAP 波幅↓>10%（50%～70% 敏感性）。EMG：通常正常。单纤维 EMG：使用特殊针电极分析单个运动单位。异常 MUAP 表现出不稳定性（"jitter"）和阻滞（>95% 敏感性）。

突触前（如 Lambert-Eaton 综合征）　NCS：SNAP 正常。CMAP 波幅为临界低值，但运动后增加>100%（"易化"）。RNS：30～50 Hz RNS 或运动 10 s 后 CMAP 波幅↑↑。EMG：通常正常。单纤维 EMG：jitter 和阻滞。

肌病

肌肉疾病。可能是中毒性，如他汀类药物或酒精；系统性，如甲状腺疾病；炎性，如皮肌炎、包涵体肌炎、感染；或遗传性，如肌营养不良或线粒体肌病。

NCS：SNAP 正常。CMAP 正常，伴重度萎缩时↓。

EMG：可见到自发活动↑（见于中毒性、坏死性、炎性或肌营养不良性肌病）。MUAP 波幅和时限↓，多相波↑，早募集或募集↑。

CNS 疾病

中枢神经系统（CNS）疾病不能被直接检测，且不能与患者用力不足相区分。

NCS：SNAP 和 CMAP 正常。

EMG：激活↓，但募集和 MUAP 形态正常。

第 6 章　血管神经病学

（Mariel Gailey Kozberg，Juan Carlos Martinez Gutierrez，
Mark Richard Etherton）

（舒俊龙　译　孙伟平　审校）

短暂性脑缺血发作（TIA）

概述　短暂的、可逆的局灶性神经症状发作（＜24 h，多数＜1 h）。

新定义：因为缺血导致的短暂的、可逆的局灶性神经症状发作，伴 MRI 阴性发现。临床诊断基于典型表现。相似症状的反复 TIA 提示血流动力学明显改变的血管狭窄。无论是住院还是门诊患者，TIA 应当启动紧急应对。对 TIA 或小卒中的早期检查（表 6-1）及处置，可以降低约 80% 的卒中复发风险（*Lancet Neurol*，2007，370：1432）。

短暂性神经系统症状的评估思路

前 3 名　TIA、癫痫、偏头痛。其他：晕厥、压迫性神经病、焦虑、转换障碍、诈病、前次卒中症状复发（代谢紊乱或感染）、淀粉样发作。

- **TIA**。患者：老年人，男性＞女性，卒中危险因素（高血压、糖尿病）。症状：阴性症状，如果存在多种形式（如感觉、运动）则通常同时发生。头痛：有时。持续时间：短暂（约 15 min）。

表 6-1　ABCD2 评分

辅助确定卒中检查的紧急性，评分 ≥ 4 分可能从住院或紧急诊疗中获益

卒中风险			
评分	2 天	7 天	90 天
＜4	1%	1.2%	3.1%
4～5	4.1%	5.9%	9.8%
＞5	8.1%	11.7%	17.8%

- 年龄 ≥ 60 岁：1 分
- 血压 ≥ 140/90 mmHg：1 分
- 临床特点：偏侧力弱（2 分），言语改变不伴力弱（1 分）
- 持续时间：10～59 min（1 分），≥ 60 min（2 分）
- 糖尿病：1 分

Reprinted from Johnston SC，Rothwell PM，Nguyen-Huynh MN，et al. Validation and refinement of scores to predict very early stroke risk after transient ischaemic attack. *Lancet*，2007，369（9558）：283-292. Copyright © 2007 Elsevier. With permission.

6

血管神经病学

- **癫痫**。患者：年轻人。症状：刻板的阳性症状（刺痛）→发作后阴性症状（如轻瘫、失语）。持续时间：很短（数秒至数分）。发作后症状有时持续数小时。
- **偏头痛**。患者：年轻人，女性＞男性，阳性家族史。症状：发作后头痛，恶心，呕吐，畏光、畏声；初始阳性症状（闪光），继以阴性症状；缓慢进展（如刺痛沿手臂向上）；不同表现顺序出现（如视觉→感觉或运动）。持续时间：较长（15 min 至数小时）。

缺血性卒中

病因（表 6-2）栓塞：突发症状，起病达峰。血栓形成：完全性缺损，有时伴前驱症状或体征（TIA 或轻微症状）或波动性病程（数小时进行性神经功能恶化）。

其他明确病因
- **血管炎**：自身免疫性疾病、大动脉炎（颞动脉炎、Takayasu 动脉炎）、感染（结核、梅毒、疱疹病毒）或

表 6-2　主要亚型（TOAST 标准）	
心源性栓塞型（约 30%）	● 心房颤动、心肌梗死、充血性心力衰竭、人工瓣膜、风湿性心脏病、感染或非感染性血栓性心内膜炎、卵圆孔未闭 ● 最常发生于大脑中动脉（尤其上干）或大脑后动脉区域 ● 小栓子→皮质/穿支动脉，大栓子→主要分支
小动脉闭塞型（腔隙性梗死）（26%）	● 动脉粥样硬化→小穿支血管血栓形成 ● ＞20 种综合征，经典分为 5 类：纯运动、构音障碍-手笨拙、共济失调性偏瘫、纯感觉及混合感觉运动 ● 常与高血压相关
大动脉粥样硬化型（约 15%）	● 最常见部位：颈动脉分叉、椎动脉起始或椎基底动脉汇合处、大脑中动脉主干或分叉 ● 很少由大脑中动脉分叉处以远的斑块引起 ● 危险因素：高血压、糖尿病、高脂血症、吸烟
其他明确病因型	● 非动脉粥样硬化性血管病、高凝状态、或血液病（见下文）
未知病因型	● 多病因交互或阴性检查结果

Reprinted with permission from Adams HP Jr, Bendixen BH, Kappelle LJ, et al. Classification of subtype of acute ischemic stroke. Definitions for use in a multicenter clinical trial. TOAST. Trial of Org 10172 in Acute Stroke Treatment. *Stroke*. 1993；24：35-41.

原发性中枢神经系统血管炎。

- **夹层**：卒中典型见于年轻患者（35～50岁）。
- **纤维肌发育不良**：不常见，女性易感（30～50岁）。影像：串珠样改变（动脉节段性狭窄与扩张），通常双侧动脉受累（肾、颈内＞椎＞颅内）。与狭窄和（或）夹层相关。处置：抗血小板治疗。
- **Moyamoya病（烟雾病）**：亚洲人研究最多，但全世界均有发生。大动脉闭塞（通常颈内动脉远段或大脑中动脉、大脑前动脉主干）→豆纹动脉侧支形成。血管造影：侧支血管＝"一团烟雾"＝日语中Moyamoya。大动脉闭塞继发卒中，侧支血管脆弱或破裂继发脑出血。处置：外科手术（↓缺血性卒中），行颅外-颅内血管搭桥（一线治疗）或脑硬膜动脉血管融通术（如果搭桥不可行，涉及把颞浅动脉铺放到脑表面以促进侧支生长）。
- **药物**：苯丙胺或可卡因，导致急性高血压或药物诱发性血管病。
- **常染色体显性遗传性脑动脉病伴皮质下梗死和白质脑病（CADASIL）**：30～50岁，遗传性（不完全外显），NOTCH3突变。表现：腔隙性梗死、进行性痴呆，先兆性偏头痛病史。MRI：广泛白质改变（尤其外囊和前颞叶）。
- **高凝状态**：见下文。
- **反常栓塞**：继发于卵圆孔未闭，处置见下文。

缺血性卒中相关检查

急诊检查

指尖血糖，全血细胞计数，生化组套，止凝血全项，心肌酶（每8 h一次×3次）；头部CT平扫：除外出血［静脉注射阿替普酶（rt-PA）唯一需要的影像］。

评估继发风险

实验室　空腹血脂，包括脂蛋白（a）；糖化血红蛋白（寻找潜在的糖尿病，卒中后血糖可能处于升高状态）；同型半胱氨酸（HCY）；促甲状腺激素（TSH）：寻找甲状腺功能亢进（增加心房颤动风险）；红细胞沉降率（ESR）和C反应蛋白（CRP）（如果怀疑血管炎或心内膜炎）；如果患者＜50岁，高凝筛查（在开始抗凝治疗前进行）。

高凝筛查　动脉［脂蛋白（a）］，动脉/静脉（抗心磷脂抗体、狼疮抗凝物、β₂糖蛋白），静脉（凝血酶原G20210A基因突变、V因子Leiden变异、蛋白C和S、抗凝血酶Ⅲ）。

影像　CTA/MRA：辅助评估是否符合血管内介入治疗条件（见"介入神经病学"章节）和探明卒中机制。CTP/MRI：明确梗死范围和可能的病因。在急性期，在 MRI DWI 序列上测量梗死体积或在 CTP 上计算梗死核心或半暗带可以帮助筛选合适的大血管闭塞患者进行取栓。95% 的患者中 MRI 可以在最初几小时发现卒中，CTP 的灵敏度达 80%（遗漏腔隙性梗死和小卒中）。最终的梗死体积是结局预测因素。颈动脉超声：如果未行 CTA 或 MRA。

其他检查　心电监测评估心房颤动（房颤）：针对门诊患者进行移动心电遥测 14 ~ 30 天；对于房颤高危患者，考虑植入式环路记录仪（*NEJM*，2014，370：2478）。超声心动图：评估左心房扩张（增加房颤风险）、瓣膜异常、左心室运动减弱、射血分数下降、左心室血栓。在 < 60 岁患者中，进行发泡试验评估卵圆孔未闭和房间隔未闭。考虑经食管超声心动图：年轻患者病因不明，更好地观察瓣膜（如心内膜炎等）、左心房赘生物。盆腔 CT 静脉成像（CTV）/磁共振静脉成像（MRV）：对于存在卵圆孔未闭且怀疑反常栓塞者，用以除外深静脉血栓；下肢超声不能评估髂静脉的深静脉血栓。

急性缺血性卒中的早期管理

溶栓　从最后一次被发现正常起 3 h 以内考虑静脉重组组织型纤溶酶原激活剂（rt-PA）治疗（剂量 0.9 mg/kg，10% 团注）。临床获益 NNT：3；临床受损 NNT：30。3 ~ 4.5 h rt-PA 时间窗未被美国 FDA 批准，但 ECASS-3 试验显示获益。使用 rt-PA 组有利结局 52.4% 相比安慰剂对照组 45%（*NEJM*，2008，359：1317）。对于轻型或快速缓解症状者需权衡获益与风险。禁忌证：出血、动静脉畸形、心内膜炎、脓肿。快速处方→更好结局（每分钟丢失约 200 万个神经元）（*Stroke*，2006，37：263）。未知最后一次正常时间或醒后卒中使用 MRI DWI-FLAIR 不匹配（WAKE-UP）或 CT/MRI 灌注病变−缺血不匹配（EXTEND），rt-PA 治疗提示 90 天有利结局（53.3% *vs.* 41.8%；35.4% *vs.* 29.5%），但更高的出血风险（2% *vs.* 0.4%；6.2% *vs.* 0.9%）（*NEJM*，2018，379：7；*NEJM*，2019，280：19）。

替奈普酶（TNK）　单次团注，具有更高纤维蛋白特异性和更长时间活性。EXTEND-IA TNK 试验显示 0.25 mg/kg TNK 对比 rt-PA 可增加 4.5 h 时间窗内大血管闭塞再灌注比例（22% *vs.* 10%），联合取栓有更好的 90 天 mRS 评分和类似的症状性脑出血风险（1%）（*NEJM*，2018，378：17）。NOR-TEST 研究显示 0.4 mg/kg 的 TNK 并不优于 rt-PA，但研究中受试者 NIHSS

评分偏低且有约 20% 为卒中模拟症（*Lancet Neurol*，2017，16：781）。尚未被常规使用。

溶栓后治疗　溶栓前与溶栓期间血压：≤ 185/110 mmHg（如果血压过高，给予静脉拉贝洛尔；如果血压稳定于目标值，可以给予 rt-PA）。24 h 内注意事项：不要下鼻胃管，禁食，不做不易压迫部位的动脉穿刺，不用抗血小板药物或抗凝剂（包括深静脉血栓预防）。使用抗血栓压力带或下肢气压式循环驱动泵来预防深静脉血栓。24 h 行 CT 评估是否有出血，如有临床恶化可更早进行。

出血性转化　rt-PA 的重要并发症：症状性脑出血风险 rt-PA 组 6%，对照组 0.6%。风险随 NIHSS 评分增加而增加：评分 ≥ 20 → 17%，< 10 → 3%（*Stroke*，1997，28：2109）。症状：嗜睡加重、头痛、神经功能恶化。如果怀疑：停止 rt-PA，即刻 CT 平扫、凝血全项、纤维蛋白原、血型和交叉配血。CT 阴性：重启 rt-PA（如果仍在 3 h 时间窗内）；CT 阳性：给予冷沉淀、氨甲环酸，如果未控制→氨基己酸（＞血栓形成风险），神经外科会诊。血管性水肿（口舌部）发生于 5% rt-PA 治疗患者，通常较轻（处置：激素和抗组胺药）。

肝素　指南不建议使用肝素。一些中心在大动脉病因（包括颈动脉活动性栓塞，部分证据）或房颤（少量证据）时会考虑使用。其他：左心室血栓、心脏机械瓣、夹层、脑静脉血栓形成。以下不要给予肝素：大面积梗死、占位效应、CT 显示脑出血、平均动脉压 ＞ 130 mmHg、NIHSS 评分 ＞ 15。

血管内治疗　参见"介入神经病学"章节。

阿司匹林　阿司匹林 81 mg 1 次 / 日（大剂量未被证明更有效）。没有其他抗血小板药物（如氯吡格雷、噻氯匹定、双嘧达莫）在急性期进行试验。两项大型研究显示 48 h 内应用阿司匹林导致死亡率和残疾率下降（无统计学差异）（CAST & IST；*Lancet*，1997，349：1641；*Lancet*，1997，349：1569）。两项研究的 meta 分析→中等 / 显著获益：每治疗 1000 例患者预防 7 例发生卒中、4 例死亡；可能对现有卒中严重程度无改善，但可降低卒中复发率。

他汀类药物　用于二级预防。一些人推荐急性期（针对动脉粥样硬化性卒中——参考 AHA/ASA 指南 2008）高剂量他汀类药物（如急性冠状动脉综合征）。SPARCL 试验（*NEJM*，2006，355：549）显示 80 mg 阿托伐他汀降低 2.2% 的卒中复发绝对风险。他汀类药物停用研究（*Neurology*，2009，69：904）：停用院外他汀类药物→更差结局（增加 5 倍死亡或生活依赖风险）、更大梗死体积；他汀类药物停用可能诱发高凝或炎症反应。

诱导性高血压 少量临床试验，在选择性患者组有用，小心使用。升高血压有可能恢复半暗带灌注。如何做高血压试验：在随着血压改变有查体波动的患者（如当血压下降时查体结果更差）或已知血管狭窄的患者中考虑。排除以下患者：有冠心病、周围动脉疾病、充血性心力衰竭、脑缺血、脑出血或中线偏倚、rt-PA 后状态、收缩压＞ 200 mmHg、静滴肝素。使用去氧肾上腺素提升入院收缩压 20%（最高至 200 mmHg），滴定至神经功能改善。如果 30 min 后 NIHSS 评分下降 2 分，继续滴注。仅当神经系统症状在滴定期间不再恶化时，可每天尝试逐步减停滴注。应当被视为更有效治疗（如支架、颈动脉内膜切除术、搭桥）的桥接措施。

偏侧颅骨切除术 对于恶性大脑中动脉梗死可能有用。使用 STATE 标准（GCS 评分＜ 8 分、距末次正常时间＜ 48 h、年龄＜ 60 岁、梗死区域＞ 150 cm³ 或＞ 50% 大脑中动脉供血区域梗死、预期寿命）来指导决策。年龄＜ 60 岁行偏侧颅骨切除术对比内科治疗 mRS ≤ 3 分：43% *vs.* 21%，存活率 78% *vs.* 29%（*Lancet Neurol*，2007，6：215）。如果年龄＞ 60 岁获益更少（*NEJM*，2014，370：12），没有患者 mRS 0 ～ 2 分，偏侧颅骨切除术对比内科治疗 mRS 3 分：7% *vs.* 3%；mRS 4 ～ 5 分：60% *vs.* 28%。

一般内科治疗

高血压 60% 以上卒中患者收缩压＞ 160 mmHg。对未使用 rt-PA 患者血压＞ 220/120 mmHg 或合并终末器官损害（肾、心、眼）时进行处理。对使用 rt-PA 患者血压＞ 185/110 mmHg 时进行处理。不要降低血压超过 15%。卒中 24 h 内可以启动高血压药物治疗。

低血压 结局更差，尤其当血压＜ 100/70 mmHg。对潜在的低血压病因（容量不足、心律失常、失血、脓毒症）进行处置。治疗：液体、升压药。

血糖 高血糖：目标血糖＜ 180 mg/dl（10 mmol/L），使用滑动刻度胰岛素注射或胰岛素静滴。1/3 卒中患者受到影响，与不良结局、出血性转化和梗死进展相关。SHINE 试验：使用静脉胰岛素控制血糖水平 80 ～ 130 mg/dl 对比滑动刻度胰岛素注射控制血糖水平＜ 180 mg/dl → 90 天结局无差异（*JAMA*，2019，322：326）。低血糖：迅速纠正低血糖（＜ 60 mg/dl）（可能类似卒中）。

体温　发热：死亡率↑，寻找发热原因，退热。低体温：死亡率↓，在卒中时行低温治疗证据不充分。

氧合　保持氧饱和度 > 92%。需要插管的患者住院死亡风险增加 [*Cerebrovasc Dis*，2015，40（1-2）：10-17]。吸入性肺炎是重要的并发症和死因。

卒中急性期治疗证据

阿替普酶（rt–PA）

NINDS rt-PA（*NEJM*，1995，333：1581）624 例患者，对照组 *vs.* 3 h 内 rt-PA 组。第 1 部分：与对照组相比 24 h 神经功能改善无差异。第 2 部分：与对照组相比 3 个月时存在有利结局（有利结局 OR 值 1.7）。90 min 内治疗的患者获益增加，在死亡率上无差异。

ECASS（*JAMA*，1995，274：1017）欧洲试验，多中心，620 例患者，对照组 *vs.* 6 h 内 rt-PA 组，选择更大 rt-PA 剂量。两组 3 个月时整体无差异，rt-PA 组死亡率更高。事后分析：存在趋势（无统计学差异）→ 3 h 内给药患者结局更好。

ECASS Ⅱ（*Lancet*，1998，352：1245）800 例患者，与 NINDS 相同剂量（0.9 mg/kg），6 h 内。使用 rt-PA 没有获益，没有足够患者观测 3 h 内是否存在差异。

ATLANTIS（*JAMA*，1999，282：2019）rt-PA 3 ~ 5 h，613 例患者。功能结局和死亡率无差异，扩展时间窗 > 3 h 无获益。

ECASS Ⅲ（*NEJM*，2008，359：1317）821 例患者，rt-PA 3 ~ 4.5 h。rt-PA 组 → 90 天 mRS 0 ~ 1 分，结局更优（52.4% *vs.* 45.2%），但症状性脑出血发生率更高（2.4% *vs.* 0.2%）。

WAKE-UP（*NEJM*，2018，379：7）末次正常时间未知或醒后卒中患者发现症状 4.5 h 内，同时存在 MRI DWI-FLAIR 不匹配。rt-PA 组显示 90 天有利结局（53.3% *vs.* 41.8%），但与对照组相比有更多脑出血（2% *vs.* 0.4%）。

EXTEND（*NEJM*，2019，280：19）醒后或发病 4.5 ~ 9 h 伴有 CT/MRI 灌注病灶-缺血不匹配，对照组 *vs.* rt-PA 组。rt-PA 组 90 天结局改善（35.4% *vs.* 29.5%），但脑出血发生率更高（6.2% *vs.* 0.9%）。

替奈普酶（TNK）

TNK *vs.* rt-PA（*NEJM*，2012，36：12）75 例患者，6 h 内 CTP 病灶-核心不匹配 > 20% 伴血管（MCA、PCA 或 ACA）

闭塞，rt-PA *vs.* TNK（0.1 或 0.25 mg/kg），TNK 增加 24 h MRI/MRA 再灌注比例（55.4% *vs.* 79.3%），提高 90 天 mRS 0 ～ 2 分比例（44% *vs.* 72%），脑出血比例相似（16% *vs.* 4%，*P* = 0.09）。高剂量在有效性和安全性方面都更优。

ATTEST（*Lanc Neurol*，**2015**，**14**：368-376）71 例患者，4.5 h 内无灌注检查筛选，rt-PA *vs.* TNK 0.25 mg/kg，显示两组在半暗带挽救方面无差异（CTP 半暗带基线——24 ～ 48 h CT 梗死）68% *vs.* 68%，症状性脑出血 4% *vs.* 2%（*P* = 0.81）。

EXTEND-IA TNK（*NEJM*，**2018**，**378**：17）202 例患者，4.5 h 内，适合机械取栓，tPA *vs.* TNK（0.25 mg/kg，最大 25 mg），TNK 提高造影时再灌注比例（22% *vs.* 10%），90 天中位 mRS 更好（2 *vs.* 3）且具有类似的症状性脑出血比例（1%）。

肝素

IST（*Lancet*，**1997**，**349**：1569）试验 48 h 内分 2 次剂量皮下注射肝素（5000 U 2 次/日或 12500 U 2 次/日）。不是所有患者随机分组前都进行基线 CT 扫描。肝素在 14 天和 6 个月对死亡率无影响。显著降低缺血性卒中，但被提高的出血性卒中发生率抵消。深静脉血栓的比例显著降低。

TOAST（*JAMA*，**1998**，**279**：1265）24 h 内启动静脉低分子量肝素（达那肝素）治疗 7 天。3 个月结局无差异，但增加大出血或脑出血风险。因大动脉粥样硬化所致卒中患者接受抗凝治疗后结局更佳（心源性栓塞患者组无差异），但仅仅是小样本的亚组分析。研究中卒中复发风险为每周 1.5%（心源性栓塞患者并无增加），因此紧急的抗凝可能并不需要。

其他研究 ①3 h 内使用肝素的小样本研究显示有获益（作者认为前期研究中肝素给得太晚，因而早期给药是有帮助的）（*Stroke*，**2005**，**36**：2415）。②来自亚洲的关于在大动脉粥样硬化患者中应用低分子量肝素（LWMH）的多中心研究提示无获益（*Lancet Neurol*，**2007**，**6**：407）。③一份纳入约 22 000 例患者的 Cochrane meta 分析（在 Italian 研究前完成）显示抗凝在急性卒中患者中无获益（*Cochrane Syst Dat Rev*，**2008**，CD000024）；在 1000 名患者中预防 9 例缺血性卒中，但导致相同数量的脑出血。④ HAEST：449 例患者，LWMH *vs.* 阿司匹林（ASA）在 30 h 内伴房颤的卒中患者中应用约 14 天（在这之后由临床医生自主决定启动抗凝），14 天内卒中复发或 14 天/3 个月结局无差异（*Lancet*，**2000**，**355**：1205）。⑤心源性栓塞性卒中 meta 分析（*Stroke*，**2007**，**38**：423）：理论上是最强的紧急抗凝的原因（预防进一步栓塞），房颤的卒中比例是每天 0.1%～1.3%。早期抗凝并无获益（在死亡风险上无差异，增加脑出血风险，无统计学差异的缺血性卒中减少）。AHA 指南不建议紧急抗凝，并声明其在严重颅外狭窄伴或不伴腔内血栓中的应用并未得到确认。

缺血性卒中并发症

缺血性脑水肿　见"神经重症监护"章节。

出血性转化　约 5% 的梗死发展为症状性脑出血，处理取决于严重程度。

癫痫　风险约 10%，皮质卒中更常见，不需要预防性使用抗癫痫药，最常见为部分性癫痫发作（± 继发全面性）。

运动障碍　约 3%，运动增多或减少，常见于基底节或丘脑梗死。

卒中二级预防

抗血小板药物

阿司匹林　高剂量与低剂量效果相当。增加阿司匹林剂量不降低卒中风险，但增加出血风险。

双嘧达莫联合阿司匹林　法国 Toulouse 研究 /AICLA：阿司匹林基础上增加双嘧达莫无获益。ESPS-2 研究：阿司匹林降低卒中风险 18%，阿司匹林联合缓释双嘧达莫降低 37%，均不影响死亡率（*J Neuro Sci*，1996，143：1）。双嘧达莫最常见不良反应是头痛（通过每日单次给药联合小剂量阿司匹林，然后减少阿司匹林并转换为双次给药可以减少这一反应）。

氯吡格雷　当患者对阿司匹林过敏时使用，证据冲突。CAPRIE（*Lancet*，1996，348：1329）：在缺血性卒中、心肌梗死或血管性死亡的复合风险方面，氯吡格雷比阿司匹林更有效。但对已患卒中患者而言，获益不具统计学差异，在总人群中卒中降低结局方面也是如此。CHARISMA：在血管病或存在血管危险因素的患者中应用阿司匹林 *vs.* 阿司匹林＋氯吡格雷，在缺血性卒中、心肌梗死或血管性死亡的复合风险方面无差异，但存在出血事件的显著增加（*NEJM*，2006，354：1706）。MATCH：在卒中患者中应用氯吡格雷 *vs.* 阿司匹林＋氯吡格雷，在卒中或其他终点方面无差异，联合用药增加出血风险（*Lancet*，2004，364：331）。PROFESS：在＞22000 例卒中患者中氯吡格雷与阿司匹林联合双嘧达莫等效（*Lancet*，2008，7：875）。

双联抗血小板治疗（阿司匹林＋氯吡格雷）　CHANCE 试验（*NEJM*，2013，369：11）：在小卒中（NIHSS 评分＜4）或高危 TIA（ABCD2 > 3）的中国患者中双联用药 3 周，氯吡格雷＋阿司匹林较阿司匹林降低卒中复发风险（HR 0.68），没有出血差异。POINT 试验（*NEJM*，2018，379：3）：在小卒中或高危 TIA 的美国患者中 90 天双联用药，氯吡格雷＋阿司匹林较阿司匹林降低卒中复发风险（HR 0.75），增加严重出血风险（HR 2.32）。

胰岛素抵抗　IRIS 试验（*NEJM*，2016，374：1321）：伴胰岛素抵抗的新发卒中或 TIA 患者。吡格列酮 *vs.* 安慰剂对照。吡格列酮与致死 / 非致死性卒中或心肌梗死减少相关，增加骨折风险。

颅外动脉粥样硬化

颈动脉内膜切除术（CEA）　指征：①症状性狭窄。狭窄 70% ～ 99% 且预期寿命 > 5 年。50% ～ 69% 狭窄：男性有至少 5 年预期寿命；女性→无须行 CEA，药物管理。②无症状性狭窄。病情稳定的男性，狭窄 60% ～ 99% 且有至少 5 年预期寿命；女性→无须行 CEA，药物管理。[译者注：关于颈动脉内膜切除术，目前国内外指南对不同性别的推荐没有差异。]

颈动脉支架置入术（CAS）　没有证据显示 CAS 优于 CEA。CREST 试验（*NEJM*，2010，363：11）：CAS *vs.* CEA，4 年卒中或死亡率 6.4% *vs.* 4.7%。CAS 增加围术期（30 天内）卒中风险 4.1% *vs.* 2.3%，后续卒中风险与 CEA 类似（2.0% *vs.* 2.4%）。CEA 增加心肌梗死风险（2.3% *vs.* 1.1%）。目前指南：CAS 用于手术高危且症状性狭窄 > 70% 的患者。CAS 对于手术高风险的患者可能是合适的。

颅外-颅内搭桥　在颈动脉闭塞中使用（非常规）：颞浅动脉吻合至大脑中动脉。1985 国际颅外-颅内搭桥研究：无获益（*Stroke*，1985，16：397）。（评注：纳入完全性梗死患者，没有灌注研究。）搭桥可能使灌注不良或颈动脉闭塞患者获益。

灌注不良评估　乙酰唑胺负荷试验：获取乙酰唑胺前、后图像（MRI 或 CT），处方药物扩张血管并增加脑血流，血管已经最大扩张仍显示少或无血流增加。OEF PET 扫描：显示 O_2 摄取分数，血管扩张部位摄取增加不能满足大脑需求。日本颅外-颅内搭桥研究使用灌注不良作为纳入标准（其他标准：狭窄 ≥ 70%，小或无梗死），手术明显降低 2 年卒中率。

完全性颈动脉闭塞（carotid artery occlusion，CAO）　无症状性 CAO 卒中风险：2 年 0%，3 年 4.4%（良性预后）。症状性 CAO 卒中风险：2 年 19%，3 年 21% →有必要考虑干预（*Neurology*，2000，54：878）。

颅内动脉粥样硬化

药物治疗 抗血小板药物或华法林。通常给予阿司匹林，但如果严重血流受限→考虑抗凝治疗以减少进展。约 10% 的卒中或 TIA 继发于颅内动脉狭窄（50% ～ 99% 狭窄）。WASID 试验（*NEJM*，2005，352：1305）：阿司匹林对比华法林用于颅内动脉狭窄，结局无差异。华法林组患者：有效治疗时间 63.1%（略高于真实世界凝血监测）。当 INR 在有效范围，缺血性卒中比例从 25/100 下降至 5/100。SAMMPRIS 试验（*NEJM*，2011，365：11）：伴严重颅内狭窄的 TIA 或卒中患者应用最佳药物治疗 [阿司匹林 325 mg，氯吡格雷 75 mg，且低密度脂蛋白（LDL）< 70 mg/dl] ± 颅内支架。30 天卒中或死亡风险药物组 5.8% *vs.* 支架组 14.7%。

血管成形 / 支架术 见"介入神经病学"章节。

心源性栓塞

房颤（非瓣膜性） 全世界 3800 万人发生房颤，并随人口老龄化逐步增加（在过去 20 年增加了 30%），具有 5 倍的卒中风险（Framingham 数据）。最初华法林对比安慰剂的波士顿区域研究显示 86% 的风险比，并在多个其他研究得以验证（包括对比阿司匹林）（*NEJM*，1990，323：1505）。在卒中或 TIA 发生 2 周内进行目标 INR（2 ～ 3）的华法林抗凝。在新发卒中 / TIA 伴房颤的患者中华法林优于阿司匹林。

ACTIVE 试验（*NEJM*，2009，360：2066） 阿司匹林 *vs.* 阿司匹林联合氯吡格雷，后者有更低的卒中、心肌梗死、血管事件死亡、栓塞复合风险，但增加严重出血（包括脑出血）风险。卒中风险：阿司匹林 3.3% *vs.* 阿司匹林联合氯吡格雷 2.4%。严重出血：阿司匹林 1.3% *vs.* 阿司匹林联合氯吡格雷 2%。每避免 1 例卒中需治疗患者数为 111。预防 1 例卒中每年花费 202 464 美元（*NEJM*，2009，361：13）。所有接受阿司匹林的患者剂量为 75 ～ 100 mg/d，但只有阿司匹林 325 mg 显示可降低房颤的卒中风险（*Circulation*，1991，84：527）。

新的药物 ARISTOTLE 试验（NEJM，2011，365：981）：随机对照试验，华法林 *vs.* 阿哌沙班。后者降低缺血或出血性卒中或系统性栓塞的复合风险。阿哌沙班 1.27% *vs.* 华法林 1.6%。严重出血：阿哌沙班 2.13% *vs.* 华法林 3.09%。脑出血：阿哌沙班 0.24% *vs.* 华法林 0.47%。

ROCKET–AF 试验（*NEJM*，2011；365：883） 华法林 *vs.* 利伐沙班。利伐沙班在卒中和系统性栓塞预防中非劣效，利伐沙班 1.7% *vs.* 华法林 2.2%。严重出血：利伐沙班 5.6% *vs.* 华法林 5.4%。脑出血减少：利伐沙班 0.5% *vs.* 华法林 0.7%。

RE-LY 试验（*NEJM*，2009，361：1139） 华法林 *vs.* 达比加群。高剂量达比加群在卒中和系统性栓塞预防中更优：达比加群 1.11% *vs.* 华法林 1.69%。严重出血比例无变化。脑出血：达比加群 150 mg 0.10% *vs.* 华法林 0.7%。

左心耳封堵 PROTECT AF 试验（*Circulation*，2013，127：720）：Watchman 装置血管内封堵左心耳。Watchman 装置 3.0% *vs.* 华法林 4.3%，在卒中、系统性栓塞和心血管死亡预防方面非劣效，减少严重出血。LARIAT 装置：经皮左心耳结扎，研究进行中。

瓣膜性房颤 代表更高风险的亚组人群。通常使用华法林（已知 DOAC 试验中排除），但需要个体化管理。

未知来源的栓塞性卒中（ESUS） 占所有缺血性卒中的 20%，可能有多种不同的来源，但心源性栓塞（如隐匿性房颤）被认为可能性最大。ESUS ＋心房性心肌病的抗凝治疗仍在研究中（ARCADIA）。

RE-SPECT ESUS 试验（*NEJM*，2019，380：1906） 随机对照试验（RCT），ESUS 中达比加群 *vs.* 阿司匹林，在复发缺血性卒中或严重出血中无差别。

NAVIGATE ESUS 试验（*NEJM*，2018，378：23） RCT，阿司匹林 *vs.* 利伐沙班，每年卒中率无差别（4.8% *vs.* 5.1%），但利伐沙班有更多的严重出血事件（1.8% *vs.* 0.7%）。NAVIGATE ESUS 二次分析（*JAMA Neurol*，2019：0617）显示利伐沙班在 ESUS ＋左心房扩大中有效（每年 6.5% *vs.* 1.7%）。

充血性心力衰竭 引发血液凝滞，并增加血栓栓塞风险。心力衰竭中华法林的应用意见不统一；华法林有时在极低射血分数（＜20%）的患者中使用，多数指南不常规推荐，除非患者有深静脉血栓或肺栓塞、活动性左心室血栓或房颤。

主要试验 WASH：阿司匹林和华法林之间没有区别（*AHJ*，2004，148：157）。WATCH：没有差异，因为招募困难提前结束，统计学效力不足（*J Card Fail*，2004，10：101）。WARCEF：RCT，在左心室射血分数＜35% 的患者中比较阿司匹林 325 mg 与华法林，华法林降低缺血性卒中风险（HR 0.52），但被严重出血率抵消（*NEJM*，2012，366：1859）。因而，基于其不确定性 AHA 指南建议个体化治疗。

左心室血栓 如果有急性卒中或 TIA，华法林（目标 INR 2～3）；如果合并冠心病，加用阿司匹林。

房间隔异常 卵圆孔未闭（PFO）：胎儿畸形，允许心房间交通。房间隔膨出瘤（atrial septal aneurysm，ASA）：卵圆窝区域的冗余组织，成为血栓形成的滋生地。在一项研究中 55 岁以上患者 PFO±ASA 与隐源性卒中存在关联。在 55 岁以下患者中，PFO＋ASA＞ASA＞PFO 与卒中明显相关。一项研究显示 PFO 与老年患者隐源性卒中存在关联（*NEJM*，2007，357：2262）。

处置 PFO 封闭：在栓塞性卒中提示为反常栓塞的年轻患者（＜60 岁）中考虑应用。RESPECT（*NEJM*，2017，377：1022）、REDUCE（*NEJM*，2017，377：1033）与 CLOSE（*NEJM*，2017，377：1011）表明进行 PFO 封闭的患者相较单独抗血小板治疗可以降低卒中复发风险。纳入患者为小于 60 岁的"隐源性"缺血性卒中患者——貌似栓塞而不伴其他已知病因。

单独抗血小板治疗 对于老年（＞60 岁）ESUS 患者伴已知 PFO，最可能的卒中病因仍然是房颤（参见上面 ESUS 讨论——标准处理是抗血小板治疗）。

瓣膜性心脏病 风湿性二尖瓣疾病：推荐华法林（INR 2～3）。如果患者在充分华法林基础上仍有反复栓塞，加用阿司匹林。人工心脏瓣膜：现代机械瓣伴缺血性卒中/TIA，华法林（INR 2.5～3.5）；如果患者在充分华法林基础上再发卒中，则考虑加用阿司匹林。生物瓣伴缺血性卒中，考虑华法林并 INR 目标 2～3。所有其他瓣膜疾病：抗血小板药物。

高凝状态

概述 可能与 50 岁以下患者缺血性卒中或脑静脉血栓相关。多数数据不一致，最强的关联是抗磷脂抗体综合征。如果检测出异常，在随访时重复检测（因为可能是急性期的异常）。多数指南建议在 50 岁以下伴有静脉血栓的患者中检测，没有关于急性缺血性卒中的指南建议。

动脉或静脉高凝状态

- **抗磷脂抗体综合征**：获得性，可能与自身免疫性疾病（如狼疮）或肿瘤相关。症状：反复流产或血栓事件。诊断：临床事件＋1 项实验室检查异常，包括①抗心磷脂或 β_2 糖蛋白-1 IgG 或 IgM 抗体，或②狼疮抗凝物阳性（错误命名，不是只针对狼疮患者的检查，不是抗凝物！）。如果实验室检查异常，12 周内复查。处置：华法林终生抗凝（INR 2～3）。

- 恶性肿瘤高凝状态：治疗根源性的肿瘤。传统上使用低分子量肝素（LMWH）抗凝，近期关于静脉血栓栓塞的研究显示直接口服抗凝药（DOAC）可能在效果上相当，包括 ADAM-VTE 试验（*J Thromb Haemost*，2020，18：2）和 Caravaggio 试验（*NEJM*，2020，382：1599）比较使用阿哌沙班 *vs.* 达肝素后静脉血栓栓塞复发的比率。

静脉高凝状态

- **活化蛋白 C 抵抗 + V 因子 Leiden 突变**：多数活化蛋白 C 抵抗（activated protein C resistance，APC-R）患者有 V 因子突变→导致其对活化蛋白 C 降解的抵抗。先筛查 APC-R，然后进一步检测 V 因子 Leiden 突变。
- **凝血酶原 G20210A 基因突变**：肝凝血酶原合成↑，多为高加索人。
- **蛋白 C、蛋白 S 或抗凝血酶 Ⅲ 缺乏**：很不常见。因为假阳性（尤其卒中急性期）导致诊断困难。这 3 类物质在急性血栓形成、手术或肝功能异常（如产生↓）都会减少，肝素降低抗凝血酶，华法林或口服避孕药降低蛋白 C 或蛋白 S。注意：如果患者在肝素治疗中很难达到 PTT 治疗目标，需考虑抗凝血酶 Ⅲ 缺乏。
- **处理**：对于静脉血栓栓塞，抗凝；对于静脉窦血栓形成，抗凝（详见下文）；对于缺血性卒中：抗血小板 *vs.* 抗凝。

卒中危险因素

高血压 线性相关，AHA 指南血压目标 < 140/90 mmHg →降低 22% 卒中风险（*Lancet*，2015，387：435）；对于腔隙性梗死 SBP 目标 < 130 mmHg，药物基于合并症个体化选择。

糖尿病 HbA1c 目标 ≤ 7%。使用血管紧张素转化酶抑制剂（ACEI）或血管紧张素受体阻滞剂（ARB）控制血压 < 130/80 mmHg（减少进展为肾病）。LDL < 70 mg/dl。IRIS 试验显示吡格列酮在胰岛素抵抗患者中与大血管事件（卒中、心肌梗死）减少相关。

血脂 第一目标是 LDL，然后是甘油三酯，最后是高密度脂蛋白（HDL）。卒中病史→目标 LDL < 70 mg/dl。处置：在动脉粥样硬化性卒中患者中使用他汀类药物。目标甘油三脂（TG）< 150 mg/dl（TG 150 ～ 200 mg/dl：生活方式调整；TG 200 ～ 499 mg/dl：生活方式 ± 贝特类药物或烟酸；TG > 500 mg/dl：贝特类药物或烟酸）。目标 HDL：> 40 mg/dl（仅当 LDL 和 TG 实现后才处理，药物：贝特类药物或烟酸）。

在有或无冠心病的患者中他汀类药物均可降低卒中风险。

脂蛋白（a） 一种 LDL，通过烟酸降低，是一种卒中的危险因素（*Stroke*，2007，38：1959）。

高同型半胱氨酸血症 增加 2 倍风险，但没有证据显示降低血 HCY 水平可降低卒中发生率。考虑到低危险，如果水平 > 10 μmol/L 就给予叶酸 1 mg/d（如果未到正常水平，就加用维生素 B_{12} 和 B_6）。维生素预防卒中（VISP）试验（*JAMA*，2004，291：565）。

脑小血管病 与卒中、痴呆和死亡风险增加相关。高血压和年龄是主要危险因素。强化血压控制可能有帮助。

吸烟 双倍卒中风险。停止后危险降低，5 年后危险消失。

乙醇 轻度饮酒（1 ～ 2 单位 / 天）：降低风险（可能是因为增加 HDL，减少血小板聚集和降低血清纤维蛋白原）。重度饮酒（大于 5 单位 / 天）：增加风险（归因于酒精诱导的高血压、房颤、脑灌注减少与凝血障碍）。

肥胖 减肥并未显示减少卒中风险，但肥胖可以导致其他卒中危险因素，如糖尿病、血脂异常、高血压。

体力活动 中或高强度活动的人具有低的卒中风险（推荐每周 150 min 的中等强度运动）。

6 夹层

概述 35 ～ 50 岁，颈内动脉夹层比椎动脉夹层常见 3 倍以上，颅外 > 颅内。不同于动脉粥样硬化，夹层常累及颅外动脉远段。颈动脉夹层：球部以远 2 ～ 3 cm，不规则形狭窄，通常不延伸到颅内（走行上致密的孔洞通常阻止进一步延展）。椎动脉夹层：最常见于游离活动区域，如 C1/C2 处（此处动脉包绕颈椎走行）和起始与入椎间孔之间（可以延伸到颅内）。

病因 外伤：几乎所有形式的外伤都可以引起，如交通意外、剧烈咳嗽和脊椎按摩（估测每 2 万例脊椎按摩有 1 例卒中）。遗传：Ehlers-Danlos 综合征、Marfan 综合征、纤维肌发育不良、多囊肾、同型半胱氨酸血症、α_1 抗胰蛋白酶。其他：吸烟、高血压、口服避孕药、可能的感染（尤其上呼吸道感染，导致动脉壁破坏）。

临床特点 颈内动脉夹层：三联征，即颈、面、头部疼痛。< 50% 患者有不全 Horner 综合征（交感神经纤维随颈内动脉走行，上睑下垂、瞳孔缩小，但不伴无汗——该纤维随颈外动脉走行）。脑和视网膜缺血。约 12% 有后组脑神经麻痹（尤其

Ⅶ和Ⅵ，在颈内动脉附近走行）。椎动脉夹层：头痛或颈后部疼痛，然后后循环缺血（如头晕、构音障碍）。

诊断 影像："火焰样"外形，血管逐步变窄，管腔周围新月形改变。多普勒（敏感度＞90%）：远端动脉高阻血流。压脂MRA或CTA。

治疗 无症状性夹层：阿司匹林。症状性夹层（硬脑膜内）：阿司匹林。抗凝有假性动脉瘤和蛛网膜下腔出血风险。症状性夹层（硬脑膜外）：可以考虑抗凝3～6个月直到（影像学上）狭窄改善，然后转抗血小板治疗。在3个月、6个月使用多普勒超声、MRA或CTA随访观察。外科/神经介入治疗：如果患者充分抗凝后仍有症状则可以考虑（可考虑操作：支架、通过血管内弹簧圈或手术结扎进行血管闭塞、搭桥手术）。注意：CADISS试验显示抗凝和抗血小板治疗无差异，但统计学效力不足（*Lancet Neurol*，2015，14：36）。

预后 不良预后：颅内夹层（与更严重的症状和出血相关）。72%～100%的夹层再通。复发率：每年1%（风险持续10年），第1个月风险更高（2%）。没有证据显示阿司匹林和抗凝治疗预防夹层。

脑出血

概述 10%～15%的初发卒中是脑出血（30天死亡率35%→一半发生在前2天）。只有20%的脑出血患者6个月时有望功能独立。一般来说，突发的局灶性神经功能缺损缓慢进展 ± 头痛或呕吐。脑出血体积和入院时GCS是最佳的30天死亡率预测因素（ICH评分）。

病因 高血压：深部出血，在基底节、脑桥、小脑或半球深部白质。其他：血管畸形、动脉瘤、创伤、凝血障碍、可卡因、血管炎、肿瘤、静脉窦血栓形成、脑淀粉样血管病（CAA）（表6-3）。

ICH评分（*Stroke*，2001，32：891） 预测30天死亡率。①GCS评分：3～4＝2分，5～12＝1分，13～15＝0分。②脑出血体积（ml）：≥30＝1分，＜30＝0分。③脑室内出血：有＝1分，无＝0分。④年龄：≥80岁＝1分，＜80岁＝0分。⑤幕下出血：有＝1分，无＝0分。30天死亡率：（5+、4、3、2、1、0）→（100%、97%、72%、26%、13%、0）。

体积估算 脑出血体积：测得（ABC）/2 → A＝最长直径，B＝垂直于A的直径，C＝层数 × 层厚10 mm（如果为5 mm，将 C 除以 2）。

临床特征与脑出血诊断　50% 基底节，33% 半球，16% 脑干和小脑。峰值恶化或水肿在第 3 ~ 7 天，但可能发生延迟水肿。可能发生自主神经功能不稳（呼吸↑，心律↑或↓，血糖↑）。实验室检查：全血细胞计数、生化、胸部 X 线片、凝血功能、毒物筛查。

神经影像
- **CT**：CTA 除外潜在的血管病变。血肿内液－液平面＝凝血障碍（如华法林）。首次扫描后 6 h 或在检查过程中有任何改变可重复头部 CT 平扫以评估血肿稳定性。
- **MRI**：考虑增强影像以排除占位（可能需要在 2 ~ 3 个月血肿消退后复查）或怀疑 CAA 时（评估皮质微出血、表面铁沉积）。血肿演变：超急性期（< 1 天）：T1 等信号、T2 低信号。急性期（1 ~ 3 天）：T1 等信号、T2 低信号。亚急性早期（2 ~ 7 天）：T1 高信号、T2 低信号。亚急性晚期（7 ~ 14 天）：T1 和 T2 均高信号。慢性期（> 2 周）：T1 和 T2 均低信号。

治疗

血压　积极的降压可能减少脑灌注压。指南推荐如果基线收缩压 150 ~ 220 mmHg，急性降压至收缩压< 140 mmHg，但如果> 220 mmHg 则降压应小心。INTERACT 试验（*NEJM*,

2013，368：2355）和 ATACH-2 试验（*NEJM*，2016，375：1033）比较了目标收缩压＜140 mmHg 和 140～180 mmHg，目标收缩压＜140 mmHg 没有死亡率或致残率的改善，INTERACT2 显示功能结局改善（对照组 mRS 更差，OR 0.87）。ATACH-2 显示目标收缩压＜140 mmHg 组有更高比例的肾功能损伤。急性期降压用药：拉贝洛尔、尼卡地平、艾司洛尔。AHA 指南推荐长期目标血压＜130/80 mmHg，PROFESS 试验显示基线血压下降11/4 mmHg 可减少 50% 的复发率（*Stroke*，2004，35：116）。

癫痫发作 早期 4.2% 患者发生，30 天内 8.1% 患者发生（*Epilepsia*，2002，43：175）。脑叶出血显著增加风险（尤其当扩展到皮质边缘）。AHA 指南——考虑对精神状态低下的患者进行持续脑电图监测。预防性治疗：未被证实获益。仅当出现临床癫痫时才治疗。

手术 幕上脑出血：STICH 试验（*Lancet*，2005，365：387）→手术清除血肿对死亡率无影响（一个亚组显示良好结局趋势但无统计学差异：脑叶血肿距离表面＜1 cm，GCS ≥ 9分）。STICH Ⅱ 试验（*Lancet*，2013，382：397）关注这一亚组，早期手术与保守治疗无结局差异。微创手术：MISTIE-Ⅲ试验（*Lancet*，2019，395：10175）导管血肿抽吸＋溶栓 *vs.* 标准药物治疗，功能结局无显著改善。小脑出血（STICH 或MISTIE-Ⅲ 中未包括）：＞3 cm 伴恶化或脑干/第四脑室受压更适合手术。

血糖 低或高血糖与增加的致残率或死亡率相关；应予避免，但目标血糖未定。

体温 发热恶化结局，寻找原因，使用对乙酰氨基酚治疗。持续的发热（＞24 h）与不良预后和脑室扩张相关。

深静脉血栓形成（DVT）或肺栓塞（PE）预防 入院时，间歇性充气加压装置。一项研究显示脑出血 2 天时启动（肝素5000 U 一次皮下注射）不增加出血风险，可能低分子量肝素同样安全。对于合并 DVT 或 PE 的患者，考虑下腔静脉滤网。

颅内压 见"神经重症监护"章节。

逆转药物诱导的凝血障碍

- 华法林：华法林脑出血比率＝每年 0.3%～0.6%。INR4.5 以上每增加 0.5 危险翻倍。华法林相关脑出血治疗：目标 INR ＜1.4（PT/INR 每 4 h 一次 ×24 h）。维生素 K10 mg 静注（耗费 6 h 达到正常 INR），凝血酶原复合浓缩物（小体积，快速逆转），新鲜冰冻血浆（10～20 ml/kg，4～6 U，容量超负荷风险）。

- 肝素：鱼精蛋白→ 1 mg/100 U 肝素，持续 3 h；PTT 每 1 h 一次 ×4 次，然后每 4 h 一次。如果肝素 30 ～ 60 min 前停用，给予 0.5 ～ 0.75 mg/100 U 肝素；如果 60 ～ 120 min 前停用，给予 0.375 ～ 0.5 mg/100 U 肝素；如果 > 120 min 前停用，则给予 0.25 ～ 0.375 mg/100 U 肝素。
- 依诺肝素：鱼精蛋白→ 1 mg/1 mg 依诺肝素；2 ～ 4 h 内复查 PTT，如果仍然升高则考虑再予 0.5 mg 鱼精蛋白。
- 直接口服抗凝药（DOAC）：达比加群——给予依达拉西珠单抗（idaracizumab）5 g 静注；阿哌沙班和利伐沙班——给予 Andexanet alfa［低剂量：400 mg 静推＋ 4 mg/min 静滴 ×120 min；高剂量（距最后一次服药 < 8 h ＋高剂量 DOAC 阿哌沙班 > 5 mg 或利伐沙班 > 10 mg）：800 mg 静推＋ 8 mg/min 静滴 ×120 min］。
- 阿司匹林和氯吡格雷：没有证据支持输注血小板。如果计划神经外科手术，可考虑血小板输注（目标 > 100 000/ml）。

重启抗栓治疗　风险 - 获益（考虑病因、大小、部位、指征）。

非脑叶　2 ～ 14 天阿司匹林安全。抗凝治疗等待 > 4 周［AHA 指南。*Stroke*，2015，46（7）：2032-2060］。大型脑出血 meta 分析显示抗凝治疗在血栓预防上存在显著的长期获益（RR 0.34）而不增加脑出血风险（*Stroke*，2017，48：1594）。考虑到华法林 50% 更高的出血风险，考虑给予 DOAC（*Lancet*，2013，383：955）。

CAA 相关脑叶　高危（考虑使用皮质表面铁沉积和皮质微出血的存在及范围进行危险分层）。仅当有明确循证支持的指征时才考虑重启抗血小板治疗（AHA 指南）。RESTART 脑出血后抗血小板（用于二级预防）的随机对照试验显示即使在脑叶出血中也不增加出血风险（*Lancet*，2019，393：2613）。如果可以，避免终生抗凝；基于指征，考虑短时间应用或替代（如左心耳封闭）。共同决策与多学科讨论非常必要。

可逆性脑血管收缩综合征（RCVS）

又名 Call-Fleming 综合征。脑血管张力的问题。发病率女性 > 男性，通常 20 ～ 50 岁。

表现　雷击样头痛（突发、急性、严重），但症状各异。关联：偏头痛样血管痉挛：患者有偏头痛病史；产后血管病；药物诱发：血管活性药物［可卡因、苯丙胺、麻黄碱、曲普坦、选择性 5- 羟色胺再摄取抑制剂（SSRI）］；CEA 术后、神经外

6

血管神经病学

科手术、创伤、高钙血症、静脉注射免疫球蛋白（IVIG）。

诊断 CT：排除 SAH，进一步腰穿（针对 CT 阴性 SAH）。腰穿：除外其他病因，如脑炎、血管炎（RCVS 中正常或接近正常）。MRA 或 CTA（金标准是传统血管造影）：串珠样改变，血管收缩在 3 个月随访时缓解（可以通过 TCD 随访）。MRI：梗死（尤其分水岭区），脑出血（可能源于再灌注损伤），蛛网膜下腔出血（非动脉瘤性，覆盖于皮质表面）。

鉴别诊断 原发中枢神经系统血管炎：头痛更加迟缓，缓慢进展，多数患者有脑脊液异常（脑脊液淋巴细胞增多）。SAH：通过 CT 排除，然后腰穿。动脉夹层：通过血管影像排除。其他雷击样头痛病因：静脉窦血栓形成、脑出血、脑膜炎和脑炎。

治疗和预后 保守治疗并去除相关药物。尼莫地平或维拉帕米（一线，用于血管痉挛）。避免缩血管药物。卒中是致残的主要决定因素。

可逆性后部脑病综合征

基础 该综合征导致水肿（通常在后部白质），最常由相对的血压升高引发，可逆。女性＞男性。通常呈急性病程。

临床特点 头痛：中-重度，持续；意识改变：模糊→昏迷；癫痫发作（通常为全面性强直阵挛发作）；视觉症状：偏盲、视幻觉（可以有其他局灶性症状）。

发病机制 自主调节衰竭：血压↑→脑血管自主调节失败→血脑屏障破坏→血管源性水肿→通常在后循环，可能因为该部位血管交感神经支配少，因而难以应付血压变化。缺血：另一种理论，自主调节衰竭→血管收缩→缺血。内皮功能障碍：细胞毒性药物或子痫导致血管壁损害→血管源性水肿。

病因 高血压：通常因血压快速升高所致（而不是因为慢性的血压升高）。子痫：常见于分娩后。细胞毒性药物：可发生于任何时间点，浓度水平可能并非毒性，如环孢素、他克莫司、西罗莫司、顺铂、贝伐珠单抗、干扰素。

少见病因 肾病或肝病，血栓性血小板减少性紫癜，电解质紊乱（高钙血症、低镁血症），溶血尿毒综合征（HUS），血管炎。

诊断 MRI：多血管区域，对称性白质水肿（有时影响灰质），顶枕叶、小脑或脑干常受累。水肿：ADC 高信号＋DWI 低或等信号，MRI 随访→水肿消退。

鉴别诊断 分水岭梗死、脑静脉血栓形成、脑炎、血管炎。

治疗 高血压：前 4 h 内降低血压 25% 至舒张压 < 100 mmHg。癫痫：抗癫痫药物，MRI 正常约 2 周后可以逐步减量。子痫：分娩婴儿或胎盘；硫酸镁控制癫痫，治疗血压升高。细胞毒性药物：停用或减少剂量。

脑再灌注综合征

介绍 发病率约 3%。头痛，癫痫发作，CEA、颈动脉血管成形术或支架术（或颅外-颅内搭桥、硬脑膜动静脉瘘栓塞）后神经症状。CEA 后数小时至数天（或其他再灌注，直至 1 个月以后）。

发病机制 通常影响后循环（继发于减少的交感神经支配）。可能继发于：术后自主调节或压力感受器功能障碍。高灌注→液体渗出至脑实质→水肿。

症状 头痛。意识改变：模糊→昏迷。癫痫发作：局灶性运动发作。视觉症状。可能脑出血/SAH。

诊断 MRI：（术后）白质水肿，局部梗死，水肿或出血。TCD：大脑中动脉直径不随自主调节发生变化；显示同侧大脑中动脉血流速度 > 100%，过度灌注正常化=临床改善。除外：通过血管影像（超声、CTA 或 MRA）评估颈动脉闭塞或血栓形成。

治疗 高血压：拉贝洛尔（不直接影响脑血流），可乐定（减少脑血流）；避免血管扩张剂/钙通道阻滞剂→脑血管扩张→恶化高灌注。癫痫发作：如果存在临床或脑电图癫痫发作，予抗癫痫药物。预后：如果在继发损害前治疗，多数恢复良好。

预防 如果在梗死 1 个月内手术，或近期对侧 CEA（3 个月内）则风险增加。血压监测可帮助预防。预先使用依达拉奉（限制内皮损伤）减少 CEA 术后高灌注发生率（*Neurosurgery*，2004，55：1060）。

静脉窦血栓形成

介绍 年发病率（3～4）/100 万。40 岁以下、易栓症或妊娠女性患者发生率更高。

发病机制 通常脑静脉或静脉窦血栓形成直接或通过减少脑脊液吸收的方式导致小静脉压升高→缺血性损伤或脑实质出血。

体征和症状 雷击样或亚急性头痛（90%）、局灶性神经功能缺损（44%）或癫痫发作（30%～40%）（*Circulation*，2012，125：1704）。

诊断 D-二聚体有10%～20%假阴性率（*Stroke*，2005，36：1716）。AHA/ASA 2011指南建议MRV和T2WI。

治疗 如果是继发，抗凝治疗3～6个月，非继发则6～12个月（即使有脑出血依然抗凝治疗）。既往经验性治疗使用肝素→华法林，然而，越来越多的数据支持DOAC。RE-SPECT CVT试验（*JAMA Neurol*，2019，76：1457）中120例静脉窦血栓形成患者随机分配至达比加群组 *vs.* 华法林组，再通和脑出血比率无差异。肝素 *vs.* 对照组的随机对照试验显示80% *vs.* 10%完全恢复（*Lancet*，1991，338：597）。在严重病例可以考虑溶栓，但增加出血风险；一项研究中17%有脑出血（*Cerebrovasc Dis*，2003，15：159）。如果存在继发于静脉流出阻塞或血管源性水肿所致颅内压增高的影像学证据（脑沟、脑池变窄），考虑紧急血管内取栓；操作有静脉破裂和出血风险，当应用保守性抗凝药物治疗无效时可作为补救治疗。谨慎使用高渗治疗如甘露醇（渗透性利尿剂）治疗脑水肿，因为有导致容量缺失或加重静脉血栓形成的风险。

6

血管神经病学

[Salvatore Anthony D'Amato, Neal Michael Nolan,
Thabele (Bay) Leslie-Mazwi]
（舒俊龙 译 孙伟平 审校）

脑血管造影术

指征 描述神经血管解剖和病理的金标准，如动脉瘤、动静脉畸形（AVM）、颅内或颅外动脉狭窄、其他脑脊髓血管病等。通常安排在无创影像检查之后。

基本概念 建立一个从穿刺点到目标血管的通路。一旦通路（微导管、导管等）建立，可以通过这个通路进行工作（注射对比剂、取出血栓、输送弹簧圈、输送支架等）。

术前管理

患者评估 手术指征：诊断性或治疗性。无创血管检查：CTA、MRA、TCD。临床状态：唤醒程度、认知、神经功能缺陷。重点：体温、血压、颅内压、脑室外引流装置。既往史、药物（阿司匹林、氯吡格雷、肝素、华法林——注意在装置置入前通常要求双联抗血小板治疗）、过敏（尤其之前对比剂暴露史）、肾病与糖尿病（肾毒性风险）。

患者教育 解释手术。指导保持静止（避免运动伪影）。

知情同意 交代风险：腹股沟血肿（约 4%）、腹膜后出血、感染、血管破裂、夹层、血管痉挛、卒中、瘫痪、失明、对比剂过敏、肾损害、放射并发症和死亡。复合神经系统并发症风险 2%～3%（多数为一过性），任何伴永久性残疾的卒中或死亡风险约为 0.20%，考虑继发性栓塞或所使用器械的血栓形成，近些年随着导管设计的进步和肝素的使用，这些风险也随之下降。已知有动脉粥样硬化性脑血管病或频发 TIA 病史的患者风险增加（*Radiology*，2007，243：812）。

准备工作 术前禁食 8 h。针对对比剂过敏的术前用药——择期：术前 13 h、7 h 和 1 h 口服泼尼松 50 mg ＋术前 1 h 苯海拉明 50 mg；紧急：术前 1 h 静脉甲泼尼龙 40 mg ＋苯海拉明 50 mg。术前 24 h 停用二甲双胍，术后 2 天恢复。对于有肾功能异常的患者，考虑术前 6～12 h 以 1 ml/(kg·h) 滴注生理盐水或乳酸林格液，并持续至术后 4～12 h。对于碳酸氢钠联合 N-乙酰半胱氨酸的应用，缺乏强有力的证据（ACR 指南，

2018）。术中肝素化根据患者情况由术者决定。

手术技术

镇静　清醒镇静或全麻——基于手术种类和患者特点（血流动力学、神志、合并症）个体化选择。

入路　桡动脉、股动脉或直接颈动脉（很少）。

评估血管　通常包括颈内、颈外动脉和双侧椎动脉。

术后管理

（1）穿刺点止血：闭合装置（如 Starclose、Perclose 或 MynxGrip）*vs.* 人工腹股沟压迫（如果为儿童患者或伴有明显股动脉粥样硬化性疾病的患者）。桡动脉穿刺选择压迫止血器。

（2）连续神经系统查体。

（3）如果使用人工动脉压迫，保持患者腿部伸直 4～6 h，应用闭合装置者需保持 3 h。

（4）血压监测，基于所进行的手术制订血压目标。

（5）出院后，股动脉穿刺患者应避免拎重物或锻炼 3 天，避免游泳或浴缸盆浴 5 天。淋浴是安全的。对于桡动脉穿刺，避免拎重物 3 天。

警惕心动过速、盆腔胀满感主诉、进行性低血压。有可能提示股动脉穿刺后出现腹膜后血肿。必须对穿刺点以上 2 cm 部位即刻进行持续的压迫。开放中心静脉并进行液体复苏。血型与感染筛查。预定盆腔 CTA 扫描，腹膜后血肿是血管造影后死亡的重要原因。

神经血管疾病

急性缺血性卒中

血管造影征象　①腔内血栓：显影的血管腔内充盈缺损；最常见部位：颈内动脉颅外段和大脑中动脉。②血管闭塞：渐进性狭窄或突然的显影中断。③缓慢的前向血流伴延迟动脉排空。④通过软膜侧支血管缓慢地反向充盈（ACA-MCA 或 PCA-MCA）。⑤无灌注区。

治疗目标　充足的再灌注。再灌注通过改良脑梗死溶栓（mTICI）分级进行评估。mTICI 0 级：完全闭塞。mTICI 1 级：闭塞后最小灌注。mTICI 2a 级：部分再通，供血区血流灌注 < 66%。mTICI 2b 级：完全再通但血管充盈缓慢。mTICI 2c 级：除远段皮质血管血流缓慢或存在远端皮质小栓塞外，近乎完全

充盈。mTICI 3 级：完全再通伴正常充盈。目标是 mTICI 2b 级以上。再灌注越完全，患者恢复越好。

血管内治疗

再灌注技术 支架取栓与抽吸系统。

动脉内溶栓在高效机械取栓时代很少被应用。仅在未成功或部分再通时保留作为补救措施。

主要的卒中血管内治疗试验 ①早时间窗（＜6 h）：HERMES（来自 5 个主要取栓试验的汇总数据）（*Lancet*，2016，387：1723）。②晚时间窗（6～24 h）：DAWN（*NEJM*，2018，378：11）和 DEFUSE-3（*NEJM*，2018，378：708）。

候选人群
- 极其显著的治疗效果（NNT＜3）。对距最后正常时间＞24 h，NIHSS 评分 6 分以上患者，可以考虑取栓。
- 临床因素：最后正常时间、卒中前基线 mRS、年龄、静脉溶栓适用情况
- 影像因素：CT/CTA 或 MRI/MRA。无出血，有卒中证据，存在大血管闭塞（ICA、M1、M2、基底动脉）。

指南 ①对于前循环卒中，在起病 6 h（HERMES）到 24 h（DAWN）内启动动脉内治疗；对于后循环卒中可到 48 h。②没有脑出血的证据。③大血管闭塞（ICA、ACA、MCA、PCA、VA、BA）。④NIHSS ≥ 6。⑤ASPECTS ≥ 6 或 MR DWI 体积＜70 ml。⑥卒中前 mRS 评分 0～1 分。⑦年龄 ≥ 18 岁。⑧凝血障碍（INR＞1.7，PTT＞45 s，PLT＜10 万）不是机械取栓的禁忌证。获益的证据远远超越指南的范围。对于任何大血管闭塞的患者，可考虑取栓治疗，包括更远段的闭塞、后循环闭塞、儿童患者、基线功能差的患者、抗凝患者、串联闭塞等。针对个体患者的筛选，通过卒中团队和血管介入团队进行共同的多学科决策。

难以获益的患者包括大的核心梗死（＞100 ml）、ASPECTS＜6、高的基线 mRS 评分（≥4）；然而，应根据具体情况去进行评估（*Stroke*，2018，49：e46）。

手术考量

血压 术中维持平均动脉压 70～90 mmHg［*JAMA Neurol*，2020，77（5）：622］。再灌注后，应降低血压以减少出血性转化风险。完全再通患者的目标收缩压＜140 mmHg，部分再通患者收缩压＜160 mmHg。

麻醉选择 全麻与清醒镇静的效果相当。对于后循环卒中、远端闭塞、高误吸风险或躁动的患者进行插管。插管时特

7 介入神经病学

别注意保持血压。

器械　考虑在颈部使用球囊导引导管，使用抽吸为主的策略或联合支架取栓与抽吸的策略。避免仅使用支架取栓。

术后　需要进入高看护强度单元（如神经 ICU）以便进行频繁的神经系统检查。通常 24 h 使用 CT 或 MRI 进行头部影像检查。参照 ECASS Ⅱ 试验对出血性转化进行分级。H1：梗死边缘孤立的点片状出血；H2：梗死区域内的点片状出血。PH1：没有占位效应的病变，< 30% 梗死面积；PH2：伴有占位效应的病变，> 30% 梗死面积或破入脑室（*Lancet*，1998，352：1245）。

未来方向

- 广泛的卒中照护系统将向提高大血管闭塞患者获得取栓治疗的机会进行转变。
- 通过研究评估大梗死核心和低 NIHSS 患者人群来扩大适合的人群范围。
- 获得后循环和特殊人群（妊娠、儿童、极端年龄）取栓治疗的更强证据。

症状性颅内动脉粥样硬化

描述　反复的、刻板的缺血性症状和体征。局灶性狭窄影像（CTA 或 MRA），通常伴大量侧支。注意血管造影仅提供管腔信息而非管壁影像。在特定病例可考虑血管壁影像（MRI）。

颅内支架

仅血管成形术　无随机对照试验。风险：卒中 8%，死亡 3%（*Cochrane Database*，2006，3：CD004133）。并发症：动脉弹性回缩、夹层、血管塌陷、高再狭窄风险。

血管成形术与支架置入术　SAMMPRIS 研究。颅内支架＋强化内科治疗 *vs.* 强化内科治疗（*NEJM*，2011，365：993）。纳入标准：> 70% 颅内动脉狭窄患者 30 天内的 TIA 或小卒中。结局：卒中和死亡复合终点；因为支架组显著增加卒中风险而早期停止（14.7% *vs.* 5.8%，*P* = 0.002），其中 30% 的卒中是症状性脑出血。随后，WEAVE（*Stroke*，2019，50：889-894）和 WOVEN［*JNIS*，2020，13（4）：307-310］研究表明严格遵从适应证的支架置入术减少这一风险至围手术期 2.6% 和 1 年卒中与死亡率 8.5%。血管成形术与支架置入术因而保留给那些强化内科治疗失败的患者。内科治疗是所有症状性颅内动脉粥样硬化的一线推荐，包括双联抗血小板治疗（阿司匹林与氯吡格雷）、高剂量他汀类药物、血压控制、所有血管危险因素管理、运动与饮食调节。

指南　FDA 批准 Winspan 支架应用于颅内动脉粥样硬化的适应证为：①年龄 22 ～ 80 岁；②尽管最佳的内科管理，仍有因颅内动脉 70% ～ 99% 狭窄导致 2 次或以上卒中；③卒中发生在 7 天以前；④ mRS ≤ 3。未被批准应用于 TIA 或 7 天以内的近期卒中。除此之外的任何应用都是超适应证。

颈动脉狭窄

内科治疗方面参见"血管神经病学"章节。颈动脉支架置入术（CAS）。

治疗选择

分为症状性和无症状性疾病进行讨论。所有症状性患者伴 50% 以上狭窄有必要进行干预。研究正在进行，但基于既往颈动脉内膜切除术（CEA）的观点，70% ～ 99% 狭窄的症状性患者相较于 50% ～ 69% 狭窄，获益最高，每年同侧卒中复发风险 16% *vs.* 4.6%（*Cochrane Database Syst Rev*，2011，13：CD001081）。在狭窄程度至少 60% 的无症状性患者，每年同侧卒中复发风险为 4.5% ～ 5.9%（*JAMA*，1995，273：1421；*Lancet*，2010，376：1074）。CAS 在特定患者人群中成为一个可行的替代治疗。

颈动脉支架置入术与颈动脉内膜切除术的选择：

已被广泛地研究。颈动脉内膜切除术是当前的一线治疗。

临床试验：

（1）症状性，标准手术风险：如 CAVATAS（*Lancet*，2001，357：1729）、SPACE（*Lancet Neurol*，2008，7：893）、EVA-3S（*Lancet Neurol*，2008，7：885）、ICSS（*Lancet*，2010，375：985）。

（2）症状性＋无症状性，标准手术风险：如 CREST（*NEJM*，2010，363：11）。

（3）症状性＋无症状性，高手术风险：如 SAPPHIRE（*NEJM*，2004，351：1493）。

（4）无症状性，标准手术风险：如 ACT 1（*NEJM*，2016，374：1011）。

指南　在被认为 CEA 存在高心血管事件风险或手术入路困难、有放射相关狭窄或 CEA 术后再狭窄的症状性严重狭窄（无创影像＞ 70% 或导管造影＞ 50%）患者中，CAS 应当被考虑。介入术者应具备 CAS 围术期发病率或死亡率＜ 4% ～ 6%

(*Stroke*，2006，37：577）。

颈动脉支架置入术危险分层　要求评估狭窄近端血管（穿刺点、主动脉弓）、狭窄特点（程度和长度，是否存在串联病变、腔内血栓，或同心性钙化、迂曲）以及狭窄远端血管（远端颈内动脉、颅内循环）。

神经介入的临床考量　远端和颅内颈动脉病变可以通过血管成形术 ± 支架置入术治疗，CEA 仅限于颈内动脉颈段。同时合并冠状动脉疾病患者，血管成形术 ± 支架置入术相较 CEA 可以降低发病率。CEA 高危患者还包括进行放射治疗、颈部探查或气管切开的患者。如果有新发卒中，操作应该在数周后完成，以降低在支架术过程中应用抗血小板或抗凝治疗导致的出血风险。

处置　①阿司匹林 325 mg 和氯吡格雷 75 mg 至少术前 48 h，尽管基于 CREST 试验方案通常在 CAS 术前 1 周开始；一些中心使用普拉格雷替代氯吡格雷。②术中应用肝素预防导管和支架发生血栓。③必要时在清醒镇静或全麻下操作。④在透视下，导引导管放置到患侧颈动脉，细导丝通过狭窄部位。⑤放置远端保护装置以捕获血管成形术过程中掉落的碎片。⑥通过导丝放置支架，随之可能进行血管成形以进一步恢复管腔。⑦术后停止肝素，在手术结束时移除穿刺鞘。⑧继续抗血小板治疗，时间从 4 周（CREST 方案）到至少 3 个月（ACST2 方案）；正进行的研究：NCT00883402），此后通常持续应用阿司匹林。

并发症　①心率、血压下降：发生于约 65% 患者，继发于颈动脉体受压。②过度灌注综合征：脑血管失去正常的自主调节→脑水肿；血压必须进行严格管理。③颈内动脉夹层：血管成形术中＜1%。④栓塞性卒中：血管成形术中约 2%。⑤再狭窄或支架内血栓形成：在系统综述中约占 7.5%（*Stroke*，2006，36：367），更常见于纤维肌发育不良患者中；可能需要额外的治疗。

脑动脉瘤

流行病学　发生在约 3% 成人中（应用高分辨率影像发生率更高），其中 15% 有多个动脉瘤。动脉瘤性 SAH：约 16/10 万，10% 在院前死亡。

形态类型　囊性（浆果形）和梭形最常见。其他包括感染性或蕈样（因感染性心内膜炎形成的脓性栓子）、夹层或假性动脉瘤（未包括所有的 3 层血管壁）。如果＞2.5 cm，考虑为"巨型"。

病理生理学　　动脉瘤形成发生于血管局部管壁薄弱处。由于高的动脉压力梯度导致持续向外突出。变化的血管壁剪切力促使动脉瘤生长扩大，进而可以解释为何动脉瘤常见于动脉分支部附近（例如，85% 的囊性动脉瘤发生于 Willis 环）。血管壁薄弱可以是先天性的（遗传性或发育性，包括下文所述的综合征）或获得性的，例如感染性动脉瘤、创伤或手术后（通常是假性动脉瘤）、肿瘤性动脉瘤（如心房黏液瘤栓塞）。

诊断　　① CTA：可以发现 92% 的 3 mm 以下和 99% 以上的 4 ～ 10 mm 动脉瘤（*AJNR*，2008，29：594）。②传统血管造影（DSA）：如果无创血管影像检查怀疑但又无法明确时。

未破裂动脉瘤

描述　　通常为无症状性，因其他原因行影像检查时偶然被发现。巨大的动脉瘤可能产生压迫症状［头痛、脑神经（尤其动眼神经）麻痹］，少见的有动脉瘤内血栓引起栓塞事件。

破裂风险　　每年破裂率 0.05% ～ 0.95%（*NEJM*，1998，339：1725；*NEJM*，2012，336：2474）。

与动脉瘤形成、扩大和破裂相关的患者危险因素　　**可控**：高血压、吸烟、饮酒、雌激素缺乏（如绝经期）。**非可控**：结缔组织病［Ehlers-Danlos 综合征、Marfan 综合征、纤维肌发育不良（FMD）、多囊肾病（PCKD）］。综合征性和家族性动脉瘤比散发性动脉瘤破裂的体积更小、年龄更早。

与破裂风险相关的动脉瘤特征（*Lancet*，2003，362：103；*NEJM*，2012，336：2474）　　①部位：后循环风险最高，前循环次之，颈动脉海绵窦动脉瘤最低。②大小：< 10 mm 破裂率低，尤其< 7 mm 时更低。然而，一半的破裂动脉瘤大小< 6 mm。③扩大：扩大可以是偶发的或暂时的，与破裂风险增加相关。④形态：高体 / 颈比，多叶、存在囊泡或子囊，均增加风险。⑤局部环境：动脉分叉附近的动脉瘤有高的扩大或破裂风险，AVM 附近类似；最好在治疗 AVM 前先对动脉瘤进行修复；症状性颈内动脉狭窄远端的动脉瘤因为血流动力学改变的原因在 CEA 术后有破裂的风险。

治疗选择　　对于> 7 mm 的无症状动脉瘤，或高危动脉瘤无论大小，或基于患者因素（症状性动脉瘤治疗在下文讨论），普遍认为血管内治疗（EVT）优于夹闭（*NEJM*，1998，339：1725）。然而，随着治疗安全性和血管内策略的改进，选择干预的动脉瘤大小阈值在下降。参考患者动脉瘤在无创影像上的识别，对于 4 mm 或以上大小的动脉瘤，可以考虑进行治疗。

影像随访 ①新诊断的动脉瘤：6个月后再次影像评估以显示稳定性；②已知动脉瘤：前2年每年复查1次CTA或MRA，如果稳定转为每2~5年。治疗后的影像范式（夹闭或弹簧圈栓塞）参见下文。

破裂动脉瘤

描述 SAH（人生中最严重的头痛，恶心、呕吐，意识丧失或昏迷，颈强直，视盘水肿、视网膜或玻璃体出血）。动脉瘤破裂是非创伤性SAH最常见的病因。

分级量表（临床/影像） 为动脉瘤性SAH使用而设计。

Hunt-Hess分级系统（*J Neurosurg*，1968，28：14）临床量表，预测死亡率（而非发病率、致残率），同样用于指导下文所述的脑室外引流指征。分级：①无症状或轻度头痛+轻微颈强直。②严重头痛、颈强直，除了脑神经麻痹外无神经系统功能缺损。③嗜睡或意识模糊，轻度的局灶性神经功能缺损。④昏睡，中或重度局灶性神经功能缺损（如偏瘫）。⑤昏迷，去大脑姿势。注意：在疾病过程中评分可能发生变化。

Fisher CT分级系统（*Neurosurgery*，1980，6：1）SAH在CT上的影像学量表，预测血管痉挛风险。分为1~4级：①未见到血液。②弥漫性沉积或在垂直层面上（大脑纵裂、岛池、环池）薄层出血厚度<1 mm。③局部的血块和（或）垂直层面上厚度≥1 mm。④脑内或脑室内血块伴弥漫性或无蛛网膜下腔出血。

改良Fisher量表（*Neurosurgery*，2006，59：21）更常使用。其产生主要考虑到Fisher系统对临床严重程度/血管痉挛风险的分级（例如，在Fisher系统中3分的风险大于4分），以及在同时存在厚脑池积血和IVH/IPH患者中的适用性及可用性存在不足。分为0~4级：⓪无SAH，无IVH；①薄SAH（深度<1 mm），无IVH；②薄SAH，IVH；③厚SAH，无IVH；④厚SAH，IVH。注意：无论SAH是局灶性还是弥漫性，分级相同。

世界神经外科医师联盟量表（*J Neurosurg*，1988，68：985）基于GCS评分和是否存在运动缺损分级。分为1~5级：①GCS评分15分，无运动缺损；②GCS评分13~14分，无运动缺损；③GCS评分13~14分，伴运动缺损；④GCS评分7~12分，伴或不伴运动缺损；⑤GCS评分3~6分，伴或不伴运动缺损。

急性期治疗 ①即刻优先的考虑是通过在24 h内使收缩压达到<160 mmHg的目标和稳固动脉瘤来减少再出血和再破裂

的风险。稳固可以通过夹闭或血管内治疗（EVT）。EVT 术式选择广泛：动脉瘤内置入弹簧圈 vs. 新兴术式［如血流导向装置或瘤内扰流装置（如 WEB）］，所有方法都致力于诱导动脉瘤内血栓形成、血流导向及减小管壁剪切力。随着新兴血管内装置的发展，越来越多的动脉瘤形态（如泡状、伴低体／颈比的宽颈型、巨型动脉瘤）都适宜行 EVT。夹闭 vs. EVT 是一个多学科的决策，但 EVT 正逐渐成为治疗的标准：如前所述的未破裂动脉瘤和当前讨论的破裂动脉瘤。EVT 死亡率和致残率低，癫痫风险低；在两组中延迟出血均不常见，但 EVT 后相对更常见（第 1 年 2.5%，之后 0.2%／年）（ISAT, Lancet, 2002, 360: 1267）。注意：再出血主要是因为动脉瘤复发，与多种临床因素相关。夹闭术中必要的脑组织牵拉可能会恶化急性神经功能缺损或导致短时的动脉闭塞和（或）术中出血（J Neurosurg, 2002, 96: 515）。血管痉挛的相对风险（夹闭 vs. EVT）目前不明确。选择延迟确诊性评估，EVT 后动脉瘤闭合率（完全闭塞率）可达 80% 以上。如果动脉瘤稳固措施延迟，可以考虑应用氨甲环酸或氨基己酸（降低再出血风险）。②如果 Hunt-Hess 评分≥ 3 分，考虑放宽脑室外引流指征。

亚急性期治疗　所有患者进入（神经）ICU 治疗。重点是预防延迟性脑缺血（源于血管痉挛、高颅压等）及其他 SAH 并发症，如血管痉挛（推测为动脉瘤性 SAH 后导致延迟性脑缺血的最主要原因）。影像上孤立性血管痉挛很常见，但与不良结局的关系并不明确。临床上通过出血的程度预测血管痉挛，如 Fisher 量表。最常发生于破裂后 3 ～ 10 天。在频繁的神经系统检查之外，建议每日 TCD 监测，在高 Hunt-Hess 分级患者中，考虑长程监测（连续脑电图）。诊断：当出现新发局灶性神经功能缺损、TCD 血流速度增加、长程脑电图相对 α 变异减少时，需要警惕脑血管痉挛；确诊需要通过 CTA 或 DSA。治疗：所有病例应用尼莫地平预防。由于高容量和血液稀释可能有害，3 H（高血压、高容量、血液稀释）治疗不再提倡，替代以对怀疑症状性血管痉挛患者进行等容性诱导血压升高（动脉瘤稳固后）。必要时行动脉内血管扩张（± 球囊血管成形），尤其对于局灶性痉挛。其他 SAH 并发症：脑盐耗综合征和（或）抗利尿激素分泌失调综合征（SIADH）（治疗使用高张盐水而非限水，以保证容量稳定）、颅压升高、癫痫、心脏缺血以及相关心律失常同样常见。

复发与再治疗　破裂动脉瘤接受弹簧圈栓塞治疗的患者中，平均随访时间< 1 ～ 4 年，约有 20% 病例出现动脉瘤复发，10% 需再治疗；复发可能更常见于 10 mm 以上动脉瘤和（或）后循环动脉瘤（Stroke, 2009, 40: e523）。其他形

式 EVT（血流导向、囊内装置）复发率很低。动脉瘤夹闭在类似的随访间隔通常只有 < 1% 的患者复发［*AJNR*, 2013, 34 (3)：481］。夹闭相较于弹簧圈栓塞的再出血率或复发率更低，部分原因是因为使用弹簧圈不完全填塞更常见（因而有时在年轻患者中更易采用）。对于完全填塞动脉瘤（夹闭或弹簧圈栓塞），复发率很低且类似，且夹闭的复发率可能更高（第 8 年弹簧圈栓塞 0.7%，夹闭 3%）（*Stroke*, 2009, 40：1758）。完全填塞和无瘤颈残余是动脉瘤低复发和再出血风险的强预测因子（CARAT、ISAT）。无症状性动脉瘤治疗后出现动脉瘤复发或相关延迟性 SAH 十分少见，因而发生率多处于未了解或报道状态（受限于样本量和随访）。注意：复发率是变化的、有争议的，随着快速的设备或技术革新存在时代相关性，且随访间隔并未标准化。

随访影像 旨在检测动脉瘤复发的征象和评估再治疗的指征。夹闭：至少有一次检查记录动脉瘤的完全填塞，对存在高危因素的患者需要进行长期随访，影像间隔为术后 3 个月或 6 个月。EVT：通常在 6 个月、12 个月，然后改变间隔（每 2 ～ 3 年）。随访的形式有 DSA、CTA（相较于 MRA 减少动脉夹伪影）、MRA（相较于 CTA 减少弹簧圈伪影）。

CTA 阴性 SAH

在 5% ～ 30% 的 SAH 中 CTA 无法显示病源。在这些患者中，4% ～ 14% 可能通过 DSA 发现动脉瘤或其他出血机制。而在首次 DSA 阴性后重复 DSA 可能会发现额外 4% ～ 16% 患者的病因［*AJNR*, 2016, 37 (2)：297］。

环中脑非动脉瘤性 SAH

在推测的非动脉瘤性（CTA 和 DSA 阴性）SAH 患者中，20% ～ 68% 构成一个局限于环绕中脑基底池出血的影像学定义亚群。这些患者定性相似，但通常有更轻（低 Hunt-Hess 分级、无脑积水）的临床表现和更低的血管痉挛率。事实上无再出血风险。评估和初始治疗与推测的动脉瘤性 SAH 相似。注意：环中脑 SAH 也可以（在 2% ～ 10% 病例中）由动脉瘤破裂引起，正如其他形式 SAH 一样；后循环动脉瘤最经常参与（基底动脉穿支动脉瘤、小脑前下或后下动脉瘤等），但在所有后循环动脉瘤破裂中，环中脑 SAH 是一种少见形式。

动静脉畸形

流行病学 发病率：0.1%，90% 幕上；导致 1% ～ 2% 的卒中和 9% 的 SAH。

病理生理学 先天的、直接性动静脉相连而无中间的毛细血管网。可能与一些遗传综合征相关（如遗传性出血性毛细血管扩张症、Osler-Weber-Rendu综合征）。动静脉畸形（AVM）附近胶质脑组织增生。高速血流可能形成传入或传出蒂动脉瘤。可能因对周边脑实质形成窃血，而导致区域性脑灌注下降，尽管十分少见。

影像 CT/CTA：明确出血，但如果病灶被血肿包绕，对于AVM的检出敏感性低。MRI/MRA：对于AVM病灶和相关引流静脉的定位十分敏感，尤其在治疗后评估病灶体积减少上有用。血管造影：诊断、治疗评估和随访的金标准，可以准确地评估病灶结构、定位供血动脉及引流静脉，基于对比剂通过时间分析血流状态。

分级量表 Spetzler–Martin分级：评估手术风险，一直是精确的结局预测指标（*J Neurosurg*，1986，65：476）。分数计算：①大小，0～3、3～6、>6 cm→1、2、3分；②部位，非重要功能区、重要功能区（关键皮质功能区域、深部核团、脑干）→0、1分；③深部静脉引流，无、有→0、1分。

症状 典型者出现在10～40岁。①颅内出血：40%～80%。平均每年未治疗AVM的颅内出血发生率为2.8%～4.6%。颅内出血是初始症状中对于出血复发的最强预测因子，每年7%（*Neurology*，2006，66：1350）。危险因素：年龄大、单静脉引流、全部深静脉引流、部位深在。所有4项危险因素增加每年34%的出血率［*Stroke*，2004，35（3）：660；*Stroke*，2006，37：1243］。与成人相比，儿童复发出血的风险并不更高，每年死亡率<1%。出血通常源于巢内动脉瘤或供血动脉破裂。②癫痫：10%～30%，通常源于其间的胶质组织。③头痛。④进行性神经功能受损：被认为继发于窃血现象导致的低灌注，儿童>成人（*Pediatr Neurol*，1995，13：352）；可能也导致静脉结构内的高速血流，因内皮剪切性损伤促使血栓形成。

治疗考量 ①Spetzler–Martin分级：高级别（评分>3分），难以安全地切除或栓塞。②终生出血风险计算（%）：（105－患者年龄）（*Neurosurgery*，2000，46：1024）。③自然史：ARUBA研究——未破裂AVM干预性治疗*vs.*药物治疗（*Lancet*，2014，383：614）。纳入标准：适于干预的未破裂AVM（外科手术、栓塞、放疗或联合）。结局：卒中或死亡的复合事件。研究在33个月因中期分析显示干预组增加卒中风险（30.7% *vs.* 10.1%，OR = 0.33）而中止。④AVM相关动脉瘤：如果在AVM巢内，治疗时清除；如果在供血动脉，则基于无AVM患者动脉瘤指南进行管理（*NEJM*，2007，356：

2704）。⑤性别：女性手术风险可能更高。

治疗选择　治疗所有破裂的 AVM。①保守治疗与观察（仅限于未破裂者）。②外科手术：治疗的主要方式，5%的致死或致残风险，取决于病灶分级和部位（如重要功能区组织）。③血管内栓塞：通常作为外科手术或放射手术的辅助，可以达到其他手段不可及的部位（如深部位置）；使用液体栓塞剂。通常仅传入（动脉）袢至巢被栓塞，避免静脉引流。< 5%的治愈率。部分栓塞或静脉栓塞→袢内压↑→出血风险↑［*J Neurosurg*，1987，67（1）：17］。通过减少血液流失辅助外科手术（3级病变）。通过减少血管巢大小辅助放射手术。致残性并发症的风险低（*Stroke*，2002，33：1816）。④放射手术：用于外科手术高危者。病灶 < 3 ～ 4 cm 成功率更高［*J Neurosurg*，1991，75（4）：512］。基于年龄基础必须考虑射线暴露的长期风险。⑤多模式：联合外科手术、放射手术及栓塞。

随访　有多学科团队进行照护，通常需要重复血管造影、CTA 和（或）MRI/MRA。

硬脑膜动静脉瘘

流行病学　占颅内血管畸形的 10% ～ 15%，约 35% 位于颅后窝。

病理生理学　获得性的，在源于颈外动脉的硬脑膜动脉与硬脑膜静脉窦、脑膜静脉或皮质静脉之间的分流。其形成的主要理论可能在于局部高凝状态导致：①静脉压升高→硬脑膜动脉与硬脑膜静脉窦之间的分流增强，或②流出受阻→静脉高压、脑灌注↓、新生血管形成↑。可能与之前颅内手术、感染、射线暴露、创伤以及容易发生静脉血栓的疾病（凝血 V 因子 Leiden 突变、抗凝血酶Ⅲ、蛋白 S 和蛋白 C 缺陷，高同型半胱氨酸血症）相关（*Stroke*，2015，46：2017）。

影像　CT/CTA：非增强影像可以明确出血和（或）高级别病变中的静脉淤血，回顾骨窗可以明确是否存在来源于颈外动脉的供血动脉穿行的经骨窗口；CTA 在明确和描述硬脑膜动静脉瘘（dAVF）结构上有帮助。MRI/MRA：时间飞跃成像可能比 CTA 更加敏感，尤其在检测与静脉血流相关的异常增强方面（*Stroke*，2015，46：2017）。血管造影：金标准；能够评估动脉和静脉引流两方面的解剖结构，进行危险分层；对于计划进行血管内手术或外科手术干预者很有必要。

分级量表　Borden 分级：基于静脉引流 ± 皮质静脉引流分级。Ⅰ型——通过静脉窦引流，无皮质静脉引流；Ⅱ型—通过静脉窦和皮质静脉引流；Ⅲ型—通过皮质静脉引流。Cognard分级：基于静脉窦引流方向 ± 皮质静脉引流、静脉流出结构分级。Ⅰ型：通过顺行血流引流入静脉窦；Ⅱa型：通过逆行血流引流入静脉窦；Ⅱb型：通过顺行血流引流入静脉窦＋皮质静脉引流；Ⅱa＋b型：通过逆行血流引流入静脉窦＋皮质静脉引流；Ⅲ型：引流入皮质静脉；Ⅳ型：皮质静脉引流伴静脉扩张；Ⅴ型：引流入脊髓周静脉。

表现 取决于具体部位。①脑出血。常见于高级别病灶（Borden Ⅱ＋型，Cognard Ⅱb＋型）。②非出血性神经功能障碍（癫痫、皮质障碍、脑神经麻痹、三叉神经痛、痴呆、帕金森综合征、小脑功能障碍）。③搏动性耳鸣：常见于颅中窝病变，由于涡流导致，引流入横窦或乙状窦。④与静脉高压 ± 静脉窦血栓相关的症状（如体位性头痛、视觉障碍、恶心、呕吐）。⑤偶然发现。

治疗考量 所有破裂的dAVF都需要治疗。脑出血的高危因素包括存在皮质静脉引流、流出受阻、存在相关动脉瘤。治疗的目标是通过闭塞静脉实现瘘的完全消失，因为不完全的封堵可能会招引新的动脉来进行供血。

治疗选择 ①观察：仅适合低级别病变（Borden Ⅰ型，Congard Ⅰ～Ⅱa型）及非致残性症状。②血管内栓塞：优选方式。在严重静脉窦狭窄、孤立静脉窦受累或迂曲皮质静脉的患者中要求经动脉入路。当供血动脉太小或迂曲时可采用经静脉入路，需小心保留正常的静脉引流（*Am J Neuroradiol*，2012，33：1007）。对任何一种入路，栓塞通过液体栓塞剂、可解脱弹簧圈或联合进行。③外科手术：用于血管内入路困难或不可行的病例（如颅前窝底、顶部、一些颅后窝病变）。方法包括术中栓塞、硬脑膜切除、静脉窦填塞、硬脑膜供血动脉离断等（*Am J Neuroradiol*，2012，33：1007）。④放射手术：不起作用，治愈率很低。

随访 在治疗后有必要记载所有颅内血管畸形的完全消失。基于治疗方式的不同，随访的时间线各异，包括重复血管造影，以及一些额外的CTA或MRI/MRA。

颈动脉海绵窦瘘

流行病学 罕见，70%是外伤后。

病理生理学 颈动脉和海绵窦之间获得性的、直接或间接的连接。形成理论：①海绵窦静脉流出道血栓形成→血管改变导致侧支血流；②≥1条硬脑膜动脉破裂→既有的硬脑膜-动脉吻合扩张［*Eye*，2018，32（2）：164］。与外伤（如颅底骨折）、颈动脉海绵窦部动脉瘤、静脉血栓形成及容易发生血管壁损伤的遗传性疾病（如纤维肌发育不良、Ehlers-Danlos 综合征）相关。

影像　CTA：可靠并且在 ICA 全节段检测颈动脉海绵窦瘘（CCF）方面比 MRA 更灵敏［*Am J Neuroradiol*，2005，26（9）：2349］。MRA/MRA：海绵窦内高流速信号缺失产生的流空是特异性的发现［*Neuroradiology*，1988，30（5）：390］。血管造影：金标准，当通过无创影像不能确诊和计划干预时有必要进行。

分类　Barrow 分型：基于血流速度和颈动脉进行直接或间接供血进行分组。仅 A 型（直接）是高流速。A 型——颈动脉与海绵窦直接相连。B 型——通过颈动脉海绵窦段小分支间接相连。C 型——通过颈外动脉硬脑膜支间接相连。D 型——通过颈内和颈外动脉分支间接相连。B～D 型也被称为海绵窦硬脑膜瘘。

表现　眼痛、眼球突出、结膜水肿、结膜充血、脑神经病（Ⅲ、Ⅳ、Ⅴ、Ⅵ）、继发性青光眼、头痛、眼部杂音；当存在皮质静脉引流时，存在脑出血、SAH 和静脉性梗死风险（高流速＞低流速病灶）。

治疗选择　血管内栓塞：优选治疗方式。对于直接型 CCF 优选经动脉入路，而经静脉用于间接型 CCF。外科手术：仅适用于血管内干预不可能或不成功时。技术选择包括海绵窦填塞、同侧 ICA 结扎、选择性供血动脉消融等。

海绵状血管畸形

定义　扩张的、薄壁毛细血管，血管壁中无平滑肌或弹性纤维（非动脉性）。出现微出血、含铁血黄素沉积，常与发育性静脉异常（DVA）相关或被扩张的毛细血管包绕。需与 AVM 鉴别。

病理生理学　通常是发育性的，常为家族性。

表现　局灶性功能缺损、癫痫，常由出血导致。

诊断　影像：经常血管造影阴性，但在 MRI 上呈"爆米花"样病灶，在 GRE/SWI 上可见含铁血黄素沉积。增强序列上可能发现异常血流，提示与 DVA 相关（使切除复杂）。

鉴别　脑淀粉样血管病（CAA）相关微出血、出血性肿瘤。

决定性治疗　主要为手术切除，通常仅在至少 1 次症状性出血和（或）内科治疗失败（如癫痫控制）时存在指征。

发育性静脉异常（DVA）

定义　又名静脉性血管瘤。常见的脑血管畸形（成人2%～3%）。

病理生理学　放射状排列的髓静脉（最常见为白质内的脑实质静脉）引流入一个更大的、扩张的静脉窦。通常在幕上（最常在额叶）。

表现　常为良性，除非与海绵状畸形相关。少数表现为头痛、出血、癫痫，常与静脉血栓形成相关。

管理　按良性病变保守治疗。具有正常静脉引流功能，因而切除可能导致静脉性梗死。

慢性硬膜下血肿

定义　硬膜下积液在 CT 上表现为低或等信号。可能叠加有急性成分。通常需要约 3 周的时间形成。发生率估计为20/10 万（*J NeuroIntervent Surg*，2019，11：912）。

病理生理学　关于慢性硬膜下血肿形成的一般理论：①在硬膜下间隙发现有破裂的桥静脉；②出血导致硬膜边缘细胞层破坏和继发增生，伴随炎细胞浸润；③脑膜重组为一个厚的纤维-胶原内层和外层；④外层为新生血管部位，含薄弱细胞间连接的薄壁毛细血管，导致红细胞和血浆渗漏入间隙；⑤分泌率＞吸收率，导致硬膜下出血的持续或再聚集（*Front Neurol*，2020，11）。

管理　传统上会进行钻孔引流或开颅血栓清除。然而，其复发率估计为 2%～37%（*Neurosurgery*，2019，85：801）。通过闭塞对局部硬膜进行供血的脑膜中动脉分支的**血管内栓塞**已成为一种替代治疗手段。适合者：具有高危再出血风险（如凝血疾病、正在进行抗栓治疗）、不适宜外科手术、处于观察期的硬膜下血肿、慢性＞急性期（因为形成新生血管需要时间）的患者。

血管造影通路与技术　①操控微导管进入颈外动脉→颌内动脉→至脑膜中动脉或根据慢性硬膜下血肿的部位超选入其分支（如额后支）；②注射聚乙烯醇颗粒或 Onyx 栓塞剂，使得远端小动脉闭塞，这被认为可以改变硬膜下液体动力学使得吸收胜过沉积。**注意** 2 条重要的脑膜中动脉解剖变异：（a）主要的岩骨支，在颞骨岩部对面神经进行供血；（b）眼侧支，在脑膜中动脉和眼动脉间的吻合支。在每一病例中，必须确保微导管远离以减少和防止反流以避免闭塞导致面瘫或视网膜缺血

(*Interv Neuroradiol*，2018，24：455)。

有效性 需要进一步的随机试验来阐明血管内干预在治疗中的地位。在总数约 100 例患者的 meta 分析中，复发率为 2.1% *vs.* 27.7%，倾向于血管内治疗组 (*World Neurosurg*，2019，233：613)。其他病例系列显示 91.1% 的慢性硬膜下血肿稳定或在体积上减小，在栓塞后不再需要行外科手术 (*Neurosurgery*，2019，85：801)。

脊髓疾病

脊髓血管造影

定义 脊髓动静脉数字减影血管造影。评估脊髓血管畸形 (如硬脊膜动静脉瘘或脊髓动静脉畸形) 和制订手术计划的金标准。同样也用于择期手术前血管病变的栓塞。

指征 影像学检查的阈值较低。一些适应证包括澄清可疑的 CTA 或 MRA 发现 [如 MRI 显示匍行性信号流空 (实质、硬膜内或硬膜外)，可能提示血管畸形；或对未能解释的脊髓病或造影前诊断为横贯性脊髓炎，可能由血管畸形所致]，或对已知畸形制订手术计划 (明确供血或引流血管、Adamkiewicz 动脉定位，以及畸形是否与脊髓前动脉供血区分享血供)。

细节 要求沿着脊髓导管超选多支血管以实现对动静脉瘘的敏感性评估，否则畸形的假阴性率会很高。对于颈髓被膜病变，如果脊髓 DSA 阴性，可能提示需要行颈内 + 颈外注射的脑部 DSA 检查以除外动静脉瘘伴髓周静脉引流，一种颈髓病的潜在病因。

脊椎骨折

病因 ①创伤：屈曲-压迫性骨折、轴位-压迫性骨折、旋转性骨折。②骨质疏松性骨折：发生在 20% 的 70 岁以上人群。真实发生率可能被低估——许多是无痛的，被偶然发现。相邻椎体发生新骨折的风险是基线的 5 ～ 25 倍。危险因素：女性 ＞ 男性、绝经后、白种人、低骨密度、每日使用激素。③病理性骨折：源于转移性疾病或椎体肿瘤。④感染：骨髓炎、Pott 病 (结核性脊柱炎)。⑤骨软化症 (最常因为维生素 D 缺乏)。

表现 疼痛、无力、麻木、刺痛 (常源于神经根压迫)

影像 平片：难以检测到骨折线或非移位性骨折。CT：检测骨性骨折和程度。MR：明确脊髓风险，评估脊髓水肿以确定慢性程度。骨扫描：发现更多的病变 (在肿瘤情形)。

椎体成形术和后凸成形术 手术目标：缓解疼痛（通常不改善脊髓或神经根压迫，手术并发症可能会加重这些症状）。患者选择：骨折4～6周后严重疼痛，药物治疗无效。差别：椎体成形术不涉及球囊导管，使用更薄的骨水泥，更高的水泥注射压。后凸成形术需要球囊导管以矫正骨折后继发的椎体楔形变，更厚的骨水泥，更低的水泥注射压，可能需要双侧注射，并花费更多时间。

椎体成形术：较后凸成形术使用更多，最适合很少或不存在骨折相关的椎体楔形变。技术：通过骨水泥（聚甲基丙烯酸甲酯）强化椎体。适应证：稳固痛性脊椎骨折。禁忌证：患者方面，存在持续系统性或脊髓局部感染、出血性疾病；骨折方面，显著的暴裂性成分、神经损害、椎体后壁骨折、骨折可视化或入路差。获益：缓解疼痛（通常在3天内）。并发症：水泥渗漏→脊髓/神经根受压或肺栓塞。在转移瘤或血管瘤中更容易外渗。

有效性：椎体成形术 vs. 最佳疼痛药物治疗（VERTOS 试验）（*Am J Neuroradiol*，2007，28：555），首个比较椎体成形术和最佳药物管理的随机前瞻性长期研究。在术后第1天：椎体成形术→疼痛减少。在第2周：椎体成形术→镇痛药使用减少（在两组疼痛相当）。盲法、随机、空白对照试验比较了椎体成形术和假手术，显示两组在1个月（*NEJM*，2009，361：569）及6个月（*NEJM*，2009，361：557）时有相同程度的疼痛缓解。进一步的研究正在调查椎体成形术在更长时间点（＞2年）的获益及相较对照组能在椎体成形术中获益的亚组患者。最佳药物管理通常（至少在当前）包含阿片类药物，是老年脊椎骨折人群的主要问题；一些研究表明椎体成形术和后凸成形术可能通过减少阿片类药物负荷与一些患者中下降的死亡率或致残率相关（*AJRN*，2020，41：178）。

后凸成形术：技术：经皮将可充气的骨棒（球囊）置入骨折的椎体中→骨棒充气→抬升下降的椎体终板并在椎体中制造出供骨水泥注射的腔。适应证：痛性骨质疏松性或溶骨性骨折，不适用于转移瘤病变。禁忌证：类似于椎体成形术。获益：缓解疼痛（通常在2周内）、复原椎体高度、改善脊柱平衡。并发症：骨水泥渗漏导致脊髓或神经根受压。

骨折减少评估（FREE 试验）（*Lancet*，2009，373：1016）：首个大型随机长期研究比较后凸成形术与非手术管理。后凸成形术在1个月时有生活质量、残疾与背痛改善，但在1年时无明显差异。进行中的随机对照研究正直接比较椎体成形术与后凸成形术。

腰椎间盘突出

定义 椎间盘物质（髓核、软骨、碎骨、纤维环）局部异位出椎间盘间隙。

分期 椎间盘变性。脱垂：纤维环凸出。挤压：瓣环破裂，但挤出的髓核附着在椎间盘的其余部分。游离：椎间盘组织被挤出、脱落。

表现 颈椎：颈、肩、臂疼痛，手臂无力。胸椎：疼痛放射至胸部。腰椎：坐骨神经痛，背、臀和（或）腿部疼痛；疼痛坐位加重、行走改善，直腿抬高试验阳性，腿无力。警示症状：发热、静脉药物使用史、创伤、直肠或膀胱症状。

影像 MRI、CT 脊髓成像。

经皮椎间盘切除（髓核成形术） 技术：经皮穿刺针置入症状性椎间盘→应用射频能量→通过汽化破坏组织→移除组织→椎间盘内容物减压→凸出的椎间盘回缩→神经根压迫缓解。适应证：慢性椎间盘源性背痛；前瞻性临床试验显示在仔细选择的腰椎间盘疾病（*Spine J*，2007，7：88）和颈椎间盘疾病（*Eur Spine J*，2008，17：1664）人群中可减少疼痛和残疾。考虑应用于轻度（＜6 mm）椎间盘突出，具有≥50% 的椎间盘高度及纤维环完整。禁忌证：脊髓病征象、其他原因（如骨关节炎、脊柱骨折、肿瘤）引起的背痛、椎间盘挤出。获益：缓解疼痛、减少镇痛药使用、不妨碍进一步手术。并发症：感染、出血、神经损伤、疼痛恶化、反复疝出。

第 8 章 神经重症监护

（Samuel Bass Snider，Terrance Thomas Kummer，Brian L. Edlow）
（金海强 译 彭清 审校）

昏迷

定义 指一种不能唤醒的无反应状态。

临床量表：

（1）格拉斯哥昏迷量表（GCS）（表 8-1）：应用最广泛。

（2）全面无反应性量表（FOUR）（表 8-2）：可以更好地区分 GCS 评分较低的患者。

昏迷的神经解剖定位与病理生理学（Posner JB，Saper CB，Schiff N，Classen J. *Plum & Posner's Diagnosis of Stupor & Coma.* Oxford University Press，2019）：

- 脑干被盖、间脑或双侧大脑半球的损伤。
- 损害脑脊液循环通路。
- 弥漫性颅内压增高。

昏迷的非结构性病因（Posner JB，Saper CB，Schiff N，Classen J. *Plum & Posner's Diagnosis of Stupor & Coma.* Oxford University Press，2019） 缺氧、低血压、低血糖、维生素辅因子缺乏（硫胺素、烟酸、吡哆醇、维生素 B_{12}）、内源性代谢产物（肝功能不全 ± 高氨血症、尿毒症、高碳酸血症、高血糖、甲状腺功能减退或亢进、甲状旁腺功能减退或亢进、肾上腺危象）、药物或毒物（镇静剂、一氧化碳、精神药物、药物过量）、低钠或高钠血症、酸中毒、低镁或高镁、低钙或高钙、低磷、体温失调（低温或高温）、癫痫发作或发作后状态。

表 8-1 格拉斯哥昏迷量表（GCS）		
睁眼	运动	语言
E4：可自主睁眼	**M6**：可按照指令运动	**V5**：说话有条理
E3：对语言有反应	**M5**：可定位疼痛刺激	**V4**：语无伦次
E2：对疼痛有反应	**M4**：对疼痛刺激会躲避	**V3**：说不连贯的词语
E1：没有应答	**M3**：表现为去皮质屈曲	**V2**：发出无意义的声音
	M2：表现为去大脑强直	**V1**：没有回应
	M1：无任何反应	

表 8-2　全面无反应性量表（FOUR）

眼部反应	运动反应	脑干反射	呼吸
E4：睁眼且追踪	**M4**：遵循指令	**B4**：瞳孔大小正常，角膜反射存在	**R4**：规律呼吸
E3：睁眼但不追踪	**M3**：可对疼痛定位	**B3**：单侧瞳孔散大或者固定	**R3**：潮式呼吸
E2：闭眼，但是声音刺激时会睁开	**M2**：疼痛屈曲反应	**B2**：瞳孔散大或角膜反射消失	**R2**：不规则呼吸
E1：闭眼，但是疼痛刺激时会睁开	**M1**：疼痛伸直反应	**B1**：瞳孔散大和角膜反射消失	**R1**：气管插管，呼吸频率＞呼吸机设定频率
E0：闭眼，对刺激无反应	**M0**：无反应或肌阵挛持续状态	**B0**：瞳孔散大，角膜反射和呛咳反射消失	**R0**：气管插管，按照呼吸机设定频率呼吸或呼吸暂停

　　昏迷的初步处理与评估　胸外按压-打开气道-人工呼吸（CAB）、指尖血糖检测（FSBG）、动脉血气（ABG）、全血细胞计数（CBC）、综合代谢检查（CMP）、肝功能检查（LFT），0.01 mg/kg 静脉注射纳洛酮（如果怀疑阿片类药物过量），脑CT 和头颈部 CT 血管造影。

颅内压（ICP）

　　定义　ICP ＞ 20 ～ 25 cmH$_2$O 持续时间＞ 5 min。

　　脑循环动力学（图 8-1）

　　蒙罗-凯利（Monro-Kellie）学说（简化版）：不可压缩的大脑（约 1300 ml）、脑脊液（约 65 ml）和血液（约 110 ml）都被包裹在不可压缩的颅骨中。因此，任何部分的体积增加都会导致其他部分体积减少或 ICP 增加。

　　自动调节受损

　　（1）血管舒张级联反应可导致 CBF 间歇或持续性降低（图 8-2）。

　　（2）急性脑损伤（卒中、创伤性脑损伤等）会损害局部自动调节。

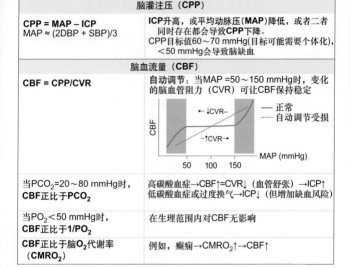

脑灌注压（CPP）	
CPP = MAP − ICP MAP ≈ (2DBP + SBP)/3	**ICP升高**，或平均动脉压(**MAP**)降低，或者二者同时存在都会导致**CPP**下降。 CPP目标值60～70 mmHg(目标可能需要个体化)，<50 mmHg会导致脑缺血
脑血流量（CBF）	
CBF = CPP/CVR	自动调节：当MAP =50～150 mmHg时，变化的脑血管阻力（CVR）可让CBF保持稳定 ── 正常 ······ 自动调节受损
当PCO$_2$=20～80 mmHg时，**CBF正比于PCO$_2$**	高碳酸血症→CBF↑=CVR↓（血管舒张）→ICP↑ 低碳酸血症或过度换气→ICP↓（但增加缺血风险）
当PO$_2$<50 mmHg时，**CBF正比于1/PO$_2$**	在生理范围内对CBF无影响
CBF正比于脑O$_2$代谢率（CMRO$_2$）	例如，癫痫→CMRO$_2$↑→CBF↑

图 8-1　脑循环动力学

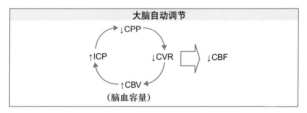

图 8-2　大脑自动调节

（3）药物：见"颅内压急性升高的病因"（表 8-3）。

（4）慢性高血压时，自动调节曲线向右移动（图 8-3 和表 8-4）。

表 8-3　颅内压急性升高的病因	
细胞毒性水肿（细胞内液↑）	缺血性卒中、缺氧性损伤、脑挫伤、暴发性肝衰竭、铅中毒、Reye 综合征
血管源性水肿（细胞外液↑）	高血压性脑病、可逆性后部脑病综合征（PRES）、肿瘤、脓肿、脑炎、高海拔脑水肿、子痫
经室管膜水肿（脑积水）	脑脊液流出途径受阻（由于肿瘤、IVH 等）、脑脊液吸收受阻（SAH、不明原因等）
渗透性水肿	低钠血症、高血糖过度纠正、高渗治疗再反弹

表 8-3 颅内压急性升高的病因（续表）	
静脉阻塞	静脉窦或颈静脉血栓
轴内占位	肿瘤、脓肿、脑出血
轴外占位	硬膜下或硬膜外血肿、颅骨凹陷性骨折、积脓、张力性气颅
通过血管扩张或减少静脉引流增加 CBV	高碳酸血症、缺氧、高热、癫痫、严重贫血、AVM 或 AVF、单足站立试验（Trendelenberg 体位）、气道阻塞、疼痛、咳嗽、通气不同步、Valsalva 呼吸、高水平呼气末正压（PEEP）
药物	血管扩张剂（尤其是硝普钠、肼屈嗪）、丙戊酸钠中毒、挥发性镇静剂（氟烷、异氟烷、NO）、琥珀胆碱

AVM，动静脉畸形；AVF，动静脉瘘；CBV，脑血容量；IVH，脑室内出血；NO，一氧化氮；SAH，蛛网膜下腔出血

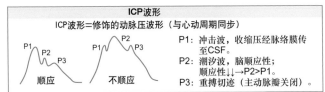

图 8-3　ICP 波形

表 8-4 较慢的 ICP 波（Lundberg 波）	
A 波或平台波（见图 8-4）	无规律，振幅 50 ~ 100 mmHg，持续 5 ~ 20 min。相应的 CPP "镜像"减少。通常伴有颅内病变，有时是脑疝的标志。可能是由于血管舒张级联反应导致。
B 波	有规律，每 30 s 至 2 min；振幅 5 ~ 20 mmHg，持续 1 ~ 5 min。可能是由于自动调节过程中的血管舒缩不稳定。
C 波	有规律，每 4 ~ 8 min；振幅 20 mmHg。正常发生，可能是由于心脏与呼吸周期的相互作用。

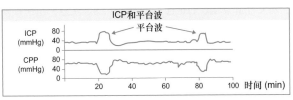

图 8-4　ICP 和平台波

颅内压升高的临床表现（表 8-5）

脑疝综合征（图 8-5） 即使在 ICP 没有全面增加的情况下，隔室容积的快速局部变化也会造成毁灭性的组织损伤。

表 8-5　颅内压升高的临床表现	
头痛 ± 恶心、呕吐	尤其发生在仰卧位； 咳嗽、Valsalva 动作时加重。
意识水平下降	与中线移位程度有关。
反射性血压升高	有时出现心动过缓、呼吸不规则（库欣三联征），提示即将或已发生脑疝。
视力症状	视物模糊； 复视伴滑车神经（CN Ⅳ）麻痹（假定位征）； 上视麻痹伴中脑背侧功能障碍； 数天后出现视盘水肿。

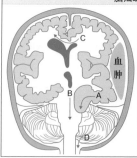

脑疝综合征

A. 钩回疝（小脑幕切迹疝）：同侧动眼神经（CN Ⅲ）麻痹（瞳孔散大）+颞叶占位，同侧或对侧肢体偏瘫（Kernohan 切迹现象）→颞叶内侧疝入小脑幕下

B. 中央性天幕裂孔疝（间脑向下移位）：昏迷+双侧瞳孔缩小→去皮质→去大脑姿势+从头侧至尾侧脑干反射消失

C. 大脑镰下疝：昏迷+对侧无力→姿势异常（尤指腿）±大脑前动脉（ACA）卒中、额叶或顶叶占位→镰下扣带回

D. 小脑疝（↑或↓）：小脑症状+延髓功能障碍→昏迷+双侧姿势异常

图 8-5　脑疝综合征

评估 ICP 升高

ICP 监测（表 8-6）　有创性技术。风险：感染＞出血和神经损伤。ICP 监测的适应证：脑出血、蛛网膜下腔出血、脑积水、暴发性肝衰竭、TBI 且 GCS 评分≤8。注意，组织损伤和脑疝可能发生在远离病变部位［如颞叶挫伤、额叶 ICP 探头或伴脑室外引流（EVD）的小脑出血］监测的"正常"ICP 下。

与脑室内导管相关的脑室炎　发病率 2%～27%，5 天后迅速上升（*Curr Opin Crit Care*，2012，16：117）。神经重症监护病房置入、既往置入、持续引流 CSF、类固醇均增加感

表 8-6　有创性神经监测仪

脑室内导管	"金标准"监测设备。 允许通过减少 CSF 来升高 ICP 的治疗。 可通过重新调零减少基线漂移，价格低廉。 感染风险高（脑室炎，见下文），ICH 风险低（1.4%）。 通常在放置时使用抗生素治疗预防感染（萘夫西林或万古霉素），与抗生素浸渍导管的效果相同（*JNNP*，2010，81：1064-1067）。 开口压缩会导致放置困难 床边传感器在脑室间孔水平（外耳道）。
脑实质压力传感器	插入脑组织的导管或光纤传感器。 感染率极低（1%），通过钻孔放置。 也可测量大脑温度、顺应性。 4～5 天后基线漂移显著。 导致 MRI 成像伪影。
脑组织氧监测仪	脑实质内组织监测探头，允许实时氧张力测量；也能够监测温度。通过与实质 ICP 传感器相同的颅骨通路放置。
微透析导管	放置在感兴趣组织或区域的导管，允许对电解质、内源性分子、药物浓度和代谢物进行连续采样。 采集数据的时间和空间分辨率低。

染风险。抗生素涂层导管可能降低感染率（9.4% → 1.3%，*J Neurosurg*，2003，98：725）。

备选方案　不建议通过腰穿监测脑脊液引流：有脑疝风险。无创监测的可靠性和质量远不如有创监测。经颅多普勒超声（TCD）：CPP ↓→舒张速度降低且搏动性增加（*J Neurosurg*，1992，77：55-61），估计 ICP 介于 10～15 mmHg；可能忽略轻-中度 ICP 升高。视神经超声：用来测量视神经鞘直径，可识别 ICP > 20 mmHg（*Neurocrit Care*，2011，15：506-51）。

对 ICP 升高的管理（表 8-7 和表 8-8）

目标　保持 ICP < 20～25 mmHg，保持 CPP > 60～70 mmHg（CPP 目标可能需要个体化）。避免加重或促进 ICP 升高的因素。

注意：ICP 水平正常时也会发生脑疝和死亡！对于局灶性结构损伤患者，不能仅依靠 ICP 水平来判断情况。

渗透疗法　通过在完整血脑屏障上产生渗透梯度，降低脑含水量。当血脑屏障破坏时，会导致反常性水肿增加风险

表 8-7　一般预防措施

避免高碳酸血症和缺氧	可能升高 CBF 和 CBV。
避免预防性过度换气	效果不持续，可能导致脑缺血。
避免低钠血症	渗透性水肿风险，避免低渗液体。
维持正常血糖	低血糖会导致不良预后。
维持正常体温	体温升高→脑 O_2 代谢率（$CMRO_2$）升高，与神经疾病患者的不良预后有关（*Stroke*，2008，39：3029-3035）。用对乙酰氨基酚达到正常体温。必要时主动降温。
避免低血压、低血容量	自动调节完整：血管扩张和 CBV ↑→ ICP ↑。 自动调节受损：MAP ↓→ CPP ↓。
镇静和镇痛	激动和疼痛会增加 $CMRO_2$，导致 CBF 和 CBV 升高。 也会伴随咳嗽和呼吸机不同步。
床头抬高 30°	促进静脉引流且 CBV 下降。通过降低 MAP 而升高 ICP→血管扩张，最好将床头调整到 ICP 监测器位置。
避免转头	压迫颈内静脉可减少静脉引流。确保颈托不受压。
机械通气患者的 PEEP	高 PEEP（＞5～10 mmHg）会损害静脉回流，并可能增加 ICP。
有 TBI 迹象的早期癫痫预防是否有效不清楚	癫痫→$CMRO_2$ 和 ICP 升高（包括非惊厥性状态）。

Adapted from Bershad EM, Humphreis WE, Suarez JI. Intracranial hypertension. *Semin Neurol*. 2008；28（5）：690-702. Copyright © 2008 Georg Thieme Verlag KG.

（*Crit Care Med*，2006，34：3029）。有些需要中央静脉给药。避免并发容量不足。甘露醇和高渗盐水效果相同（表 8-9），没有数据显示明确的优越性。甘油或山梨醇在美国很少使用。

脑死亡

　　脑死亡的定义　所有自发和反射性脑功能的不可逆终止。在临床上，脑死亡表现为昏迷、脑干反射消失和呼吸停止。当临床测试的任何部分受到限制或有混淆时，应进行辅助检查来确定脑死亡。

表 8-8　急性干预或治疗方案		
干预	原理	不良反应
脑脊液引流	降低脑脊液体积	感染、出血、向上疝入（颅后窝病变）
肿块切除术、开颅术、颅骨切除术	降低占位效应	手术并发症
渗透疗法（见下文）	渗透和血管收缩作用降低水肿和 CBV	见下文
升高血压	对 CPP 的辅助优化（MAP ↑ → CPP ↑）	可能导致局部 CBF 降低；没有对照研究；不应延长使用时间
镇静	↓ CMRO$_2$ 和 CBF	低血压、丙泊酚注射综合征
巴比妥类药物	↓ CMRO$_2$ 和 CBF；戊巴比妥负荷为 5 ～ 20mg/kg，然后为 1 ～ 4 mg/（kg·h）	低血压、多器官功能障碍、半衰期长
低体温（见"低温治疗"）	↓ CMRO$_2$ 和 CBF	感染，通常需要重度镇静和机械通气
过度通气	↓ CBF 和 CBV；目标 PCO$_2$ 为 25 ～ 30 mmHg；除非作为手术的桥梁，否则不再常规使用	脑缺血风险（↓ CBF）；3 ～ 4 h 后产生快速减敏反应；反弹性血管舒张
类固醇	↓ 伴发肿瘤的血管源性水肿（唯一指征）	高血糖、感染、应激性溃疡、危重症肌病；除对肿瘤外没有其他益处
神经肌肉阻滞	避免 Valsalva 动作、呼吸不同步导致的 ICP 升高	↑ 危重症肌病

脑死亡评估的准备工作　通知当地器官库。

（1）在脑死亡评估前，让患者的家人、护士以及神职人员和（或）医学道德服务人员（如适用）参与。

（2）停止使用镇静剂或催眠药。

（3）确认符合以下临床标准：

● 已知且不可逆的神经损伤原因。

表 8-9 高渗药物	
20% 甘露醇 1100 mOsm/L	**1 ~ 5 min**：反射性血管收缩（血浆体积↑→CBF↑→CVR↑→ICP↓），需要完整的自主调节。**15 ~ 30 min**：渗透作用。**其他**：改善血液流变学（降低黏度），减少 CSF 生成、清除自由基。剂量依赖性效应峰值 20 ~ 60 min，持续时间 4 ~ 6 h。**给药剂量**：1 ~ 1.5 g/kg 20% 甘露醇推注，然后是每 6 h 1 g/kg。每 6 h 检查渗透压间隙，保持间隙 > 10 ~ 15。 渗透压间隙＝测量渗透压－计算渗透压 　　　　　　＝[甘露醇]。 计算渗透压＝ 2Na ＋葡萄糖/180 ＋尿素氮/2.8 可通过外周静脉给药。 ICP 反弹性升高可能在 0.5 ~ 2 h 内发生。 通过肾清除，避免在急性肾损伤或慢性肾病患者中使用。 **不良反应**：短暂性低血压、强大利尿→肾衰竭、↓钠、↓钾、↓镁、↓ PO_4，长期使用后反跳性脑水肿（在大脑中积聚，数天内逐渐减少）。关于降低死亡率的数据证据不足（*Cochrane Rev*，2007，1：CD001049）。
23.4% 高渗盐水 8008 mOsm/L	**1 ~ 5 min**：反射性血管收缩；**15 ~ 30 min**：渗透作用。**其他**：红细胞变形性升高，多形核中性粒细胞黏附下降→抗炎下降。与使用甘露醇相比血脑屏障的通透性下降。不同中心使用的浓度不同，23.4% 最常用。**给药剂量**：30 ml 在 20 min 内推注，每 6 h 重复一次。保持 Na > 160 mmol/L。 通过中央静脉给药。 考虑到细胞外液会突然增加，充血性心力衰竭（CHF）患者避免使用。 **不良反应**：电解质紊乱、容量过载、肾衰竭、稀释性凝血功能障碍、高氯血症酸中毒、使用高渗盐水的反跳性水肿（数天内逐渐减轻）。使用高渗盐水增加 ICP 时，没有关于脑桥中央髓鞘溶解的报道。
3% 高渗盐水 1026 mOsm/L	可推注 100 ~ 200 ml 用于急性渗透效应。 通常用于维持正常血钠浓度或纠正低钠血症，以代替限水（低血容量→CPP↓）。可通过外周静脉给药。

8 神经重症监护

- 无严重酸、碱、电解质、内分泌紊乱或高血氨。
- 无药物或乙醇中毒（巴氯芬可模拟脑死亡，如果针尖样瞳孔必须排除麻醉药物过量）。
- 无神经肌肉阻滞（如果患者最近接受了神经肌肉阻滞剂，则必须确认在4次成串刺激后可逆转）。

临床表现与脑死亡一致　面部肌肉颤搐；脊柱控制的四肢自发性运动（不是去大脑或去皮质姿势）（*Neurol*，1984，34：1089）；呼吸样运动：肩部抬高／内收、拱背、无明显潮气量的胸廓扩张；出汗、脸红、心动过速；三屈征、Babinski征或脚趾扇形展开、存在深腱反射、无尿崩症。

临床表现可排除脑死亡　四肢的去大脑或去皮质姿势，自发性呼吸运动。

脑死亡的临床标准（脑死亡的临床检查或发现）：

昏迷　无睁眼、言语反应或有目的的运动。四肢（除了双腿三屈征外）对伤害性刺激、压眶和甲床按压无运动反应。

脑干反射消失　瞳孔：即使有强光和放大镜，瞳孔依然固定。眼部运动：无头眼反射→仅在已确保颈椎完整性的情况下进行测试；无眼前庭反射（无冷热刺激反应）→确认鼓膜完整且外耳道无明显血液和耳垢，将床头抬至30°，用30～50 ml冰水冲洗外耳道，观察眼部反应（1 min），超过5 min后，对侧重复类似操作。面部运动反应：用棉签触碰时无角膜反射，深压甲床、眶上缘或颞下颌关节后无痛苦表情。咽和气管反射：刺激咽后壁无反应，支气管吸痰无咳嗽反射。

呼吸暂停测试　①先决条件和准备：核心温度≥36.5℃（96.8°F）。SBP＞90 mmHg→如果患者需要升压或出现心律失常，考虑进行辅助测试，而不是继续进行呼吸暂停测试。体液平衡→如果出现尿崩症，需要在之前的6 h内保持液体平衡。在呼吸暂停测试前，调整呼吸机设置，使动脉pH值达到7.35～7.45，PCO_2 35～45 mmHg≥20 min（或达到患者基线，若患者存在CO_2潴留）。用100% FiO_2预充氧5 min至PaO_2＞200 mmHg。②步骤：将患者断开呼吸机。断开通气口后，立即通过气管插管或气管切口以6 L/min的速度向隆突水平吸入100%氧气（*Neurology*，2010，74：1911）。观察呼吸运动约8 min→腹部或胸部的呼吸运动。8 min后，检查动脉血气（ABG）以测量O_2、PCO_2和pH值。完成ABG后，将患者重新连接至呼吸机。如果在断开呼吸机8 min期间，患者出现发绀、SBP＜90 mmHg、严重的血氧饱和度降低或心律失常→停止呼吸暂停测试，进行加急动脉血气分析，重新连接呼吸机。

8

神经重症监护

③呼吸暂停试验阳性（符合脑死亡标准）：无呼吸运动。ABG标准：$PCO_2 \geq 60$ mmHg 或 PCO_2 较基线增加 ≥ 20 mmHg。如果提前停止呼吸暂停测试，只要未观察到呼吸运动且符合 ABG 标准，则认为呼吸暂停测试为阳性。④呼吸暂停试验阴性：经过足够时间后，观察到呼吸运动或 ABG 标准不符合。⑤呼吸暂停测试结果不确定：进行了呼吸暂停测试，未观察到呼吸运动，但未达到 ABG 标准→如果临床稳定，可重复测试更长时间，或进行辅助测试（表 8-10）。

神经重症中的呼吸衰竭

膈肌麻痹　继发于神经肌肉损伤。导致通气不足和高碳酸血症，并伴有不同程度的低氧血症。低氧血症通常在疾病叠加的基础上发生（肺炎、误吸），或预示即将发生的急性呼吸衰竭。

病因和围插管期注意事项　①急性多发性神经病：自主神经不稳定→镇静剂（巴比妥酸盐、苯二氮䓬类药物、麻醉剂）导致血压降低，琥珀胆碱导致 K^+ 升高；使用非去极化型阻滞剂，考虑在表面麻醉下进行纤维支气管镜插管；必要时使用床旁心脏复苏药物。②神经肌肉接头疾病：对非去极化（如维库溴铵）的反应加重，对琥珀胆碱的反应不可预测。③肌肉疾

表 8-10　确认脑死亡的辅助测试	
诊断性测试	可发现的脑死亡证据
脑电图（EEG）	核心体温必须 ≥ 36.5℃（96.8 ℉）。 在 $2\ \mu V$ 的灵敏度和 0.1 或 0.3 s 和 70 Hz 的滤波器设置下，EEG 活动不得超过 $2\ \mu V$，持续时间 ≥ 30 min。 对 EEG 的评价必须由神经科主治医生确认
四血管造影	前循环或后循环中的脑血管没有对比剂填充。 上矢状窦可能出现继发于颈外动脉循环的延迟填充。 颈内动脉（ICA）的显影应在入颅的岩段停止。
锝-99 SPECT	脑内无同位素摄取。 脑膜和颅骨中的摄取可能继发于颈外动脉的灌注。
TCD 超声	在双侧颅内血管系统和颅外血管系统（颈总动脉、颈内动脉、椎动脉颈段）中进行测量。 必须在收缩早期观察到不伴舒张期波形的收缩期小的收缩峰，提示由于颅内压增高或组织血流缺乏导致的高血管阻力。 必须间隔 30 min 进行 2 次 TCD。

SPECT，单光子发射计算机断层扫描；TCD，经颅多普勒

病；考虑到严重高钾血症可能导致心脏骤停的风险，避免使用琥珀胆碱；有恶性高热的风险。

呼吸运动相关的中枢病变　原因：创伤性颈髓损伤、颈髓病、双侧半球病变、脑桥病变、延髓外侧病变、严重代谢性脑病。最安全的管理是初始采用呼吸机的时间触发模式。

神经重症疾病

神经重症监护病房（NCU）中遇到的常见情况如下。NCU管理的其他疾病，包括脑梗死伴大血管闭塞（血管神经病学章节）、癫痫持续状态（癫痫发作和癫痫章节）、严重神经肌肉疾病（神经肌肉接头疾病章节），将在单独章节中讨论。

创伤性脑损伤（TBI）

分级　轻度TBI：GCS评分13～15分。中度TBI：GCS评分9～12分。重度TBI：GCS评分3～8分（见本章开头有关GCS描述）。

流行病学和危险因素　美国每年约250万例；28万例住院，5万人死亡，超过8万例患者留下长期残疾。高风险人群：儿童、青少年和成年男性、老年人。损伤病因：机动车事故（年龄＜65岁的首要原因）、跌倒（年龄＞65岁的首要原因）和爆炸（军队中的首要原因）。

病理生理学　原发性损伤发生在撞击时（或撞击损伤中压力波的直接传播），继发性损伤发生在撞击后（可能超过原发性损伤）。

原发性损伤：由穿透物体＋钝力导致。直接损伤组织→挫裂伤、颅骨骨折、硬膜外血肿（EDH）、硬膜下血肿（SDH）、动脉夹层。水平加速导致：大脑相对于颅骨移动→对冲挫伤、SDH。旋转加速导致：大脑相对于颅骨旋转→弥漫性轴索损伤（DAI）、SAH、IVH。与爆炸有关：吸收穿过的压力波，空气或液体填充的腔室特别敏感。

继发性损伤：弥漫性或在病灶周围，在数小时至数天内发生。包括挫伤、血肿扩大、兴奋性毒性、线粒体代谢改变、自由基和钙介导的损伤、机械损伤引起的血脑屏障破坏和炎性细胞因子释放、皮质扩散去极化、基因表达的改变和促凋亡因子的产生增加。

中－重度TBI的初步处理　减少创伤至住院时间，并转移至神经创伤中心，可降低死亡率（*J Trauma*，1987，27：365；*Lancet*，2005，366：1538）。

胸外按压-打开气道-人工呼吸（CAB） 开放气道并确保充足的氧气，入院时缺氧（$SpO_2 < 90\%$）会导致预后更差（*J Neurotrauma*，2007，24：287）。如果有低血压（$SBP < 90$ mmHg）要用晶体液迅速液体复苏，用白蛋白复苏会导致不良预后（*NEJM*，2007，357：874）；除外内出血和脊髓损伤。高血压除非 $SBP > 180$ mmHg，否则不降压→避免使用扩张脑血管的药物（硝普钠、肼屈嗪）。

创伤调查 35% 的 TBI 与颅外损伤有关（*J Trauma*，1989；29：1193）。颈椎固定，完成初步病因调查。神经评估：首先，评估意识丧失、瞳孔反应性、四肢运动功能（GCS 是一个很好的工具），目标是尽可能缩短脑部成像和手术干预的时间（如果需要）。其次，评估神经轴的其他损伤（颅骨骨折、血管损伤、脊髓损伤）。①眶周、耳后挫伤或肿胀→前颅骨或颞骨骨折。②脑脊液鼻漏→筛板损伤。③脑脊液耳漏、鼓室积血→颞骨骨折。④脑神经麻痹症→各种眼眶或颅底骨折、颈动脉或海绵窦损伤。⑤眼球突出、结膜注射→颈动脉海绵窦瘘，发生在8% 的颅中窝骨折（*J Trauma*，2007，63：1014）。

神经成像方法

（1）头部 CT：因为速度快而作为首要影像选择，对挫伤、颅骨骨折和轴外血肿的灵敏度高，对弥漫性轴索损伤的灵敏度低。

（2）头颈部 CTA：出现以下情况时需考虑。①颈椎骨折（动脉夹层与 17% 的创伤性颈椎损伤有关）。②高危因素（钝性血管损伤、高速或穿透性损伤患者的假性动脉瘤）。③根据头部 CT，GCS 低于预期。

（3）头部 CTV：如果颅骨骨折移位或骨折穿过静脉窦，则考虑评估相邻静脉窦的撕裂伤和（或）血栓形成。

放射学发现

（1）着力点或对冲部位脑挫伤。发生率：严重 TBI 患者25% ～ 35%，中度 TBI 患者 5% ～ 10%。解剖定位：浅层灰质，尤其是眶额部、颞叶下外侧区，由于靠近颅前窝和颅中窝底部。经常伴有出血。50% 的病例出现挫伤或血肿扩大，与初始损伤面积大、硬膜下或硬膜外出血、年龄和凝血障碍有关（*J Neurosurg*，2002，96：109；*Neurosurgery*，2007，61：222）。血肿扩大通常在创伤后 6 ～ 9 h 内发生（*J Neurotrauma*，2008，25：629）→如果出现临床恶化、ICP 升高或存在上述危险因素，应考虑早期复查 CT。

（2）弥漫性轴索损伤（DAI）：报告的发病率因使用的成像方式而异。MRI 成像效果最好。当意识下降与 CT 结果不匹配时应怀疑 DAI。非出血性 DAI → DWI 或 T2 FLAIR 高信号。

出血性 DAI → CT 表现为点状高密度，GRE 或 SWI 表现为低密度。解剖定位：易发生 DAI 的区域（按损伤严重程度增加的顺序）为放射冠（1 级）、胼胝体（2 级）和中脑背外侧 / 脑桥腹侧（3 级）。

（3）硬膜外血肿：与颅骨骨折有关；动脉（脑膜中动脉，90%）、静脉（10%）。

（4）硬膜下血肿：皮质桥静脉易受线性加速力剪切损伤。硬脑膜与颅骨交叉粘连。

（5）蛛网膜下腔出血：典型的浅皮质出血，较少发生在基底池；严重 TBI 患者的 SAH 导致不良预后（*Neurosurgery*，2002，50：261）。

（6）脑内血肿：与出血性挫伤不同，血肿更深，不一定伴有周围水肿；可能由实质内动脉、静脉或毛细血管的剪切损伤（即"滑动挫伤"）引起，或可能在 TBI 后 2 周出现，原因是凝血病、血管壁坏死、脑血管自动调节受损引起的高灌注损伤，或者轴外血肿清除后填塞效果的解除引起。

（7）颅腔积气：与颅骨骨折有关。

（8）动脉夹层：钝性脑血管损伤，与颈椎骨折有关。

（9）静脉窦血栓形成：与头骨骨折有关，特别是当骨折穿过静脉窦时。

（10）脑血管痉挛：罕见，但可能发生，通常延迟发生。与受损脑叶数目、假性动脉瘤存在有关（*Neurosurgery*，2006，59，6：1215-1225）。

ICU 重症 TBI 管理的证据（表 8-11）

预后　重度 TBI 死亡率约 25%，严重神经功能缺损 16%，植物人状态为 3%。结局与年龄、GCS、瞳孔反应、缺氧、低血压和 CT 表现有关（*J Neurotrauma*，2007，24：329）。弥漫性轴索损伤（在 MRI 上）的位置可以预测脑干的预后（*J Neurotrauma*，2007，5：691-699），脑干的特定区域（*Neurocrit Care*，2017，2：199-207）可能增加不良预后的概率。重症 TBI：随着时间的推移，重度残疾的比例降低：3 个月时约 57%，2 年时约 18%（*J Neurotrauma*，2019，36：3158-3163）。综合性神经康复治疗改善了功能性结局，6 个月内恢复率为 85%（*Lancet Neurol*，2008，7：728）。

恶性梗死

MCA 梗死后的恶性脑水肿

流行病学　约 25% 的 MCA 卒中（NIHSS ≥ 8）出现恶性

表 8-11 ICU 重症 TBI 管理的证据
颅内压监测
ICP 监测适应证：GCS ≤ 8［*Neurosurgery*, 2017, 80（1）：6-15］。是否获益有争议：一项研究指出以 ICP < 20 mmHg 为目标的护理未显示优于无监测的经验性护理，但研究本身存在诸多局限性（*NEJM*, 2012, 367：2471）。
ICP 对结果的影响：高达 77% 的严重 TBI 患者出现 ICP 升高，ICP 升高及其持续时间与预后较差有关（*J Neurotrauma*, 2007, 24：S1; *Neurocrit Care*, 2013, 18：26-32）。
对 ICP 升高的治疗：见"颅内压"部分。
低温：TBI 发生 8 h 后，降温至 33℃维持 48 h，对改善预后没有效果（*NEJM*, 2001, 344：556）。与严格的发热控制和血流动力学监测相比，降低体温对严重 TBI 没有益处［*J Neurotrauma*, 2015, 32（7）：422-429］。低温可能对个别患者的难治性 ICP 升高有效。
血流动力学
MAP/CPP 对预后的影响：低血压持续时间是死亡率的独立预测因素（*J Neurosurg Anesthesiol*, 1994, 6：4）。CPP > 70 mmHg 可减少继发性缺血性损伤，但不能改善神经系统预后，并且将增加 5 倍急性呼吸窘迫综合征（ARDS）风险（*Crit Care Med*, 1999, 27：2086）。脑血管自动调节的改变是常见的，可能导致不良预后（*J Neurosurg*, 2006, 104：731）。
CPP 管理：CPP 目标为 60 ~ 70 mmHg，除非明确定义了脑灌注的范围，在这种情况下，可能需要更高的 CPP（脑创伤基金会指南，*Neurosurgery*, 2017）。
脑组织氧合监测
$PbtO_2$ 监测实用性：使用脑实质内探针，可以连续监测脑组织氧分压。在早期试验中，组织缺氧较少的患者可能获得更好的结局（*Crit Care Med*, 2017, 11：1907-1914）。相关三期试验正在进行。
肺动力学
通气或氧合对预后的影响：缺氧时间是死亡率的独立预测因素（*J Neurosurg Anesthesiol*, 1994, 6：4）。预防性低碳酸血症与不良结局有关（*J Neurosurg*, 1991, 75：731）。
通气：目标是血 CO_2 正常（$PaCO_2$ 35 ~ 45 mmHg）。过度通气仅作为 ICP 急性升高的暂时措施。
氧合：SpO_2 ≥ 95%。PEEP 和 ICP 之间的关系不可预测→根据个体情况在床边进行评估。

8

神经重症监护

表 8-11 ICU 重症 TBI 管理的证据（续表）

药物治疗

抗癫痫药物：高达 20% 的严重 TBI 患者在 7 天内出现临床癫痫发作，约 50% 的癫痫发作发生在 24 h 内。15% ～ 18% 的中-重度 TBI 患者持续脑电图监测出现亚临床癫痫发作（*J Neurosurg*，1999，91：750）。AED 用于预防早期创伤后癫痫发作（＜ 7 天）（*NEJM*，1990，323：497）。

17% 的严重 TBI 患者将在 2 年内出现癫痫发作（*Arch Phys Med Rehabil*，2003，84：365）。

没有证据表明预防性 AED 可以预防晚期创伤后癫痫发作，但长期预防性 AED 可能在穿透性脑损伤和颅骨骨折中发挥作用。

血糖控制：高血糖与更严重的结局有关（*J Trauma*，2005，58：47），但强化胰岛素治疗对结局没有明显益处（*Neurocrit Care*，2008，9：159）。

因为神经元代谢改变，TBI 患者可能特别不耐受低血糖（*Crit Care Med*，2006，34：850）。

类固醇：无效（"CRASH" 试验——*Lancet*，2004，364：1321）。

输血策略：积极和保守输血策略死亡率无差异（*Neurocrit Care*，2006，5：4）。

血钠管理：避免低钠血症；治疗性高钠血症可能适用于局部和（或）弥漫性水肿引起的占位效应或 ICP 增高。

营养：在 GCS 评分 4 ～ 5 分的严重 TBI 患者中，静息代谢消耗可能为正常水平的 1.5 ～ 2 倍（*Neurosurgery*，1984，15：307）→应根据热量需求提供营养。早期鼻饲促进免疫功能，可能有助于神经功能恢复。

手术治疗

去骨瓣减压：对于重度 TBI 伴随难治性 ICP，早期双额颞顶去骨瓣减压术可以降低 ICP，但结局不良（*NEJM*，2011，365：2040）。现在，人们普遍认为双额部单侧颅骨切除术不足以缓解 ICP。

RESCUE ICP 试验在难治性 ICP 升高的患者中比较了半颅切除术与标准治疗方案。大多数患者（约 70%）再次修复了双侧额骨。本试验虽然降低 6 个月的死亡率，但增加重度残疾患者的比例（*NEJM*，2016，375：1119-1130）。

脑水肿（*Neurocrit Care*，2020，32：104-112）。

临床表现　完全半球综合征→头痛＋呕吐＋嗜睡→脑疝综合征。

影像学预测因素　头部 CT：早期中线移位＋基底池消失

（*Neurocrit Care*，2020，32：104-112）。低密度＞1/2 MCA 供血区域（*Stroke*，1990，30：287-292）。脑 MRI：6 h 内 DWI ＞82 ml（*Ann Neuro*，2010，68：435-445）或 14 h 内 DWI ＞145 ml（*Stroke*，2000，31：2175-2181）。CTA/MRA：大血管闭塞（ICA、近端 MCA）。

临床预测因素　年龄＜50 岁。早期出现意识障碍。24 h内恶心或呕吐，12 h 内 SBP ＞180 mmHg。白细胞计数升高，心力衰竭（*Stroke*，2001，32：2117）。

治疗：

手术治疗　去骨瓣减压术（DHC）是符合标准患者的最终选择。

来自 3 项随机对照试验的汇总分析（*Lancet*，2007，6：215-222）

- 年龄 18 ～ 60 岁，mRS ＜ 2，NIHSS ＞ 15，意识水平下降（NIHSS 1a ≥ 1）。
- 发病后 45 h 内进入试验，发病后 48 h 内进行治疗。
- ＞ 145 ml DWI 体积或 CT 上超过 50% MCA 区域受累。

解读　手术可以挽救生命，可能保留功能，但导致严重残疾的可能性显著增加。

- 预后良好（mRS 2 ～ 3）43% DHC *vs.* 21% 药物治疗。
- 死亡 21% DHC *vs.* 71% 药物治疗。
- 严重残疾（mRS 4 ～ 5）35% DHC *vs.* 7% 药物治疗。

在老年患者中（＞ 61 岁）（DESTINY Ⅱ：*NEJM*，2014，370：1091-1100）：手术挽救生命，而非功能保留。幸存者有严重残疾。

- 死亡 33% DHC *vs.* 70% 药物治疗。
- 严重残疾（mRS 4 ～ 5）60% DHC *vs.* 28% 药物治疗。

小脑梗死后脑水肿

神经系统急症　肿胀可通过压迫第四脑室引起脑积水，和（或）向上经小脑幕或扁桃体疝引起脑干压迫。

临床表现　约 20% 的小脑梗死（*Stroke*，2000，31：2062-2067）。步态不稳、头痛、头晕、复视、构音障碍、瞳孔大小不等、恶心或呕吐、嗜睡、气道阻塞、昏迷。

治疗　①水肿或 ICP 的药物治疗；②手术：枕下颅骨切除术（suboccipital craniectomy，SOC），包括可能的梗死小脑切除术和脑室造瘘术。术后维持脑室造瘘术，直到占位效应或水肿得到改善。如果药物治疗不能阻止肿胀或临床恶化的进展，SOC 是挽救生命的办法，应在临床失代偿前进行；不要等到药物治疗失败才进行，因为严重卒中患者进展快，第四脑室压力明显进展；脑积水可急性发生，并导致迅速、致命的恶化。

考虑因素　症状发作的时间、梗死面积、年龄、神经功能恢复的可能性。大多数患者恢复时生活质量相对较好。

颅内出血

蛛网膜下腔出血（SAH）

原因　外伤、脑动脉瘤破裂、脑内静脉破裂（中脑周围出血）、静脉窦或皮质静脉血栓形成、硬脑膜动静脉瘘、脑淀粉样血管病、可逆性脑血管收缩综合征（RCVS）。大量的蛛网膜下腔出血和特征性分布模式（脑池积血较厚、侧脑室或胼胝体周围）指向动脉瘤来源。注意：眼动脉标记硬脑膜环，位于眼动脉近端的颈动脉瘤破裂不会造成蛛网膜下腔出血。

急性处理（动脉瘤）　有关危险因素、分级系统以及详细的急性和延迟处理，请参阅"介入神经学"章节。紧急优先事项是气道保护、脑积水和颅内压升高的治疗、降低血压（SBP < 160 mmHg）。如果 ICP 正常，一旦放置了脑室外引流，且没有脑积水，通常应将脑室外引流夹紧，直到动脉瘤得到完全治疗。尽快对动脉瘤进行最终治疗（通过开颅手术进行夹闭或通过血管内途径进行栓塞或分流术）。

结果和预后（动脉瘤）　高死亡率和高致残率的预后不良因素包括高龄、神经功能损害严重、低血容量、后循环动脉瘤破裂等（*Stroke*，2007，38：2315）。Hunt-Hess 评分 5 级患者预后较差（*J NSGY*，2018，128：100-110）。

实质内血肿

见"血管神经学"章节。

硬膜外血肿

手术适应证　血肿体积 > 30 ml，与 GCS 评分无关。中线移位 > 10 mm。急性血肿，GCS ≤ 8 伴随瞳孔异常。脑疝的早期症状。ICP 升高（严重 TBI 管理指南，第 4 版 . 脑创伤基金会，2016）。

预后　10% 死亡率。影像学预后因素：血肿体积、中线移位。

暴发性肝衰竭

定义　INR > 1.5 的新发肝病 ＋ 不存在既往肝病的肝性脑病（*Neurocrit Care*，2011，14：318-327）。

原因 在美国，通常摄入 > 10 g 对乙酰氨基酚滴剂（泰诺林）导致药物性肝损害，而病毒性肝炎不太常见（*Neurocrit Care*，2011，14：318-327）。

病理生理学（理论） $NH_3 \rightarrow$ 星形胶质细胞肿胀和功能障碍。此外，NH_3 + 其他代谢产物也可作为直接神经递质导致脑损害。

管理 处理对乙酰氨基酚过量（乙酰半胱氨酸），如果存在的话。86% ~ 95% 有 > 3 级脑病（嗜睡或昏迷）的患者有 ICP 升高 [*Crit Care Med*，2008，36（8）：2244-2248；*J Hepatol*，1986，2（1）：43-51]。所有患者都应接受非增强头部 CT 检查，并充分考虑有创性 ICP 监测，有凝血功能异常的患者也是可行的。气道管理，正常血二氧化碳。CPP > 50 mmHg。监测并治疗癫痫发作。

缺氧缺血性脑病（HIE）

缺氧持续时间增加和心肺复苏（CPR）持续时间增加都会导致不良结局（*Crit Care Med*，1995，23：18）。心肺复苏后院外心搏骤停的存活率 < 10%（*NEJM*，2004，351：632），心肺复苏后住院心搏骤停的存活率 < 20%（*Resuscitation*，2003，58：297）。

心搏骤停后昏迷患者的神经系统预后

既往研究证明可对此类患者的不良预后进行预测（*Neurol*，2006，67：203）。然而，治疗性低温改变了大多数预后指标的特异性。因此，对于接受治疗性低温的患者，预测结局更具挑战性。没有单独的临床措施是完全可靠的，需依据多种模式 [如检查、EEG、躯体感觉诱发电位（SSEP）、MRI] 进行综合判定。

建议的检查（注意时间）

有关检查的统计学数值列于表 8-12 和表 8-13。

神经系统检查 不良结局的预测因素：瞳孔、角膜、头眼反射在停搏或复苏后 1 ~ 3 天消失，广泛性肌阵挛。早期睁眼和自发眼球运动不能预测良好结局。单次癫痫发作和间歇性局灶性肌阵挛不能预测不良结局（*Neurol*，2006，66：62）。

脑电图（EEG） 在低温期间开始。目的：①监测癫痫发作；②判断预后。持续时间：复温完成后持续 ≥ 24 h（结果可能会演变）。持续的电压抑制、暴发抑制、癫痫样活动预测预

表 8-12 有或无治疗性低温（TH）的心搏停止后不良神经结局 [a] 单变量预测因子的假阳性率

预测因子	时间（天）	假阳性率（无 TH）	假阳性率（TH）
无心室颤动的心搏停止			15%（6%～30%）[1]
恢复自主循环时间 > 25 min			24%（13%～40%）[1]
低电压 [b] EEG——早期	1		47%（35%～60%）[2]
低电压 [b] EEG——复温时	1[c]		5%（2%～14%）[2]
不连续脑电图（暴发抑制）[b]	1[c]		7%（2%～23%）[3]
第 1 次连续 EEG 癫痫样活动 [b]	1～3		9%（2%～21%）[1]
EEG 背景不活动	1～3[c]		7%（1%～18%）[1]
早期肌阵挛	1[c]	0（0～8.8%）[1]	3%（0～11%）[1]
SSEP 双侧 N20 未引出	1～3[c]	0.7%（0～3.7%）[1]	0（0～8%）[1]
72 h 血清神经元特异性烯醇化酶（NSE）> 33 μg/L	1～3[c]	0（0～3%）[3]	特异度：95%（92%～97%）[4]
对疼痛无运动反应或仅伸肌运动反应	3[c]	0（0～3%）[3]	24%（14%～39%）[1]
≥ 1 种脑干反射消失（瞳孔，头眼，角膜）	3[c]	0（0～3%）[3]	4%（1%～15%）[1]
CT 张漫性低密度 + GCS ≤ 8	1～3[c]	0（0～48%）[5]	0（0～27%）[5]
MRI：任何弥散受限	1～3[c]		54%（26%～80%）[d, 6]
MRI：全脑白质 FA 临界值：0.91（正常对照）	7～28	54%（26%～80%）[d, 6]	特异度：100%（89%～100%）[7]

[a] 不良神经结局＝死亡、植物人状态或严重残疾超过 1 个月。
[b] "癫痫样活动"＝任何类型的癫痫样放电［如棘波、偏侧性周期性放电（LPD）或全面性周期性放电（GPD）］或电癫痫发作；
"低电压"≤ 10 μV（但不符合脑电沉默标准）。
[c] 在复温和停止镇静复温后进行评估。
[d] 对接受和未接受 TH 的患者作为一组进行分析。

1 Ann Neurol, 2010, 67: 301.   2 Crit Care Med, 2010, 38: 1838.   3 Neurol, 2006, 67: 203.   4 JACC, 2015, 19: 2104-2114.
5 Stroke, 2011, 42: 985.   6 Neurocrit Care, 2012, 2: 240.   7 Lancet Neurol, 2018, 17: 321-326.

表 8-13　低温治疗患者缺氧后昏迷预后的多变量预测

以下至少 2 项阴性结果的组合对预后的价值（在治疗性低温复温后，心搏骤停后 36 ~ 72 h 之间测量）		
– 双侧 SSEP 消失　　　　不活跃的脑电背景 – 早期肌痉挛　　　　　　脑干反射不完全恢复		

预测	院内死亡率	3 ~ 6 个月不良 结局发生率
敏感度（95%CI）	79%（67% ~ 88%）	62%（51% ~ 72%）
假阳性率（95%CI）	0（0 ~ 8%）	0（0 ~ 14%）
阳性预测值（95%CI）	100%（93% ~ 100%）	100%（93% ~ 100%）
阴性预测值（95%CI）	76%（63% ~ 86%）	44%（31% ~ 58%）

基于 111 名接受低温治疗的心搏骤停昏迷幸存者的结果。
From Rossetti AO, Oddo M, Logroscino G, et al. Prognostication after cardiac arrest and hypothermia: a prospective study. *Ann Neurol.* 2010; 67 (3): 301-307. Copyright © 2010 American Neurological Association. Reprinted by permission of John Wiley & Sons, Inc.

后不良（*Resuscitation*, 2014, 85: 1580）。α 昏迷并非总是与不良结局有关（*Neurol*, 1988, 38: 773）。缺氧后癫痫持续状态并非总是与不良结局有关（*Neurol*, 2009, 72: 744）。已经确定了轴突后肌阵挛性癫痫持续状态的不同电描记表型：持续 EEG 背景的发生表明预后优于暴发抑制（*Ann Neurol*, 2016, 80: 175）。

SSEP　在完成复温后等待 ≥ 48 h 后进行 SSEP。太早进行会降低可靠性。双侧正中神经刺激无 N20 提示预测不良结局。因可能存在显著的假阳性率，脑干听觉诱发电位和视觉诱发电位的预后价值证据不足（*Crit Care Med*, 2018, 12: e1213-e1221）。

血清标志物　考虑复温后 24 ~ 72 h 检测。1 ~ 3 天时神经元特异性烯醇化酶（NSE）> 33 μg/L 与不良结局有关。敏感度、特异度或假阳性率取决于确切的阈值或时间点，通常预测不良结局的特异度接近 100%，但敏感度较低（*JACC*, 2015, 19: 2104-2114）。

CT　如果昏迷持续或心搏骤停的原因不确定，应当进行 CT 扫描。与 MRI 结果相比，灰白质分界不清和脑水肿可能对预后不良具有更高的特异性（*Resuscitation*, 2019, 139: 343-350）。

MRI　如果昏迷持续且预后仍不明确，应在复温后 72 h 考虑

MRI。无 DWI/ADC 损伤则预后更好（*Mayo Clin Proc*，2007，82：828）。全脑 ADC 降低可能预测不良结局（*Radiology*，2009，252：173）。典型的 DWI/ADC 异常：皮质带、分水岭梗死、丘脑、基底节。MRI 可显示基底节区和小脑随早期、晚期或亚急性期的皮质和脑白质变化而出现的特征性时间和空间改变（*Neurocrit Care*，2011，14：61）。有新证据表明假阳性率显著（*Resuscitation*，2019，139：343-350）。

ICP 和脑氧监测　对预后判断的价值证据不足。

心搏骤停后的低温治疗

作用机制　降低大脑代谢率和氧气需求。通过保持血脑屏障完整性，减少脑水肿和颅内压。减少兴奋性神经元损伤。最小化自由基释放，并抑制炎症。

纳入标准或研究方案　几项标志性研究之间存在差异。

- **院外心室颤动，33℃ *vs.* 无 TH**。$N = 77$，院外、初始节律心室颤动，到达医院时"持续昏迷"（无时间阈值，33℃治疗 18 h，出院时 49% *vs.* 26% 中度以下残疾）（*NEJM*，2002：557-563）。
- **院外室性心动过速或心室颤动，33℃ *vs.* 无 TH**。$N = 275$，院外，初始节律心室颤动或室性心动过速，< 60 min 塌陷至恢复自主循环，对言语命令无反应，无持续缺氧或凝血障碍。无时间阈值，但恢复自主循环到冷却的中位时间为 105 min。治疗 32 ~ 34℃ ×24 h。死亡率 41% *vs.* 55%，6 个月神经功能预后良好 55% *vs.* 39%（*NEJM*，2002，346：549-555）。
- **院外任何心率，33℃ *vs.* 36℃**。$N = 939$，院外心搏骤停（任何节律），恢复自主循环 4 h 内入组，无脑出血或卒中，GCS 评分 < 8。随机分为持续 28 h 的 33℃ 和 36℃ 两组。随访 6 个月时，mRS 评分分布无差异（*NEJM*，2014，23：2197-2206）。
- **任何心搏骤停、任何心率，33℃ *vs.* 37℃**。$N = 584$，院外或院内心搏骤停，非电击性心律，恢复自主循环时间 < 60 min，自主循环恢复 5 h 内入组，GCS 评分 ≤ 8，33℃ *vs.* 37℃ 持续 24 h。3 个月时 10% 的 33℃ 患者脑功能表现分类（CPC）量表 1 ~ 2 级，相比之下 37℃ 患者中只有 6%，$P = 0.04$。该队列研究中患病率极高，随访中 82% 的患者死亡（*NEJM*，2019，381：2327-2337）。

总结　避免发热至关重要［心搏骤停后体温升高 1℃ 对应不良结局的比值比（OR）> 2］（*Arch Int Med*，2001，161：

2007）。这可能是降温的主要驱动因素，降温可能有一些神经保护作用。

治疗性低温的基本原则和方法 迅速开始降温（自主循环恢复后 6 h 内）。可能需要多种冷却方法来达到目标温度 33 ~ 37℃（91 ~ 96 ℉）。总冷却时间 24 h 是从冷却开始时计算，而非从达到目标温度时开始计算。寒战会产生热量，并通过增加大脑代谢导致神经元损伤，因此镇静和麻醉可能是必要的。

治疗性低温的准备 实验室评估：综合代谢检查（CMP）、全血细胞计数（CBC）、PT/PTT、纤维蛋白原、D- 二聚体。放置动脉导管用于血压监测，中心静脉导管用于血管活性剂的潜在需求。监测核心温度：使用膀胱温度探头，如果少尿（膀胱温度探头需要膀胱中有尿液），则用肺动脉温度探头替代。

相对排除标准（治疗性低温可能导致风险增加） 需要高剂量升压药的血流动力学不稳定。严重头部创伤→如果怀疑头部外伤，在低温治疗之前通过头部 CT 排除脑出血。近期有大手术（14 天内）。全身性感染或败血症→低体温会干扰免疫功能。活动性出血→体温过低会降低血凝血因子活性。心脏病患者服用溶栓、抗血小板或抗凝药物**不是**治疗性低温的禁忌证。

第 9 章　癫痫发作及癫痫

（Neishay Ayub，Eliezer J. Sternberg，Claire S. Jacobs）
（魏路华　译　刘旸　审校）

定义

癫痫发作　继发于某些异常的突发一过性症状或体征，过度同步化神经元活动。

癫痫电发作　类似癫痫发作期间看到的 EEG 模式（无论有无症状或体征）。

诱发性发作　有可解释的原因（如系统性疾病、直接神经系统损伤）。

非诱发性发作　不伴急性疾病，继发于持续性脑部异常或疾病。

急性症状性发作　与"诱发性"发作是同义词。

先兆　发作的第一部分，通常是患者唯一能记住的部分；一种局灶性发作，有时会进展为局灶性认知功能障碍或继发全面性发作。

发作后状态　自发作结束至恢复基线的时段。

心因性非癫痫性发作（PNES）或非癫痫性发作（NES）　症状或体征类似癫痫发作，但没有 EEG 相应改变。

癫痫［国际抗癫痫联盟（ILAE），2014，55（4）：476-482］
（1）≥ 2 次非诱发性（或反射性）发作，间隔≥ 24 h。
（2）1 次非诱发性（或反射性）发作，再次发作的风险与 2 次非诱发性发作后 10 年内复发风险相似（≥ 60%）。
（3）诊断癫痫综合征。

癫痫综合征　特定形式的癫痫，提示某种特定病因、症状或体征、预后。

癫痫持续状态（SE）　持续发作 > 5 min，或 > 1 次发作，间期未恢复至基线。

癫痫的流行病学［*NEJM*，2008，359（2）：166；*Lancet Neurol*，2019，18（5）：459-480］世界范围 4600 万患者；美国约 7‰；70% 局灶性，30% 全面性。病因（成人）：60% 未知；40% 已知原因：卒中 9%，创伤性脑损伤（TBI）9%，酒精 6%，神经退行性疾病 4%，静止性脑病 3.5%，脑肿瘤 3%，感染 2%。

癫痫发作鉴别诊断

（摘自 https://www.epilepsydiagnosis.org/epilepsy-imitators.html）

晕厥（包括"惊厥性晕厥"，见下文） 血管迷走性、直立性、长 QT 间期或心源性、屏气发作。

短暂性脑缺血发作（TIA） 通常表现为阴性症状，但可有阳性症状（如抽搐、强直、幻觉、视错觉）。肢体抖动型 TIA 与近闭塞颈动脉疾病相关。Todd 麻痹（癫痫发作后短暂性力弱）可类似 TIA 或卒中。

短暂性全面性遗忘 诊断：急性起病的顺行性遗忘；没有意识丧失或知觉丧失；认知损害仅局限于遗忘；近期无 TBI 或癫痫发作；症状持续时间 < 24 h；除头晕、眩晕、头痛外，没有其他神经系统症状。检查：MRI 可能显示海马点状 DWI 高信号，通常出现于发病后 24 ～ 48 h。如果存在非典型表现或有显著的血管危险因素，则考虑卒中相关检查。病因：病因不明（理论：静脉淤血、海马 TIA）。预后：通常为良性，无复发。

偏头痛相关 伴视觉先兆的偏头痛，基底型偏头痛伴精神状态改变，家族性偏瘫性偏头痛，良性阵发性斜颈，良性阵发性眩晕，周期性呕吐。

睡眠相关 快速眼动（REM）睡眠行为障碍，异态睡眠，入睡抽动，睡眠相关运动障碍，周期性肢体运动，发作性睡病-猝倒。

发作性运动障碍 发作性运动诱发或非运动诱发性运动障碍，发作性过度运动诱发性运动障碍，发作性共济失调，抽动，过度惊骇。

精神性 PNES，惊恐发作，分离状态，幻觉（精神障碍），做作性障碍。

其他 脊髓性肌阵挛，颅内压（ICP）↑，婴儿良性肌阵挛，Sandifer 综合征（婴儿胃食管反流病＋痉挛性斜颈及肌张力障碍），点头痉挛。

一过性意识丧失（LOC）患者的诊疗思路

病史对于诊断很关键（*J Neurol*，2009，256：155-167）。病史的关键点如下。缩写：OS ＝直立性（orthostatic），VV ＝血管迷走性（vasovagal），CG ＝心源性（cardiogenic），HV ＝低容量性（hypovolemic）。

现病史

发作前

姿势：姿势改变→晕厥（OS）；长时间站立→晕厥（VV）。

活动：排尿、排便、咳嗽→晕厥（VV），体育锻炼→晕厥（任一）。

触发因素：食物、恐惧、疼痛、炎热、颈部剃须→晕厥（VV）；脱水（入量不足、呕吐或腹泻）、出血→晕厥（HV）；上肢锻炼→锁骨下动脉盗血；睡眠剥夺、无触发因素→癫痫发作；压力→PNES。

其他：出汗、苍白、头重脚轻感、视物模糊→晕厥（任一）；LOC前抖动、先兆（上腹、嗅觉、味觉、似曾相识感）→癫痫发作。

发作期间

跌倒：瘫软→晕厥（任一），僵硬→癫痫发作。

运动：对称、同步、局灶，在LOC前或LOC发生时出现→癫痫发作；非节律、多灶、低幅度，< 15 s，总是在LOC后→晕厥（任一）。

眼：凝视→癫痫发作，睁眼→癫痫发作及晕厥（任一），闭眼→PNES。

咬舌：侧面→癫痫发作 [40%的全面性强直-阵挛发作（GTC）]，舌尖→晕厥（任一，2%～6%）。

皮肤：发绀→癫痫发作，苍白→晕厥（任一）。

其他：头偏向一侧→癫痫发作，口吐白沫→癫痫发作，失禁→癫痫发作或晕厥（任一），知觉保留→PNES。

发作后

意识：快速恢复（< 1 min）→晕厥、心因性；发作后意识模糊（数分钟至数小时）→癫痫发作。

其他：头痛、肌肉痛→癫痫发作，Todd麻痹→癫痫发作，情绪不稳定→心因性。

既往史

贫血、心脏病、帕金森病、多系统萎缩、直立性心动过速综合征、周围神经病→晕厥（任一）；中枢神经系统（CNS）损害、酒精滥用、癫痫→癫痫发作；精神病史、多系统均有阳性主诉→PNES。

查体

1. 生命体征：检查直立性低血压，卧位至立位→收缩压（SBP）↓ > 20 mmHg，舒张压（DBP）↓ > 10 mmHg，或心率（HR）↑ > 10 ~ 20 次/分。

2. 头及五官：头外伤、舌咬伤的证据。

3. 心血管：杂音、节律、心力衰竭（颈静脉压↑，第三心音，最强心尖搏动点移位），颈动脉杂音。

4. 神经：精神状态、局灶性缺损。

初始辅助检查

心电图（ECG）、全血细胞计数（CBC）、生化 7 项、血清及尿液毒物筛查；检查是否妊娠。

如现病史提示晕厥（且初始检查阴性）则考虑：

（1）超声心动图：除外结构性心脏病。

（2）运动负荷试验：尤其伴有劳力性晕厥者。

（3）倾斜试验（诱发血管迷走性晕厥）：反复发作的原因不明晕厥中阳性率达 50%；敏感度 26% ~ 80%，特异度 > 90%。

（4）Holter 或循环记录仪。

（5）考虑转诊至心内科。

如果现病史提示癫痫发作：影像学（脑 CT 或 MRI）、EEG、癫痫发作辅助检查（见下文）。

如果现病史提示 PNES：见下文。

晕厥的治疗

1. **HV**：迅速补液，鼓励规律饮水。

2. **OS**（自主神经功能障碍）：建议缓慢站起，弹力袜，补液，饮食↑ Na 摄入。如保守治疗无效，考虑米多君、氟氢可的松、胆碱酯酶抑制剂。

3. **VV**：识别及避免触发因素。β 受体阻滞剂无效（*Circulation*，2006，113：1164）。

4. **CG**：依据病因，考虑转诊至心内科，并调整血管活性药物。

心因性非癫痫性发作（PNES）或非癫痫性发作（NES）（之前称为假性发作）

定义 发作类似癫痫发作，但不伴 EEG 发作期改变。心理因素起源；常有躯体形式障碍（转换障碍＞躯体化障碍＞＞做作性障碍，诈病）。约 30% 的 PNES 患者同样伴有癫痫发作。

提示 PNES 的现病史 多次正常 EEG，抗癫痫药（AED）无效，奇怪的触发因素（压力、疼痛、特定运动、声音、光亮），仅周围有人时出现（例如在医生办公室），过分渲染的多系统阳性表现，模糊的躯体症状，不恰当的漠不关心（"泰然漠视"），提示可诱发，性创伤史、纤维肌痛、慢性疼痛、疲劳、抑郁、焦虑。

提示 PNES vs. 癫痫发作的症状学 见表 9-1。

诊断 仅通过病史或查体比较困难。诱发试验（提示、过度通气、闪光刺激、生理盐水注射）有意义，但是否符合伦理？**金标准：刻板发作时视频 EEG 显示正常 EEG**（注意：深

	表 9-1 体征：PNES vs. 癫痫发作				
	PNES			**癫痫发作**	
	敏感性	特异性		敏感性	特异性
知觉保留	56%	93%	睁眼	100%	84%
眼扑动	50%	＞95%	骤然起病	94%	55%
他人在场缓解或加重	55%	＞95%	发作后意识模糊或入睡	81%	70%
发作后低语	58%	83%	眼球固定	57%	92%
断续病程	42%	＞95%	牙关紧闭	9%	92%
强迫闭目	33%	＞95%	手部自动症	26%	＞95%
骨盆前冲	8%	＞95%	发作性尖叫	22%	＞95%
背部弯曲	8%	＞95%	抓握	9%	＞95%
头来回摆动	25%	87%	发作后摸鼻	23%	＞95%
发作性哭泣	8%	91%	发作后失语	9%	＞95%
翻身趴下	＜5%	87%	发作后打鼾	35%	＞95%
发作性低语	58%	78%	骤然结束	75%	70%
迅速恢复基线状态	64%	55%	单肢起病	57%	67%
非同步运动	17%	78%	翻白眼	52%	67%
发作＞2 min	67%	48%	先兆	50%	17%

From Syed TU, LaFrance WC Jr, Kahriman ES, et al. Can semiology predict psychogenic nonepileptic seizures? A prospective study. *Ann Neurol*. 2011, 69（6）: 997-1004. Copyright © 2011 American Neurological Association. Adapted by permission of John Wiley & Sons, Inc.

9

癫痫发作及癫痫

149

部或中线癫痫发作 EEG 可能假性正常）。对同时有癫痫发作及 NES 的患者，EEG 可帮助鉴别。可能需要多次发作才能得出确定诊断。

治疗 患者教育，精神科治疗（心理治疗，治疗共患精神疾病）。

预后 总体较差。起病年龄早、早诊断、无其他躯体形式障碍者预后较好；运动减少（*vs.* 运动增多）。PNES 儿童：需考虑性虐待、情绪障碍［*Epilepsia*，2012，53（10）：1679-1689］。

癫痫发作患者的评估

对新发癫痫发作患者进行系统性评估。

临床评估 现病史：诱发 *vs.* 非诱发？有无前驱疾病或发热、创伤（表 9-2）；先兆，发作期或发作后症状或体征（意识模糊、抑郁、失语、疲劳、入睡、恐惧、头痛、遗忘、恶心、疼痛、感知扭曲、力弱、口渴、精神病）。

既往史或系统回顾 癫痫危险因素：癫痫发作家族史、早期病史（产前、出生、围生期）、热性惊厥、发育里程碑延迟、胎记或先天畸形、癫痫发作病史、卒中、头外伤、CNS 感染。**发作相关病史**：症状学（最好来自目击者）、昼夜变化、与月经关系、肌阵挛抽搐、光敏性、发作时外伤、过去 1 年因发作于急诊就诊、AED 使用史及停药原因。**诱因**：AED 依从性不足、睡眠剥夺、饮酒、压力、闪光、发热、月经。**既往检查**：EEG、CT、MRI、PET、SPECT。

查体 一般查体：皮肤检查寻找神经皮肤疾病（如咖啡牛奶斑、白蜡树叶斑），身体不对称、头围。**神经系统**：局灶性异常（提示潜在病因）。

辅助检查 标准检查：①实验室检查，包括 CBC、生化 7 项、肝功能、血清毒物检测、尿液毒物检测、AED 浓度、尿化验、胸部 X 线片。②影像：如紧急则行 CT［如考虑急性卒中、脑出血（ICH）、巨大占位］。MRI± 钆增强更佳［结构性异常：肿瘤、卒中、感染、动静脉畸形（AVM）］，冠状位 T2（评估海马）。③EEG（见下文）。**考虑进一步检查**：如考虑脑膜炎或脑炎、蛛网膜下腔出血（SAH）、人类免疫缺陷病毒（HIV）阳性的患者，可行腰椎穿刺。

预测癫痫发作复发 成人 2 年内复发概率为 40%～50%（*Neurology*，1991，41：965；*Neurology*，1993，43：478；*Lancet*，2005，365：2007）。发作 24 h 内 EEG 阳性发现↑，24 h

表 9-2 诱发性发作的病因	
原发性神经系统疾病	**系统性疾病**
急性或亚急性神经系统损伤：头部外伤、脑膜炎／脑炎、脑脓肿、卒中、蛛网膜下腔出血、HIV 脑病、脑缺氧、高血压脑病或可逆性后部脑病综合征、子痫、神经外科手术	代谢性：低血糖、高血糖、高渗状态、低钠血症、低钙血症、低镁血症、尿毒症、肝性脑病、卟啉病、甲状腺功能亢进症
	药物：药物过量、戒断综合征（酒精、镇静剂）；其他（见下）
	睡眠剥夺
结构异常：占位性病变、血管畸形	高热：在儿童中
常导致癫痫发作或发作阈值↓的药物	
镇痛药（哌替啶、曲马多） 麻醉药：局部麻醉（布比卡因、利多卡因、普鲁卡因、依替卡因）和全身麻醉（恩氟烷、七氟烷） 抗生素（氟喹诺酮、复方磺胺甲噁唑、青霉素） 抗胆碱酯酶（有机磷、毒扁豆碱） 抗抑郁药（安非他酮） 抗组胺药 抗精神病药（吩噻嗪类、丁酰苯类、氯氮平） β 受体阻滞剂（普萘洛尔、氧烯洛尔）？	化疗药物（依托泊苷、异环磷酰胺、顺铂） 环孢素、FK506 降血糖药物 异烟肼 甲基黄嘌呤类药物（茶碱、氨茶碱） 麻醉药物（芬太尼、哌替啶、喷他佐辛、右丙氧芬、曲马多） 苯环利定、兴奋剂（苯丙胺、可卡因、麻黄碱、摇头丸、苯丙醇胺、特布他林）

之内和之后阳性率 51% *vs.* 34%（*Lancet*，1998，352：1007）。如首次 EEG 正常，睡眠剥夺 EEG 可↑癫痫样异常的检出率。**MESS**（多中心癫痫及单次癫痫发作）研究：神经系统查体、影像及 EEG 均正常→5 年内复发低风险（30%）；前述有 1 项异常＝中等风险（50%），2 项异常＝高风险（70%）（*Lancet Neurol*，2006，5：317）。**AED**：1 次确切的非诱发性发作后，如神经系统查体、影像及 EEG 均正常→可推迟治疗；如查体、影像、EEG 异常或≥2 次发作→启动 AED 治疗（图 9-1）。

癫痫的安全建议

1. **如何在发作时保护患者安全**：①保持镇静。②对发作计时。③将患者侧躺以预防误吸。④解除紧身衣物并在头下方垫

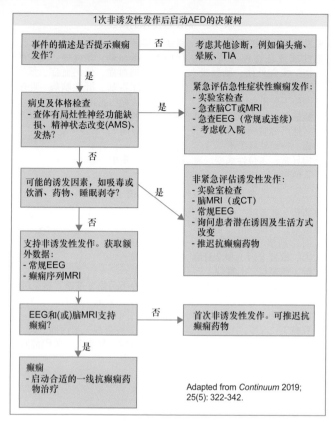

图 9-1　诱发性或非诱发性发作后启动 AED 的决策方案

放软物。⑤不要向患者口中放任何东西。⑥不要约束患者。⑦如发作持续 > 5 min 或 > 1 次发作没有恢复基线状态则拨打 120。⑧待在患者身旁直到其醒来或医疗人员抵达。

2. **一般安全事项**：癫痫发作可导致身体严重受伤及死亡。常识：不要单独游泳或泡澡；避免登高、爬高梯子，避免使用电动工具、重型机械、焊接设备，避免高危运动（如水肺潜水、悬挂式滑翔、赛车、拳击、高山滑雪、长距离游泳、曲棍球）。

3. **驾驶**：癫痫患者占所有报道车祸的 0.02% ~ 0.04%（相比之下，7% 的车祸与饮酒相关）。美国不同州对恢复驾驶的法律规定有所差异。美国各州规定：http://www.epilepsy.com/driving-laws。有些州允许单纯夜间发作及表现为固定模式持续性先兆的患者驾驶（*Epilepsia*，1994，35：662-705）。

4. **AED 依从性、不良反应、药物相互作用**。参考 AED 部分的具体介绍。服用酶诱导性 AED 的患者应当服用钙剂 1200 mg 1 次 / 日＋维生素 D 2000 IU 1 次 / 日，并接受常规骨质疏松筛查。

5. **抑郁筛查**：对已控制的癫痫，患病率＝ 10% ～ 30%；难治性癫痫＝ 30% ～ 50%；一般人群＝ 5% ～ 17%。癫痫患者中自杀观念终生患病率（4.6% ～ 30%）是一般人群（1% ～ 7%）的 2 倍。

6. **女性问题**：参见"妊娠期神经病学"章节。与患者探讨避孕、家庭计划、妊娠。所有育龄妇女应当在受孕前及妊娠期间服用叶酸（0.4 ～ 0.8 mg 1 次 / 日）（Wyllie E. *Wyllie's Treatment of Epilepsy*. 5th ed，chapters 93-95）。

癫痫持续状态（SE）

实用性定义 强直-阵挛发作＞ 5 min 或多次癫痫发作之间未返回基线状态（癫痫发作自发终止失败）。局灶性发作伴意识障碍＞ 10 min。局灶性或全面性、惊厥性（CSE）或非惊厥性（NCSE）。

相关诊断 ①丛集性癫痫发作：发作之间回到基线状态（不如 SE 紧急，但是 SE 风险↑）。如果在家中出现丛集性癫痫发作或持续性癫痫发作，则使用直肠地西泮凝胶 0.2 mg/kg，或舌下劳拉西泮 1 mg，或鼻腔咪达唑仑 0.1 ～ 0.2 mg/kg，并拨打急救电话。②非癫痫性发作（NES）：可能很难区分，提示癫痫发作的线索包括低氧血症、肌酸磷酸激酶（CPK）水平升高和酸中毒。

SE 病因（最常见至最少见） **成人**：AED 浓度↓、卒中、远隔 TBI 或先天畸形、酒精戒断、缺氧性损伤、代谢紊乱、药物中毒、CNS 感染、脑肿瘤、特发性、TBI。**儿童**：热性惊厥、远隔 TBI 或先天畸形、AED 浓度↓、TBI、卒中、药物中毒、缺氧性损伤、代谢紊乱、CNS 感染、特发性。

全面性惊厥性癫痫持续状态（GCSE）

全面性惊厥，最常见的是强直-阵挛，但也可能是肌阵挛、强直或阵挛。随着 GCSE 进展，动作的振幅↓，然后停止；48% 的患者发生 GCSE 后 24 h 内→非惊厥性癫痫发作（NCS），14% 的患者出现 NCSE。如果意识丧失（LOC）在惊厥后 20 ～ 30 min 内没有改善，则高度怀疑 NCSE；应急查 EEG 以确诊并处理。

流行病学 美国的发病率为（20 ～ 40）/10 万。呈双峰分布，最常见于 < 1 岁儿童和 > 60 岁成人。50% 的 GCSE 患者有急性神经损伤，> 50% 的患者既往没有癫痫发作，15% 的癫痫患者有 ≥ 1 次 SE 发作。

生理并发症 神经损伤：谷氨酸介导的兴奋毒性损伤。癫痫发作↑代谢需求，脑血流量需求↑。脑自动调节功能失调导致脑水肿↑、ICP ↑、脑灌注↓。系统性紊乱：低氧血症、高碳酸血症、误吸性肺炎、肺水肿、低血压、心律失常、心脏损伤、横纹肌溶解、急性肾小管坏死、高热、代谢紊乱（葡萄糖、钾、钠、磷、pH 值）。

EEG 5 个阶段：①非连续发作。②非连续发作逐渐融合。③持续性发作期放电。④持续性发作期活动伴间断低波幅片段。⑤周期性癫痫样放电。

影像学 脑 MRI 优于头部 CT。一过性 MRI 改变包括海马、新皮质、胼胝体、丘脑后部 DWI 信号改变或 FLAIR ↑。

治疗 早期治疗与更好的预后相关。EEG 对 GCSE 的诊断不是必需的，不应延误治疗。使用预先建立的基于时间的算法（如图 9-2）。

预后 患病率与死亡率因年龄、病因、持续时间而异。死亡率预测因素：年龄较大（儿童死亡率约为 3%，< 60 岁成人约为 26%，> 60 岁约为 39%，> 80 岁约为 50%）、持续时间较长（SE 持续时间 < 1 h 的死亡率约为 3%，> 1 h 约为 32%）、病因（缺氧性脑损伤死亡率最高）。20% ～ 50% 的幸存者存在严重功能障碍。癫痫持续状态严重程度评分（STESS，见表 9-3）在某种程度上可预测生存率。

非惊厥性癫痫持续状态（NCSE）（又称电 SE）

定义 根据 EEG 标准诊断的无明显抽搐的 SE。患者可能出现 AMS（从意识模糊到昏迷），缺乏或仅有轻微的运动表现。可以是原发性的或在 GCSE 之后发生。表现为：焦虑、遗忘、失语、紧张症、意识模糊、模仿言语、发笑、嗜睡、持续动作、人格改变、精神病、唱歌、自动症、眨眼或眼球偏斜、面部或手指抽搐、眼震、颤抖。

流行病学 在无法解释的意识障碍患者中，18% 出现 NCS，10% 出现 NCSE。在危重患者中，约 75% 的癫痫发作为 NCS。在无法解释的昏迷和无先前癫痫发作的患者中，8% 出现 NCSE。在神经 ICU 中，EEG 发作的比例为 27% ～ 34%。危险因素包括：危重症、ICH、CNS 感染、癫痫、严重 AMS、眼球运动异常、周期性放电或 EEG 暴发抑制（*Clin Neurophysiol*, 2007, 118: 1660）。

抗惊厥治疗

一线治疗（发作持续5~10 min）

AED：选择以下之一
劳拉西泮：0.1 mg/kg静注（最大每次4 mg），如发作5 min内未控制可重复给药1次，或
地西泮：0.15~0.2 mg/kg静注（最大每次10 mg），如发作5 min内未控制可重复给药1次，或
苯巴比妥：15 mg/kg，单次给药，或
如无静脉通道：
咪达唑仑：>40 kg者单剂10 mg肌注（13~40 kg者5 mg肌注），或鼻腔内、颊黏膜给药，或
地西泮：单剂0.2~0.5 mg/kg直肠给药（最大每次20 mg）

↓

二线治疗（发作持续10~30 min）

选择以下药物的单次剂量（可联用）：
磷苯妥英：20 PE/kg静注（最大每次1500 PE），注射速度100~150 PE/min─如有需要，可再次给药10 PE/kg
丙戊酸：40 mg/kg静注（最大3000 mg）
左乙拉西坦：60 mg/kg（最大4500 mg）
可选药物：
苯妥英：20 mg/kg静注，注射速度25~50 mg/min─如有需要，可再次给药10 mg/kg
苯巴比妥：20 mg/kg静注，注射速度50~100 mg/min
拉考沙胺：200~400 mg静注

根据ESETT，左乙拉西坦、磷苯妥英和丙戊酸盐可使一半的患者60 min内发作中止、意识改善。这些药物不良事件发生率类似。

↓

三线治疗（发作持续30~60 min）   难治性SE

选择以下方案（可联用）：
咪达唑仑：0.2 mg/kg静注，每5 min一次，直到发作停止（最大剂量2 mg/kg），继以0.1~2 mg/(kg·h)静滴
丙泊酚：1~2 mg/kg静注，每5 min一次，直到发作停止（最大10 mg/kg），继以1~10 mg/(kg·h)[如治疗时间>48 h，则<5 mg/(kg·h)]
戊巴比妥：5 mg/kg静注，每5 min一次，直到发作停止（最大剂量15 mg/kg），然后1~10 mg/(kg·h)

滴定输注速率以中止发作或诱导暴发抑制状态。目前没有证据可以指导最佳的抑制深度或持续时间。

一旦连续24~48 h无发作，开始缓慢减少三线药物的剂量，持续>24 h，并同时保持AED浓度处于较高水平，以避免再次发作。cEEG应持续至无发作、停用三线抗惊厥药物>24 h后，以监测NCS或NCSE。

↓

四线药物：>72 h   超难治性SE

选择以下方案（无强有力证据以指导治疗）：
(1) 重复暴发抑制状态24~48 h
(2) 添加其他抗惊厥药物（考虑卡马西平、托吡酯和上述其他药物）
(3) 吡哆醇静注（200 mg/d）
(4) Mg静注（推注4 g，以2~6 g/h输注）
(5) 氯胺酮：0.5~4.5 mg/kg负荷，维持剂量最高可达5 mg/(kg·h)
(6) 免疫调节
(7) 生酮饮食
(8) 电休克治疗（ECT）
(9) 经颅磁刺激
(10) 神经外科治疗（如切除致痫灶）

同步管理

(1) 气道、呼吸、循环
(2) 生命体征（持续监测）：SaO₂、BP、HR、ECG
(3) 快速血糖
如果血糖低或未知：维生素B₁ 100 mg静注，之后50%葡萄糖50 ml静注（成人）（>2岁：25%葡萄糖2 ml/kg；<2岁：12.5%葡萄糖4 ml/kg静注）
(4) 开放外周静脉通道
- 实验室检查：CBC、BMP、Ca、Mg、P、肝功能、肌钙蛋白、尿和血清毒物筛查、HCG（妊娠患者），血培养（尤其发热时），如正在服用AED则检查AED水平，必要时查ABG
- 紧急启动AED治疗
- 如SBP<90 mmHg或MAP<70 mmHg，则考虑使用升压药
- 液体复苏
(5) 如果气道或气体交换受损，或ICP↑，则进行气管插管

检测用药后抗惊厥药物水平，如有需要则重新注射：
- 苯妥英（PHT）、丙戊酸（VPA）、苯巴比妥（PHB）：负荷后1 h送检血药浓度
- 磷苯妥英（FOS-PHT）：负荷后2 h送检血药浓度

维持AED并依据疗效滴定：
FOS-PHT：5~7 PE/(kg·d)(TID)，15~25 μg/ml(总)*
PHT：5~7 mg/(kg·d)(TID)，1.5~2.5 μg/ml(游离)*
VPA：30~60 mg/(kg·d)(BID)，70~120 μg/ml
左乙拉西坦：2~4 g/d(BID)，25~60 mg/L
PHB：1~4 mg/(kg·d)(BID)，25~50 mg/dl
拉考沙胺：400~600 mg/d(BID)，未知

- 根据肌酐清除率和白蛋白纠正药物剂量：
http://www.mdcalc.com/phenytoin-dilantin-correction-for-albumin-or-renal-failure
如有严重肾功能障碍或低白蛋白血症，检测游离PHT。

如果尚未进行气管插管，请进行气管插管。开始cEEG。
继续完善检查以确定和治疗潜在的病因：
- 神经影像：脑MRI(首选)或头部CT
- 腰椎穿刺以评估感染、炎症、自身免疫等病因
- 回顾实验室检查结果，根据需要处理异常值
静脉补液，必要时使用升压药支持血压（需要比常规镇静更高剂量的麻醉剂治疗难治性SE）

Adapted from: Neurocrit Care 2012;17(1):3-23, Eur J Neurol 2010;17:248-355; Brain 2011;134:2802-2818; Continuum 2018;24(6):1683-1707; N Engl J Med 2019; 381(22):2103-2113; Epilepsy Curr 2016;16(1):48-61.

ABG，动脉血气；AED，抗癫痫药；BID，2次/日；BMP，基础代谢检查；CBC，全血细胞计数；ESETT，确定的癫痫持续状态治疗试验；HCG，人绒毛膜促性腺激素；MAP，平均动脉压；TID，3次/日

图 9-2　GCSE 治疗方案。

9

癫痫发作及癫痫

表 9-3　癫痫持续状态严重程度评分（STESS）		
	特征（治疗前）	分数
意识水平	清醒或嗜睡、意识模糊	0
	昏睡或昏迷	1
最严重发作形式	单纯部分性、复杂部分性或失神	0
	全面惊厥性	1
	昏迷状态 NCSE	2
年龄	＜ 65 岁	0
	≥ 65 岁	2
既往癫痫发作病史	是	0
	否或未知	1
总分		0 ～ 6
0 ～ 2 分预后较好（97% 存活率；存活患者中 81% 恢复至临床基线水平）。 ≥ 3 分不能准确预测死亡率，不应用于判断是否停止治疗。		

Reprinted with permission from Rossetti AO, Logroscino G, Bromfield EB. A clinical score for prognosis of status epilepticus in adults. *Neurology*. 2006; 66（11）: 1736-1738; Reprinted by permission from Springer: Rossetti AO, Logroscino G, Milligan TA, et al. Status Epilepticus Severity Score（STESS）: a tool to orient early treatment strategy. *J Neurol*. 2008, 255（10）: 1561-1566.

诊断　在 EEG 章节中讨论了 EEG 诊断标准。

治疗　没有强有力的证据来指导治疗；必须根据个案情况权衡积极治疗（如插管、高剂量麻醉药物）的潜在益处与风险。益处：迅速终止癫痫发作、预防由发作引起的继发性脑损伤。风险：麻醉剂的副作用（如低血压、丙泊酚输注综合征）、长时间机械通气和 ICU 住院，伴随感染风险。

预后　癫痫持续状态严重程度评分（STESS，见表 9-3）可以预测生存率。NCSE 合并昏迷预后较差。GCSE 后出现 NCSE 者的死亡率比单纯 GCSE 高 2 倍。

新发难治性癫痫持续状态（NORSE）

患者（通常年轻、健康）表现为难治性 SE，并伴有类似隐源性脑炎的疾病。儿童相关诊断：特发性偏侧惊厥-偏瘫和癫痫综合征（idiopathic hemiconvulsion-hemiplegia & epilepsy syndrome，**IHHES**），热性感染相关性癫痫综合征（febrile infection-related epilepsy syndrome，**FIRES**）。

自然史　前驱期：低热、流感样表现、轻度呼吸道或胃肠道感染。早期：非连续癫痫发作、脑病、局灶性功能障碍。暴发期：难治性癫痫发作和 SE，病死率 ≤ 30%。缓解期：SE 得到控制。慢性期：经常出现难治性癫痫、认知功能↓、脑萎缩等不良功能结局。

病因　未知 / 多种可能，包括不明原因感染、副感染性炎症、自身免疫等。

检查　识别可治性疾病（感染、自身免疫、副肿瘤）。脑MRI（急性脑损伤、边缘性脑炎、脑脊髓炎）、脑脊液（CSF）（排除感染，送检自身抗体）、EEG 指导 SE 或 NCS 的治疗。

治疗　如发现潜在原因则对因治疗（感染：抗生素或抗病毒；副肿瘤：寻找或治疗肿瘤；自身免疫：免疫治疗）。对于癫痫发作或 SE：遵循 SE 方案［*Ann Acad Med Singapore*，2005，34：417-420；*Epilepsia*，2010，51（7）：1323-1328］。

分类：癫痫发作类型及癫痫病因

一般性原则　预后和最佳治疗取决于癫痫类型和癫痫综合征的特征描述。详细程度因临床情况而异。

2017 年 ILAE 临床癫痫发作和癫痫分类（图 9-3）

全面性发作　迅速波及双侧网络的癫痫发作。

局灶性发作　起源于一侧半球网络的癫痫发作，通过临床特征和知觉水平来描述（表 9-4 和表 9-5）。注意：尽管"复杂部分性"和"单纯部分性"仍广泛应用于临床实践中，二者不再列入 ILAE 分类。

未知发作　无法明确定义为全面性或局灶性，例如癫痫性痉挛。

癫痫病因

（不全；详见 *Epilepsia*，2001，42：796-803）。

遗传性　**染色体异常**：Angelman 综合征、Down 综合征、孤立性无脑回畸形、Klinefelter 综合征、Miller-Dieker 综合征、Pallister-Killian 综合征、环状 14 号染色体综合征、环状 20 号染色体综合征、12p 部分三体综合征、Wolf-Hirschhorn 综合征、X 连锁无脑回畸形、15q13.3 微缺失、18q 缺失综合征、15 号染色体倒位重复、1p36 缺失综合征。**基因突变**：ARX、CACNA1A、CACNB4、CHRNA2、CHRNA4、CHRNB2、LGI1、MECP2、SCN1A、SCN2A。**其他**：Aicardi 综合征、肢

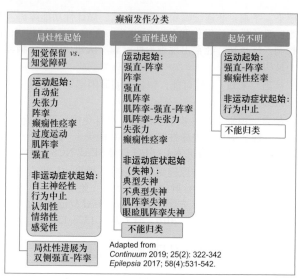

图 9-3 癫痫发作分类

表 9-4 有定侧及定位意义的发作特征		
发作特征	定侧	定位 *
眼球偏斜	对侧额叶发作 对侧或同侧枕叶发作	额叶、枕叶
早期非强制性转头	同侧	颞叶
晚期强制性转头	对侧	额叶或局灶性发作→全面性
局灶性阵挛	对侧	额叶
肢体肌张力障碍	对侧	颞叶（→基底节）
肢体强直	对侧	额叶
肢体不动	对侧	颞叶、额叶
不对称强直，击剑姿势	对侧	额叶、辅助运动皮质
4 字征	伸直肢体的对侧	辅助运动区、前额叶脑回或任何起源的局灶性发作→全面性
口咽自动症		颞叶
肢体自动症	同侧	颞叶

表 9-4　有定侧及定位意义的发作特征（续表）		
发作特征	定侧	定位*
过度运动性自动症	—	额叶
踏车	—	额叶
言语中止	优势侧半球	颞叶、额叶
发作后特征		
Todd 麻痹	对侧	额叶、顶叶＞颞叶
摸鼻子	同侧	颞叶
失语	优势侧半球	语言区
意识模糊	—	颞叶＞额叶

* 该征象出现时

Reprinted with permission from Herman ST. Classification of epileptic seizures. *Epilepsy*，2007，13（4）：13-47.（Table 1-2）.

表 9-5　不同起始部位局灶性发作的特征	
颞叶	额叶
内侧：先兆（例如上腹不适、精神症状、情绪异常、嗅觉异常）、知觉障碍、凝视呆滞、早期口咽或肢体自动症（双侧或致痫灶同侧）、肌张力障碍姿势、发作后意识模糊和遗忘。 外侧：先兆，例如幻觉（听觉性、知觉性、体验性）；语言功能障碍；晚期口咽自动症；晚期表现与颞叶内侧相似。	短暂，常丛集发作；很少或没有发作后意识模糊；迅速泛化；运动表现（强直性、阵挛性、姿势性）；过度运动性复杂的或奇异的自动症；性行为自动症；频繁跌倒；夜间多见；SE。
枕叶	顶叶
基本视幻觉（对侧视野，盲）；眼动；眼球偏斜（对侧或同侧）；强制眨眼；可扩散至多个部位：顶叶（感觉症状）、颞叶或枕叶（成型视幻觉）、颞叶内侧。	躯体感觉先兆；感觉性失语（优势侧半球）；忽视（非优势侧半球）；可扩散至多个部位：枕叶（视幻觉）、颞叶内侧、中央前回区（运动）。

Reprinted with permission from Herman ST. Classification of epileptic seizures. *Epilepsy*，2007，13（4）：13-47.（Table 1-7）.

端-脑胝体综合征。

　　结构性 **皮质畸形**：双侧外侧裂综合征、鹅卵石脑畸形、皮质发育不良（局灶或多灶）、局灶性灰质异位、半侧巨脑症、无脑回畸形、微发育不良、小头畸形、巨脑畸形、脑室周围结节性异位、多小脑回畸形、脑裂畸形、皮质下带状灰质异位。**神经皮肤病**：结节性硬化、神经纤维瘤病、伊藤色素减少症、表皮痣综合征、Sturge-Weber 综合征。**产前或围生期损伤（窒息、缺血、感染）**：脑穿通畸形、脑室周围白质软化症、脑钙化及其他继发于弓形虫病的损伤。**肿瘤**：胚胎发育不良性神经上皮瘤、神经节细胞瘤、神经节胶质瘤、星形细胞瘤、下丘脑错构瘤（尤其与痴笑发作有关）。**血管性**：AVM、海绵状血管瘤、ICH、卒中。

代谢性　非酮性高甘氨酸血症、D-甘油酸血症、丙酸血症、亚硫酸盐氧化酶缺乏症、果糖 1,6 二磷酸酯酶缺乏症、其他有机酸尿症、吡哆醛依赖性氨基酸代谢障碍（如枫糖尿病、苯丙酮尿症）、尿素循环障碍、糖代谢障碍、生物素代谢障碍、叶酸和维生素 B_{12} 代谢障碍、葡萄糖转运蛋白缺乏症、Menkes 病、糖原贮积病、Krabbe 病、延胡索酸酶缺乏症、过氧化物酶体病、Sanfilippo 综合征、线粒体病（如丙酮酸脱氢酶缺乏症、呼吸链缺陷、线粒体脑肌病伴高乳酸血症和卒中样发作）。

免疫性　抗 AMPA 受体、抗 GAD65、抗 GABA-B 受体、抗 NMDA 受体、抗 VGKC（LGI1、CASPR2）、抗 TPO 抗体脑炎、乳糜泻（伴有枕部钙化和乳糜泻的癫痫）。

感染性　细菌性脑膜炎、脑型疟疾、囊虫病、HIV、结核、弓形虫病、病毒性脑炎（HSV、水痘-带状疱疹病毒、人类疱疹病毒 6 型、西尼罗病毒）。

其他　阿尔茨海默病、头外伤、酗酒和药物滥用、亨廷顿病，进行性脑病伴水肿、高度失律脑电图和视神经萎缩综合征。

癫痫综合征

儿童起病的癫痫综合征，可持续至成年。

重要性　> 50% 的癫痫病例发生在儿童时期。一些仅见于儿童的癫痫发作类型（如失神、肌阵挛发作）可能仅在特定的神经发育阶段出现［如婴儿痉挛症（infantile spasms，IS）］，并且通常具有遗传基础。

癫痫综合征由以下方面定义　发病年龄、癫痫发作类型、性别优势、病因［特发性或遗传性、症状性、隐源性（有疑似原因但未被发现）、相关的发育迟滞、昼夜变异、诱发因素（睡眠剥夺、闪光刺激）］、严重程度、家族史、发育预后和癫痫结局（图 9-4）。综合征的确定对疾病管理、预后、研究和遗传学都有着重要意义。

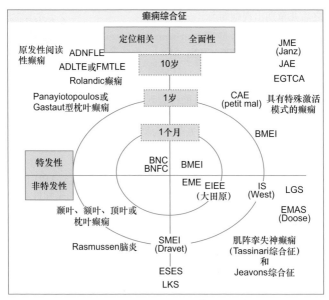

图 9-4　**癫痫综合征**。ADNFLE，常染色体显性遗传夜间额叶癫痫；ADLTE，常染色体显性遗传颞叶外侧癫痫；BMEI，良性婴儿肌阵挛性癫痫；BNC，良性新生儿惊厥；BNFC，良性家族性新生儿惊厥；CAE，儿童失神癫痫；EGTCA，仅有全面强直-阵挛发作的癫痫；EIEE，婴儿早期癫痫性脑病（大田原综合征）；EMAS，癫痫伴肌阵挛-失张力发作（Doose 综合征）；EME，早期肌阵挛性脑病；ESES，睡眠中癫痫性电持续状态；FMTLE，家族性颞叶内侧癫痫；IS，婴儿痉挛症（West 综合征）；LGS，Lennox-Gastaut 综合征；LKS，Landau-Kleffner 综合征；JAE，青少年失神癫痫；JME，青少年肌阵挛性癫痫；SMEI：婴儿严重肌阵挛癫痫（Dravet 综合征）

新生儿或婴儿期

　　自限性家族性新生儿癫痫（良性家族性新生儿惊厥）（*Ann Neurol*，1991，29：469-473）患病率：未知，罕见。起病：生后 2 ～ 7 天，但可长达 3 个月。发作类型：局灶性强直和阵挛，仍被"官方"归类为全面性（尚未采用新的分类）。EEG：发作间期 EEG 正常；发作期，广泛性波幅减低→广泛性棘慢波或局灶性放电。治疗：苯巴比妥（PB）。预后：2 ～ 3 个月内自发缓解。神经系统检查正常。KCNQ 1、2、3 电压门控钾离子通道缺陷，常染色体不完全显性遗传。11% ～ 16% 的患者在之后儿童期出现癫痫。

早期肌阵挛性脑病（early myoclonic encephalopathy，EME）（*Epilepsy Res*，2006，70S：S58） 患病率：罕见，<1%。起病：新生儿期。发作类型：片段性（节段性、不固定性）肌阵挛、全面性肌阵挛和部分运动性发作；发展为IS（短暂性）伴有不典型高度失律，但可能持续到儿童期晚期。EEG：暴发抑制，棘波和尖波暴发与电压衰减期交替出现，睡眠时更加明显。治疗：类固醇、苯二氮䓬类药物（BZD）、丙戊酸（VPA）、氨己烯酸（VGB）、生酮饮食（KGD）。预后：恶性癫痫综合征。100%神经系统不良结局，1年内死亡率50%。非结构性损害，代谢性疾病常见（如非酮症性高甘氨酸血症）。MRI检查显示晚期萎缩和髓鞘化延迟。鉴别诊断：婴儿早期癫痫性脑病（early infantile epileptic encephalopathy，EIEE）在第1个月内发生，强直发作是主要类型，EEG显示较长的暴发，脑畸形常见，早期转变为IS和Lennox-Gastaut综合征（LGS）。

婴儿早期癫痫性脑病（EIEE；大田原综合征）（*Epilepsy Res*，2006，70S：S58） 患病率：罕见，<1%。起病：（早期）新生儿至第1个月。发作类型：强直性发作是主要类型，发生在清醒状态和睡眠中，通常不成簇。还包括部分运动性发作、不固定的局灶性运动性发作、半侧惊厥和全面性强直-阵挛发作（GTC）。EEG：暴发抑制，但在清醒状态和睡眠中均有，暴发时间较长。治疗：与EME相同。预后：恶性癫痫综合征，大多预后不良。可见由脑损伤性事件、脑发育不良引起的结构性脑异常，甚至在隐源性病例中也可见到结构性脑异常；极少数情况下代谢性EIEE被认为是一种慢性静态性脑病。

婴儿癫痫伴游走性局灶性发作（**epilepsy of infancy with migrating focal seizures，EIMFS**）［*Epilepsia*，2009，50（S5）：49］旧称恶性婴儿游走性部分性癫痫。患病率：罕见，<1%。起病：<6个月。发作类型：逐渐进展，分3个阶段。第1阶段，散发性局限性发作，伴快速继发全面性发作和自主神经现象（数周至数月）。第2阶段，近连续或丛集性多形性局限性发作，依据部位表现为不同的症状（数月至数年）。由于频繁的持续状态和亚临床发作，需要长时间住院视频EEG监测。第3阶段，长时间无发作状态，但偶尔会出现发作。EEG：第1阶段，多灶性棘波，游走性局灶性慢波；第2阶段，游走和扩散的局灶放电，复杂的多灶性放电EEG伴近乎融合的发作期和发作间期模式。治疗：多种AED联合治疗。预后：恶性癫痫综合征，通常非常耐药。KGD的成功率不确定。结局：严重的进行性精神运动发育退化、小头畸形、智力低下，有些患

者会死亡。根据年龄，可以将其放在 EME、EIEE 和 IS 之间。MRI 通常为阴性，但后期可出现萎缩。部分患者伴有颞叶内侧硬化。全面的神经代谢检查通常为阴性。至今尚未确定有遗传性因素。

遗传性癫痫伴热性惊厥附加症（genetic epilepsy with febrile seizures plus，GEFS+）（*Lancet Neurol*，2004，3：421）　患病率：常见，＞5%。发作类型：＜5 岁热性惊厥，儿童期后期为其他类型。其表型多样性明显：儿童期早期出现典型的热性惊厥，随后是 GTC、失神、肌阵挛、失张力或强直、部分运动性发作或持续短暂的全面性热性惊厥。EEG：正常，或类似于特发性全面性癫痫（idiopathic generalized epilepsy，IGE）→广泛性癫痫样放电。治疗：根据发作类型使用标准的 AED。预后：常染色体显性遗传，不完全外显 70%～80%。*SCN1A*、*SCN2A*、*SCN1B* 和 *GABRG2* 基因突变。显著的家族遗传史，表型差异大，包括约 15% 的部分性发作。临床结局从 10～12 岁缓解到持续的难治性癫痫。

婴儿痉挛症（IS；West 综合征）（*Pediatr Neurol*，2006，34：253）　患病率：少见，1%～5%。起病：3～14 个月（峰值在 4～9 个月）。发作类型：短暂的强直性或阵挛性痉挛，通常成簇出现，每天多次发作（在觉醒时）。屈曲（手臂、颈）和伸展（腿），屈曲（折刀），或伸展。可能很轻微，例如只有点头。50%～60% 之后会出现癫痫发作，主要是 LGS。EEG：杂乱的高波幅多灶性多形性慢波，夹杂癫痫样放电。最初可能仅在（浅）睡眠中出现。发作期广泛性高波幅慢波，伴电压衰减或弥漫性快 β 活动。治疗：类固醇、氨己烯酸（VGB）、托吡酯（TPM）、维生素 B_6、拉莫三嗪（LTG）、BZD、KGD。诊断和预后：成簇痉挛发作、精神运动发育停滞和恶化以及 EEG 高度失律三联征。＞85%～95% 为症状性：产前、围生期和产后损伤——例如缺氧缺血性损伤、围生期感染、结节性硬化、脑畸形和发育不良、染色体异常（21 三体、1p36 缺失综合征）、基因突变（ARX、STK9）、代谢性疾病 [未治疗的苯丙酮尿症（PKU）、四氢生物蝶呤缺乏症、Menkes 病] 和线粒体病（NARP 突变）。预后差，罕见良好结局，可见于隐源性病因患者，约占 5%。

婴儿肌阵挛癫痫（myoclonic epilepsy in infancy，MEI）[*Epilepsia*，2006，47（S5）：31] **旧称良性 MEI**。患病率：罕见，＜1%。起病：3 个月至 4 岁。发作类型：短暂的全面性肌阵挛，主要累及头部和上半身；在清醒、入睡或慢波睡眠期出现。每天多次单独发作或成簇发作，有些很轻微。EEG：广泛性（多）棘（慢）波，发作间期 EEG 正常。治疗：丙戊酸（VPA）、BZD、LTG。预后：神经系统无异常（虽然据报道有些患者发育迟缓）。反射型是一种常见变异型，伴有过度的睡眠惊跳、光敏性、起病早，预后良好。

婴儿严重肌阵挛癫痫（severe myoclonic epilepsy of infancy，SMEI；Dravet 综合征） 有一些表型不同的相关综合征（参见文献 Brain Dev，2009，31：394）。患病率：罕见，＜1%。起病：出生后第 1 年，高峰期为 3～8 个月。发作类型：长时间热性惊厥（或持续状态），接下来是每月 1～2 次的全面性和交替性单侧阵挛或强直-阵挛发作，通常持续时间长且伴随发热。后期可见肌阵挛、不典型失神、复杂部分性发作（complex partial seizures，CPS）、失张力发作和单侧发作、NCSE。强直发作罕见。EEG：广泛性棘慢复合波、局灶性和多灶性棘波。粗大肌阵挛＝不规则棘慢波暴发；不固定肌阵挛＝无 EEG 相关异常。不典型失神＝广泛性 2～3.5 Hz 不规则棘波。治疗：大多数 AED 无效。LTG 和卡马西平（CBZ）会加重症状。预后：恶性癫痫综合征。特点：6～12 个月之间反复发作热性半侧阵挛，1 岁后出现发育停滞、倒退和反复状态。早期控制可能会有更好的神经系统结局。25% 有（热性惊厥）发作家族史（＋）。最初 MRI 正常，后期→海马硬化。超过 70% 的患者存在 SCN1A（和 GABRG2）基因突变。MRI 正常，后来出现非特异性萎缩、胶质改变、海马萎缩。

自限性家族性和非家族性婴儿癫痫（J Child Neurol，2002，17：696-699） 患病率：罕见，＜1%。起病：＜2 岁。发作类型：行为中止伴愣神→局灶性阵挛、局灶性强直或继发 GTC。可能成簇。EEG：间期正常，发作期局灶性放电，可能泛化。治疗：VPA、CBZ、PB。预后：散发性，有某些家族性病例。对治疗有良好反应，神经系统结局良好。有些会伴随家族性阵发性舞蹈手足徐动症。

儿童期

儿童失神癫痫（childhood absence epilepsy，CAE）（Paediatr Drugs，2001，3：379） 又名密集性癫痫、小发作。患病率：常见，5%～12%。起病：学龄期（6～7 岁高峰期）。发作类型：每日数次到非常多次失神发作，持续 5～15 s。意识障碍程度各异。± 运动症状（面肌阵挛、强直和失张力成分单独或组合出现）、自动症和自主神经症状或体征。90% 的患者过度通气可诱发发作。± 特发性全面性癫痫（IGE）家族史。EEG：发作（间）期 3～4 Hz 广泛性（多）棘慢波，背景正常。治疗：

乙琥胺（ESM）、VPA、LTG。预后：通常神经系统正常。并非总是"良性"：只有 60% 的人初始 AED 治疗有效，显著终身（认知和学习）残疾，15% 发展为青少年肌阵挛性癫痫（juvenile myoclonic epilepsy，JME），可能对心理社会方面产生长期影响。

儿童癫痫伴中央颞区棘波（childhood epilepsy with centrotemporal spikes，CECTS）［*Epilepsia*，1998，39（S4）：**S32-S41**］**旧称良性儿童癫痫伴中央颞区棘波（BECTS）或 Rolandic 癫痫**。患病率：最常见的儿童癫痫，10% ～ 15%。起病：3 ～ 13 岁（高峰期 7 ～ 9 岁）。发作类型：夜间发作，单侧、累及舌、唇、颊、喉、咽（构音不能），偶尔累及上肢，意识保留。睡眠期间可能全面性发作。感觉先兆常见，但少有报道。EEG：发作间期单侧或双侧中央颞区三相棘波，具有水平的前后偶极子，显著的睡眠期激活，背景正常。治疗：奥卡西平（OXC）、CBZ、LTG、TPM、左乙拉西坦（LEV）。预后：极佳，到青春期时癫痫发作会自然消退。起初可能频繁发作。如果发作不频繁、仅在夜间或仅为局灶性发作，则可以不治疗。可能存在学习和行为困难，一定程度上与间期放电的频率有关。非典型 CECTS 与语言和发育迟缓有关。可疑有遗传因素。EEG 模式可作为生物标志物，并具有与年龄相关的常染色体显性遗传特点。

儿童枕叶癫痫（早发型）或 Panayiotopoulos 型（*Pediatrics*，2006，118：1237-1243）患病率：据报道较为常见，为 6%。起病：1 ～ 13 岁（3 ～ 6 岁高峰期）。发作类型：长时间（30 min 以上）。主要为自主神经性发作或持续状态，通常在睡眠中出现：①感到不适、头痛、面色苍白、呕吐、潮红、发绀、眼球偏斜、瞳孔散大、心脏和体温调节异常、失禁、唾液增多、发作性晕厥（无反应，瘫软）。接下来可能会出现②复杂部分性发作特征和（或）（半侧）阵挛抽搐，持续时间较短。EEG：多灶性棘慢波，Rolandic 形态，枕区为著（但在 33% 的病例中不存在或非枕区优势）。治疗：与 Rolandic 癫痫相同。一些患者仅需要使用直肠地西泮（DZP）进行治疗。预后：比 Gastaut 型（见下文）更明确。即使自主神经持续状态，甚至发作频繁，预后依然良好。2 年内缓解。大多数人发作不频繁，25% 只有 1 次发作，50% 少于 5 次。成年后癫痫风险没有↑。误诊很常见，鉴别诊断包括偏头痛、胃肠道问题（胃炎、周期性呕吐、腹型偏头痛）、晕厥、睡眠障碍。心搏骤停有报道，但很罕见。

儿童枕叶癫痫（晚发型）或 Gastaut 型（*Brain*，2008，131：2264）患病率：罕见，< 1% ～ 2%。起病：3 ～ 16 岁（峰值为 8 岁）。发作类型：短暂，持续几秒到 2 min。清醒时患者发

作频繁。视觉单纯部分性发作：多种症状（失明、有色光盘、成形的视幻觉）。眼球偏斜、眼睑扑动和发作后头痛50%，呕吐5%。EEG：闭眼或睡眠期枕区高波幅棘慢波放电。发作期：快速的枕区棘波。治疗：与 Rolandic 癫痫相同。预后：总体上罕见，相对不太明确，没有典型的发作类型和明确定义的临床过程。由于遗传性病因尚未被证实，推测为"特发性"。视觉症状的频率、性质和短暂性与偏头痛的视觉先兆不同。良好的预后，约60%在几年内痊愈。20%伴有偏头痛，50%有癫痫家族史。

癫痫伴肌阵挛失神　旧称 **Tassinari 综合征**。发作期 3 Hz 肌阵挛，伴有手臂"齿轮样"上举。通常伴有智力低下。AED 抵抗［*Epilepsia*，2002，43（S3）：27］。

癫痫伴肌阵挛失张力发作（epilepsy with myoclonic astatic seizures，EMAS）（*J Clin Neurophysiol*，2003，20：449）　**旧称肌阵挛失张力癫痫或 Doose 综合征**。患病率：不常见，1%～5%。起病：7个月至6岁。发作类型：主要是全面性肌阵挛、失张力或肌阵挛失张力发作→跌倒；短暂失神、GTC、NCSE；日间没有强直性发作或强直性跌倒发作。EEG：广泛性 EEG 模式［（多）棘慢波，光敏性，2～3 Hz 节律］，无多灶性异常（可能有假灶）。治疗：VPA、ESM、BZD、LTG、TPM、LEV。诊断标准：①如上所述的癫痫发作；②遗传易感性［亲属中癫痫发作和（或）遗传性 EEG 模式发生率高，15%～40%］；③起病前发育和神经系统检查正常；④如上所述的 EEG；⑤排除 SMEI、MEI、Lennox-Gastaut 综合征（LGS）。与 LGS 的不同：Doose 综合征肌阵挛发作占优势，有遗传基础，预后通常较好，但多变——有时发作控制良好且有（接近）正常的认知功能。

癫痫性脑病伴睡眠期持续棘慢波（continuous spike & wave during sleep，CSWS）［*Clin Neurophysiol*，2000，111（S2）：S94］　患病率：罕见，＜1%。起病：5～7岁，峰值4～5岁。发作类型：发作的严重程度和频率可能会随着时间的推移而恶化。以前很少见，主要发生在夜间，部分运动性发作或继发 GTC，可能出现局灶性和（或）（表面上）全面性发作：单侧或双侧阵挛发作、GTC、失神、部分运动性发作、复杂部分性发作（CPS）或癫痫性跌倒发作。无强直发作。EEG：发作间期，清醒状态→广泛性棘慢波，可能暴发出现，并伴有临床表现；局灶性额区或中颞区棘波。睡眠→持续性、弥漫性阵发图形，占＞85%的慢波睡眠期；不一定有节律性。治疗：AED（"棘波抑制剂"），例如 VPA、LEV、ESM；类固醇、静脉注射免疫球蛋白、高剂量BZD、多处软膜下横切术。预后：儿童起病的癫痫性脑病，一种年龄特异性疾病，特征为慢波睡眠期连续棘波活动，伴认知、记忆、语言和行为退化。CSWS较Landau-Kleffner综合征的退化更全面，癫痫更难治，EEG放电主要位于额颞或中央区。早期和积极治疗（不仅是控制发作）旨在"清理"EEG放电→改善神经心理结局。约50%会有突出的语言、认知、行为和运动后遗症。

Landau-Kleffner综合征（LKS；儿童获得性失语）（*Ment Retard Dev Disabil Res Rev*，2004，10：144） 患病率：罕见，＜1%。起病：3～8岁，范围为2～10岁，峰值5～7岁。发作类型：不频繁的GTC或运动性发作，伴严重的感觉性及表达性语言退化（伴正常听力或测听），多于癫痫发作前出现，也可于发作后出现。EEG：后颞、顶枕或多灶性棘慢波。睡眠期：同上。注意：继发双侧同步放电提示CSWS；表面上全面性发作可能实际上是局灶性起始。预后：获得性癫痫性听觉失认，比CSWS的发作少（见上文），后颞区EEG放电。鉴别诊断：①自闭性退化→社交能力丧失，行为表现受限，沟通和语言能力丧失。如果EEG（＋）="自闭性退化伴癫痫样EEG"：可能是LKS变异型（有争议，起病年龄、临床表型、EEG表现不同）。②当存在不典型儿童癫痫伴中央颞区棘波（CECTS）或医源性恶化（CBZ）的情况下，可能会出现癫痫性脑病。③罕见的继发性LKS（如肿瘤）。

Lennox-Gastaut综合征（LGS）（*Lancet Neurol*，2009，8：82） 患病率：少见，1%～5%。起病：＜8岁，高峰期3～6岁。发作类型：强直发作（诊断必需，但不一定起病时有；在睡眠中更常见），严重程度和症状多变。不典型失神（逐渐起始和结束），失张力或强直性跌倒发作（＞50%；→受伤），±前驱肌阵挛，（非）惊厥性持续状态50%～70%，肌阵挛，其他类型。≥20%的病例之前有IS。EEG：清醒→弥漫性1～2.5 Hz棘慢波暴发。睡眠→弥漫性或双侧≥10 Hz快节律或"多棘波"（广泛性阵发快活动）暴发。发作期→强直发作为弥漫性快波暴发，不典型失神为1～1.5 Hz棘慢波，失张力或肌阵挛发作为弥漫性慢波，或多棘波和慢波。治疗：①非药物治疗，包括癫痫手术［胼胝体切开术、迷走神经刺激（VNS）、其他］、KGD。②AED：LTG、TPM、非尔氨酯（FBM）、芦非酰胺（RUF）、VPA、BZD、唑尼沙胺（ZNS）、LEV（但多数AED无效）。③类固醇。④共病心理或行为障碍：神经心理学和精神评估。⑤监测副作用（共济、认知、行为、发作恶化）。诊断和预后：多种发作类型、典型EEG、认知障碍三联征。强直发作（标志）在起病时不存在，EEG 不具有特异性。进行性发育迟滞、倒退，常伴有精神病症状。病因（见 IS）异质性：脑畸形，结节性硬化，在 LGS 中较少见的获得性破坏性病变或代谢性疾病。遗传因素相对不重要。

Rasmussen 综合征（儿童慢性进行性部分性持续性癫痫）（*Pediatr Neurol*, 2005, 32：295） 患病率：罕见，< 1%。起病：< 10 岁。发作类型：进行性难治性局灶性发作、偏瘫、表达性失语（左侧半球）。发作为多灶或局灶性和单侧性，部分性持续性癫痫常见。EEG：十分频繁的额和中颞区局灶性癫痫样放电，伴局灶性慢波→弥漫性慢波。治疗：不限。预后：最初被认为是"慢性病毒性脑炎"，现在被认为是"进行性自身免疫性多灶性脑病"。基于临床诊断，MRI 显示进展性（最初岛叶周围）萎缩和胶质增生，Glu-R3 抗体和皮质活检对诊断均无帮助。自然病程为缓慢进行性偏瘫、偏盲、智力退化和皮质萎缩。类固醇、免疫球蛋白和血浆置换：暂时缓解症状。早期半球切除术可以明显改善预后。

青少年或成人

伴有听觉特点的常染色体显性遗传性癫痫（autosomal dominant epilepsy with auditory features，ADEAF）和家族性颞叶内侧癫痫（familial mesial temporal lobe epilepsy，FMTLE）[*Epilepsia*, 2009, 50（S5）：52-54 和 55-57] 患病率：罕见，< 1%。起病：1 ~ 60 岁，高峰期为 15 ~ 19 岁。发作类型：局灶性起始 ± 知觉障碍。内侧型：精神性（似曾相识感）和自主神经性。外侧型：听觉先兆，声音可能会诱发。继发全面性发作更常见于内侧型。EEG：发作间期→正常或颞区局灶性慢波或癫痫样异常。治疗：CBZ、OXC、LTG、TPM。预后或注释：① ADEAF，常规 MRI 正常，对 AED 有反应，总体预后良好。散发性和家族性病例具有相同的表型，具有复杂的遗传方式。LGI1 基因突变。② FMTLE，表型更加异质，轻度至严重癫痫，与海马硬化及热性惊厥的关系不确定。遗传因素尚不明确。

仅有全面性强直－阵挛发作（GTC）的癫痫 定义广泛——包括随机的和夜间 GTC。通常无失神或肌阵挛发作（*Epilepsia*, 2008, 49：2050-2062）。

青少年失神癫痫（juvenile absence epilepsy，JAE）（*Paediatr Drugs*, 2001, 3：379） 患病率：比 CAE 少见。起病：7 ~ 16 岁，高峰期为 10 ~ 12 岁。发作类型：典型失神发作如上所述，持续时间较长，发作频率较低，严重程度较轻。患者通常可以执行相对复杂的任务，但通常无法讲话。可出现 GTC（清醒时）

和肌阵挛抽搐。EEG：较 CAE 略快，广泛性 2.5～4.5 Hz（多）棘慢波，但 EEG 不能区分。治疗：见"CAE"。预后：CAE 与青少年肌阵挛性癫痫（JME）之间叠加的一种综合征。预后较 CAE 差，虽然失神发作可能会减轻，但仍是一种终身性疾病。EEG 可能显示不对称，部分保留的意识可能会导致误诊为复杂部分性发作（CPS），并进行错误的治疗，例如卡马西平加重青少年失神癫痫。

青少年肌阵挛性癫痫（JME）(*Pediatr Drugs*, 2006, 8: 303) 旧称冲动性小发作或 **Janz 综合征**。患病率：常见，5%～11%。起病：8～26 岁，高峰期 12～16 岁。发作类型：双侧，单次或多发肌阵挛发作，主要出现在上肢，尤其是在刚清醒时。90% 出现 GTC，10%～30% 出现 JAE 型失神发作。EEG：广泛性 3～6 Hz（多）棘慢波。40%～70% 有光敏性。治疗：VPA、LTG、BZD、TPM、LEV。典型的诱发因素：睡眠剥夺、疲劳、酒精、闪光刺激和压力。遗传学：见参考文献。失神发作可以在儿童期出现→青少年中期出现肌阵挛和 GTC。终身患病；20～40 岁病情较轻，但停用 AED 会复发。70% 使用 VPA 可控制发作。应避免使用苯妥英（PHT）、CBZ，因为可能会加重病情。

各种年龄

常染色体显性遗传夜间额叶癫痫（autosomal dominant nocturnal frontal lobe epilepsy，ADNFLE）(*Brain*, 1999, 122: 1017) 患病率：罕见。起病：0～50 岁（85%＜25 岁，平均 12 岁，中位年龄 8 岁）。发作类型：频繁（多发、夜间），非常模式化，短暂，突然开始和结束，在非 REM 睡眠期 II 期发作：觉醒伴有复杂、奇怪的运动或其他行为，以及自动症，包括强直或肌张力障碍姿势和过度运动（如踏车）；没有发作后表现，可能有日间发作。意识通常（部分）保留。EEG：常规 EEG 正常，很少出现额区癫痫样或非特异性异常。住院发作期视频 EEG：额区快节律性癫痫样异常。治疗：CBZ、OXC、LTG、TPM。预后：电临床诊断具有挑战性。常染色体显性遗传，外显率高。在 20q13.2、1p21 等多个基因中有不同的突变（烟碱乙酰胆碱受体→与突触前神经递质释放相关），但所有突变都具有相似的表型。睡眠剥夺和压力会加重或诱发发作。发作得到控制前行为问题比较常见。与发作性夜间肌张力障碍有重叠。

颞叶内侧硬化（mesial temporal sclerosis，MTS）(*Curr Opin Neurol*, 2004, 17: 161) 患病率：不常见（1%～5%）。

起病：儿童至青春期。发作类型：CPS 持续 1～2 min；口、手、言语自动症，伴有半目的行为和反应性↓，± 继发全面性发作。常见先兆：胃气上升感、现实解体、似曾相识。EEG：单侧或双侧前至中颞区棘波，发作模式：5～9 Hz 颞区尖波。可能需要深部电极。治疗：CBZ、TPM、LTG、LEV。预后：MTS 可能是 0～4 岁首次出现的复发性或长时间热性惊厥的结果或原因。MRI 可见 MTS；儿童有更高比例的发育不良和低级别胶质瘤。60% 通过 AED 可以有效控制，手术（前颞叶切除术、选择性杏仁体海马切除术）患者＞75% 可取得良好预后。进行性行为和记忆功能障碍常见。

进行性肌阵挛性癫痫（*Lancet Neurol*，2005，4：239-248）患病率：罕见＜1%。预后：差，进行性神经功能退化、痴呆、小脑共济失调。治疗（对所有类型）：VPA（除肌阵挛性癫痫伴破碎红纤维综合征）、PB、LEV、BZD、ZNS。避免使用（↑肌阵挛）：PHT、CBZ、加巴喷丁（GBP）、氨己烯酸（VGB）、替加宾（TGB）。谨慎使用：LTG。

Unverricht-Lundborg 病 起病：6～15 岁。发作类型：肌阵挛、强直-阵挛、失神。EEG：广泛性（多）棘慢波，光敏感，背景活动慢化（晚期）。

Lafora 病 起病：12～17 岁。发作类型：肌阵挛，伴有暂时性失明的枕叶发作，不典型失神，失张力，局灶性认知障碍发作。EEG：广泛性（多）棘慢波放电，枕区尖慢波，光敏感。

肌阵挛性癫痫伴破碎红纤维（myoclonic epilepsy with ragged red fibers，MERRF） 起病：任何年龄。发作类型：肌阵挛、强直-阵挛。EEG：2～5 Hz 的广泛性棘慢波。避免使用 VPA。

神经元蜡样脂褐质沉积症 起病：各年龄。发作类型：肌阵挛、强直-阵挛、不典型失神、失张力。EEG：广泛性棘慢波，背景活动慢化（早期），光敏感。

涎酸贮积症 起病：各年龄。发作类型：大量肌阵挛、强直-阵挛。EEG：顶区低电压 10～20 Hz 正相棘波。

齿状核红核苍白球路易体萎缩症 起病：15～40 岁（遗传早现）。发作类型：肌阵挛、强直-阵挛。EEG：广泛性棘慢波，光敏感。

抗癫痫药（AED）(表 9-6)

启动 AED 时机 如果是诱发性发作（如继发于药物、中毒、戒断、电解质异常），治疗潜在病因。AED 用于具有＞1

表 9-6　AED 商品名及缩写

通用名	商品名	缩写	代
苯二氮䓬类药物：氯硝西泮、氯拉卓酸、地西泮、劳拉西泮、咪达唑仑	Klonopin、Tranxene、Valium/Diastat、Ativan、Versed	BZD：CLZ、CZP、DZP、LZ、MZ	第 1 代
布瓦西坦	Briviact	BRV	第 2 代
大麻二酚	Epidiolex	CBD	第 2 代
卡马西平	Carbatrol，或 Tegretol、Tegretol XR	CBZ	第 1 代
苯巴那酯	Xcopri	CNB	
氯巴占	Onfi	CLB	第 2 代
艾司利卡西平	Aptiom	ESL	第 2 代
乙琥胺	Zarontin	ESX	第 1 代
依佐加滨	*Potiga*	*已退市*	
非尔氨酯	Felbatol	FBM	第 2 代
加巴喷丁	Neurontin	GBP	第 2 代
拉考沙胺	Vimpat	LCM	第 2 代
拉莫三嗪	Lamictal、Lamictal XR	LTG	第 2 代
左乙拉西坦	Keppra、Keppra XR	LEV	第 2 代
奥卡西平	Trileptal，或 Oxtellar	OXC	第 2 代
吡仑帕奈	Fycompa	PER	第 2 代
苯巴比妥	Luminal，或 Solfoton	PB	第 1 代
苯妥英	Dilantin、Dilantin ER	PHT	第 1 代
普瑞巴林	Lyrica	PGB	第 2 代
扑米酮	Mysoline	PRM	第 1 代
芦非酰胺	Banzel	RUF	第 2 代
司替戊醇	Diacomit	STP	第 2 代
替加宾	Gabitril	TGB	第 2 代
托吡酯	Topamax，或 Trokendi	TOP 或 TPM	第 2 代
丙戊酸	Depakote、Depakote ER、Depakote DR，或 Depakene，Depacon	VPA	第 1 代
氨己烯酸	Sabril	VGB	第 2 代
唑尼沙胺	Zonegran	ZNS	第 2 代

ER 或 XR，缓释；DR，迟释

次特发性发作、潜在脑结构异常、异常 EEG、查体局灶性异常（包括发作后 Todd 麻痹）或起病即特发性发作＋ SE（参见首次发作的检查部分）。**AED 的有效性：**依诊断而不同。总体而言，第一种单药治疗无发作比例＝ 47%，第二种单药治疗＝ 13%，第三种单药治疗＝ 1%。服药后无发作的总体比例为 64%［*Neurology*，2002，58（suppl 5）：S2-S8］。

AED 停药 停用 AED 的原因：副作用、费用、致畸风险、便捷性。**停用 AED 的风险：**复发，可能导致伤害或死亡、不能驾驶、职业危害。**停药前的无发作时间：**如果有＞ 1 次非诱发性发作，无发作 2 年后考虑逐渐减停药物。儿科研究数据支持对易于控制的发作可早期停药［*Epilepsia*，2008，49（S9）：25-28］。**适合 AED 停药的特征：**起病年龄＞ 2 岁且＜ 11 ～ 12岁；特发性病因；神经系统检查正常；初始 AED 反应迅速，癫痫发作少，停药时 AED 水平低；无发作时间＞ 2 年。**不适合 AED 停药的特征：**起病年龄＞ 10 ～ 12 岁；症状性病因；发育迟缓，神经系统检查异常；症状性局灶性癫痫；对 AED的初始反应不佳，停药时服用多种 AED；EEG 异常，癫痫家族史［*Continuum*，2010，16（3）：105-120］。

AED 选择：总原则

选择 AED 时需特别考虑的因素

发作类型 局灶或强直－阵挛发作→窄谱 AED。局灶及全面性发作，包括肌阵挛、失神→广谱 AED。

费用 第 1 代 AED 通常更便宜。可考虑使用 AED 仿制药。

首选 AED 47% 的患者使用一种 AED 即可无发作（需长期使用该 AED）→选择安全性及耐受性最佳的 AED 作为初始治疗。

多种 AED 在添加 AED 时，需考虑相互作用。由于相互作用需要密切监测的 AED 组合有：PB ＋ VPA、PHT ＋ CBZ、CBZ ＋ LTG、VPA ＋ LTG，以及多种钠通道阻滞剂。

其他药物 需考虑与其他非 AED 药物的相互作用。

女性 处于生育年龄吗？正在服用口服避孕药（oral contraceptive pill，OCP）吗？骨健康情况如何？致畸作用如何？（另见妊娠期神经病学章节的"癫痫"部分）。

- 可能↓ OCP 效力的 AED：CBZ、FBM、PB、PHT、PRM、TOP、OXC。
- 妊娠期间：新 AED ＝ C 类（胎儿效应未知），而旧 AED ＝ D 类（已知对人类有致畸作用）。VPA 风险最高（6% ～ 11%），PB 6%，其他药物风险适中（2% ～ 5%，

与对照人群相比无显著变化）。旧 AED 可能→"胎儿抗
惊厥综合征"：颅面部＋手足畸形，约 3% 出现重度缺
陷（如心脏缺陷、唇或腭裂、小头畸形、发育迟缓、神
经管缺陷）。

老年人　因为老年人的副作用阈值较低（例如认知功能障
碍、震颤、步态问题），使用更低剂量，并更加缓慢地加量。降
低与蛋白结合的药物剂量，因为血清白蛋白水平随年龄增长而↓。
此外，应注意 65 岁后肌酐清除率（CrCl）＋肝清除率也会下降。

静脉制剂（当需要快速加量时）请参阅下面的静脉 AED 表。

AED 的选择（表 9-7 至表 9-9）"专家意见"（*Epilepsy & Behav*，2005，7：S1-S64；*Epilepsy & Behav*，2017，69；186-222）。

IGE ＝特发性全面性癫痫，

SLRE ＝症状性定位相关性癫痫（局限起始性癫痫）。

表 9-7　IGE 的 AED 选择：专家推荐

	单药治疗		
情形	全面性强直-阵挛发作	失神	肌阵挛
单药 #1	VPA、LTG、TOP	VPA、ESX ＞ LTG	VPA、LEV ＞ ZNS
VPA 后单药 #2	LTG、LEV ＞ TPM、ZNS	ESX ＞ LTG	LEV ＞ TPM、ZNS
LTG 后单药 #2	LEV、VPA ＞ TPM、ZNS	VPA、ESX ＞ LEV、ZNS、TPM	VPA、LEV ＞ TPM、ZNS
如单药治疗失败，考虑添加：LTG、LEV、VPA ＞ ZNS、TPM ＞ CLB			

表 9-8　SLRE 的 AED 选择：专家意见

初始单药治疗	
单纯部分性	LTG、LEV、OXC ＞ CBZ
复杂部分性	LTG、LEV、OXC ＞ CBZ、LCM
继发全面性	LEV、OXC ＞ LTG、LCM、CBZ
次选单药治疗	
初始 AED	考虑换用
CBZ	LTG、LEV ＞ OXC、LCM
LTG	LEV、OXC ＞ LCM（如为惊厥性发作，也可选用 TPM）
OXC	LTG、LEV ＞ LCM（如为惊厥性发作，使用 TPM、ZNS）

表 9-8	SLRE 的 AED 选择：专家意见（续表）
GBP*	LTG、CBZ、OXC > LEV、TOP
LEV*	LTG、CBZ、OXC > TOP
PHT*	LTG > LEV、CBZ
TOP*	LTG、CBZ、OXC > LEV
VPA*	LTG、CBZ、OXC、LEV、TOP
如单药治疗失败，考虑添加：LEV、LTG、OXC > LCM、ZNS、TPM、CBZ、ESL > VPA	

*Reprinted from Karceski S, Morrell MJ, Carpenter D. Treatment of epilepsy in adults: expert opinion, 2005. *Epilepsy Behav*. 2005; 7 Suppl 1: S1-S64; quiz S65-7. Copyright © 2005 Elsevier. With permission.

表 9-9 特殊情况下的 AED 选择：专家意见	
抑郁患者	
IGE	LTG > LEV（女性），LTG > VPA（男性）
SLRE	LTG > LCM、OXC
老年患者	
IGE，病情稳定或疾病状态	LTG、LEV
SLRE，病情稳定或疾病状态	LTG、LEV > LCM
可能妊娠或试图妊娠的女性	
IGE	LTG、LEV
SLRE	LTG、LEV > OXC
急诊	
未知癫痫综合征	LEV > VPA
肝病	
IGE*	LEV、LTG
局灶＋知觉障碍	LEV > LCM、GBP（如为双侧惊厥，也可使用 LTG、PGB）
HIV（＋）患者*	
IGE 或 SLRE	LTG、LEV
血液透析的肾病	
IGE*	LTG、VPA
局灶＋知觉障碍	LTG > OXC、LEV、LCM
局灶性起始→双侧强直-阵挛	LTG、LEV、OXC
CNS 肿瘤导致的局灶性癫痫，可能化疗 ± 放疗	
± 知觉障碍	LEV > LCM、LTG
器官移植后使用免疫抑制剂	
局灶＋知觉障碍 ± 双侧强直-阵挛	LEV > LTG、LCM

*Reprinted from Karceski S, Morrell MJ, Carpenter D. Treatment of epilepsy in adults: expert opinion, 2005. *Epilepsy Behav*. 2005; 7 Suppl 1: S1-S64; quiz S65-7. Copyright © 2005 Elsevier. With permission.

9

癫痫发作及癫痫

副作用、相互作用、共病及监测

共病情况对 AED 选择的影响（表 9-10）

表 9-10　共病情况对 AED 选择的影响	
谨慎或避免使用的 AED	
失神发作	CBZ、OXC、TGB
厌食症或营养不良	FBM、TPM、ZNS
心律失常	CBZ、PHT
出血倾向	VPA
血液病	CBZ
全面性发作	GBP、CBZ、OXC（可能加重）
肝病	VPA、PHT、PB、CBZ、LTG、ZNS、FBM
超敏反应	伴皮疹风险的 AED（尤其 PHT、CBZ、LTG）
低钠血症（或有风险）	OXC > CBZ、ESL
甲状腺功能减退	CBZ、OXC、PHT
肌阵挛发作	GBP、LTG、OXC、CBZ、TGB、PGB
肾结石	ZNS、TOP
肥胖	VPA、PGB（↑ 10 ~ 50 磅）、CBZ、GBP（↑ 5 ~ 10 磅）
使用口服避孕药（OCP）	CBZ、OXC、PHT、PB、TOP（剂量 > 200 mg）
骨质减少	PHT > CBZ、PB
胰腺疾病	VPA、CBZ
周围性水肿	PGB
多囊卵巢综合征	VPA
精神障碍	LEV、PB
肾损害	LEV、GBP、PB、PGB、TOP、ZNS
可能有益的 AED	
头痛	TOP、VPA，儿童可使用 CBZ
失眠	TGB
情绪不稳定	OXC、VPA、LTG、CBZ
神经源性疼痛	GBP、OXC、CBZ、TOP
肥胖	TOP、ZNS
睡眠中周期性肢体运动	CZP、GBP、TOP、ZNS
震颤	CZP、PBT、PRI、ELV、TOP

常用 AED：剂量、副作用、相互作用

表 9-11 列出了常用口服 AED 的一般信息（按字母顺序排列）。静脉 AED 见表 9-12。格式如下：

- 第一行：起始剂量（mg），如何加量（mg，以及多久一次），目标维持剂量（mg/d），每日总剂量分配 [qd（1次 / 日）、bid（2 次 / 日）、tid（3 次 / 日）、qid（4 次 / 日）、qod（隔日 1 次）]，目标血药浓度（mg/L = µg/ml）（如已知）。
- 儿童剂量（基于体重）：起始剂量，如何增加（mg，以及多久一次），目标维持剂量。
- t_{max} = 达到最大浓度的时间，$t_{1/2}$ = 半衰期（h），Vd = 分布容积（如果未知，可以近似计算为 Vd = 静脉剂量 / 浓度变化）。
- CSE = 常见副作用（common side effects），SSE = 严重副作用（serious side effects），LTE = 长期副作用（long-term side effects）。常见首字母缩写：LLS = 狼疮样综合征（lupus-like syndrome），TEN = 中毒性表皮坏死松解症（toxic epidermal necrolysis），SJS = Stevens-Johnson综合征。
- 监测建议（血药浓度，其他实验室化验或检查）。如果没有列出，请遵循以下通用建议（参见"常规实验室和AED 浓度监测"）。
- 相互作用。"↑"或"↓"：列出常见升高或降低 AED浓度的药物或疾病。"→"：列出该 AED 对其他常用药物的影响。

常规实验室和 AED 浓度监测

血药浓度 稳定后每年检查 1 ~ 2 次。剂量改变后，5 个半衰期后（通常为 5 ~ 7 天）检查。

其他测试 对于大多数 AED（但各不相同，有关个性化建议参见下文）：

- 开始治疗前：全血细胞计数（CBC）、肝功能、生化 7 项 [尤其尿素氮（BUN）和肌酐（Cr）]。
- 监测：1 个月后，然后每 3 ~ 6 个月进行一次 CBC、肝功能、生化 7 项检查。

表 9-11　口服 AED	
布瓦西坦 （BRV）	25 mg bid 起始，↑ 50 mg/d 每周 1 次，目标 100 ～ 　200 mg/d（bid）；0.2 ～ 2 mg/L。 ［儿童：11 ～ 20 kg，1 ～ 2.5 mg/（kg·d）（bid），目 　标 1 ～ 5 mg/（kg·d）（bid）。20 ～ 50 kg，1 ～ 2 mg/ 　（kg·d）（bid），目标 1 ～ 4 mg/（kg·d）（bid）。 　＞ 50 kg，25 ～ 50 mg/d（bid），目标 25 ～ 100 mg/d 　（bid）］ 注：局灶性发作（添加治疗，单药治疗）。相比 LEV， 　对 SV2A 亲和力 ×20，脑通透性↑。口服生物利 　用度佳，线性吸收，蛋白结合率低。显著的肝代谢 　［水解＞羟化（CYP2C19）］，无活性代谢产物经肾 　排泄。t_{max} = 1 ～ 2 h，$t_{1/2}$ = 9 h。 CSE：头晕、乏力、嗜睡。 SSE：情绪改变（较 LEV 少见）。 注意事项：肝功能不全时减量。 ↑：不详。↓：肝酶诱导剂。→：↑ CBZ 环氧化物， 　↑ PHT（?），肝酶（?）。
大麻二酚 （CBD）	2.5 mg/kg bid×1 周起始，↑ 2.5 mg/kg bid 每周 1 次， 　目标 5 ～ 10 mg/kg bid。 ［儿童：≥ 2 岁同成人剂量］ 注：批准用于 LGS 及 Dravet 综合征相关发作（年龄 　≥ 2 岁）。口服生物利用度随高脂饮食↑。肝代谢 　为活性 7-OH 代谢产物。t_{max} = 2.5 ～ 5 h，$t_{1/2}$ = 56 ～ 　61 h。 CSE：厌食症、腹泻、失眠、嗜睡、感染。 SSE：肝功能检查↑、自杀观念（SI）、自杀行为、低 　氧血症、呼吸衰竭。 注意事项：可能导致肝细胞损伤伴肝功能检查↑（与 　VPA、CLB 合用时↑），与 CLB 合用时嗜睡↑、 　SI、自杀行为。 禁忌证：对大麻二酚、芝麻油过敏。如果肝功能检查 　↑，应停药。 监测：AST、ALT、总胆红素。基线监测，开始治疗 　后 1、3、6 个月监测，然后在剂量变化或改为其他 　影响肝功能的药物时监测。 抑制和诱导多种细胞色素 P450 酶。 ↑：STP、CYP2C19、3A4 抑制剂。↓：CYP2C19、 　3A4 诱导剂；→：↑ N-CLB、BRV、PHT、PRM、 　西酞普兰、奥美拉唑、伏立康唑，↓氯吡格雷。

表 9-11　口服 AED（续表）	

卡马西平 （CBZ）， CBZ-XR	100 ～ 200 mg bid 起始，↑ 200 mg qd 每 3 ～ 7 天 1 次，目标 800 ～ 1200 mg/d（tid）；4 ～ 12 mg/L。 ［儿童：5 ～ 20 mg/（kg·d）（bid）起始，↑ 5 mg/（kg·d）每周 1 次，维持量 15 ～ 30 mg/（kg·d）（bid）］
	如换用 CBZ-XR，每日总剂量不变，但改为 bid（而非 tid）。
	注：用于局灶性发作、局灶继发双侧强直-阵挛发作。会加重失神、肌阵挛及失张力发作。蛋白结合不会对临床产生影响。通过肝代谢（CYP3A4 > 1A2/2C8/UGT）生成活性环氧代谢物。具有自诱导作用（能够诱导自身代谢）：在治疗初几周内，血清水平↓和 $t_{1/2}$ ↓。$t_{1/2}$ = 5 ～ 20 h，t_{max} = 4 ～ 12 h。
	CSE：恶心、头痛、嗜睡、头晕。在血药浓度升高时，会出现视物模糊、复视、眼震、共济失调、震颤、轻度白细胞减少（10% ～ 20% 患者）、尿潴留、胆固醇↑、体重变化、T_4 ↓。
	SSE：低钠血症、粒细胞缺乏症（1/20 000）、再生障碍性贫血（1/500 000）、皮疹（10% 患者）、SJS/TEN（罕见）、超敏综合征（发热、皮疹、器官受累）、胰腺炎、肝炎、LLS、心律失常。
	注意事项：青光眼、心脏病、肝病、前列腺肥大的患者。
	禁忌证：与单胺氧化酶抑制剂联用，曾有骨髓抑制，对三环类抗抑郁药、OXC、ESL、PHT、PB 过敏。
	监测：在基线、6 周、3 个月、6 个月，然后每 6 ～ 12 个月进行一次 CBC、肝功能、生化 7 项检查，并每年进行双能 X 线骨密度测量（DXA）扫描（腰椎和股骨近端）。
	在亚洲患者中，应在开始使用该药之前测试 HLA-B*1502（SJS 的风险更高）。患者应每天服用 2000 IU 的维生素 D + 1200 mg 钙剂。
	该药是一种强效酶诱导剂。↑：FBM、VPA、多种抗精神病药物、多种抗生素或抗微生物药物、其他药物（西咪替丁、地尔硫䓬、噻氯匹定、维拉帕米、葡萄柚汁）、CYP3A4 抑制剂。↓：PHT、PB。→：↓ CBZ、VPA、OXC、CLZ、OCP、华法林（↓ INR）、抗栓药、化疗药物、精神药物、免疫抑制剂（如环孢素）、他汀类药物、茶碱。
氯巴占 （CLB）	5 ～ 10 mg 睡前起始，↑ 5 mg qd 每周 1 次，目标 20 ～ 40 mg/d（qd，bid）；0.03 ～ 0.3 mg/L。 ［儿童：< 30 kg，5 mg qd×1 周，10 mg/d（bid）×1 周，目标 20 mg/d（bid）。> 30 kg，10 mg/d（bid）×1 周起始，20 mg/d（bid）×1 周，目标 40 mg/d（bid）］

	表 9-11　口服 AED（续表）
	注：广谱。FDA 批准：LGS 相关癫痫发作的添加治疗。1,5- 苯二氮䓬类药物。口服生物利用度好。蛋白结合率高。肝代谢（CYP2C19、3A4）为活性 N- 去甲氯巴占（norclobazam）。血药浓度与疗效无关。$t_{max} = 0.5 \sim 4$ h，$t_{1/2} = 36 \sim 42$ h（CLB）、$71 \sim 82$ h（norclobazam）。 CSE：镇静、抑郁、共济失调、眼震、构音障碍（高剂量）。 SSE：自杀观念、呼吸抑制（尤其当联用其他 CNS 抑制剂时）。 注意事项：突然撤药→癫痫发作。可分泌至乳汁。 禁忌证：不得与氟吗西尼联用。 ↑：CBD、FBM、ESL、酮康唑。↓：CBZ、PB。 →：↑ VPA、PHT、肝酶，↓ CBZ、OCP。
氯硝西泮 （CLZ）	0.25 mg 睡前开始，↑ 0.25 mg qd 每周 1 次，目标 $4 \sim 10$ mg/d（qd，bid），肝代谢，$t_{max} = 20 \sim 80$ min，$t_{1/2} = 18 \sim 50$ h，生物利用度 85%。 [儿童：$0.01 \sim 0.02$ mg/d 起始，缓慢↑，目标 $0.1 \sim 0.2$ mg/d（qd，bid）；常临时处方] CSE：镇静、共济失调、多动、眼震、构音障碍（剂量相关）。 SSE：精神病、呼吸抑制。 注意事项：逐渐减量。可分泌至乳汁。避免与其他苯二氮䓬类药物、阿片类药物联用。 禁忌证：不得与氟吗西尼合用。 CYP3A4 底物。↑：STP、米非司酮、CYP3A4 抑制剂。↓：CBZ、PB、PHT。→：无。
苯巴那酯 （CNB）	12.5 mg qd×2 周起始，↑ 25 mg qd 每 2 周 1 次，之后 ↑ 50 mg qd 每 2 周 1 次，目标 200 mg qd（最高 400 mg qd） [儿童：未批准用于儿童] 注：FDA 批准用于局灶性癫痫（2019）。肝葡萄糖醛酸化（UGT2B4）＞氧化（CYP2E1、2A6、2B6）。$t_{max} = 1 \sim 4$ h，$t_{1/2} = 50 \sim 60$ h。 CSE：嗜睡、乏力、头晕、头痛、复视（剂量依赖）。 SSE：SI、自杀行为、↓ QT、DRESS 综合征（罕见）。 注意事项：对轻或中度肾、肝功能障碍患者↓剂量。妊娠的安全性不详。 禁忌证：严重肝或肾功能障碍，短 QT 综合征家族史。 →：↑ CLB、PB、PHT、CYP2C19 底物，↓ CBZ、LTG、OCP、氯氮平、CYP2B6 及 3A 底物。

表 9-11　口服 AED（续表）

地西泮 （DZP）	2 mg bid 起始，↑ 1 mg qd 每 3 天 1 次，目标 15 mg/d（bid、tid），肝代谢，$t_{max} = 0.1 \sim 1$ h，$t_{1/2} = 30 \sim 36$ h，生物利用度 95%。 ［儿童：$1 \sim 10$ mg bid $\sim$ qid 起始，通常临时处方］ CSE：镇静、激惹、头痛、头晕、抑郁。 SSE：低血压、呼吸抑制、间质性肾炎、血栓性静脉炎。 注意事项：突然撤药→癫痫发作；肺病、精神病。可分泌至母乳。 禁忌证：不得与氟吗西尼联用。急性闭角型青光眼。 监测：不需常规实验室监测。 ↑：VPA。↓：CBZ、PB、PHT。→：无。
艾司利卡西平（ESL）	400 mg qd 起始，↑ 400 mg qd 每周 1 次，目标 800 $\sim$ 1200 mg/d（qd）；$3 \sim 35$ mg/L。 注：对局灶性发作有效。前体药物，快速转化为活性代谢产物 S- 利卡西平。约 50% 代谢为无活性复合物，约 50% 以 ESL 从尿液分泌。弱 CYP3A4 诱导剂，弱 CYP2C19 抑制剂。$t_{max} = 2 \sim 4$ h，$t_{1/2} = 13 \sim 20$ h（血浆）、$20 \sim 24$ h（CSF）。 CSE：头晕、恶心或呕吐、共济失调、嗜睡、头痛、↓ T_4 或 T_3。 SSE：低钠血症、皮疹、SI、过敏、SJS 或 TEN、↑ 肝功能检查或胆红素。 注意事项：肾功能损害者减少剂量。与 LCM 联用会 ↑ PR 间期。 禁忌证：对 OXC、CBZ 过敏（交叉反应）。避免应用于特发性全面性癫痫（IGE）。 监测：常规，加基线血钠，每月 1 次 ×3 个月，然后每 3 $\sim$ 6 个月一次。 ↑：氟康唑。↓：CBZ、PHT、PB、PRM。→：↓ OCP、抗反转录病毒药、PER、华法林、胺碘酮，↑ PHT。
乙琥胺（ESX）	250 mg bid 起始，↑ 250 mg qd 每周 1 次，目标 500 $\sim$ 1500 mg/d（bid 或 tid）；$40 \sim 100$ mg/L。 ［儿童：$5 \sim 15$ mg/（kg·d）起始，↑ 10 mg/（kg·d）每周 1 次，目标 $20 \sim 30$ mg/（kg·d）（bid、tid）］ 注：全面性失神发作。口服生物利用度 > 90%，低蛋白结合率。80% $\sim$ 90% 肝代谢（CYP3A4 > 2E1）。$t_{max} = 1 \sim 4$ h，$t_{1/2} = 17 \sim 60$ h。 CSE：镇静、失眠、头痛、恶心或呕吐、消化道不适、厌食症、神经质、共济失调、行为改变。与食物同服可 ↓ CSE。

表 9-11 口服 AED（续表）
SSE：血液病、多形性红斑、SJS、LLS、精神病、抑郁、幻觉。运动迟缓及帕金森综合征（罕见）。 注意事项：突然撤药→癫痫发作；母乳浓度高，可透过胎盘。 禁忌证：卟啉病、琥珀酰胺超敏反应。 监测：常规，加基线 CBC、肝功能，每月 1 次 ×6 个月，之后每 6 个月一次。 ↑：异烟肼、VPA。↓：PHT、PB、CBZ、利福平、酶诱导剂。→：↓ OCP，↓ VPA 效果

| 非尔氨酯
（FBM） | 300 ～ 400 mg bid 起始，↑ 600 mg qd 每 2 周 1 次，目标 2.4 ～ 3.6 g/d（bid 或 tid）；30 ～ 60 mg/L。
［儿童：15 mg/（kg·d）（tid）起始，↑ 15 mg/（kg·d）每周 1 次，目标 45 mg/（kg·d）（tid）］
注：广谱，LGS 中局灶性及全面性发作。口服生物利用度佳，蛋白结合不会对临床产生影响。肝代谢（CYP3A4、2E1），30% ～ 50% 以原型由尿液排出。t_{max} = 3 h，$t_{1/2}$ = 20 ～ 23 h。
CSE：消化系统不适伴恶心或呕吐、厌食症（与食物同服可改善）、头痛、思睡、失眠、呃逆、上呼吸道感染、体重↓、共济失调、皮疹。
SSE：再生障碍性贫血（1/8000 ～ 1/5000）、肝或肾衰竭、LLS、↑ NH₃、SJS、SI。
注意事项：由于存在再生障碍性贫血、肝肾功能障碍风险，因而仅用于严重癫痫。再生障碍性贫血、肝肾功能障碍风险在 1 年后减低。
禁忌证：血液病病史、肝病、抗核抗体（ANA）＋、氨基甲酸酯超敏反应。
监测：基线 ANA，基线 CBC、生化 7 项、肝功能，之后每 2 周一次 ×6 个月，之后每 3 ～ 6 个月监测一次。
弱 CYP3A4 诱导剂，抑制 CYP2C19、1A2、β 氧化。
↓：PHT、PB、CBZ、VPA（?）。↑：CBZ 环氧化物。→：↓ OCP、CBZ，↑ VPA、PHT、PB、CBZ 环氧化物、CLB、华法林 |

| 加巴喷丁
（GBP） | 300 mg qd 起始，↑ 300 mg qd 每 1 ～ 3 天 1 次，目标 900 ～ 3600 mg/d（tid）；2 ～ 20 mg/L。
［儿童：10 ～ 15 mg/（kg·d）（tid）起始，↑ 10 mg/（kg·d）每 3 天 1 次，目标 25 ～ 30 mg/（kg·d）（tid）］
注：局灶性发作的添加治疗。口服生物利用度低；饱和吸收→非线性动力学，大于 1800 mg/d 时↓口服生物利用度。蛋白结合率忽略不计，以原型药由尿液排出。t_{max} = 2 ～ 3 h，$t_{1/2}$ = 5 ～ 7 h。 |

表 9-11 口服 AED（续表）	
	CSE: 思睡、镇静、头晕、共济失调、体重增加、周围性水肿、肌阵挛、耳鸣、行为改变。 SSE: 罕见，包括精神病、SE、过敏反应、DRESS 综合征、眼出血。 注意事项: 避免用于 LGS（可能加重发作）、重症肌无力、物质滥用病史患者。可↑肌阵挛。如停药需逐渐减停。依据肾功能调整剂量。清除率随年龄增长而↓。 监测: 不需常规实验室监测。
拉考沙胺 （LCM）	100 mg/d（qd，bid）起始，↑100 mg qd 每周 1 次，目标 200 ～ 400 mg/d（bid）；10 ～ 20 mg/L。 ［儿童: < 50 kg，1 mg/(kg·d)（bid），↑1 mg/(kd·d) 每周 1 次至 2 ～ 6 mg/(kg·d)（bid）。> 50 kg，50 mg bid，↑50 mg bid 每周 1 次至 150 ～ 200 mg/d（bid）］ 注: 局灶性发作（单药、添加治疗）。口服生物利用度佳，蛋白结合对临床无影响。肝代谢为无活性代谢产物，约 40% 以原型由尿液排出。$t_{max} = 1 \sim 4\,h$，$t_{1/2} = 13\,h$。 CSE: 头晕、共济失调、复视、眼震、嗜睡、头痛、恶心或呕吐（随剂量而↑）。 SSE: ↑PR 间期（剂量依赖）。 注意事项: 避免应用于伴心脏传导缺陷的患者，避免与↑PR 间期的药物联用。是否经母乳排出尚不清楚。 监测: 常规，用药前 ECG。 ↑: 无。↓: 无。→: 无。
左乙拉西坦（LEV）， LEV-XR	500 mg/d（睡前，bid）起始，↑500 mg qd 每周 1 次，目标 2 ～ 4 g/d（bid）；10 ～ 45 mg/L。 ［儿童: 10 mg/kg bid 起始，↑10 ～ 20 mg/(kg·d) 每 1 ～ 2 周 1 次，目标 30 ～ 40 mg/(kg·d)（bid）］ 如更换为 LEV-XR，每日总剂量不变。 注: 局灶性发作、双侧强直-阵挛发作、全面性肌阵挛发作。口服生物利用度佳，蛋白结合率低。不经肝代谢，约 35% 水解为无活性化合物，约 65% 以原型由尿液排出。$t_{max} = 3 \sim 4.5\,h$，$t_{1/2} = 6 \sim 8\,h$。 CSE: 镇静、头晕、全身无力、易激惹、焦虑、抑郁。 SSE: 神经病（罕见）、SJS 或 TEN、肝衰竭（罕见）。 注意事项: 依据肾功能调整剂量。可能加重精神障碍。 监测: 常规 ↑: 无，↓: 无。→: ↑氨甲蝶呤

表 9-11 口服 AED（续表）

| 拉莫三嗪（LTG），LTG-XR | 25 mg qd×2 周起始，50 mg qd×2 周，100 mg qd，之后 ↑ 50 mg qd 每周 1 次，目标 200～600 mg/d（bid）；4～20 mg/L。

＋VPA：25 mg qod×2 周起始，↑ 25 mg qd 每 1～2 周 1 次，目标 100～200 mg/d（bid）。

＋肝酶诱导剂：25 mg bid×2 周起始，↑ 50～100 mg qd 每周 1 次，目标 300～500 mg/d（bid）。

[儿童：0.15 mg/kg bid×2 周起始，↑ 0.6 mg/（kg·d）每 1～2 周 1 次，目标 4.5～7.5 mg/（kg·d）（bid）。

＋VPA：0.15 mg/（kg·d）（bid）×2 周，↑ 0.3 mg/（kg·d）每 1～2 周 1 次，目标 1～3 mg/（kg·d）（bid）。

＋酶诱导剂：0.6 mg/（kg·d）（bid）×2 周，↑ 1.2 mg/（kg·d）每 1～2 周 1 次，目标 5～15 mg/（kg·d）（bid）]。

如更换为 LTG-XR，每日总剂量不变，但改为 qd。可能 ↓ SE。

注：广谱，常用于超出 FDA 批准适应证（局灶性发作、双侧强直-阵挛、LGS）的发作。口服生物利用度佳。显著的肝代谢（葡萄糖醛酸化），然后于尿液排出。$t_{max}=1～4\ h$，$t_{1/2}=13～60\ h$（单药，联用 VPA ↑，联用肝酶诱导剂 ↓）。

CSE：头晕、复视、视物模糊、头痛、失眠、抽动（随剂量 ↑ 而风险 ↑）。

SSE：皮疹（3%，如有 CBZ、PHT 皮疹病史则更常见），SJS 或 TEN（1/1000，联用 VPA 及在儿童中更常见；缓慢加量则风险 ↓），肾或肝衰竭（罕见），多器官衰竭（罕见），再生障碍性贫血（罕见），噬血细胞性淋巴组织细胞增生症（罕见），DIC。

注意事项：一有皮疹立即停药。妊娠及使用 OCP 时血药浓度 ↓。可加重肌阵挛发作。与其他 Na 通道阻滞剂联用可 ↑ SE。

监测：常规

↑：VPA、抗精神病药物（舍曲林）。↓：PHT、PB、PRM、CBZ、OXC、OCP。→：无。 |
| 奥卡西平（OXC），OXC-XR | 150 mg bid 起始，↑ 150 mg qd 每 2～7 天 1 次，1200 mg/d（bid）；3～40 mg/L。

[儿童：5～10 mg/（kg·d）bid 起始，↑ 5 mg/（kg·d）每周 1 次，30 mg/（kg·d）维持]

如更换为 OXC-XR，可能需 ↑ 剂量以获得生物等效性。 |

	表 9-11　口服 AED（续表）
	注：对于局灶性发作有效，但可能加重失神、肌阵挛发作（在全面性癫痫中应避免使用）。快速酮还原为单羟基代谢物（MHD）（S-利卡西平对映体是活性代谢物）。MHD 蛋白结合率为 40%（无临床意义），通过肾排出。$t_{max} = 4.5\,h$，$t_{1/2} = 9 \sim 11\,h$（MHD）。
	CSE：疲劳、头痛。更高剂量：头晕、视物模糊、复视、恶心或呕吐、共济失调、T4↓。
	SSE：低钠血症（3%）、SJS 或 TEN（1/100 万）、过敏反应（罕见）、PR 间期↑。
	注意事项：对 CBZ 过敏（30% 交叉过敏）；可通过胎盘。
	● 可隔夜按 1/1.5 比例将 CBZ → OXC（CBZ/OXC）。
	监测：常规，加基线血钠，然后每月 1 次 ×3 个月，然后每 3 ~ 6 个月一次。
	弱 CYP2C19 抑制剂，弱 CYP3A4 诱导剂。↓：CBZ、PB、VPA 和强酶诱导剂。→：↓ PER、LTG、OCP、抗反转录病毒药物、抗凝药、胺碘酮；↑ PB，↑ PHT（剂量 > 1200 mg/d 时），↑ VPA。
苯巴比妥（PB）	1.5 ~ 4 mg/（kg·d）起始，目标 1.5 ~ 4 mg/（kg·d）（qd，bid）；15 ~ 40 mg/L。
	［儿童：5 mg/（kg·d）起始（qd，bid）；目标依据年龄而定，范围 2 ~ 11 mg/（kg·d）］
	注：局灶性或全面性发作。如无负荷量，2 ~ 3 周达到稳态。低蛋白结合率。约 75% 由肝代谢。$t_{max} = 0.5 \sim 4\,h$，$t_{1/2} = 80 \sim 110\,h$。
	CSE：镇静、注意力↓、情绪障碍、头晕、共济失调、复视、恶心或呕吐、多动（儿童）。
	SSE：静脉制剂，可致呼吸抑制；口服制剂，副作用罕见，包括血液病、肝衰竭、皮疹、SJS 或 TEN、关节炎、喉痉挛、支气管痉挛、LLS。
	LTE：冻结肩、足底纤维瘤病、Dupuytren 挛缩、佝偻病、软骨病。
	注意事项：可能形成习惯；抑郁，自杀倾向，其他 CNS 抑制剂；肾、肺或肝功能障碍。精神障碍。逐渐减少剂量。孕期避免使用。
	禁忌：卟啉病、酒精不耐受、严重肝功能障碍、严重肺部疾病。
	监测：常规，定期进行 DXA 扫描（腰椎和股骨近端）。患者应服用维生素 D 2000 IU qd ＋钙 1200 mg qd。

表 9-11 口服 AED (续表)

	强效诱导剂（CYP450）。↑：FBM、VPA、抗生素（氯霉素）。→：↓ OCP 和类固醇、LTG、ESL、OXC、CBZ、TPM、PHT、PER、ESX、RUF、FBM、TGB，抗凝剂（包括华法林）、抗反转录病毒药物、化疗、茶碱。↓ 或 ↑ PHT。
吡仑帕奈 （PER）	2 mg 睡前起始，↑ 2 mg qd 每周 1 次，目标 4 ~ 8 mg/d（睡前）；0.18 ~ 0.98 mg/L。 ＋肝酶诱导剂：4 mg 睡前起始，↑ 2 mg qd 每周 1 次，目标 8 ~ 12 mg/d（睡前）。 注：局灶性发作（单药、添加）、双侧强直-阵挛发作（添加）。口服生物利用度高，95% 与蛋白结合。显著经肝代谢，t_{max} = 0.5 ~ 2 h，$t_{1/2}$ = 53 ~ 136 h。 CSE：头晕、嗜睡、视物模糊、易激惹、跌倒、共济失调、体重↑。 SSE：DRESS 综合征、SI 或他杀观念、攻击行为（黑框警告）。 注意事项：肝功能或肾功能不全者慎用。可通过母乳排出。 监测：常规。 ↓：CBZ、OXC、PB、PHT、CYP3A4 诱导剂。→：在 12 mg/d 时 ↓ OCP。
普瑞巴林 （PGB）	75 mg/d（bid，睡前）起始，↑ 50 ~ 150 mg qd 每周 1 次，目标 300 ~ 600 mg/d（bid，tid）；2 ~ 8 mg/L。 ［儿童：2.5 ~ 3.5 mg/（kg·d）（bid，tid），↑ 每周 1 次，目标 10 ~ 14 mg/（kg·d）（bid，tid）］ 注：针对局灶性发作的窄谱药物（添加治疗）。口服生物利用度佳，非剂量依赖。有限的蛋白结合。以原型从尿中排泄。t_{max} = 0.5 ~ 2 h，$t_{1/2}$ = 6 h（速释）。 CSE：体重增加、复视、周围性水肿、疲劳、头晕。 SSE：黄疸、血管性水肿、超敏反应、Cr ↑、视物模糊、SI。 注意事项：可能↑失神发作、肌阵挛发作。停用时需逐渐减量。老年人以及抑郁，肾功能不全，血管性水肿病史，充血性心力衰竭患者使用需谨慎。管控药物滥用。 监测：常规。 →：可能 ↑ CNS 抑制剂作用（例如苯二氮䓬类药物、巴比妥、酒精）。
苯妥英 （PHT）	100 ~ 200 mg bid 起始，↑ 50 mg qd 每 3 ~ 4 周 1 次，目标 200 ~ 500 mg/d（qd 至 tid）；10 ~ 20 mg/L。

表 9-11　口服 AED（续表）

快速口服负荷：15 ～ 20 mg/kg，分 3 次剂量，间隔 2 ～ 3 h。

［儿童：5 ～ 7 mg/（kg·d）（qd, bid）起始，↑ 5 mg/（kg·d）每 3 周 1 次，目标 5 ～ 10 mg/（kg·d）（qd, bid）］

纠正的血药浓度＝测量的 PHT 浓度 / ［（白蛋白 ×0.2）＋ 0.1］

注：对局灶性发作、双侧强直-阵挛发作有效。使用 Ca^{2+}、抑酸药、鼻饲时生物利用度↓。蛋白结合率 90%。肝代谢（CYP2C9 ＞ 2C19）。饱和吸收，非线性动力学→窄治疗窗（小剂量↑可能→血药浓度大幅度增加）。t_{max} ＝ 1 ～ 3 h，$t_{1/2}$ ＝ 8 ～ 40 h。游离浓度：0.5 ～ 3 mg/L。

CSE：恶心或呕吐、共济失调、构音障碍、眼震、昏睡、意识模糊、T4 ↓。

SSE：皮疹（高达 6%）、SJS 或 TEN（4/100 000）、超敏反应综合征（发热、皮疹、淋巴结肿大、嗜酸性粒细胞增多、肝肾功能损害）、骨髓抑制、血液病、巨幼细胞性贫血、肝衰竭（罕见）、LLS、心律失常、肌张力障碍或眼肌麻痹。

LTE：牙龈增生、软骨病、周围神经病、多毛症、痤疮、面部粗糙、小脑萎缩、贫血。

注意事项：发热可能↓浓度；禁用肌注（可能→组织坏死或无菌性脓肿）或静推（可能→疼痛、静脉炎、紫色手套综合征）；使用磷苯妥英。在糖尿病患者中可能掩盖低血糖症状。

禁忌证：窦性心动过缓、心脏传导阻滞、低血压、射血分数低。

监测：常规＋年度 DXA 扫描（腰椎及近端股骨）。患者应服用维生素 D 2000 IU qd ＋ Ca 1200 mg qd。

强肝酶诱导剂，多种药物相互作用。↑：FBM、ESL、OXC、VPA、多种精神类药物、抗生素（磺胺类药物、氯霉素、氟康唑、异烟肼、咪康唑、磺胺苯唑）、多种化疗药、高蛋白结合药物（如胺碘酮），其他（阿司匹林、别嘌呤醇、西咪替丁、氯苯那敏、地尔硫䓬、双硫仑、奥美拉唑、保泰松、磺吡酮、他克莫司、噻氯匹定、甲苯磺丁脲、阿扎丙酮、乙醇；低白蛋白血症；尿毒症）。↓：VPA、CBZ、慢性酒精使用、类固醇、抑酸药、利福平；→：↓ CBZ、LTG、PER、ESX、ESL、OXC、STP、OCP、茶碱、地高辛、华法林、抗凝药、环孢素、化疗药、多种抗精神病药、抗反转录病毒药。

表 9-11　口服 AED（续表）	
扑米酮 （PRM）	50 ～ 125 mg 睡前起始，↑ 5 ～ 125 mg 每 3 ～ 7 天 1 次，目标 750 mg/d（tid）；5 ～ 10 mg/L。 ［儿童：< 8 岁，50 mg 睡前，↑ 50 mg/d 每 3 天 1 次， 　目标 125 ～ 250 mg tid；> 8 岁，100 ～ 125 mg 睡前， 　↑ 100 ～ 125 mg/d 每 3 天 1 次，目标 250 mg tid］ 注：局灶性发作、双侧强直 - 阵挛发作。约 25% 口服 　剂量转化（经肝代谢）为活性代谢产物 PB 及苯乙 　基丙二酰胺。$t_{max} = 8 ～ 12$ h，$t_{1/2} = 7 ～ 12$ h（单药， 　与肝酶诱导剂合用时 6.5 ～ 8.3 h）。 CSE：同 PB。 SSE：同 PB；SI，急性中毒反应（思睡、头晕、共济 　失调、恶心或呕吐）。 禁忌证：PB 超敏反应、卟啉病。 强肝酶诱导剂。↑：PHT。↓：不详。→：↓ CBZ、 　ESL、LTG、PER、RUF、TGB、苯二氮䓬、抗凝药、 　抗反转录病毒药、OCP、类固醇。
芦非酰胺 （RUF）	200 mg bid 起始，↑ 400 mg qd 每 2 天 1 次，目标 　1800 ～ 3200 mg/d（bid）；30 ～ 40 mg/L。 ［儿童：1 ～ 17 岁，10 mg/（kg·d）（bid）起始，↑ 10 mg/ 　（kg·d）每 2 天 1 次，目标 45 mg/（kg·d）（bid）］ 注：广谱（LGS 相关发作的添加治疗）。口服生物利 　用度佳，空腹服用↓。蛋白结合对临床无明显影 　响。酶水解为无活性代谢产物（肾清除）。$t_{max} =$ 　4 ～ 6 h，$t_{1/2} = 6 ～ 10$ h。 CSE：头晕、嗜睡、疲劳、头痛、恶心或呕吐（儿童）。 SSE：超敏反应综合征、皮疹、QTc ↓、SI、癫痫持 　续状态。 注意事项：使用 VPA 者需要更低剂量。 禁忌证：短 QT 综合征个人史或家族史。 监测：常规、ECG。 弱 CYP2E1 抑制剂，弱 CYP3A4 诱导剂，尿苷二 　磷酸葡萄糖醛酸转移酶（UDP-GT）。↑：VPA。 　↓：CBZ、PHT、PB、PRM。→：↓ OCP、CBZ、 　LTG，↑ PB、PHT。
司替戊醇 （STP）	50 mg/（kg·d）（bid, tid）起始，最大剂量 3000 mg/d； 　8 ～ 12 mg/L。 ［儿童：同成人］ 注：FDA 批准用于 2 岁及以上同时服用 CLB 的 　Dravet 综合征相关发作。蛋白结合率 99%。肝代谢 　（CYP1A2、2C19、3A4），代谢产物经肾排出。非 　线性动力学（↑ 剂量→↓ 清除）。$t_{max} = 2 ～ 3$ h， 　$t_{1/2} = 4.5 ～ 13$ h（儿童中最长 23.5 h）。

表 9-11　口服 AED（续表）	
	CSE：睡眠障碍、恶心、呕吐、食欲或体重↓、激越、震颤、共济失调、构音障碍。 SSE：中性粒细胞减少、血小板减少、抑郁、心境改变、SI。 注意事项：苯丙酮尿症（PKU）患者需警惕（粉剂可能含有苯丙氨酸）。逐渐减停。 监测：基线 CBC，之后每 6 个月一次。 复杂肝酶效应。↑：VPA。↓：强 CYP3A4 或 1A2 或 2C19 诱导剂。→：↑ CBZ（？），↑ 2×CLB 及 5× 活性 CLB 代谢产物。
替加宾 （TGB）	4 mg 睡前起始，↑ 4 mg/d 每周 1 次，目标 16～48 mg/d（bid 至 qid）；0.1～0.3 mg/L。 ＋酶诱导剂：4 mg qd，↑ 4 mg/d 每周 1 次，目标 32～56 mg/d（bid 至 qid）。 注：局灶性发作。口服生物利用度佳。蛋白结合率 96%，蛋白结合对临床无明显影响。不依据血药浓度调整剂量。显著肝代谢。t_{max} = 45 min，$t_{1/2}$ = 7～9 h（同时用肝酶诱导剂时 2～5 h）。 CSE：疲劳、力弱、头晕、失眠、激惹、抑郁或焦虑、震颤。 SSE：SI、皮疹、SJS（罕见）、NCSE、脑病（即使没有癫痫）。 注意事项：可能加重失神、肌阵挛发作，在 EEG 显示棘慢波的患者中可能→NCSE。长期视觉异常（？）。 监测：常规。 ↓：PHT、CBZ、PB、肝酶诱导剂。→：很少。
托吡酯 （TOP）， TOP-XR	25 mg qd 起始，↑ 25～50 mg/d 每 1～2 周 1 次，目标 100～400 mg/d（bid）；5～25 mg/L。 ［儿童：0.5 mg/kg bid 起始，↑ 0.5～1 mg/（kg·d）每 1～2 周 1 次，目标 3～9 mg/（kg·d）（bid）］ 如换为 TOP-XR，每日总剂量不变。TOP-XR 可能↓ SE。 注：局灶性发作、双侧强直-阵挛发作（单药，添加治疗）、LGS。口服生物利用度佳，蛋白结合对临床无明显影响。约 30% 经肝代谢，约 70% 以原型由尿液排出。t_{max} = 1.5～4 h（XR 20～24 h），$t_{1/2}$ = 21 h（速释）。 CSE：认知问题（认知缓慢、语言流畅性↓、找词困难、注意力或记忆力或执行功能↓）、镇静、头晕、共济失调、抑郁、激越、体重下降、感觉异常、轻度代谢性酸中毒。

表 9-11　口服 AED（续表）

	SSE：严重代谢性酸中毒（3%）、肾结石（1%）、急性闭角型青光眼（罕见）、出汗↓或过热（尤其儿童）、心境改变、SI、精神病（罕见），与 VPA 联用↑NH_3。 注意事项：与乙酰唑胺、双氯非那胺、ZNS 或生酮饮食联用时↑肾结石风险，肾功能不全时依据肾功能调整剂量，肝病患者慎用。 禁忌证：过敏，使用二甲双胍且有代谢性酸中毒。 监测：常规。 轻度↑CYP3A4 及↓2C19。↓：CBZ、PHT、PB、VPA。→：↓OCP，↑CBZ、PHT。
氨己烯酸 （VGB）	500 mg qd 起始，↑500 mg/d 每周 1 次，目标 1000～3000 mg/d（qd，bid）；0.8～36 mg/L。 ［儿童：40 mg/（kg·d）（qd,bid）起始，每周增加 1 次，目标剂量依据年龄而定：体重 10～15 kg，500～1000 mg/d；15～30 kg，1000～1500 mg/d；30～50 kg，1500～3000 mg/d；＞50 kg，2000～3000 mg/d；（qd，bid）］ 婴儿痉挛症：50 mg/（kg·d）起始，↑1 周以上，目标 150～200 mg/（kg·d）（qd，bid）］ 注：局灶性发作、婴儿痉挛症。口服生物利用度佳，蛋白结合率 0%。尿液中以原型排出。$t_{max}=1～2\,h$，$t_{1/2}=5～6\,h$（婴儿）、10.5 h（成人）。3 个月后如无显著疗效则逐渐减停。 CSE：视野缺损（30%～40% 患者，男性↑）、镇静、头晕、共济失调、易激惹、行为改变（易激惹、抑郁）。 SSE：持续视力下降、贫血、SI、精神病。 注意事项：可能加重肌阵挛及失神发作。经母乳排泄。 监测：常规+基线眼科检查，每 3 个月检查一次。 弱 CYP2C9 诱导剂。↑：无。↓：无。→：↓PHT，↑CBZ。
丙戊酸 （VPA）， VPA-XR	250 mg bid 起始，↑500 mg/d 每周 1 次，目标 1000～2500 mg/d（bid），肝代谢＞肾代谢，50～100 mg/L，$t_{1/2}=8～12\,h$，蛋白结合率 95%。 ［儿童：5 mg/（kg·d）tid 起始，↑15 mg/（kg·d）每周 1 次，目标 20～30 mg/（kg·d）（bid，tid）］ 如换为 VPA-XR，↑剂量 10%～20% 以达到生物等效性。VPA-DR（迟释）≠VPA-XR（缓释）。XR 可能↓SE。

表 9-11　口服 AED（续表）

	注：广谱（局灶性及全面性发作，包括失神及肌阵挛发作）。口服生物利用度佳（速释＞缓释）。蛋白结合率高（与 PHT 竞争），↑总浓度→↑游离部分。显著肝代谢（氧化、结合）。成人 Vd = 0.13 ～ 0.19 L/kg，$t_{1/2}$ = 8 ～ 16 h（使用肝酶诱导剂时↓）。 CSE：昏睡、体重改变（↑＞↓）、恶心、呕吐、腹泻、震颤、脱发、周围性水肿、血小板轻度↓、肉碱↓。 SSE：肝衰竭（1/20 000）、高氨血症、脑病（伴或不伴 NH_3 ↑）、再生障碍性贫血（罕见）、胰腺炎（1/3000）、严重血小板减少（剂量相关）、SJS（罕见）、致畸。 LTE：多囊卵巢综合征、闭经、高胰岛素血症、胰岛素抵抗、高雄激素血症（女性）、毛发变细。罕见：步态障碍、痴呆、脑萎缩、可逆性帕金森综合征。 注意事项：无证据显示术中出血过多，但有些学者建议术前停用（可能导致Ⅶ因子↓） 禁忌证：肝病、尿素循环障碍、卟啉病、妊娠（↑先天性畸形、自闭症，宫内暴露的儿童语言 IQ 减退）。 监测：基线 CBC、肝功能、脂肪酶，每个月监测 1 次 ×6 个月，之后每 3 ～ 6 个月监测一次。 CYP 中度抑制剂，葡萄糖醛酸酶。↑：FBM、精神类药物（舍曲林、氯丙嗪）、抗生素（异烟肼），其他（西咪替丁、水杨酸盐）。↓：OCP、碳青霉烯、PB、LTG、CBZ、PHT［游离部分 PHT 与 VPA 浓度相关：游离 PHT% = 10%（基线浓度）＋（0.1×VPA 浓度）］。→：↑ PB、PRM、FBM、LTG、RUF、CBZ、TCA，↓奥氮平、OXC。
唑尼沙胺（ZNS）	100 mg 睡前起始，↑ 100 mg/d 每 2 周 1 次，目标 100 ～ 600 mg/d（睡前，bid）；10 ～ 40 mg/L。 ［儿童：1 ～ 2 mg/（kg·d）（qd，bid）起始，↑ 1 ～ 2 mg/（kg·d）每 2 周 1 次，目标 8 ～ 12 mg/（kg·d）（qd，bid）］ 注：广谱（FDA：局灶性发作添加治疗）。口服生物利用度佳，蛋白结合对临床无明显影响。肝代谢无活性代谢产物（肾清除）。t_{max} = 2 ～ 6 h，$t_{1/2}$ = 60 h。 CSE：嗜睡、头晕、共济失调、弱视、意识↓、恶心或呕吐、体重↓、头痛。

表 9-11　口服 AED（续表）

SSE：粒细胞缺乏症；肾结石（4%）；DRESS 综合征；SJS 或 TEN（罕见）；过热、无汗及代谢性酸中毒（罕见，儿童＞成人）；抑郁、高氨血症、精神病（罕见）；闭角型青光眼。

注意事项：缓慢减量；肝、肾功能异常；与乙酰唑胺或 TPM 联用↑肾结石风险。

禁忌证：肾小球滤过率（GFR）＜ 50 ml/（min · 1.73 m²），磺胺类超敏反应。

监测：常规。

↑：CYP3A 抑制剂；↓：PHT、PB、CBZ、VPA；→：不详。

生酮饮食（KGD）

（*J Child Neurol*，2009，24：979-988. *Lancet Neurol*，2004，3：415-420. *Epilepsia*，2018，3：175-192.）

定义　高脂、低碳水化合物饮食以产生酮体［当游离脂肪酸是主要能源时可产生酮体（乙酰乙酸、β - 羟丁酸）］。可能具有多因素的抗癫痫机制。

适应证　最常用于儿童癫痫，包括难治性癫痫（药物治疗失败或毒性、发作频率太高）且无手术干预机会、肌阵挛失张力癫痫、Rett 综合征、LGS 和 Dravet 综合征、结节性硬化、婴儿痉挛症、代谢性疾病［GLUT-1、丙酮酸脱氢酶（PDH）缺陷］。在其他神经疾病中也有潜在用途，例如脑肿瘤、痴呆。

禁忌证　高脂血症、丙酮酸羧化酶缺乏症、有机酸尿症、脂肪酸转运或 β 氧化缺陷、肉碱或肉碱转运酶缺乏、卟啉病、胰腺炎、心肌病、严重胃食管反流病、影响糖代谢的药物（类固醇）、同时使用丙泊酚。

饮食构成　**正常饮食**：碳水化合物提供 50% 的热量，脂肪提供 30%，蛋白质提供 20%。**KGD**：脂肪提供 90% 的热量，碳水化合物和蛋白质提供 10%［脂肪:（碳水化合物＋蛋白质）= 4：1］。需要专业营养师的监督，以确保足够的营养支持生长和发育。**变异方案**：低升糖指数饮食（LGIT）、改良 Atkins 饮食（MAD）、中链甘油三酯饮食（MCT）。脂肪:（碳水化合物＋蛋白质）=（2 ～ 4）：1（取决于饮食变异方案）。尿液检查：酮体 3 ～ 4 +，相当于 60 ～ 80 mmol/L，对应 30 ～ 100 mg/dl 血浆 β - 羟丁酸；目标是 β - 羟丁酸＞ 40 mg/dl 以获得最佳的抗癫痫效果。血浆 β - 羟丁酸化验回报时间较长。

9

癫痫发作及癫痫

表 9-12　肠外（IV、IM、PR）AED	
布瓦西坦 （BRV）-IV	IV 负荷：50 mg。维持：25 ～ 100 mg bid。PO → IV 1：1。
地西泮 （DZP）-IV	IV 负荷：10 ～ 20 mg（2 mg/min），15 min 后可重复给药。维持：0.4 mg/（kg·h）。
地西泮 （DZP）-PR	PR 0.2 mg/kg，4 h 后可重复给药（商品名：Diastat）。
拉考沙胺 （LCM）	IV 负荷：200 mg。维持：200 ～ 400 mg/d（bid），负荷 12 h 后开始。PO → IV 1：1。
左乙拉西坦 （LEV）	IV 负荷：20 ～ 30 mg/kg。PO → IV 1：1。
苯巴比妥 （PB）	IV 负荷：20 mg/kg［最大速率：1 ～ 2 mg/（kg·min）］。之后即刻检测血药浓度，如浓度低则再次推注：推注剂量（mg/kg）＝ Vd×（期望 – 测得血药浓度）。Vd：婴儿 0.9，成人 0.5。PO → IV 1：1。 监测：呼吸频率、血压。
苯妥英 （PHT）	IV 负荷：20 mg/kg（最大速率：50 mg/min）。等待＞ 1 h 后测血药浓度，如浓度低则再次推注：推注剂量（mg/kg）＝ Vd×（期望 – 测得 PHT 浓度）。Vd：儿童 1.0，青少年 0.7 ～ 1.0，成人 1.0。PO → IV 1：1。 禁忌证：窦性心动过缓、心脏传导阻滞、低血压、射血分数低。 监测：心脏监测、血压监测。
磷苯妥英	IV 或 IM 负荷：20 mg 苯妥英等效剂量（PE）/kg（最大速率：150 mg PE/min）。 如 IV，至少 2 h 后测血药浓度；如 IM，＞ 4 h 后测血药浓度。如浓度低则再次推注：推注剂量（mg/kg）＝ Vd×（期望 – 测得 PHT 浓度）。 Vd ＝ 0.04 ～ 0.13 L/kg。PO（PHT）→ IV（磷苯妥英）1：1 PE。 CSE：低血压、烧伤、瘙痒。 注意事项：卟啉病。 禁忌证：窦性心动过缓、心脏传导阻滞。 监测：心脏监测、血压监测。 PHT 前体药，输注时副作用↓。其他信息同 PHT。
丙戊酸 （VPA）-IV	IV 负荷：10 ～ 20 mg/kg（最高速率 150 mg/min）。PO → IV 1：1。

IV，静脉注射；IM，肌内注射；PO，口服；PR，灌肠。

Patsalos PN, Bourgeois BFD. *The Epilepsy Prescriber's Guide to Antiepileptic Drugs*. Cambridge University Press, 2010. Deray M, Resnick T, Alvarez L, eds. *Complete Pocket Reference for the Treatment of Epilepsy*. C.P.R. Educational Services, 2001. Fernandez HH, John S, Morren J, Rae-Grant A, eds. *Ultimate Review for the Neurology Boards*. Demos Medical Publishing, 2016: 91-104. Continuum, *Epilepsy* 2019, 25（2）: 508-536. *Br J Clin Pharmacol*, 2006, 61: 246-255. *JAMA*, 2004, 291（4）: 615-620. *Neurology*, 2004, 62: 1252-1260；*Up-To-Date*，*MicroMedex*.

9

癫痫发作及癫痫

KGD 常见问题的管理

急性问题

脱水 原因：并发（胃肠）疾病。酮症抑制口渴→酮症↑，酸中毒可能引起呕吐。治疗：家庭，采用无糖液体［水、稀释的蛋奶酒、配方奶粉（RCF®：以大豆蛋白为基础＋葡萄糖聚合物粉和微脂质；KetoCal®：以牛乳蛋白为基础，脂肪来源是大豆油）、Fruit2O（"智能水"）、肉汤、饮食姜汁酒］。医院，采用静脉输液（1/2 生理盐水，其他电解质视需要补充，不含葡萄糖）。

低血糖症 嗜睡，常为无症状。原因：干扰碳水化合物代谢的药物、疾病、依从性差。治疗：家庭，给一汤匙果汁，如有需要寻求医疗救助。医院，每 6 h 测定一次血糖：①如果 < 40 mg/dl 且无症状，记录实验室葡萄糖值，并每 2 h 测定一次；②如果 < 25 mg/dl，记录并给予 30 ml 橙汁，继续每 2 h 测定一次直到稳定 > 40 mg/dl；③如任何时候出现症状，记录实验室检查结果，并给予 30 ml 橙汁。

代谢性酸中毒 过度通气、呕吐、心动过速、易激惹、面部潮红、嗜睡。原因：过多的酮体、脱水、并发症、照护者依从性差。处方：住院治疗。如果 $HCO_3^- < 15$ mmol/L，可使用 Bicitra 或 Polycitra 补充［总量 2 ～ 3 mEq/（kg·d），tid 或 qid］。

胃肠问题 恶心、呕吐、便秘、腹痛或腹部不适，最常见于开始时。呕吐：过多的酮体或酸中毒可能导致呕吐。治疗：给一汤匙果汁，如有需要寻求医疗救助。考虑静脉输液（见上文）。便秘：常见，原因有液体摄入量↓、纤维摄入量↓。管理：鼓励液体摄入，无碳水化合物泻药、矿物油、栓剂。

方案调整 如果每天碳水化合物总计 < 0.1 g，无须重新计算。如果 > 0.1 g，则每天的膳食总碳水化合物供给量将需要调整（请咨询营养师）。

类固醇 类固醇会中断酮症（糖皮质激素效应），请通知生酮饮食团队。

慢性问题

生长发育不良、维生素和矿物质缺乏 酮症酸中毒→尿中 Ca、PO_4 丢失↑；↓液体、↑脂肪→↓水溶性维生素。膳食不足。管理：监测身高、体重、BMI；测量 Cu、Se、Zn、Ca、Mg、PO_4。补充钙。咨询生酮营养师。

高脂血症 高脂肪摄入→胆固醇和甘油三酯↑（14% ～ 59% 接受 KD 治疗的儿童），血清脂质常在饮食 12 个月后正常化。胰腺炎（罕见）。咨询生酮营养师以调整膳食脂肪的来源和组成。不用降脂药物。

尿路结石 常见（3% ~ 8%），尿 pH↓、尿流↓、钙尿症、钙补充。管理：定期检查尿液试纸，增加液体摄入量、口服柠檬酸盐、碎石术（罕见）、饮食中断（罕见）。

心脏异常 心肌病，↑QT。罕见，不太清楚，可能是继发于 HCO_3^-↓和 β-羟丁酸↑或硒↓。管理：监测 HCO_3^- 和 β-羟丁酸。避免硒缺乏（心肌病）。儿童和成人观察到动脉硬化增加，长期血管影响未知。

血液学 血小板膜中的脂质变化、血小板蛋白的变化：淤血↑、出血时间↑。管理：某些患者对醋酸去氨加压素（DDAVP）有响应。考虑术前评估。

免疫学（有争议） 酮症、营养不良：↑感染。有争议。

其他 行为变化，胃食管反流，药物毒性（碳酸酐酶抑制剂：↑酸中毒），手术（无糖静脉液体，血糖无下降。如果 pH 在 3 h 后下降→予 5 ~ 20 mmol HCO_3^-）。

癫痫的手术治疗

切除性癫痫手术

尽早考虑手术！ 36% 的癫痫患者存在药物难治性癫痫。如果在充分试用了两种 AED 后仍无法达到无发作状态，则使用第三种 AED 的成功率＜5%。对于合适的患者（最理想＝病灶所致癫痫，与 EEG 和 MRI 对应），相比进一步使用 AED，癫痫手术提供了更高的无发作概率。手术结果：2 年无发作率，颞叶内侧癫痫 68%，新皮质癫痫 50%（*Neurology*，2005，65：912-918）；5 年和 10 年的无发作率为 40% ~ 50%（*Lancet*，2011，378：1388-1395）。

手术适应证 ①药物难治性癫痫（使用 2 种适当选择和耐受的 AED 在足够的时间内不能控制发作；由医生确定）；②致残性癫痫（由患者确定）；③合理的受益机会。

癫痫手术的目标 ①无发作（治愈）或发作频率↓（姑息）。②减少难治性癫痫的发病率和死亡率［意外伤害、认知能力下降、抑郁、癫痫猝死（取决于癫痫的严重程度，每年 1/3000 ~ 1/200）、失业］。③减少药物的副作用。

术前评估：

（A）确定发作起始区域，并评估多种方法的一致性。

第一阶段监测（非侵入性） ①长程视频 EEG：确认癫痫诊断，评估发作间期异常并捕捉多次发作→确定发作类型和定侧、定位发作起始；②脑 MRI：评估潜在的致痫性结构异常；冠状位 FLAIR 和 T1 薄扫以检测海马硬化或皮质发育不良，梯度回波用于海绵状血管瘤或外伤后出血，钆对比剂用于肿瘤、感染；③ FDG–PET：评估提示发作起始的区域性低代谢，特别是颞叶（在单侧颞叶癫痫患者中定侧错误率只有 1% ～ 2%）；④神经心理评估：认知缺陷情况，以帮助定位皮质功能障碍的区域和告知潜在的术后缺陷。

非常规，但有时有帮助：①脑磁图：对位于脑沟中的发作间期放电进行源定位（在头皮 EEG 中可能会漏掉）。②发作期 SPECT：在发作时注射同位素（注射后 30 ～ 60 s 摄取最大），发作后扫描（同位素保持结合＞ 1 h），结合更多的区域（在发作期间过度灌注）=潜在的发作位点。发作期和发作间期 SPECT 减影成像和 MRI 融合技术（subtraction of ictal & interictal SPECT with coregistration to MRI，SISCOM）→定位率高于目测，适用于非结构病变性癫痫的外科评估，但需要第二阶段监测确认。③脑血管造影术：描述致痫性血管病变。④ MR 波谱：N- 乙酰天冬氨酸与胆碱和肌酸的比值可以区分正常与异常组织（如胶质瘢痕），并帮助识别肿瘤、脓肿。

第二阶段监测（侵入性） 仅当第一阶段对病变定位或定侧不充分时才进行。可能包括硬膜下网格或条带型电极植入，和（或）颅内深部电极植入。电极的手术植入设计需要可验证的假设。

（B）手术风险评估：神经心理评估：术前预测对左前颞叶切除术有意义。术前↑记忆功能→改善术后记忆衰退的风险。Wada 试验：颈动脉内注射异戊巴比妥（Amytal）以确定优势半球，以及病变对侧海马是否可以维持记忆功能。fMRI：语言侧别可以预测左前颞叶切除术后语言记忆↓，效用与 Wada 试验类似。可以帮助绘制视觉传导通路、解剖变异［*Epilepsia*，2008，49（8）：1377-1394］。

适合切除性手术的局灶性癫痫 颞叶内侧癫痫、生长缓慢的肿瘤（少突神经胶质瘤、胚胎发育不良性神经上皮肿瘤、纤维性星形细胞瘤、混合性胶质瘤、毛细胞性星形细胞瘤、节细胞胶质瘤）、血管畸形（海绵状血管瘤、AVM）、皮质畸形（局灶性皮质发育不良、结节性硬化症、多小脑回、局灶性皮质下异位）。

适合切除性手术的全面性癫痫 特发性全面性癫痫（IGE）中手术的作用有限。例外，胼胝体切开术（姑息）用于↓跌倒发作及其他全面性发作。

用于癫痫的神经刺激器

神经刺激器植入用于不适合切除性手术的难治性癫痫患者的姑息性手术。需要进行全面检查以评估是否适合切除性手术，尤其当切除性手术可能提供更高的无发作率，并且神经刺激器的植入可能会影响影像学检查时。

迷走神经刺激（vagus nerve stimulation，VNS） 1997 年 FDA 批准用于部分性发作的添加治疗。操作：门诊手术，耗时 < 1 h。脉冲发生器植入左胸腔锁骨下方；刺激器导线缠绕在左颈部迷走神经上，并与脉冲发生器连接。电池寿命 5 ～ 12 年。模式：被动和按需。被动：发生器持续发送定时脉冲（预编程参数）以刺激迷走神经。按需：给患者一定控制权限。磁铁划过发生器→暂时↑电流和脉宽，如果在先兆或发作或发作后期进行，可能会中止发作或丛集性发作或降低发作严重程度。作用机制：未知，可能通过改变脑血流或神经递质平衡。疗效：1 年时，35% 的患者发作减少 > 50%（中位数 45%）[Epilepsia，2000，21（9）：1195-1200]。常见的不良事件：声音改变或声音嘶哑、喉咙痛、咳嗽、呼吸困难、感觉异常。MRI：可以使用头部或四肢发射或接收线圈进行 1.5 ～ 3 T 头部或肢体成像。（在扫描之前，应将输出电流和磁感应电流设置为 0。）注意：由于设备太近，C7 ～ T8 区域不能扫描。仅在封闭式扫描仪中进行过安全性研究，避免使用开放式 MRI 扫描仪。如何关闭 VNS：使用 VNS 设备平板或将磁铁贴在发生器上。

反应性神经刺激（responsive neurostimulation，RNS） 2013 年 FDA 批准用于药物难治性部分或多灶性发作。植入的电极检测异常电活动（通常是发作间期异常）；当检测到异常时，通过电刺激阻止或中断起始部位的发作。发作部位（放置电极的位置）必须在放置前明确界定。操作：住院手术，需要 2 ～ 5 h。在发作部位放置 1 ～ 2 个深部或硬膜下条形电极。神经刺激器固定在颅骨上，并与导线连接。为准确检测癫痫发作和发作间期异常，每个患者都需要个体化程控；需要患者和医生及团队的大量努力。疗效：1 年时，44% 的患者发作减少 > 50%（中位数为 44%）。2 年时，55% 的患者发作减少 > 50%（中位数 = 53%）[Epilepsia，2014，55（3）：432-441]。MRI：有条件的情况下可以。

丘脑前核的深部脑刺激（deep brain stimulation，DBS） 待 FDA 批准。操作：脉冲发生器植入右胸锁骨下方。通过立体定向植入多触点深部电极至双侧丘脑前核。电极经皮下通过，并与脉冲发生器连接。作用机制：未知，对 Papez 环路的调控（？）。疗效：2 年时 54% 的患者发作减少 > 50%（中位数 = 56%）。对颞叶癫痫可能更有效［*Epilepsia*，2010，51（5）：899-908］。不良反应：抑郁症（15%）、记忆力减退（13%）、新发或更严重的发作（9%）。

癫痫猝死

定义和常见特征 "癫痫患者突然的、意外的、目击或未目击情况下出现的非创伤性和非溺水性死亡，伴或不伴发作的证据，不包括记录到的 SE，且尸检未发现中毒性或解剖学死因"［*Epilepsia*，1997，38（suppl 11）：S6-S8］。癫痫猝死（sudden unexpected death in epilepsy，SUDEP）通常发生于惊厥性发作，常为夜间睡眠时。大多数无目击者。

流行病学 与一般人群相比，癫痫患者猝死的风险增加了 20 倍。SUDEP 占癫痫相关死亡的 15%。在风险最高的患者（难治性癫痫）中，终生风险为 35%。

危险因素 最常见的危险因素是全面性强直-阵挛发作（GTC）频率↑。与没有 GTC 的患者相比，每年 1～2 次 GTC 的患者 SUDEP 风险↑3 倍，每年 3～12 次 GTC =风险↑7 倍，每年 13～50 次 GTC =风险↑9 倍，每年大于 50 次 GTC =风险↑15 倍。与单药治疗相比，AED 联合治疗的患者风险↑3 倍。与癫痫病程小于 15 年的患者相比，病程大于 15 年的患者风险↑2 倍。

病理生理学 潜在的死亡机制（可能发生在惊厥性发作期间或之后）包括：①心律失常（自主神经系统或心脏功能障碍、离子通道疾病，或在易感个体中使用特定药物）。②低通气（中枢性或阻塞性）；注意，低氧血症或高碳酸血症可以诱发心律失常。

预防 推测性的；没有预防 SUDEP 的成熟疗法：①使用 AED 或癫痫手术减少强直-阵挛发作；②在夜间对患者进行监护（由旁人监护，或使用发作警报器通知其他人）；如果患者停止呼吸，监护人员可以刺激患者，可能恢复正常的心脏和呼吸功能（*Lancet*，2011，378：2028-2038；*Nat Rev Neurol*，2014，10：271-282）。

第 10 章 谵 妄

（Wai-Ying Wendy Yau, Eyal Y. Kimchi）
（王晖 译 陈静 审校）

概述

定义（表 10-1） 一种以注意力和意识明显紊乱为突出表现的急性脑病或意识混乱状态，且无法用已存在的认知障碍所解释。也称脑病，早期文献亦称为"急性脑衰竭"。

流行病学 住院患者最常见的行为异常。出现在 30% 的老年内科患者，10% ~ 50% 的老年外科患者，以及高达 80% 的重症监护室（ICU）患者中。

病理生理学 易感因素或易损性和诱发因素或触发因素之间的相互作用，是多因素的。具有较高易感性的患者面对更轻微的诱因即可出现谵妄，反之亦然。目前的假说包括神经递质失衡（例如多巴胺或 5- 羟色胺或 GABA ↑，乙酰胆碱↓）、炎症、神经元网络功能紊乱。

易感因素 高龄、痴呆或认知障碍、谵妄史、功能障碍、听力或视力障碍、合并症或严重疾病、酗酒、抑郁症、短暂性脑缺血发作（TIA）或卒中史（*Lancet*，2014，383：911-922）。

诱发因素 药物，特别是多药联用、精神类和镇静或催眠药（表 10-2），以及躯体约束、膀胱导尿、代谢紊乱或脱水［尿素氮（BUN）或肌酐（Cr）升高、白蛋白或 Na 或葡萄糖异常、代谢性酸中毒］、感染、手术（特别是主动脉瘤修复术、非心脏开胸手术、神经外科手术）、创伤或急诊入院、严重疼痛、昏迷、尿潴留或粪便嵌塞、入住 ICU。

表 10-1 精神障碍诊断与统计手册（第 5 版）（DSM-5）

五项必备标准：

A. 注意力和意识损害。

B. 在数小时至数天内发展，从基线开始急性改变，且严重程度在一天内波动。

C. 认知障碍（例如记忆力、定向力、语言、视空间或知觉）。

D. 标准 A 和 C 中的障碍不能用已存在或进展中的神经认知障碍来更好地解释，并且不会在严重降低的觉醒背景下如昏迷时发生。

E. 有证据（病史、检查或实验室结果）表明疾病是由医疗条件、药物中毒或戒断、毒物接触或多种病因引起的。

表 10-2　可诱发谵妄的高危药物
苯二氮䓬类药物、阿片类药物、其他镇静及催眠药（如唑吡坦、巴比妥类药物）、抗组胺药（特别是第一代）、抗胆碱能药物（如奥昔布宁）、任何具有强烈抗胆碱能特性的药物［见 2019 美国老年医学会（AGS）老年人潜在不当用药 Beers 标准（更新版）中的表 7］、H_2 受体阻断剂、抗惊厥药、抗帕金森病药（如左旋多巴、司来吉兰）、抗精神病药、肌肉松弛药、兴奋剂、抗抑郁药［如选择性 5- 羟色胺再摄取抑制剂（SSRI）、三环类抗抑郁药（TCA）］、止吐药（如甲氧氯普胺）、解痉药（如双环维林）、皮质类固醇、抗生素（几乎所有抗生素都可引起谵妄）。 　　药物清除率下降，如肾或肝病，可能增加风险。

NEJM, 2017, 377（15）: 1456-1466.

　　临床特征　两种主要形式，即低活动型和高活动型，也可呈混合型。

- **低活动型**：意识水平、活动和语言↓。
- **高活动型**：激动、兴奋、震颤、警觉↑、意识活动和自主神经过度兴奋、幻觉、妄想。
- **共同特征**：注意力不集中、思维混乱、睡眠障碍、情绪症状（如恐惧、抑郁、困惑）。

评估

　　①识别谵妄；②明确病因。

　　识别　认知和功能从基线水平急性改变，波动的注意力不集中，以及意识改变。DSM-5 标准和上述临床特征。非专业人员通常诊断不足。只有 30% 的患者认识到意识模糊，尽管大多数人后来可回忆。

　　筛查及监测　①非 ICU：意识模糊评估法（confusion assessment method，CAM）、4AT。②ICU：适用于 ICU 的 CAM（CAM-ICU）或重症监护谵妄筛查清单（intensive care delirium screening checklist，ICDSC）www.icudelirium.org。

　　临床病史　基线认知功能、既往谵妄病史、药物清单、感染或器官功能障碍、易感或诱发因素。

　　体格检查

　　系统检查：生命体征、水合状态、感染源、慢性阻塞性肺病（COPD）的证据、肝或肾衰竭的特征、注射痕迹、自主神经症状或体征（心动过速、出汗、脸潮红、瞳孔增大）、其他中毒或戒断的证据。

神经系统检查：意识和注意力水平。检查可能很困难，应仔细寻找局灶体征。其他体征包括多灶性肌阵挛、扑翼样震颤和姿势性或动作性震颤。前庭眼反射消失或眼震合并不明原因的眼肌麻痹及瞳孔反射消失提示 Wernicke 脑病。

注意力的床边测试　①一年中向后的月份（敏感性更高），一周中向后的天数（特异性更高）。②数字跨度：重复一系列随机数字，重复失败＞5 个视为异常。③警觉性"A"测试：阅读 30 个随机字母，在读到"A"时拍击，错误＞2 个视为异常。

实验室检查

基本检查：指尖血糖、生化 10 项（包括 Na、BUN 及 Cr、CO_2、Ca、Mg）、全血细胞计数（CBC）、肝功能检查（LFT）、NH_3、促甲状腺激素（TSH）、尿液分析（UA）、胸部 X 线片（CXR）、毒物筛查（血、尿）。

根据临床发现或疑诊：动脉血气（ABG）或静脉血气（VBG）、乳酸、血培养、红细胞沉降率（ESR）和 C 反应蛋白（CRP）、快速血浆反应素（RPR）、药物水平［如地高辛、锂（Li）、抗癫痫药物（AED）］、硫胺素。

腰椎穿刺（腰穿）：任何有发热、头痛、脑膜炎的意识模糊患者都应行该检查；对于最初出现意识状态改变的其他患者，如果基本检查无明显病因或有局灶性神经系统症状或体征，应行腰穿检查；对于医院获得性谵妄患者，如果免疫功能不全或行神经外科手术，可考虑进行腰穿检查［如果缓解、出现局灶性症状或体征、视盘水肿、怀疑颅内压（ICP）↑，可在腰穿前行神经影像检查］。

影像学　建议在以下情况完善影像检查：①局灶性神经系统体征；② ICP ↑体征（头痛、昏迷或呕吐、视盘水肿）；③头部外伤或坠落；④抗凝；⑤初次检查未发现明显的谵妄病因。首先推荐 CT 平扫，如怀疑脑卒中或卒中危险因素可能需要 MRI 检查，如考虑存在感染或恶性肿瘤，应完善钆增强 MRI。

脑电图　**适应证**：存在癫痫发作史、已知颅内病变、痉挛或刻板抽动，需要考虑或排除谵妄的可能。**目标**：①排除癫痫发作，特别是非惊厥性癫痫持续状态（NCSE）及亚临床癫痫发作。②帮助诊断：弥漫性 θ 波和（或）δ 慢波，伴背景活动欠佳。③潜在病因的线索：三相波和中毒代谢性脑病，单纯疱疹病毒（HSV）脑炎或其他局灶性病变中颞叶导联的偏侧性周期性放电（LPD）或周期性偏侧性癫痫样放电（PLED）。

鉴别诊断　某些鉴别诊断也可诱发或触发谵妄。

神经系统：痴呆［特别是路易体病（LBD）可有警觉性或认知的波动及视幻觉］、脑卒中［后循环、基底动脉、丘脑

（尤其是双侧）、大脑前动脉梗死，及弥漫性栓塞]、蛛网膜下腔出血（SAH）、ICP↑、NCSE、发作后状态、无动性缄默、Wernicke失语。

原发性精神疾病：特别是抑郁症、躁狂症、精神病；可与紧张症重叠出现。

药物相关：低氧血症或高碳酸血症、毒物（非法）或戒断、中毒（药物、一氧化碳）。

谵妄的管理（*Lancet*，2014，383：911-922）

关键点
- 非药物干预是预防的关键。
- 谵妄的治疗应着重于纠正潜在病因。
- 避免或尽量减少用药。尚无有力证据支持药物措施来预防和治疗谵妄。越来越多的证据表明抗精神病药物和镇静剂会延长谵妄持续时间及相关的认知损害。对于躁动管理，用药应在病情改善后减少或停止使用。

非药物管理（表10-3）
- 所有患者的一线预防和治疗（治疗疗效的证据较少）。

药物管理
- 尚无有力证据支持常规使用抗精神病药物和镇静剂来预防或治疗一般谵妄。胆碱酯酶抑制剂没有作用。
- 苯二氮䓬类药物仅适用于乙醇或苯二氮䓬类药物戒断、

表10-3　谵妄的多因素非药物干预措施
定向力及认知：写有护理团队成员姓名和日程安排的板子、沟通交流以重获对周围环境的定向力、鼓励家人参与、认知刺激活动（例如讨论当前事件、结构化再忆、文字游戏）。
非药物性睡眠增强及正常化睡眠—觉醒周期：白天充分接触明亮的光线，并避免打盹；睡前可服用温热的饮料及采取其他放松方法；全方位降噪策略；调整时间表来保证连续睡眠（例如重新安排用药和其他过程的时间）。
早期进行活动：步行或主动活动范围训练每天3次，尽量不使用限制活动的设备（如膀胱导尿或躯体约束）。
视力：视觉辅助和适应性工具（如大型照明电话键盘、大字书籍和呼叫铃上的荧光带）。
听力：助听器、清除耳垢、识别听力障碍和利用辅助性交流技术。
水合：早期识别脱水和补足容量。

NEJM，1999，340（9）：669-676.

10
谵妄

叠加紧张症（在精神科的协助下）或非惊厥性癫痫发作。

- 当**躁动**危及患者安全或影响其基本治疗时：
  - 氟哌啶醇 0.5 ~ 1 mg 静脉注射，20 min 内没有改善可能需要剂量加倍（年龄 > 65 岁或体弱者最大单次剂量为 2 mg）。
  - 奥氮平 2.5 mg 口服，每日 2 次或必要时服用；极少数可能出现锥体外系副作用。
  - 对帕金森病（PD）或 LBD 患者可考虑用喹硫平代替。
  - 右美托咪定——与咪达唑仑相比，在 ICU 镇静时，谵妄的发生率较低。
  - 完善心电图（ECG）。监测 QTc 延长，避免使用其他引起 QTc 延长的药物。保持 K^+ > 4 mEq/L 和 Mg^{2+} > 2 mEq/L。血清钙应保持正常。
  - 警告：使用抗精神病药物可能会增加痴呆患者的死亡率，尤其是长期使用时。
  - 避免长期使用抗精神病药或镇静剂。一旦症状改善（包括出院后）便计划减少或停止用药。
- **疼痛**：尽量使用非阿片类镇痛剂［例如对乙酰氨基酚（口服或静脉注射）、非甾体抗炎药（NSAID）、利多卡因贴剂］，避免或尽量减少阿片类药物。
- **睡眠**：褪黑素，必要时可使用曲唑酮。

转归及预后　取决于严重程度和毒物。大部分患者在数天到数周内恢复。有些患者持续时间 > 12 个月。越来越多的证据表明，长期的认知障碍和（或）快速恶化，特别是同时出现长期或严重的谵妄和（或）潜在痴呆，可使死亡率增加 2 倍。

10

谵妄

（James M. Hillis，Michael P. Bowley）

（令晨　译　白静　审校）

毒物摄入的初步管理和基本方法

- 支持性治疗：监测气道、呼吸、循环和生命体征。开通静脉通道。
- 考虑静脉注射维生素 B_1［译者注：我国尚无可静脉注射的维生素 B_1 剂型］、葡萄糖、纳洛酮以改变精神状态，特别是昏迷或癫痫。
- 诊断通常是依靠临床（病史 ± 检查），随后是实验室确认（血清、尿液）。
- 根据症状、体征及病史确定可能的毒素和毒物（表 11-1）：什么？多少？什么时候？摄入途径（如口腔、鼻腔、静脉、直肠）？获取处方记录和药瓶中的药片数量。考虑非处方药、共同摄入、当地药物使用模式和职业暴露。评估意图、自杀倾向。

表 11-1　与摄入毒物相关的常见检查结果

临床表现	毒物
镇静：认知障碍、嗜睡、昏迷、乏力、心动过缓、低血压、呼吸暂停、言语不清、共济失调和瞳孔异常。	瞳孔缩小：阿片类药物。 瞳孔散大：乙醇、三环类药物、抗组胺药和抗精神病药物。 可变的瞳孔：巴比妥类药物、苯二氮䓬类药物、大麻、抗癫痫药和肌肉松弛药。
拟交感神经综合征：心动过速、心律失常、瞳孔散大、高血压、血管收缩、激越、精神异常、癫痫发作、大汗和高热、反射亢进和昏迷。	可卡因、苯丙胺、苯环利定、单胺氧化酶抑制剂、其他拟交感神经药。镇静剂戒断反应。
抗胆碱能综合征：心动过速、瞳孔散大、口干、便秘、尿潴留、高热、激越、谵妄、癫痫发作	抗胆碱能药物、三环类药物、抗精神病药、抗组胺药和蘑菇
胆碱能综合征：心动过缓、大汗、腹泻、支气管痉挛、癫痫发作和瞳孔缩小	乙酰胆碱酯酶抑制剂、烟碱或毒蕈碱药、有机磷酸盐

- 实验室：血清和尿液毒性筛查，包括对乙酰氨基酚和酒精水平、基础代谢组套、肝功能检查、血氨水平、全血细胞计数、部分凝血活酶时间、凝血酶原时间、国际标准化比值（INR）、渗透压、乳酸、肌酸激酶、动脉血气分析。计算阴离子间隙（anion gap, AG）、渗透压间隙。
- 检查：心电图。如果存在创伤、局灶性体征、神经血管并发症需行 CT 或 MRI。如果存在呼吸窘迫［误吸、急性呼吸窘迫综合征（ARDS）］需行胸部 X 线检查。如果存在身体挤压伤行腹部成像。
- 当地毒物控制热线（全天候），需注意解毒剂。
- 应选择性地使用其他排毒方法（早期 < 1 h 或病情严重者）：活性炭、尿碱化、血液透析、螯合法。考虑到并发症和受益不显著，现在很少进行洗胃。
- 其他管理注意事项：
  ○ 激越：抗精神病药，如果是酒精戒断则服用苯二氮䓬类药物。
  ○ 癫痫发作：苯二氮䓬类药物。
  ○ 肌张力障碍：苯海拉明或静脉应用苯扎托品。
  ○ 高热：冰毯，非去极化神经肌肉阻断剂。
- 如果怀疑自杀未遂，持续进行自杀观察和精神病学咨询。

兴奋剂

可卡因

可卡因阻断单胺突触前再摄取（特别是在腹侧被盖区、伏隔核、前额叶皮质）→欣快感，肾上腺素刺激；阻断电压门控钠通道→局部麻醉，心律失常。

表现（急性中毒） 拟交感神经综合征；癫痫发作；卒中：缺血性（血管痉挛，血管内血小板聚集增加导致血栓形成）和颅内出血（再灌注或高血压）。运动障碍：肌张力障碍反应、颊舌运动障碍、舞蹈手足徐动症、静坐不能。

处置 支持性措施；避免使用 β 受体阻滞剂（冠状动脉血管收缩、全身性高血压）；癫痫发作：最佳用药为苯二氮䓬类药物。

戒断 饥渴、抑郁（包括自杀意念、精神运动迟缓）、快感减退、疲劳、睡眠增加；伴或不伴肌肉疼痛、震颤，累及运动功能。

甲基苯丙胺（去氧麻黄碱）

拟交感神经药。导致单胺类物质释放，并抑制再摄取。作用持续时间长（20 h）。会导致昏迷。

拟交感神经危象　上述综合征导致脑血管功能障碍、癫痫发作、卒中、脑出血。引起舞蹈样动作。亚甲基二氧甲基苯丙胺（MDMA）是苯丙胺的衍生物，具有类似的症状或体征；可能会导致严重的低钠，继发于抗利尿激素分泌失调综合征（SIADH）和致命的癫痫发作。

处置　支持措施；纠正电解质失衡（特别注意应用 MDMA 后的钠离子水平）；严重的高血压：苯二氮䓬类药物、硝普钠或酚妥拉明；避免 β 受体阻滞剂（包括拉贝洛尔）。

苯环利定（PCP）

类似于氯胺酮［非竞争性 N- 甲基 -D- 天冬氨酸（NMDA）拮抗剂］的解离麻醉剂。阻断单胺的再摄取；拟交感神经。Sigma 受体激动剂；抗胆碱能、精神病效应（也继发于 NMDA 途径）。

表现　暴力、怪异行为、视幻觉和听幻觉、精神异常、拟交感神经症状、垂直或水平眼震。高剂量：癫痫发作、呼吸抑制、昏迷、横纹肌溶解症。

处置　支持措施；躁动：苯二氮䓬类药物可作为一线药物；高血压：苯二氮䓬类药物、硝普钠、酚妥拉明。大量摄入早期（< 1 h）给予活性炭。

阿片类药物

海洛因　纯阿片类激动剂。代谢为活性代谢产物（包括吗啡）。

处方阿片类药物滥用　羟考酮、氢可酮、吗啡。定期使用导致耐药性增加，易发生戒断反应。阿片受体：① Mu →镇痛、欣快感、呼吸抑制、咳嗽抑制、瞳孔缩小、出汗、恶心和呕吐；② Kappa 和 Delta →镇痛药。

表现　"Rush"：嗜睡、平静的感觉、冷漠、自给自足的感觉。瞳孔缩小、恶心或呕吐、瘙痒。过量可导致呼吸抑制、昏迷、低体温。吸入海洛因吸入剂［逐龙（chasing the dragon）"］可导致白质脑病（昏迷、严重神经损伤、死亡）。

诊断　末次使用后 3 ～ 4 天尿液药物筛查通常仍呈阳性。

处置　静脉应用纳洛酮。目标：正常自主通气（不是正常意识水平）。开始静脉注射（intravenous，IV）0.04 mg，每隔几分钟增加剂量至 2 mg IV，直到期望的反应出现（呼吸正常化或反应增加）。根据需要每 2 ～ 3 min 重复给予有效剂量。如果在 5 ～ 10 mg 后无反应，则必须重新考虑诊断。QRS 延长，静脉团注碳酸氢钠 1 ～ 2 mEq/kg。如果 QRS 波缩窄，则输注碳酸氢钠（将 132 mEq 碳酸氢钠溶于 1000 ml 5% 葡萄糖溶液中，并以 250 ml/h 的速度输注）。QTc 间期延长（> 500 ms；尖端扭转风险）→需使用心脏监护仪；纠正低钙、低钾、低镁。

阿片类药物戒断　每日使用< 4 周后可出现。症状和体征在数分钟到数天内发展，包括烦躁、饥渴、焦虑、失眠、打哈欠、发热、流鼻涕、流泪、恶心、呕吐、腹泻、瞳孔散大、毛发竖立、出汗、关节痛和肌痛。也可能发生震颤和高血压。

处置　口服长效阿片激动剂（美沙酮、丁丙诺啡）。α_2 肾上腺素能激动剂（可乐定）。可添加纳曲酮。

大麻类药物

大麻类药物含有精神活性物质四氢大麻酚（tetrahydrocannabinol，THC）。

症状　嗜睡、兴奋、注意力不集中和短期记忆障碍、心动过速、结膜充血、口干。可能会引发惊恐发作、偏执妄想、精神错乱，尤其是在有精神病史的患者中。

诊断　尿液药物筛查（可在数周内阳性）。

处置　苯二氮䓬类药物和抗精神病药可作为治疗急性精神症状的药物。

巴比妥类药物

生理与代谢　通过增加氯通道开放持续时间，增强 GABA 在 $GABA_A$ 受体上的作用。短效：麻醉药（美索比妥、硫喷妥钠）。中效：布他比妥、异戊巴比妥、戊巴比妥、司可巴比妥。长效：苯巴比妥、扑米酮。致死剂量：苯巴比妥 6 ～ 10 g，其他巴比妥类药物 2 ～ 3 g。

表现　镇静模式见上文。

处置　支持性管理：没有特异性解毒剂。

酒精中毒

一般注意事项

毒物筛查应包括乙醇（EtOH）、甲醇、乙二醇、异丙醇、对乙酰氨基酚、水杨酸盐（共同摄入更常见）。

渗透压间隙（Osm_{gap}）$= Osm_{测量} - Osm_{计算}$

$Osm_{计算} = 2 \times Na + \dfrac{BUN}{2.8} + \dfrac{葡萄糖}{18} + \dfrac{EtOH}{3.7}$

非乙醇类物质及其他物质（甘露醇、丙二醇）可导致 Osm_{gap} 增加。如果 $Osm_{gap} > 10$，则需考虑其他醇类物质而不是乙醇。

如果担心维生素 B_1 缺乏，需在葡萄糖之前使用（葡萄糖会加重 Wernicke 脑病；根据具体情况使用维生素 B_1 剂量 100 ～ 500 mg 静脉滴注）。

许多医院使用"香蕉袋"补充维生素和电解质缺乏：维生素 B_1 100 mg ＋叶酸 1 mg ＋多种维生素复合注射液 1 安瓿 ＋ $MgSO_4$ 3 g 溶于 1 L 生理盐水中。

乙醇

最常滥用的药物。刺激 $GABA_A$ 受体，抑制 NMDA 受体。血清峰值水平：空腹摄入后 30 ～ 90 min。长期使用→① GABA 受体的下调→耐受；②谷氨酸受体的上调。突然停用→失衡（GABA 能效应减少，谷氨酸能效应增加）。乙醇脱氢酶的代谢遵循零级动力学。预期血液酒精水平下降 15 ～ 20 mg/（dl · h）。

表现与综合征

急性中毒：嗜睡、言语含糊、眼球震颤、行为失控、共济失调。严重中毒→嗜睡、昏迷。低血糖→局灶性神经功能缺损、癫痫发作、昏迷。

Wernicke 脑病：脑病，眼球运动障碍（包括眼球震颤）、共济失调。

Korsakoff 综合征：Wernicke 脑病＋选择性失忆＋虚构。

Marchiafava-Bignami 综合征：痴呆、痉挛、构音障碍、步态不稳。发病：急性、亚急性、慢性。继发胼胝体、脑白质脱髓鞘及坏死。

小脑变性：步态障碍、手臂震颤、构音障碍、复视、视物模糊。

小脑萎缩：脑室增大，伴有认知功能减退。

神经肌肉疾病：周围神经病变、急性或慢性肌病。

<image type="sidebar">

11

毒物中毒和维生素缺乏

甲醇

被乙醇和乙醛脱氢酶氧化→甲醛、甲酸盐。在 1 ～ 2 h 内达到血药浓度峰值（如果与乙醇同时摄入则会延迟）。叶酸能加快代谢产物的排出。遵循零级动力学。

描述 摄入油漆溶剂、防冻剂、挡风玻璃液、罐装燃料、汽油添加剂、虫胶、复印机液、家用取暖燃料（通常是酗酒者或儿童使用）。视物模糊（"暴风雪样"）、失明、意识障碍、呕吐、腹痛。

诊断 典型的症状或体征＋阴离子间隙（AG）增高型代谢性酸中毒（血 $HCO_3^- < 10$ mEq/L）。眼底镜检查：充血、视盘水肿。检查甲醇浓度、渗透压间隙、动脉血气。毒理检测共同摄入物如上所述。

管理

- 甲吡唑（乙醇脱氢酶抑制剂）：30 min 内负荷剂量 15 mg/kg → 10 mg/kg 每 12 h 一次，持续 48 h → 15 mg/kg 每 12 h 一次，直到甲醇浓度 < 20 mg/dl（既往适用于有饮酒史的病例，但通常不可用于静脉注射，且具有不稳定的药代动力学）（*NEJM*，2001，344：424）。

- 叶酸 50 mg IV 每 4 h 一次或 2 mg/kg IV 每 6 h 一次（清除有毒代谢物的辅因子）。

- 过度换气：如果患者行气管插管，过度换气可减少酸血症。

- 碳酸氢钠：对于 pH < 7.3，开始 1 ～ 2 mEq/kg IV×1 次；维持输液：133 mEq/L，溶于 5% 葡萄糖溶液（速度：150 ～ 250 ml/h IV）。

- 血液透析：pH < 7.3、视力受损、肾衰竭。

乙二醇

被乙醇和乙醛脱氢酶氧化→乙醇酸和草酸。血药浓度在 1 ～ 2 h 内达到峰值（如果同时摄入乙醇则时间延迟）。维生素 B_6 和维生素 B_1 可能加速代谢物的清除。药物代谢为一级动力学。

临床表现 摄入防冻剂、油漆、抛光剂、洗涤剂、灭火器泡沫。分为三个阶段：① **0.5 ～ 12 h 累及神经系统**。短暂性醉酒状态、欣快感（类似酒精效应）、恶心、呕吐，然后是嗜睡、眼震、共济失调、眼肌麻痹、肌阵挛。严重时：昏迷、肌张力下降、癫痫发作。② **12 ～ 24 h 累及心肺功能**。心率、呼吸、血压升高（也可血压下降）、心律失常、肺水肿。多器官衰竭→死亡（继发于重度 AG 增高型代谢性酸中毒）。③ **24 ～ 72 h 累及肾功能**：少尿、腰痛、急性肾小管坏死及急性肾衰竭（继发于草酸盐结晶沉积）。

诊断　尿液分析草酸钙晶体。乙二醇水平、渗透压间隙。毒理检测共同摄入物如上所述。

处置　类似于甲醇中毒，可用甲吡唑、过度通气、碳酸氢钠、血液透析。维生素 B_1 和维生素 B_6 100 mg IV 1 次 / 日（清除有毒代谢物的辅因子）。

异丙醇

代谢为丙酮。约在 1 h 达峰值血药浓度。

表现　摄入外用酒精、溶剂、油漆稀释剂、发胶、洁面乳。和乙醇中毒类似，但更严重。水果气息（丙酮）。出血性胃炎，休克。

诊断　血清异丙醇和丙酮水平。不会引起代谢性酸中毒或阴离子间隙增加，但会导致渗透压间隙增加。丙酮可能导致假性肌酐增高。血或尿酮试验可能呈阳性（不是 β - 羟基丁酸）。

处置　支持性治疗。因为难治性低血压，所以较少应用血液透析治疗

酒精戒断

临床表现　多在停止摄入酒精或显著减少摄入时出现。戒断症状包括失眠、厌食、恶心、呕吐、颤抖、焦虑、心悸；自主神经功能亢进（心动过速、高血压、反射亢进、易怒、出汗、低热）；在最后一次摄入酒精约 6 h 后出现，24 ～ 48 h 内消退。在 6 ～ 48 h 内可出现癫痫发作（全面性强直 - 阵挛发作）（大多数为 12 ～ 18 h）。酒精性幻觉多在 12 ～ 24 h 内出现，24 ～ 48 h 内消退，且多为视幻觉。2 ～ 4 天后发生震颤性谵妄；危险因素：长期饮酒、既往震颤性谵妄、有基础疾病、饮酒 > 30 年、尽管血液乙醇水平较高仍可发生戒断反应，以及最后一次饮酒和戒断反应发生之间 > 2 天；症状包括定向障碍、激动、出汗、心动过速、高血压、幻觉；死亡率 < 5%，继发心律失常或潜在疾病。

急诊处置　5% 葡萄糖溶液 500 ml（25 g）IV 前首先静脉注射维生素 B_1 100 mg。继发于酒精戒断的癫痫发作（未确定其他原因）：劳拉西泮 2 mg IV。

家庭处置　维生素 B_1 100 ～ 250 mg IV 1 次 / 日 3 ～ 5 天，然后过渡到口服（Wernicke 脑病则需要更高剂量）。复合维生

素和叶酸 1 mg 1 次 / 日（维生素 B_1、叶酸、复合维生素均可作为"香蕉袋"的一部分）。苯二氮䓬类药物（表 11-2）：用于激越、癫痫发作和震颤性谵妄的预防。目标：患者保持镇静但意识清楚的状态。首选长效苯二氮䓬类药物，如地西泮或氯硝西泮。劳拉西泮或奥沙西泮（短效）可用于肝硬化的患者。如果对高剂量苯二氮䓬类药物没有反应，可以考虑插管、苯巴比妥、丙泊酚。不要使用吩噻嗪或丁酰苯治疗精神病症状（可能会导致癫痫）。症状触发治疗［基于临床机构酒精戒断评估量表（修订版）（CIWA-Ar）］减少了治疗疗程和苯二氮䓬类药物

表 11-2　苯二氮䓬类药物酒精戒断管理方案
评估方案
初始：生命体征，CIWA-Ar 评分（有助于标准化跟踪评估）。
如果初始 CIWA-Ar 评分 ≥ 8，则每 1 h 测量一次 CIWA-Ar 评分和生命体征 ×8 h，如果稳定后则每 2 h 测量一次 ×8 h，然后如果稳定则每 4 h 测量一次。如果患者病情较重，则需要更加频繁地进行测量。
如果初始 CIWA-Ar 评分 < 8 分，则在 72 h 内每 4 h 测量一次 CIWA-Ar 评分和生命体征。
如果 CIWA-Ar 评分增加 ≥ 8 分，则如上增加测量频率。
如果 CIWA-Ar 评分 < 8 分持续 72 h，则不需持续测量。
如果 CIWA-Ar 评分 ≥ 20 分需考虑转至 ICU，需要每 1 h 测量一次 > 8 h，需要 > 4 mg/h 劳拉西泮 ×3 h 或者 20 mg/h 地西泮 ×3 h，否则易出现呼吸窘迫。
苯二氮䓬类药物治疗
目标：CIWA-Ar 评分 < 8 分。
选择其中之一（地西泮或劳拉西泮；静脉或口服转换比例基本为 1 : 1）。
按需给药：对于 CIWA ≥ 8 分，起始可按需（根据症状需要）给药。按需间隔 1 ～ 4 h 测量一次，但最初可能间隔 10 ～ 15 min（需要密切观察）。保持镇静或呼吸频率 < 12 次 / 分。
计划 + 按需给药：可以通过使用之前的 24 h 总剂量以每 6 h 一次（地西泮）或每 4 ～ 6 h 一次（劳拉西泮）切换到计划的剂量。每天减少约 20%。CIWA ≥ 8 分时，继续按需（根据症状需要）给药。
地西泮（安定）：CIWA ≥ 8 分患者，给予 5 ～ 10 mg；CIWA ≥ 15 分患者，给予 10 ～ 20 mg。
劳拉西泮（Ativan）：CIWA ≥ 8 分患者，给予 2 mg；CIWA ≥ 15 分患者，给予 4 mg。

的使用量（*JAMA*, 1994, 272: 519-523）。

用药过量

阿司匹林和水杨酸盐

包括乙酰水杨酸（ASA）、水杨酸甲酯、次水杨酸铋（非处方药的成分，如 Pepto-Bismol、Kaopectate）。

生理与代谢 肝中通过葡萄糖醛酸化、氧化和甘氨酸结合进行代谢。治疗剂量下为一级代谢动力学。增加剂量则为零级代谢动力学。

临床表现（1 ~ 2 h 内的首发症状） 耳鸣、眩晕、恶心、呕吐或腹泻（150 ~ 300 mg/kg）、过度换气、癫痫发作（> 300 mg/kg）。

诊断 水杨酸水平。同时检查基础代谢组套、乳酸、全血细胞计数、凝血功能。可引起混合性呼吸性碱中毒和阴离子间隙增高型代谢性酸中毒。

处置 支持性治疗。积极水化：乳酸钠林格溶液〔如没有脑水肿或肺水肿；目标尿量 1 ~ 1.5 ml/（kg·h）〕。活性碳：成人 1 ~ 2 g/kg，最高至 100 g；儿童 1 g/kg，最高至 50 g；可使用多剂量方案（口服制剂、肠溶制剂或缓释制剂最佳）；2 h 内使用最为有效，但随后使用仍有效。碳酸氢钠：静脉推注碳酸氢钠 1 mmol/kg，然后在 1 L 5% 葡萄糖溶液中加入 3 安瓿 $NaHCO_3$ 输注（目标尿液 pH > 7.5）。血液透析：如果有严重的症状与体征、严重的水和电解质丢失、脑水肿、急性呼吸窘迫综合征（ARDS）、急性肾损伤（AKI）、水杨酸水平 > 90 mg/dl（如果肾功能受损则 > 80 mg/dl），提示需透析。更多细节见 *NEJM*, 2020, 382: 2544-2555.

锂（Li）

用于治疗双相情感障碍的单价阳离子。治疗剂量 300 ~ 1800 mg/d，目标血药浓度 0.6 ~ 1.2 mmol/L。缓释制剂血清峰值时间约为 4 h，但若过量服用则可延迟至 12 h。通过肾排泄。在低血容量-低钠血症时清除率减低。

临床表现 可以是急性（未服用过锂的患者）、慢性病程急性发作（定期服用锂且最近服用较大剂量的患者）或慢性（定期服用较大剂量锂的患者）。恶心、呕吐伴或不伴腹泻、反射亢进、小脑受损症状（震颤、眩晕、共济失调、眼球震颤）、肌阵挛、神志模糊、昏迷、癫痫发作、肾功能不全和尿崩症。"不可逆性锂致神经毒性综合征（syndrome of irreversible lithium-effectuated neurotoxicity，SILENT）"：症状包括小脑、锥体外系、脑干功能障碍和痴呆。

　　诊断　主要依靠实验室检查，包括锂离子血清水平、基础代谢组套、促甲状腺激素（TSH）。

　　处置　支持性治疗。补液和补钠。停止锂的摄入及可能影响其代谢水平的药物，如噻嗪类利尿剂、ACEI 或 ARB、CCB、NSAID。血液透析：锂水平 > 5 mmol/L，或锂水平 > 2.5 mmol/L 伴严重症状、体征或肾衰竭。

苯妥英

　　钠离子电压门控通道阻滞剂，抑制细胞膜强直后电位和过度兴奋性。易与白蛋白结合，可在高游离苯妥英钠水平下发生置换反应而产生毒性。肝代谢（细胞色素 P450）。在治疗范围内和轻度过量时遵循一级动力学。在较高浓度下（继发于代谢酶饱和后）遵循零级动力学。

　　中毒后的临床表现　轻度：20 ～ 30 mg/L，眼球震颤。重度：30 ～ 50 mg/L，共济失调、构音障碍、意识混乱。> 50 mg/L：昏迷。

　　快速静脉注射苯妥英（和少量使用磷苯妥英）可引发低血压、缓慢性心律失常和心脏停搏，除非缓慢给药（< 50 mg/min）。

　　紫手套综合征：肢端表现为紫黑色，伴有静脉注射部位远端疼痛和水肿。

　　抗惊厥药过敏综合征：特异性反应伴有咽炎、发热、皮疹、淋巴结病、多器官受累（肝炎、巨幼细胞性贫血、横纹肌溶解和动脉炎）。

　　皮肤：可导致中毒性表皮坏死松解症或 Stevens-Johnson 综合征。

　　其他副作用：白细胞减少、周围神经病变、牙龈肥大；长期中毒后导致永久性小脑损伤。

　　诊断　临床表现和血清水平。白蛋白校正：

$$苯妥英（PHT）校正水平 = \frac{PHT \text{ 血浆水平}}{[0.275 \times 白蛋白（g/dl）] + 0.1}$$

如果肌酐清除率 < 20 ml/min，将 0.275 调整为 0.2。

　　处置　支持性管理。预防跌倒。如果需要插管，避免使用利多卡因。缓慢性心律失常通常在停止输入苯妥英后停止，很少需要起搏器。活性炭。

麦角类药物

临床表现　由于麦角生物碱的血管收缩作用，四肢有严重的烧灼感和坏疽。神经精神症状：幻觉、非理性行为、癫痫发作。

地高辛

抑制 Na^+-K^+ ATP 酶，减慢窦房结和房室结传导。血清水平增加引起毒性反应（如肾功能不全、药物相互作用），或敏感性增加引起毒性反应（如低氧血症、低钾、高镁、高钠、高钙、酸碱紊乱、衰老、冠状动脉缺血）。

临床表现　恶心、呕吐、腹泻、腹痛；心悸、晕厥、呼吸困难；意识模糊、嗜睡、头晕、头痛、幻觉；心律失常（心动过缓）。视觉：色觉障碍（黄视症）、视物模糊、复视、暗点。

诊断　检查血浆药物水平（最初和末次服药至少 6 h 后的药物水平，以明确分布）、基础代谢组套（特别是高钾）、心电图。

处理　支持性治疗。症状性心动过缓：阿托品 0.5 mg。如果摄入在 1～2 h 内，可给予活性炭，可以考虑重复使用。地高辛抗体治疗地高辛中毒伴心律失常和血流动力学不稳定、精神状态改变、高钾、地高辛水平 > 10 ng/ml。纠正电解质紊乱，尤其是地高辛抗体使用后的低钾和低镁。

注意　小心使用降钾药与地高辛抗体：有低血钾风险。慎用钙：增加细胞内钙引起心律失常。

抗精神病药

阻断多巴胺 D_2 受体（主要位于突触后）。第一代（更多的是锥体外系副作用）：氟哌啶醇、硫利达嗪。非典型药物（也影响 5-HT_2 受体；更多的是代谢副作用）：利培酮、喹硫平、氯氮平、奥氮平。

临床表现　镇静、嗜睡、激动、抗胆碱能综合征、偶尔呼吸抑制（喹硫平）、癫痫发作（氯氮平）。锥体外系综合征：肌张力障碍、帕金森综合征、静坐不能。神经阻滞剂恶性综合征（neuroleptic malignant syndrome，NMS）：精神状态改变、躁动、肌肉强直、高热、自主神经紊乱。神经阻滞剂恶性综合征（NMS）类似于恶性高热，继发于吸入麻醉药、琥珀酰胆碱。

诊断　临床 ± 血清水平。如果担心 NMS，需检查肌酸激酶。心电图（尤其是 QRS/QT 间期延长）。

处置　支持性管理。活性碳（最好在 1 h 内；对于在胃肠道停留时间长的抗精神病药物，受益的可能性更大）。对于锥体外系反应，可给予抗胆碱药（苯海拉明、苯扎托品）；对于 NMS 可考虑用丹曲林、苯二氮䓬类药物、苯扎托品治疗。

三环类抗抑郁药

抑制突触前膜对去甲肾上腺素和 5- 羟色胺的再摄取。包括丙咪嗪、阿米替林、去甲替林。常用于抑郁症、偏头痛和神经性疼痛。

临床表现　镇静、谵妄、幻觉、抗胆碱能综合征、癫痫发作、心律失常和传导阻滞。5- 羟色胺综合征：见下文 SSRI。

诊断　临床 ± 毒物筛查和水平检测、心电图（尤其是 QRS 间期延长）。

处置　支持性管理。如果在 2 h 内可应用活性炭。碳酸氢钠静脉滴注，用于低血压或心律失常（静推＋静滴；目标 pH 7.50 ～ 7.55）。

选择性 5- 羟色胺再摄取抑制剂（SSRI）

抑制中枢神经系统神经元对 5- 羟色胺的再摄取。包括帕罗西汀、氟西汀、西酞普兰、舍曲林。

临床表现　震颤，恶心，呕吐，轻度中枢神经系统抑制（少见）。5- 羟色胺综合征：精神状态改变、躁动、肌痉挛、反射亢进、出汗、颤抖、震颤、腹泻、共济失调、发热。可涉及严重的自主神经紊乱（包括心动过速、高血压、高热），甚至进展导致死亡。通常由 5- 羟色胺能药物的联合使用引起，包括三环类抗抑郁药、单胺氧化酶抑制剂、芬太尼、曲马多、昂丹司琼、可卡因、苯丙胺。

诊断　临床 ± 毒性筛查。Hunter 标准用于诊断 5- 羟色胺综合征（表 11-3）。实验室检查诊断并发症（包括弥散性血管内凝血、横纹肌溶解症、急性肾损伤）。

表 11-3　5- 羟色胺综合征的 Hunter 诊断标准

在服用 5- 羟色胺能药物的情况下，必须满足下列条件之一：
1. 自发性阵挛。
2. 诱发性阵挛、躁动或发汗。
3. 眼球阵挛、躁动或发汗。
4. 震颤和反射亢进。
5. 张力亢进、体温＞ 38℃（100.4 ℉），有眼球阵挛或诱发性阵挛。

处置　支持性管理。镇静用苯二氮䓬类药物。如果出现严重的 5- 羟色胺综合征，赛庚啶（非特异性 5- 羟色胺受体拮抗剂）12 mg，然后 2 mg 每 2 h 一次，直到出现临床改善；只有口服或鼻饲途径可用。

植物和真菌衍生物

木薯　加工不足时导致氰化物中毒。Konzo 病：急性痉挛性下肢轻瘫。热带共济失调性神经病：视力逐渐丧失、共济失调、周围神经病。

草豌豆（Lathyrus sativus）　含有 β-N- 草氨酰 -L- 丙氨酸。Lathyrism 病：痉挛性下肢轻瘫。

马钱子碱　剧毒生物碱，杀虫剂；甘氨酸受体拮抗；严重肌肉痉挛（"清醒"癫痫发作）→呼吸肌痉挛可导致死亡。

神经毒素

肉毒中毒

肉毒杆菌，产芽孢革兰氏阳性杆菌，毒素可被热破坏，但芽孢耐热不易被破坏。

病理生理学　蛋白酶通过阻止突触前膜的囊泡融合和乙酰化释放→阻止神经肌肉接头的传递，弛缓性瘫痪，起始表现为复视、延髓支配肌肉麻痹，后逐渐在数小时至数天内加重至呼吸衰竭。

鉴别诊断　吉兰-巴雷综合征（GBS）、重症肌无力、蜱性麻痹、卒中（脑干）、重金属或有机磷中毒。

诊断　病史及检查（包括食用家庭罐头或婴儿食用蜂蜜；症状和体征包括体温正常和下行性麻痹；注意检查有无蜱叮咬）。小鼠毒素生物测定：接种样本（血清、粪便、呕吐物、食物），观察小鼠是否发生肉毒中毒。从粪便、伤口、食物培养中分离肉毒杆菌。肌电图重复电刺激可以帮助诊断。脑脊液检测、影像学可用于鉴别诊断。

处置　支持性管理（尤指对于呼吸衰竭）。七价抗毒素（最好给药时间 < 48 h）。婴儿使用肉毒中毒免疫球蛋白。对青霉素和甲硝唑敏感。

破伤风

破伤风梭菌，在哺乳动物肠道和土壤中发现的产孢子厌氧菌；可以通过感染受损的组织，然后产生毒素（破伤风痉挛毒素）。毒素进入神经肌肉接头的突触前末梢，通过逆行轴突运输进入中枢神经系统。

病理生理学　毒素切割突触泡蛋白（synaptobrevin）→阻止神经胞吐和 GABA 释放。

临床特征　角弓反张（僵硬、弓背）、苦笑面容（僵硬的微笑）、牙关紧闭（锁颌）。小的刺激会导致肌肉过度活动和强直性痉挛。喉痉挛可导致窒息。

预防　创伤后接种破伤风疫苗 ± 免疫球蛋白。

处置　支持性治疗，特别是对于呼吸衰竭。清创伤口。注射一剂破伤风免疫球蛋白。抗生素治疗（静脉滴注青霉素或甲硝唑）通常持续 1 周。使用苯二氮䓬类药物（地西泮、咪达唑仑）、神经肌肉阻滞剂控制痉挛。使用硫酸镁和 β - 受体阻断剂（使用具有 α 阻断活性的药剂，如拉贝洛尔）控制自主神经功能障碍。

动物咬伤

病理生理学　通常由蛇咬伤引起。神经毒素可在突触前或突触后影响神经肌肉接头。毒素还可以影响肌肉，导致横纹肌溶解。

临床特征　下行性麻痹、上睑下垂、眼肌麻痹、流涎、呼吸衰竭。其他全身并发症包括心动过速、低血压、肌肉疼痛、尿色变深和凝血障碍的表现。

诊断　病史，尤其是如果能辨认出蛇的种类。咬伤创口。检查生化、钙离子、血常规、肌酸激酶、凝血功能、磷酸盐、尿酸。尿液分析。心电图。部分地区提供毒液检测试剂盒（最好是未清洗的蛇咬伤）。

处置　支持性管理。抗蛇毒血清（单价与多价）。抗胆碱酯酶（有助于突触后神经毒素的治疗）：新斯的明或阿托品（防止胆碱能危象）。预防破伤风。其他系统问题包括凝血障碍和横纹肌溶解。

有机磷中毒

病理生理学　胆碱酯酶抑制剂。毒性通常继发于胆碱能过量对毒蕈碱受体和烟碱受体的影响。

临床特征　毒蕈碱样反应：腹泻、排尿、瞳孔缩小、心动过缓、支气管痉挛、呕吐、流泪、流涎、出汗。烟碱样反应：

肌束震颤、肌肉无力、瘫痪（包括膈肌）。中枢神经系统：激越、呼吸抑制、癫痫发作、昏迷。

预防 戴上手套，脱掉脏衣服，清洗受污染的皮肤。

处置 支持性治疗（如果插管则避免琥珀胆碱）。给予以下两种药物：**阿托品** 1～2 mg 静脉推注（严重时为 3～5 mg），如果无反应，必要时每 3～5 min 重复加倍剂量；**解磷定** 1～2 g 静注，在 1 h 可重复给药，如果无力持续，则每 10～12 h 重复一次。去污，包括脱掉衣服。在摄入 1 h 以内可使用活性炭。

有毒气体

一氧化碳

氧气不足的条件下有机物质燃烧产生的无色、无臭、无味、无刺激性的剧毒气体。

病理生理学 一氧化碳（CO）对血红蛋白的亲和力高于氧气，导致氧转运障碍。

临床特征 头痛、眩晕、虚弱不适、恶心、呕吐。急性中毒：意识模糊、癫痫发作、昏迷、心肌缺血。迟发性神经系统后遗症：认知障碍、易怒和帕金森综合征。

诊断 病史。送检动脉血气和静脉血气检测碳氧血红蛋白。脉搏血氧饱和度可能正常。

处置 支持性管理包括吸氧。重度中毒患者需高压氧治疗。

氰化物

抑制细胞色素 C 氧化酶，阻止线粒体氧化磷酸化，抑制有氧呼吸。可能吸入有毒烟雾（可同时伴 CO 中毒），也可能为工业和饮食暴露。

临床特征 头痛、恶心、呕吐、眩晕、意识模糊、心律失常、肾衰竭、昏迷和死亡。迟发性后遗症：基底节损害所致的帕金森综合征。

诊断 病史。阴离子间隙增高的代谢性酸中毒。血清水平（虽然很少能及时返回检测结果）。

处置 支持性治疗。羟钴胺（直接结合氰化物）：5 g 静脉滴注约 15 min，根据严重程度和临床反应可重复使用。亚硝酸钠 / 亚硝酸异戊酯（引起高铁血红蛋白血症，与氰化物结合；如果同时还存在 CO 中毒，则禁止使用）：亚硝酸钠剂量 300 mg（10 ml 3% 溶液）在 2～4 min 静脉推注，如果症状复发，则重复给予初始剂量的一半；亚硝酸异戊酯是可吸入形式。硫代硫酸钠（硫氰酸酶的硫供体，用于解毒氰化物）：12.5 g（50 ml 25% 溶液）静脉滴注 10 ~ 30 min，如果症状复发，重复初始剂量的一半。高压氧。

一氧化二氮（笑气）

氧化维生素 B_{12} 的钴核心，抑制甲硫氨酸的产生。会导致多发性神经病、共济失调、精神病。

处置　支持性治疗。脱离接触。补充维生素 B_{12}。

重金属

砷

无机砷，特别是三价砷，比有机砷毒性更大。三价形式与巯基结合，可抑制多种酶代谢系统（细胞呼吸、糖异生等）。

临床特征　胃肠道不适、心律失常、肾衰竭、脑病、昏迷、癫痫发作、类似于 GBS 的疼痛性感觉运动性上行性周围神经病变、Mees 线（指甲变色，典型表现，但在任何重金属中毒中均可见到）。

诊断　24 h 尿量，海鲜可引起假阳性；可分馏测定无机成分。心电图检查评估 QT 间期。

处置　支持性治疗。如果是最近摄入，则需进行净化处理。如果出现毒性症状，则需使用螯合剂［二巯基丙醇或二巯丁二酸（DMSA）］。预估和治疗心律失常。维持足够的尿量以促进排泄。

铅

干扰巯基酶（尤其是在血红蛋白合成中），与 Ca^{2+} 发生竞争性反应，聚集在神经胶质细胞中。

临床特征　成人：腹痛、贫血、易怒、失眠、嗜睡、头痛、关节痛，严重时癫痫发作、昏迷和死亡。慢性中毒：认知功能障碍、震颤、神经病变、沿牙龈呈蓝色的"铅线"。儿童：发育延迟、脑水肿。

诊断　血清水平。外周血涂片：嗜碱性点彩、小细胞低色素性贫血。

处置　调查并清除污染源。对于 ≥ 80 μg/dl 或 ≥ 50 μg/dl 伴有明显症状的患者，可与 DMSA 或乙二胺四乙酸（EDTA）

进行螯合。

汞

与巯基结合，破坏酶系统。汞离子也会造成直接的氧化作用。有机短链甲基汞是亲脂性的，分布在中枢神经系统中；转化为无机汞从而产生毒性。

临床特征　急性症状（包括吸入性或经口摄入）：呼吸困难、咳嗽、恶心、呕吐、腹泻、口腔炎、流涎，可能导致呼吸衰竭。慢性症状：头痛、震颤、疲劳、口面部感觉异常、共济失调、认知功能障碍；还有肾功能障碍。疯帽病（erethism mercuralis）：神经精神障碍，包括易怒、易激动、社交恐惧和失眠。

肢痛症（粉红病）：手脚发红、四肢水肿、皮肤脱屑。如果在孕期暴露，会导致胎儿神经发育异常。

诊断　血清或 24 h 尿铅水平。

处置　支持性治疗。净化处理（尤指暴露的皮肤）。积极水化。螯合治疗用于急性无机汞中毒（DMSA、二巯基丙醇、青霉胺）。

铊

在结构上类似于钾，扰乱依赖 K^+ 的代谢和其他代谢过程。

临床特征　首发胃肠道症状（恶心、呕吐、腹泻、腹痛）。后来出现上升性痛性多发性神经病、视神经病变、脱发。

诊断　24 h 尿液。

处置　支持性治疗。脱离污染物（尤指衣服）。如果摄入在 1 h 内可洗胃治疗。普鲁士蓝：1～3 g 口服，3 次／日。活性炭。血液透析。

铜缺乏

胃旁路手术导致铜吸收不良，胃肠外营养导致铜缺乏，锌过量摄入（与铜吸收产生竞争，在义齿膏和补充品中发现）。常与维生素 B_{12} 缺乏共存。脊髓病（亚急性联合变性）或以痉挛、步态异常、感觉共济失调、感觉异常为特征的脊髓神经病。补充铜并不能完全逆转症状。

诊断　血清铜、血浆铜蓝蛋白、锌、维生素 B_{12}（用于共同缺乏症）。脊椎 MRI（用于脊髓病的鉴别诊断，可以是正常的）。

处置　铜置换（通常为口服）。停止过度使用锌。

维生素（表 11-4 和表 11-5）

表 11-4　与维生素缺乏相关的主要神经体征	
临床表现	**缺乏维生素**
视神经病变及其他眼部症状	A、B_1、E
神经病变	B_1、B_6、B_{12}、E
脊髓病	B_{12}、E
肌病	D、E
脑病	B_1、B_3、叶酸、B_{12}
癫痫发作	B_6、生物素

表 11-5　维生素概述		
维生素	**生理作用**	**来源**
维生素 A	视觉（形成视紫红质所需）和免疫功能	乳制品、肉类（特别是肝）、鱼类、绿叶蔬菜、橙色和黄色蔬菜（胡萝卜、红薯）
维生素 B_1（硫胺素）	细胞功能（其衍生物硫胺素焦磷酸是碳水化合物和氨基酸代谢的辅因子）	全谷物、肉类（尤其是猪肉）、豆类、酵母
维生素 B_6（吡哆醇）	辅酶（吡哆醛 5'-磷酸参与 > 100 种与蛋白质代谢有关的反应）	肉、全谷物、淀粉类蔬菜、坚果
维生素 B_9（叶酸）	核酸合成和氨基酸代谢的辅酶	多叶深绿色蔬菜、肉类（尤其是肝）、水果、坚果、豆类、乳制品
维生素 B_{12}（钴胺素）	合成核酸的辅因子	动物产品（肉、鱼、蛋、乳制品）
维生素 D	钙稳态与骨代谢	皮肤（通过阳光照射）、脂肪含量高的鱼、营养品
维生素 E（生育酚）	抗氧化剂，保护细胞免受自由基的伤害	坚果、种子、植物油
生物素	参与脂肪、碳水化合物、氨基酸代谢的羧化酶的辅因子	肉类（尤其是肝）、蛋黄、种子、坚果、大豆

维生素 A 缺乏

临床特征　干眼症（严重缺乏；结膜和角膜干燥，如不治疗可导致失明）。夜盲症。Bitôt 斑点（通常为三角形，反映鳞状细胞增殖和结膜角化）。

处置　成人干眼症：维生素 A 20 万 IU 口服 1 次／日 ×2 天，至少 2 周后再服用第 3 次。较小的剂量适用于不太严重的症状以及儿童或婴儿。孕妇：维生素 A 可致畸，应该使用较低剂量的补充剂。

维生素 A 中毒

假性脑瘤。恶心、呕吐、视物模糊、头痛、肌肉和骨骼疼痛、嗜睡、精神状态改变、肝毒性。胎儿致畸。

维生素 B_1（硫胺素）缺乏

危险因素　营养不良，包括酗酒。也可能是减肥手术或全肠外营养的并发症。

临床特征　Wernicke 脑病（在"酒精"部分描述）。湿性脚气病：充血性心力衰竭和周围水肿可能是致命的。干性脚气病（又名地方性神经炎）：对称性远端感觉运动性多发性神经病（轴突变性和脱髓鞘）。

处置　见"酒精"部分关于 Wernicke 脑病的处置方式。

维生素 B_6（吡哆醇）缺乏

危险因素　肾功能受损、糖尿病、自身免疫性疾病、酗酒。异烟肼、肼屈嗪、左旋多巴、卡比多巴对其代谢有干扰作用。

临床特征　唇角炎、舌炎、意识模糊、周围神经病、脂溢性皮炎、小细胞性贫血、癫痫发作。

处置　增加膳食摄入量或补充量（考虑到毒性风险，通常成年人上限为 100 mg/d）。

维生素 B_6（吡哆醇）中毒

过量食用（一般为 > 1000 mg/d，但报道为 > 100 mg/d）可导致感觉神经病或神经元病或神经节病。

维生素 B_9（叶酸）缺乏

危险因素　酒精中毒。使用某些药物，包括氨甲蝶呤、抗惊厥药物（丙戊酸、苯妥英、卡马西平）、抗生素（甲氧苄啶、乙胺嘧啶）。

临床特征和病理生理学　巨幼细胞性贫血。神经系统表现（认知能力下降）少见。妊娠期缺乏可致神经管缺陷。

处置　叶酸 1 ~ 5 mg 口服 1 次 / 日。注意：补充叶酸预防贫血可掩盖维生素 B_{12} 的缺乏。

维生素 B_{12}（钴胺素）缺乏（表 11-6 和表 11-7）

吸收　维生素 B_{12} 在酸性存在的情况下与胃中的 R 蛋白结合→R 蛋白在十二指肠被胰酶消化→B_{12} 与内因子（由胃壁细

表 11-6 维生素 B_{12} 缺乏的常见病因	
维生素 B_{12} 摄入减少 　严格素食主义 **内因子缺乏** 　恶性贫血（自身免疫性胃炎） **胃酸缺乏 ± 内因子缺乏** 　胃炎（尤指继发于幽门螺杆菌感染或 　　酒精性胃炎） 　胃切除术或其他减肥手术后 **药物** 　质子泵抑制剂 　H_2 受体阻滞剂 　二甲双胍 　氧化亚氮 **HIV/ 艾滋病（多因素）** 　营养不良 　HIV 相关肠病（慢性腹泻或回肠疾病）	**肠道或回肠吸收受损** 　乳糜泻 　克罗恩病 　肠道菌群失调 　胰腺功能不全 　鱼带绦虫 **遗传导致的吸收受损** **遗传导致的细胞内代谢 受损（功能缺陷，维 生素 B_{12} 水平可正常）** 　甲基丙二酸尿症 　同型半胱氨酸尿症

表 11-7 维生素 B_{12} 缺乏的表现	
血液 巨幼细胞性贫血（MCV ↑、 　Hct ↓、间接胆红素 ↑、 　乳酸脱氢酶 ↑、涂片上多 　分叶中性粒细胞） 全血细胞减少症 **精神障碍** 认知损害、痴呆、易怒、人 　格改变 **骨骼** 骨质疏松 髋关节和脊柱骨折	**神经系统疾病（可能先于贫血）** 多发性神经病、脊髓亚急性联 　合变性→缓慢进行性无力、 　感觉性共济失调、感觉异常、 　痉挛、截瘫、大小便失禁 **高同型半胱氨酸血症（也有叶酸 缺乏）** 可能导致卒中和心肌梗死风险 　增加

MCV，平均红细胞体积；Hct，血细胞比容

胞产生）结合→ B_{12}-内因子复合物在回肠远端吸收→进入门静脉循环与转钴胺素 II 结合。

诊断 维生素 B_{12}、叶酸血清水平（表 11-8）。

诊断恶性贫血：抗内因子抗体（敏感度 50% ～ 70%，特异度 100%）。较少应用：抗壁细胞抗体（敏感度 80%，特异度 50% ～ 100%；存在于 3% ～ 10% 的健康人中），血清胃泌素、血清胃蛋白酶原水平。

处置 纠正可治疗的病因。系统综述表明，高剂量的口服维生素 B_{12} 与肌注维生素 B_{12} 相当（但许多人最初更喜欢肌注，尤其是继发于吸收障碍和依从性问题，并伴有神经系统症状和体征）。肌注：1000 µg 1 次 / 日 ×1 周→ 1000 µg 1 次 / 周 ×4 周→ 1000 µg 1 次 / 月疗程不确定（方案可能因严重程度而异）。口服：1000 ～ 2000 µg 1 次 / 日 ×1 ～ 2 周→ 1000 µg 1 次 / 日、疗程不确定。

治疗监测：可伴随铁缺乏，检测血清铁水平。1 周后检查血钾（贫血好转时有低钾风险）和网织红细胞计数，1 个月后复查维生素 B_{12} 和血细胞比容（Hct），然后每 3 ～ 6 个月检测一次。

预后 最快恢复 < 3 个月，可持续 6 ～ 12 个月。

维生素 D 缺乏

危险因素 摄入不足、吸收不良、胃旁路术后、缺乏日晒。

病理生理学 前体在肝中转化为 25-OH- 维生素 D；在肾中加入第 2 个羟基，形成 1, 25-（OH）$_2$- 维生素 D（生物活性物质）。

临床特征 近端肌病，吸收不良引起的低钙血症（感觉异常、反射亢进、手足抽搐）。

处置 补充维生素 D_3 800 ～ 1000 IU/d。维生素 D_2 每周 50 000 IU，持续 8 周（可重复）。

表 11-8 血清维生素 B_{12}、叶酸正常和异常水平

正常水平：叶酸 > 4 ng/ml，维生素 B_{12} > 300*pg/ml。

异常水平：叶酸 < 2 ng/ml 和（或）维生素 B_{12} < 200 pg/ml。

不确定水平：叶酸 2 ～ 4ng/ml 和（或）维生素 B_{12} 200 ～ 300* pg/ml。

- MMA ↑，Hcy ↑：维生素 B_{12}（± 叶酸）缺乏。
- MMA 正常，Hcy ↑：叶酸缺乏。
- MMA 正常，Hcy 正常：正常水平。

*一些临床医生使用 400 pg/ml 作为临界值。MMA，甲基丙二酸；Hcy，同型半胱氨酸

维生素 E（生育酚）缺乏

临床特征 可类似 Friedreich 共济失调。其他表现：肌病、周围神经病、眼肌麻痹、色素性视网膜病。

处置 根据需求调整，一般补充剂量为每天 100～400 U。

生物素缺乏

病因 可发生在食用生蛋清时（蛋清中的亲和素结合生物素，并阻止其吸收）。继发缺乏：生物素酶降低。

临床特征 脱发、皮炎（眼、鼻、口周围）、精神状态改变、肌痛、感觉异常、恶心、食欲减退、癫痫发作。

处置 尚不清楚，一般为 30 μg/d。

第 12 章　脑膜炎、脑炎和脑脓肿

（John Brooks，Amir M. Mohareb，Shibani S. Mukerji）

（李凡　译　高枫　审校）

定义

脑膜炎　脑膜的炎症。

脑炎　脑实质的炎症。

脑膜脑炎　同时累及脑膜和脑实质的炎症。

无菌性脑膜炎　脑脊液常规细菌培养阴性的脑膜炎（用词不够严谨——病因包括了感染性和非感染性因素）。

慢性脑膜炎　病程＞1个月的脑膜炎。

复发性脑膜炎（Mollaret脑膜炎）　大于1次发作，发作间期脑脊液正常。

软脑膜炎　主要累及蛛网膜和软脑膜（通常意义上的"脑膜炎"）。

硬脑膜炎　主要累及硬脑膜。

临床重叠综合征

细菌性或无菌性脑膜炎、脑膜脑炎、脑脓肿

大致可分为4种临床综合征，通常提示不同的检查和处置：
- **急性细菌性脑膜炎**：（＋）脑膜受累的症状和体征，（±）大脑皮质受累的症状和体征。
- **急性无菌性脑膜炎**：（＋）脑膜受累的症状和体征，（－）大脑皮质受累的症状和体征。
- **急性脑炎**：（±）脑膜受累的症状和体征，（＋）大脑皮质受累的症状和体征（精神状态改变＞局灶体征）。
- **脑脓肿**：（±）脑膜受累的症状和体征，（＋）大脑皮质受累的症状和体征（局灶体征＞精神状态改变）。

细菌性脑膜炎与脑炎症状重叠时可被称为"脑膜脑炎"。

四种临床综合征的共同表现　头痛、发热、颈强直、畏光、恶心或呕吐。

急性细菌性脑膜炎　发热（77%）、颈强直（83%）、精神状态改变（69%）、癫痫发作（5%）。95%的患者在上述4项临床表现中至少出现2项。老年患者可以临床表现"不典型"：

嗜睡、精神状态改变，可以没有发热，甚至没有颈强直。"经典"脑脊液改变有助于诊断（需注意细菌性脑膜炎脑脊液改变的多样性）（表 12-1）。决策工具可能有助于早期的鉴别诊断，比如**细菌性脑膜炎评分（bacterial meningitis score，BMS）**（表 12-2）。

脑炎　发热、头痛、精神状态改变、癫痫发作、局灶性症状或体征、运动障碍。

无菌性脑膜炎　常规脑脊液培养阴性，脑脊液细胞增多（通常是以淋巴细胞为主，但不一定总是）；不适感、嗜睡、头痛、发热、恶心或呕吐，但是意识状态不受影响。

脑脓肿　神志不清、困倦、癫痫发作。可通过影像学检查与脑膜脑炎相鉴别（详见"神经影像"章节）。

急诊分诊处置

如出现以下情况，收入院并紧急处置　疑似急性细菌性脑膜炎或脑炎。根据临床表现制订检查和治疗方案。

入院观察＋诊断检查 ± 治疗　对于无菌性脑膜炎，大多数患者入院只需接受对症支持治疗（静脉补液、止吐、止痛）；

表 12-1　脑膜炎和脑炎的典型脑脊液表现

	葡萄糖（mg/dl）		蛋白质（mg/dl）	
	< 10	10 ～ 45	50 ～ 250	> 250
常见	BM	BM	VM、NS、莱姆病	BM
少见	TBM、FM	NS、VM（例如腮腺炎病毒、LCMV）		TBM
	总白细胞计数（/μl）			
	> 1000	100 ～ 1000	5 ～ 100	
常见	BM	BM、VM	早期 BM、TBM、NS	
少见	VM（腮腺炎病毒、LCMV）	脑炎	脑炎	

BM，细菌性脑膜炎；FM，真菌性脑膜炎；NS，神经梅毒；TBM，结核性脑膜炎；VM，病毒性脑膜炎；LCMV，淋巴细胞性脉络丛脑膜炎病毒。

表 12-2　细菌性脑膜炎评分（BMS）

预测变量	分值
革兰氏染色阳性	2
脑脊液蛋白质 ≥ 80 mg/dl	1
外周血绝对中性粒细胞计数 ≥ 10 000/mm³	1
目前或此前有癫痫发作	1
脑脊液绝对中性粒细胞计数 ≥ 1000/mm³	1

分数解释（可能的分数范围为 0～6）

- BMS = 0，高度提示无菌性脑膜炎（敏感性 74%，特异性 100%）；
- BMS = 1，不应漏诊细菌性脑膜炎，但是没有特异性（敏感性 > 99%，特异性 37%～73%）；
- BMS ≥ 2，高度提示细菌性脑炎（敏感性 > 99%，特异性 97%）。

（*Rev Med Liege*，2006，61：581；*Pediatrics*，2002，110：712；*Curr Opin Neurol*，2009，22：288.）

注意事项：数据获取基于儿科人群。如果符合以下纳入或排除标准则有效：

纳入标准：脑脊液白细胞数 > 10/mm³。

排除标准：神经外科手术、免疫抑制状态、脑脊液 RBC > 10 000/ml、48 h 内使用抗生素治疗、感染性休克、出现紫癜。

对于可治性病因进行全面的鉴别诊断（鉴别诊断同脑炎，详见后述）；临床上如果怀疑特殊病因或严重疾病者，需进行全面检查。

考虑可从急诊出院回家的情况　针对无菌性脑膜炎患者，目前没有被普遍接受的标准，如果符合下述标准，考虑安排患者出院是合理的：①没有感染的临床表现。② BMS = 0（革兰氏染色阴性，脑脊液中性粒细胞计数 < 1000/mm³，脑脊液蛋白质 < 80 mg/dl，外周血中性粒细胞计数 < 10 000/mm³）。③血清白细胞计数正常。④病程中没有癫痫发作。⑤神经系统检查没有大脑皮质的症状及体征。⑥临床症状（如恶心、呕吐等）已经得到充分控制。⑦至少随访 1～3 天排除苯环利定类药物戒断。⑧如果临床症状恶化，建议患者立即返回急诊室。

急性细菌性脑膜炎

定义 由于细菌感染脑脊液及蛛网膜（位于蛛网膜下腔及脑室）导致的柔脑膜（软脑膜＋蛛网膜）炎症。

流行病学（*NEJM*, 2006, 354: 44-53） 成年人（16岁以上）发病率5/10万。主要病因（成年人，发达国家）：①**社区获得性**，如肺炎链球菌、脑膜炎奈瑟菌；在50岁以上及细胞免疫缺陷人群也可见单核细胞增多性李斯特菌。②**医院获得性**，如葡萄球菌、需氧革兰氏阴性杆菌；见于神经外科手术（取决于预防性使用的抗生素）、脑室内或脑室外引流、创伤后（如颅骨骨折伴脑脊液漏）。③脾切除术后容易感染肺炎球菌性脑膜炎。

临床表现 患者通常有生病表现。**发热**：通常体温＞38℃（100.4 ℉），有些患者可表现为低体温。95%患者为首发表现，99%患者在24 h内发生，大部分患者持续时间＞10天。**头痛**：常见，通常表现为全头痛，程度较重。**颈强直**：88%在初次查体中发现，通常持续时间＞7天。**精神状态改变**：78%（大多数表现为意识模糊、嗜睡，但是约1/4的患者只对疼痛有反应或对任何刺激都无反应）。**"经典三联征"：发热、颈强直、精神状态改变**（三联征全部出现在肺炎球菌性脑膜炎中约为60%，在脑膜炎奈瑟菌性脑膜炎中约为30%）。95%的患者至少以下4项中符合2项：发热、颈强直、精神状态改变、头痛。99%患者至少符合这些项目中的1项。如果三联征中的任何一项都不符合，就不太可能是急性细菌性脑膜炎。例外情况：老年人、慢性病患者可能除嗜睡外没有其他任何症状与体征。

检查线索 ①李斯特菌感染：癫痫发作风险升高，经常合并菱脑炎（共济失调、脑神经麻痹、眼震）。②脑膜炎奈瑟菌感染：皮疹（出现率64%，其中90%为瘀点，也可以是斑丘疹）。③关节炎：出现率约7%，最常见于脑膜炎奈瑟菌感染，需抽取关节液送检。④身体其他部位感染："种子区域"，如中耳炎、鼻窦炎、菌血症。

体格检查 ①生命体征。②"脑膜刺激征"（颈强直、Brudzinski及Kernig征、头痛摇动加重征），局灶体征包括脑神经麻痹；皮疹、关节炎、其他感染相关的症状和体征（如鼻窦感染）。③仔细的标准神经系统查体（如精神状态、脑神经麻痹），耳出血。

经典脑膜炎体征的诊断价值（*Clin Infect Dis*, 2002, 35: 46） 颈强直：下颌（主动或被动）接近胸部时出现疼痛，缺乏敏感性及特异性。Brudzinski征（颈部被动屈曲→髋部屈曲）：缺乏敏感性及特异性。Kernig征（在屈髋时令膝盖伸展→疼痛），缺乏敏感性及特异性。头痛摇动加重征（约 3 Hz 的频率水平旋转头部→头痛加重）：敏感性 90%，特异性 60%（*Headache*，1991，3：167）。

急性细菌性脑膜炎的处置

诊断检查

不要因为影像学或腰椎穿刺检查而延迟启动抗生素治疗！

谁需要在腰椎穿刺前先行 CT 检查？（*ISDA Guidelines*：*Clin Infect Dis*，2004，39：1267）：免疫抑制状态（HIV/AIDS、移植后状态、免疫抑制剂治疗）、中枢神经系统疾病病史（占位性病变、脑卒中、局灶性感染）、新发疾病（发病前 1 周以内）、癫痫发作超过 30 min（癫痫发作→脑水肿→颅内压↑）、视盘水肿、意识水平下降、局灶性神经功能缺损。

血清：全血细胞计数、PT、PTT、CRP、生化 7 项。

脑脊液：常规送检革兰氏染色及培养、细胞计数及分类、蛋白质和葡萄糖。

如果伴有皮质症状或体征，或者如果革兰氏染色阴性，建议进一步检查。

如果腰椎穿刺因 CT 检查而延迟：CT 检查前，完善血培养 ×2，启动地塞米松和抗生素治疗。

疑似细菌性脑膜炎的治疗

- 基于当地流行病学和合并症情况（如年龄、颅骨骨折、神经外科病史、免疫状态、合并感染）启动抗生素治疗（表 12-3）。
- 当获得病原学及药敏试验结果后考虑调整抗生素（表 12-4 至表 12-6）。

ICU 与病房的早期预后和分诊　模型建立基于对 269 例急诊来诊后 24 h 内被诊断为急性细菌性脑膜炎患者的病例回顾性分析（*Ann Intern Med*，1998，129：862）。**3 个独立预测因子**：低血压、精神状态改变、癫痫发作。**结局推测**：第 1 次抗生素给药时预测因子的数量→死亡 %。**出院时神经功能缺损**：1 → 9%，2 → 30%，3 → 60%。延迟使用抗生素→预后更差（未经治疗→更高风险类别）。高龄是预后差的影响因素。具备高风险类别的患者最好转入 ICU 治疗。

细菌性脑膜炎的并发症（*NEJM*，2006，354：44）

% 代表在未常规使用地塞米松治疗的患者中所占的比例。

系统性并发症　心肺衰竭（29%）、低钠血症（26%）、DIC

表 12-3	急性细菌性脑膜炎的经验性抗生素治疗
危险因素， 抗生素（一线药物）	**可能的病原体**
2 ～ 50 岁	
万古霉素＋头孢曲松或 头孢噻肟	脑膜炎奈瑟菌、肺炎链球菌
＞ 50 岁	
万古霉素＋头孢曲松或 头孢噻肟＋氨苄西林	肺炎链球菌、脑膜炎奈瑟菌、单核细胞 增多性李斯特菌、需氧革兰氏阴性杆菌
颅底骨折	
万古霉素＋头孢曲松或 头孢噻肟	肺炎链球菌、流感嗜血杆菌、A 组 β - 溶血性链球菌
穿通性头外伤	
万古霉素＋头孢吡肟， 万古霉素＋头孢他啶， 或万古霉素＋美罗培南	金黄色葡萄球菌、凝固酶阴性葡萄球菌 （特别是表皮葡萄球菌）、需氧革兰氏阴 性杆菌（包括假单胞菌）
神经外科手术后	
万古霉素＋头孢吡肟， 或万古霉素＋头孢他啶， 或万古霉素＋美罗培南	需氧革兰氏阴性杆菌（包括铜绿假单胞 菌）、金黄色葡萄球菌、凝固酶阴性葡 萄球菌（特别是表皮葡萄球菌）
脑脊液分流	
万古霉素＋头孢吡肟， 或万古霉素＋头孢他啶， 或万古霉素＋美罗培南	凝固酶阴性葡萄球菌（特别是表皮葡萄 球菌）、金黄色葡萄球菌、需氧革兰氏 阴性杆菌（包括铜绿假单胞菌）、痤疮 丙酸杆菌
细胞免疫受损	
万古霉素＋头孢曲松， 或头孢噻肟＋氨苄西林	单核细胞增多性李斯特菌、革兰氏阴性 杆菌
剂量	
万古霉素	1 g 每 12 h 一次［或 30 ～ 45 mg/（kg·d） 2 ～ 3 次 / 日］
头孢曲松	2 g 每 12 h 一次
头孢噻肟	2 g 每 4 ～ 6 h 一次
氨苄西林	2 g 每 4 h 一次
头孢吡肟	2 g 每 8 h 一次
地塞米松	0.15 mg/kg 每 6 h 一次 ×2 ～ 4 天，首 剂在第 1 次抗生素用药前 15 min（或同 时）服用

Reprinted by permission of Oxford University Press from Tunkel AR, Hartman BJ, Kaplan SL, et al. Practice guidelines for the management of bacterial meningitis. *Clin Infect Dis*, 2004, 39（9）: 1267-1284.

表 12-4　针对急性细菌性脑膜炎病原体的特异性抗生素治疗

病原体	标准治疗	备选方案
肺炎链球菌		
青霉素最低抑菌浓度（MIC）		
< 0.1 μg/ml	青霉素或氨苄西林	第三代头孢菌素 [a]、氯霉素
0.1 ~ 1.0 μg/ml [b]	第三代头孢菌素 [a]	头孢吡肟、美罗培南
≥ 2.0 μg/ml	万古霉素＋第三代头孢菌素 [a, c]	氟喹诺酮 [d]
头孢噻肟或头孢曲松 MIC ≥ 1.0 μg/ml	万古霉素＋第三代头孢菌素 [a, c]	氟喹诺酮 [d]
脑膜炎奈瑟菌		
青霉素 MIC		
< 0.1 μg/ml	青霉素或氨苄西林	第三代头孢菌素 [a]、氯霉素
0.1 ~ 1.0 μg/ml	第三代头孢菌素 [a]	氯霉素、氟喹诺酮、美罗培南
单核细胞增多性李斯特菌	氨苄西林或青霉素 [e]	甲氧苄啶-磺胺甲噁唑（TMP-SMX）、美罗培南
无乳链球菌	氨苄西林或青霉素 [e]	第三代头孢菌素 [a]
大肠杆菌和其他肠杆菌科 [f]	第三代头孢菌素	氨曲南、氟喹诺酮、美罗培南、TMP-SMX、氨苄西林
铜绿假单胞菌 [f]	头孢吡肟 [e] 或头孢他啶 [e]	氨曲南 [e]、环丙沙星 [e]、美罗培南 [e]
流感嗜血杆菌		
β-内酰胺酶阴性	氨苄西林	第三代头孢菌素 [a]、头孢吡肟、氯霉素、氟喹诺酮
β-内酰胺酶阳性	第三代头孢菌素	头孢吡肟、氯霉素、氟喹诺酮
金黄色葡萄球菌		
甲氧西林敏感	萘夫西林或苯唑西林	万古霉素、美罗培南
甲氧西林耐药	万古霉素 [g]	TMP-SMX、利奈唑胺
表皮葡萄球菌	万古霉素 [g]	利奈唑胺

表 12-4　针对急性细菌性脑膜炎病原体的特异性抗生素治疗（续表）

病原体	标准治疗	备选方案
肠球菌属		
氨苄西林敏感	氨苄西林＋庆大霉素	—
氨苄西林耐药	万古霉素＋庆大霉素	—
氨苄西林和万古霉素耐药	利奈唑胺	—

a 头孢曲松或头孢噻肟。
b 头孢曲松或头孢噻肟敏感分离株。
c 如果头孢曲松的 MIC ＞ 2 μg/ml，则考虑添加利福平。
d 莫西沙星。
e 应考虑添加氨基糖苷类抗生素。
f 特定抗菌剂的选择必须以体外药敏试验结果为指导。
g 考虑添加利福平。

Reprinted by permission of Oxford University Press from Tunkel AR, Hartman BJ, Kaplan SL, et al. Practice guidelines for the management of bacterial meningitis. *Clin Infect Dis*, 2004, 39（9）：1267-1284.

表 12-5　成人急性细菌性脑膜炎 IV 抗生素剂量
[全天总量（给药间隔，h）]

阿米卡星 a	15 mg/kg（8）	美罗培南	6 g（8）
氨苄西林	12 g（4）	莫西沙星	400 mg（24）b
氨曲南	6 ～ 8 g（6 ～ 8）	萘夫西林	9 ～ 12 g（4）
头孢吡肟	6 g（8）	苯唑西林	9 ～ 12 g（4）
头孢噻肟	8 ～ 12 g（4 ～ 6）	青霉素	24 MU（4）
头孢他啶	6 g（8）	利福平	600 mg（24）
头孢曲松	4 g（12）	妥布霉素 a	5 mg/kg（8）
氯霉素	4 ～ 6 g（6）c	TMP-SMX d	10 ～ 20 mg/kg（6 ～ 12）
环丙沙星	800 ～ 1200 mg（8 ～ 12）	万古霉素 e	30 ～ 45 mg/kg（8 ～ 12）
庆大霉素 a	5 mg/kg（8）		

注：每日总剂量必须除以给药间隔。IV，静脉注射；TMP-SMX，甲氧苄啶-磺胺甲噁唑。
a 基于在没有肥胖情况下的理想体重。调整庆大霉素或妥布霉素至血清浓度峰值 7 ～ 9 mg/L，谷值＜ 1 ～ 2 mg/L；阿米卡星的峰值 25 ～ 40 mg/L，谷值＜ 4 ～ 8 mg/L。
b 没有关于最佳剂量的数据。
c 肺炎球菌性脑膜炎的高剂量治疗。
d 基于 TMP 成分的剂量。
e 将血清谷浓度维持在 15 ～ 20 μg/ml。

Reprinted by permission of Oxford University Press from Tunkel AR, Hartman BJ, Kaplan SL, et al. Practice guidelines for the management of bacterial meningitis. *Clin Infect Dis*, 2004, 39（9）：1267-1284.

表 12-6　基于急性细菌性脑膜炎病原学的抗生素疗程 *	
脑膜炎奈瑟菌	7 天
流感嗜血杆菌	7 天
肺炎链球菌	10 ～ 14 天
无乳链球菌	14 ～ 21 天
需氧革兰氏阴性杆菌	21 天
单核细胞增多性李斯特菌	≥ 21 天

* 不需要教条——可以根据临床实际情况进行调整。

Reprinted by permission of Oxford University Press from Tunkel AR，Hartman BJ，Kaplan SL，et al. Practice guidelines for the management of bacterial meningitis. *Clin Infect Dis*，2004，39（9）：1267-1284.

（8%）、关节炎（2% ～ 6%）、心内膜炎或心肌炎（< 1%）。

意识障碍恶化　皮质受累（15% ～ 20%）、癫痫发作（15% ～ 23%）、脑水肿（6% ～ 10%）、脑积水（3% ～ 8%）。

神经系统并发症　脑血管病（约 20%）、动脉性梗死或血管炎（约 15%）、静脉性梗死（约 4%）、脑出血（< 1%）、听力下降（约 15%）、脑脓肿（< 1%）、脊髓炎（< 1%）、蕈样动脉瘤（< 1%）。

特殊局灶性神经功能缺损　脑神经麻痹（CN Ⅷ → 14%，CN Ⅵ → 3%，CN Ⅲ → 1%，CN Ⅶ → 1%）、失语（2%）、偏瘫（4%）、四肢轻瘫（1%）。

长期预后　死亡 21%，植物状态 < 1%，严重残疾（日常生活活动完全靠人帮助）3%，中度残疾（可以完成日常生活活动，但不能恢复到发病前的活动能力）10%，轻度残疾或无残疾（可恢复到病前的活动能力）66%。长期认知下降 10%。

脑膜炎的感染和非感染性病因（表 12-7）

表 12-7　脑膜炎的感染和非感染性病因
感染性
病毒：肠病毒（柯萨奇病毒、埃可病毒、非脊髓灰质炎肠病毒）
疱疹病毒（HSV-1、HSV-2、VZV、CMV、EB 病毒、HHV-6、猴疱疹 B 病毒）
呼吸道病毒（腺病毒、鼻病毒、甲型和乙型流感病毒、副流感病毒、RSV）

12

脑膜炎、脑炎和脑脓肿

表 12-7　脑膜炎的感染和非感染性病因（续表）

虫媒病毒（EEE 病毒、WEE 病毒、VEE 病毒、圣路易斯脑炎病毒、WNV、拉克罗斯病毒、加利福尼亚脑炎病毒、科罗拉多蜱传热病毒、波瓦桑病毒、腮腺炎病毒、麻疹病毒、风疹病毒）

HIV、人嗜 T 淋巴细胞病毒 1 型与 2 型、LCMV、轮状病毒、脑心肌炎病毒、牛痘病毒、狂犬病毒、甲型和乙型肝炎病毒、细小病毒、水疱性口炎病毒

细菌：部分医源性脑膜炎、脑膜旁感染、心内膜炎

肺炎支原体、人型支原体、结核分枝杆菌

埃立克体病、布鲁氏菌、汉赛巴尔通体、土拉热弗朗西丝菌、放线菌

李斯特菌、诺卡菌、衣原体、鼠咬热、念珠状链杆菌

小螺旋菌、贝纳柯克斯体（Q 热）、惠普尔杆菌

螺旋体：伯氏疏螺旋体（莱姆病）、苍白密螺旋体（梅毒）、钩端螺旋体

立克次体：落基山斑疹热、斑疹伤寒

真菌：隐球菌、组织胞浆菌、球孢子菌、孢子丝菌、芽生菌、念珠菌、曲霉菌、接合菌病（毛霉菌病）、波氏假阿利什菌、副球孢子菌、暗色霉菌

寄生虫：弓形虫、囊尾蚴病（猪带绦虫）、旋毛虫病（旋毛虫）、管圆线虫、粪类圆线虫、血吸虫、阿米巴（耐格里属、棘阿米巴属、巴拉姆希阿米巴属）、锥虫属、疟疾属、浣熊贝氏蛔虫

非感染性

药物：静脉用免疫球蛋白、TMP-SMX、非甾体抗炎药（尤其是布洛芬）、阿莫西林、OKT3（莫罗单抗 -CD3）、异烟肼、硫唑嘌呤、鞘内注射 MTX、鞘内注射阿糖胞苷、别嘌呤醇、卡马西平、柳氮磺吡啶、非那吡啶

脱髓鞘疾病（脑炎远大于脑膜炎）：MS、ADEM、NMO、横贯性脊髓炎

系统性疾病：胶原血管病、系统性红斑狼疮、干燥综合征、韦格纳肉芽肿、结节性多动脉炎、白塞病、结节病、Vogt- 小柳原田综合征、Fabry 病

肿瘤性疾病：软脑膜癌、白血病、淋巴瘤、癌性脑膜炎、移植后淋巴增生性疾病

血管病：梗死（脑和脊髓）、中枢神经系统血管炎（原发性或继发性）

表 12-7 脑膜炎的感染和非感染性病因 (续表)
感染后 / 疫苗接种后：风疹、麻疹、水痘、天花；疫苗：狂犬病、百日咳、流感、牛痘、黄热病
化学因素：血管瘤、动静脉畸形等引起的脑、脊髓、脑膜出血，可引起浅表含铁血黄素沉积症。颅咽管瘤、畸胎瘤、表皮样囊肿引起的胆固醇渗漏
其他：HaNDL 综合征（"头痛伴神经系统缺陷和脑脊液淋巴细胞增多症"——病毒性？）

ADEM，急性播散性脑脊髓炎；CMV，巨细胞病毒；EEE，东方马脑炎；HHV，人类疱疹病毒；HSV，单纯疱疹病毒；LCMV，淋巴细胞性脉络丛脑膜炎病毒；MS，多发性硬化；MTX，氨甲蝶呤；NMO，视神经脊髓炎；RSV，呼吸道合胞病毒；VEE，委内瑞拉马脑炎；VZV，水痘-带状疱疹病毒；WEE，西方马脑脊髓炎；WNV，西尼罗病毒

无菌性脑膜炎和脑炎

一般要点 ①鉴别是原发性感染还是感染后、类感染。②蚊虫或蜱叮咬传播性疾病具有区域性和季节性变化的特点。③西尼罗病毒性脑炎主要发生在蚊虫活动的季节，最容易感染老人。④肠病毒、流感病毒感染和水痘：发病率的季节性各不相同。⑤单纯疱疹病毒（HSV）感染：发病在季节性和地域性方面没有显著差别。⑥即使通过有创检查，可能也只有约 1/3 的病例可以明确病原学诊断。

病史 起病、发展速度或进展程度，旅行史，宠物、动物和昆虫暴露、叮咬或抓痕史，患者接触史，PPD、HIV 或免疫状态，既往类似疾病，输血史，近期疾病，最近的抗生素使用史、新药用药史，冶游史，皮疹，口腔或生殖器溃疡，关节炎，口干或眼干。相关危险因素和流行病学的关系见表 12-8。

体格检查 见本章开头的建议。①全身症状和体征：头痛、发热、颈强直、畏光、恶心或呕吐、癫痫发作、精神状态改变、局灶性症状和体征、运动障碍性疾病。②局灶性或弥漫性脑部受累（通过查体及影像学检查）：可以提示病因［例如，虫媒病毒感染：弥漫性损害，发病早，进展快，头痛、发热、恶心或呕吐、精神状态改变、局灶性症状和体征、昏迷。单纯疱疹病毒（HSV）感染：非对称性颞叶和额叶病变导致的局灶性症状。发热和头痛在数天内进展，然后癫痫发作、反应迟钝］。③通过查体提供有用的体征（表 12-9）：肝大、淋巴结病、腮腺炎、皮疹、呼吸道症状、视网膜炎、小脑性共济失调、脑神经麻痹、痴呆、肌肉节律性收缩、帕金森综合征、瘫痪、口

表 12-8　脑膜脑炎危险因素和流行病学的相关性

年龄

新生儿	HSV-2、CMV、风疹病毒、李斯特菌、梅毒螺旋体、弓形虫
婴儿及儿童	EEE 病毒、乙型脑炎病毒、墨累河谷脑炎病毒、流感病毒、拉克罗斯病毒
老年人	EEE 病毒、圣路易斯脑炎病毒、WNV、散发型克-雅病、李斯特菌

动物接触

蝙蝠	狂犬病毒、尼帕病毒
鸟类	WNV、EEE 病毒、WEE 病毒、VEE 病毒、圣路易斯脑炎病毒、墨累河谷脑炎病毒、乙型脑炎病毒、隐球菌
猫	狂犬病毒、贝纳柯克斯体、巴尔通体、弓形虫
狗	狂犬病毒
马	EEE 病毒、WEE 病毒、VEE 病毒、亨德拉病毒
旧世界灵长类动物	B 病毒（猴疱疹病毒）
浣熊	狂犬病毒、贝氏蛔虫
啮齿动物	EEE 病毒、VEE 病毒、蜱传脑炎病毒、波瓦桑病毒（土拨鼠）、拉克罗斯病毒（花栗鼠、松鼠）、巴尔通体、LCMV
绵羊和山羊	贝纳柯克斯体
臭鼬	狂犬病毒
野猪	乙型脑炎病毒、尼帕病毒
白尾鹿	伯氏疏螺旋体

免疫受损

	VZV、CMV、HHV-6、WNV、HIV、JCV、结核分枝杆菌、李斯特菌、隐球菌、组织胞浆菌、弓形虫、球孢子菌
无丙种球蛋白血症	肠病毒、肺炎支原体

摄入食品

未做熟的肉食	弓形虫
生的肉、鱼、爬行动物	颚口线虫属
未经高温消毒的牛奶	蜱传脑炎病毒、李斯特菌、贝纳柯克斯体

表 12-8 脑膜脑炎危险因素和流行病学的相关性（续表）	
昆虫接触	
蚊子	EEE 病毒、WEE 病毒、VEE 病毒、圣路易斯脑炎病毒、墨累河谷脑炎病毒、乙型脑炎病毒、WNV、拉克罗斯病毒、恶性疟原虫
白蛉	杆状巴尔通体
蜱	蜱传脑炎病毒、波瓦桑病毒、立克次体、埃立克体、嗜吞噬细胞无形体、贝纳柯克斯体、伯氏疏螺旋体
舌蝇	布鲁氏锥虫（冈比亚种和罗德西亚种）
职业	
接触动物	狂犬病毒、贝纳柯克斯体、巴尔通体
接触马	亨德拉病毒
接触灵长类的工作	B 病毒
实验室工作者	WNV、HIV、贝纳柯克斯体、球孢子菌属
医护人员	VZV、HIV、流感病毒、麻疹病毒、结核分枝杆菌
人传人	HSV（新生儿）、HHV-6、VZV、EBV、VEE 病毒（罕见）、脊髓灰质炎病毒、麻疹-风疹-腮腺炎病毒、肠道病毒、尼帕病毒、B 病毒、WNV（输血、移植及母乳喂养）、HIV、狂犬病毒（移植）、流感病毒、肺炎支原体、结核分枝杆菌、梅毒螺旋体（性行为、梅毒）
娱乐活动	
露营/狩猎	蚊虫、蜱叮咬（见上）
性接触	HIV、梅毒螺旋体
洞穴探险活动	狂犬病毒、荚膜组织胞浆菌
游泳	肠病毒、福氏耐格里阿米巴
季节	
夏末秋初	蚊虫、蜱叮咬（见上），肠病毒
冬季	流感病毒
输血和移植	CMV、EBV、HIV、蜱传脑炎病毒、狂犬病毒、克-雅病、梅毒螺旋体、嗜吞噬细胞无形体、立克次体、隐球菌、组织胞浆菌、球孢子菌
旅行	
美国西北部及北方中西部地区	伯氏疏螺旋体

表 12-8 脑膜脑炎危险因素和流行病学的相关性（续表）	
美国西南部及墨西哥	球孢子菌
非洲	狂犬病毒、WNV、恶性疟原虫、布鲁氏锥虫（冈比亚种和罗德西亚种）
澳大利亚	墨累河谷脑炎病毒、乙型脑炎病毒、亨德拉病毒
中美洲	狂犬病毒、EEE 病毒、WEE 病毒、VEE 病毒、圣路易斯脑炎病毒、立克次体、恶性疟原虫、猪带绦虫
欧洲	WNV、蜱传脑炎病毒、嗜吞噬细胞无形体、伯氏疏螺旋体
印度、尼泊尔	狂犬病毒、乙型脑炎病毒、恶性疟原虫
中东	WNV、恶性疟原虫
俄罗斯	蜱传脑炎病毒
南美洲	狂犬病毒、EEE 病毒、WEE 病毒、VEE 病毒、圣路易斯脑炎病毒、立克次体、杆状巴尔通体（安第斯山）、恶性疟原虫、猪带绦虫
东南亚、中国、环太平洋地区	乙型脑炎病毒、蜱传脑炎病毒、尼帕病毒、恶性疟原虫、颚口线虫属、猪带绦虫
未接种疫苗状态	VZV、乙型脑炎病毒、脊髓灰质炎病毒、麻疹、风疹、腮腺炎

EEE，东方马脑炎；JCV，John Cunningham 病毒；LCMV，淋巴细胞性脉络丛脑膜炎病毒；VEE，委内瑞拉马脑炎；WEE，西方马脑脊髓炎；WNV，西尼罗病毒

腔和生殖器溃疡、关节炎症、口干或眼干、葡萄膜炎（虹膜睫状体炎）、皮疹、水疱或囊泡（包括生殖器上的）、恐水症、恐气症、咽部肌肉痉挛、多动症、震颤（眼睑、舌头、嘴唇、四肢）。

经验性抗感染治疗（未完成确诊检查前）

1. 如果怀疑细菌性脑膜炎，或者是老年人、免疫抑制人群或近期接受过抗生素治疗（即使病毒性脑膜炎的可能性更大），可经验性给予覆盖急性细菌性脑膜炎的抗生素治疗 ×48 h。

2. 如果怀疑脑炎，给予阿昔洛韦 10 mg/kg 每 8 h 一次 ×14 天（直到排除了 HSV 脑炎；详见 "神经系统感染性疾病" 章节）。

表 12-9 临床表现与脑膜脑炎病原体的相关性

肝炎：贝纳柯克斯体。

淋巴结病：HIV、EBV、CMV、风疹病毒、麻疹病毒、西尼罗病毒、梅毒螺旋体、巴尔通体、结核分枝杆菌、弓形虫、冈比亚布鲁氏锥虫。

腮腺炎：腮腺炎病毒。

皮疹：HIV、VZV、HHV-6、B 病毒、西尼罗病毒、某些肠病毒、立克次体、肺炎支原体、伯氏疏螺旋体、梅毒螺旋体、埃立克体、嗜吞噬细胞无形体。

呼吸道症状：委内瑞拉马脑炎病毒、尼帕病毒、亨德拉病毒、流感病毒、腺病毒、肺炎支原体、贝纳柯克斯体、结核分枝杆菌、组织胞浆菌。

视网膜炎：CMV、VZV、HSV、西尼罗病毒、巴尔通体、梅毒螺旋体。

泌尿系统症状：圣路易斯脑炎病毒（早期）。

小脑性共济失调：VZV（儿童）、EBV、腮腺炎病毒、圣路易斯脑炎病毒、惠普尔养障体、冈比亚布鲁氏锥虫。

脑神经麻痹：HSV、EBV、李斯特菌、结核分枝杆菌、梅毒螺旋体、伯氏疏螺旋体、惠普尔养障体、隐球菌、组织胞浆菌、球孢子菌属、HIV、莱姆病、VZV、CMV、结节。

痴呆：HIV、散发型及变异型克-雅病（CJD）、麻疹病毒（SSPE）、梅毒螺旋体、惠普尔养障体。

肌肉节律性收缩：惠普尔养障体（眼咀嚼肌节律性收缩）。

帕金森综合征：乙型脑炎病毒、圣路易斯脑炎病毒、西尼罗病毒、尼帕病毒、弓形虫、冈比亚布鲁氏锥虫。

弛缓性瘫痪：乙型脑炎病毒、西尼罗病毒、蜱传脑炎病毒、肠道病毒（肠道病毒-71、柯萨奇病毒）、脊髓灰质炎病毒。

菱脑炎：HSV、西尼罗病毒、肠道病毒-71、李斯特菌、狂犬病毒。

恶性肿瘤、脑神经或脊神经麻痹：肿瘤性脑膜炎。

难治性头痛＋轻度脑膜炎体征：肉芽肿性中枢神经系统血管炎。

口腔及生殖器溃疡、浆膜炎、关节炎、眼干和口干、葡萄膜炎、皮疹：白塞病、干燥综合征、SLE、结节病。

皮肤疱疹：VZV。

生殖器疱疹及溃疡：HSV-2、白塞病。

恐水症、恐气症、咽部痉挛、多动症：狂犬病毒。

眼睑、舌、嘴唇、四肢震颤：圣路易斯脑炎病毒、西尼罗病毒。

颞叶损害突出：HSV > VZV、EBV、HHV-6、梅毒。

脑积水：细菌、真菌、寄生虫、结节病。

极低的 CSF 葡萄糖：结核病、隐球菌属、肿瘤、结节病。

皮疹、口腔溃疡：HIV、VZV、HSV、EBV、CMV、JCV、白塞病。

CSF，脑脊液；SLE，系统性红斑狼疮；SSPE，亚急性硬化性全脑炎

12
脑膜炎、脑炎和脑脓肿

3. 立克次体或埃立克体病：在疾病流行的季节，对于临床上有提示此类疾病症状的患者，可给予多西环素 100 mg 每 12 h 一次治疗 10 天或者直到不再发热至少 3 天。

4. 其他原因导致的少见或难治的无菌性脑膜炎或脑炎，如果疑似存在合理的依据，针对可治疗的病因进行治疗。

诊断检查

实验室检查（表 12-10） 使用"两步"法：①针对危险性高的、常见的、可治性的病因进行初步检查。②进一步检查主要基于疾病的发展速度和时相特点（急性、亚急性、慢性、复发性）、临床线索、流行病学、危险因素及初步实验室检查结果。**钆增强 MRI**：如果怀疑脑炎（可能有助于缩小鉴别诊断范围）。**EEG**：如果患者存在意识模糊、反应迟钝、昏迷，需排除非惊厥性癫痫持续状态。

表 12-10 　脑炎及无菌性脑膜炎的实验室检查
血清：全血细胞计数及分类、ESR、CRP、ACE。 RPR 及 FTA-ABS、隐球菌抗原检测、细菌和真菌培养。 血清学：EBV、HIV（如果高度怀疑但抗体检测阴性→血浆 HIV RNA 检测）、巴尔通体 IgG、支原体 IgM、针对伯氏疏螺旋体的 ELISA ＋ Western blot 检测。急性期及康复期血清检测 HSV-2 及 EBV 抗体。
脑脊液：细胞计数及分类、蛋白质、葡萄糖、压力。 细菌、真菌、病毒、分枝杆菌培养。 FTA-ABS（敏感，但不特异；结果阴性反应可排除诊断，阳性反应无法确诊）；抗酸杆菌染色涂片；针对 HSV-1、HSV-2、VZV、EBV、肠病毒、支原体和结核分枝杆菌的 PCR 检测。 VZV IgM and IgG 检测；VDRL（特异，但不敏感），隐球菌抗原检测。 针对伯氏疏螺旋体的血清学检测（ELISA ＋ Western blot）。酶免疫测定，计算 IgG 指数。
呼吸道及痰液检查：分枝杆菌培养、呼吸道病毒 DFA、分枝杆菌 PCR 检测、支原体 PCR 检测、口咽和鼻咽拭子病毒分离、病毒培养。
鼻咽检测：拭子病毒培养。 **喉咽检测**：拭子病毒培养。 **粪便**：直肠拭子病毒培养。
皮肤：皮损（如在现症阶段）可行 HSV、VZV 培养或 DFA 检测；PPD；狂犬病取颈后发际线部位皮肤检测。 如有皮疹，取皮肤活检标本送检立克次体 DFA 或 PCR。

表 12-10　脑炎及无菌性脑膜炎的实验室检查（续表）

影像学：胸部 X 线片、头颅 MRI 平扫及增强。

根据临床提示需要进行的额外检查

免疫受损：血清弓形虫 IgG；脑脊液 PCR：CMV、JCV、HHV-6、西尼罗病毒。

前往疫区旅行史：**球孢子菌**补体结合或免疫扩散抗原-抗体检测（血液＋脑脊液），**组织胞浆菌**抗原检测（脑脊液＋尿液）。

流行季节与地域：用急性期或康复期血清，针对圣路易斯脑炎病毒、EEE 病毒、VEE 病毒、HSV-2、EBV、拉克罗斯病毒、LCMV、西尼罗病毒、肠病毒、腺病毒、肺炎支原体、立克次体、查菲埃立克体、嗜吞噬细胞无形体等进行抗体检测。西尼罗病毒 IgM、拉克罗斯病毒 IgM。

全血标本：涂片找埃立克体桑椹胚。埃立克体及无形体 PCR 检测。

脑脊液：西尼罗病毒及圣路易斯脑炎病毒 IgM，埃立克体及无形体 PCR 检测。

ACE，血管紧张素转换酶；CMV，巨细胞病毒；CRP，C 反应蛋白；DFA，直接荧光抗体检测；EBV，EB 病毒；EEE，东方马脑炎；ESR，红细胞沉降率；FTA-ABS，荧光密螺旋体抗体吸收试验；HIV，人类免疫缺陷病毒；HHV，人类疱疹病毒；HSV，单纯疱疹病毒；JCV，John Cunningham 病毒；LCMV，淋巴细胞性脉络丛脑膜炎病毒；PCR，聚合酶链反应；PPD，结核菌素试验；RPR，快速血浆反应素；VDRL，性病研究实验室检测；VEE，委内瑞拉马脑炎；VZV，水痘-带状疱疹病毒。

Reprinted by permission of Oxford University Press from Tunkel AR, Glaser CA, Bloch KC, et al. The management of encephalitis: clinical practice guidelines by the Infectious Diseases Society of America. *Clin Infect Dis*, 2008, 47 (3): 303-327. doi: 10.1086/589747.

慢性脑膜炎

定义　临床上持续的脑膜炎表现 ± 脑脊液检验异常，时间＞4 周。如果临床上呈现发作性，中间存在无症状的发作间期，称为复发性脑膜炎。

临床表现　非特异性。发热、头痛、颈强直、局灶神经系统症状和体征的多变组合。

病因：

- **特发性**：约 1/3 病例找不到特定病因。
- **细菌性**：部分经过治疗的细菌、结核、梅毒、伯氏疏螺旋体、钩端螺旋体病、李斯特菌病、布鲁氏菌病、肺炎支原体。
- **真菌**：隐球菌病、球孢子菌病、组织胞浆菌病、芽生菌病。
- **寄生虫病**：囊尾蚴病、棘阿米巴感染、广州管圆线虫病、弓形虫病。

- **病毒**：EBV、HSV、HIV、肠道病毒［在无丙种球蛋白血症患者中，"与无丙种球蛋白血症相关的慢性肠道病毒性脑膜炎（CEMA）"］。
- **非感染性 / 非恶性疾病**：结节病、干燥综合征、白塞病、SLE、Wegener 肉芽肿、Vogt- 小柳原田综合征、其他血管炎。
- **药物**：非甾体抗炎药（NSAID）、抗生素、静脉注射免疫球蛋白（IVIG）、免疫抑制剂、别嘌呤醇、疫苗、鞘内注射。
- **肿瘤性**：腺癌、淋巴瘤、白血病。
- **其他罕见原因**：遗传性自身炎症性周期性发热综合征、颅咽管瘤胆固醇外渗或畸胎瘤（栓塞）、Fabry 病、蛛网膜下腔出血（SAH）、偏头痛（轻度）、脑脊液漏。

慢性脑膜炎的特殊病因

结核病、梅毒、莱姆病、隐球菌病、HIV 感染详见"神经系统感染性疾病"章节。白塞病、干燥综合征、Wegener 肉芽肿、SLE 和其他非感染性原因详见"神经系统免疫性疾病"章节。肿瘤性脑膜炎详见"神经系统肿瘤"章节。

组织胞浆菌脑膜炎

美国、中美洲和南美洲的地方性真菌感染。典型的自限性呼吸道疾病。在免疫抑制人群中，进展性播散性组织胞浆菌病可以表现为严重的脑膜脑炎或慢性基底部脑膜炎。

诊断　脑脊液培养通常阴性（虽然菌体很大）。用补体结合法检测脑脊液抗体可以协助诊断（但由于交叉反应性，假阳性率很高）。

治疗　两性霉素 B 脂质体 5.0 mg/（kg·d），总共累积剂量 175 mg/kg，通常疗程 4～6 周，后续伊曲康唑 200 mg 2 次 / 日至少 12 个月。抗反转录病毒疗法（用于艾滋病）。

球孢子菌脑膜炎

美国西南部和墨西哥特有的土壤真菌（粗球孢子菌）。通常是自限性的呼吸系统疾病。在首次感染球孢子菌数月之后，在具有遗传易感性人群或免疫抑制人群会出现疾病播散而造成脑膜（如基底部脑膜炎、脑膜脑炎、占位性病灶、脑积水）。伴有脑梗死的血管炎也会发生。

脑脊液提示慢性单核细胞增多症（伴随嗜酸性粒细胞增多症），葡萄糖↓，蛋白质↑，补体结合抗体滴定。

治疗　氟康唑 400 mg/d 终身服用，早期鞘内注射两性霉素 B。

弓形虫脑膜脑炎

人类非常罕见的蠕虫感染，通常是通过食土癖或接触受污染的土壤而感染犬类弓形虫或猫类弓形虫造成。患者可表现为脑膜炎、脑膜脑炎、脊髓炎，可伴随眼部病变和肝大。

诊断　↑嗜酸性粒细胞＋血清或脑脊液抗体。增强 MRI 显示皮质下白质病变（ADEM）。

治疗　抗蠕虫治疗和皮质类固醇。

东方马脑炎

美国最常见的感染神经系统的虫媒病毒，最常见于北美洲东部（7 月至 10 月流行）。

潜伏期　蚊子叮咬引起皮肤损伤。前驱症状：发热、头痛、流感样症状。急性：癫痫发作、脑神经麻痹；低钠血症，白细胞升高。慢性：幸存者可遗留严重神经系统后遗症。

诊断　脑脊液：中性粒细胞为主的白细胞增多症，蛋白质升高，葡萄糖正常。脑电图：全面性慢波继而单侧癫痫样放电。MRI：基底节和丘脑的不对称或单侧高信号。可通过脑脊液和血清的 IgM 水平确证诊断。血清蚀斑减少中和试验（plaque reduction neutralization test，PRNT）或许对诊断是有用的。

治疗　没有可用的治疗方案，死亡率高。

肥厚性硬脑膜炎

定义　由于局部或弥漫性炎症引起的硬脑膜进行性增厚和纤维化。通常为特发性，但可能与某些感染（结核、梅毒、伯氏疏螺旋体、真菌感染、HTLV-1）和全身炎症性疾病（结节病、韦格纳肉芽肿病、干燥综合征、巨细胞动脉炎、风湿性关节炎）有关。越来越多地被认为是 IgG4 相关疾病的一部分。

临床特征　中老年人，男性为主。典型患者表现为头痛，以及亚急性视神经炎、眼肌麻痹、耳聋。占位性病变与局灶性神经系统症状或体征及癫痫发作有关。脊膜受累与脊髓病有关。

诊断　ESR↑。脑脊液：蛋白质↑，很少有细胞，糖正常，颅内压正常。MRI：脑膜强化（小脑幕、大脑镰、靠近海绵窦的颅中窝）。病理学：炎症细胞浸润（肉芽肿性、淋巴细胞、浆细胞）；软脑膜和蛛网膜不受累。

治疗 头痛及脑膜强化可以在激素治疗后减轻。激素减量可能复发。

药物诱发的脑膜炎

不常见。自身免疫系统性疾病，特别是系统性红斑狼疮（SLE）患者属于易感人群。通常继发于重复暴露，如 IVIG（> 2 g/kg 剂量，> 6 g/h 输注速率，未给予提前水化）、非甾体抗炎药、抗生素（如甲氧苄啶–磺胺甲噁唑、青霉素）、免疫抑制剂（英利昔单抗、氨甲蝶呤、阿糖胞苷、硫唑嘌呤）、疫苗接种（麻疹-风疹-腮腺炎）。其他：别嘌呤醇。

临床 类似于其他无菌性脑膜炎；经常＋全身症状（肌痛、关节炎、淋巴结肿大、皮疹）。

诊断 脑脊液呈非特异性但伴有白细胞增多（数百至数千个白细胞，以多形核粒细胞或嗜酸性粒细胞为主），蛋白质轻度升高，葡萄糖正常。

治疗 停药后可迅速恢复。

复发性化脓性脑膜炎

危险因素 ①免疫缺陷：无丙种球蛋白血症、补体缺乏。②蛛网膜下腔与皮肤或非无菌腔之间存在解剖学上的穿通。先天性缺陷：脑膜膨出、脑膨出、颅底或中耳病变、持续性脊柱真皮窦、神经管缺损、神经管原肠瘘。后天性缺陷：外伤（筛板骨折）、神经外科手术。

治疗 抗生素，解剖结构矫正或纠正免疫缺陷。

复发性无菌性脑膜炎

鉴别诊断 ①慢性炎性疾病：结节病、白塞病、韦格纳肉芽肿、Vogt- 小柳原田综合征、干燥综合征、SLE、血管炎。②药物：NSAID、抗生素、IVIG、免疫抑制剂、别嘌呤醇、疫苗接种、鞘内注射药物。③结构性病变：颅咽管瘤、表皮样囊肿、神经胶质瘤。④表现为临床反复发作的慢性感染：梅毒、莱姆病、布鲁氏菌病、真菌、HIV。⑤潜伏感染的再次激活：单纯疱疹病毒、EB 病毒、弓形虫（Mollaret 脑膜炎）。

Mollaret 脑膜炎

反复的自限性发热、头痛及假性脑膜炎发作（± 癫痫发作或局灶症状或体征）；突然发作，持续 2～5 天，发作由可长可短的无症状间期隔开，可在数次发作后终止。± 并发或既往生殖器疱疹。

诊断　首次 HSV 脑膜炎时脑脊液检查：细胞数增多（多形核白细胞→淋巴细胞，Mollaret 细胞，蛋白质↑，糖正常）；＋HSV-2 培养 75%（不用于临床实践）；＋HSV-2 PCR（**Mollaret 细胞**：大而多分叶的"脚印形"单核细胞，有轻微染色的空泡化细胞质，被认为是活化的巨噬细胞，也存在于西尼罗病毒脑炎、结节病、白塞病）。HSV 脑膜炎复发期脑脊液检查：细胞数少，蛋白质低，葡萄糖高，HSV-2 培养阴性。

治疗　对于严重复发，阿昔洛韦治疗（5 ～ 10 mg/kg 每 8 h 一次 ×10 天）。没有推荐的长期预防方案；如果发作频繁，可考虑间歇性药物预防（伐昔洛韦 500 ～ 1000 mg/d）。

良性复发性淋巴细胞性脑膜炎

类似 Mollaret 脑膜炎（可能是同一过程更温和的语义表达）。脑脊液：发病之初淋巴细胞增多（而非初始多形核白细胞增多），蛋白质轻度↑，葡萄糖正常，没有 Mollaret 细胞。

脑脓肿

定义　脑实质内聚集性的局灶感染。

病因　细菌通过直接播散（约 40%）或血行播散的形式侵入脑内（表 12-11）。

表 12-11　常见的导致脑脓肿的病原体

传染源	病原体
鼻窦	链球菌属（尤其是米氏链球菌）、嗜血杆菌、拟杆菌属、梭杆菌属
牙源性来源	链球菌属、拟杆菌属、普雷沃菌属、梭杆菌属、嗜血杆菌
耳源性来源	肠杆菌科、链球菌属、假单胞菌属、拟杆菌属
肺	链球菌属、梭杆菌属、放线菌属
尿路	假单胞菌属、肠杆菌属
贯穿性头部损伤	金黄色葡萄球菌、肠杆菌属、梭状芽孢杆菌
神经外科手术	葡萄球菌、链球菌、假单胞菌属、肠杆菌属
心内膜炎	草绿色链球菌、金黄色葡萄球菌
先天性心脏畸形	链球菌属（尤其是右→左分流）

NEJM，2003，348：2125.

直接播散：通常为单发脓肿。来源：亚急性或慢性中耳炎、乳突炎（播散至颞叶下部及小脑）、额窦或筛窦（播散至额叶）、牙科感染（通常播散至额叶）。

血行播散：通常为多发性脓肿。位置：分布于大脑中动脉供血区、灰白质交界处（由于微梗死导致血脑屏障破坏）。常见相关感染：慢性肺部疾病（如肺脓肿或脓胸）；皮肤、盆腔、腹腔内感染；细菌性心内膜炎、食管扩张和内镜下食管静脉曲张硬化、发绀性先天性心脏病（大多数是儿童）。肺动静脉瘘是一种潜在的病因。

创伤：枪伤、其他异物；脓肿有时会在数年后进展。

神经外科手术：脓肿形成可能延迟。

特发性：约40%的病例找不到病因。

病理 取决于感染者的年龄。1～2周："脑炎"，病变界限不清＋周围水肿。2～3周：坏死和液化，伴随病变周围纤维化包膜。

免疫低下患者 包括上述在内的多种病原体。还包括：弓形虫、李斯特菌（尤其是服用类固醇的患者）、星形诺卡菌（常见的土壤生物，空气传播→经肺部进入）。真菌：曲霉菌、隐球菌、球孢子菌、念珠菌、枝孢霉、毛霉菌和弯孢菌属（引起毛霉菌病）。

移民 寄生虫是常见的病因。猪囊尾蚴病：占墨西哥城脑脓肿的85%。不太见：溶组织内阿米巴、日本血吸虫、并殖吸虫。

表现 通常是非特异性的→诊断的延迟。全身综合征：头痛（通常发生在脓肿同侧，渐进性起病，严重、持续）。意识模糊或嗜睡，局灶性或全面性癫痫发作（25%）。局灶性运动、感觉和语言功能缺损（50%）——头痛发作后数天至数周。精神行为症状及体征。发热，白细胞↑，颈强直（15%）。呕吐、第Ⅲ和第Ⅵ对脑神经麻痹、视盘水肿（ICP↑）。

鉴别诊断 硬膜外或硬膜下积脓、脓毒症硬脑膜窦血栓形成、脓毒性栓塞、细菌性脑膜炎、细菌性动脉瘤、坏死性脑炎（如HSV脑炎）、脑肿瘤。

脑脓肿的检查和处置

处置 ①影像学＋其他诊断检查（通常不是腰椎穿刺）。②紧急神经外科抽吸或切除（如果可能的话，在开始使用抗生素之前）。③经验性抗生素治疗。④基于培养结果和后续影像学结果进行个体化管理。

化验检查 ①血液培养（立即抽取）。②增强CT，快速，但灵敏性低于MRI。早期：不规则的低密度不伴随强化＋周围水肿。后期：环形强化病变＋周围水肿。③钆增强MRI：与CT相似，但更敏感。对于增强前后的T1像进行对比，典型表现为环形强化。DWI：有助于鉴别肿瘤和脓肿引起的环形强化。脓肿：DWI高信号（＝脓液弥散受限）；肿瘤呈低信号或可变的高信号（但与脓肿相比信号相对低）。④腰椎穿刺：如果出现局灶性症状（如单侧头痛）或颅内压升高的症状或体征，影像学显示颅后窝脓肿或占位效应伴随中线结构移位及脑积水等，则存在腰椎穿刺禁忌证。如果没有禁忌证，CSF的表现多种多样。相关参数的平均值（范围值）：蛋白质↑250 mg/dl（90～425 mg/dl），葡萄糖↓39 mg/dl（11～58 mg/dl），白细胞↑4400/μl（80～5000/μl）。罕见的类似细菌性脑膜炎的改变：提示脓肿破入脑室。⑤脓液抽吸（CT引导下立体定向或手术）和培养（革兰氏染色，需氧菌、厌氧菌、分枝杆菌和真菌培养）。特殊染色：抗酸染色（用于分枝杆菌）、改良抗酸染色（用于诺卡菌）、真菌染色。⑥血清学：血液抗弓形虫IgG抗体、血清抗囊虫抗体。⑦ ± 脑活检＋组织病理学：必要时。

影像学发现 取决于脓肿形成的时间。

- 早期脑炎：病变界限不清，无中心坏死，周围水肿。
- 晚期脑炎：离散性病变，中心坏死伴随早期环形强化，周围水肿。
- 包裹性脓肿：离散性，可伴随发育良好的包膜（环状强化），中心坏死，水肿。

抗生素 ①避免使用：氨基糖苷类、红霉素、四环素、克林霉素、第一代头孢菌素：血脑屏障通透性差。②早期经验性抗生素治疗（表12-2）：基于临床判断及革兰氏染色结果（如果可以获取）制订初始治疗方案。根据后续药敏试验结果调整治疗方案。③类固醇激素：在影像学上存在较明显的占位效应时有使用激素的指征（表12-12）。除非在以下情况时，应避免使用激素：脓肿破入脑室的风险↑，抗生素的血脑屏障通透性↓，诊断困难的影像学检查结果（强化不明显），缓慢形成的包裹性脓肿。④抗生素的疗程：可吸收性病变6～8周（但取决于临床病程和随访影像）。对于手术切除的脓肿，有时可将疗程缩短至2～4周。强化病灶可持续数月，单发病灶并不是持续使用抗生素的指征。

预后

并发症 占位效应、脑积水、局灶性神经功能缺损、癫痫

表 12-12 脑脓肿的初始经验性抗生素治疗	
口腔源、耳源或鼻窦源	甲硝唑 15 mg/kg 静脉负荷剂量，然后 7.5 mg/kg 静脉注射每 8 h 一次。 如果怀疑有口腔病灶，加青霉素（4 MU/d 静脉滴注，每 4 h 一次），或者如果怀疑有鼻窦或耳源性感染，加头孢曲松 2 g 静脉注射每 12 h 一次或头孢噻肟 2 g 静脉注射每 4～6 h 一次。
血源性	万古霉素 15 mg/kg 静脉注射，每 12 h 一次*，加甲硝唑（见上文）。
神经外科手术后或穿通性颅脑损伤	万古霉素 15 mg/kg 静脉注射，每 12 h 一次*，加头孢他啶 2 g 静脉注射每 8 h 一次或头孢吡肟 2 g 静脉注射每 8 h 一次。
类固醇激素	
症状性占位效应	地塞米松 10 mg 静脉注射 1 次，此后 4 mg 静脉注射每 6 h 一次。

* 需要根据肾功能调整用量。

发作、脓肿破入脑室。癫痫发作：占 30%～60%（特别是额叶脑脓肿）。**死亡率**：如果不治疗，大部分患者可能死亡；治疗情况下死亡率 10%～30%（*Am J Med*，2003，115：143）。**较高发病率和死亡率的预测因素**：住院前神经功能快速恶化或严重神志状态改变、昏迷（＞60% 死亡率）、破入脑室（＞80% 死亡率）。

脑脓肿的神经外科治疗

神经外科手术适应证（引流与切除） 危险的占位效应。缓解脑积水。通过立体定向活检或切除明确诊断，通过引流或切除进行治疗。

时间 早期脑炎：抗生素，影像学检查，观察是否有包膜。晚期脑炎：抽吸。包裹性脓肿：切除或抽吸。多发性脓肿：引流或切除较大病变。

立体定向引流与切除术 因为并发症少，所以一般选用引流。

针吸 最好在 CT 引导下进行。如果有可能，**尽量在开始经验性抗生素治疗之前进行**（例外情况：伴菌血症时，尽可能根据血培养结果在活检前开始抗生素治疗）。

引流可能推迟或不能进行的情况　①早期脑炎，无脑坏死。②手术难以到达的位置（技术难点或功能区）。

随访影像学　至关重要，通常在 48 h 和 1 周时（如有神志状态改变则尽快检查）。

切除术　与抽吸相比，前期发病率↑。如果存在创伤（如去除异物或骨片）、有包膜的真菌脓肿、多房性脓肿、抽吸术后 1 周内无临床改善、抽吸后尺寸↑、颅内压升高的症状和体征时，则可能更倾向于切除。对于切除的病变，抗生素的疗程通常可以缩短（2～4 周）。病变的切除与引流相比降低了脑脓肿的复发率。

第 13 章　神经系统感染性疾病

（John Brooks，Amir M. Mohareb，Shibani S. Mukerji）

（李凡　译　高枫　审校）

神经系统莱姆病

定义　伯氏疏螺旋体（欧洲伽氏疏螺旋体或亚洲阿弗西尼疏螺旋体）引起的蜱传螺旋体感染。

流行病学：
- 美国最常见的蜱传疾病，发病高峰在夏天（5—8 月份）。
- 主要分布于美国东北部及中北部地区。

临床表现（表 13-1）

莱姆病的神经系统表现（表 13-2）约 15% 未经治疗的病例会出现神经系统受累，通常发生在疾病播散期。即使不治疗，大部分急性神经系统莱姆病可在数周至数月内减轻或完全康复。约 5% 未治疗的患者→慢性神经系统莱姆病。

表 13-1　一般临床表现	
	表现
早期局部感染期： 2 天至 4 周	全身表现：感冒样症状。 皮肤（约 80%）：游走性红斑。
早期播散期： 数周至数月	全身表现：乏力、不适感、淋巴结肿大、头痛；发热不常见。 皮肤：多发性（1～100）环形红斑 ± 游走性红斑。 肌肉关节（约 10%）：**游走性关节痛**（膝关节与髋关节）、**肌痛**。 神经系统（约 15%）：脑神经病（特别是**面神经**）、无菌性脑膜炎、多发性单神经病（±疼痛）、横贯性脊髓炎。 心脏（约 8%）：**心脏传导阻滞**、心肌心包炎。
晚期持续感染期： 数月至数年	皮肤：慢性萎缩性肢端皮炎、脂膜炎。 关节（＜20% 真性感染）：关节痛、复发性大关节（典型为膝关节）的单关节炎或寡关节炎、滑膜炎。 神经系统：亚急性脑脊髓炎、多神经病。

Adapted from *NEJM*, 2014，370：1724-1731. https://www.cdc.gov/lyme/index.html

表 13-2 莱姆病的神经系统综合征

脑膜炎	± 脑神经炎或急性神经根神经炎：高达 15% 的病例 [症状/体征：头痛、颈强直、脑神经病（特别是面神经麻痹）、痛性神经根神经炎伴随运动和感觉受累]。 胸脊神经根炎伴随腹壁节段性力弱。 脑脊液抗体通常呈阳性。脑脊液 PCR 不可靠。
周围神经病/慢性神经根神经病	约占神经莱姆病的 30%。多发性单神经炎。与早期神经根神经炎不同，与脑膜炎无关，脑神经病，或脑脊液抗体阳性。
慢性轴索性多神经病	伴随神经根痛，远端感觉异常。
脑脊髓炎	罕见，0.1% ~ 5%，最常见累及神经根病所在脊髓节段，并且通常在 MRI 上可见明显的病灶；与脑脊液炎性反应有关。
脑病	轻度认知功能障碍。头部 MRI 及脑脊液检查通常是正常的，类似系统感染后继发免疫反应。
视神经炎	主要见于儿童，感染后继发炎性损伤；或伴颅内压↑。
慢性脑脊髓炎	伴随痉挛性截瘫、脑神经麻痹、认知功能改变、持续性脑脊液抗体阳性（可见于欧洲伽氏疏螺旋体感染）。轻微的认知功能障碍，不伴脑脊液炎性改变，但是伴有脑脊液抗体阳性。

诊断评估（表 13-3） 临床诊断需要实验室检查数据作为支持。如果有蜱暴露史或典型皮肤病变则需引起高度怀疑。**腰椎穿刺**：如果存在中枢神经系统受累表现，包括严重的持续性头痛、颈强直、精神状态改变，或亚急性脑膜神经根炎、多脑神经病等，需完善腰椎穿刺。单神经病变的患者（如 Bell 麻痹）不需要进行腰椎穿刺。

诊断检查（表 13-4）

- 血清学（在正常的临床背景下）：筛查 ELISA，若为假阳性，可能因为其他螺旋体病、系统性红斑狼疮（SLE）、风湿性关节炎（RA）以及 EBV、HIV 感染等；若为假阴性，可能因为早期使用抗生素治疗或处于感染前 6 周内。IgM 最先出现，然后下降。IgG（＋）约在 1 个月后出现。以 Western blot 确证 ELISA 结果的敏感性在第 1 周为 20% ~ 30%（IgM），但 6 周后 > 80%；特异性 > 95%。

表 13-3　神经系统莱姆病诊断标准

神经系统莱姆病的诊断需要符合（1）和（2）以及（3）中的一项：
（1）一项上述神经系统受累表现。
（2）在流行地区可能的蜱叮咬史。
（3a）游走性红斑（或组织病理学证实的疏螺旋体淋巴细胞瘤或肢端皮炎）；
（3b）血清中提示感染的阳性免疫学证据；
（3c）从培养、组织学或 PCR 中分离出伯氏疏螺旋体。

在理想状态下脑脊液中也可以发现感染的免疫学证据（除非严格意义上的周围神经系统受累或疾病慢性期）。确诊中枢神经系统莱姆病很困难（除皮肤病变以外的标本培养的敏感性很低）。

表 13-4　神经莱姆病的诊断检查

	注解	敏感性和特异性
Western blot	确证性检查，血清学检验通常用处不大。IgG blot（＋）要求条带中 5/10 呈阳性，IgM blot（＋）要求条带中 2/3 呈阳性	CDC 记录：ELISA 和 Western blot "双层"试验，敏感性 56%～100%，特异性 100%；在急性期（<6 周）敏感性低
脑脊液抗体检测	对于中枢神经系统莱姆病非急性期表现的患者不太有用	敏感性 50%～100%，在脑膜炎中通常接近 90%；特异性高达 95%
培养	培养难度大，除皮肤以外的标本敏感性低	皮肤培养：敏感性 80%，特异性 100%；脑脊液培养：敏感性 10%，特异性 100%
PCR（血清、脑脊液或关节液）	假阳性率高；主要适用于流行地区有经典临床表现及血清莱姆病抗体阴性的患者	敏感性及特异性尚无定论，可能接近 100%，但临床 PCR 阳性的可靠性尚不清楚；可以从死去的菌体中检测出 DNA
细胞介导的免疫测定	在血清学阴性的高度疑似患者中（在暴露前后已使用抗生素）很有用	
C6 抗体	作为一个潜在的更敏感和主观性更少的检测方法，可作为 CDC 标准双层试验中替代 Western blot 的方法	全细胞酶联免疫测定（EIA）后，再进行针对 C6 的 EIA。这种方法把早期莱姆病诊断的敏感性提高到 61%，特异性 99.5%（*Clin Infect Dis*，2011：541-547）

- 如果怀疑神经系统莱姆病，检查脑脊液：如果抗体指数
  [（脑脊液 IgG/ 血清 IgG）/（脑脊液白蛋白 / 血清白蛋
  白）] > 1（比较脑脊液和血清特异性抗体，校正二者
  的 IgG 总浓度），提示鞘内抗体阳性。
- 如果只有周围神经系统受累，脑脊液抗体应该不会呈阳性。
- 活动性中枢神经系统感染：脑脊液白细胞增多 ± 蛋白
  质升高，抗生素治疗可改善。

治疗（表 13-5） 即使伴随严重的脑膜神经根炎，使用抗
生素后临床上也会有显著改善。2 周后复查腰椎穿刺，评估治
疗后脑脊液白细胞、蛋白质及抗体情况。脑脊液 IgG 通常会在
治疗后持续数年。同时服用类固醇激素目前尚无已知的获益。
疫苗对预防莱姆病感染的有效率为 76%。

如果能够在 72 h 内去除被识别出为肩胛硬蜱的蜱虫，而虫体

表 13-5　神经莱姆病的治疗			
	抗生素	剂量	副作用
中枢神经系统莱姆病（有感染透过血脑屏障的证据[a]）	静脉头孢曲松（一线药物） 静脉头孢噻肟 静脉青霉素	2 g/d×2 ～ 4 周 2 g/d 每 8 h 一次 18 ～ 24 MU/d 每 4 h 一次	过敏性皮疹、腹泻、恶心、艰难梭菌感染
周围神经病、孤立性脑神经病	口服多西环素（>8 岁儿童，非妊娠期女性） 口服阿莫西林（<8 岁儿童，妊娠期女性）	200 mg/d×14 ～ 21 天 500 mg 3 次 / 日 ×14 ～ 21 天	光过敏、药物性食管炎、过敏性皮疹、恶心、腹泻。 过敏性皮疹、恶心、腹泻、艰难梭菌感染、间质性肾炎
早期局灶性或弥漫性感染	与周围神经病、孤立性脑神经病用法相同。 替代方案：头孢呋辛 500 mg 2 次 / 日 ×14 ～ 21 天	同上	
严重心脏或关节受累	处置同中枢神经系统莱姆病	同上	

[a] 在欧洲，口服多西环素被认为对于中枢神经系统莱姆病充分有效。
Adapted from *Lancet Neurol*, 2008, 7: 690.

附着时间超过 36 h，建议预防性服用多西环素 200 mg（*NEJM*，2001，345：79）。

预后　90% 的患者对治疗的反应良好。没有证据表明对于"莱姆病后综合征"（慢性疲劳、弥漫性疼痛、认知损害）给予额外的抗生素治疗是有益的。

埃立克体病

查菲埃立克体＝专性细胞内蜱传细菌。传播媒介：最常见的是美洲钝眼蜱（孤星蜱），也可以是其他蜱（如硬蜱）。储存宿主：白尾鹿。大部分感染发生在东南部、中部大西洋各州。蜱叮咬暴露后 1 ～ 2 周，发生全身乏力、后背痛、发热、头痛、恶心、呕吐、肌痛、关节痛。也可发生咽炎、淋巴结病、脑病。

诊断　针对查菲埃立克体的间接荧光测定（IFA）抗体，或者血清或脑脊液 PCR（＋）确证查菲埃立克体 DNA，或者活检标本中针对查菲埃立克体抗原的免疫染色（＋），或者血液或脑脊液培养（＋）。

治疗　多西环素 100 mg 2 次 / 日口服或静脉注射 ×7 ～ 14 天；四环素 500 mg 口服 4 次 / 日 ×7 ～ 14 天。

神经梅毒

螺旋体（苍白密螺旋体）感染。多种多样的表现："伟大的模仿者"。

历史上美国南部各州和黑人中发病率最高。经过几十年的发病率下降后，1 期和 2 期梅毒的发病率又呈现上升趋势，尤其是在 HIV 感染者＋男-男性行为者中。

对 HIV 感染者的特殊考虑

（1）1 期梅毒感染会促进 HIV 病毒的获得与传播。

（2）可见多发、持续时间更长、更大或更深的下疳，1 期与 2 期同时出现。梅毒瘤出现得更早，脑脊液异常伴随细胞数更高、蛋白质更高和葡萄糖更低。

（3）一过性 HIV 病毒载量↑，CD4 细胞计数↓伴随梅毒感染。

（4）神经系统表现出现得更早——HIV 患者发生神经梅毒的风险↑。

（5）合并 HIV 感染的患者在充分驱梅毒治疗后出现神经梅毒的风险目前未知。

（6）尽管进行了治疗，但血清及脑脊液检测持续阳性的可能性仍然很大（临床意义未明）。

（7）CD4 细胞计数 ≤ 350/ml 或者快速血浆反应素（RPR）滴度 ≥ 1：32 的患者进行腰椎穿刺有助于发现无症状的神经梅毒（*Clin Infect Dis*，2009，48：816）。

临床表现（表 13-6）

诊断评估（表 13-7）

什么时间做腰穿（*Clin Infect Dis*，2009，48：816）①神经或眼部症状；②晚期潜伏梅毒或同期患有 HIV 的疑诊病例；③活动性三期梅毒；④治疗失败（见下）；⑤血清 RPR ≥ 1：32 或 HIV 患者 CD4 细胞计数 ≤ 350/mm^3 伴或不伴神经系统症状。

影像学 多种多样：正常、缺血性卒中伴随腔隙性梗死表现、包括脑室周围的非特异性白质病变、颞叶内侧 T2 加权序列高信号、脑膜强化、造影提示动脉炎或血管炎。近年有报道类似单纯疱疹病毒性脑炎或边缘叶脑炎的伴随颞叶内侧 T2 加权序列高信号的病例。

治疗

（1）**1 期、2 期或早期潜伏梅毒**：苄星青霉素 G 肌注 2.4 MU×1 次（MU ＝百万单位）。青霉素过敏→多西环素 100 mg 2 次 / 日 ×14 天或四环素 500 mg 4 次 / 日 ×14 天或头孢曲松 1 g 静脉或肌注 1 次 / 日 ×10 天。阿奇霉素可能对 1 期或 2 期梅毒有效，但是在一些大城市耐药的比例很高。

（2）**晚期潜伏梅毒或非神经性三期梅毒**：苄星青霉素 G 肌注 2.4 MU 每周 1 次，共 3 周。如果青霉素过敏：多西环素 100 mg 2 次 / 日 ×28 或四环素 500 mg 4 次 / 日 ×28 天。

（3）**神经梅毒，包括眼部或耳部累及的患者**：水剂结晶青霉素 G 3 ～ 4 MU 每 4 h 一次 ×14 天或者 18 ～ 24 MU 1 次 / 日 输注 ×10 ～ 14 天，或者普鲁卡因青霉素 -3 2.4 MU 肌注 1 次 / 日 ＋丙磺舒 500 mg 口服 4 次 / 日 ×14 天；对青霉素过敏患者进行脱敏治疗。

当心贾－赫氏反应（Jarisch-Herxheimer reaction）（发热、寒战、头痛、肌痛），从第一次注射青霉素后 4 ～ 12 h 的内毒素释放开始。尽管阿司匹林、布洛芬和短疗程 60 mg 泼尼松（严重时使用，最多 3 天）可能有用，但仍需要进行支持性治疗。

随访 ①在第 1、3、6、12 个月时进行临床随访，并复查血清学试验（对于晚期潜伏梅毒、三期梅毒或 HIV 患者随访至

表 13-6　神经梅毒的临床表现

	表现	注解
1 期［暴露后 3 周（中位时间）］	下疳：无痛性、硬结状、非化脓性溃疡	无论是否治疗，2～6 周内会消退
2 期［暴露后 3 个月（中位时间）］	3～10 mm 的斑疹（肋腹、肩部、手臂、胸部和后背）；不经治疗→斑丘疹（尤其是手掌和足底）；精神萎靡、乏力、头痛、淋巴结肿大、咽喉痛；± 发热、体重↓、肌痛或关节痛、扁平湿疣、转氨酶升高	不经治疗可自行缓解，但 25% 通常会在 1 年左右复发。皮疹是梅毒最常见的表现（约占 90%）
潜伏期（早期潜伏梅毒：感染后＜1 年；晚期潜伏梅毒：感染后＞1 年）	血清学反应不伴其他疾病证据	感染仅通过母婴垂直传播
早期神经梅毒（在数周至数年内）	脑膜炎（无菌性脑膜炎）；脑神经病；眼部疾病（葡萄膜炎、脉络膜炎、间质性角膜炎、视网膜炎、巩膜炎、视神经炎）；脑膜血管病伴随小血管受累倾向的脑卒中	25%～60% 患者处于 1 期或 2 期梅毒→早期神经梅毒；＜5% 为症状性。早期进入中枢神经系统（→脑脊液细胞增多，蛋白质↑，＋ 脑脊液 VDRL 或 PCR）。25% 未治疗的患者不能清除病原体。大部分免疫正常的患者治疗后可以清除脑脊液中的感染。但是，治疗无法阻止向神经梅毒的进展
三期梅毒，包括晚期神经梅毒，通常在感染后数年至数十年	心血管梅毒（10%，暴露后 20～30 年）；肉芽肿性疾病（15%，1～46 年）；麻痹性痴呆（约 5%，2～30 年）：慢性痴呆伴随显著的行为↓、错觉；脊髓痨（约 5%，3～50 岁）：慢性脊髓疾病，肢体及步态感觉性共济失调，直肠和膀胱功能↓；快速进展性痴呆伴随精神症状（特别是 HIV 患者）	三期梅毒患者通常不具有传染性。1/3 未经治疗的患者出现晚期后遗症

Adapted from *NEJM*, 2019, 381: 1358.

表 13-7 梅毒的诊断评估

梅毒不能常规培养。感染的直接证据需要对生殖器或黏膜病变进行暗视野显微镜检查或荧光抗体染色，两种测试都不敏感。

试验	非密螺旋体血清脂质抗原试验	密螺旋体血清学试验	脑脊液试验（非 TP 与 TP）
	RPR、VDRL	TPPA、FTA-abs	RPR、VDRL、FTA-abs
敏感性、特异性	敏感性：1 期 78% ～ 86%，2 期 100%，潜伏期约 95%。假阳性：1% ～ 2%（静脉吸毒、结核、接种疫苗、妊娠、HIV、立克次体感染、单核细胞增多症、心内膜炎、其他螺旋体感染）（假阳性结果中滴度通常＜1：8）。假阴性可出现在 HIV 感染；VDRL → 下疳后 1 ～ 2 周出现阳性；假阴性很罕见，由于抗体滴度过高引起（前带现象）。	假阳性见于其他螺旋体感染、疟疾、麻风；假阴性见于 HIV 感染	脑脊液 VDRL，敏感性 30% ～ 70%，特异性 99%。脑脊液 FTA-abs 敏感性约 100%，但特异性差
注意事项	通常治疗后会转阴，但高达 28% 的 1 期梅毒和 44% 的 2 期梅毒在 36 个月时仍然会阳性（*Ann Intern Med*，1991，114：1005）	尽管有 10% ～ 25% 的患者经过治疗后可以转阴，大部分患者会终生阳性	蛋白质↑，淋巴细胞↑（＞5）支持诊断，＋脑脊液 VDRL（任何滴度）＝神经梅毒

FTA-abs，荧光密螺旋体抗体；TP，密螺旋体；TPPA，梅毒螺旋体颗粒凝集试验。

Adapted from *JAMA*，2003，290：1510；*JAMA*，2014，312（18）：1922-1923.

24 个月）。②治疗失败＝症状和体征持续存在，以及非密螺旋体试验在早期梅毒治疗后 6 ～ 12 个月内或晚期梅毒治疗后 24 个月内不能↓ 4 倍（2 倍稀释），或在任何时期↑ 4 倍；在非 HIV 患者中占 5% *vs.* 在 HIV 患者中占 20%。③复查腰椎穿刺：治疗后 3 ～ 6 个月，然后每 6 个月复查一次直至脑脊液正常。

HIV 与神经系统

半数以上的 HIV 患者会出现神经系统症状和体征；并发症包括机会性感染、HIV 病毒对神经系统的直接影响以及抗反转录病毒治疗的副作用［*Neurology*，2016，87（2）：148］。

HIV 相关神经病变

占 HIV 患者的 20%～60%——远端、对称性、多发性神经病，影响小神经纤维 ± 大感觉神经纤维。症状和体征：混合了阳性神经病变症状（感觉异常、疼痛）和阴性神经病变症状（麻木、平衡失调），通常没有运动症状。50%～90% 的患者出现神经痛。神经病变与病毒载量或 CD4 细胞计数并不相关。嵌压性神经病（如腕管综合征）的风险↑。糖尿病、异烟肼暴露、营养不良增加了神经病变的风险。老一代双脱氧核苷酸抗反转录病毒药物——去羟肌苷（ddI）、司他夫定（d4T）和扎西他滨（ddC）引起的感觉性多发性神经病与 HIV 诱导的神经病变在临床上无法区分。**罕见表现：**急性炎性脱髓鞘性多发性神经病（AIDP）、慢性炎性脱髓鞘性多发性神经病（CIDP）、多发性单神经病伴或不伴同时发生的巨细胞病毒（CMV）感染。

体格检查 感觉减退（可表现为各种类型，如痛觉和温度觉减退；关节位置觉通常保留），踝反射减低；肌力通常是正常的。

诊断 排除其他病因、感觉轴索性多神经病模拟病（糖尿病、维生素 B_{12} 缺乏、肾病、肝病、甲状腺疾病、梅毒）及 HIV 患者常用的具有神经毒性药物的长期暴露（如抗肿瘤药、异烟肼、沙利度胺）。EMG：感觉受累为主的长度依赖性轴索性多神经病（但是在无髓鞘的小纤维受累为主时可以是正常的）；早发脱髓鞘和髓鞘再生不常见。AIDP 和 CIDP：通常伴有脑脊液蛋白质升高及轻度白细胞增多；多发性神经根病（通常在 HIV 感染后期继发于 CMV 感染，脑脊液多核细胞数升高、蛋白质升高、葡萄糖降低；将脑脊液送检 CMV PCR；使用静脉更昔洛韦或膦甲酸钠治疗）。

治疗 支持治疗。对症治疗：三环类抗抑郁药、加巴喷丁、普瑞巴林、拉莫三嗪、度洛西汀。识别并治疗糖尿病等混杂因素。

急性线粒体中毒性神经肌病 类似吉兰-巴雷综合征（GBS），与多种核苷反转录酶抑制剂（nucleoside reverse transcriptase Inhibitor，NRTI）有关，特别是使用司他夫定（d4T），还有齐多夫定（AZT）、去羟肌苷（ddI）和拉米夫定（3TC），无论单用还是联用。乳酸酸中毒提示急性线粒体毒性，可能继发于核苷类似物的代谢效应。

急性马尾综合征 快速进展的痛性轻截瘫伴随膀胱、直肠受累表现，是晚期免疫缺陷 CMV 多发性神经根炎的特征。

HIV 相关肌病

（1）齐多夫定肌病（现已罕见）：乏力、近端肌无力伴萎缩、肌痛。常见于累积剂量 > 200 g。电镜下可见破碎红纤维。鉴别诊断：腱反射和感觉正常，不像 CIDP 及其他神经病。肌酸激酶（CK）通常升高。治疗：停用齐多夫定（已不再是一线药物）；先降低 CK 与减少肌痛，后续再恢复肌力。

（2）化脓性肌炎：罕见。硬结状、疼痛性的肌肉肿块。诊断：肌酸磷酸激酶（CPK）正常或升高。超声、CT 扫描、MRI 有助于诊断。抽吸与培养。治疗：静脉使用抗生素，必要时行外科引流。

（3）杆状体肌病：亚急性进展的力弱和肌萎缩。CPK 升高。肌肉活检可见推测由于 HIV 促发基因突变形成的杆状体，伴随各种肌肉坏死及炎症改变。治疗：类固醇激素、IVIG（？）。

（4）HIV 消耗性疾病：近端力弱和萎缩伴随腹泻、发热、恶病质。CPK 通常在正常范围内。

（5）弥漫性浸润性淋巴细胞增多综合征：双侧唾液腺肿大或口干。唾液腺活检提示 CD8 多克隆淋巴细胞浸润。可以最早表现为肌炎、神经病或多发性单神经病。治疗：类固醇激素。

（6）机会性感染或肌肉肿瘤浸润。

HIV 相关脊髓病（表 13-8）

空泡性脊髓病 病理学诊断，约 55% 死于 AIDS 的患者尸检中可见到特征性病理改变。在临床上脊髓病并不常见。由于抗反转录病毒治疗，降低了该病的发病率；5% ～ 10% 未经治疗的患者可能患病；CD4 细胞计数 < 350/mm^3。

表现 在数周至数月内逐渐起病的腿部痉挛性力弱，继发于本体感觉障碍的共济失调步态；尿失禁很少见。通常是无痛性的，可模拟维生素 B$_{12}$ 缺乏的亚急性联合变性。通常与 HIV 相关痴呆同时发生。

体格检查 对称性的痉挛性截瘫；腱反射亢进，通常不累及上肢；Babinski 征。少见表现：腿部本体感觉减退少见。通常没有感觉平面。

诊断 临床上需排除其他疾病。完善维生素 B$_{12}$ 水平、血清梅毒和病毒学试验、脑脊液梅毒试验及病毒 PCR、钆增强脊

表 13-8　HIV 脊髓病的其他病因
血清转换相关的 HIV 脊髓炎：自限性，一过性下肢轻瘫。HIV 抗体可以是阴性。送检 HIV 病毒载量。
人类嗜 T 淋巴细胞病毒（HTLV）-1 和 -2：进行性疼痛性痉挛性截瘫，在数年内进展；来自 HTLV 流行地区的患者常同时感染 HIV；在 HIV（＋）患者的进展速度比 HIV（－）患者更快。脑脊液：显著的白细胞增多。查血清和脑脊液 HTLV 抗体。
硬膜下脓肿：发热、背痛、神经根症状。快速进展为痉挛性截瘫。MRI 使脓肿可视化。静脉抗生素治疗或外科减压术。
水痘-带状疱疹病毒（VZV）脊髓炎：通常在皮疹出现后数周内出现，同侧力弱。脊髓丘脑束和背柱受累。脑脊液白细胞增多。诊断：脑脊液 PCR 阳性结果或者培养。MRI：在感染部位可见强化。
巨细胞病毒（CMV）脊髓炎：罕见（常引起神经根病）。通常 CD4 细胞计数 < 50/mm^3。快速进展性的脊髓病变。脑脊液伴随明显的白细胞增多、蛋白质↑和葡萄糖↓。诊断需完善脑脊液 PCR，同时需排除视网膜炎和病毒血症。MRI：受累区域强化。治疗：静脉更昔洛韦或膦甲酸钠。
单纯疱疹病毒（HSV）脊髓炎：罕见，表现与 CMV 脊髓炎类似。与 CMV 脊髓炎不同的是，脑脊液白细胞增多不明显。诊断需完善脑脊液 PCR 或者培养。治疗：静脉输注大剂量的阿昔洛韦。
梅毒：急性或亚急性痉挛性截瘫、本体感觉受累、直肠或膀胱功能障碍、感觉平面。脑脊液：白细胞增多、蛋白质↑，血清 RPR（＋），脑脊液 VDRL 或 FTA-abs。
脊髓结核：CD4 细胞计数通常 < 250/mm^3，通常合并结核性脑膜炎。
其他：维生素 B$_{12}$ 缺乏、特发性横贯性脊髓炎、多发性硬化、淋巴瘤。

Reprinted from Boissé L, Gill MJ, Power C. HIV infection of the central nervous system: clinical features and neuropathogenesis. *Neurol Clin*, 2008, 26（3）: 799-819. Copyright © 2008 Elsevier. With permission.

Reprinted from McArthur JC, Brew BJ, Nath A. Neurological complications of HIV infection. *Lancet Neurol*, 2005, 4（9）: 543-555. Copyright © 2005 Elsevier. With permission.

髓 MRI。脑脊液：几乎没有细胞。MRI：脊髓通常是正常的或者非特异性高信号；后期→脊髓萎缩。病理：轴索损害、巨噬细胞浸润、侧柱和背柱空泡化；胸髓＞颈髓和腰髓。

　　治疗　在空泡性脊髓病发生后开始抗反转录病毒治疗通常并不能改善临床症状。对于痉挛性截瘫和神经源性膀胱进行对症治疗。物理治疗。

HIV 相关的认知问题

HIV 相关神经认知障碍（HIV-associated neurocognitive disorders，HAND）疾病谱主要包括三种情况：无症状性认知功能损害、轻度认知障碍、HIV 相关痴呆（HIV-associated dementia，HAD）。

流行病学 广泛应用抗反转录病毒治疗降低了 HIV 相关痴呆（HAD）的发病率。在 HIV（＋）患者中，轻度认知障碍仍然很常见（20%～69%）。

表现 进行性认知、行为及运动功能障碍，类似皮质下痴呆。记忆力、注意力下降，精神运动迟缓。抑郁症状、激越、淡漠、人格改变；精神病和躁狂较罕见。运动障碍（震颤、步态异常、痉挛状态），可以类似帕金森病。额叶释放症状或体征，腱反射亢进。症状可在数周至数月急性进展。轻型认知-运动功能障碍会先于 HAD。症状时好时坏。

危险因素 CD4 细胞计数减低、血清转换的老年患者、贫血、高龄、病程长、低体重指数（BMI）、静脉吸毒者。脑脊液及血浆病毒载量（viral load，VL）并不能明确预测 HAD 的进展速度（但脑脊液病毒载量可能与 HAD 的严重程度有关）。apoE 的 E4 亚型与痴呆的严重程度相关（*Neurology*，2004，63：626）。

鉴别诊断 中枢神经系统淋巴瘤、CMV 脑炎、进行性多灶性白质脑病（PML）、弓形虫病、结核、隐球菌脑膜炎、神经梅毒、抑郁症、血管性痴呆、神经变性病痴呆。

诊断 影像学：可以正常，特别在疾病早期；大脑、基底节萎缩，脑室扩大及弥漫性白质 T2 高信号（通常 T1 呈等信号）。MRS：胆碱峰↑（星形细胞增生）及 N-乙酰天冬氨酸峰降低（神经元受损）。脑脊液：常伴有白细胞增多、蛋白质及 IgG↑。神经心理学检查：精神运动及记忆力受损。

治疗 抗反转录病毒治疗可改善 HAD 患者的神经心理学检查结果。对于某些伴随亚急性 HIV 脑炎的患者，痴呆可以通过抗反转录病毒治疗得到显著改善→可以被认为属于痴呆的**可逆性**病因。争议：某些方案是否更优；司他夫定、齐多夫定、阿巴卡韦、拉米夫定、依非韦伦、奈韦拉平、英迪那韦似乎具有更好的中枢神经系统通透性。神经保护剂目前尚无明确的作用（如司来吉兰或米诺环素）。无效的治疗：美金刚、司来吉兰透皮贴剂、米诺环素。

预后 无论是否使用抗反转录病毒治疗，HAD 与 HAND 预示着生存率↓。

HIV 患者的脑膜炎

主要病因：梅毒、隐球菌、HIV 及结核（详见神经梅毒、隐球菌病、结核相关内容）。

HIV 无菌性脑膜脑炎

据报道，约 25% 的 1 期 HIV 感染者存在无菌性脑膜炎（*Ann Intern Med*，1996，125：257）。

急性-亚急性病程，头痛 ± 脑膜刺激征，发热、恶心、呕吐、淋巴结肿大。常发生于 1 期 HIV 感染或 CD4 细胞计数下降时。血清转换时出现神经系统症状的患者脑脊液中的平均病毒载量更高（*Clin Infect Dis*，2000，30：962）。据报道，HIV 脑膜脑炎也见于慢性 HIV 患者，可能发生于中枢神经系统 HIV 不能被很好控制时；通常脑脊液的 HIV 病毒载量 > 血浆。

诊断 对于符合脑膜脑炎表现的相关临床综合征患者进行 HIV 检测［5% 临床和脑脊液结果符合无菌性脑膜脑炎的患者被回顾发现 HIV（＋），但是在发病时尚未被诊断（*Clin Infect Dis*，2008，47：433）］。典型脑脊液表现：单核细胞增多 > 20/mm^3。

治疗 可以启动抗反转录病毒治疗或改换为可增加中枢神经系统通透性的抗反转录病毒治疗方案。

HIV 患者的脑炎

CMV 脑炎

概述 CMV（疱疹病毒科）是 HIV 患者最常见的机会性感染，特别在 CD4 细胞计数 < 50/mm^3 时。常见部位：视网膜、胃肠道、肺、肝、大脑、脊髓、神经根。

表现 亚急性进展性脑病伴随记忆力减退、注意力下降、行为改变、步态异常及头痛。发病通常比 HIV 痴呆进展更快。

诊断检查 影像学：可以正常；常见表现：脑萎缩、脑室扩大、非特异性 T2 高信号。约 30% 患者存在脑室增强，提示 CMV 室管膜炎（特征性改变，但非特异）（*Neurology*，1997，48：A388）。占位性病变罕见。脑脊液：正常或蛋白质 ↑ 及淋巴细胞 ↑。HIV 感染患者脑脊液中 CMV PCR 检测：敏感性 80% ～ 100%，特异性 75% ～ 100%。培养敏感性 10% ～ 25%。神经系统以外线索：CMV 病毒血症、视网膜炎、低钠血症（由于肾上腺受累）。

治疗 更昔洛韦 5 mg/kg 静脉注射，起始 2 次 / 日，然后 1 次 / 日；或膦甲酸钠 90 mg/kg 静脉注射 2 次 / 日；或西多福韦

5 mg/kg 每周 1 次 × 数周，随后半量继续长期维持治疗。

中枢神经系统病毒逃逸引起的 HIV 脑炎

罕见的亚急性脑炎伴随进行性认知功能下降仍然可以出现在血清 HIV 载量控制很好和通过联合抗反转录病毒治疗免疫重建的患者中。MRI：多灶性白质高信号。脑脊液：单核细胞增多。脑脊液 HIV PCR 检测阳性而血清检测不到或者脑脊液 HIV 载量远高于血清可以诊断。根据中枢神经系统通透性或者脑脊液中 HIV 的基因分型改变联合抗反转录病毒治疗方案→脑病明显好转。已知的脑脊液 HIV RNA ↑的危险因素包括血浆 HIV RNA ↑、脑脊液有核细胞总数↑、中枢神经系统的药物有效渗透性↓、CD8 细胞计数↑、使用蛋白酶抑制剂、脑脊液总蛋白↑、尿液中存在成瘾药物代谢产物［Lancet HIV, 2019, 6（7）: e456］。

HIV 患者的癫痫发作

流行病学　见于约 17% HIV 感染的成年人，在 HIV 专科门诊规律随访的人群中所占比例更小一些。

病因　机会性感染、药物、代谢性及电解质紊乱、物质滥用。机会性感染最常伴有癫痫发作：弓形虫病、隐球菌感染及 1 期中枢神经系统淋巴瘤。大约 50% 伴有癫痫发作的 HIV 患者找不到明确的病因。

治疗　当心药物与抗反转录病毒治疗药物之间的毒性作用。新型抗癫痫药（如左乙拉西坦、托吡酯、加巴喷丁、拉莫三嗪）可能更安全，而较老的抗癫痫药有一定风险，如苯妥英钠、卡马西平（作用于 P450 系统）或丙戊酸（既往的体外研究表明丙戊酸可以诱导 HIV 的复制），尽量使用最小剂量（Seizure, 2008, 17: 27）。

HIV 的局灶性病变（表 13-9）

鉴别诊断主要取决于免疫抑制的程度：CD4 细胞计数 > 500/μL，良性或恶性脑肿瘤及脑转移瘤。CD4 细胞计数在 200 ~ 500/μL，HIV 相关认知和运动障碍更常见，但是通常不表现为局灶性病变。中枢神经系统占位性病变最常见于 CD4 细胞计数 < 200/μl 的严重免疫抑制状态，最可能的诊断：机会性感染［弓形虫病、进行性多灶性白质脑病（PML）］以及 AIDS 相关肿瘤［如原发性中枢神经系统淋巴瘤（PCNSL）］。

	脑弓形虫病	PCNSL	PML
病程特点	快速，数天内急性起病	1～2 周	发展缓慢，数周内逐渐进展
临床表现	局灶症状；精神状态改变、头痛、发热、全身症状	通常为局灶症状或体征，包括偏瘫、失语、失用、偏侧感觉异常、视野缺损等	
影像学表现	环形强化病变，通常多发，伴随占位效应及脑水肿	强化，弥漫性或孤立病变，+占位效应及脑水肿	无强化的脱髓鞘性白质病变，不伴占位效应
病变部位	基底节、丘脑、灰白质交界	深部白质、脑室周围	靠近皮质的白质；没有占位效应，没有强化。T2 高信号及 T1 低信号
诊断	血清学 IgG 抗体，对治疗的反应	脑脊液 EBV PCR±脑活检	脑脊液查 JC 病毒 PCR

表 13-9　HIV 阳性患者局灶性神经系统病变

HIV 颅内机会性感染

　　初步评估　①详细的病史与查体，包括旅行史、暴露史和用药史。②评价机会性感染的危险因素。③不要忘记非 HIV 患者常见的感染，评估项目包括 CD4 细胞计数、病毒载量、现在用的抗反转录病毒治疗药物、预防、全血细胞计数及分类、肝功能、肝炎血清学检查、快速血浆反应素（RPR）、结核菌素试验（PPD）、胸部 X 线片、隐球菌抗原、弓形虫血清学检查。注意 HIV 患者在腰椎穿刺前需先完善脑部影像学检查（表 13-10）。

表 13-10　什么样的患者需要在腰椎穿刺前先完善脑部影像学？

（1）免疫抑制状态患者，包括所有 HIV 患者。
（2）意识水平下降者。
（3）局灶性神经系统查体异常，包括视盘水肿。
（4）年龄 ≥ 60 岁。
（5）已知中枢神经系统病变。
（6）一周内有过癫痫发作的患者。

Adapted from *NEJM*, 2001, 345: 1727.

脑弓形虫病

概述 HIV 阳性患者最常见的脑病局灶性病变。病原体为刚地弓形虫，是一种绝对细胞内寄生的原生动物寄生虫，通过猫的粪便和未做熟的肉类食物传播。发病率在普遍应用抗反转录病毒治疗和预防弓形虫及肺孢子虫感染的时代已经明显降低。IgG 血清阳性率在世界各地各不相同；IgG 抗体阳性率在美国人群中约 50%，在法国人群为 90%。HIV 患者：典型病例＝潜伏感染的活化（证据是缺乏 IgM 抗体）。

危险因素 CD4 细胞计数＜ 200/mm^3，未进行抗反转录病毒治疗或弓形虫病预防治疗。

表现 约 10% 的患者有症状：单核细胞增多症样疾病表现伴随明显的淋巴结肿大。数天至数月内逐渐进展。约 50% 患者发病时伴随头痛及发热，意识模糊、嗜睡、癫痫发作也很常见（*NEJM*，1992，327：1643）。局灶表现：偏瘫、共济失调及脑神经麻痹；由于容易累及基底节，锥体外系症状（如偏身舞蹈症及偏身投掷症）并不罕见。

诊断 血清：约 80% 患者 IgG 抗体阳性（如果阴性考虑其他诊断）。IgM 抗体实用性有限。确诊标准：从病变部位活检鉴定出速殖子。脑脊液：ELISA 法敏感性和特异性都很好；脑脊液 IgG ＞ 1：64 具有高度特异性；脑脊液 PCR 特异性高，但是敏感性变异大（12% ～ 70%）。经验性治疗：对于明确 HIV ＋血清学 IgG（＋）但没有进行弓形虫病预防性治疗的患者给予乙胺嘧啶和磺胺嘧啶；避免联合使用类固醇激素（可能会干扰临床和影像学治疗反应）。通常可以在 1 ～ 2 周内见到临床上的改善（50% 在第 3 天、86% 在第 7 天、91% 在第 14 天），在 2 ～ 3 周内见到影像学上的改善（*NEJM*，1993，329：995）。

影像 CT：单发或多发性强化病灶，常伴有环形或结节样强化；通常位于皮质及深部灰质（如基底节、丘脑）。小脑和脑干很少受累。MRI 敏感性更强。

鉴别诊断 中枢神经系统淋巴瘤、真菌性脓肿、分枝杆菌或 CMV 感染。

治疗 在 HIV 患者中分为急性期治疗、维持期治疗及一级预防。

- **急性期治疗**：乙胺嘧啶负荷量 100 ～ 200 mg，随后 75 ～ 100 mg/d 联合磺胺嘧啶 6 ～ 8 g 4 次 / 日，**或者**克林霉素 600 ～ 900 mg 4 次 / 日联合亚叶酸 10 ～ 50 mg 1 次 / 日。注意：①治疗时间＞ 6 周或直到强化病灶消失。

265

②乙胺嘧啶和磺胺嘧啶的剂量限制效应：发热、皮疹、白细胞减少、血小板减少、肾衰竭。③克林霉素的副作用：腹泻、恶心、皮疹及粒细胞减少。④替代方案：甲氧苄啶-磺胺甲噁唑、乙胺嘧啶＋克拉霉素、阿奇霉素或氨苯砜、阿托伐醌。

- **维持期治疗**：乙胺嘧啶 25 ～ 50 mg 1 次 / 日联合磺胺嘧啶 3 ～ 4 g/d 分 4 次服用，**或者**克林霉素 300 ～ 450 mg 4 次 / 日及亚叶酸 10 ～ 50 mg 1 次 / 日，并予适当的抗反转录病毒治疗。注意：①一旦 CD4 细胞计数维持在 100 ～ 200/mm^3，应考虑停止维持方案。②弓形虫病免疫重建综合征并不常见，但是也有病例报道（*Ann Int Med*，2009，150：656）；密切关注开始抗反转录病毒治疗后症状或体征的复发或感染的加重。

- **一级预防**：甲氧苄啶-磺胺甲噁唑 1 片 1 次 / 日或氨苯砜 50 mg 1 次 / 日联合乙胺嘧啶 50 mg 每周 1 次加上亚叶酸 50 mg 每周 1 次。注意：①推荐用于血清学检查阳性、CD4 细胞计数＜ 100/mm^3 的患者。②建议血清学检查阴性的患者避免食用未煮熟的肉类和接触猫粪便。

隐球菌病

新型隐球菌感染。新型隐球菌是一种通过呼吸道途径在环境中传播的带有荚膜的酵母菌，并不直接在人与人之间传播。

流行病学 主要发生在免疫力低下的人群中（HIV/AIDS、器官移植后免疫抑制状态）。HIV 患者最常见的中枢神经系统真菌感染，5% ～ 10% 的 AIDS 患者隐球菌感染在先；仍然是发展中国家 HIV 感染最常见的死亡原因之一。在使用氟康唑预防及抗反转录病毒治疗的患者中并不常见。通常发生在 CD4 细胞计数＜ 100/mm^3 时。新型隐球菌变异型可以在免疫力正常的宿主中引起脑膜炎。其他危险因素：鸽子的排泄物。

表现 患者通常表现为亚急性-慢性脑膜炎，亦可以在扩大的血管周围间隙中形成隐球菌瘤。可以暴发性起病。典型症状与体征：低热、头痛、恶心、呕吐、认知功能下降、意识水平下降。基底部脑膜受累可导致多发性脑神经病，如累及视神经和听神经。局灶神经功能缺损和癫痫发作罕见。颈强直和畏光不常见于 HIV 患者。**神经系统外表现**：弥漫性肺浸润、肺叶实变或空泡病变、皮疹（丘疹，外观与传染性软疣类似）、泌尿系统感染。

诊断检查 **血清**隐球菌抗原检测敏感性约94%，但是对中枢神经系统疾病并不特异；血清学试验阴性极大程度上降低了隐球菌脑膜炎的可能性。**脑脊液**：隐球菌抗原检测敏感性约 91%，特异性约 95%；脑脊液测压通常 ↑↑↑；脑脊液外观通常正常（特别在 HIV 患者中，尽管脑脊液含有大量的病原体），但是可以发现淋巴细胞↑（>20/mm³）、蛋白质↑及葡萄糖↓。**MRI：** 通常正常；可以显示软脑膜强化及增厚，但是在病程早期敏感性较低，如不治疗会出现脑积水；在深部血管周围间隙罕见有假性囊肿或隐球菌瘤。罕见表现还包括可强化的白质病变（以前被认为是两性霉素 B 的毒性所致）（*Eur J Neurol*，2007，14：350）。**确诊：** 脑脊液培养阳性（敏感性 75%～95%），脑脊液印度墨汁染色阳性（敏感性 25%～95%），或脑脊液隐球菌抗原阳性（敏感性 91%）。

治疗 三个阶段：诱导期、巩固期、维持期（https://aidsinfo.nih.gov/guidelines）。

诱导期 ①**两性霉素 B**［1 mg/（kg·d）］联合**氟胞嘧啶**［100 mg/（kg·d）］× 至少 14 天。监测氟胞嘧啶的峰浓度以避免发生胃肠道和红细胞毒性等副作用。两性霉素 B 可导致肾毒性、肝炎、骨髓抑制及全血细胞减少。由于氟胞嘧啶的毒副作用和在发展中国家不容易获得，使用氟康唑（800 mg/d）替代氟胞嘧啶来与两性霉素 B 合用不失为另一种选择（*Clin Infect Dis*，2009，48：1775）。②**连续腰椎穿刺：** 如果脑脊液开放压力 ≥25 cmH₂O，可以通过放液降低颅内压约 50%（通常需要放出 20～30 ml 脑脊液）。持续放液直到脑脊液压力降至正常连续数天。或者：脑室腹腔分流或者腰大池引流（分流感染风险低）［*JNS*，2016，125（1）：177］。③在 HIV 初治患者中启动**抗反转录病毒**治疗。④**类固醇激素或乙酰唑胺对于治疗颅内压增高是无效的**（*Clin Infect Dis*，2000，30：47；*Clin Infect Dis*，2000，30：710；*Clin Infect Dis*，2002，35：769）。

巩固期 停用两性霉素 B 和氟胞嘧啶。起始**氟康唑** 400 mg 口服 1 次 / 日至少 10 周。在诱导期治疗后 2 周和开始维持期治疗前复查腰椎穿刺，如果脑脊液确证无菌才可进入维持期治疗。

维持期 **氟康唑** 200 mg 口服 1 次 / 日。如果患者无症状且 CD4 细胞计数 >100/mm³ 持续 1 年以上，可以考虑停药。如果 CD4 细胞计数 <100/mm³，重启维持期治疗。

预后 不良预后与颅内压增高、病原负荷高、精神状态改变、恶性脑脊液炎症反应等因素有关（*NEJM*，1992，326：83；*Lancet*，2004，363：1764；*NEJM*，1997，337：15）。 不治疗通常会致死。两性霉素 B 的使用大大降低了死亡率，但是即使在发达国家，10 周内的死亡率仍高达 10%～25%（*AIDS*，2006，20：2183）。

13

神经系统感染性疾病

隐球菌脑膜炎——免疫重建炎症综合征（IRIS） 6%～30% 经过治疗的隐球菌脑膜炎患者在初始抗反转录病毒治疗（ART）后会出现隐球菌脑膜炎复发的症状，而脑脊液呈无菌性并且隐球菌抗原滴度很低。中位时间在初始 ART 治疗后 30 天（但也可以在数月后出现）。在确诊隐球菌脑膜炎 < 30 天之内开始 ART 治疗使风险↑（*Clin Infect Dis*，2005，40：1049-1052）。既往没有明确隐球菌脑膜炎病史的患者表现出脑膜炎的症状且脑脊液隐球菌抗原阳性但培养阴性，这种情况是非常罕见的。最佳治疗方案尚不清楚：继续 ART，重启隐球菌脑膜炎治疗，激素。

进行性多灶性白质脑病（PML）

发病率在 ART 时代并未↓。约 5% 的 AIDS 患者会发展成 PML。

发病机制 由多瘤病毒 JCV 潜伏感染的再活化引起。大部分患者青春期 JCV（＋），此后病毒潜伏于骨髓、肾和淋巴结（并非中枢神经系统）。在免疫抑制状态下引起 JCV 病毒血症→病毒血源性播散至中枢神经系统。JCV 感染少突胶质细胞和星形细胞→非炎症性脱髓鞘和细胞死亡。

表现 数周至数月内慢性进行性神经功能下降，局灶性神经功能缺损包括认知功能、视力、肌力、步态及共济功能下降。癫痫发作罕见（*Am J Med*，1995，99：64）。

诊断 金标准＝脑活检［译者注：国外 PML 脑活检开展较多，国内通常通过宏基因组二代测序（NGS）或 PCR 进行诊断，很少利用脑活检进行诊断］；但是通常根据特征性临床表现及颅脑 MRI 伴脑脊液 JCV PCR 阳性便可有充足的依据进行诊断。影像学：CT 正常或可见皮质下低密度病灶伴随轻度占位效应或者无占位效应。MRI 可见非对称性的皮质下多灶性不被强化的 T2 白质高信号，皮质下 U 形纤维不受累；T1 通常呈等信号或低信号；很少累及皮质。脑脊液：JCV PCR 敏感性72%～100%，特异性92%～100%；如果高度怀疑该病建议送检多份标本；假阴性常见于 ART 治疗或 PML 早期。血清学：用处不大（人群中 80% JCV 血清学检查都呈阳性）。

治疗 启动 ART 是唯一被证明有效的治疗，约 50% 的患者经过 ART 治疗可以得到改善。IFN-α 和西多福韦已被尝试用于治疗。米氮平可能也有一定的疗效（迄今为止仅见于开放试点的系列病例报道中）（*Arch Neurol*，2009，66：255）。一项有关 PML 的调查研究使用从患者（自体）或同种异体第三方供体产生的病毒特异性细胞毒性 T 细胞进行试验。

预后 JCV 病毒负荷↑、CD4 细胞计数降低和病灶不伴随强化通常预后更差。

PML 免疫重建综合征（IRS） 可在启动 ART 数周后发生。临床表现通常比 PML 轻。影像学上通常可见原有病灶进展或出现新发病灶。与 PML 相比，PML IRS 病变更有可能强化，尽管病变缺乏强化并不能排除 PML IRS 的诊断。

治疗 类固醇激素通常只用于伴有严重神经功能减退、典型占位效应或水肿及脑疝早期征象的患者（*Neurology*，2009，72：1458）。

免疫重建炎症综合征（IRIS）

流行病学 约 25% 的患者会出现不同形式的 IRIS，< 1% 的患者出现神经系统症状或体征。危险因素：ART 初治、年轻患者、在近期确诊机会性感染后启动 ART、HIV 病毒载量快速↓。

表现 通常出现于启动 ART 后数周至数月内（可长达 2～3 年）。神经系统 IRS 通常表现为预料之外的新发功能障碍或者原有功能障碍加重（如偏瘫、脑病、癫痫发作）。

诊断 通常是临床诊断。脑脊液细胞数增多常见。MRI：白质及皮质病变，通常伴强化。

治疗 激素的治疗获益尚有争议，用于严重及进展性神经功能恶化的患者是合理的。

中枢神经系统结核

在 2018 年共报道 1000 万新发结核病例，120 万患者死亡（WHO，2019）。约 17% 合并有 HIV 感染。结核是全球范围内 HIV 阳性患者中最常见的死亡原因。中枢神经系统结核约占结核病例总数的 1%。危险因素：肺结核、HIV（＋）、年轻患者、营养不良、酗酒、恶性肿瘤、糖尿病、流行区域旅行史。

发病机制 结核分枝杆菌是一种需氧的无芽孢抗酸杆菌，在传统的培养基上生长非常缓慢。传播途径：飞沫吸入。在 1 期感染时播散至脑、脊髓和脑脊膜，形成小的感染灶，被称为"富灶（Rich foci）"，会破裂释放菌体进入脑脊液→很厚的炎性渗出物包裹基底脑膜内的动脉和脑神经。HIV 相关中枢神经系统结核通常是既往感染的再活化。可引起累及 Willis 环、椎基底动脉系统的血管炎及大脑中动脉穿支的血管炎→脑卒中。

表现 典型（亚急性基底脑膜炎）：2～8 周非特异性前驱症状→低热伴随头痛、脑神经麻痹（如展神经和动眼神经）。

特异性并发症：

- 动脉内膜炎→缺血性脑卒中（颅底、外侧裂周围、基底节）。
- 脑室炎：脑脊液回流受阻→脑积水，颅内压↑。
- 结核瘤（未破裂的大结节）或结核性脓肿（罕见）：占位性病变。
- 神经根性脊髓炎：亚急性截瘫伴神经根痛及膀胱功能障碍，粘连性蛛网膜炎。可出现类似非分枝杆菌的暴发性脑膜炎。HIV阳性患者的症状和体征与HIV阴性患者类似（*J Infect Dis*，2005，192：2134）。
- 活动性肺结核：可见于30%～50%的患者中（*Infection*，2003，31：387）。

鉴别诊断 细菌、病毒、寄生虫及真菌性脑膜炎，风湿性疾病、结节病、特发性硬脑膜炎、脑膜癌病。

诊断学检查 50%～80%的患者结核菌素试验（PPD）阳性，假阴性常见于HIV阳性患者。如果早期PPD阴性但是高度疑诊，1～3周后复查PPD可以提高敏感性。脑脊液（表13-11）：颅内压↑，淋巴细胞↑（早期脑脊液和启动抗生素治疗后可见中性粒细胞为主），蛋白质↑，葡萄糖↓。抗酸染色[敏感性约25%；增加送检脑脊液量及延长镜检时间可以提高检查敏感性（*J Clin Microbiol*，2004，42：378），但也应该送检药敏试验]，培养（数周，敏感性50%～80%），PCR（敏感性50%～80%，特异性90%～100%）。HIV阳性患者和非HIV阳性患者脑脊液检查大体类似，尽管白细胞计数增多和蛋

表 13-11 结核性脑膜炎的脑脊液特征	
WBC/mm³	50～1000，淋巴细胞为主（但是15%可以在早期以多形核中性粒细胞为主）
蛋白质	50～500 mg/dl
葡萄糖	80%以上患者＜45 mg/dl；连续腰穿检查可见特征性葡萄糖进行性下降
＋涂片抗酸染色	敏感性约25%，但是通过重复涂片和使用离心后脑脊液检测技术可以将阳性率提高到80%以上
＋培养	敏感性50%～83%；首次标本培养阳性率约50%，如果4份较大量标本（20～45 ml）培养可将敏感度提高到＞80%；启动抗结核治疗超过1周后培养仍然可以（＋）
＋PCR	特异性约100%，但敏感性48%～100%；PCR应该与培养同时送检以明确菌种的药敏特点

白质升高可能略轻一些（*J Neurol Sci*，2000，181：118）。血清：ELISA（基于 T 细胞的 IFN-g 释放测定）可以预测结核活动，与 PPD 联合使用敏感性可达 96%；对于 PPD 不可靠（无反应，接种过卡介苗）的潜伏性结核诊断非常有用。胸部 X 线片：可发现粟粒性肺结核；约在 50% 的结核性脑膜炎患者中有异常发现。

结核性脑膜炎的 MRI 表现 "**典型三联征**"：基底脑膜强化、脑积水及脑梗死（*Eur Radiol*，2003，13：1876）。> 80% 存在脑膜强化，特别是基底部脑膜。脑积水：交通性或梗阻性脑积水；不像菌性脑膜炎通常只是短暂性脑积水，对于结核性脑膜炎脑积水通常是进展性的。动脉影像：局灶性狭窄，特别是颈内动脉远端和大脑中动脉及大脑前动脉近端。影像学表现在 HIV（＋）和（－）患者通常是类似的，对于 HIV 患者脑膜强化通常不明显（*J Neurol Sci*，2000，181：118）。

治疗（表 13-12） 一线治疗：异烟肼、利福平、吡嗪酰胺、乙胺丁醇及链霉素治疗 9 ～ 12 个月。二线治疗：喹诺酮类和阿米卡星。对于任何 HIV 感染、既往接受过抗结核治疗以及来

表 13-12 结核的标准治疗方案		
	剂量	严重不良反应
异烟肼（H）	300 mg 1 次 / 日至少 9 个月（或在培养持续阴性后 6 个月）	周围神经病，预防性给予维生素 B_6；肝毒性、狼疮样综合征
加		
利福平	600 mg 1 次 / 日至少 9 个月（或在培养持续阴性后 6 个月）	橙色尿液和泪液、肝毒性、血小板减少症；由于与 ART 之间经常有药物间相互作用，针对 HIV（＋）患者使用利福布汀代替利福平
加		
吡嗪酰胺（Z）	15 ～ 30 mg/kg（最大剂量 2 g）1 次 / 日，在疗程的前 2 个月使用	肝毒性、尿酸升高
加		
乙胺丁醇	15 ～ 25 mg/kg（最大剂量 2.5 g）1 次 / 日，在疗程的前 2 个月使用	视神经炎、皮疹

Adapted from World Health Organisation. *Treatment of Tuberculosis Guidelines*. 4th ed. World Health Organisation，2010.（Table 3.1）

自多重耐药性结核流行地区的患者，都要考虑到多重耐药性结核杆菌的可能。类固醇激素：有争议；对于非 HIV 感染患者可以预防死亡及神经系统后遗症（*Cochrane Database Syst Rev*，2008，CD002244），但是对于 HIV 患者不能带来明确的生存收益（*NEJM*，2004，351：1741）。结核免疫重建炎症综合征：已有报道；如何治疗尚不清楚；排除活动性结核感染后再进行处置，不清楚是需要继续 ART 还是给予皮质类固醇激素治疗。类固醇可以提高存活率（对残疾影响不大）。

预后　死亡率 10% ～ 50%；如果延迟治疗，死亡率升高。如果不治疗 4 ～ 8 周内可致昏迷或死亡。长期发病率为 15% ～ 25%（认知及行为损害、局灶性神经功能缺损、脑神经麻痹包括视力或听力丧失、癫痫）。在 HIV 阳性患者死亡率升高，即使在 ART 时代死亡率较既往也没有好的改善。

脊髓结核

脊髓结核包括同时累及脊髓和脊神经根的神经根性脊髓炎、脊髓结核瘤、硬膜外脓肿及脊髓动脉受累引起的脊髓梗死。胸髓和腰髓是神经根性脊髓炎最常见的受累部位。

表现　背痛、感觉异常、无力、直肠和膀胱功能障碍。

MRI　椎体病变累及椎间盘；脊髓旁脓肿，常累及腰大肌；脊髓蛛网膜下腔闭塞；神经根聚集成粗伴随线样或结节样强化；T2 改变包括脊髓水肿、卒中或脊髓炎。

原发性中枢神经系统淋巴瘤（PCNSL）

流行病学　非霍奇金淋巴瘤（包括 PCNSL）的发病率在 HIV 阳性患者中增加 100 倍，在推广 ART 后整体发病率有所下降。危险因素：CD4 细胞计数 < 50/mm^3。

表现　局灶神经功能缺损（如偏瘫、感觉异常、同侧性偏盲）。

诊断　影像学：孤立性或略大的病变（2 ～ 4 cm），通常可强化。CT 呈等密度或低密度；MRI：T1 低信号，T2 高信号伴随明显的周围水肿。影像学标志是脑室旁病灶，深部白质也常可见到病灶。SPECT 及 FDG-PET 对于鉴别感染与 PCNSL 非常有用。脑脊液：EBV PCR 敏感性 90% ～ 100%，特异性约 100%。脑脊液细胞学检查不敏感（< 20%）。脑活检：如果对脑弓形虫病进行经验性治疗 1 ～ 3 周内没有看到临床及影像学上的改善（约 65% 对经验性抗弓形虫治疗无效而进行脑活检

的病变为 PCNSL），应该行局部病灶的立体定向活检（*J Neurol Sci*，1999，163：32）。

治疗　①化疗，包括大剂量甲氨蝶呤；②全脑放疗术（尽管增加了 HIV 患者白质脑病的风险）（*Lancet Neurol*，2009，8：581）。③ ART。

预后　HIV 阳性的 PCNSL 患者预后差。生存期约 3 个月，不到 10% 的患者生存期 > 1 年（*Eur J Cancer*，2001，37：1296）。

移植患者的神经系统感染（表 13-3 至表 13-5）

初步评估：

（1）细致的病史采集和体格检查，包括旅行史、动物接触史、饮食习惯和其他暴露因素。

（2）免疫抑制状态的时间和程度。

（3）目前的预防性治疗。

（4）受者针对水痘-带状疱疹病毒（VZV）、单纯疱疹病毒（HSV）、巨细胞病毒（CMV）及弓形虫的血清学抗体 IgG 水平。

（5）供者 CMV 抗体的血清学水平。

（6）伴随的全身性症状，包括肺部和消化道症状。

（7）距离移植的时间。早期（< 1 个月）：供者传染受者，常见细菌或医源性感染。中期（1～6 个月）：机会性病毒、真菌或不典型细菌感染。晚期（> 6 个月）：通常在移植物排斥反应免疫抑制增加的情况下。

表现　最常见的症状和体征：精神状态改变、头痛、癫痫发作及发热。脑膜受累的症状和体征及精神状态改变可以较轻微或者没有。任何伴随原因不明的发热和头痛的移植后患者都应该完善头颅影像学及腰椎穿刺检查。最常见的机会性神经系统感染的病因：烟曲霉菌、单核细胞增多性李斯特菌、新型隐球菌。

表 13-13　移植患者常见神经系统病毒感染

人类疱疹病毒 -6（HHV-6）：人群中 > 90% 的人都是 HHV-6 血清学阳性。通常累及颞叶内侧，表现为 T2 高信号。表现：类似单纯疱疹病毒脑炎。诊断：脑脊液 HHV-6 PCR。治疗：更昔洛韦（5 mg/kg 每 12 h 一次）或膦甲酸钠（90 mg/kg 每 12 h 一次）。可使用缬更昔洛韦维持治疗。阿昔洛韦无效。

表 13-13　移植患者常见神经系统病毒感染（续表）

巨细胞病毒（CMV）： 接受血清学阳性供者的血清学阴性受者风险最高。表现为脑膜脑炎，神经系统外表现包括视网膜炎、肝炎、心肌炎及肺炎。影像学：不特异；±白质病变、脑室扩大。诊断：脑脊液 CMV PCR。也可以脑脊液淋巴细胞↑↑。治疗：更昔洛韦（5 mg/kg 静脉注射，先 2 次/日，后 1 次/日）、膦甲酸钠（90 mg/kg 2 次/日）或西多福韦（5 mg/kg 每周 1 次）；疗程 21 天，此后长期维持缬更昔洛韦治疗。在改换为维持期治疗前复查腰椎穿刺，确保脑脊液中（＋）PCR 已清除。

水痘−带状疱疹病毒（VZV）： 脑膜脑炎罕见。对阿昔洛韦更具耐药性。可模拟 PML 或多灶性脑卒中。表现：皮疹、脑神经病（Ⅲ、Ⅴ、Ⅶ、Ⅸ、Ⅹ）、脑卒中、共济失调、脑膜炎、坏死性视神经炎。诊断：皮肤活检、脑脊液 PCR、VZV IgG 指数。治疗：阿昔洛韦（10 mg/kg）疗程 14～21 天。三环类抗抑郁药及加巴喷丁治疗神经炎。在启动维持期口服药物治疗前复查腰椎穿刺，确保脑脊液中（＋）PCR 已清除。

单纯疱疹病毒（HSV）： 预防性服用阿昔洛韦的患者出现再活化感染并不常见。颞叶内侧是脑炎常见的受累部位。继发 NMDAR 脑炎可以在临床上表现为症状复发。表现：发热、精神状态改变、癫痫发作。可发生在移植后任意时间段。诊断：1～10 天内查脑脊液 PCR，10 天后查 IgM。治疗：阿昔洛韦（10 mg/kg）疗程 14～21 天。在启动维持期口服药物治疗前复查腰椎穿刺，确保脑脊液中（＋）PCR 已清除。

EB 病毒（EBV）： 患者很少表现为脑膜脑炎，通常表现为占位性病变伴随系统性或中枢神经系统淋巴瘤或移植后淋巴增殖性疾病（PTLD）。通常发生在移植后的中晚期。诊断：脑活检及脑脊液 PCR。治疗：停用免疫抑制剂→手术切除、放疗、化疗。抗病毒治疗无效。预后很差。

JC 病毒（PML）： 患者表现为认知功能受损、视力下降、力弱、步态异常及共济失调，通常出现在移植后晚期。MRI：皮质下多灶性非强化白质病变，T2 呈高信号，T1 呈等信号或低信号。脑脊液正常或蛋白质及白细胞数量轻度升高。诊断：影像学＋脑脊液 JCV PCR。治疗：停用免疫抑制剂。使用皮质类固醇激素治疗免疫重建炎症综合征（IRIS）。可以考虑的药物：BK 病毒特异性 T 细胞、甲氟喹、米氮平、马拉韦罗（预防 IRIS）。

西尼罗病毒（WNV）： 对于在夏天发病的移植后出现脑膜脑炎的患者需考虑鉴别该病。诊断：脑脊液 WNV PCR 或检测脑脊液或血中病毒 IgM。

Adapted from *Continuum*：*Lifelong Learn Neurol*，2016，24：1370；*Neurol Clin*，2003，21：193.

表 13-14　移植患者神经系统真菌、细菌及原虫感染

中枢神经系统局灶病变

曲霉（包括烟曲霉、黄曲霉、土曲霉和黑曲霉）：移植患者中枢神经系统局灶病变最常见的病因。可发生在移植后任意时间段内。经常同时合并肺部病变。血管侵袭性，可引起脑卒中，脑出血最常见，如果 Willis 环上血管受累可引起蛛网膜下腔出血。

- 诊断：痰液及支气管肺泡灌洗液（BAL）培养；脑脊液可提示多核细胞↑。
  血清（敏感性、特异性＞80%）或 BAL（敏感性76%）半乳甘露聚糖检测（GM 试验）可以支持诊断（*Transpl Infect Dis*, 2003, 5: 158; *J Clin Microbiol*, 2004, 42: 5517）。
- 治疗（*Clin Infect Dis*, 2004, 39: 797）
  一线治疗：两性霉素（1 mg/kg 1 次 / 日）。
  二线治疗：伏立康唑（6 mg/kg×1 次，然后 4 mg/kg 2 次 / 日）或伏立康唑和卡泊芬净（第 1 天 70 mg，然后 50 mg 1 次 / 日）用于挽救治疗。
- 即使给予适当治疗死亡率仍然很高。

弓形虫病：见 "HIV 患者局灶性中枢神经系统病变"，临床表现与 HIV 阳性患者类似。既可以是 1 期感染，也可能是潜伏感染的再活化。

- 接受血清阳性供者异体移植的血清阴性骨髓移植患者属于高危人群。
- 可见强化不明显，病灶周围水肿大小取决于免疫抑制的程度。
- 脑膜炎及脑室炎较罕见。

诺卡菌：革兰氏染色阳性的放线状细菌，抗酸染色呈弱阳性。常见于长期使用类固醇激素的患者。

- 大多数患者表现为中枢神经系统脓肿合并肺部病变。
- 诊断学评估包括痰液及 BAL 涂片和培养或脑活检；涂片和培养的敏感性较低；如果高度疑诊，建议多次送检标本。
- 治疗：TMP-SMX 15 mg/kg 每天静脉输注（IV）3 ～ 6 周，以后口服至少 6 个月到 1 年。
- 替代方案包括亚胺培南 500 mg IV 每 8 h 一次或头孢曲松 1 g IV 每 12 h 一次或头孢噻肟 2 ～ 3 g IV 每 6 h 一次＋阿米卡星。

单核细胞增多性李斯特菌

- 通常表现为急性脑膜炎。表现常与病毒性脑炎类似或更多地表现为类似脓肿的局灶病变。
- 脑干脑炎，典型病例见于健康成人，罕见于免疫抑制人群
- MRI 可见如前所述的显著异常，但通常是非特异性的。
- 脑脊液与急性细菌性脑膜炎类似，以中性粒细胞升高为主，伴随葡萄糖降低。
- 因为病原体属于胞内寄生菌，所以对脑脊液革兰氏染色不敏感。

表 13-14 移植患者神经系统真菌、细菌及原虫感染（续表）

- 培养及 PCR 具有诊断意义。
- 对于预防性使用 TMP-SMX 的患者发病率较低。
- 治疗：氨苄西林（2 g IV 每 4 h 一次）5 ~ 6 周及庆大霉素（负荷剂量 2 mg/kg，然后 1.7 mg/kg 每 8 h 一次）1 周 [*Medicine* (*Baltimore*)，1998，77：313]。

霉菌（包括根霉菌和毛霉菌）：
最常见于糖尿病血糖控制不佳的患者。
- 通常表现为占位性病变。
- 血管侵袭性，并可能因此并发脑梗死。
- 直接侵袭 *vs.* 血源性播散。
- 治疗：手术切除、大剂量两性霉素 B [1.5 mg/（kg·d）] 或两性霉素 B 脂质体 [5 ~ 7.5 mg/（kg·d）]。
- 预后较差。

表 13-15　脑膜炎

念珠菌（包括白色念珠菌、光滑念珠菌和克鲁塞念珠菌）
- 脑膜炎是最常见的表现，但在少数情况下也可以形成微脓肿。
- 经常发生在严重黏膜炎的情况下。
- 白色念珠菌通常对氟康唑有效，但其他菌种可能需要使用两性霉素 B 或卡泊芬净治疗。

新型隐球菌：见"HIV 患者的脑膜炎"。
荚膜组织胞浆菌、粗球孢子菌、皮炎芽生菌：
（有关更多内容，见"脑膜炎"相关章节）
- 美国特定区域流行的双相型真菌。
- 组织胞浆菌发现于美国中西部俄亥俄河谷地区。
- 粗球孢子菌发现于在西南沙漠和加利福尼亚州中部。
- 皮炎芽生菌发现于密西西比河谷和美国中北部。
- 治疗：两性霉素 B 2 周序贯氟康唑每日口服作为维持治疗。

单核细胞增多性李斯特菌：见上。
结核：见"HIV 患者的脑膜炎"。在美国的移植患者中罕见。

Adapted from Continuum: *Lifelong Learn Neurol*, 2006, 12: 95; Neurol Clin, 2003, 21: 193.

神经系统寄生虫病（表 13-16）

脑囊虫病

　　猪带绦虫幼虫期引起的中枢神经系统感染。最常见的中枢神经系统蠕虫感染。世界范围内最常见的可预防的后天性癫痫

表 13-16　中枢神经系统寄生虫感染

疾病（病原体）	临床特征	影像学特征
绦虫		
囊虫病（猪带绦虫）	癫痫发作伴成熟期病灶、梗阻性囊肿引起脑积水	带有头节的囊性病灶，后期钙化
包虫病（棘球绦虫）	局灶性神经功能缺损、颅内压↑	充满液体的大囊腔
线虫（蛔虫）		
旋毛虫病	皮肤损害、严重的肌炎中枢神经系统损害、嗜酸性细胞增多症、脑膜炎、脑炎（罕见）	肉芽肿
类圆线虫病（粪类圆线虫）	脑炎、脊髓炎、癫痫发作	
吸虫		
血吸虫病（日本血吸虫、曼氏血吸虫、埃及血吸虫）	脊髓病、癫痫发作、肿瘤的症状和体征、游泳者瘙痒症（尾蚴性皮炎）	孤立性肉芽肿
肺吸虫病（并殖吸虫病）	癫痫发作、脑膜脑炎、肺部病变	孤立性肉芽肿

的病因。

流行病学　全世界有 250 万人体内携带绦虫，更多的人被其幼虫囊尾蚴感染。在绦虫流行地区，癫痫发病率高达 30%。

发病机制　由于意外食入猪带绦虫的虫卵而引起的感染，通常是由于食物被猪带绦虫病患者的粪便所污染（粪-口传播）。人类是携带肠道绦虫的终宿主，猪是携带幼虫或囊尾蚴的正常中间宿主。

表现　中枢神经系统局部受累：脑实质＞＞＞脑室内＞蛛网膜下腔＞脊髓。

- 脑实质内病灶：患者最常见的临床表现是癫痫。癫痫发作的形式可以是全面性强直-阵挛发作，也可以是简单部分性发作。
- 脑室内或蛛网膜下腔病灶：幼虫或囊体引起的炎性反应引起颅内压↑，可能引起脑积水、头痛、呕吐、精神状态改变和脑卒中。

影像学（脑实质内病变）　①**活虫囊体**。CT：低密度、边界清楚的无强化病变，囊壁薄。MRI：T1 低信号、T2 高信号，

277

在 FLARI 或 DWI 序列可以看到头节。②**退行性囊体**。CT：等密度或低密度，可伴有强化和水肿。③**钙化囊体**。CT：点状高密度病灶。MRI：病变区域低信号；病灶不太直观，除非伴随周围水肿或强化。

CT 与 MRI 的比较　CT 的优点：↑小钙化灶的检出率，↓费用，在发展中国家的利用率↑。MRI 的优点：↑脑室内及靠近颅骨和颅后窝的小囊体的检出率。

实验室检查　酶联免疫电转移印斑法（EITB）＝金标准；从猪带绦虫幼虫囊体中检测 7 种抗原成分，无法进行血清或脑脊液检测。特异性 100%，敏感性 98%（取决于囊体的分期）（*J Infect Dis*，1989，159：50），但是可能漏诊单一病灶或者钙化病灶的患者。脑脊液对于脑实质内囊虫病的诊断不是必需的。血清及脑脊液抗原检测对于蛛网膜下腔的脑囊虫病最有意义。

治疗　根据囊体的位置、大小和分期而有所不同（表 13-17 和表 13-18）。①所有患者均应进行预防性眼底检查，检查是否存在眼部囊体、视网膜剥离，避免继发于抗寄生虫治疗的视力损害。②颅内压增高可能会阻碍抗寄生虫治疗，应当尽快处理。③癫痫发作：通常抗癫痫药物单药控制效果好，最佳的疗程目前尚无定论。癫痫复发的危险因素：钙化、多发性囊体、既往治疗前反复发作的癫痫。慢性钙化是最常见的影像学表现。致痫病灶周围水肿及炎症表现 ± 症状（如癫痫发作、头痛）。类固醇激素、免疫抑制剂及预防性抗癫痫药物也可能有效。

棘球蚴病

与临床相关的种属：细粒棘球绦虫和多房棘球绦虫，分别引起**包虫病**和**泡状棘球蚴病**。常见的传染源为被犬类粪便污染的水和蔬菜。潜伏期数月至数年。

表现　早期感染是无症状性的。充满液体的囊肿因破裂、占位效应或 2 期感染而导致临床症状。1 期感染受累器官：包虫病为肺和肝，泡状棘球蚴病为肝。约 2% 的病例出现中枢神经系统受累。症状：头痛、恶心、呕吐、癫痫发作、脑神经麻痹、其他局灶神经功能缺损。典型病变是影像学上一个巨大的充满液体的囊肿，其中可以看到虫体，但是另一种实性结节样的脑部病变甲壳瘤（chitinoma）也已为人知。

治疗　当不适合手术时，建议使用甲苯咪唑。

美洲锥虫病（Chagas 病）

南美洲和中美洲特有的原生动物克氏锥虫感染。通过感染

表 13-17 脑囊虫病的推荐治疗方法	
单发活体病变	阿苯达唑 ± 类固醇激素↓癫痫发作的复发，改善影像学表现
多发活体病变或高囊体负荷	阿苯达唑 ± 类固醇激素。治疗早期似乎会加重神经系统症状，但患者到后期症状会得到改善，囊体的数量和大小都会↓；阿苯达唑＋吡喹酮联用可以提高杀虫效果
钙化	不是抗寄生虫药物治疗的指征；对于反复癫痫发作患者可给予抗癫痫药物
脑炎（大量寄生虫负荷，颅内压↑）	抗寄生虫药物治疗禁忌；使用皮质类固醇激素及高渗液治疗
蛛网膜下腔囊虫	延长阿苯达唑治疗＞1 个月＋类固醇激素；对于巨大囊体，考虑手术切除
脑室内脑虫	神经内镜切除术与外科手术；根据需要行脑室分流手术；抗寄生虫药物联合激素治疗可降低分流手术失败的概率
脊髓髓内囊虫	手术切除；抗寄生虫药物治疗禁忌；如果使用抗寄生虫药物，用药之前、用药中和用药后都必须给予大剂量皮质类固醇激素
眼内囊虫	手术切除
绦虫病	氯硝柳胺，单次剂量 2 g
难治性症状性炎症反应	甲氨蝶呤、抗 TNF 药物

表 13-18 治疗脑囊虫病及猪带绦虫病的抗寄生虫药物
阿苯达唑，5 mg/kg 3 次 / 日，持续 15 ~ 30 天：可清除 85% 的囊体。良好的脑脊液通透性，对脑室和蛛网膜下腔内囊虫有用。类固醇激素可以增加药物浓度。
吡喹酮，50 mg/（kg·d）分为 3 次，持续 7 ~ 15 天。对猪带绦虫病也有效。类固醇激素↓药物浓度。可清除 70% 的囊体。
地塞米松，12 ~ 32 mg/d，分次给药。起病时使用，特别是在大病变引起占位效应时使用
氯硝柳胺，单剂量（成人 2 g），用于猪带绦虫病（绦虫感染）的治疗。

锥虫的猎蝽科昆虫的粪便、输血或器官移植传播。

表现 急性全身性疾病伴随发热、头痛及肌痛。慢性感染可累及各种脏器，包括心脏、胃肠道，约 30% 的病例会累及中枢神经系统。**脑膜脑炎**是最常见的慢性神经系统受累的表现；局灶性病变总体很罕见，但在免疫抑制状态的宿主中更为常见。中枢神经系统是 HIV 感染者的潜伏感染再激化的一个常见部位。神经系统症状和体征：发热、头痛、局灶神经功能缺损、癫痫发作。**栓塞性脑卒中**常由于心肌病所致（*Trans R Soc Trop Med Hyg*，2007，101：1075）。慢性症状和体征：自主神经病（胃肠道动力障碍最常见）和发展 10 ～ 30 年的心脏病。在周围神经中可以找到虫体，但是尚未观察到周围神经病变。

诊断 确诊：从脑脊液或血液中检测到细胞内锥虫虫体。脑脊液：淋巴细胞或单核细胞轻度↑，蛋白质↑。影像学：弥漫性环形强化病灶。血清抗体对于急性及慢性感染都具有敏感性和特异性。

治疗 急性感染：苄硝唑和硝呋替莫。慢性感染不能被治愈，只能对症治疗。在 HIV 阳性患者中需考虑长期维持治疗（*Clin Infect Dis*，2005，40：1005）。

非洲锥虫病

概述 继发于两种原生动物亚种：冈比亚布氏锥虫（西非和中非）和罗德西亚锥虫（东非和南非）。流行地区：撒哈拉以南非洲。通过舌蝇传播。

表现 中枢神经系统症状：出现在后期（罗得西亚锥虫感染在舌蝇叮咬后通常＜ 3 ～ 4 周，而冈比亚锥虫为数月至数年后），包括易激惹、注意力不集中及人格改变、睡眠-觉醒周期倒错、步态及语言功能异常、力弱、共济失调、锥体外系症状、肌束颤动、感觉改变（肢体痛觉过敏，"Kerandel 征"）、癫痫发作、额叶释放症状和体征。如果不进行治疗→昏迷、死亡。

诊断学检查 脑脊液：淋巴细胞中度↑，蛋白质↑。血清及脑脊液 PCR 敏感性高，但是可重复性尚不清楚（*Ann Neurol*，2008，64：116）。影像学：对于诊断用处不大；MRI 可见基底节、内囊与外囊高信号（*Am J Neuroradiol*，2003，24：1383）。脑电图：典型的低波幅或交替间歇性 delta 波暴发（*Ann Neurol*，2008，64：116）。卡片凝集试验是一种很好的筛查试验。确诊：从血清、脑脊液或活检部位的组织中鉴定出锥虫虫体。

鉴别诊断 包括疟疾，部分患者可以共病感染。

治疗与预后 没有得到恰当治疗的患者死亡率 100%。治疗后 2 年内每 6 个月复查一次脑脊液。药物的选择根据病程的早晚分期。①**苏拉明（Suramin）**（罗德西亚锥虫的一线治疗药物，也可以作为冈比亚锥虫的替代治疗）和**异硫戊酸五脒（pentamidine isethionate）**（冈比亚锥虫）足以治疗系统性锥虫病，但对中枢神经系统锥虫病无效。②**美拉胂醇**（**Melarprosol**）适用于脑脊液 WBC 数＞5 或在脑脊液中发现锥虫的患者（WHO，1998），约 10% 的患者发展为美拉胂醇治疗后反应性脑病，其中 50% 死亡。③**硝呋替莫-依氟鸟氨酸合剂**是对冈比亚锥虫有效的一线治疗方案（*Lancet*，2009，374：56）。

神经系统血吸虫病

血吸虫感染，通常通过疫水接触传播，也可以通过器官移植传播。引起神经系统感染的血吸虫有三种：曼氏血吸虫（主要累及脑）、埃及吸虫病（主要累及脊髓）、日本血吸虫（主要累及脑）。血吸虫虫卵在血行播散后沉积（取决于虫卵大小）及引起肉芽肿性炎症反应。

流行病学　发现于热带地区：加勒比海、南美、非洲、中东。

表现　急性感染［片山热（Katayama fever）］表现为发热、荨麻疹、肌痛、嗜酸性粒细胞增多、血性腹泻。神经系统并发症：脊髓神经根病伴马尾神经或脊髓圆锥综合征、横贯性脊髓炎、颅后窝的局灶性病变通常发生在急性感染后数周至数月。症状和体征：癫痫发作、头痛、视盘水肿、感觉障碍、下背部或下肢疼痛、直肠和膀胱功能障碍、共济失调和其他局灶性神经功能缺损。

影像学　近期曾去过流行地区、尤其是之前有过疫水接触，伴有局灶性脑损害或脊髓神经根病或马尾圆锥综合征的任何患者，需考虑为疑似病例。单发或多发性脑或脊髓 CT 高密度病灶，伴随占位效应和水肿；MRI 上的高信号病变包括多发的强化结节和分支；可见脊髓扩张伴随马尾神经根增粗（*Am J Radiol*，2008，191：582）。

诊断　通过 ELISA（从血液样本中）检测寄生虫抗原：是一种高效的筛选方法。也可以在粪便或尿液中检测虫卵。评估 CSF 中的 IgG 抗体，特别是对于脊髓受累的患者。CSF 可提示淋巴细胞增多，蛋白质↑，约 50% 的患者出现 CSF 嗜酸性粒细胞↑（*Arq Neuropsiquiatr*，2003，61：353）。

治疗　一线治疗：吡喹酮＋蒿甲醚具有协同作用，奥沙尼喹作为辅助用药。根据具体情况决定是否手术切除。抗体可能终身为阳性。粪便中持续有脱落的虫卵应予重启治疗。可同时使用类固醇激素治疗水肿。

类圆线虫病

线虫感染，丝状蚴穿透皮肤→肺→胃肠道。发现于热带和亚热带气候。自体感染可以在初次感染后持续数年。

表现 急性感染：无症状，或肺部、胃肠道症状，包括喘息、腹痛、恶心、呕吐、腹泻。斑丘疹或荨麻疹性蜿行皮疹［"幼虫流（larva currens）"］经常出现在慢性感染中。播散性感染，包括中枢神经系统感染和高度感染（大量寄生虫负荷）在免疫功能低下的宿主中更常见，尤其是服用类固醇激素的患者。脑膜脑炎是最常见的表现，可伴有真菌性动脉瘤、血管炎和脑出血。肠内细菌二重感染，包括脑膜炎或脑脓肿，可发生在高度感染或播散性感染的病例中。

诊断 幼虫可见于粪便、血清、脑脊液中；连续送检标本↑敏感性。在感染后约1个月，粪便中才会阳性（*Semin Neurol*，2005，25：252）。血清嗜酸性粒细胞增多症会波动，常见于感染初期。IgG抗体检测无法区分近期感染和既往感染，可能与其他寄生虫感染存在交叉反应，且在播散性感染中可能为阴性。

治疗 伊维菌素200 μg/（kg·d）至少7～10天，阿苯达唑、噻苯达唑和甲苯达唑是有效的二线替代药物。如果可能的话，减停免疫抑制方案。对于播散性感染，每天继续伊维菌素治疗，直到症状消失和粪便检测呈阴性连续＞2周。应考虑对HIV阳性患者进行长期预防。

预后 播散性感染的死亡率为80%。

脑型疟疾

非洲、中南美洲和东南亚特有的媒介传播疾病。疟原虫属有4种原生动物类寄生虫，其中的1种引起人类疟疾；脑型疟疾由恶性疟原虫引起。

流行病学 每年全球约有5亿疟疾病例，约有300万人死亡。恶性疟疾病例中的2%为脑型疟疾。

表现 取决于宿主的免疫状态和感染的疟原虫种类。宿主免疫状态由年龄、既往暴露史和流行程度决定。儿童和孕妇发展为重症的风险↑。症状：头痛、癫痫发作、昏迷伴弥漫性脑水肿。罕见局灶性特征，偏瘫、失语、小脑共济失调。

诊断 需要高度怀疑：来自疟疾流行地区或从疟疾流行地区返回的发热性疾病和脑病患者应将疟疾纳入鉴别诊断范围。在流行地区，每隔8～12 h进行3次血液涂片检查，以进行排除诊断。血液：用于寄生虫血症的厚血和薄血涂片。可进行血清学检测，但特异性较低；对恶性疟原虫富含组氨酸蛋白和乳酸脱氢酶（LDH）的免疫层析检测可以同时有很高的敏感性和特异性（*Lancet Infect Dis*，2006，6：，582）。脑脊液：可以正常，或蛋白质轻度↑伴白细胞增多。影像学：CT 可能显示脑水肿，结合基底节和小脑低密度，提示预后较差（*Radiology*，2002，224：811）。脑 MRI 提示多发病灶，常见伴强化的脑白质高信号、皮质梗死、脑水肿，以及在致命病例中可见小脑扁桃体下疝。

治疗 由当地流行的疟原虫种属及其耐药性决定。选择：奎宁＋多西环素、甲氟喹和新型抗疟药物（如青蒿素衍生物）。对于没有已知耐药性的疑似疟疾患者，应凭经验开始静脉奎尼丁治疗。皮质类固醇激素无效。

预后 神经系统后遗症：在脑型疟疾幸存者中高达 10% 的成人的和 30% 的儿童留有神经系统后遗症（如癫痫、认知障碍、视力丧失、力弱、共济失调和锥体外系症状和体征）。疟疾后神经系统综合征，伴随癫痫发作、震颤、认知↓、精神行为改变，不存在活动性寄生虫血症，在感染后数周至数月出现，伴有相应的大脑和颅后窝脑白质增强性病变；与使用甲氟喹治疗有关（*Lancet*，1996，348：917）。

营自由生活阿米巴

概述 只有 4 种营自由生活阿米巴可引起人类疾病：福氏耐格里阿米巴、棘阿米巴属、狒狒巴拉姆希阿米巴和双核匀变虫。

福氏耐格里阿米巴 引起 1 期**阿米巴脑膜脑炎**，这是一种急性暴发性感染，最主要影响近期接触淡水后免疫能力强的儿童和年轻人。通过鼻子和嗅束的直接侵入到达中枢神经系统。可能伴有头痛、发热、恶心、呕吐、脑膜炎、精神状态改变、癫痫发作。脑脊液通常伴有低糖和中性粒细胞增多。阿米巴非常难以培养或通过直接显微镜观察。所有病例几乎都是致命的，即使使用了包括两性霉素 B 在内的治疗也几乎没有存活病例。

棘阿米巴属与狒狒巴拉姆希阿米巴 引起**肉芽肿性阿米巴脑炎**，亚急性至慢性感染，主要影响免疫功能低下的患者；狒狒巴拉姆希阿米巴也会导致老人和儿童感染。传播途径：通过鼻子吸入包囊进入肺部或通过被污染的皮肤创口。中枢神经系统受累可能通过血行播散或直接通过嗅束侵入。表现：头痛、发热、恶心、呕吐、脑膜炎、精神状态改变、癫痫发作、嗜睡。通常伴随肺部和皮肤病变（溃疡、脓肿或红斑结节）。诊断性检查：脑脊液常伴有中度淋巴细胞增多症、低或正常葡萄糖、蛋白质↑。CT 扫描显示单个或多个低密度病灶，MRI 上呈环形强化。棘阿米巴可能优先影响脑干、小脑和丘脑（*Neurology*，1980，30：567）。由于阿米巴难以从脑脊液中培养，直接显微镜检查很少成功，所以生前诊断非常困难（*Clin*

Microbiol Rev，2003，16：273）。脑组织 PCR 和免疫荧光分析可能对诊断有帮助。治疗：喷他脒、磺胺嘧啶、氟胞嘧啶、氟康唑、克拉霉素或阿苯达唑的联合应用已有尝试。预后：很差，治疗成功的病例几乎没有。

其他神经系统感染性疾病

登革热

概述 由黄病毒引起的通过节肢动物传播的感染性疾病。发生在南半球的农村和城市地区。通过埃及伊蚊或白纹伊蚊传播。神经系统表现相对罕见，但通常预后不佳。

表现 症状通常在蚊虫叮咬后 1 周内开始出现。①经典"发热－关节痛－皮疹"综合征，伴有突然起病的高热、关节痛、肌痛（"骨折热"）和瘀点或斑丘疹；也可能有头痛、球后疼痛和胃肠道不适。②**"登革出血热"**在既往有出血倾向、血小板减少和血管通透性高的患者中出现；可能进展→"登革热休克综合征"。③**神经系统表现**：痉挛性截瘫、横贯性脊髓炎、吉兰-巴雷综合征（GBS）、单神经病或多神经病、癫痫发作、脑病、脑膜脑炎、昏迷、脑出血（*Lancet*，2000，355：1053）。④**严重并发症**：低血压、脑水肿、出血、低钠血症和暴发性肝衰竭。⑤**感染后神经系统后遗症**：常见，约 1/3 遗留神经系统后遗症，包括横贯性脊髓炎和神经麻痹（*Lancet*，2000，355：1053）。

诊断检查 可检测血清和脑脊液中的 IgM 和 IgG。IgM 与 IgG 的比值有助于确定 1 期与 2 期感染。登革热和乙型脑炎抗体之间存在交叉反应。登革热病毒 PCR 也可以在脑脊液中检测。脑脊液白细胞增多，通常蛋白质↑±腰椎穿刺压力↑。影像学可提示脑水肿、脑膜增强或 T2 及 FLAIR 高信号。

治疗 支持性治疗措施。尚无可用于疾病预防的疫苗。

乙型脑炎

概述 在亚洲农村和东南亚发现的通过蚊子传播的黄病毒。通过库蚊传播。在温带气候中，传播发生在夏季和秋季；在热带地区，传播可在全年发生。**近期前往亚洲或东南亚旅行，表现为脑膜炎、脑炎或急性弛缓性瘫痪的患者应考虑疑似病例。**

表现 蚊虫叮咬后 5～14 天出现轻度流感样症状，伴有头痛、咳嗽、胃肠道不适和肢体僵硬。神经系统症状和体征：头痛、癫痫发作、共济失调、脑神经麻痹、脑膜炎、弛缓性瘫痪。可能出现帕金森综合征（面具脸、震颤和齿轮样强直）。

诊断　中枢性过度换气和锥体外系症状的组合具有 81.3% 的阳性预测值（*Neuroepidemiology*，1994，13：97）。脑脊液：淋巴细胞轻度↑，蛋白质中度↑，葡萄糖正常。其他发现：IgM-Ab 在血清和脑脊液中检测的敏感性为 75%；通过记录的 IgM 到 IgG 抗体的转变可以支持诊断（*J Neurol Sci*，2007，262：165）。Western blot 假阳性可能是由登革热病毒引起的。MRI：影像学上可见豆状核和丘脑病变。

治疗　支持性治疗。可以接种疫苗。

预后　死亡率约 25%。幸存者：约 50% 遗留后遗症（如癫痫发作、运动和行为受损）。

带状疱疹

定义与病因　带状疱疹（Herpes zoster）=带状疱疹（shingles）：急性、单侧、疼痛性皮疹。在外周神经中再活化的 VZV 来自于潜伏期分布于背根神经节的病毒。

VZV 再活化的危险因素　年龄＞ 50 岁、免疫抑制状态（来自治疗）或免疫功能低下状态、HIV、器官移植、创伤、心理压力。

临床表现　**感觉症状**：瘙痒、感觉异常、感觉障碍、异常性疼痛、感觉过敏、在患者皮肤损害分布区的神经痛（60%～90%）。然后出现皮疹，伴有成组的水疱性病变。

连续成簇的皮疹可见于所有患者，在免疫抑制患者中分布更加广泛。

面部三叉神经 V1 支配区的病变需要紧急眼科评估。疱疹后神经痛（postherpetic neuralgia，PHN）=发作后持续＞ 90 天的剧烈疼痛；可能持续数月至数年，使发作频率增加的因素包括年龄增长和延迟抗病毒治疗。

治疗　建议在正常宿主皮肤损伤的前 72 h 内或在免疫抑制患者中的任何时间段启动治疗。口服阿昔洛韦（800 mg 5 次/日 ×7～10 天）、伐昔洛韦（1000 mg 3 次/日 ×7 天）或泛昔洛韦（500 mg 3 次/日 ×7 天），可缩短皮疹和感觉症状的时间。

对于播散性病灶或高风险人群（内科疾病、免疫抑制状态、三叉神经第 1 支分布区疱疹伴有眼部症状和体征等），予阿昔洛韦 10 mg/kg 静脉注射每 8 h 一次。抗病毒治疗对于带状疱疹后神经痛无效。

预防　针对 60 岁以上老年人的疫苗（↓终身风险 10%～20%）。

狂犬病

潜伏期数周至1年（通常为1～2个月）。**脑炎：主要是脑干、间脑和海马病变**。2/3的病例出现呼吸和自主神经功能障碍。恐水症（咽痉挛）、航空恐惧症、言语障碍、多动症、伴幻觉的进展性脑病、瘫痪→昏迷→死亡。**麻痹：**1/3的病例为快速起病的四肢瘫痪，早期很少伴随大脑受累表现，类似于运动为主的GBS，然后出现脑病直至进展为昏迷和死亡。

病原学 赖沙病毒属RNA病毒；6种基因型的狂犬病病毒可致病，主要是1型（世界范围）和5型及6型（在欧洲，通常通过蝙蝠传播）。大多数哺乳动物可以作为媒介（大多为蝙蝠和狗）。媒介也会被感染→脑脊髓炎。在北美洲，最常见的媒介是浣熊（40%）、臭鼬（29%）、蝙蝠（14%）和狐狸（5.4%）。

诊断 唾液PCR及培养，皮肤活检、PCR及免疫组织化学检查，血清及脑脊液抗体。

治疗 死亡率约100%，没有ICU支持治疗的患者发病6～10天内死亡，有ICU支持的患者30天内死亡（只有1例未使用预防免疫的个体存活的单一病例报道）。

预防措施 暴露前：对于那些有暴露风险的人，在第0、7和28天皮下或肌内注射狂犬病人二倍体细胞疫苗（HDCV）×3剂。暴露后：对于未免疫接种的人，在第0、3、7、14和30天皮下或肌内注射HDCV疫苗，加上狂犬病Ig 20 IU/kg；对于先前已预防免疫的人，在第0天和3天给予HDCV疫苗。

麻风

损伤来自直接侵入施万细胞和炎症反应造成。细胞介导的免疫反应的强度决定了疾病严重程度。有2种典型表现：结核样型（少菌型），表现为典型的斑疹，伴有感觉丧失；瘤型（多菌型），表现为广泛的红斑性斑疹、丘疹、结节。多发性单神经炎——自主神经、感觉神经和运动神经病变。痛觉、温度觉丧失，结核样型麻风局限于皮肤损伤处，但瘤型麻风可扩展到皮肤损伤范围之外，广泛影响体表温度较低的区域（如耳朵、手、脚等）。腱反射、关节位置觉和振动觉保留。炎症反应可在成功治疗前、治疗期间或治疗后数年发生，可以离散分布于（先前的）感染部位（1型与界限类偏结核样型麻风、中间界限类麻风、界限类偏瘤型麻风相关），或有更多数量的结节（2型与界限类偏瘤型麻风、瘤型麻风相关）。

病原学 麻风分枝杆菌是一种专性细胞内寄生的抗酸杆

菌。携带者包括老鼠、犰狳和非人类灵长动物。

诊断检查　皮肤活检（全层，病变边缘）。血清酚类糖脂-1（对于麻风分枝杆菌具有特异性）。

分类　**Ridley-Jopling 分类法**：基于皮肤、神经和组织病理学改变，分为未定类麻风（I）、结核样型麻风（TT）、界限类偏结核样型麻风（BT）、中间界限类麻风（BB）、界限类偏瘤型麻风（BL）、瘤型麻风（LL）。**WHO 分类法**：**少菌型（PB）**≤ 5 个皮损且皮肤涂片中无细菌，或**多菌型（MB）**≥ 6 个皮损且可能皮肤涂片（＋）。

治疗　①少菌型：氨苯砜 100 mg 1 次 / 日＋利福平 600 mg 1 次 / 月 ×6 个月。②多菌型：氨苯砜 100 mg 1 次 / 日＋利福平 600 mg 1 次 / 月＋ 300 mg 氯法齐明 1 次 / 月＋ 50 mg 氯法齐明 1 次 / 日 ×12 个月。

类固醇激素　如果治疗中出现麻风反应时使用。

西尼罗病毒感染

单链 RNA 病毒感染，通常伴随脑炎。

由于运动神经元病变引起弛缓性瘫痪——20% 的患者伴随中枢神经系统感染。罕见（5%）出现孤立性运动麻痹而不伴有脑膜脑炎。感染后 3 ～ 7 天出现进行性力弱。运动神经病起时是不对称的，随后通常进展到全身。

体格检查　近端力弱＞远端，腱反射减低或消失

检查　神经传导检查（NCS）：复合肌肉动作电位（CAMP）弥漫性波幅下降和感觉神经动作电位（SNAP）波幅正常。针极肌电图（EMG）：广泛活动性失神经支配，伴随运动单位募集减少。EMG 和 NCS 在急性起病时可能是正常的，可能需要长达 2 周的时间才能看到变化。

治疗　对力弱给予支持性治疗，如果呼吸肌受累可能需要机械通气。

肉毒杆菌中毒

由革兰氏染色阳性的肉毒杆菌产生的毒素引起。最常见的传播途径是 1 岁以下的儿童食用蜂蜜、家庭罐头食品、静脉注射吸毒者的伤口肉毒杆菌感染。与突触前膜的神经末梢结合，不可逆地阻断神经肌肉接头中乙酰胆碱的释放，导致弛缓性瘫痪和自主神经功能障碍。毒素被摄入或吸入后的潜伏期为 12 ～ 36 h，也可延迟至 7 ～ 10 天，具体取决于肉毒杆菌的菌株。

表现　前驱综合征：暴露数小时后恶心、腹痛、腹泻、继

而便秘、腹胀。力弱呈下降式进展。眼部和延髓部肌肉最先受累→上睑下垂、复视、构音障碍、言语障碍、干燥。可发展为近端肌肉无力，乃至呼吸衰竭需要机械通气。

检查　NCS：CAMP 波幅降低而 SNAP 波幅正常。EMG：伴随肌肉功能性失神经支配出现广泛的纤颤电位。

诊断　基于临床病史、体格检查、EMG 和 NCS 及毒素检测。

治疗　抗毒素（人肉毒毒素免疫球蛋白）和支持性治疗。

神经钩端螺旋体病

钩端螺旋体病通过被感染动物的尿液传播，大鼠和鼹鼠是最常见的传播媒介。

表现　10% ~ 15% 的病例有神经系统表现。在流行地区或来自流行地区的急性肝肾功能障碍和精神状态改变的患者需考虑该病。急性无菌性脑膜炎或脑膜脑炎伴有结膜充血和常出现黄疸的患者也需要考虑鉴别该病，尽管这些表现不一定都出现。

诊断　影像学：正常或提示弥漫性脑水肿。脑脊液：常见淋巴细胞↑（< 500/mm³）。可以检测血清和脑脊液抗体。前 7 ~ 10 天可在血液和脑脊液中检出病原体，7 ~ 10 天后可在尿液中检出。可通过 ELISA 和 PCR 进行确认。诊断的金标准：显微镜凝集试验（MAT）。

治疗　选择：青霉素、氨苄西林和多西环素用于治疗较轻的患者。

预后　有显著的精神状态改变及脑脊液蛋白质明显升高的患者提示预后不佳。

第 14 章　多发性硬化

（Jacqueline M. Solomon，Sarah Esther Conway，Marcelo Matiello）

（郑艺明　译　高枫　审校）

定义　多发性硬化（multiple sclerosis，MS）是最常见的自身免疫性中枢神经系统炎性脱髓鞘疾病。其特征是时间多发（多次发作）和空间多发（中枢神经系统不同部位受累）。该病没有独特的临床特征，但一些有典型的临床表现，包括感觉症状、视神经炎、急性或亚急性力弱、复视、步态和平衡问题、Lhermitte 征以及急性横贯性（或非横贯性）脊髓炎［*NEJM*，2018，378（2）：169-180］。

病理生理学　复杂的遗传-环境相互作用可能增加了疾病的易感性。没有特异的抗体或自身抗原与 MS 相关。自身反应性的淋巴细胞活化、增殖并进入中枢神经系统，引起炎症级联反应，导致脱髓鞘和轴索损伤。在历史上，多发性硬化被认为是 T 细胞介导为主的疾病；然而，近年来 B 细胞已被认为在疾病发病机制中具有越来越重要的作用。

流行病学　估计患者数：美国 100 万，全球 250 万；女：男＝2：1，年龄 20～40 岁。遗传学：单卵双胞胎 20%～30% 共病，20% 多发性硬化患者有同患该病的亲戚。危险因素：高加索人、EBV 抗原、HLA DRB1、低维生素 D 或阳光照射不良、儿童或青少年高 BMI、黑素皮质素受体、吸烟。非洲裔美国人更严重。

临床分类：

1. 临床孤立综合征（clinically isolated syndrome，CIS）：最初孤立的中枢神经系统脱髓鞘事件（大脑、脑干、视神经或脊髓）。CIS 转化为 MS 的风险：10 年时为 38%，14 年时为 68%。初始 MRI 上 T2 高信号病变（T2H）增加罹患风险（≥2 个 T2H 88% *vs.* 正常 MRI 19%，随访 14 年时）。如果第一次 MRI 显示≥3 个 T2H 或 1 个增强病变，则几个月后 MRI 异常率为 80%～90%。CIS 后，通常 3 个月和 6 个月时复查脑部和脊柱 MRI，然后每年监测一次。IFN-β、醋酸格拉替雷、西尼莫得（Siponimod）被 FDA 批准为 CIS 中的疾病修饰治疗（disease-modifying therapy，DMT）。

2. 影像学孤立综合征（radiologically isolated syndrome，RIS）：典型 MRI，但无临床症状；3 个月、6 个月时重复影像检查；如果有新病灶，可以启动治疗。5 年随访，34% 患者出现临床事件［约 10% 符合原发进展型多发性硬化（PPMS）标准］。年龄＜37 岁、男性、脊髓受累是症状发作的预测因素

［*PLoS One*，2014，9（3）：e90509］。通常不启动疾病修饰治疗（DMT），除非有时间多发的证据、CSF 寡克隆区带阳性或临床转化为 MS 的其他高风险特征。RIS 的临床试验正在进行中。

3. 复发缓解型多发性硬化（relapsing-remitting MS，RRMS）：初始病程的 85% ～ 90%。短期复发风险与基线 MRI 增强病灶及发病头 2 年的复发频率相关。有超过 20 种 FDA 批准的治疗药物（https://www.nationalmssociety.org/Treating-MS/Medications）。

4. 原发进展型多发性硬化（primary progressive MS，PPMS）：通常是年长者、非裔美国人。占 10% ～ 15% 的新诊断 MS 患者。疾病导致的残疾（通常是运动）发病后逐渐累积。**继发进展型多发性硬化（secondary progressive MS，SPMS）**：最初为 RRMS，10 ～ 20 年后发展为进展型。危险因素包括脊髓损伤、男性、吸烟、肥胖以及低维生素 D。

5. "良性多发性硬化"：低疾病负荷大于 20 年病程，前几年是预测性的。女性、发病早、表现为视神经炎和感觉症状与良好病程相关。但通常是暂时的，疾病可能会变得更严重和致残性。

6. 快速进展的多发性硬化：包括频繁复发、更短的发作间隔、从发作中未能完全恢复和多灶性发作。风险因素包括男性、40 岁后发病、非白人和吸烟者。

新的分类已经提出，基于 MS 是否活动性（新的临床发作、新病灶或增强病灶）和（或）进展（临床评估恶化）（*Neurology*，2014，83：278-286）。

MS 发作　症状性炎性脱髓鞘事件持续 > 24 h，有客观的临床表现，通常在上次发作 30 天以后。

多发性硬化诊断检查

鉴别诊断广泛，必须排除类似疾病。尽早诊断（表 14-1）；目标：启动适当的治疗以防止进一步发作，并可能改变疾病进程。

病史　询问全身症状（皮肤受累、关节痛），近期感染、发热、体重下降或接种疫苗，既往运动、视觉或感觉障碍发作，近期外伤；家族史。

实验室检查（据临床综合征选择）　AQP4 抗体、MOG 抗体（在长节段横贯性脊髓炎中更可能阳性）、严重或双侧视神经炎、极后区综合征、莱姆病（如果在流行区）、RPR、维生素 B_{12}、HIV、ESR、ANA、抗 Ro、抗 La、ACE、HTLV-1（在

表 14-1 多发性硬化 2017 年 McDonald 诊断标准
(*Lancet Neurol*, 2018, 17: 162-173)

临床场景	额外附加证据
2 次或以上发作（复发），2 处或以上客观临床病灶	无；临床证据足够（可以有更多证据支持多发性硬化）。
2 次或以上发作，1 处客观临床病灶	空间多发，需要累及中枢神经系统不同部位的额外临床发作；或 MRI 显示中枢神经系统 4 个典型区域中至少 2 个区域（脑室旁、皮质或近皮质、幕下、脊髓）有 1 个 T2 病变。
1 次发作，2 处或以上客观临床病灶	时间多发，需要额外的临床发作；或 MRI 提示在任何时候同时存在无症状的钆增强和非增强病变；或在后续 MRI 上出现新的 T2 和（或）钆增强病变，而不管较基线扫描的时间间隔；或脑脊液特异性寡克隆区带阳性。
1 次发作，1 处客观临床病灶（临床孤立综合征）	空间多发和时间多发的证据： 空间多发：MRI 显示中枢神经系统 4 个典型区域中至少 2 个区域（脑室旁、皮质或近皮质、幕下、脊髓）有 1 个 T2 病变；或者等待累及中枢神经系统不同部位的第 2 次临床发作。 时间多发：需要额外的临床发作；或 MRI 提示在任何时候同时存在无症状的钆增强和非增强病变；或在后续 MRI 上出现新的 T2 和（或）钆增强病变，而不管较基线扫描的时间间隔；或脑脊液特异性寡克隆区带阳性。
隐匿进行性神经系统症状（原发进展型多发性硬化）	疾病进展持续 1 年（回顾或前瞻）并且满足以下 2 项以上标准： 1. 脑空间多发的证据，在典型病灶区域（脑室旁、皮质或近皮质、幕下）出现 ≥ 1 个 T2 高信号病灶。 2. 脊髓空间多发的证据，出现髓内 ≥ 2 个 T2 高信号病灶。 3. 脑脊液结果阳性［寡克隆区带阳性和（或）IgG 指数升高］。

进行性脊髓病中），通过上述检查排除其他病因。

　　脑脊液　白细胞 < 50；IgG 指数［（CSF IgG/CSF 白蛋白）/（血清 IgG/ 血清白蛋白）］：正常范围 0.34 ～ 0.66，在多发性硬化中升高（在这些鉴别诊断中也升高：SSPE、病毒性脑炎、

CADASIL、HIV、SLE、NMO、ADEM、ALD）。

寡克隆区带（OCB） 出现脑脊液特有条带（在 SLE、APLAS、干燥综合征、结节病中也可能阳性）。对于这两种测试，应同时送检血清样本。

磁共振成像 T1 轴位钆强化，T2、FLAIR 轴位和矢状位。大脑：白质多灶病变，通常 > 3 mm。**急性斑块**=在 4～6 周后消退。**T2 高信号病变（T2H）**：稳定、变小或变大。**Dawson 手指征**：脑室旁卵圆形病变，长轴垂直于脑室。T1 低信号"黑洞"：陈旧斑块，可能会持续数年；代表轴突丢失。**中央静脉征**：帮助区别于小血管疾病（需要 3T 或 7T MRI）。脊髓：多达 80% 的患者出现，通常为颈髓，小于 1 个脊髓节段，外周分布；可以是无症状。

提示其他可能诊断的警示征（*Neurology*，2007，13：13）：①听力下降，尤其是双侧。②发病小于 10 岁或大于 50 岁，进行性或卒中样发作。③红细胞沉降率 > 80 mm/h；脑脊液：蛋白质 > 100 mg/dl，白细胞 > 50/mm³，多形核中性粒细胞（+）；或正常脑脊液。④ MRI：阴性，单侧病变。⑤全身性：同时存在系统性或自身免疫性疾病，出现周围神经系统症状。⑥精神病史，显著功能障碍无客观检查发现或阳性 MRI 发现。⑦非典型 MRI：广泛的灰质受累，前颞叶受累，点状、肿瘤样占位性病变，脊髓病变范围大于 3 个椎体节段，弥散受限。

多发性硬化常见表现及鉴别诊断

视神经炎 鉴别诊断：炎症性［视神经脊髓炎谱系疾病（NMOSD）、髓鞘少突胶质细胞糖蛋白（MOG）抗体相关疾病、结节病、SLE、白塞病］、缺血性［非动脉炎前部缺血性视神经病（NAION）、巨细胞动脉炎（GCA）］、感染性（梅毒、莱姆病、结核）、营养性（铜缺乏、甲醇中毒、乙胺丁醇毒性）、特发性；遗传性（Leber），类似：视网膜动脉闭塞、视网膜脱离、急性青光眼。

脑干症状 ①核间性眼肌麻痹（INO）［鉴别诊断：梗死（如 CADASIL、腔隙性梗死）、重症肌无力、创伤、梅毒、莱姆病、药物（吩噻嗪类、三环类抗抑郁药）、蛛网膜下腔出血、脑干和第四脑室肿瘤］；②眼球运动障碍、复视（鉴别诊断：韦尼克脑病）；③三叉神经痛（鉴别诊断：特发性、颅后窝肿瘤）④面神经麻痹（鉴别诊断：特发性、莱姆病、结节病）；⑤广泛脑干受累（鉴别诊断：脑桥中央髓鞘溶解、白塞病）；⑥眩晕、眼球震颤、振动幻视（鉴别谱广泛）；⑦小脑共济失调（鉴别诊断：脊髓小脑共济失调、ADEM、VZV 感染后小脑炎、韦尼克综合征、维生素 E 缺乏）；⑧副肿瘤综合征（抗hu、抗 Ma、抗 Ri）。

脊髓症状　横惯性脊髓炎（TM）。鉴别诊断：①急性，包括 NMOSD（长节段 TM）、MOG 抗体相关疾病、特发性、硬膜外脓肿、脊髓硬膜外血肿、脊髓动静脉畸形、支原体感染。②慢性进行性脊髓病：结构原因，如颈椎管狭窄、空洞、硬膜外肿瘤、脊髓动静脉畸形、硬脊膜动静脉瘘；其他，如维生素 B_{12}、铜或锌缺乏、HTLV-1、HIV 脊髓病、遗传性痉挛性截瘫、肾上腺脊髓神经病、运动神经元疾病、氧化亚氮中毒。

疼痛综合征　①三叉神经痛；② Lhermitte 征：屈颈→过电样感觉，发生于约 10% 的 MS 患者（鉴别诊断：颈椎管狭窄、脊髓海绵状血管瘤或肿瘤、维生素 B_{12} 缺乏）；③强直性痉挛（鉴别诊断：NMOSD、脊髓卒中）；④头痛（如继发性偏头痛，鉴别谱广泛）；⑤背痛；⑥肢体感觉障碍；⑦短暂的局部疼痛发作。

认知变化　初始缺陷包括注意力和处理速度下降。抑郁状态、记忆下降；失语、躁狂、人格改变（鉴别诊断：ADEM、狼疮性脑炎、病毒性脑病、HIV、PML、CADASIL、异染性脑白质营养不良、肾上腺脑白质营养不良）。许多 MS 患者在疾病早期具有功能性症状。

多发性硬化急性发作的管理

多发性硬化发作的鉴别　假复发（继发于感染或疲劳的先前症状的复发），膀胱感染＞口腔感染＞上呼吸道感染；此外，除外其他常见病因，如椎间盘突出；常规检查（最少）：尿常规、ESR、全血细胞计数、胸部 X 线片（检查感染性诱因）。**Uhthoff 现象**（身体过热时出现神经系统症状恶化：天气过热、运动、发热、桑拿等），症状通过冷水淋浴和空调降温而消失或改善。

对于大多数发作，住院或门诊患者静脉注射甲泼尼龙（Solu-Medrol）通常 1 g/d×3 天；如果在第 3 天症状持续进展或发作严重，则用 5 天；或**口服方案 1250 mg（50 mg 共 25 片）**3 天。口服方案有更多的副作用。门诊患者口服泼尼松。考虑添加质子泵抑制剂防止胃肠功能紊乱，失眠时予睡眠辅助治疗，必要时止吐药用于控制恶心，胰岛素［根据血糖按比例增减（sliding scale）±FS 餐前＋睡前］与类固醇。治疗加速恢复，但不改善长期预后。**±10～14 天口服泼尼松逐渐减量**（很少用，除非怀疑 NMOSD 或 MOG 抗体相关疾病）。

血浆置换 5 ～ 7 次，1 ～ 1.5 倍血浆体积交换。类固醇耐药者严重复发时使用［*Neurology*，46（6）：878-886］。

临床孤立综合征（CIS）和复发缓解型多发性硬化（RRMS）的疾病修饰治疗

疾病修饰治疗（DMT）减少复发次数和严重程度、类固醇疗程、MRI 病灶和住院时间，可能会改变疾病病程。

使用原则 ①尽早开始；针对临床孤立综合征（CIS）和影像学孤立综合征（RIS）积极诊断检查。②选择基于患者情况（依从性、合并症、女性生育期）、副作用耐受性、监测类型和疾病活动度。③如果仍有复发，增加剂量或升级 DMT（但如果在新 DMT 的前 3 个月复发，可继续监测）。④启动 DMT后 6 个月和 12 个月后复查 MRI。⑤妊娠和哺乳期间使用的安全数据有限；通常停止 DMT 用药，试用类固醇或 IVIG 治疗复发，但需要与患者讨论。

注射剂

β-干扰素（IFN）

作用机制：通过多种机制调节免疫系统的细胞因子。

剂量：β-IFN-1a **30 μg** 肌内注射（**IM**）1 次/周（**Avonex**）；**22** 或 **44 μg** 皮下注射（**SC**）**3** 次/周（**Rebif**）滴定 4 周。β-IFN-1b **8 MIU**（**0.25 mg**）SC 隔日 1 次（**Betaseron** 和更新的 **Extavia**）在 6 周内滴定。聚乙二醇化干扰素 β-1a（**Plegridy**）是通过 IFN-β 的 N-末端连接聚乙二醇（PEG）形成，半衰期延长，因此减少剂量，批准用于 RRMS。

关键试验：CHAMPS；RRMS 的关键试验：PRISMS［*Lancet*，1998，352（9139）：1498］；对于 CIS：ETOMS［*Lancet*，2001，357（9268）：1576-1582］；RRMS IFN-β MS 研究［*Neurology*，1993，43（4）：655-666］；CIS BENEFIT［*Neurology*，67（7）：1242-1249］；ADVANCE 试验［*Lancet Neurol*，2014，13（7）：657-665］。

不良反应：最老的 DMT，具有良好的安全性。注射部位炎症、头痛、流感样症状、鼻炎、疲劳（可能导致依从性降低）。罕见：抑郁、自杀、癫痫发作、甲状腺异常、血小板减少、淋巴细胞减少、肝毒性。妊娠期间用药安全。

监测：检查基线、1 个月、3 个月、6 个月的全血细胞计数和肝功能，然后每 6 个月检查一次。每 6 个月检查一次甲状腺功能。

醋酸格拉替雷（GA）（*Copaxone*）

作用机制：合成多肽；可能与 MHC 结合，作为髓鞘蛋白的诱饵（decoy），将免疫应答从 TH1 转移到 TH2。

剂量：每日 20 mg SC，或 40 mg SC 3 次 / 周。

关键试验：Copolymer 1 多发性硬化研究组试验 [*Neurology*，1995，45（7）：1268]。

不良反应：安全性非常好。潮红，局部注射部位反应（可能导致依从性下降）。局部脂肪萎缩。妊娠期间用药安全。

监测：在基线或在治疗开始后**不需监测**。

口服药物

富马酸二甲酯（DMF）（*Tecfidera*）、富马酸地洛西美酯（*Vumerity*）

作用机制：神经保护和免疫调节机制。

剂量：Tecfidera，起始剂量 120 mg 口服 2 次 / 日，7 天增至 240 mg 口服 2 次 / 日；Vumerity，231 mg 口服 2 次 / 日 ×7 天，然后增至 462 mg 口服 2 次 / 日。

关键试验：DEFINE：DMF *vs.* 安慰剂 [*NEJM*，2012，367（12）：1098-1107]；CONFIRM：DMF *vs.* GA *vs.* 安慰剂。

不良反应：潮红和胃肠道症状（腹泻、恶心和腹部不适）、肝毒性和淋巴细胞减少。已经报道了 7 例孤立的进行性多灶性白质脑病（PML）病例（仅伴有淋巴细胞减少症，例如绝对淋巴细胞计数 < 500）。

监测：检查基线时的全血细胞计数，然后每 6 个月检测有无淋巴细胞减少。**如果淋巴细胞减少则停止用药。**

芬戈莫德（*Gilenya*）

作用机制：调节鞘氨醇 -1- 磷酸受体，并减少淋巴细胞迁移，导致在淋巴结中的滞留。

剂量：0.5 mg 口服 1 次 / 日。

关键试验：FREEDOMS（*NEJM*，2010，362：387-401）——芬戈莫德 *vs.* 安慰剂；TRANSFORMS（*N Engl J Med*，2010，362：402-415）——芬戈莫德 *vs.* IFN-β 每周 30 μg IM，高剂量芬戈莫德组出现 2 例死亡（播散性 VZV 感染和 HSV 脑炎）。

不良反应：头痛、腹泻、转氨酶升高、疲劳、咳嗽、高血压。缓慢型心律失常和房室传导阻滞不太常见，但可能严重（通常为首剂效应）；黄斑水肿（可逆）、皮肤癌、VZV 感染、隐球菌脑膜炎；反常的多发性硬化疾病活动性增强伴有严重复发。报告了 20 多例的 PML 病例。对于患有活动性缺血性心脏病或心脏传导疾病的患者禁用（除非使用起搏器或应用抗心律失常药物治疗）。停药后疾病反弹。考虑作为二线治疗。

监测：基线时检测全血细胞计数、肝功能、心电图、眼科检查，皮肤检查癌前病变，VZV 血清学（如果 IgG 滴度为阴性或者低水平，在芬戈莫德用药至少 3 个月前接种疫苗）。考虑在接近 60 岁的人群中接种带状疱疹病毒疫苗。第 1 剂用药后每 1 h 监测血压和心率，连续监测 6 h，处理症状性心动过缓，并在观察 6 h 末完善心电图检查。每 3 ～ 6 个月检查全血细胞计数和肝功能，开始芬戈莫德治疗后每 3 ～ 4 个月应重复眼科检查，并对有糖尿病或葡萄膜炎病史的患者进行常规检查。

西尼莫德（Siponimod）（Mayzent）

作用机制：鞘氨醇 1- 磷酸受体调节剂，诱导淋巴细胞滞留于淋巴结。**也可用于活动性 SPMS 和 CIS。**

剂量：0.25 mg 1 次 / 日起始剂量。在 CYP2C9*1/*3 或 *2/*3 基因型患者中，滴定剂量超过 5 天至 1 mg 1 次 / 日；在 CYP2C9*1/*1、*1/*2 或 *2/*2 基因型患者中，滴定剂量超过 6 天至 2 mg 1 次 / 日。

关键试验：BOLD 试验在 RRMS 中比较了不同剂量的西尼莫德与安慰剂［*Lancet Neurol*，2013，12（8）：756］。EXPAND 试验在 SPMS 中将西尼莫德与安慰剂进行了比较［*Lancet*，2018，391（10127）：1263］。

不良反应：缓慢型心律失常（窦性心动过缓、1 度或 2 度房室传导阻滞、心肌梗死病史或心力衰竭患者必须监测 6 h）、头痛、高血压、肝毒性、感染、黄斑水肿、淋巴细胞计数减少（20% ～ 30%）。**禁忌：**CYP2C9*3/*3 基因型患者（导致高西尼莫德浓度），或者近期心肌梗死、不稳定型心绞痛、卒中、短暂性脑缺血发作、晚期心力衰竭、Mobitz Ⅱ型 2 度或 3 度房室传导阻滞或病态窦房结综合征（除非装有起搏器）患者。妊娠期间避免用药。可能与 CYP450 抑制剂或诱导剂相互作用。

监测：基线时，检测 CYP2C9 基因型、全血细胞计数、肝功能、VZV 抗体（如果为阴性，接种疫苗）、心电图、眼科评估，筛查其他免疫抑制药物。在治疗开始后 3 ～ 6 个月，然后是每 6 ～ 12 个月，随诊时监测血压、全血细胞计数和分类、肝功能。

特立氟胺（Aubagio）

作用机制：抑制活化淋巴细胞增殖所需的从头嘧啶合成。

剂量：7 或 14 mg 1 次 / 日。

关键试验：TEMSO 试验与安慰剂进行了比较（*NEJM*，2011，365：1293-1303）；TEMSO Ⅱ。

不良反应：腹泻、恶心、毛发稀疏或脱发、转氨酶升高或肝毒性（已知有肝病患者不能用特立氟胺治疗）。研究中报告有数例结核感染。**妊娠用药类别 X**。

监测：基线时，检查肝功能、全血细胞计数、筛查潜在结核感染、妊娠试验。每月监测转氨酶水平，持续 6 个月。如果怀疑药物引起肝损伤，或对于妊娠女性，或计划怀孕的男女患者，应该停药。应避免妊娠，直到特立氟胺的血清浓度 < 0.02 mg/L。如果需要快速降低特立氟胺水平，建议使用考来烯胺的"加速洗脱方案"。

克拉立滨（Mavenclad）

作用机制：针对淋巴细胞亚群的嘌呤抗代谢剂。**还批准用于活动性 SPMS**。

剂量：3.5 mg/kg，分为 2 个年度疗程（每个疗程 1.75 mg/kg）。每个疗程都分为 2 个周期，每周期 5 天，间隔 4 周。

关键试验：CLARITY 试验将克拉立滨与安慰剂进行了比较 [*NEJM*，2010，362（5）：416]。

不良反应：上呼吸道感染、头痛、淋巴细胞减少。恶性肿瘤和危及生命的感染风险增加。患有恶性或活动性慢性感染的患者禁用，**妊娠期和哺乳期禁用**。男女必须在每次治疗疗程最后一次用药后 6 个月内避孕。用于不能耐受或者其他 DMT 治疗无效的患者。

监测：基线时，检查全血细胞计数及分类，血肌酐、尿素氮以及电解质等基础代谢检查，以及肝功能、HIV、乙型肝炎（HBV）核心抗体和表面抗原、丙型肝炎（HCV）、结核筛查、妊娠试验、恶性肿瘤和感染筛查，大脑 MRI 检查。在每次治疗疗程后的第 3 个月和第 7 个月监测全血细胞计数及分类。

输液

那他珠单抗（Tysabri）

作用机制：针对淋巴细胞上 α-4 整合素的单克隆抗体，防止向中枢神经系统迁移。

剂量：每 4 周静脉输注 300 mg。

关键试验：AFFIRM 试验（*NEJM*，2006，354：89-910）作为单一疗法，在 SENTINEL 试验（*NEJM*，2006，354：911-923）中与 IFN SC 联合使用，显示强效抗炎效应，防止新的复发和新的 MRI 病灶。

14

多发性硬化

不良反应：包括疱疹在内的感染风险增加、输液反应、头痛、疲劳、瘙痒、关节痛、胆石症。可能出现抗那他珠单抗的中和抗体。如果对治疗无反应或出现疾病活动性病变，则检查那他珠单抗抗体；如果抗体存在，则停用那他珠单抗。妊娠期间禁用。停用那他珠单抗可能会出现严重疾病反弹和某些患者出现免疫重建炎症综合征（IRIS）；如果需要停用，一些中心使用糖皮质激素作为与其他治疗过渡的桥梁。罕见：JC病毒感染患者出现进行性多灶性白质脑病（PML）。更长的治疗持续时间、高JCV抗体滴度和先前的免疫抑制会增加PML风险。观察到其他机会感染。罕见的黑色素瘤病例报道，但是尚未证明其关联性。

监测：基线时，检查全血细胞计数、肝功能和JCV抗体。每6个月检查脑增强MRI和血清JCV抗体滴度以筛查PML。在治疗2年后或者如果症状或影像学提示PML，建议检测脑脊液中的JCV DNA。基线时皮肤和眼科检查，根据需要在治疗期间随访；每6个月检查肝功能。

阿仑单抗（Lemtrada）

作用机制：人源化的单克隆抗体导致表达CD52的T细胞、NK细胞和单核细胞的耗竭。

剂量：在治疗开始时，静脉注射12 mg/d连续5天（共60 mg），然后12个月后12 mg/d连续3天（共36 mg）。

关键试验：CARE-MS试验将阿仑单抗与干扰素（44 μg SC 3次/周）进行比较；CARE-MS II试验中阿仑单抗 vs. IFN或GA。

不良反应：输注反应、头痛、皮疹、恶心、发热（90%的患者）。疱疹病毒感染（16%～18%）——需要阿昔洛韦预防（阿仑单抗输注期间和用药后28天口服阿昔洛韦200 mg 2次/日），以及治疗期间和治疗后数周肺孢子虫肺炎（PCP）的预防用药（如TMP-SMX 80～160 mg/d）。**自身免疫疾病：自身免疫性甲状腺疾病**（16%～30%）、特发性血小板减少症、Goodpasture综合征。由于不良反应频繁，用于对2个或更多的一线DMT反应不佳的RRMS患者。在美国，需要通过严格的分发程序特殊注册。

监测：基线时，检查全血细胞计数、肝功能、血肌酐、尿液、甲状腺功能、VZV滴度、HBV核心抗体和表面抗原、HCV、HIV、结核筛查、皮肤检查。每年监测皮肤病变和HPV筛查；最后一次输注后48个月内每月监测全血细胞计数、血肌酐和尿液，每3个月监测甲状腺功能。

奥瑞珠单抗（Ocrevus）

作用机制：B淋巴细胞上的重组人抗CD20单克隆抗体，

清除 B 淋巴细胞。也可用于 PPMS。

剂量：300 mg IV 每 2 周一次 ×2 剂；重复用药为每 6 个月 600 mg IV。

关键试验：OPERA Ⅰ 和 OPERA Ⅱ 试验在 RRMS 中比较了奥瑞珠单抗与 β-IFN-1a［*NEJM*，2017，376（3）：221］，ORATORIO 试验在 PPMS 中比较了奥瑞珠单抗与安慰剂（*NEJM*，2017，376：209）。

不良反应：输液反应、上呼吸道感染、泌尿系统感染、疱疹感染、血小板减少症和中性粒细胞减少症。可能增加患乳腺癌的风险。罕见的 PML 病例，归因于既往使用免疫抑制剂。避免妊娠。可能会降低疫苗的效力。

监测：基线时检查血肌酐、尿素氮、电解质等基础代谢组合，以及全血细胞计数、肝功能、淋巴细胞亚群、HBV 核心抗体和表面抗原、HCV、HIV、结核筛查和血清免疫球蛋白。如果可能，在开始治疗之前 > 6 周接种 VZV 和肺炎球菌疫苗。每 6 个月监测全血细胞计数、血肌酐、基础代谢组合、肝功能、淋巴细胞亚群，每 6 ～ 12 个月监测免疫球蛋白。

其他治疗

维生素 D　血液中的"25- 羟基维生素 D"水平应达到当前多发性硬化的目标水平，处于正常值的中间范围。否则，20 ～ 35 ng/ml 时通常每天补充剂量为 1000 IU，浓度低于 20 ng/ml 时，每日补充 2000 IU，但一些专家建议每天服用剂量可高达 5000 IU。最好补充维生素 D_3（更多生物活性，更有效地提高血液水平，并且比维生素 D_2 更稳定）。

利妥昔单抗（Rituxan）　与奥瑞珠单抗类似，是一种抗 B 淋巴细胞 CD20 的单克隆抗体，导致 B 细胞耗竭。建议剂量 1000 mg IV 每 2 周一次 ×2 剂，然后每 6 个月一次；检查 CD19、CD20 计数。如果两种标志物均升高（ > 0），则可在更早时再次给药。副作用与奥瑞珠单抗相似。未经 FDA 批准。

米托蒽醌（Novantrone）　批准用于 RRMS 和 SPMS。由于心脏毒性和白血病风险的增加，以及有限的获益证据，米托蒽醌应用于其他治疗失败而疾病进展迅速的患者。该药应视为最后一个选项。

硫唑嘌呤、吗替麦考酚酯和甲氨蝶呤　口服免疫抑制剂，超适应证使用，小型临床试验表明治疗 RRMS 和 SPMS 具有一定的益处。由于上述新药的使用，这些药物的治疗地位降低。有时用于当与其他免疫性或风湿性疾病共病时，或作为 IFN 或 GA 的添加治疗。

环磷酰胺　有限的观察性研究证据支持脉冲式（如每月）静脉注射（IV）环磷酰胺和类固醇激素治疗 RRMS。环磷酰胺脉冲式治疗进展型多发性硬化的经验更多，但有关疗效的证据存在争议。

干细胞移植　大剂量化疗摧毁免疫系统，随后是自体干细胞移植。一些研究表明，它的疗效是积极 DMT 的 2 倍，但以严重副作用为代价——头 100 天内移植相关死亡率 2.8%［*Mult Scler*，2017，23（2）：201-204；*JAMA Neurol*，2017，74（4）：459-469］。

升级方案与早期积极治疗　关于开始先用不太积极的传统一线 DMT（IFN-β、GA、特立氟胺、富马酸二甲酯），如果反应不佳则升级到更高效的治疗，还是早期就直接应用积极的治疗（那他珠单抗、芬戈莫德、奥瑞珠单抗、阿仑单抗），哪种方式能为预防残疾提供最好的长期获益，这一问题观点不一（正在开展研究来回答这一问题）。考虑为早期残疾患者和具有快速进展危险因素的患者提供早期积极的治疗方法。

多发性硬化病程监测

MRI　MRI 新出现多少病变需要调整 DMT，目前没有达成共识。但近年来，出现新的疾病活动，改变治疗的阈值变得更低。尽管病灶稳定，但可能出现新的功能障碍，尤其是晚期 MS 患者。

复发　监测年复发率、无复发百分比、复发时间来衡量。

监测　残疾量表。

- **扩展残疾状态量表**（Expanded Disability Status Scale，EDSS）（与 Kurtzke 功能量表结合使用——https://www.nationalmssociety.org/）（0 ～ 9 分）：0 = 正常神经系统检查，2 = 微小残疾，4 = 行走能力下降，6 = 需要借助手杖等帮助，7 = 轮椅，9 = 辅助无效、卧床，10 = 死亡。50% 的患者在 10 年内功能状态从 0 降至 6；该表侧重行动能力（相对于认知、疲劳和疼痛）。

- **多发性硬化功能复合量表**（multiple sclerosis functional composite，MSFC）：包括同步听觉连续加法测验（PASAT）、25 英尺（7.62 米）定时步行、9 孔柱测验；不包括视觉、疲劳、疼痛和其他认知领域。

症状管理

通用指南

- 仔细病史询问和检查。
- 一次解决一个问题，给予一次干预，避免过多用药。
- 强调患者控制，整体心态甚于个别症状。
- 鼓励社会支持团体；参考 MS 协会网站（http://www.nationalmssocity.org）。

肌肉骨骼 ①力弱：手和臀部更重。管理：物理治疗，理疗医师协助应用辅助设备（矫正器、手杖、助行器），综合康复治疗。②痉挛：僵硬、抽筋、痉挛、阵挛、疼痛、行动不便和维持姿势困难。管理：拉伸、物理治疗，解除挛缩的矫形手术。治疗：肌松药（表 14-2）。

4- 氨基吡啶（Fampridine-SR）：可提高行动能力。剂量：10 mg 口服 2 次 / 日。作用机制：钾通道阻滞剂。不良反应：癫痫发作、心律失常（癫痫和结构性心脏病患者禁用），可能加重三叉神经痛；肝肾疾病患者中谨慎应用。临床试验：Ⅲ期 DBRCT 试验——14 周时，试验组 35% 的患者在 25 英尺定时步行测试中有改善，安慰剂组为 8%（*Lancet*，2009，373：732-738）。

震颤 ①职业治疗；②手术：丘脑切开术、丘脑刺激术等；

表 14-2 多发性硬化中痉挛的治疗

药物	剂量和用法	不良反应
巴氯芬（GABA$_B$ 激动剂）	5 ～ 10 mg 口服 1 次 / 日至 10 ～ 30 mg 4 次 / 日	镇静、头晕、无力、戒断性癫痫发作及脑病；因此如果服用大于 30 mg/d，应缓慢减停。对于难治性痉挛，可鞘内给药
替扎尼定（α$_2$ 激动剂）	2 mg 3 次 / 日至 8 mg 4 次 / 日	镇静、低血压、口干及肝毒性
地西泮（苯二氮䓬类药物）	2.5 mg 1 次 / 日至 10 mg 4 次 / 日	镇静、便秘、呼吸抑制
加巴喷丁	100 mg 3 次 / 日至 800 mg 4 次 / 日	镇静、头晕、水肿
肉毒毒素		仅用于局部痉挛

③没有系统研究证明苯二氮䓬类药物、加巴喷丁、扑米酮、普萘洛尔、异烟肼、曲唑酮、5-羟色胺拮抗剂或大麻素等药物的有效性。

感觉障碍 ①阳性症状：感觉障碍、异常性疼痛（神经性疼痛药物，如加巴喷丁、普瑞巴林、度洛西汀）、夜间感觉障碍（三环类抗抑郁药）、**三叉神经痛**（卡马西平、奥卡西平、加巴喷丁；手术益处不明，包括脊神经根切段术、显微外科减压、放疗）、**Lhermitte 征**（加巴喷丁、普瑞巴林、卡马西平，或类固醇治疗新发脊髓病灶）、**多发性硬化"hug"**（胸或腹部束带感，因脊髓损伤或痉挛引起；治疗予以神经性疼痛药物、局部药物或肌肉松弛剂）。②阴性症状：感觉减退、麻木，干预措施有限。③热不耐受：热（热水淋浴、运动）会导致多发性硬化症状的短暂恶化（**Uhthoff 现象**），冷水浴和冰袋。

泌尿生殖系统 ①不能储存：尿急、尿频、夜尿。检查：尿常规、尿动力学检查。管理：定时排尿、自我导尿、尿布和安全套导管（倾向于留置导管，除非存在骶骨压疮），耻骨上导尿用于长期治疗（控制尿道损伤和渗漏）。治疗：**抗胆碱能药物→托特罗定（Detrol）**，或者如果出现口干或认知下降的不良反应，给予选择性毒蕈碱拮抗剂（奥昔布宁 5 mg 1 次 / 日→5 mg 1 次 / 日，缓释剂 5 mg 1 次 / 日→15 mg 2 次 / 日，透皮贴剂 1 片每周 2 次；托特罗定 1 mg 1 次 / 日→2 mg 2 次 / 日，缓释胶囊 2 mg 1 次 / 日→4 mg 1 次 / 日）；**米拉贝隆（myrbetriq）——β_3 肾上腺素能激动剂**（25 mg 1 次 / 日→2 ～ 4 周后 50 mg 1 次 / 日）。②排尿困难：尿潴留。检查：尿常规，通过超声或导尿管进行残余尿量检查（如果 > 100 ml 或 > 10% 的排尿量则为异常）。治疗：定期排尿、间歇性自我导尿。③尿路感染：泌尿外科专科诊治，如果对尿潴留给予最佳治疗后仍频繁发生，需排除异物、解剖畸形、尿管或肾结石。治疗：留置导管者无症状菌尿常见，只要无脓尿不需特殊治疗。对于脓尿，给予积极治疗（可加重多发性硬化症状，诱导复发）。鼓励排尿、间歇性自我导尿。乌洛托品（六亚甲基四胺）——非特异性抗菌素，最小的不良反应和耐药风险；间歇性或交替性应用呋喃妥因或 TMP-SMX，而氟喹诺酮类药物主要用于耐药菌感染。

胃肠道 便秘：治疗需除外药物不良反应，增加液体和纤维摄入；大便软化剂（乳果糖、聚乙二醇、多库酯钠）。

性功能障碍 影响 90% 的患者。**性欲缺失、性欲下降**：减少药物原因（抗抑郁药、抗癫痫药、膀胱相关治疗）、前戏、性咨询、改善疲劳。女性：润滑下降——合成润滑剂；男性：勃起功能障碍——西地那非（可能也能改善女性的润滑）。

情感症状　①**抑郁、焦虑**：抑郁是多发性硬化中最常见的共病。治疗：联合心理治疗（情绪问题部分继发于情境因素）以及抗抑郁药治疗；非镇静抗抑郁药，如氟西汀或安非他酮。②**假性延髓症状**（10%的多发性硬化患者）：右美沙芬/奎尼丁（nuedexta）20 mg/10 mg 1次/日→7天后2次/日；低剂量抗抑郁药。③**疲劳**：多发性硬化最常见的致残症状。识别及治疗病因（如抑郁、疼痛、睡眠不足、药物不良反应、共病情况）。治疗：金刚烷胺，小型随机对照研究提示有益；莫达非尼100～200 mg每日上午和中午（可以是必要时给药）；阿司匹林650 mg 2次/日，根据一项小型研究可能有效，但注意出血风险；右苯丙胺5～40 mg每日上午；利右苯丙胺30～70 mg每日上午。

认知症状　常见。**检查**：神经心理评估（测试：处理速度或工作记忆，例如同步听觉连续加法测验（Paced Auditory Serial Addition Test）、符号数字模式测验（Symbol Digit Modalities Test）；学习与记忆，例如加州语言学习测验（California Verbal Learning Test）、简易视空间记忆测验（Brief Visuospatial Memory Test）；执行功能，例如加州卡片分类测验（California Card Sorting Test）、视觉感知和空间处理测验（Visual Perception/Spatial Processing：Judgment of Line Orientation Test）；口语流利性，例如言语单词联想测验（Controlled Oral Word Association Test）。**治疗**：避免用大麻［使认知下降（*Neurology*，2008，71：164）］；治疗病因：抑郁、焦虑、疲劳、药物（镇静类或抗胆碱能药不良反应）。辅助策略，如笔记本、日历、药盒、医用手持数据采集器、助记符。DMT可能会控制疾病进展。没有证据表明多奈哌齐有效（但可能会提高言语记忆）。

癫痫发作　发病率高于普通人群。通常良性，抗癫痫药物治疗有效。

晚期后遗症（行动障碍或卧床患者）　①**骨质疏松症**：与行动障碍、类固醇激素、炎症细胞因子（可能因素）有关。管理：常规骨密度评估。标准治疗：钙或维生素D、双磷酸盐。②**褥疮**：检查骶骨、坐骨结节、大转子、脚跟。管理：经常更换体位、衬垫、改善营养状况、尽量减少类固醇、专业床护理、伤口护理专家。③**误吸**：延髓功能的言语和语言异常评估和吞咽困难评估。管理：轻度-中度→行为改善（直立进食、吞咽前屈颈、小口进食）、改变饮食（增稠液体食品）。严重→如果患者知情同意，可以使用鼻饲管。

多发性硬化特殊类型

Marburg变异型　较年轻的患者，通常在发热之后出现，进展迅速、严重，伴有轴索丢失，可导致残疾和死亡。

Balós 同心圆硬化症（又名同心轴周性脑炎） 更常见于中国或菲律宾患者。病变由脱髓鞘和正常髓鞘结构交替出现形成同心环；经常出现认知症状（头痛、失语、认知和行为异常、癫痫发作），快速进展，经常不缓解。

假瘤型多发性硬化大于 2 cm 囊性病变 MRI："煎蛋"样外观，占位效应，水肿或环状强化，T2 低信号边界（鉴别诊断：胶质瘤、转移瘤、脓肿）。

Schilder 病（弥漫性髓鞘破坏性硬化） 始于儿童期（5 ～ 14 岁），逐渐进展；来自假瘤病灶的斑块通常对称，直径 > 2 cm；导致失语、癫痫发作、认知和行为异常、失禁、力弱、头痛、视觉和言语缺陷。

儿童多发性硬化

18 岁前发病的多发性硬化。

流行病学 美国 8000 ～ 10 000 名儿童；3% ～ 5% 的多发性硬化患者 18 岁之前发病；大多数患者发病年龄为 11 岁以上，首次出现症状时的平均年龄为 15 岁。10 岁之前的男女比例为 1：1，之后在女孩增加。

危险因素 与成人相似。

临床表现 与成人相似，但更多炎症性疾病病程，另外有癫痫发作、嗜睡。**MRI**：与成人相同。

病程 95% 为复发缓解型；复发率较高，但发作后恢复较好；伤残累积较慢，但是与成人相比，重大的疾病负荷累积较早。与成人相比，儿童 MS 患者的认知障碍多于身体残疾。1/3 ～ 2/3 的儿童 MS 患者有认知缺陷。

鉴别诊断 感染性（病毒、莱姆病、西尼罗病毒）、ADEM、NMO、中枢神经系统小血管炎、内分泌疾病、血管病、炎症性疾病、遗传-代谢障碍（如线粒体病和脑白质营养不良）、营养缺乏、肿瘤（*Neurology*，2007，68：S13）。

管理 关注认知、发育、心理社会结局以及家庭应对。考虑神经心理测试，需要个性化的教育计划。**治疗**：①发作：甲泼尼龙 30 mg/（kg·d）（最大 1 g）持续 5 ～ 7 天，然后 ± 泼尼松 1 mg/（kg·d），并在约 4 周内逐渐减量。如果患者出现严重症状，或者对类固醇无反应，IVIG 2 mg/kg 分 2 ～ 5 天使用，或应考虑血浆置换。②DMT——**芬戈莫德**，FDA 于 2018 年批准用于儿童多发性硬化，PRADIGMS 试验［*NEJM*，2018，

379（11）：1017-1027］。随机对照研究中将芬戈莫德与干扰素β-1a进行比较，芬戈莫德组的年复发率为0.12，干扰素β-1a组为0.67。剂量：体重＞40 kg时每日口服0.5 mg，＜40 kg时每日口服0.25 mg。**干扰素β**：25%～50%成人剂量开始，根据耐受性上调剂量。**醋酸格拉替雷**：可以使用成人剂量。**那他珠单抗**：101名儿童患者的队列研究中年复发率从2.3±1.0降低至0.1±0.3（*BMC Neurol*，2015，15：174.）。剂量6 mg/kg静脉输注（最大每剂300 mg）。监测JC病毒。**利妥昔单抗**：在儿童多发性硬化中的数据较少（回顾性研究显示用药后病情稳定）。

第 15 章 神经系统免疫性疾病

（Denis T. K. Balaban，Giovanna S. Manzano，Marcelo Matiello）
（郑艺明 译 刘冉 审校）

表 15-1 中枢神经系统炎性疾病		
	单相	复发或进展性
特发或自身免疫性		
原发性或特发性	临床孤立综合征（CIS）、Marburg、孤立性视神经炎、急性播散性脑脊髓炎（ADEM）、横贯性脊髓炎、小脑炎、单相 MOG 抗体相关疾病	多发性硬化（RRMS、SPMS、PPMS、Balo 病）、复发性视神经炎、NMOSD、复发性 MOG 抗体相关疾病
副肿瘤性	副肿瘤综合征［边缘叶脑炎、视神经炎、横贯性脊髓炎、小脑炎、菱脑炎（rhomboencephalitis）］	
医源性	免疫检查点抑制剂诱发的中枢神经炎症或脱髓鞘疾病；疫苗接种后视神经炎、横贯性脊髓炎、ADEM	
结缔组织病	白塞病、抗磷脂抗体综合征（APLAS）	
肉芽肿性	肉芽肿性多血管炎、结节病、淋巴瘤样肉芽肿病	
血管炎	原发性中枢神经血管炎、Susac 综合征、系统性血管炎	
其他病因（脱髓鞘疾病）		
感染	进行性多灶性白质脑病（PML）、急性迟缓性脊髓炎	HIV、莱姆病、神经梅毒、麻疹→亚急性硬化性全脑炎（SSPE）、HTLV-1 相关脊髓病（热带痉挛性截瘫）
先天		肾上腺脑白质营养不良、亚历山大病、Canavan 病、Krabbe 病、异染性脑白质营养不良、肾上腺髓质神经病
中毒-代谢、放射	脑桥中央髓鞘溶解（CPM）、一氧化碳中毒、中毒性白质脑病	亚急性联合变性（维生素 B_{12}、维生素 E 或铜缺乏）、一氧化氮中毒、马-比二氏病（Marchiafava-Bignami 病）、放射诱发的坏死
血管、低氧	可逆性后部脑病综合征（PRES）、缺氧后迟发脱髓鞘	进行性皮质下缺血性脱髓鞘

视神经炎

定义 视神经炎性脱髓鞘导致急性视力下降，单眼常见。可见于任何节段；如果是后部，则称为球后。MS、NMOSD 或复发性 MOG 疾病的常见表现或前兆。副肿瘤综合征（CRMP5 抗体）的罕见表现。

流行病学 美国每 100 000 人中有 6.4 人。女＞男（2∶1），20～40 岁；类似 MS：更高纬度，西欧和美国北部，远离赤道。HLA-DR15、HLA-DQA-1B 和 HLA-DQB-1B。非高加索人种更常见的是 NMOSD。

临床表现 急性：①通常单眼症状（10% 为双侧，更常见于儿童和 AQP4＋/MOG＋）。②视力下降（90%）：发病数小时至数天，高峰 1～2 周。③色觉丧失。④视野缺陷：常见中心暗点。⑤眼眶或眶后疼痛，通常眼球运动时出现，常在视力丧失之前发生。⑥闪光幻觉（闪光、光的闪烁），30% 在眼球活动时出现。慢性：多变的视力缺损表现；Uhthoff 现象：热（淋浴、锻炼）会短暂加重视觉障碍。相关：MS、NMOSD 以及抗 MOG。

诊断检查

视力测试 20/30 至无光感，80% 的 NMOSD 患者视力低于 20/200。2 年时大多数患者有程度不一的持续视觉缺损（色觉、对比敏感度、光亮度、立体感）。

颜色测试 用 Ishihara 板，Farnsworth-Munsell 100 色调测试。彩色视觉：约 90% 患者缺失，与视力的下降不成比例。慢性："红色去饱和"，受影响的眼睛出现"冲刷感"。

手电筒测试 在单侧视神经炎患者会发生相对性传入性瞳孔障碍（relative afferent pupillary defect，rAPD）（在暗室，光线从健侧眼转向患侧眼会引起瞳孔扩大）。rAPD 会持续存在。

视野 暗点，通常为中央；如果延伸到外周，则考虑压迫性损伤。如果是与生理盲点相连的扇形缺损（水平性缺损），则考虑前部缺血性视神经病变（anterior ischemic optic neuropathy，AION）。1 年时 56% 正常，10 年时为 73%。

眼底镜检查 1/3 有视盘炎伴充血和视盘肿胀，视盘边缘模糊，静脉扩张。2/3 患者有球后神经炎，眼底镜检查正常。随后：视神经萎缩，即使视力正常；视盘萎缩、苍白，特别是颞侧，伸展超出其边缘进入视盘周围的视网膜神经纤维层（retinal nerve fiber layer，RNFL）。其他发现：静脉周围鞘或视网膜静脉周围炎（12%）、葡萄膜炎、睫状体扁平部炎。Leber 视神经炎导致亚急性或慢性双侧萎缩。

脑和眼眶 MRI，伴或不伴钆增强 最有助于确定 MS 转换风险，鉴别是否伴 NMO 或其他视神经病变。95% 出现视神经炎症（冠状位 STIR 上 T2 信号变化最明显），长节段累及与视力缺损及视觉预后相关；增强可持续 30 天。通常 NMO 相关视神经炎 MRI 钆增强显示视神经长节段、双侧、视神经后段受累，并延伸至视交叉；抗 MOG 相关的视神经炎通常表现为长节段、双侧、视神经前段受累，伴眶内视神经肿胀和神经周围钆增强（*Radiographics*，2018，38：1）。60% MS 患者的视神经增强，无临床视神经炎病史。

腰椎穿刺 常规（蛋白质、糖、细胞计数和分类、革兰氏染色和培养）；IgG 指数（20%～36%，↑）、寡克隆区带（56%～69%，阳性），预示发展为 MS 的风险更高。如果是小于 15 岁、双侧视神经受累患者，须排除其他病因，如感染。80% 急性视神经炎患者有非特异性表现（淋巴细胞数 10～100，蛋白质升高）。

荧光素血管造影术 通常正常。25% 出现染料泄漏或静脉周围袖套。

视觉诱发电位（VEP）检查 用于其他检查未明确视神经炎或显示既往无症状的视神经炎；将出现由轴突脱髓鞘引起的 N95 波幅下降和 P100 潜伏期延长。80%～90% 的患者持续 1 年，35% 的患者 2 年时正常。

光学相干断层扫描（OCT） 一旦早期肿胀消失，可检测 RNFL 变薄。更薄→视力恢复较差。有助于跟踪 MS 进展，对于急性视神经炎的诊断效能有限。NMO 中 OCT 显示的损伤比 MS 更广泛（*Neurology*，2009，72：1077）。

实验室检查 ESR、ANA、ACE、莱姆病（血清学和脑脊液）、梅毒、NMO 抗体、MOG 抗体；脑脊液检查。

视神经炎的鉴别诊断

（1）成人：> 50 岁，**前部缺血性视神经病变（AION）**（继发于糖尿病、高血压或巨细胞动脉炎）；动脉炎性或非动脉炎性。①**动脉炎性（＝巨细胞动脉炎＝颞动脉炎）**：> 50 岁，女 > 男（3.5：1）。突发视力丧失，水平性缺损（altitudinal）或全面暗点，可能是双侧。典型眼底表现：视盘苍白肿胀，伴有出血。MRI ＝ ± 视网膜增强，但视神经无增强。相关症状：头痛、下颌跛行、头皮压痛。预后：如果未经类固醇治疗，则会导致快速失明（在有症状的眼睛和另一眼睛）。②**非动脉炎性**：通常患者 > 50岁，单侧视力突然下降，无触痛，伴有水平性缺损（通常为下）暗点。眼底检查：视盘水肿。MRI正常。病程：数月后，40%改善超过3行。

（**2**）**感染**：孤立的感染性视神经病不常见，常与视网膜炎相关。视神经视网膜炎（病毒、弓形虫病以及巴尔通体）：常见于儿童，持续数小时至数天，通常为双侧，± 暗点，± 疼痛。检查：视盘炎、黄斑水肿、渗出物。± 全身症状或体征。脑膜炎、梅毒、莱姆、西尼罗病毒等。

（**3**）**遗传**：① Leber遗传性视神经病变（LHON），男性 > 女性，年龄25～40岁。线粒体基因。周围或数月内起病，单侧或双侧中央暗点或中心盲点性暗点，无痛性。眼底：视盘充血，视盘周围毛细血管扩张。MRI正常。预后：1/3改善。② Kier型常染色体显性遗传视神经萎缩。

（**4**）**肿瘤**：①视神经胶质瘤，初始症状通常与视神经炎相同；MRI表现为视神经膨胀性增强肿块，伴或不伴眼球突出和其他眼眶体征。②脑膜瘤、转移瘤、淋巴瘤。

（**5**）**压迫**：脓肿、颈动脉-眼动脉瘤、甲状腺眼病、眼眶假瘤、大脑假瘤。

（**6**）**中毒-代谢**：药物、毒素、营养成分缺乏（维生素 B_1、B_{12}、叶酸）、放射。

（**7**）**外伤性视神经病变**。

预后

视神经炎（optic neuritis，ON）的预后**取决于病因**。

（**1**）**特发性视神经炎或 MS 引起，视力恢复较好**：90%患者1年时恢复至20/40或更好视力。几周内开始恢复。经常遗留视敏度下降。如果以下情况，则视力恢复更差：①起病时视力较差；基于视神经炎治疗试验（ONTT），65%患者初始视力仅存光感或更差，恢复至20/40；② MRI上视神经长节段病变，尤其是延展至视神经管；③种族：非裔美国人的症状更重，起病时93%视力比20/200差，而白种人为39%；1年时，61%的视力优于20/40，而白种人为92%；④并发MS。

（**2**）**儿童**：20%遗留持续性视力损害。

（**3**）**复发率**：10年时复发率为35%，MS复发风险更高。如果视神经炎快速复发，头部MRI正常，则检查NMO-IgG。

（**4**）**视神经炎与 MS**［视神经炎治疗试验（ONTT）］（*Arch Ophthalmol*，1991，109：1673-1678）：基于ONTT，临床确诊MS（clinically definite MS，CDMS）的风险5年时约30%，12年时40%，15年时50%。确诊的中位时间为3年。15%～20%

的 MS 患者表现为视神经炎。50% 的 MS 患者在患病期间的某个时间点出现视神经炎。①**如果以下情况，风险↑**：女性（女性为 74%，男性为 34%）、白种人；眼底镜检查显示视网膜静脉周围鞘；MRI 伴有脱髓鞘病变（如果 2 个以上白质病变，5 年时风险为 56%）；AQP4 或 MOG 抗体阳性，或者 CSF 中的寡克隆区带（OCB）阳性。②**如果以下情况，风险↓**：AQP4 或 MOG 抗体阴性，MRI 无白质病变。

治疗

急性：在发病 8 天内静脉注射甲泼尼龙（1 g 1 次 / 日 × 3 ～ 5 天，然后 1 mg/kg 泼尼松口服 ×11 天，4 天减量）。加速视觉功能的恢复。1 年时结局相似（*Am J Ophthalmol*，2004，136：77-83）。静脉注射类固醇 2 年后转换为 MS 的风险为 7.5（*vs.* 口服泼尼松 1 mg/kg×14 天并 4 天减量的风险为 14.7 *vs.* 在安慰剂中风险为 16.7）（*Invest Ophthalmol Vis Sci*，2000，41：1017）。如果 MRI 病变负荷高，为了延迟 MS 发病应给予治疗。如果严重或双侧视力下降，则加快视力恢复的速度。不建议单独口服泼尼松。血浆置换已证明对类固醇不敏感的严重病例有效。血浆置换＋类固醇可能对 NMOSD 患者更有效。

疾病修饰治疗 如果符合 MS 诊断标准，或 AQP4 或 MOG 抗体阳性，则进行治疗。目标：延长无发作间隔，更少的发作，延缓视力残疾。

横贯性脊髓炎

定义 脊髓病继发于炎症，"横贯"表示特定部位脊髓层面的功能障碍。横贯性脊髓炎可以是部分性的（单侧或不对称）或完全性的（见下文）。感染或其他炎症性病因 ± 压迫。其他（非炎症性）脊髓病的病因：血管性、肿瘤性、压迫性、创伤性。

临床表现 ①数天内**发病**，坏死性脱髓鞘疾病（如 NMO）中偶尔数小时发病。②**触发因素**：可能是非特异性病毒性疾病或疫苗，常常没有发现触发因素。③**完全性与部分性**：完全性病变通常较长（＞3 个椎体节段），中心受累→对称，运动、感觉及括约肌功能障碍；不完全性病变则更短节段受累，周围病变→累及有限的传导束，功能通常不完全丧失。④**感觉平面**。⑤**运动功能**：取决于病变水平、病变范围。**颈髓**：四肢瘫痪、呼吸麻痹（C3 ～ C5→膈肌）；**C2 ～ T1**：上肢上运动神经元（UMN）或下运动神经元（LMN）、下肢 UMN；

T1 ～ T12：痉挛性截瘫；**L1 ～ S5**：下肢 UMN 或 LMN，肠或膀胱功能障碍（尿潴留）。⑥**脊髓休克**：有时见于超急性期（弛缓性瘫痪和反射消失）；然后，痉挛性瘫痪。⑦**疼痛**：根性背痛常见。

一般方法（*Neurol*，2008，28：105；*Spinal Cord*，2009，47：312；参见"脊柱与脊髓疾病"章节了解更多信息）。

（1）脊髓 MRI：矢状位 T1 和 T2、轴位 T2 自旋回波序列、矢状位和轴位 T1 钆增强显示脊髓病变；排除髓外肿瘤压迫，排除创伤，排除 15 岁以前对脊柱进行放射治疗的病史；排除长节段广泛的 T2 髓内病变；长束病变可能与代谢或副肿瘤综合征有关；排除血管病因，如脊髓前动脉梗死：细长的"铅笔状"脊髓前部损伤；脊髓后动脉梗死：三角形的后索损伤。硬脊膜动静脉瘘：T2 上长节段病变延伸至圆锥（脊髓表面可见弯曲血管，可能需要脊髓血管造影）；出血（动静脉畸形、海绵状血管瘤、遗传性出血性毛细血管扩张症、出血体质）。

（2）脑脊液：细胞计数、蛋白质和葡萄糖（同时送检血糖）、革兰氏染色和培养、寡克隆区带（OCB）、IgG 指数（送检血清蛋白电泳）、细胞学检查。常见表现：脑脊液炎症，可见轻度白细胞增多、蛋白质升高或 OCB 阳性；排除髓内肿瘤（注：淋巴瘤可能表现为脊髓炎，伴有 OCB，类固醇治疗有效；但在随访影像检查中持续强化）。

（3）辅助检查（参考"横贯性脊髓炎的鉴别诊断和辅助检查"表格）以支持脱髓鞘或炎性疾病的诊断：AQP4 和 MOG 抗体（血清敏感性优于脑脊液）、红细胞沉降率（ESR）、C 反应蛋白、类风湿因子、抗核抗体（ANA）、抗中性粒细胞胞质抗体（ANCA）、血管紧张素转换酶（ACE）、抗心磷脂（aCL）抗体、抗 Ro、抗 la；维生素 B_{12}、甲基丙二酸（MMA）、叶酸、铜；胸部 X 线、培养等。

如果没有特定诊断　经验性类固醇和（或）血浆置换。如果类固醇有效：考虑淋巴瘤和类固醇反应性炎性疾病；如果有复发高风险，考虑免疫抑制剂（NMOSD）和调节（MS）治疗。如果为类固醇难治性或病变扩大：考虑活检。

治疗　静脉注射甲泼尼龙 1 g 1 次 / 日，持续 3 ～ 5 天（+ 质子泵抑制剂、补钙或维生素 D、免疫抑制剂）。**急性横贯性脊髓炎伴运动障碍和（或）类固醇难治性疾病的治疗**：静脉注射类固醇激素 + 血浆置换［*J Clin Apher*，2011，26（5）：261-268］。**复发性横贯性脊髓炎或者如果 AQP4 或 MOG 抗体阳性的治疗**：慢性免疫调节治疗（选择：利妥昔单抗、吗替麦考酚酯、硫唑嘌呤）。参见 NMOSD。

预后　①复发风险：**完全性横贯性脊髓炎**→如果 AQP4-IgG 阳性，则风险增加；**不完全横贯性脊髓炎**→可能为临床孤立综合征。完善头部 MRI，如果 ≥ 2 个病变，在接下来的 20 年内，88% 的机会转变为 MS；如果正常，则风险为 19%。②**恢复**：症状发作后 2 ～ 12 周开始，可持续 2 年。

横贯性脊髓炎的鉴别诊断和辅助检查（表 15-2）

表 15-2　自身免疫性横贯性脊髓炎（TM）鉴别诊断		
临床	脊髓和脑 MRI ＋钆增强	脑脊液
多发性硬化：无症状性。常见综合征：感觉性无用手综合征（上肢的关节位置觉↓）、脊髓半切综合征	脊髓：短节段病变（＜ 2 个椎体节段），通常位于外周；脑：白质病变，急性期可增强	90% OCB 阳性；60% IgG 指数升高
视神经脊髓炎谱系疾病（NMOSD）：病变通常严重。AQP4-IgG：如果阳性，则复发风险 ＞ 50%	脊髓：中央受累、强化、坏死，伴脊髓肿胀。累及 ＞ 3 个椎体节段（长节段 TM）；脑：± 脑室旁白质异常信号	白细胞增多（嗜酸性粒细胞或多形核中性粒细胞）。＞ 80% 无 OCB，IgG 指数正常或短暂性升高，AQP4 抗体阳性（比血清敏感性低）
MOG 抗体相关 TM	广泛长节段，腰椎以及脊髓圆锥可受累	白细胞增多（以淋巴细胞为主），MOG 抗体阳性（比血清敏感性低）
急性播散性脑脊髓炎（ADEM）：单相，可以在 3 个月内进展。常伴有前驱感染。脑病。影响儿童	脊髓：病灶通常同时相，可能无强化，受累长度可变；脑：融合的大片状白质病灶，同时相	白细胞增多，OCB 和 IgG 指数可能短暂性异常
疫苗接种后：单相，3 周内疫苗接种史	脊髓：病灶不一；脑：± 病灶	白细胞增多，OCB ± IgG 指数异常（短暂性）
特发性：单相，未发现其他原因	脊髓：病灶不一；脑：无病灶	炎症性，±IgG 指数升高和 OCB

自身免疫性 寻找每个疾病的经典系统特征。MRI 示强化病变，脑脊液炎症表现。血清学"筛查"：ANA、ANCA、ESR、Rh 因子 IgM。具体测试：①干燥综合征：ANA、抗 Ro 或 La；②硬皮病：抗 U1-RNP；③神经结节病：ACE、胸部 X 线片、脑脊液 OCB 阳性。④系统性红斑狼疮：ANA、抗可提取性核抗原抗体（ENA）、抗 dsDNA、抗 Sm；⑤白塞病：血清 IgG、IgA、IgM、CRP、ESR、α_2-球蛋白；⑥混合性结缔组织病：抗 U1-RNP。

副肿瘤性 详见"神经系统肿瘤"章节。可见长节段广泛传导束特异性病变，伴或不伴强化。①小细胞肺癌：amphiphysin IgG、CRMP-5 IgG（横贯性脊髓炎和视神经炎，类似 NMO）、谷氨酸脱羧酶（GAD）抗体、阳离子通道抗体。②乳腺癌：抗浦肯野细胞 2 型抗体（PCA 2）。③卵巢癌：抗神经元核抗体（ANNA）-2。④非小细胞肺癌：神经元和肌肉乙酰胆碱受体（AChR）抗体。

感染性（表 15-3） 伴有发热、意识不清、脑膜炎、皮疹

表 15-3 横贯性脊髓炎的感染病因

	病原体	脑脊液	血清
病毒	HSV、VZV、CMV、HHV-6、EBV、HTLV、HIV、JCV、SLEV、JEV、WNV、蜱传脑炎病毒、流感病毒、麻疹、腮腺炎、风疹、柯萨奇病毒、埃可病毒、登革热、肠病毒、HAV、HBV、HCV、脊髓灰质炎病毒、腺病毒、细小病毒 B19	**PCR**：HSV-1、HSV-2、HHV-6、VZV、CMV、EBV、HTLV-1、肠病毒。莱姆病 IgM 或 IgG、病毒培养	HSV、VZV、HIV、HTLV-1、CMV、EBV、HAV、HBV、HCV、肠病毒、柯萨奇病毒 A、腺病毒、莱姆病
细菌	脓肿、支原体、莱姆病、梅毒、结核、李斯特菌、巴尔通体、Whipple	革兰氏染色、培养、抗酸杆菌涂片、结核菌培养	血培养、莱姆病、梅毒、支原体
真菌	放线菌、芽生菌、球孢子菌属、曲霉菌	印度墨汁染色、真菌培养	
寄生虫	神经囊尾蚴病、血吸虫、颚口线虫、管圆线虫病、弓形虫	弓形虫 IgM 或 IgG	寄生虫血清学、弓形虫 IgM 或 IgG

CMV，巨细胞病毒；EBV，EB 病毒；HAV，甲型肝炎病毒；HBV，乙型肝炎病毒；HCV，丙型肝炎病毒；HHV，人类疱疹病毒；HIV，人类免疫缺陷病毒；HSV，单纯疱疹病毒；HTLV，人类嗜 T 淋巴细胞病毒；JCV，John Cunningham 病毒；JEV，乙型脑炎病毒；SLEV，圣路易斯脑炎病毒；WNV，西尼罗病毒；VZV，水痘-带状疱疹病毒

（如水疱、皮损或游走性红斑）；系统性感染，免疫功能低下，淋巴结病变，复发性生殖器感染；居住在流行区。**影像学**：胸部 X 线片、胸部 CT。

视神经脊髓炎谱系疾病（NMOSD）

流行病学 估计患病率 5/10 万（美国）。女：男为 6.5∶1，复发患者中 80% 为女性。与 MS 相比，更常见于非高加索人（亚洲、非洲以及拉丁美洲）；在热带国家，在脱髓鞘疾病诊所中约占 20%。

临床表现 ①**病程**：复发（85%）或暴发性单相病程。②**横贯性脊髓炎**：长节段横贯性脊髓炎（LETM）（跨度 > 3 个脊椎节段）。脱髓鞘 + 坏死性脊髓损伤。脊髓病变更严重，且较 MS 相比更不易恢复。③**视神经炎**：更常急性、双侧起病。视力恢复比 MS 更差。与 MS 相比，NMO 的 OCT 显示更广泛的损伤，RNFL 平均值更薄，上象限和下象限严重受累。④**极后区综合征**：持续 1 ～ 4 周的顽固性恶心、呕吐和（或）呃逆，通常会自发缓解。⑤**其他**：脑部病变常见，但看起来不像 MS；脑病；发作性嗜睡、共济失调、癫痫发作、内分泌病、可逆性后部脑病综合征（PRES）。⑥**相关疾病**：成人，1/3 合并其他自身免疫性疾病（系统性红斑狼疮、重症肌无力、干燥综合征、甲状腺和其他自身免疫性疾病），副肿瘤性 NMOSD 非常罕见。儿童，42% 并发自身免疫性疾病（系统性红斑狼疮、干燥综合征、幼年类风湿关节炎、Graves 病、自身免疫性肝炎）。

诊断检查 **血清**：血清抗水通道蛋白 4（AQP4）抗体阳性，80% 敏感性，91% 特异性，用于 NMO 诊断［*Neurology*，2012，78（9）：665-671］；基于细胞的测定（cell-based assay，CBA）方法具有更高的敏感性，酶联免疫吸附试验（ELISA）特异性较低。**脑脊液**：通常白细胞增多（嗜酸性粒细胞、多形核中性粒细胞）。> 80% 患者无 OCB。IgG 指数正常或一过性增加。通常不推荐检测脑脊液的 AQP4 抗体（较低的敏感性）。**MRI± 钆增强**：**脊髓**，LETM > 3 个椎体节段；**脑**，通常是脑室周围、脑干、幕上和幕下白质、小脑、丘脑、下丘脑、导水管周围受累。

NMOSD 诊断标准 见表 15-4。

治疗 **发作**：静脉注射甲泼尼龙 1 g×3 ～ 5 天。如果尽管类固醇治疗，仍然症状严重和（或）进展，可血浆置换（隔日一次，共 5 ～ 7 次）。

复发 在诊断时启动免疫抑制治疗以预防残疾。MS 中使

表 15-4 视神经脊髓炎谱系疾病（NMOSD）诊断标准

AQP4-IgG 阳性时的 NMOSD 诊断标准：
1. 至少 1 个核心临床特征。
2. 可靠方法检测 AQP4-IgG 阳性（强烈推荐基于细胞的测定方法）。
3. 除外其他诊断。

AQP4-IgG 阴性或 AQP4-IgG 状态未知的 NMOSD 诊断标准：
1. 在一次或多次临床发作中，出现至少 2 项核心临床特征，且所出现的核心临床特征必须符合下述所有要求：
    a. 至少 1 个核心临床特征必须是视神经炎、急性脊髓炎（MRI 上应为长节段横贯性脊髓炎），或者极后区综合征；
    b. 所出现的核心临床特征应能提示病灶的空间多发性；
    c. 满足附加的 MRI 要求（视实际情况）。
2. 可靠方法检测 AQP4-IgG 阴性，或无条件检测 AQP4 抗体。
3. 除外其他可能的诊断。

核心临床特征包括：
1. 视神经炎。
2. 急性脊髓炎。
3. 极后区综合征：发作性呃逆、恶心或呕吐，无法用其他原因解释。
4. 急性脑干综合征。
5. 症状性发作性嗜睡，或急性间脑临床综合征伴 MRI 上 NMOSD 典型的间脑病灶。
6. 症状性大脑综合征伴 NMOSD 典型的大脑病灶。

附加的 MRI 要求（针对 AQP4-IgG 阴性或无法检测 AQP4-IgG 的 NMOSD 患者）：
1. 急性视神经炎：要求（a）头颅 MRI 正常或仅有非特异性白质病灶，或（b）视神经 MRI 有 T2 高信号病灶或 T1 增强病灶，视神经病灶的长度须≥视神经总长的 1/2，或者视神经病灶累及视交叉。
2. 急性脊髓炎：相关的脊髓髓内 MRI 病灶长度≥ 3 个椎体节段（LETM），或对于既往有脊髓炎病史者，存在长度≥ 3 个椎体节段的局灶性脊髓萎缩。
3. 极后区综合征：需要有相应的延髓背侧或极后区病灶。
4. 急性脑干综合征：需要有相关的室管膜周围的脑干病灶。

Neurology，2015，85（2）：177-189.

用的免疫调节疗法（B 细胞靶向清除疗法除外）无效，甚至可能加重 NMOSD 病程。根据回顾性数据，利妥昔单抗（静脉注射 1000 mg 2 次，每 2 周一次，而后每 6 个月重复一次）是一线治疗。其他选择：吗替麦考酚酯、硫唑嘌呤、托珠单抗（tocilizumab）。近期在 NMOSD 进行的阳性临床试验（2019）：Eculizumab（C5a 单抗）、Satralizumab（抗 IL6）、Inebilizumab（抗CD19）。

Eculizumab 治疗 NMOSD 伴 AQP4-IgG 阳性：每周静脉注射 900 mg，持续 4 次；随后每 2 周静脉注射 1200 mg（注意：脑膜炎奈瑟菌感染风险高，需要预先疫苗接种＋每日监测预防）。Satralizumab，在第 0、2、4 周皮下注射，然后每 4 周注射一次。Inebilizumab，300 mg 静脉注射，2 周后，再次输注 300 mg；随后的剂量（开始第一次输注后 6 个月）：每 6 个月单次静脉输注 300 mg。

预后 取决于发作的次数和严重程度。**单相**：视神经炎和横贯性脊髓炎，同时发生或相隔数天；20% 遗留永久性视力丧失，30% 至少有一条腿永久性瘫痪。**复发（85%）**：初次横贯性脊髓炎后恢复更好；如果不进行免疫抑制治疗，第一年 55% 复发，第 5 年内 90% 复发。**继发进展**：罕见。

监测治疗 NMO-IgG 抗体滴度与疾病活动度相关的证据不足。因此，目前不建议监测抗体滴度来指导治疗决策。无定期影像学检查指征。如果患者在服用足量药物治疗后出现严重复发，应调整用二线药物。

髓鞘少突胶质细胞糖蛋白（MOG）抗体相关疾病

流行病学 男女比例接近 1：1。

临床表现 抗 MOG 抗体可在具有脱髓鞘综合征的患者中检测到，不论是单相还是复发病程，包括视神经炎、横贯性脊髓炎、一些 ADEM 患者和一些 AQP4 抗体阴性的 NMOSD。更可能出现双侧、严重的视神经炎（前部视神经炎、视盘水肿）。

诊断 亚急性中枢神经系统脱髓鞘疾病，排除包括 MS 在内的其他疾病，以及发现血液或脑脊液中有抗 MOG 抗体，并具有符合脱髓鞘的 MRI 表现。

治疗 无随机对照试验，只有回顾性数据。**急性**：静脉注射甲泼尼龙 1 g/d 3～5 天；如果严重和（或）类固醇难治，血浆置换。停用类固醇后经常反弹，静脉注射类固醇后，建议使用口服类固醇缓慢减量。**复发**：使用免疫调节剂，包括利妥昔单抗、硫唑嘌呤、吗替麦考酚酯、慢性 IVIG。多发性硬化的疾病修饰治疗药物无效。

预后 如果抗 MOG 抗体在 2～3 个月的随访测试中保持阳性，则疾病复发风险增加；在随访中测试抗体阴性的患者，总体预后是良好的，因为该病通常为单相病程。复发通常发生在 1 年内。如果女性、年龄＞10 岁以及更高的抗 MOG 抗体滴度，则更容易复发。

急性播散性脑脊髓炎（ADEM）

定义 大脑和（或）脊髓急性单相多灶性脱髓鞘，白质和灰质受累。神经系统症状呈多灶性，常包括脑病，通常为感染后或疫苗接种后。没有好的生物标志物，有些病例确实与NMOSD 或 MOG 抗体相关疾病有关。

流行病学 常见于儿童和青少年（平均年龄 5～8 岁）。儿科研究估计年发病率 0.4/10 万，不同疫苗接种后发病率不同。

病理生理学 环境刺激引发的遗传易感个体的免疫失调，可能通过分子模拟机制。

病因 **免疫介导，不同于脑炎。感染后**：约 75%；病毒，如肠道病毒、EBV、CMV、HIV、HSV、VZV、HAV、流感毒、冠状病毒、柯萨奇病毒、腮腺炎、麻疹、登革热；细菌（较少），如莱姆病、衣原体、支原体、β-溶血性链球菌、立克次体、钩端螺旋体；寄生虫罕见。**疫苗接种**：约 5%，通常在 4～14 天内；必须是＜3 个月。通常是在麻疹-风疹-腮腺炎（MMR）疫苗接种后，但麻疹疫苗（1/1000）和风疹疫苗（1/5000）比 MMR 疫苗［（1～2）/100 万］的风险更大，所致疾病更严重。其他疫苗：狂犬病、HBV、流感、白百破、乙型脑炎、肺炎球菌、脊髓灰质炎。没有疫苗接种的因果关系的证据。**自发性**：罕见，通常是器官移植患者。

ADEM 诊断标准（*Neurology*，2007，68：S7-S12）

临床特征 ①中枢神经系统炎性或脱髓鞘疾病的首次临床发作。②急性或亚急性起病（50%～75% 的儿童在 4 周前出现过发热性疾病；症状出现在感染后或接种疫苗后 1～3 周，在4～7 天达最严重程度）。③多灶性：影响中枢神经系统多个区域。④多种症状，如头痛、恶心、呕吐、脑膜炎、脑神经病变（包括视神经炎）、锥体束（长束）征、急性偏瘫、小脑共济失调、横贯性脊髓炎、癫痫发作（约 1/3）。不太常见症状：失语症、运动障碍、感觉缺陷。⑤必须包括脑病：急性行为改变（如意识模糊或易怒）和（或）意识改变（范围：嗜睡到昏迷）。⑥随后通过临床或影像学检查发现有改善（但可能有残余缺损）。⑦没有更好的解释（排除其他病因）——检查 MOG和 AQP4 抗体。⑧"复发"（新的或波动的症状、体征或 MRI发现）若在 3 个月内发生，ADEM 发作被认为是同一急性事件的一部分；在初始发作后的类固醇减量期或完成减量的 4 周内。

MRI FLAIR 和 T2 上的病变特征 ①大的（＞1～2 cm）多发病灶，高信号，幕上或幕下白质的双侧、不对称性病变。②少见情况下：单个大病变（可能在超急性期 ADEM 变异型中看到出血性脱髓鞘病变，参见下文）。③灰质，尤其是基底节和丘脑，可能受累。④脊髓 MRI 可能表现为融合的髓内病变，不同程度强化。⑤无既往白质病变的影像学证据（大多数 ADEM 病灶部分至完全缓解，与 MS 损伤相反）。

诊断检查 **腰椎穿刺**：除外病毒和细菌性脑膜炎或脑炎。送检脑脊液革兰氏染色和细菌培养、EBV、HSV、CMV、VZV、支原体、风疹及其他相关感染，寡克隆区带（OCB，非特异性）。CSF 可能正常，也可能出现淋巴细胞增多（如果 WBC ＞ 50，非 MS）和（或）蛋白质增加；±OCB。**血清**：全血细胞计数（2/3 白细胞增多，经常是淋巴细胞性的）；±ESR 和 CRP 升高，抗 AQP4 和抗 MOG 抗体。**微生物学**：根据定义，检查呈阴性。获取血液、脑脊液进行细菌和病毒培养，鼻咽和粪便进行病毒培养。检查 HSV、VZV、CMV、EBV、支原体以及风疹。**脑电图**：背景慢波活动，符合脑病特点。**MRI T2、FLAIR 病变和钆增强**，见上文。在 6 个月内复查影像学以随访是否缓解，并除外多相性 ADEM 以及假瘤型多发性硬化（成人和儿童）。

鉴别诊断 ①**感染性**：病毒性或细菌性脑膜炎或脑炎。②**炎症性脱髓鞘疾病**：多发性硬化（ADEM 诊断需要有脑病表现，而多发性硬化中脑病非典型表现。脑脊液 WBC 数＞ 50/mm³ 有时见于 ADEM，但在多发性硬化中非典型表现。MRI 显示多发性硬化的陈旧病变）；NMOSD、抗 MOG 相关疾病，及其他。③**中枢神经系统血管炎**：MRI：多灶 T2 高信号，DWI ＝急性梗死；临床：多灶性神经功能损伤、头痛、局灶性癫痫发作以及行为改变；脑血管造影：血管串珠样改变和管腔内狭窄。诊断可能需要脑活检。④**恶性肿瘤**：中枢神经系统淋巴瘤或胶质瘤；脑脊液细胞学检查，异型细胞；诊断可能需要脑活检。⑤**线粒体病**并发感染，MRI 典型表现为基底节或顶枕区对称性 T2 高信号，血清和脑脊液乳酸水平升高。

ADEM 变异型 **急性出血性白质脑炎**，超急性变异型，更快速进展且更严重。大多数情况发生在上呼吸道感染之后。包括急性出血性白质脑炎（AHL）、急性出血性脑脊髓炎（AHEM）、急性坏死出血性白质脑炎（ANHLE）（Weston-Hurst 综合征或 Hurst 病）。

治疗 至今没有对照试验。①**抗生素**：考虑经验性抗病毒和抗细菌治疗，直到排除感染性病因。②**类固醇**：主要是静脉甲泼尼龙脉冲治疗（如 1 g 1 次 / 日，持续 3 ～ 5 天），然后 3 ～ 6 周口服泼尼松逐渐减量。③**类固醇替代治疗**：如果类固醇失效、暴发性病程（如出血病例）或类固醇禁忌，则血浆置换、IVIG（70% 完全恢复）；米托蒽醌和环磷酰胺也被尝试过。④**儿童**：如果对类固醇或 IVIG 没有反应，考虑联合用药。类固醇可能对认知受损、意识下降更好，而 IVIG 更适合于感觉和运动障碍。

预后 总体良好：50% ～ 75% 完全康复，70% ～ 90% 遗留轻度残疾。死亡率 5%。MRI 可以显示完全恢复（37% ～ 75% 的病例完全恢复，其余部分恢复）。平均恢复时间 1 ～ 6 个月。运动障碍：8% ～ 30% 残余运动障碍（范围从笨拙至共济失调和偏瘫）。神经认知缺陷（注意力、短时记忆、情感、行为、言语处理速度）：比 MS 的严重程度低，通常同正常有 1 个标准差。不良预后因素：成人（儿童更有利）、对类固醇无反应、异常严重的神经系统症状、突然发作、缺乏发热（保护性，或推动较早的诊断和治疗）。

小脑炎（又称急性炎症性小脑共济失调）

小脑白质的炎症过程。小脑共济失调急性或亚急性发作，发生在感染之后，多是病毒感染（胃肠道或呼吸道：VZV、EBV）。常见于儿童（1 ～ 6 岁）或年轻人，有时是老年人。

病因 ①**病毒性**：儿童→ VZV（发生在 0.05% ～ 0.1% 的儿童）、麻疹、腮腺炎、EBV、甲型肝炎、细小病毒 B_{19}、风疹；成人→ EBV、流感病毒、副流感病毒、肠道病毒（脊髓灰质炎病毒、柯萨奇病毒、埃可病毒）、HSV、VZV、CMV、腺病毒、HIV。②**细菌**：百日咳、Q 热（*C.burnetii*）、莱姆病、支原体、军团菌、伤寒沙门氏菌。③**寄生虫**：立克次体、疟疾（恶性疟原虫）。④**疫苗接种后**：白百破、MMR、VZV、流感、HBV。

临床表现 小脑症状：急性或间歇性共济失调（55% 肢体、42% 躯干或步态），感染后 1 ～ 4 周发病，数小时至数天进展。构音障碍（45%）。眼球运动障碍（75%）：平滑视跟踪、眼扫视和前庭−眼反射（VOR）抑制受损，眼震等。小脑外症状：脑神经病变、单侧或双侧感觉障碍、反射亢进、病理征阳性、肌张力升高、恶心或眩晕、癫痫发作、嗜睡。

鉴别诊断 ①**感染性**：李斯特菌、结核病。②**脱髓鞘**：MS、ADEM。③**炎症性**：结节病、AIDP（或 Miller Fisher 变异型）。④**肿瘤**：小脑或颅后窝肿瘤（原发性或继发性）、神经母细胞瘤、副肿瘤性小脑变性、淋巴瘤。⑤**药物**：铊、铅、巴比妥酸盐、苯妥英钠、哌嗪、酒精、溶剂、抗肿瘤药物。⑥**结构性**：脑积水、枕大孔压迫。

诊断检查 ①**脑脊液**：常规检查［脑脊液细胞增多（WBC高达 250/μl），淋巴细胞 60% ～ 99%；蛋白质升高，葡萄糖正常或降低；IgG/ 白蛋白比值：正常（40%）；OCB 通常阴性］；病毒培养和 PCR：VZV、EBV、HSV、CMV、HIV。血清学，急性期和恢复期；血涂片（疟疾）。②**EEG 或 VEP**，取决于临床表现。③**CT 或 MRI**：炎症（T2 高信号、强化）、水肿或肿胀（10% ～ 15%）、梗阻性脑积水。

治疗 ①**皮质类固醇**：有争议，因为疾病有自限性。如果症状严重，静脉注射甲泼尼龙 1 g/d×5 天，然后口服减量。②**治疗潜在感染**：VZV/HSV，阿昔洛韦 10 mg/kg 静脉注射，每8 h 一次 ×10 ～ 14 天，早期给药能缩短持续时间和降低严重程度；莱姆病，头孢曲松 2 g 静脉输注 2 次 / 日 ×2 周；Q 热（*C.burnetii*），米诺环素 4 mg/（kg·d）。

预后 大部分患者在 1 ～ 30 周内完全康复。10% ～ 40%的患者出现轻度至中度小脑功能障碍。急性期提示预后不良的症状：打哈欠、呃逆、年龄 > 40 岁。有长期后遗症的患者通常出现中度至重度小脑萎缩。

Susac 综合征

主要影响脑和视网膜的罕见微血管病。临床表现为三联征：脑病、视网膜动脉分支闭塞（branch retinal artery occlusions，BRAO）和感音神经性听力损失。

流行病学 女性与男性的比例 3 : 1，无种族或人种偏好。

病理生理学 小血管的微梗死和淋巴细胞浸润提示免疫介导过程，已发现抗内皮细胞抗体。

临床特征 **单相型**的特征性表现为头痛、神经精神症状、长束征、癫痫发作伴有明显的脑病。**复发型**具有双侧 BRAO 和急性听力损失，症状发作时伴有耳鸣，有轻微脑病或无脑病。伴有 BRAO 复发的患者具有进展性管状视野。

诊断 **视网膜荧光素血管造影**显示动脉中段闭塞。**脑 MRI**显示多个小的白质病变，累及脑室旁和皮质下，以及累及胼胝体中央纤维的线性病灶。胼胝体受累范围 79% ～ 100%。**脑脊液**通常是非特异性的，蛋白质不同程度升高（正常至 200 mg/dl），轻度白细胞增多，罕见寡克隆区带。

治疗 基于专家意见和案例报告：静脉和口服类固醇、

IVIG、硫唑嘌呤、环磷酰胺、吗替麦考酚酯、利妥昔单抗和血浆置换。治疗反应不同，应根据初始病情的严重程度进行个体化用药。此外，患者应开始抗血小板聚集治疗（阿司匹林是一线药物）。

马-比二氏病（Marchiafava–bignami 病）

以胼胝体脱髓鞘和坏死为特征的罕见进行性疾病，继发萎缩→昏睡、昏迷、癫痫发作和失用症。通常影响男性，> 45 岁，伴有酗酒和营养不良史。

临床特征 **①亚型**：2 种亚型，取决于胼胝体受累范围（*J Neurol*，2004，251：1050）。A 型：整个胼胝体，昏睡、昏迷、锥体束症状为主，预后不良。B 型：部分或局灶性胼胝体受累，精神状态正常或轻度受损，预后较好。**②症状和体征**：脑病（嗜睡、昏睡、昏迷）、癫痫发作（常见），非优势手的失用提示半球间失联，观念运动性失用症，痴呆（急性、亚急性或慢性发作，可能出现失语症），痉挛和步态障碍。**③相关**：慢性乙醇中毒→Wernicke-Korsakoff 综合征（非共轭性眼球运动、意识混乱），震颤性谵妄、酒精性神经病、躯干共济失调。

诊断检查 **脑部 MRI**：T2 高信号和 T1 低信号变化，主要在胼胝体的中央层，不包括背侧和腹侧层（三明治征）。

治疗 尚无已验证的治疗。控制癫痫发作和昏迷。补充硫胺素、叶酸、维生素 B_{12} 可能有帮助。尝试静脉注射皮质类固醇（甲泼尼龙 250 mg 每 6 h 一次）或金刚烷胺（100 mg 口服 2 次 / 日）理论上是可行的 [例如一些重叠炎性脑淀粉样血管病（CAA）的病例报告]。

预后 总体上，高死亡率和残疾率（至少 200/250 报告病例死亡，30 例痴呆或卧床）（*Eur J Neurol*，2001，8：269）。不同亚型不同（*J Neurol*，2004，251：1050）：A 型，长期残疾率 86%，死亡率 21%；B 型，长期残疾率 19%，死亡率 0%。MRI 和 CT 显示恢复的患者其病灶缓解。

中枢神经系统血管炎

原发性中枢神经系统血管炎（PACNS）

定义 中枢神经系统血管炎症和坏死→与中枢神经系统损伤相关的神经系统症状和体征。狭窄或闭塞→缺血、梗死和（或）动脉瘤、透明变性、坏死→出血。无明确诊断标准。**病**

理：坏死性或淋巴细胞浸润性血管炎，伴或不伴 CNS 血管肉芽肿性炎症（软脑膜或皮质动脉和小动脉＞中型动脉＞静脉和小静脉＞＞颅内大动脉）。**病因**：特发性。

流行病学 男＝女，通常 30～50 岁。**鉴别诊断**：可逆性脑血管收缩综合征（RCVS）、感染、血管内淋巴瘤、继发性 CNS 血管炎（结缔组织病、恶性肿瘤、其他系统性血管炎、药物）。

临床表现（*Ann Neurol*，2007，62：442） 头痛＋脑病＋卒中。亚急性（症状在数周至数月内发展）。**症状与体征**：头痛（63%）、脑病（50%）、局灶性神经功能缺损或卒中（40%）、癫痫发作（16%）、颅内出血（8%）、脊髓病。

检查（表 15-5） 全血细胞计数和分类，尿素氮、血肌酐和尿酸，肝功能；红细胞沉降率可能正常。如果疑似系统性受累和（或）有周围神经病变的证据，考虑肌电图检查、神经和（或）肌肉活检发现亚临床病变。

血管病与血管炎

血管炎＝炎症导致血管壁破坏。**血管病**＝血管的非免疫损伤。鉴别很重要，因为治疗非常不同！

影像学相似（*Curr Opin Rheumatol*，2008，20：29；*Ann Intern Med*，2007，146：34；*Lancet*，2012，380：767-777）。

可逆性脑血管收缩综合征（RCVS）：最重要的鉴别诊断（表 15-6）。表现为严重的、急性"霹雳样"头痛，有时复发性头痛伴（多灶或）局灶性缺损（21%）。

动脉粥样硬化：颅内血管病变。评估动脉粥样硬化性疾病的危险因素（高血压、糖尿病、吸烟等）。

血管内淋巴瘤：小血管闭塞。活检病理上 B 细胞和 T 细胞的免疫组织化学染色有助于区分。活检病理上存在血管炎性变化并不排除诊断。

还应考虑其他血管病：纤维肌发育不良（FMD），放射治疗后，CADASIL，遗传性内皮病变伴视网膜病、肾病和卒中（HERNS）。

继发性中枢神经系统血管炎

定义 系统性血管炎伴中枢神经系统受累或血管外原因导致中枢神经系统血管炎（如脑膜炎继发血管受累）。这组异质性疾病包括感染、系统性血管炎、结缔组织疾病等。通常，系统性血管炎累及周围神经（多灶性单神经病变）＞中枢神经系统。**病因**：见表 15-7。

风湿性血管炎（表 15-8）

表 15-5　微创检查	
血清学	排除潜在疾病。ANA、RF、抗 -Ro/La、抗 -Sm、抗 -RNP、抗 -dsDNA、APLS 抗体、ANCA、C3 和 C4、冷球蛋白、血清蛋白电泳或尿蛋白电泳、IgG 定量、ACE、感染性血清学检查（至少查 HIV、TP-EIA、乙型和丙型肝炎）。
腰椎穿刺	80% ～ 90% 异常。压力正常或升高，蛋白质↑、白细胞（淋巴细胞）↑，IgG↑，±OCB，微生物阴性。另外送检 VZV IgM 和 IgG、CMV PCR（如果免疫抑制状态）和 VDRL（如果血清 TP-EIA 阳性）以及其他相关检查。
MRI	最敏感的检查（> 90% 异常）。多灶性、双侧 T2 和 DWI 信号异常 ± 增强，累及灰质和白质。脑梗死 >>脑出血。罕见肿瘤样占位（约 4%）。
MRI 和腰椎穿刺联合阴性具有高的阴性预测值。	
有创检查	
常规脑血管造影	怀疑＋一致的脑脊液或 MRI 检查→考虑常规血管造影。**非特异性模式：**串珠状、动脉瘤、圆周或偏心型不规则狭窄、多发闭塞。敏感性 40% ～ 90%，特异性 30%（CTA 和 MRA 没有常规血管造影敏感）。病理确诊但血管造影正常（血管异常可发生在小于血管造影分辨率的动脉中）。
脑活检	**金标准。**临床怀疑＋之前检查不确定或者为了在治疗之前确诊。如果可能，受累区域软脑膜＋皮质取材（如果影像学阴性时，非优势半球的随机采样）。节段性炎症 = 25% 假阴性率（对比尸检）（*J Neurol*, 2001, 248: 451）。靶向活检诊断率 78%（*Am J Surg Pathol*, 2009, 33: 35-43）。 组织病理学：肉芽肿（最常见，与 β - 淀粉样蛋白沉积相关）、淋巴细胞性或坏死性模式（最不常见，伴脑出血）。

ANA，抗核抗体；ANCA，抗中性粒细胞胞质抗体；APLS，抗磷脂综合征；TP-EIA，梅毒螺旋体酶免疫测定；RF，类风湿因子；VDRL，性病研究实验室检查

大血管血管炎

PACNS 如上所述，还包括 Takayasu 动脉炎、巨细胞动脉炎。累及主动脉、脑血管（椎动脉、颞动脉、颈动脉）。**鉴别诊断：**纤维肌发育不良（FMD）、主动脉缩窄、放射性纤维化、神经纤维瘤病（NF）。

表 15-6　PACNS 和 RCVS 的鉴别		
	原发性中枢神经系统 血管炎（PACNS）	可逆性脑血管收缩 综合征（RCVS）
人口学特征	1∶1	2∶1（女/男）
起病	亚急性	急性（通常严重的霹雳 样头痛）
临床背景	无明确背景	明确背景（例如药物暴 露、产后）
可逆性	数月以上	数天至数周
脑脊液	异常（白细胞增多、蛋白 质升高）	正常至几近正常
MRI	90% 以上患者异常	70% 正常，但可出现局 灶性蛛网膜下腔出血， 少见缺血或出血性卒中
血管造影	可能正常、弥漫性异常， 与 RCVS 区别困难	总是异常，6～12周内 可逆
治疗	类固醇 ± 环磷酰胺	支持治疗 ± 尼莫地平

表 15-7　继发性血管炎的病因	
系统性血管炎	
白塞病	各种大小动脉和静脉的血管炎；口腔溃疡，眼 部疾病；中枢神经系统受累 10%～20%。
结节性多动脉炎	全身症状和神经病变；周围神经系统＞＞中枢 神经系统。
ANCA 阳性血 管炎	周围神经系统＞＞中枢神经系统。肉芽肿性多 血管炎：肺、肾脏病。嗜酸性肉芽肿性多血管 炎：过敏、哮喘。
巨细胞动脉炎	眼动脉，以及颈内动脉和椎动脉。
Takayasu 动脉炎	颈动脉狭窄。
冷球蛋白血症	通过血管炎或高黏滞综合征导致中枢神经系统 功能障碍。
感染	
苍白密螺旋体	神经梅毒的脑膜血管型：小动脉的炎症和纤维 化。基底动脉和大脑中动脉的远端区域常受累。 大多数梗死发生在豆纹区。血清 FTA-abs 或 TP- EIA 和脑脊液 VRDL 阳性，脑脊液蛋白质↑、 白细胞↑，通常 IgG↑，±OCB。
结核	大脑基底以及脑桥前池蛛网膜下腔内胶质渗出 物。脑膜炎→局部血管炎症。

表 15-7　继发性血管炎的病因（续表）	
水痘-带状疱疹病毒（VZV）或巨细胞病毒（CMV）	免疫力正常：大血管；三叉神经带状疱疹→对侧神经功能缺损。免疫抑制状态：小血管；头痛、精神状态↓、局灶性脑神经功能缺损。检测脑脊液中的 VZV-IgG 以诊断（VZV DNA 常为阴性）。对于 CMV，检测脑脊液中的 CMV PCR 以诊断。
乙肝或丙肝病毒	结节性多动脉炎和冷球蛋白血症。
HIV	血管病 ± 血管炎。中枢神经系统血管病继发于中枢神经系统的 HIV 或机会性感染或淋巴增生性疾病。
其他罕见病原体	极罕见：真菌（曲霉菌病、毛霉菌病、球孢子菌病、念珠菌病）；巴尔通体、立克次体。
钩端螺旋体病	肝炎和无菌性脑膜炎→炎症血管引起蛛网膜下腔出血和脑实质出血。
寄生虫	血吸虫病、脑疟疾、蛛网膜下腔囊尾蚴病。
结缔组织疾病	
系统性红斑狼疮	典型的小血管病变伴微梗死。
干燥综合征	眼干、口干，淋巴外分泌浸润；周围神经系统＞＞中枢神经系统受累。
类风湿关节炎	血管炎和硬脑（脊）膜炎；周围神经系统＞＞中枢神经系统受累。
硬皮病	肌病、三叉神经病变。
混合性结缔组织病	抗 U1-RNP 阳性。
其他	
恶性肿瘤	霍奇金淋巴瘤和非霍奇金淋巴瘤、毛细胞白血病、肿瘤性血管内皮瘤病、癌前淋巴瘤样肉芽肿病。
副肿瘤	周围神经系统；伴小细胞肺癌和淋巴瘤 ± 抗 Hu 抗体。
药物	更可能导致 RCVS，而不是真正的血管炎。可卡因、苯丙胺、苯丙醇胺、高效大麻素（K-2，"香料"）、阿片类药物。可引起继发性超敏反应，如 Stevens-Johnson 综合征（SJS）和白细胞增生性血管炎（罕见周围神经系统＞＞中枢神经系统受累）。
Cogan 综合征	视力下降（间质性角膜炎）和耳蜗前庭功能障碍伴系统性血管炎。
Susac 综合征	视网膜病、视网膜动脉分支闭塞（BRAO）、听力下降、脑病；血管病→微梗死。
炎症	抗磷脂抗体综合征、神经结节病、炎症性肠病、移植物抗宿主病。

FTA-abs，荧光密螺旋体抗体；TP-EIA，梅毒螺旋体酶免疫测定

表 15-8　根据血管类型及大小的胶原血管病						
	静脉	微静脉	毛细血管	微动脉	小动脉	大动脉
冷球蛋白血症		√	√			
PAN				√	√	
EGPA		√	√	√		
GPA		√	√	√		
SS	√	√	√		√	√
RA		√	√	√		
SLE		√	√	√	√	√
MPA		√	√	√		

EGPA，嗜酸性肉芽肿性多血管炎；GPA，肉芽肿性多血管炎；MPA，显微镜下多血管炎；PAN，结节性多动脉炎；RA，类风湿关节炎；SLE，系统性红斑狼疮；SS，干燥综合征

1. 原发性中枢神经系统血管炎（PACNS） 见上文。

2. Takayasu 动脉炎（又名无脉症） **病理学**：主动脉肉芽肿性炎症，主要分支中的上升部分受累＞下降部分。**病因**：特发性。**流行病学**：育龄期女性，女：男＝ 8：1；亚洲的发病率高。

临床表现：

- 系统性表现：脉搏或血压左右不等、桡动脉搏动缺失、淤伤、高血压、肺动脉高压、心肌梗死、心力衰竭、主动脉瓣反流、脑血管意外。
- 症状：全身症状、头痛、心绞痛、眩晕；三相模式［模糊症状（类似"病毒前驱症状"）→血管疼痛（如颈动脉疼痛）和压痛→动脉狭窄或闭塞］。
- 神经系统表现特征：视网膜病变、颈动脉疼痛、颈动脉狭窄→淤伤、椎基底动脉供血不足、微动脉瘤、卒中、短暂性脑缺血发作、癫痫发作、脑出血。
- 检查：淤伤、局灶性神经功能缺损、高血压、脑病、一过性黑矇、视网膜缺血、微动脉瘤、继发于高血压的蛛网膜下腔出血、感音神经性听力丧失、Cogan 综合征［间质性角膜炎（血管长入角膜）＋前庭听觉症状］。

诊断：

- 血清学：ESR、CRP、血小板↑、贫血。
- 影像学：金标准＝血管造影术，阳性发现：长节段狭窄、闭塞、动脉瘤。MRA ＋钆增强→管壁增厚、狭窄、血

栓。PET 显示炎症血管壁异常代谢。

- 活检：如同 GCA 一样出现炎细胞浸润，但是在中膜外层、血管滋养管、外膜中。

  治疗：①泼尼松 1 mg/（kg·d），每天最高达 60 ~ 80 mg，如果疗效不佳，加用硫唑嘌呤、甲氨蝶呤或环磷酰胺。如果是难治性的，考虑 TNF-α 或托珠单抗（tocilizumab）；②控制血压；③脑血管意外的预防或治疗，如抗血小板、肝素和华法林；④严重胸主动脉狭窄旁路移植。

3. 巨细胞动脉炎（GCA）　**病理学**：颞、颅动脉的肉芽肿性炎症。**病因**：特发性。**流行病学**：> 50 岁，平均约 70 岁，随年龄增加而风险升高；成人最常见的血管炎，女 > 男（2∶1）；与其他组相比，北欧裔发病率较高。

　临床表现（*JAMA*，2002，287∶92）：

- 症状：新发头痛、颞部疼痛或头皮压痛（敏感性 52%）、失明、下颌跛行、面部或舌疼痛、关节痛、体重下降、抑郁、疲劳、全身乏力。
- 体征：雷诺现象、贫血、不明原因发热（1/3 GCA 表现）、寒战、出汗、舌坏死；对称性肩部或髋部疼痛和僵硬，上午加重（40% 患者伴有风湿性多肌痛）。
- 神经系统表现特征：突发失明（通常由于睫状后动脉坏死），无眼部疼痛，但伴有颞部头痛、一过性黑矇 ± 视物模糊（预警），视神经炎、视神经萎缩、复视、卒中或癫痫发作（罕见，因为颅内血管没有内弹性膜）。
- 检查：结节性、增大的非搏动性颞动脉（50%），锁骨下淤伤、头皮压痛、失明（15%）、相对性传入性瞳孔障碍（rAPD）、视网膜中央动脉闭塞（central retinal artery occlusion，CRAO）。

　诊断：

- 实验室：ESR > 50 mm/h（敏感性 83%；如果使用泼尼松，则可在正常范围），贫血、血小板↑、肝功能异常、CRP↑。
- 影像学：多普勒超声引导活检（变窄）；即使临床上无症状，15% 的颅外 GCA 在 PET 显示主动脉炎症表现；如果活检阴性，血管造影记录颅外 GCA。
- 活检：金标准 = 颞动脉活检（单侧敏感性 85%，双侧 95%）；即使在启动泼尼松治疗 1 ~ 2 周后仍有阳性结果，阳性发现：巨细胞、内膜增生、血栓形成。如果后头部疼痛，枕浅动脉活检。无颞动脉炎症的风湿性多肌痛患者不需要活检。

治疗：泼尼松 1 mg/（kg·d），每天最多 60 mg（开始治疗后失明风险为 1%）。如果有视觉症状，静脉甲泼尼龙→口服泼尼松。治疗开始后 24～72 h 内症状改善，根据症状以及 ESR 正常化而逐渐减量。如果类固醇不耐受或不完全有效，可以使用托珠单抗或甲氨蝶呤。

并发症：缺血性视神经病变致失明（15%）、卒中，以及与长期类固醇治疗有关的并发症；胸主动脉瘤、主动脉夹层（迟发）。

中等血管血管炎

影响颅内血管、器官内血管。**鉴别诊断**：血栓栓塞、血管病变（如 Ehlers-Danlos 综合征、纤维肌发育不良、节段性溶解性动脉病）。

结节性多动脉炎（PAN） **病理学**：局灶性节段性坏死性炎症，中或小动脉＞＞微动脉、微静脉；纤维素样坏死，伴有弹性纤维膜破坏。可见多形核中性粒细胞、淋巴细胞、嗜酸性粒细胞浸润。**病因**：特发性。**流行病学**：男性＞女性，40～60岁；目前更罕见，可能与乙肝疫苗接种增加有关。

临床表现：

- 症状：关节痛、肌痛、皮疹、腹痛、充血性心力衰竭、睾丸炎。
- 体征：高血压、睾丸压痛、可触及的紫癜、网状青斑、肢端坏死、肾功能障碍。
- 神经系统表现特征：神经病变的患病率很高；疾病特征性表现（30%）、疼痛性多灶性单神经病（50%～70%）、力弱、感觉异常、癫痫发作、卒中、失明。
- 相关疾病或因素：乙型肝炎、丙型肝炎、CMV、HTLV-1、细小病毒 B19、EBV、SLE、类风湿关节炎、糖尿病、Cogan 综合征（间质性角膜炎＋前庭听觉症状）、别嘌呤醇、磺胺、毛细胞白血病。
- 检查：力弱、感觉障碍、视网膜出血。

诊断

- 血清学：活动性疾病中 C3、C4 下降；乙型肝炎 HBsAg 阳性（10%～50%），HBeAg、HBV DNA 阳性，±丙型肝炎阳性；ESR、CRP 及血小板升高；贫血、低白蛋白；ANCA 阴性。
- 肌电图与神经传导检查（EMG/NCS）：多灶性轴索损害，不对称，全身性多发性神经病。
- 影像学：内脏血管造影（如果不能活检）；阳性发现：微动脉瘤、血管闭塞、狭窄。

- 活检：金标准＝肌肉活检，如果 EMG/NCS 异常→腓肠神经活检（坏死性动脉炎、神经外膜炎细胞浸润、多灶性轴索损失），或者肝、皮肤、睾丸或其他症状性组织活检；肾活检对 PAN 无特异性。

治疗：如果乙型肝炎（-）→高剂量类固醇，如果严重，静脉注射甲泼尼龙 1 g/d×3 天，然后泼尼松 1～2 mg/（kg·d）；如果类固醇激素不能逐渐减量，加用细胞毒性药物，如环磷酰胺。**如果乙型肝炎（＋）**→泼尼松（30 mg/d，快速减量）＋血浆置换（在 3 周内 9～12 次）＋恩替卡韦、INF-α_{2b} 或拉米夫定；治疗成功＝HBeAg 阳转阴。

小血管血管炎

影响实质内动脉。包括肉芽肿性多血管炎、嗜酸性肉芽肿性多血管炎、显微镜下多血管炎、过敏性紫癜、冷球蛋白血症性血管炎、白细胞增生性血管炎。**鉴别诊断**：感染性心内膜炎、真菌性动脉瘤、胆固醇栓塞、抗磷脂抗体综合征、败血症（淋球菌、脑膜炎球菌）、出血、可卡因、苯丙胺、HIV、丙型肝炎。

1. **肉芽肿性多血管炎（granulomatosis with polyangiitis，GPA）** **病理学**：中小血管坏死性血管炎（毛细血管、小静脉、微动脉、小动脉），通常实质肉芽肿。**病因**：特发性。**流行病学**：男＝女，更常见于白种人，平均年龄约 40 岁。

临床表现：
- 症状：鼻窦炎、鼻出血、溃疡、成人新发耳部感染、慢性咳嗽、全身症状。
- 体征：慢性鼻窦炎、上或下呼吸道肉芽肿性炎症、坏死、肾衰竭和肾小球肾炎、高血压、声门下狭窄、喘鸣以及呼吸窘迫。
- 神经系统表现特征：眼部表现（50%）；周围神经系统（10%～25%）＞中枢神经系统（8%）受累；多灶性单神经病，眼眶后假瘤（15%）→巩膜炎、巩膜外层炎、葡萄膜炎、视神经炎、结膜炎、视网膜动脉血栓形成、癫痫发作、脑血管意外。肥厚性硬脑膜炎可引起压迫性脑神经麻痹、脊髓神经根病。
- 检查：周围神经病变、眼球突出、视力下降、非共轭凝视、脑神经麻痹。

诊断：
- 美国风湿病学会（ACR）标准（需要 2/4）：①鼻或口腔溃疡、鼻出血、脓性分泌物；②胸部 X 线片上异常结节、浸润、空洞；③镜下血尿、红细胞管型；④血管壁内或血管周围、血管外间隙的肉芽肿。

- 脑脊液：淋巴细胞增多、蛋白质↑、IgG↑。
- 血清学：c-ANCA 阳性（抗蛋白酶 3）；敏感性 90%（在限制性疾病中 40%），特异性 98%；ESR、CRP 及血小板↑；贫血，白蛋白↓。
- 影像学：MRI 检查眼眶后浸润，弥漫性白质病变推测是由于血管炎；脑炎→不规则强化区域伴水肿。
- EMG/NCS：急性 ± 慢性失神经支配，神经传导速度↓、波幅↓；肌病；通常神经不对称受累。
- 活检：金标准＝肺、鼻窦，如果肾活检则不明确（很少或无 Ig、免疫复合物、补体沉积）；腓肠神经及邻近肌肉活检→血管炎＋小动脉非干酪样肉芽肿，局灶性脱髓鞘。肌肉中血管丰富，神经中血管稀疏。

治疗：环磷酰胺 2 mg/（kg·d）＋泼尼松 1 mg/（kg·d）；如果有效，类固醇逐步减量；使用甲氨蝶呤或硫唑嘌呤维持缓解；其他急性期治疗：利妥昔单抗＋类固醇替代环磷酰胺（*NEJM*，2010，363：3）。如未治疗，生存期小于 1 年。

2. 嗜酸性肉芽肿性多血管炎（eosinophilic granulomatosis with polyangiitis，EGPA） **病理学**：嗜酸性坏死性血管外肉芽肿，小到中型血管坏死性血管炎（同 GPA）＋外周嗜酸性粒细胞↑。**病因**：未知，一些病例与使用白三烯受体拮抗剂有关。**流行病学**：中年，男女发病率一样。

临床表现：

- 症状：新发或新进展的哮喘（＞95%）、过敏性鼻炎（70%）、鼻息肉。
- 体征：分三期进展：①前驱期→过敏性鼻炎、哮喘、鼻息肉病。②嗜酸性粒细胞增多症→如 Löffler 综合征（短暂性肺浸润，嗜酸性粒细胞↑）、慢性嗜酸性肺炎或胃肠炎。③系统性血管炎：鼻窦疾病、紫癜、结节、嗜酸性粒细胞增多症、哮喘、特应性、高血压、充血性心力衰竭、心肌梗死、± 肾衰竭；肺结节、浸润、出血、腹痛、血性腹泻。
- 神经系统表现特征：周围神经病（65%）、多灶性单神经病（约 75%）、肌肉血管炎、全葡萄膜炎、角膜炎、脑血管炎、视神经炎、脑神经炎。
- 检查：感觉异常、力弱、萎缩、不对称感觉运动性多发性神经病（腿＞臂）、精神状态改变、认知改变、癫痫发作、蛛网膜下腔出血、脑实质内出血、精神病。

诊断：

- **ACR 标准（需要 4/6）**：①哮喘；②嗜酸性粒细胞增多

> 10%；③神经病变（单发或多发）；④胸部 X 线片上短暂性肺浸润；⑤鼻窦异常；⑥血管外嗜酸性粒细胞阳性。

- 血清学：p-ANCA 阳性［髓过氧化物酶（MPO）；敏感性 67%］；贫血，ESR ↑，IgE ↑，嗜酸性粒细胞 ↑ > 10%。
- EMG/NCS：有髓、无髓纤维受累，下肢 > 上肢；无传导阻滞（不同于 CIDP）；SNAP 未引出或波幅下降。
- 活检：皮肤、肺、肾；如果 EMG/NCS 异常，腓肠神经活检→血管炎性神经外膜坏死，血管和血管外嗜酸性粒细胞浸润。

治疗：泼尼松 40 ～ 60 mg/d，随月逐渐减量；如果免疫抑制剂（如硫唑嘌呤、甲氨蝶呤、吗替麦考酚酯、环磷酰胺）治疗失败，静脉注射甲泼尼龙治疗重度或难治性疾病。除临床症状之外，还可通过 ESR 和嗜酸性粒细胞跟踪疾病活动度和对治疗的反应。

并发症：充血性心力衰竭、心肌梗死。

3. 显微镜下多血管炎　**病理学**：少免疫沉积型，非肉芽肿性坏死性血管炎（毛细血管、小动脉、小静脉）。**病因**：特发性。
流行病学：平均年龄 30 ～ 50 岁，与 HBV 无关（与 PAN 不同）。

临床表现：
- 症状：全身症状、皮疹、咯血、腹痛、出血、关节痛。
- 体征：肺毛细血管炎 ± 快速进展的坏死性肾小球肾炎、高血压、出血、可触及的紫癜。
- 神经系统表现特征：周围神经系统（40% ～ 50%）、多灶性单神经病（约 60%）、癫痫发作（约 10%）、脑膜血管炎（约 10%）、眼部表现。
- 检查：感觉异常、力弱、萎缩、腕或足下垂、视网膜出血、巩膜炎、葡萄膜炎、结膜炎、巩膜外层炎。

诊断：
- 血清学：p-ANCA（MPO）阳性（80%），±c-ANCA（蛋白酶 3）阳性（40%）；贫血，ESR 以及 CRP ↑。
- EMG/NCS：多灶性轴索损失，不对称，广泛性多发性神经病。
- 活检：＝金标准；肾、肺、肌肉、皮肤（白细胞增生性血管炎）、腓肠神经（小血管炎、轴索损失）；罕见的微动脉瘤。

治疗：泼尼松 1 mg/（kg·d）＋环磷酰胺 1.5 ～ 2 mg/（kg·d）；其他急性期治疗：利妥昔单抗＋类固醇代替环磷酰胺（*NEJM*，2010，363：3）；甲氨蝶呤或硫唑嘌呤与 IVIG 维持治疗，肺或肾衰竭时血浆置换。

并发症：严重肺出血。

4. 过敏性紫癜（Henoch-Schonlein purpura，HSP）　**病理学**：IgA_1 沉积、补体通过替代途径激活→小血管炎，通常是毛细血管后；还释放细胞因子以及炎症介质。**病因**：未明，2/3 患者 1～3 周前伴有前驱上呼吸道感染；通常为自限性，数周至数月缓解。**流行病学**：男：女 = 2：1，平均年龄 5 岁；成年人和女性可能很重，肾病风险增加。

临床表现：

- 症状：皮疹、关节痛、关节炎、血性腹泻、腹部绞痛、血尿、全身症状。
- 体征：可触及的紫癜、对称性关节炎、肠缺血或梗死、肾小球肾炎、肾病综合征、急性肾衰竭、睾丸炎。
- 神经系统表现特征：约 10%；头痛、癫痫发作、精神状态改变、局灶性神经功能缺损、行为改变、PRES、臂丛神经病变、GBS、单神经病、血管炎、巩膜外层炎、角膜炎、前葡萄膜炎、视力下降。
- 检查：视网膜动脉分支闭塞（BRAO）、精神状态改变、癫痫发作、行为改变、力弱、感觉异常（罕见周围神经系统受累）。

诊断：

- 血清学：IgA_1↑（50%），IgA_1 循环免疫复合物↑，ⅩⅢ因子↓（与疾病活动度相关）。WBC、嗜酸性粒细胞、血小板、D- 二聚体↑，抗链球菌溶血素 O（ASO）滴度↑（30%）。CH50↓，± 补体 C3、C4↓。
- 影像学：血管炎引起的皮质、白质卒中。
- 活检：皮肤直接免疫荧光检查 IgA_1 沉积，白细胞增生性或坏死性血管炎；IgA_1 阴性→除外 GPA 诊断。如有严重肾受累或者诊断不明确行肾活检。

治疗：支持治疗（如果胃肠道或肾受累，避免使用 NSAID），如果胃肠道受累、出血，使用泼尼松；预后不良（肾病综合征，> 50% 新月体）→类固醇静脉冲击、细胞毒性药物。

5. 冷球蛋白血症性血管炎　**病因**：90% 与丙型肝炎相关，2/3 有慢性肝炎，乙肝病毒占 5%；其他感染，例如 EBV、CMV、HIV、腺病毒、亚急性细菌性心内膜炎、麻风分枝杆菌、Q 热、链球菌感染后、梅毒、莱姆病、球孢子菌病、弓形虫病、疟疾、血吸虫病；自身免疫性疾病、淋巴瘤、慢性淋巴细胞白血病。**流行病学**：药物使用情况，丙型肝炎（＋）；女：男 = 3：1，平均年龄 40～50 岁。

病理学： 低温时血管壁可逆性免疫复合物沉积，可由血栓形成、血液黏滞性过高、免疫激活导致。

- Ⅰ型（25%）→单克隆抗体（mAb）IgM＞＞IgG、IgA，血清水平↑，通常是淋巴瘤、华氏巨球蛋白血症、多发性骨髓瘤；补体激活；症状继发于高黏滞综合征、血栓形成。
- Ⅱ型（25%）→混合型，单克隆类风湿因子（RF）阳性，通常 mAb IgM（κ＞＞λ）抗多克隆 IgG＞＞IgG-IgG、IgA-IgG；血清水平↑；通常是多发性骨髓瘤、淋巴瘤、干燥综合征、HCV＞＞HBV、HIV。
- Ⅲ型（50%）→混合型多克隆 RF、±补体、脂蛋白；血清水平↓；感染；2/3 自身免疫→系统性红斑狼疮、类风湿关节炎、结节性多动脉炎、干燥综合征、硬皮病、结节病、甲状腺炎、过敏性紫癜、白塞病、多发性肌炎、乳糜泻。

临床表现：

- **症状：** 皮疹、溃疡、关节痛、力弱（Meltzer 三联征见于25%～30% 的Ⅱ型、Ⅲ型）、发热、腹痛、气促、咳嗽。
- **体征：** 下肢复发性可触性紫癜（Ⅱ型、Ⅲ型＞Ⅰ型）、溃疡（Ⅰ型）、雷诺现象、肾病及肾病综合征（严重程度影响预后）、高血压、关节炎、肝病、肝脾大、出血、动脉血栓形成、肺功能试验异常、肺浸润。
- **神经系统表现特征：** 感觉运动性神经病（70%～80%），通常为Ⅱ、Ⅲ型；视网膜出血（Ⅰ型）、特发性颅内高压、脑血管事件。
- **检查：** 疼痛、寒冷诱发感觉异常、力弱、足部或手腕下垂、麻木、视盘水肿、认知下降、精神状态改变、TIA 或脑血管事件、视力受损。

诊断：

- **血清学：** 在 37℃采集，以避免假阴性；丙肝病毒（HCV）70%～100% 阳性；血清或尿蛋白电泳；肝功能异常；高丙种球蛋白血症；类风湿因子阳性（92%），ESR↑，CRP↑，CH_{50}↓，补体 C3、C4↓。
- **EMG/NCS：** 远端对称性进行性感觉＞运动；孤立性运动神经病（5%）；失神经支配模式，神经传导速度正常。
- **影像学：** MRI→多发小白质病变；血管造影→血管炎或血管病，伴弥灶性狭窄、多处不规则或闭塞。
- **活检：** 血管腔内冷球蛋白沉积；白细胞增生性血管炎、纤维素样坏死、微梗死、出血；腓肠神经活检＝有髓神经纤维丢失。

治疗： HCV 阳性→泼尼松×6 个月、抗病毒药物，如果失败，尝试利妥昔单抗；高黏滞→血浆置换、±泼尼松、细胞毒性药物以减少免疫球蛋白（Ig）产生。恶性→化疗；自身免疫性→泼尼松、环磷酰胺。

并发症：严重肾病、系统性血管炎。

白塞病

病理学　任何大小的血管炎，从动脉到静脉。**病因**：特发性。**流行病学**：男＝女，平均年龄40岁；中东裔、亚洲人＞＞白种人；HLA B51关联→6倍发病风险↑。**鉴别诊断**：感染（病毒、细菌、真菌、进行性多灶性白质脑病）、结节病、系统性红斑狼疮、Vogt-Koyanagi-Harada综合征、干燥综合征、多发性硬化、肿瘤（癌性脑膜炎、淋巴瘤、脑胶质母细胞瘤）。

临床表现　**症状**：复发性口腔或生殖器溃疡、关节痛、视力改变、皮疹。**体征**：阿弗他溃疡、痛性阴囊或外阴溃疡、复发性眼部炎症、结节性红斑、毛囊炎、皮肤溃疡、继发于动脉瘤破裂的肺出血、消化道溃疡、游走性不对称性关节炎、血栓性静脉炎、V因子Leiden阳性（33%）、动脉或静脉血栓、肌炎或心包炎（*Lancet*，2009，8：192）。

神经系统表现特征（表15-9）　发生在约9%的患者。男：女＝3：1，平均年龄20～40岁。眼睛（50%～80%）：前葡萄膜炎——疼痛、畏光、结膜炎、视物模糊、角膜炎，后葡萄膜炎——视网膜血管炎致失明（占日本后天失明的12%）。脑或脊髓：实质性（最常见脑干、间脑）与非实质性（中东、法国＞＞其他地方），中枢神经系统疾病患者死亡率40%。**检查**：裂隙灯检查细胞阳性、视网膜血管炎、脑神经麻痹、意识混乱、性格改变、共济失调、视盘水肿、力弱、假性延髓麻痹、锥体外系体征。复发性脑膜炎罕见，脑脊液可能显示中性粒细胞为主伴低糖。

诊断　白塞病国际研究组（ISG）标准（为研究而制订）：1年内≥3次口腔溃疡＋以下≥2项：①复发生殖器溃疡；②眼部损伤；③皮肤损伤；④针刺试验阳性（静脉穿刺部位无菌性脓疱，常见于土耳其和日本患者）。脑脊液：蛋白质↑，白细胞增多（早期是多形核中性粒细胞，晚期是淋巴细胞）。**血清学**：血清IgG、IgA、IgM、CRP、ESR、α_2-球蛋白↑，排除血栓性疾病。**影像学**：MRI T2水肿高信号，MRV可见静脉血栓。**活检**：脑膜脑炎、多灶性坏死、脱髓鞘、胶质增生、轴索损伤。

治疗　**黏膜皮肤**→局部类固醇、秋水仙碱、氨苯砜、沙利度胺、左旋咪唑或IFN-α。**眼部或中枢神经系统**→1～2 mg/

表 15-9　神经白塞病（NBD）的主要诊断特征		
	实质性 NBD	非实质性 NBD
神经系统表现	脑神经麻痹、偏瘫、感觉缺失、癫痫发作、认知功能障碍、精神障碍、脑病、痴呆、共济失调、括约肌功能障碍；锥体束征、脑干功能障碍，脊髓病体征（罕见，预后差）；弥漫脑膜脑炎（75%）	卒中（继发于血管疾病），颅内压升高（源于静脉窦血栓），25% 有头痛、视盘水肿、局灶性神经功能缺损、癫痫发作、昏迷
MRI	中脑间脑交界、脑干、基底节、皮质下半球病变、小脑、脊髓病变（≥2 个椎体节段）。T2 高信号，可逆→水肿，不可逆→沃勒变性。 急性期→ ± 强化	大脑静脉窦血栓 ± 静脉性梗死；脑动脉瘤、颅外血管夹层。MRS →乳酸↑，NAA 峰值↓
脑脊液	白细胞增多（早期多形核中性粒细胞，晚期淋巴细胞）± 蛋白质升高；罕见 OCB	正常，除了脑脊液压力升高
病理生理	炎性血管周围炎	血栓：静脉窦、大脑静脉＞＞动脉（内皮功能异常＞高凝状态）；大动脉脉动脉瘤
病理学	白质＞灰质受累；多坏死灶、脑膜脑炎、脱髓鞘；在慢性病变中胶质增生、轴索损伤、萎缩（脑干＞＞皮质＝慢性 NBD）	静脉梗死（白质 ± 灰质交界，伴出血）、上矢状窦血栓形成（双侧脑凸面白质）、脑深静脉血栓形成（基底节、丘脑）
治疗	类固醇、硫唑嘌呤、甲氨蝶呤、吗替麦考酚酯、肿瘤坏死因子（TNF）抑制剂、利妥昔单抗；避免用环孢素（有神经毒性）	静脉窦血栓→类固醇、抗凝（检查肺动脉、外周动脉）
预后	急性损伤 ± 类固醇治疗下病变可逆	及早治疗则预后更好

（kg·d）泼尼松或静脉注射 1 g/d 甲泼尼龙（solumedrol）×3 天；苯丁酸氮芥 0.1 ～ 0.2 mg/（kg·d）；硫唑嘌呤、环孢素、环磷酰胺或苯丁酸氮芥——如果危及生命的、严重的眼部或中枢神经系统病变。

中枢神经系统血管炎的治疗

中枢神经系统血管炎的治疗、监测和随访　基于专家意见，无随机对照研究。治疗通常使用大剂量类固醇激素和环磷酰胺——每种药物作为诱导缓解治疗的一部分，都有其特殊并发症。如果患者对单用类固醇激素治疗无效和（或）活检确诊为中枢神经系统血管炎，即应启动类固醇和环磷酰胺联合治疗。通常，使用环磷酰胺诱导治疗持续 3～6 月，随后缓解期维持治疗可以应用硫唑嘌呤、吗替麦考酚酯或甲氨蝶呤再维持 6～12 月。神经科密切随诊，关注治疗并发症或病情以及用药调整。药物治疗期间每 3 个月或症状有变化时复查影像学（通常为 MRI 或 MRA）。当治疗稳定后影像学检查间期可以进一步延长。每种用药的潜在并发症的定期监测和预防性用药讨论如下。

类固醇激素

推荐应用大剂量糖皮质激素作为诱导缓解治疗的重要组成部分。目前并无循证确认的用药规划。但是，从 1 g/d 连用 3～5 天甲泼尼龙开始，而后逐渐递减是合理的。大剂量初始糖皮质激素治疗应该维持 1 个月，然后治疗头 3 个月内不应减量少于 15 mg/d [*Ann Rheum Dis*，2009，68（3）：310-317]。

缓慢类固醇减量　1 mg/kg 1 次 / 日 ×4 周，然后每周减 10 mg 直至 40 mg/d，然后每周减 5 mg 直至 20 mg/d，然后每周减 2.5 mg 直至 10 mg/d，然后每 2 周减 1 mg 直至 5 mg/d，然后每月减 1 mg 直至减停。根据治疗反应来制订剂量调整计划（第 1 年每 3 个月连续检查 MRI 或 MRA）。随着类固醇激素逐渐减量，注意有无肾上腺功能不全。

服用类固醇时的预防性药物　碳酸钙或维生素 D（例如，250 mg 钙 /125 U 维生素 D，每天 2 片口服），双磷酸盐（例如，阿仑磷酸盐每周 70 mg），复方新诺明 80 mg/d TMP 口服或 160 mg TMP 每周 3 次预防肺孢子菌病。如果有胃肠道症状，考虑预防性应用质子泵抑制剂。

密切监测肺孢子菌病　监测实验室指标、副作用（如高血压、糖尿病、体重增加）。

环磷酰胺（表 15-10）

一般注意事项　通常用于类固醇激素治疗失败或病程快速进展的病例，以及活检病理支持诊断或其他病因筛查均阴性的患者。

通常按计划静脉输注（与每日口服相比耐受性更好，降低不孕和膀胱炎的风险）。

环磷酰胺治疗的预期持续时间或计划　通常住院时给予初始剂量，后续输注在门诊输液中心。环磷酰胺剂量基于欧洲

表 15-10　中枢神经系统血管炎环磷酰胺用药建议方案

一般注意事项：鼓励口服；理想情况下，在治疗当天和第 2 天饮水 > 3 L/d。鼓励多排尿。静脉输液：所有治疗应在预先水化至少 1 L 的情况下进行［例如，0.45% 氯化钠注射液中 5% 葡萄糖（D5-1/2NS）或生理盐水，取决于临床情况］。预先用抗恶心药物。饮食尽量清淡，避免油腻和辛辣食物。

住院注意事项以及护理：严格的出入量管理。如果尿量 < 50 ml/h、温度 > 38.3 ℃腋温、心率 > 100 次/分请呼叫医生。用高容量静脉输液管路［如有必要，经外周静脉置入中心静脉导管（PICC）］。肾上腺可能继发于类固醇被抑制：可能需要应激下类固醇用药。生理盐水 150 ml/h，最小输注 500 ml，在开始环磷酰胺之前注入，并在 24 h 内总计至少 2 L。

给药剂量和方案：止吐药——昂丹司琼 8 mg，在环磷酰胺给药前 1 h 静脉注射，然后必要时再注射甲氧氯普胺或昂丹司琼。类固醇：继续使用，剂量同开始环磷酰胺治疗前。

考虑：阿司匹林、多种维生素输注、硫胺素、叶酸。如果卧床，预防深静脉血栓（例如，低分子量肝素）。

美司纳：预防出血性膀胱炎；剂量：如果静脉注射，则为环磷酰胺总剂量的 60% ～ 140%。

口服美司纳的生物利用率约为 50%。如果口服，剂量必须相应调整：在静脉注射环磷酰胺前 30 ～ 60 min 给予总剂量的 1/3，环磷酰胺开始后 4 h（或输注 4 h 后即刻）给予 1/3 剂量，环磷酰胺开始后 8 h 给予 1/3 剂量。

给药方案示例：上午 11 时，静脉注射美司纳 333 mg；中午 12 时，静脉注射环磷酰胺 1000 mg；下午 4 时，静脉注射美司纳 333 mg；下午 8 时，静脉注射美司纳 333 mg。

环磷酰胺输注率：可能因住院和门诊方案而不同。方案应基于在特定中心的最佳实践。例如，输注时间超过 60 min，如果没有不良反应，则在 30 min 内输注随后的环磷酰胺。

抗风湿病联盟（EULAR）推荐的治疗中小血管炎的方案［*Ann Rheum Dis*，2009，68（3）：310-317］。

用于诱导治疗的环磷酰胺初始剂量　15 mg/kg（最大 1.2 g；严重白细胞减少和肾功能损害时可能需要调整剂量）静脉注射每 2 周一次，输注 3 次，而后每 3 周一次，输注 3 ～ 6 次，而后重新评估并继续治疗直至缓解。

维持治疗　从临床改善或者症状稳定时起继续环磷酰胺 6 个月，然后改用硫唑嘌呤（每日 1 ～ 2 mg/kg）或吗替麦考酚酯（1 ～ 2 g/d）或甲氨蝶呤（每周 20 ～ 25 mg）治疗 2 ～ 3 年，以维持缓解，然后尝试逐渐减量。

辅助性用药：止吐药静脉输液、美司纳用于肾保护等，见

表 15-10 中用药方案。

剂量调整 可能需要根据 2 个方面进行必要的剂量调整：①肾功能损害；②白细胞减少（全血细胞监测见下文）。

环磷酰胺治疗期间的实验室检查［*Sem Neurol*，2014，34（4）：467-478］：

全血细胞计数和分类（以及中性粒细胞绝对计数）：①在初始治疗和每次维持治疗前的 24 h 内进行检查。②在静脉注射后第 7、10、14、27～28 天进行检查。

尿液分析：在每次治疗前，以及环磷酰胺停药后每 3～6 个月进行检查（建议终身监测膀胱肿瘤）。此外，可以考虑每 1～2 年进行一次膀胱镜检查。

BUN/Cr：①给药前，如有肾功能不全需要调整剂量；②每 2 周监测一次。

利妥昔单抗 如果不耐受环磷酰胺，可作为二线药物；然而，治疗证据有限，仅基于病例报告（*Autoimmun Rev*，2019，18：399-405）。

神经风湿病学

多种原发性自身免疫系统性疾病可影响中枢神经系统、周围神经系统和自主神经系统。发病取决于遗传和环境因素。神经系统病变可以是原发性或者继发性（例如，与其他器官病变或治疗相关）。神经系统受累导致显著的发病率，可能提示疾病活动性增加。有时神经系统症状和体征可以是系统性风湿病的就诊表现。表 15-11 列出了系统性风湿病的相关临床症状。

仅实验室指标不足以进行诊断，必须结合临床。进行系列检查前先筛查敏感性高的标志物（表 15-12）。

表 15-11	提示系统性风湿病的临床症状
一般情况	发热、疲劳、不适、体重减轻、食欲减退
腺体	口干、眼干
肌肉骨骼	关节疼痛或肿胀、肌痛、延长的晨僵
肾	蛋白尿、尿细胞管型
血管	不明原因的血栓形成或血栓栓塞；雷诺现象、网状青斑
皮肤	脸颊蝴蝶斑或盘状红斑、光过敏、银屑病、口腔或生殖器溃疡、瘀斑、皮下结节、脱发、结节性红斑
眼	葡萄膜炎、巩膜炎、结膜炎

表 15-12　不同神经系统综合征的风湿性疾病鉴别诊断和检查指导	
综合征	免疫性疾病鉴别诊断以及初始检查
缺血性卒中（梗死）	**鉴别诊断**：系统性红斑狼疮、抗磷脂综合征、结节病、白塞病 **实验室检查**：ESR、CRP、补体 C3/C4、ANA（如果阳性，进一步血清学检查）、狼疮抗凝物、抗心磷脂 IgG 和 IgM、抗 β₂ 糖蛋白-1 IgG 和 IgM、ANCA、腰穿（细胞计数和分类、蛋白质、糖）、ACE（血清和脑脊液）
脊髓炎	**鉴别诊断**：多发性硬化、视神经脊髓炎（NMO）、系统性红斑狼疮、干燥综合征、副肿瘤综合征、血管炎、结节病、白塞病（参见感染、肿瘤、血管和退行性病因等章节） **实验室检查**：NMO-IgG、抗 Ro/La、ESR、CRP、ANA、ANCA、ACE、腰椎穿刺（细胞计数和分类、蛋白质、糖、寡克隆区带、ACE）。如果怀疑有恶性肿瘤、脑脊液炎症或初步筛查结果为阴性，送检副肿瘤抗体
脑膜炎	**鉴别诊断**：IgG4 相关疾病、类风湿关节炎、干燥综合征、结节病、系统性红斑狼疮（罕见） **实验室检查**：IgG 亚群、RF、抗 CCP、抗 Ro/La、ANA、ESR、CRP、血清和脑脊液 ACE。
脑病	**鉴别诊断**：SLE、干燥综合征、抗磷脂综合征、多发性硬化、视神经脊髓炎、桥本脑病、血管炎、副肿瘤综合征、神经元表面抗体、结节病（影像学和病史引导下的鉴别诊断）、乳糜泻 **实验室检查**：ESR、CRP、ANA、抗 Ro/La、狼疮抗凝物、抗心磷脂 IgG 和 IgM、抗 β₂ 糖蛋白-1 IgG 和 IgM、ANCA、腰穿（细胞计数和分类、蛋白质、糖、寡克隆区带）、抗 TPO、抗甲状腺球蛋白、tTG-IgA、NMO-IgG（如果影像学提示）。如有恶性肿瘤或脑脊液炎症证据，考虑送检副肿瘤抗体。如有相关综合征，送检神经元表面抗体（见"神经系统肿瘤"章节）
周围神经病	**鉴别诊断**：可伴多种风湿性疾病。系统性红斑狼疮、类风湿关节炎、干燥综合征、结节病、血管炎、硬皮病 **实验室检查**：ESR、CRP、ANA、RF、抗 CCP、抗 Ro/LA、血清 ACE、ANCA、冷球蛋白、HBs Ag、HCV Ab、抗 Scl70、抗着丝粒抗体（根据 EMG/NCS 结果指导进一步检测）

ANA，抗核抗体；ACE，血管紧张素转换酶；ANCA，抗中性粒细胞胞质抗体；CCP，环瓜氨酸肽；CRP，C 反应蛋白；ESR，红细胞沉降率；RF，类风湿因子；TPO，甲状腺过氧化物酶；tTG，组织转谷氨酰胺酶；

系统性红斑狼疮

（*Continuum*，2017，23：691-721.）

神经精神狼疮（neuropsychiatric SLE，NPSLE）NPSLE 取代了术语"中枢神经系统狼疮""神经狼疮"以及"狼疮性脑炎"。可在系统性红斑狼疮（SLE）临床诊断之前或之后出现，包括静止期。已有标准化命名的 19 种中枢神经系统或周围神经系统综合征，但均非 SLE 特异性的，首先需要排除其他原因（表 15-13）。

类风湿关节炎

（*Neurol Clin*，2002，20：151；*Continuum*，2017，23：691-721.）

流行病学　患病率（1～2）/100；女＞男，随年龄增长而增加。

类风湿关节炎的神经系统表现：

1. 25%～70% 的晚期 RA 患者出现**颈椎病**（倾向于不累及脊柱的其余部分）。

（1）寰枢椎半脱位：寰椎与枢椎的水平错位。**症状**：无症状→颈部和枕部疼痛→脊髓压迫和脊髓病（通常为轻度痉挛性四肢轻瘫，手部和上颈髓皮节区萎缩或感觉丧失）。

（2）颅骨下沉：枕骨大孔下降导致齿突的明显向上移位。**症状**：脑桥和延髓功能障碍伴跌倒发作，猝死；低位脑神经病变包括三叉神经病和脊髓病。

（3）枢椎下半脱位：累及 C1/C2 以下小关节面，影像学表现为"楼梯状（stair-case）"脊柱。**症状**：无症状→皮节区疼痛→脊髓病。**诊断**：颈椎屈伸位 X 线平片。**注意**：插管前除外颈椎病。类风湿关节炎患者避免 Dix-Hallpike 等操作

治疗：颈椎病见于约 70% 的 MRI 影像诊断，但有症状的患者较少；影像学病变尚不知如何治疗，症状性颈椎病患者可考虑减压手术。

2. 神经病变

（1）嵌压或压迫，源于滑膜炎、血管翳、关节畸形、类风湿结节；常见于正中神经、尺神经、腓神经和胫后神经。**治疗**：轻度→保守治疗，重度→考虑手术。

（2）血管炎，通常见于严重活动性类风湿关节炎，伴有 ESR ↑ 和类风湿因子（＋），常见多灶性痛性单神经病或对称性远端感觉神经病。**治疗**：免疫调节。

3. 肌病：近端肌无力患者需考虑。多种原因：废用、类固

表 15-13	美国风湿病学会（ACR）有关神经精神狼疮综合征
综合征	要点
脑血管疾病	导致 20% ～ 30% 的系统性红斑狼疮患者死亡。约 65% 患卒中和 SLE 的患者出现抗磷脂抗体。可以是小血管、大动脉或静脉窦血栓形成。 **诊断**：MRI、抗心磷脂 IgG 或 IgM、抗 β_2 糖蛋白-1 IgG 或 IgM、狼疮抗凝物，经胸或经食管超声心动图（非细菌血栓性或 Libman-Sacks 心内膜炎）、血管成像（MRA、CTA 或血管造影），若怀疑中枢神经系统血管炎行腰穿。 **治疗**：溶栓（如果急性），抗磷脂综合征行抗凝治疗（INR 2 ～ 3），新型抗凝剂的疗效不清楚。积极控制风险因素，如肥胖、高血压、高脂血症、糖尿病（与糖皮质激素用药相关）。
痫性发作	可能被诱发（如尿毒症、急性梗死）或者孤立出现，全面性或局灶性。危险因素包括既往卒中、抗磷脂抗体等。约 88% 为单次发作。 **诊断**：MRI、EEG。 **治疗**：如有复发、MRI 或脑电图异常，可给予抗癫痫药。
心境障碍	抑郁（不明确是否与疾病相关或者反应性）。
精神病	与 SLE 疾病活动度有关。糖皮质激素通常是一个促发因素。 **治疗**：抗精神病药；针对其他 SLE 疾病活动表现，给予免疫抑制剂。
认知障碍	普遍，测试中大多数患者轻到重度认知受损。
急性运动障碍	偏身舞蹈症、全身舞蹈症伴或不伴抗磷脂抗体，伴或不伴基底节梗死。
脊髓病	由于视神经脊髓炎谱系疾病（NMOSD）或抗磷脂综合征。 **诊断**：腰穿（淋巴细胞或中性粒细胞为主的白细胞增多、蛋白质升高、葡萄糖可能偏低）、脊髓 MRI、血清 NMO-IgG。 **治疗**：糖皮质激素冲击、利妥昔单抗（尤其如果 NMO-IgG 阳性）、血浆置换、IVIG（*Arthritis Rheum*，2009，60：3378）。
周围神经病	多种。典型为轴索长度依赖性。常见多发性神经病，也可以是多发性单神经病、脑神经病（尤其是孤立的三叉神经病变）或小纤维神经病变。 **诊断**：EMG/NCS。 **治疗**：无临床试验。糖皮质激素、IVIG、血浆置换或利妥昔单抗等治疗都有报道。
头痛	常见。孤立出现，与疾病活动度和加剧无关。 **治疗**：对症治疗（*Brain*，2004，127：1200）。

醇、血管炎；约 5% 伴多发性肌炎或皮肌炎。

4. 中枢神经系统疾病：脑膜炎（罕见；*Neurology*，2007，68：1079）。

可能是中枢神经系统的直接炎症，通常发生在长期类风湿关节炎疾病中。罕见硬脑膜炎。**检查**：腰穿（排除感染，鉴别诊断炎症性脑脊液）、MRI，考虑脑膜活检。**治疗**：无随机对照研究或关于最佳治疗方案的共识，免疫调节（？）。

干燥综合征

（*Continuum*，2017，23：691-721.）

流行病学　患病率约 0.6%，女：男 = 10：1，平均确诊年龄 55 岁，可能为原发或继发（合并其他自身免疫性疾病，类风湿关节炎最常见）。继发唾液腺或泪腺淋巴细胞浸润。

干燥综合征的神经系统表现

周围神经系统（表 15-14）　最常见为对称性感觉运动性多发性神经病和脑神经病。没有明确的发现可与其他原因引起的周围神经病区分开来。**治疗**：没有关于神经病变和干燥综合征患者的随机对照研究或最佳治疗共识。IVIG 常用于痛性神经病变，而糖皮质激素用于多发性单神经病。还可用其他免疫调节治疗，如利妥昔单抗、英利昔单抗或血浆置换等。

硬皮病

（*Continuum*，2017，23：691-721；*Semin Arth Rheum*，2013，43：335-347.）

流行病学　罕见，年发病率（17 ～ 19）/100 万（一些报告中高达约 400/100 万）。女＞男，中年患者更常见。某些化学物质（如二氧化硅粉尘）以及可能的病毒暴露（如猫肉瘤病毒、CMV、HIV、HSV-1、EBV）增加患病风险。

硬皮病的神经系统表现（按发病率由高到低的顺序排列）

1. 肌病：近端力弱需考虑。典型模式：无进展，轻度肌酸激酶（CK）↑；肌电图：波幅和时限正常的多相运动单位，无插入性电位增加或失神经支配的证据；肌肉活检通常有纤维化改变而无炎症或血管病变。必须与炎症性肌病相鉴别。辅助检查：参见肌病章节。治疗：稳定的纤维化肌病无明确治疗指征；对于炎症性肌病或多发性肌炎，可能使用类固醇 ± 非类固醇免疫调节治疗。在弥漫性系统性硬皮病中使用类固醇需谨慎，可能会诱发肾危象。

2. 神经病变：脑神经（最常见，三叉神经＞其他）＞＞周

表 15-14 干燥综合征中的周围神经病变

疑似病理改变	类型或症状	其他考虑
背根神经节病（淋巴细胞浸润）	感觉性共济失调：远端感觉异常→严重关节位置觉或振动觉缺失	副肿瘤性（小细胞肺癌，抗 Hu 抗体）
	三叉神经感觉障碍：三叉神经分布区麻木，单侧或者双侧	占位性病变、多发性硬化、梗死
自主神经病	Adie 瞳孔、直立性低血压	
血管炎	多发性单神经病：不相邻的周围神经受累→感觉或运动功能障碍	莱姆病、肝炎、结核、HIV、结节病、巨细胞动脉炎、癌、占位性病变
	多发性脑神经病	
小神经纤维	感觉障碍不伴共济失调：痛性远端感觉障碍以及痛温觉缺失	
脱髓鞘	感觉运动性多发性周围神经病，远端重于近端	AIDP、脊髓病

Adapted with permission from Lewis SL. Neurologic complications of Sjogren syndrome and rheumatoid arthritis. *Continuum（Minneap Minn）*. 2008，14（1）：120-144；and with permission by Oxford University Press，from Mori K，Iijima M，Koike H，et al. The wide spectrum of clinical manifestations in Sjögren's syndrome-associated neuropathy. *Brain*. 2005，128（Pt 11）：2518-2534.

围神经＞自主神经。

3. **三叉神经**：感觉＞运动受累，通常是双侧。疼痛不太常见。病理机制可能是神经节炎，类似于干燥综合征。

4. **压迫**：常见正中神经、尺神经、腓神经、胫后神经受累，以及髂腹股沟神经、股外侧皮神经受累。

5. **多发性周围神经病**：感觉性（最常见）、感觉运动性、多灶性单神经病、臂丛神经病。

6. **自主神经病**：心率和血压变化（最常见），胃肠动力↓、勃起功能障碍、出汗改变。

治疗 无针对硬皮病伴神经病变患者的随机对照研究或最佳治疗共识。通常首选**糖皮质激素**，也可应用其他免疫抑制剂（如**环磷酰胺**）。当怀疑病因是系统性血管炎（如多灶性单神经病）时考虑治疗；然而，血管炎在硬皮病中罕见，因此需要排查其他潜在病因，包括其他结缔组织病。在三叉神经痛中使用糖皮质激素没有明确获益。

中枢神经系统受累的治疗证据有限（*Neurology*，2008，71：1538），在"类军刀伤"中更多见。神经系统症状＋神经影像改变见于局限性硬皮病中，伴随癫痫、头痛以及神经精神症状。一些患者类似多发性硬化样炎症过程，伴有钆增强病变＋寡克隆区带阳性。**辅助检查**：伴有神经系统症状的硬皮病患者怀疑有神经系统疾病时行脑 MRI 增强扫描，无神经系统症状的颅面型硬皮病患者 MRI 检查指征没有共识。如果有多发 T2 高信号伴或不伴强化病灶，要注意鉴别多发性硬化。**治疗**：有争议；高剂量的糖皮质激素用于有强化病灶时或有全面性强直-阵挛发作（GTC）或难治性癫痫时，可能应用免疫调节治疗。

混合性结缔组织病（MCTD）

（*Neurol Sci*，2019，40：1785-1797.）

重叠综合征伴系统性红斑狼疮、硬皮病、多发性肌炎，以及高滴度抗核糖核蛋白（RNP）抗体。更常见于青中年，女＞男。数套诊断标准，最广泛使用 Alarcon-Segovia & Cardiel 标准（见下文）：必须满足①＋②～⑥中的 3 条标准，包括⑤或⑥（*J Rheum*，1989，16：328）；敏感性 62%，特异性 86%（*J Rheum*，1996，23：2055）。确诊可能要数年，因为重叠症状经常逐渐发展。

混合性结缔组织病的诊断标准（4 类，6 个标准）　**免疫学或血清学**：①抗 RNP 抗体（＞1：1600）；**皮肤**：②双手肿胀，③肢端硬化 ± 近端硬化；**血管**：④雷诺现象；**肌肉骨骼**：⑤滑膜炎，⑥肌炎。

混合性结缔组织病的神经系统表现（*Neurol Clin*，2002，20：151）出现于约 10% 的患者，经常类似于症状发生时的主要结缔组织病综合征表现。**三叉神经病变**（可以双侧，MTCD 的就诊主诉）、肌炎、无菌性脑膜炎及其他（*J Clin Rheum*，2006，12：145）。Melkerson-Rosenthal 综合征也有报告。**治疗**：与主要结缔组织病的治疗相似。

IgG4 相关疾病

（*Lancet Neurol*，2018，17：183-192.）

可影响多个器官。病理特征为瘤样病变伴席纹样纤维化、闭塞性静脉炎和富含 IgG4 浆细胞的淋巴浆细胞浸润。60% ～ 70% 的患者血清中 IgG4 升高。流行病学未明，但中老年男性常见。常见体重减轻、疲劳、骨骼肌痛。可导致自身免疫性胰腺炎、胆道炎症、肺结节、肾小管间质性肾炎、唾液腺炎症、甲状腺炎、腹膜后纤维化等。诊断标准参见 *Arth*

Rheum，2020，72（1）：7-19。总 IgG 正常或者 IgG4 正常不能排除诊断。孤立性中枢神经系统病变常不伴有系统性炎症标志物异常。

神经系统受累（脑实质受累非常罕见）

　　1.**肥厚性硬脑膜炎**：可无症状，也可因脑膜肥厚导致的神经血管结构受压而出现症状——头痛（67%）、脑神经麻痹（33%）、视力障碍（21%）、力弱（15%）、麻木（12%）、脑积水等。罕见引起脊髓病。30% 伴有孤立性脑膜炎并且无全身受累。软脑膜炎而无硬脑膜炎罕见。MRI 可见局部或多灶的硬脑膜增厚及占位性病变。脑脊液可以正常至轻度蛋白质↑和淋巴细胞↑。70% ～ 90% 有血清 IgG4 升高（*JAMA Neurol*，2014，71：785）。脑脊液 IgG4 水平检测有帮助。脑膜活检是诊断金标准。治疗：糖皮质激素＋其他免疫抑制剂（利妥昔单抗、甲氨蝶呤、硫唑嘌呤等）。

　　2.**垂体**：症状源于垂体前叶或后叶功能异常。影像学可见垂体肿物或垂体柄增粗。大多数患者同时有 IgG4 相关疾病其他部位受累，以及血清 IgG4 升高（*Endocr*，2009，56：1033）。治疗用类固醇激素，通常终生激素替代治疗。

　　3.**眼眶疾病**：炎症可影响上睑提肌以及眼外肌，以及第 Ⅱ～Ⅳ、V₁、V₂ 脑神经。其他症状：眼球突出、眼睑肿胀、疼痛。大多数病例为双侧受累。影像学发现眶下神经增粗提示 IgG4 相关疾病。

　　4.**周围神经病**：周围结构和（或）慢性炎症压迫→轴索损害或大、小神经纤维受累。

免疫调节治疗的神经系统并发症

（*QJM*，2006，99：6.）

　　别嘌呤醇　作用机制：黄嘌呤氧化酶抑制剂。不良反应：感觉异常。

　　硫唑嘌呤　作用机制：嘌呤合成抑制剂。不良反应：视力改变、增强神经肌肉接头阻滞。

　　秋水仙碱　作用机制：抗有丝分裂，阻断微管多聚体。不良反应：周围神经炎、肌病。

　　皮质类固醇　作用机制：抑制细胞和体液免疫、诱导细胞凋亡、抗炎（抑制 PLA2、COX-1、COX-2）。不良反应：肌病、精神病、欣快或躁狂、抑郁状态、白内障、体重增加、胃肠道疾病、下丘脑-垂体-肾上腺轴（HPA 轴）抑制、骨折。

环磷酰胺 作用机制：DNA 烷化剂。不良反应：脑病。

环孢素 作用机制：钙调磷酸酶抑制剂，抑制 T 细胞功能。不良反应：肌病、肌痛、白质脑病、癫痫发作、精神错乱、感觉异常。

细胞因子抑制剂 阿达木单抗（TNF）、阿那白滞素（IL-1）、依那西普（TNF）和英利昔单抗（TNF）。作用机制：抑制促炎细胞因子的作用。不良反应：脑白质脱髓鞘、癫痫发作、嗜睡、头晕、感觉异常或神经痛。

依库珠单抗（Eculizumab） 抗 C5 单抗。不良反应：头痛、呕吐、疲劳、肌痛、眩晕。

氨苯砜 作用机制：叶酸合成抑制剂，免疫抑制剂。不良反应：头痛、精神病、周围神经病。

羟氯喹（抗疟药） 作用机制：通过细胞隔室碱化效应干扰抗原处理。不良反应：黄斑损伤、耳毒性、耳鸣、眩晕、精神病、肌病。

来氟米特 作用机制：嘧啶合成抑制剂。不良反应：头痛、头晕、乏力、感觉异常、周围神经病。

吗替麦考酚酯 作用机制：嘌呤合成抑制剂。不良反应：失眠、头痛、震颤。

非甾体抗炎药 作用机制：非选择性环氧化酶抑制剂。不良反应：头痛、头晕、耳鸣、无菌性脑膜炎。

青霉胺 作用机制：减弱 T 细胞、抑制巨噬细胞，减少类风湿因子和 IL-1。不良反应：类风湿关节炎或系统性红斑狼疮样综合征、多发性肌炎或皮肌炎、重症肌无力。

利妥昔单抗 抗 CD-20 单抗。不良反应：乏力、肌痛、头晕、抑郁、焦虑、头痛、痉挛。

司妥昔单抗（Siltuximab） 抗 IL-6 单抗。不良反应：头痛、头晕、疲劳。

柳氮磺吡啶 作用机制：减少炎症介质合成。不良反应：共济失调、无菌性脑膜炎、眩晕、耳鸣、失眠、抑郁、幻觉。

他克莫司 作用机制：FKBP12 抑制剂、钙调磷酸酶抑制剂。不良反应：头痛、失眠、感觉异常、震颤、可逆性后部脑病综合征。

托珠单抗 IL-6 受体拮抗剂。不良反应：头痛、头晕。

免疫检查点抑制剂

[*Ann Neurol*, 2020, 87: 659-669. *Curr Opin Neurol*, 2017, 30 (6).]

一类增强免疫系统攻击某些肿瘤能力的药物，但可能导致免疫相关不良事件，如结肠炎、肝炎和各种神经系统疾病（周围神经系统＞中枢神经系统受累）。发病时间通常为开始治疗后 6～12 周。周围神经系统：重症肌无力、坏死性肌炎（肌炎、重症肌无力和心肌炎重叠）、AIDP、脑神经或周围神经病变、自主神经病变。中枢神经系统：脑膜炎、脑炎、脱髓鞘疾病。诊断：排除感染或肿瘤侵袭。治疗：大剂量糖皮质激素。如果难治，可以考虑 IVIG、血浆置换、抗 TNF-α、吗替麦考酚酯或利妥昔单抗。

PD-1 抑制剂：pembrolizumab、nivolumab、cemiplimab。

PD-1 配体抑制剂：atezolizumab、avelumab、durvalumab。

CTLA-4 抑制剂：伊匹木单抗（ipilimumab）。中重度免疫相关不良事件的风险增加。

嵌合抗原受体 T 细胞（CAR-T）

（*Brain*, 2019, 142: 1334-1348; *Ther Clin Risk Mgmt*, 2019, 15: 323-335.）

肿瘤治疗中，患者的 T 细胞被修饰以表达对肿瘤的抗体（如淋巴瘤、白血病）而不是 T 细胞受体。可引起中重度全身炎症反应，称为细胞因子释放综合征（cytokine release syndrome，CRS）或神经毒性，被认为是相关但独立的事件。有神经毒性分级系统（如 CARTOX 评分）。神经毒性的表现和程度是可变的（脑病、局灶性神经功能缺损、癫痫发作、脑水肿、死亡）。神经结构影像通常是正常的。一线治疗是地塞米松。托珠单抗（抗 IL-6 受体单抗，不穿过血脑屏障）用于治疗CRS；血清 IL-6 水平升高，理论上有恶化神经毒性的风险。司妥昔单抗（抗 IL-6 单抗，不穿过血脑屏障）可能减轻这种风险，但需要进一步研究。

慢性免疫抑制状态注意事项

感染（包括机会性感染——真菌、李斯特菌、JCV、CMV、VZV）和恶性肿瘤的风险增加。**注意**：严重感染可表现为低体温、症状轻微或不典型。**肾上腺功能不全**：停用糖皮质激素。**疫苗接种**：肺炎球菌、流感、乙肝疫苗；应用依库珠单抗患者需接种 B 型脑膜炎球菌疫苗，避免患者接种生物制剂的活疫苗。启动治疗前需进行**结核筛查**。在手术时、严重感染时暂缓药物治疗。了解妊娠计划、育龄期妇女控制妊娠。有关**特异性免疫治疗的监测**见表 15-15。

表 15-15　特异性免疫治疗的监测

药物	不良反应	监测及处理
非甾体抗炎药	胃肠道出血，心血管病风险↑	胃肠道预防性用药。
糖皮质激素	高血压、高血糖、骨质疏松、白细胞↑	常规监测血压、血糖、负重运动，维生素 D_3 800～2000 IU 1 次/日＋钙 1200～1500 mg 1 次/日，大于 40 岁患者骨密度检测，双磷酸盐。质子泵抑制剂（PPI）——如果联用糖皮质激素＋非甾体抗炎药、泼尼松＞1000 mg 用药＞30 天、老年人，以及消化性溃疡病史患者。服用 TMP-SMX 预防肺孢子菌病——如果＞20 mg/d 持续＞1 个月，尤其是叠加其他免疫抑制剂时。
硫唑嘌呤、苯丁酸氮芥、环磷酰胺、金青霉胺、柳氮磺吡啶	骨髓抑制	定期监测血常规，用金青霉胺时监测尿蛋白[a]，用环磷酰胺时监测尿细胞学[b]，用硫唑嘌呤时查 TPMT 基因型；预防肺孢子菌病。
环孢素	肾功能异常、高血压、贫血、高钾血症	常规血压监测，定期监测血常规、血肌酐、血钾，以及预防肺孢子菌病
细胞因子抑制剂	注射部位反应、白细胞减少（IL-1）、心力衰竭、肝功能异常	常规监测血常规，用 TNF 时监测肝功能
甲氨蝶呤	肝功能异常、骨髓抑制	全血细胞计数和分类，每 2～3 月监测肝功能
TNF-α 抑制剂	感染、脱髓鞘疾病	全血细胞计数和分类，每 6 个月监测肝功能，密切临床监测

[a] 可能导致蛋白尿。
[b] 可能导致出血性膀胱炎。

免疫抑制剂与癌症风险

- 环磷酰胺——终生癌症风险增加，尤其是膀胱癌，每 3～6 个月检查尿常规。
- TNF-α 抑制剂——黑色素瘤［实体肿瘤（？）、淋巴瘤］。
- 硫唑嘌呤——淋巴瘤（？）。
- 吗替麦考酚酯——皮肤肿瘤（？）。

进行性多灶性白质脑病（PML）风险

JCV 再激活的风险：那他珠单抗 > 利妥昔单抗 > 环磷酰胺、吗替麦考酚酯、硫唑嘌呤、甲氨蝶呤、TNF-α 抑制剂、糖皮质激素。

- 应用那他珠单抗的患者根据抗 JCV 血清学、治疗持续时间以及之前化疗情况进行危险分层。

第 16 章　脊柱与脊髓疾病

（G. Kyle Harrold，Haatem M. Reda）

（赵亚雯 译　刘冉 审校）

如何处理背痛

背痛是临床常见症状，具有广泛的鉴别诊断，从患者病史可获取一些有效信息（表 16-1）。多数患者存在肌肉骨骼或机械性原因，保守治疗可自愈。目标：通过进一步诊断性检查明确病因，实施干预。

常规检查　发热、皮疹、瘢痕、精神状态、新发心脏杂音（心内膜炎）、腹部杂音（腹主动脉瘤）、肋椎压痛（肾盂肾炎、肾结石）、脐周或侧腹瘀斑（Cullen 或 Grey-Turner 征，提示腹膜后出血或胰腺炎）、可触及的腹部肿块、周围搏动（血管跛行）。直肠检查括约肌张力、可触及的肿块、前列腺增生。

脊柱专科查体　检查或评估脊柱畸形、脊柱关节活动度。触诊椎体压痛、脱落、椎旁肌肉痉挛、椎旁肿块（肿瘤、结核寒性脓肿）。髋部或骶髂关节痛：屈髋屈膝，将髋关节外展外旋，下压膝盖时诱发疼痛（Patrick 征）。直腿抬高试验：复现神经根性疼痛，自臀部向大腿后部放射，提示神经根受压。交叉直腿抬高试验：仰卧位，抬高健侧腿会引起患侧腿的神经根性疼痛，提示椎间盘突出导致严重神经根压迫。

神经系统查体　评估肢体无力、感觉丧失、鞍区麻木或肛周麻木、反射亢进或反射减退。

实验室检查　CBC、ESR、CRP（当考虑到感染或恶性肿瘤时）。必要时完善：尿常规、血清或尿蛋白电泳、淀粉酶、脂肪酶、肝功能、Ca、血培养。

表 16-1　病史中的警示信息

- 年龄 > 70 岁、肿瘤病史、不明原因的体重下降、外伤
- 近期发热史、免疫抑制状态、静脉用药、皮肤感染、泌尿道感染
- 骨质疏松，长期使用皮质类固醇
- 疼痛 > 1 个月，夜间疼痛，平躺不能缓解疼痛
- 在咳嗽、打喷嚏或 Valsalva 动作时疼痛加重
- 对既往治疗无效
- 直腿抬高或反向直腿抬高试验阳性
- 疼痛伴无力或感觉丧失、直肠及膀胱功能障碍

神经影像学 在很多病例不是必要的，因为疼痛大多是继发于肌肉骨骼病因或轻度椎间盘突出，通常是自限性的。**适应证**：怀疑有潜在的全身性疾病，如肿瘤或感染；持续性或进行性神经系统状态恶化；保守治疗 > 4 周无好转；术前准备。

MRI：对于多种原因引起的背痛，敏感而特异，如椎间盘突出、椎管狭窄、骨髓炎、椎间盘炎、硬膜外脓肿、转移性病变、蛛网膜炎和脊髓病等。如果怀疑有感染、炎症或肿瘤，必须进行 MRI ＋钆增强检查。

CT：快速，用于骨性结构和骨折的评估，或用于存在 MRI 禁忌时。CT 脊髓造影：鞘内注射对比剂进入蛛网膜下腔，评估病变对脊髓和神经根的压迫。

X 线平片：较少用；可能有助于评估骨折和椎骨转移，如前列腺癌转移。腰骶部脊柱侧位片为常规；在外科融合手术或脊柱滑脱中应用屈伸位 X 线片；当骨关节炎表现为腰痛时，应进行髋关节和骨盆 X 线片。

肌电图和神经传导检查（EMG/NCS） 帮助排除神经根病相似病变，如神经丛病和嵌压性神经病。有助于定位有多个层面受累或者症状、查体和影像不匹配的潜在手术患者的神经根病。可用于检查因肢体力弱或疼痛无法完成查体的患者。通常不需要对 MRI 病变可以解释症状的患者进行检查。不伴有肢体无力的疼痛或感觉症状常常无 EMG/NGS 异常。

鉴别诊断 见表 16-2。部分脊髓综合征也可出现背痛症状，需根据病因和临床表现进行鉴别（表 16-3）。

保守治疗 适用于大多数非特异性原因的腰痛。关键是早期干预。**一般措施**：教育和安抚，早期活动，恢复无负重的正常体力活动；避免长期卧床休息，避免会引起背部疼痛的活动。**急性非药物疗法**：热敷疗法。**慢性治疗**：理疗、认知行为疗法、跨学科康复（*Ann Intern Med*，2007，147：505）；按摩、瑜伽、针灸、脊椎推拿可能有效。**药物**：一线——非甾体抗炎药（NSAID），证据表明对乙酰氨基酚无效。二线——没有临床试验评估阿片类药物或苯二氮䓬类药物对急性腰痛的影响，部分证据建议肌肉松弛剂；需要评估阿片类药物或肌肉松弛剂的风险及获益。没有证据支持全身使用皮质类固醇、托吡酯、三环类抗抑郁药、加巴喷丁。神经射频消融术存在争议。硬膜外类固醇激素注射可能对神经根病有短期疗效，但对非特异性腰痛无效（*Lancet*，2017，389：736-747）。

预后 多数急性背痛可自行缓解。症状迁延不愈、不愿保持正常活动、合并精神症状、全身健康状况不佳和不能配合治疗是转为慢性的高危因素。

表 16-2　背痛的鉴别诊断	
先天性	**肿瘤**
● 脊椎滑脱或脊椎前移 ● 隐性脊柱裂 ● 脊髓栓系	● 转移瘤、血液系统肿瘤、原发性骨肿瘤、神经纤维瘤
机械或轻度创伤	**感染或炎症**
● 背部拉伤或扭伤 ● 挥鞭伤	● 横贯性脊髓炎 ● 椎体骨髓炎、椎间盘炎 ● 硬脊膜外脓肿 ● 蛛网膜炎
骨折	**血管**
● 创伤——跌倒、机动车事故 ● 非创伤性——骨质疏松症、长期使用糖皮质激素、肿瘤	● 主动脉瘤、血管畸形、梗死和出血
椎间盘突出	**内脏疾病 / 牵涉痛**
脊柱退行性变	● 盆腔疾病——子宫内膜异位症、盆腔炎性疾病、前列腺炎、子宫骶韧带牵拉、卵巢癌或囊肿
● 脊椎病、椎管狭窄	
关节炎	
● 脊椎病、小关节或骶髂关节病、自身免疫性疾病（强直性脊柱炎、Reiter 综合征）	● 肾病——肾盂肾炎、肾结石、肾周脓肿 ● 消化系统——消化性溃疡、胰腺炎、胆囊炎 ● 腹膜后肿块或出血——抗凝或不同系统性疾病

脊髓压迫

肿瘤性脊髓压迫

一种临床急症，背部疼痛伴或不伴神经功能缺损症状的已知或疑似肿瘤患者需要考虑。如伴随神经功能缺损，需要进行紧急处置。多达 20% 的肿瘤患者最初表现为脊髓压迫症状［QJM，2014，107（4）：277］。肿瘤通常转移到脊柱，导致硬脊膜外压迫。成人：常见于肺癌、前列腺癌、骨髓瘤、乳腺癌、肾细胞癌、淋巴瘤。儿童：常见于肉瘤、神经母细胞瘤、生殖细胞瘤和淋巴瘤。部位：胸椎＞腰椎＞颈椎，但胸椎最常见。疼痛：常为起始症状；Valsalva 动作、卧位、活动会加重症状；夜间明显；骨膜牵拉可引起局部疼痛，骨折引起疼痛，神经根受压可引起神经根痛。

诊断 全脊柱 MRI ＋钆增强。如果无法行 MRI 检查，完善 CT 脊髓造影。CT 检查评估脊柱稳定性，制订手术方案。X线平片：用于评估骨折或压缩，不能用于筛查。如果未见原发灶，检查有无转移灶。

综合征	病因	临床表现
表 16-3　脊髓综合征		
脊髓横贯综合征	创伤 压迫 脱髓鞘 感染后	损伤平面以下双侧肢体瘫痪（弛缓性→痉挛性）； 损伤平面以下双侧各种感觉缺失； 直肠、膀胱和性功能障碍； 腱反射减低→亢进； 放射性疼痛，坐位或立位好转或加重。
脊髓半切综合征 （Brown-Séquard 综合征）	创伤 脱髓鞘 压迫 肿瘤	损伤平面以下同侧痉挛性瘫痪（皮质脊髓束受累），振动觉、本体感觉障碍（后索受累）； 损伤平面以下 1～2 个节段对侧痛温觉障碍（脊髓丘脑束受累）。
脊髓中央综合征	伸展过度 脊髓空洞症 肿瘤 脊髓前动脉 　缺血 脱髓鞘 脊髓出血	肌无力：上肢>下肢，远端>近端； 披肩样分布的痛温觉缺失（累及肩、颈、躯干上部）或者形成"悬浮感觉平面"； 轻触觉、本体感觉、振动觉相对保留； 骶部感觉可能保留。
脊髓前动脉 （ASA）综合征	ASA 血流减少 血管或胸腹手术 心搏骤停 低血压	损伤平面以下运动、感觉（针刺觉、温觉）、自主神经功能丧失； 振动觉和本体感觉保留（分离性横向感觉障碍）； 在数分钟到数小时内突发，颈背部疼痛； 由弛缓性截瘫发展为痉挛性截瘫，反射亢进； T6 和 Adamkiewicz 动脉周围区域的分水岭区为易受累部位。
脊髓圆锥综合征	肿瘤 椎间盘突出 骨折 血肿 脓肿	突发，双侧起病； 早期出现直肠、膀胱失禁； 勃起功能障碍，肛门反射消失； 鞍区感觉障碍，可伴有感觉分离； 对称性肢体无力，可能轻度； 跟腱反射消失，膝跳反射正常。
马尾综合征	肿瘤 椎间盘突出 骨折 血肿 脓肿 蛛网膜炎 炎症或浸润	严重的腰骶神经根痛； 鞍区感觉障碍，可不对称； 下肢弛缓性瘫痪； 晚期出现直肠、膀胱失禁，性功能障碍； 跟腱反射消失，膝跳反射可能消失。

治疗（*Cochrane Database Syst Rev*, 2015, 9：CD006716）类固醇激素：急症情况下的标准治疗（如果没有禁忌证），但未明确定义最佳剂量。大剂量类固醇激素（如地塞米松 96 ～ 100 mg 负荷，序贯 24 mg 每 6 h 一次）似乎并未比中等剂量类固醇激素（地塞米松 10 ～ 16 mg 负荷，序贯 4 mg 每 6 h 一次）更有效，但增加严重不良事件的风险（包括死亡）。在部分患者中，减压手术后放疗可能优于单纯放疗。放疗（radiotherapy，RT）：如果预期生存期 < 3 个月，存在放射敏感性肿瘤（淋巴瘤、小细胞肺癌、乳腺癌、前列腺癌、多发性骨髓瘤、精原细胞瘤、神经母细胞瘤、尤文肉瘤），多处脊髓压迫，或完全截瘫超过 48 h，可以考虑单纯放疗。敏感肿瘤进行全身化疗。

预后　根据就诊前的神经功能和恶性肿瘤的类型和分期，中位生存期为 3 ～ 6 个月（可达数年，根据恶性肿瘤不同）。早期诊断是关键；治疗后是否能恢复运动功能，最重要的因素是对神经系统情况的早期处置。

脊髓型颈椎病

是 50 岁以上成人脊髓病变最常见的原因。早期出现椎间盘变性，随后椎体退行性病变、黄韧带增生和关节突关节松弛，导致椎管狭窄、压迫神经根、血管破坏、细胞凋亡及神经炎症，导致神经根型脊髓病。

体格检查　颈部、肩胛下、肩部等部位疼痛，神经根性上肢疼痛，Lhermitte 征。皮肤支配区感觉缺失或感觉异常，后索受累导致本体感觉和振动觉缺失，脊髓丘脑束受累导致痛温觉缺失。上肢表现为弛缓性瘫痪，下肢表现为痉挛性瘫痪。检查 Hoffmann 征和 Babinski 征。痉挛性或剪刀步态（可能是肌无力不明显患者的主要症状）。膀胱功能障碍（尿急、尿频、尿潴留）。

诊断　MRI：评估有无椎管狭窄、脊髓受压、脊髓信号异常或脊髓缺血性改变。EMG/NCS：非常规检查，可发现运动神经元或神经根受累的证据，有助于排除运动无力的其他病因（肌萎缩侧索硬化）。

治疗　保守治疗指征：临床症状稳定，脊柱稳定，未见脊髓 T2 信号异常。可以采用包括步态训练和颈部固定（颈托）的物理治疗，控制疼痛。手术减压指征：急性或进行性神经功能恶化、致残性神经功能损伤，或存在恶化风险的轻型患者可以考虑（20% ～ 60%）。在无症状的颈髓压迫伴或不伴 T2 信号异常的患者中，预防性减压无效（*Clin Neurol Neurosurg*, 2014, 124：114-118）。

腰椎管狭窄

腰椎管狭窄的临床症状是由于神经根受压和缺血或间接因椎管变窄引起鞘内压升高所致。直立会引起腰椎管变窄，弯腰可以使椎管伸展。

病因和分类　先天性：由于短椎弓根，症状出现年龄在 20～40 岁；特发性或因骨骼异常（软骨发育不全）引起。获得性：①退行性：椎间盘退变、关节突和黄韧带肥大，侧隐窝狭窄，脊椎前移。②医源性：椎板切除术 ± 融合后在邻近水平或手术位置出现。③脊柱炎：20 多岁出现，伴有脊柱滑脱，可在创伤后出现。④代谢性：库欣综合征、皮质类固醇过量、Paget 病、肢端肥大症、甲状旁腺功能减退。⑤感染性：骨髓炎、椎间盘炎、肺结核。⑥风湿病因：强直性脊柱炎。

临床表现　神经源性跛行：小腿或臀部不适、放射性疼痛，长时间站立或行走时逐渐出现腿部麻木疼痛；多为双侧，可不对称；通过坐、躺或屈曲髋关节和膝关节的姿势（蹲下、推购物车、骑自行车）可减轻症状。急性椎间盘突出也可引起腰骶神经根病、脊髓圆锥或马尾综合征。需鉴别周围神经病（袜套样分布的感觉减退，与姿势、用力无关）、髋关节骨关节炎（髋关节内旋引起腹股沟疼痛）、转子滑囊炎（大转子压痛）和血管性跛行（上坡行走加重，不受姿势影响，停止活动后疼痛缓解）。

体格检查　静息时多正常，常在用力时诱发神经根运动和感觉症状；体征并不特异，可以出现腰椎伸展受限、感觉障碍、肌无力、直腿抬高时疼痛、膝关节和（或）踝关节反射消失；触诊外周动脉搏动；听诊主动脉和股动脉杂音。

辅助检查　腰椎 MRI：有助于评估椎管狭窄程度（注意椎管狭窄程度与症状严重程度及预后无明显相关性，可能是意外发现），严重狭窄区脑脊液信号消失；存在 MRI 检查禁忌时可行脊髓 CT 或 CTA。如果担心血管性跛行，测量踝关节到肱动脉的血压和多普勒检查。EMG/NCS：不是常规必需检查，可能有助于评估神经根病或神经病变。

治疗　保守措施：对于没有明确或进行性神经损伤的患者，可予非甾体抗炎药，如硬膜外类固醇注射（证据有限）；运动康复（腹肌强化训练，减少腰部伸展活动），骑自行车（腰椎屈曲）比步行耐受性更好，腰束紧身衣促进腰椎屈曲（每天限制在几小时以避免萎缩）。外科干预［*Spine*，2016，41（14）：E857-E868］：评估狭窄是否导致功能性残疾或持续进行性神经系统缺损；椎板切除术 ± 融合，新技术（棘间间隔器、微创腰椎减压术）未获得显著优势。进行性神经功能障碍、膀胱功能障碍、快速进展的马尾或脊髓圆锥综合征需要紧急手术干预。

急性创伤性脊髓损伤

病因　机动车事故、摔伤、枪击、刺伤、运动事故、工伤、分娩伤。易感疾病：颈椎病、骨质疏松、寰枢椎不稳定、先天性疾病（如脊髓栓系）、脊柱关节病。病因有多种机制，但典型情况下是椎体损伤导致脊髓压迫。

评估　病史：外力因素、意识障碍、症状（疼痛、麻木、无力）。体格检查：运动、感觉、反射、自主神经、脊柱触诊。影像学检查：螺旋 CT，病情平稳者行 MRI。ASIA 损伤量表（AIS）可以有效地对脊髓损伤严重程度进行分级（表 16-4）。

早期管理　ABCD：提颌无颈部伸展，非拖颌法（jaw thrust）。自主呼吸需借助经鼻气管内插管辅助通气。避免气管切开术或环甲膜切开术（可能会影响后期手术）。平均动脉压（MAP）目标值 ≥ 90 mmHg；选择多巴胺作为升压药物，避免去氧肾上腺素（可能引起心动过缓）。避免大量补液引起肺水肿。制动（心肺复苏优先），置导尿管。

糖皮质激素不再被视为标准治疗方案［*Neurosurgery*，2013，72（suppl 2）：93-105］。手术：目标是稳定脊柱、复位脱位、神经组织减压；没有明确指南推荐适应证和最佳时机［*Cochrane Database Syst Rev*，2008，（1）：CD004725］。

慢性脊髓损伤的并发症

压疮　每 2 h 翻身一次，每 15 ～ 30 min 轮椅升降 5 ～ 10 s。每日皮肤检查，营养均衡，伤口护理。

深静脉血栓形成（DVT）　损伤后 3 个月内或到康复治疗结束之前预防 DVT。低分子量肝素（LMWH）：除外禁忌证后，

表 16-4　ASIA 损伤量表（AIS）——包括未受损的最高脊柱水平	
A	骶节 S4 ～ S5 以下运动或感觉功能完全丧失
B	S4 ～ S5 水平及以下感觉功能部分保留，运动功能完全丧失
C	损伤水平以下运动功能部分保留，一半以上关键肌的肌力 < 3 级
D	损伤水平以下运动功能部分保留，一半以上关键肌的肌力 ≥ 3 级
E	运动和感觉功能正常

于损伤后 48～72 h 开始。损伤后使用弹力袜和气压装置 2 周。下腔静脉滤器——可以用于存在抗凝禁忌、抗凝治疗失败、C2 或 C3 横贯性损伤的患者。

自主神经反射异常　阵发性严重高血压、多汗、潮红、竖毛肌收缩、头痛、胸痛，损伤水平以下轻微刺激可诱发心动过速或心动过缓。严重表现：脑出血或梗死、癫痫发作、肺水肿、心肌梗死、死亡。机制：继发于内脏主要流出道水平（T5～T6）以上的损伤；感觉神经传导信号到脊髓丘脑和后索→交感神经元、中央外侧灰质→由于失去了脑血管运动中枢的抑制性输入而导致交感神经兴奋→血管收缩和血压升高；脑干血管舒缩反射→副交感神经张力增高→心动过缓、多汗、病变部位以上皮肤潮红。常见诱因：病变下方疼痛或其他刺激、直肠和膀胱扩张、仪器刺激等。管理：早期，抬高床头，松开衣服和收缩装置，确定诱因——检查导尿管是否通畅，检查有无便秘，详细的直肠检查（用利多卡因凝胶），寻找有无溃疡，排除腹部情况。高血压管理：抬高床头和药物治疗；硝苯地平 10 mg，口服；2% 硝酸甘油软膏涂抹在损伤上方 1 英寸处；卡托普利 25 mg，舌下含服；静脉使用控制高血压危象的药物（如肼屈嗪、拉贝洛尔、硝普钠）。多汗管理：丙胺太林 15 mg 口服或奥昔布宁 5 mg 口服。预防用药：硝苯地平 10 mg 口服，术前 30 min；酚苄明 10～20 mg 3 次/日；东莨菪碱用于预防出汗。

营养　应提供肠内喂养和肠外营养。质子泵抑制剂（PPI）抑酸治疗 4 周可预防胃肠道应激性溃疡。

血管性脊髓病

脊髓缺血

临床表现　神经根痛，肌无力数分钟至数小时（最长 12 h），尿潴留；通常为下胸段或腰段，脊髓前动脉供血区。

体格检查　双侧下肢无力，损伤平面以下反射减低→亢进，充盈性尿失禁，直肠张力下降，损伤平面以下温觉和轻触觉消失。预后不良的预测因素：起病时本体感觉消失、排尿障碍、步态障碍、24 h 内运动功能无改善。

诊断　MRI（包括 DWI 和 T2）。相邻椎体梗死（确凿证据）。

病因　运动，特别是原先存在脊柱疾病；血管压迫、脊柱局部病变、主动脉手术、血管腔内操作；低灌注：全身低血压、局部动脉粥样硬化性病变、放射治疗；栓塞：血栓栓塞性疾病、医源性、纤维软骨性；凝血功能异常；脊膜炎、血管炎、肿瘤。

治疗　支持治疗：保证 MAP > 90 mmHg；脊髓灌注压＝MAP －鞘内压；预防性或治疗性腰大池引流（尽管证据有限）（*Eur J Vasc Endovasc Surg*，2008，35：46）。考虑血管内介入治疗、抗血小板治疗，类固醇激素治疗没有明确的证据。

脊髓出血

蛛网膜下腔出血（SAH）　突发剧烈背痛；通常从一个点开始，逐渐扩展。腰穿：血性脑脊液，初压升高。非常罕见，病因不明。

脊髓硬膜外出血（SEH）或硬膜下出血（SDH）　出血层面严重疼痛，之后数小时至数天出现感觉和运动症状，SDH 进展相对较慢。通常由于医源性因素——治疗性抗凝、注射后麻醉。MRI 具有诊断价值。SEH 多见于男性；儿童颈椎多见，成人胸腰椎多见。SDH 多见于女性、胸腰段。紧急情况可以进行外科手术减压。

脊髓血肿　突然出现神经根痛，然后是脊髓休克。通常继发于创伤。MRI 是首选的检查方法，推荐手术引流。选择性脊髓血管造影，精确定位供血动脉及定位 Adamkiewicz 动脉。治疗：血管造影栓塞，手术血管结扎或切除，或两者联合。

脊髓血管畸形

临床表现　继发于占位效应和静脉淤血引起的不同症状和体征。如果神经根受累，可能引起神经根病和脊髓病。通常累及下胸段和腰段区域。脊髓动静脉畸形（AVM）可有杂音。Cobb 综合征：脊髓 AVM ＋皮肤血管畸形。

硬脊膜动静脉瘘（AVF）　最常见的脊髓血管畸形（表 16-5）。

临床表现　男：女＝ 9：1，中年起病，通常进展。在运动、站立、唱歌、弯腰、进食后可出现急性加重，休息后可好转。

表 16-5　硬脊膜动静脉瘘的特征	
分类	特征
硬脊膜外 AVF：在硬脊膜外动脉分支和硬脊膜外静脉丛之间的异常连通	静脉充血导致神经根和脊髓的占位效应，静脉高压和血管盗血导致脊髓损伤
硬脊膜内背侧 AVF：在硬脊膜根袖处，神经根动脉与静脉连通	静脉流出梗阻引起静脉丛动脉化，导致静脉高压和脊髓病
硬脊膜内腹侧 AVF：脊髓前动脉（ASA）至腹侧中线扩张的静脉网	高血流量进入静脉系统，导致内源性脊髓血管盗血，导致缺血

诊断　MRI：沿 5 ～ 7 节段的脊髓中央 T2 高信号，通常为轻度和弥漫性强化，伴脊髓扩张，以及缺血和出血的证据；提示静脉高压；T2 和 FLAIR 可见蛛网膜下腔流空影（迂曲扩张的静脉）。脊椎 MRA 定位受累区域（*AJNR*，2007，28：1249）。选择性脊髓血管造影，定位供血血管，定位 Adamkiewicz 动脉。

治疗　血管造影栓塞、手术血管结扎或切除，或者两者联合。

脱髓鞘和炎性脊髓病

详见第 14 章"多发性硬化"和第 15 章"神经系统免疫性疾病"。

中毒性脊髓病

氟中毒（印度）　病因：过量摄入水中的氟化物→氟化物在脊柱沉积，广泛的脊柱增生性病变压迫脊髓引起脊髓病。症状：腰痛、腰部僵硬、脊髓压迫症状、神经根病、痉挛性截瘫、继发于神经压迫引起的听力下降。诊断：碱性磷酸酶和甲状旁腺激素（PTH）升高，Ca 和 PO_4 正常。X 线平片：骨硬化、韧带钙化、骨间膜。

木薯中毒（非洲）　又称 Konzo 病。病因：木薯根加工不足→氰化物中毒。症状：突发的痉挛性截瘫或缓慢进展的共济失调、周围神经病、视神经萎缩。诊断：血清硫氰酸盐水平。

山黧豆中毒（印度、埃塞俄比亚、孟加拉国）　病因：食用草豌豆作为膳食主要成分，继发于毒素 β-n- 草酰氨基 -l- 丙氨酸中毒。症状：亚急性轻截瘫和自主神经功能障碍。预防：混合谷物饮食，解毒。

有机磷中毒　病因：神经毒性酯酶磷酸化。症状：急性暴露后发病；远端感觉异常和肌肉痉挛性疼痛；肢体无力、萎缩进行性加重，下肢重于上肢。诊断：红细胞胆碱酯酶活性。

鞘内化疗　病因：甲氨蝶呤、长春新碱、多柔比星、阿糖胞苷、顺铂、长春瑞滨、卡莫司汀。症状：鞘内注射后短暂性、弛缓性、无反射性下肢轻瘫伴疼痛和麻木。进行性痉挛-共济失调性下肢轻瘫伴括约肌功能障碍（较少见）。诊断：MRI 脊柱侧索强化。

肝性脊髓病　病因：肝硬化和门体分流→氨毒性和代谢产物蓄积，静脉分流可能干扰脊髓血管供应。症状：进行性痉挛性截瘫。诊断：血清锰↑；脑和脊柱 MRI 可见基底节锰沉积，皮质脊髓侧束脱髓鞘。

海洛因脊髓病 病因：机制不清。症状：静脉或鼻内吸入海洛因导致急性脊髓病，吸入也可导致进行性脊髓病。诊断：毒理学筛查。脑和脊柱 MRI：急性期，横贯性脊髓炎和脊髓扩张；慢性期，可见脑桥腹侧、后索和侧索 T2 高信号。

放射性脊髓病 病因：脊髓放射治疗区域。早期：脊髓放疗后 2 ～ 6 个月内出现可逆性脊髓病变。症状：Lhermitte 征。治疗：不进行积极干预，通常在 1 个月至 1 年内可自愈。晚期：由脱髓鞘或血管损伤引起不可逆性慢性脊髓病。症状：放疗后 6 ～ 12 个月出现轻瘫、麻木和括约肌功能障碍。脊柱 MRI：早期 MRI 可能正常，后期出现 T1 低信号＋ T2 高信号，伴或不伴强化，最终出现脊髓萎缩。治疗：尚无有效治疗方式。

遗传性和神经退行性脊髓病

脊髓小脑性共济失调（SCA） 症状：四肢和躯干共济失调，周围神经病，振动觉和本体感觉消失，肢体多变的皮质脊髓束体征。SCA 1-37：诊断依靠基因检测，MRI 显示小脑萎缩。Friedreich 共济失调：最常见的 SCA，常染色体隐性遗传，*FXN* 基因伴 GAA 三核苷酸扩增。经胸超声心动图（TTE）评估肥厚型梗阻性心肌病。不同于反射消失的经典型，轻型和成人型逐渐被认识，可有完整的深腱反射。Machado–Joseph 病：常染色体显性遗传，*SCA3* 基因突变。无 β 脂蛋白血症（Bassen–Kornzweig 病）：脂蛋白电泳。家族性维生素 E 缺乏：低血清维生素 E。

导致脊髓病的脑白质营养不良 症状：认知障碍、上运动神经元体征、视神经病变、周围神经病变、行为改变、癫痫发作。肾上腺脊髓神经病：慢性进展性脊髓型肾上腺脑白质营养不良（ALD），多见于青中年男性，中老年女性少见，X 连锁遗传，*ABCD1* 基因突变，血清极长链脂肪酸（VLCFA）升高。异染性脑白质营养不良：脱髓鞘性周围神经病变，芳基硫酸酯酶 A 缺乏。

副肿瘤性脊髓病

脊髓炎 抗 Hu 抗体、抗 CRMP5/CV2 抗体、抗 amphiphysin 抗体，多见于肺癌。

僵人综合征 主动肌和拮抗肌持续收缩，可出现 GAD65 抗体。副肿瘤性病例可伴随抗 amphiphysin 或 GAD65 抗体，通常为肺癌、乳腺癌或霍奇金淋巴瘤。

进行性脑脊髓炎伴强直和肌阵挛 类似于僵人综合征＋脑病、脑干功能障碍、癫痫发作。可伴有抗 GlyR、抗 ANNA-2、抗 AK5、抗 DPPX 抗体。

亚急性运动神经元病 霍奇金和非霍奇金淋巴瘤，无痛性不对称性下运动神经元肌无力。

亚急性感觉神经元病 抗 Hu、抗 CV2 抗体，常见于小细胞肺癌、乳腺癌、前列腺癌、结肠癌、淋巴瘤、子宫肉瘤。

坏死性脊髓病 淋巴瘤、肺癌、肾肿瘤、乳腺癌、白血病。

感染性脊髓炎

表现为脊髓病或脑脊髓病、有感染危险因素（如疫区、接触史、免疫功能低下、全身症状和体征）的患者，需考虑感染原因。

病毒 HIV、HTLV-1 和 -2（亚急性至慢性）、HSV-1、HSV-2、VZV、巨细胞病毒、肠道病毒、脊髓灰质炎病毒、西尼罗病毒。

细菌 梅毒（可能是慢性，以感觉为主）、结核（亚急性至慢性，常伴有非特异性全身症状）、莱姆病（常伴有疼痛性脑膜神经根炎）、诺卡菌、硬膜外脓肿（亚急性至慢性、± 全身症状）、髓内脓肿（可无全身症状）。

真菌（罕见） 曲霉菌病、芽生菌病、球孢子菌病、隐球菌病（常合并脑膜炎）。

寄生虫（罕见） 弓形虫病（常伴有脑部病变）、血吸虫病、棘球蚴病、囊尾蚴病（常伴有脑部病变）。

第 17 章　运动神经元病

（Lauren R. Kett，James D. Berry，Michael P. Bowley）
（孟令超　译　张巍　审校）

运动神经元病的诊疗思路

病史和查体：需要考虑的重点

- 症状、症状的分布、病程。
- 出现上运动神经元（UMN）和（或）下运动神经元（LMN）的症状或者体征。**UMN**：节段性肌无力、痉挛、肌张力增高、反射亢进、Babinski 征阳性。**LMN**：节段性肌无力、束颤、肌张力减低、反射减退或者消失、Babinski 征阴性。
- 反射亢进的表现：腱反射反射阈扩大或阵挛、Babinski 征、掌颏反射、非对称的 Hoffmann 征、下颌反射亢进、腹壁反射活跃。
- 出现假性延髓麻痹表现：由于皮质延髓束受累。皮质延髓束对控制语言、咀嚼及吞咽的运动核团具有核上性控制。症状：情感不稳定或不受控制的自发性大笑或者大哭。
- 系统回顾：夜间盗汗、发热、体重减轻、男性乳房女性化、阳痿、皮疹、颈部疼痛，提示系统性疾病的症状或体征（可能是其他病因）。
- 毒物暴露史、旅行史、服役史、家族史［询问痴呆相关病史，基于肌萎缩侧索硬化（ALS）-额颞叶痴呆（FTD）间的关联］；HIV 危险因素；肿瘤病史、系统性疾病。

鉴别诊断　表 17-1 显示累及 UMN、LMN 以及二者同时累及的疾病。慢性运动周围神经病（如多灶性运动神经病伴传导阻滞）、Charcot-Marie-Tooth 病、颈椎病或颈部脊髓病、肌营养不良、重症肌无力、肌病、继发于血管病的假性延髓麻痹、慢性莱姆病、脊髓性肌萎缩症。

辅助检查　实验室检查（生化 10 项、全血细胞计数、凝血功能、肌酸激酶、莱姆病、红细胞沉降率、C 反应蛋白、HIV、血清蛋白电泳、尿蛋白电泳、免疫固定电泳、维生素 B_{12}、促甲状腺激素），肌电图及神经传导检查；基于临床病史及症状的脑或脊髓 MRI；胸、腹、盆腔 CT 或 PET 检查评估肿瘤；基于临床病史的遗传基因检测。如果下运动神经元损害为主，有传导速度减慢的证据，检测抗 GM1 抗体。

治疗　对于此类疾病，没有治疗方式能够减缓疾病的进

表 17-1　运动神经元疾病总结		
上运动神经元（UMN）	下运动神经元（LMN）	UMN 和 LMN
原发性侧索硬化	多灶性运动神经病	肌萎缩侧索硬化
人类嗜 T 淋巴细胞病毒（HTLV）	单肢肌萎缩	肌萎缩侧索硬化合并额颞叶痴呆
遗传性痉挛性截瘫（HSP）	脊髓性肌萎缩（SMA）	关岛型肌萎缩侧索硬化-帕金森综合征复合征
肾上腺脊髓神经病	肯尼迪病	Machado-Joseph 病
山黧豆中毒	进行性肌萎缩	成人氨基己糖苷酶缺乏症
Konzo 病	副肿瘤或肿瘤性下运动神经元疾病	成人葡聚糖体病
	放疗后下运动神经元综合征	副肿瘤综合征
	病毒感染（脊髓灰质炎病毒、西尼罗病毒、肠道病毒）	

展。对于肌萎缩侧索硬化（ALS），利鲁唑被证明可以延长数月的生存期，依达拉奉据证实能减缓功能退化。右美沙芬和奎尼丁被批准用于假性延髓麻痹导致的情绪不稳定。对症支持治疗：包括物理治疗、作业治疗、语言治疗、行走辅助装置（支撑物、手杖、助行器或轮椅）、早期营养支持（经皮内镜下胃造瘘术）、气管插管（如果患者愿意）、必要的遗传咨询、支持团队、针对痉挛或流涎的药物。发现或排除其他可治性疾病十分重要。

主要累及上运动神经元的疾病

原发性侧索硬化（PLS）

　　临床特征　占肌萎缩侧索硬化（ALS）的比例＜ 1%，典型患者 50 岁以上发病。逐渐出现痉挛性下肢轻瘫，扩展到上肢，无力、步态不稳；假性延髓麻痹表现，尿急，轻微认知障碍。该疾病进展相对较慢（如果不发展为 ALS），平均生存期超过 7 年。

　　诊断和治疗　该病需要除外其他疾病才能诊断。原发性侧索硬化的定义是单纯的上运动神经元损害的症状和体征，超过 4 年（*Neurology*，2006，66：647）。排除其他上运动神经元损害的病因：Chiari 畸形、脊髓损伤、脊髓病（如多发性硬化）、HTLV、HIV、莱姆病、梅毒。家族史排除遗传性痉挛性截瘫、脊髓小脑性共济失调、家族性 ALS、氨基己糖苷酶 A 缺乏症、肾上腺脊髓神经病。治疗方法为支持性治疗，而利鲁唑或者依达拉奉是否获益并不明确（与 ALS 不同）。

人类嗜 T 淋巴细胞病毒（HTLV）

临床特征　很少情况下，HTLV-1 在加勒比海地区引起热带痉挛性截瘫或在日本导致 HTLV-1 相关脊髓病。HTLV-2 也可以引起脊髓病。30 岁之后发病，表现为慢性缓慢发展的进行性脊髓病，痉挛性截瘫、感觉异常、痛性感觉神经病、膀胱功能障碍。

诊断和治疗　HTLV-1 和 HTLV-2 血清学和脑脊液检测。聚合酶链反应（PCR）、HTLV-1 抗体以及寡克隆区带联合检测（*Lancet*，2006，5：1068）。治疗方法包括支持性治疗，有病例报道采用免疫抑制治疗可以稳定疾病进展。

遗传性痉挛性截瘫（HSP）

临床特征　这是一类临床和遗传上异质性较大的疾病，包括常染色体显性遗传、常染色体隐性遗传或者 X 连锁遗传。进行性下肢痉挛、无力伴腱反射增高。复杂表型还包括视神经病、耳聋、共济失调、鱼鳞病、肌萎缩、周围神经病、痴呆、自身免疫性溶血性贫血、血小板减少症（Evan 综合征）、锥体外系功能障碍、发育延迟和（或）膀胱功能障碍。

诊断和治疗　家族史和遗传基因检测。如果没有家族史，鉴别诊断与原发性侧索硬化（PLS）相同。40% 常染色体显性遗传的患者携带染色体 2p22-21 的 sapstin 突变（SPG4；*Arch Neurol*，2009，66：509）。治疗以对症支持治疗为主，应用的药物包括巴氯芬、替扎尼定，尿路症状可以应用奥昔布宁。

肾上腺脊髓神经病（AMN）

临床特征　Xq28 上的 *ABCD1* 基因 X 连锁隐性突变→极长链脂肪酸（VLCFA）蓄积。最常见的临床表型是肾上腺脑白质营养不良（ALD），4 ～ 8 岁男性起病，伴有进行性认知能力下降、肾上腺功能不全、癫痫发作、视力下降、耳聋和痉挛性四肢瘫痪。AMN 也可以累及 20 ～ 40 岁男性，表现为缓慢进展的痉挛性截瘫和轻度多发性神经病，伴或不伴感觉障碍。

诊断 阳性家族史和 *ABCD1* 基因检测。ALD 患者脑 MRI 可以发现脑白质脱髓鞘改变，而在 AMN 患者中无上述表现。脑 MRI 正常的患者应当每隔 6 ～ 12 个月监测 MRI，因为 MRI 变化先于认知功能下降，可提示是否评估干细胞移植。肌电图和神经传导检查（EMG/NCS）：主要为轴索性感觉运动性多发性神经病，伴有轻度脱髓鞘。血浆、红细胞或培养的皮肤成纤维细胞中 VLCFA 水平升高。腓肠神经活检：有髓和无髓纤维轴索丢失，伴洋葱球形成。电镜检查：施旺细胞胞质中可见板层状包涵体。

治疗 对于 ALD，造血干细胞移植适用于伴有早期脑损害的患者（取决于年龄、脑 MRI 和疾病严重程度）。干细胞移植不建议用于单纯 AMN 的患者。饮食疗法中曾推荐应用洛伦佐油（Lorenzo's oil），但是没有证据，目前不再推荐。

山黧豆中毒

临床特征 由长期摄入鹰嘴豆（山黧豆属）制成的面粉引起。神经毒素：β-N- 草酰氨基 -1- 丙氨酸（BOAA），一种谷氨酸受体激动剂。孟加拉国、中国、埃塞俄比亚、印度、罗马尼亚、西班牙报道过该病。急性或慢性起病，上运动神经元变性，临床表现为肌肉痉挛、下肢无力。可能伴随感觉障碍、膀胱功能障碍和粗大震颤。

诊断和治疗 该病诊断主要基于临床病史和检查。该病的治疗包括对症支持治疗，通过扩大公众知晓率进行疾病预防。如果食用的话，面粉应在水中浸泡，应当使用金属容器而不是黏土容器来减少毒素负荷（*J Neurol*，2012，259：1263）。

Konzo 病

临床特征 由长期摄入木薯根引起，流行国家包括坦桑尼亚、扎伊尔、东非。急性起病，非进行性痉挛性截瘫；皮质脊髓束和运动皮质受损，累及下肢。

诊断和治疗 诊断主要基于临床病史和检查（*Drug Metab Rev*，1999，31：561）。治疗主要是对症支持治疗。

主要累及下运动神经元的疾病

多灶性运动神经病（MMN）

临床特征 单纯运动症状与运动神经脱髓鞘相关。病因不明，但考虑可能和抗 GM1 神经节苷脂抗体导致的自身免疫机制相关。鉴别诊断：ALS、进行性肌萎缩（PMA）、成人发病的脊髓性肌萎缩（SMA）、良性局灶性肌萎缩、慢性炎性脱髓鞘性多发性神经根神经病（CIDP）、多灶性获得性脱髓鞘性感觉运动神经病（MADSAM）。发病年龄通常 < 50 岁，且男：女比例 > 2∶1，疾病进展多年。临床表现为缓慢进展的不对称的无力，上肢远端为主，累及 2 条或以上周围神经，可伴随束颤。可以出现感觉异常或者主观的感觉减退，但是没有客观的感觉障碍。

诊断　EMG/NCS：2 条或以上运动神经出现局灶性传导阻滞；可以出现远端潜伏期延长、F 波潜伏期延长、CMAP 波形离散。感觉神经传导检查正常。高滴度血清 IgM 型抗 GM1 抗体。CSF 蛋白质通常正常，但可能轻度升高至 < 100 mg/dl。

治疗　静脉注射免疫球蛋白（IVIG）2 g/kg，在 2 ~ 5 天内分次给药，随后维持剂量为 0.4 ~ 0.6 g/kg，每 3 ~ 8 周一次。难治性患者也可以应用利妥昔单抗或大剂量环磷酰胺。给予 IVIG 前需要检查 IgA 水平。

脊髓灰质炎

临床特征　由脊髓灰质炎病毒引起，它是一种肠道病毒，通过粪-口途径传播；也可以由脊髓灰质炎疫苗接种引起。瘫痪的风险随年龄、免疫抑制程度以及病毒的毒力水平而增加。3 ~ 6 天潜伏期后出现病毒血症，在此阶段 90% 患者无症状。10% 的患者出现急性流感样疾病，伴有咳嗽、乏力、腹泻、肌痛、头痛和发热，持续 2 ~ 3 天。2% ~ 3% 的患者发展为无菌性脑膜炎，伴有严重头痛和脑膜刺激征。低于 1% 的患者在1 ~ 2 周内出现急性瘫痪综合征，伴有束颤、严重肌痛、萎缩、感觉过敏、局灶性和不对称性瘫痪。自然病史的异质性较大。大多数国家由于疫苗接种计划而消灭了该病。

鉴别诊断　由西尼罗病毒或其他病毒（柯萨奇病毒、埃可病毒、肠道病毒、黄病毒）引起的急性瘫痪、吉兰-巴雷综合征、急性运动轴索性神经病、重症肌无力、神经痛性肌萎缩、急性间歇性卟啉病、周期性瘫痪、蜱虫瘫痪和急性横纹肌溶解症。

诊断　EMG/NCS：低波幅 CMAP，无脱髓鞘或传导阻滞；SNAP 正常；急性期 EMG 可见正锐波、纤颤电位和束颤电位。脑脊液：可见细胞数增多，急性期以多形核细胞为主，而后以淋巴细胞为主；脑脊液蛋白质轻度至中度升高；脑脊液脊髓灰质炎病毒 IgM 阳性。大便培养：发病 10 天内，90% 的患者出现脊髓灰质炎病毒阳性。血清脊髓灰质炎病毒抗体滴度增加

≥ 4倍。

脊髓灰质炎后综合征

临床特征 又称进行性脊髓灰质炎后肌萎缩，原因尚不清楚。发生在曾经患有脊髓灰质炎的患者中，通常在他们康复至少10年后出现。最初感染脊髓灰质炎病毒后数年均保持稳定，随后出现进行性、不对称的肌肉无力和萎缩，疼挛和束颤。症状的分布通常与最初的脊髓灰质炎相同，但可以累及以前"正常"的肌群。患者可以出现疼痛、全身疲劳、痛性痉挛、束颤、睡眠障碍、寒冷不耐受、吞咽困难和构音障碍。

诊断 需要排除其他疾病。诊断基于临床病史，排除其他有类似症状和体征的疾病。EMG/NCS：提供既往脊髓灰质炎的证据，有助于排除其他疾病。NCS可能出现低波幅的CMAP，肌电图可显示运动单位数量减少和慢性神经源性运动单位电位。感觉神经传导检查在正常范围内（*Muscle Nerve*，2005，31：6）。

治疗 以支持治疗为主；拉莫三嗪可以减轻疼痛和疲劳，静脉注射免疫球蛋白（IVIG）的效果不肯定［*Cochrane Database Syst Rev*，2011，（2）：CD007818］。

西尼罗病毒相关弛缓性瘫痪

病毒感染前角细胞和运动轴索可以导致急性弛缓性瘫痪。老年人和免疫力低下的人群患病风险较高。通常在夏季或者初秋出现。最初表现为流感样症状和体征，包括发热、头痛、恶心、呕吐、皮疹、脑膜炎，但也可以没有系统性症状。可能出现呼吸衰竭而需要机械通气。

诊断 EMG/NCS：可见CMAP波幅降低，而相对于运动轴索和前角细胞受损，感觉传导保留。同时，血清或者脑脊液中检测出针对西尼罗病毒的IgG和（或）IgM抗体，或者PCR（＋）。脑脊液中通常出现中性粒细胞或淋巴细胞增多为主，蛋白质升高。

治疗 对症支持治疗。

急性弛缓性脊髓炎

自2014年以来，美国和欧洲每2年暴发一次急性瘫痪，主要发生在儿童（平均6岁）。通常在夏季或者初秋。与肠道病毒（柯萨奇病毒、埃可病毒）相关，尤其是肠道病毒D68和A71。

临床特征　系统性症状包括发热、呼吸道或者消化道症状，随后迅速出现一个或者多个肢体的无力（数小时至数天）。上肢更常见。少见表现还包括脑神经受累、肠道或者膀胱功能障碍、感觉症状。

鉴别诊断　其他传染病（脊髓灰质炎、西尼罗病毒、白喉）、脱髓鞘疾病、脊髓梗死、压迫性病变、吉兰-巴雷综合征、急性运动轴索性神经病、多灶性运动神经病、急性间歇性卟啉病、重症肌无力、蜱虫麻痹。

诊断　脑、颈胸段脊髓 MRI 可见灰质 T2 高信号。脑脊液通常可见淋巴细胞增多和蛋白质轻度升高。脑脊液病毒培养通常为阴性，粪便或鼻咽拭子可能在前 7 天内发现 PCR 阳性。EMG 用于评估类似疾病（即吉兰-巴雷综合征或肉毒杆菌中毒）。

治疗　支持性治疗为主，早期康复治疗。迄今为止，免疫调节治疗没有明显的益处。50% 以上的儿童患者会有持续性萎缩或无力。需要向地方或卫生行政部门报告相关病例。

良性局灶性肌萎缩、单肢肌萎缩或青少年节段性肌萎缩

临床特征　节段性萎缩累及几个肌节，C7 ～ T1 肌节最容易受累。通常从十几岁以后开始，但可以直到四十岁才起病。特发性、缓慢进行性、无痛性单侧手力弱和萎缩，逐渐进展至前臂。仅影响患侧肢体的少数肌节。反射减低或者消失。可能出现针刺觉和触觉的感觉过敏。

鉴别诊断　ALS、多灶性运动神经病（MMN）、颈或腰骶神经根病、神经丛病、脊髓空洞症。

诊断　目前尚缺乏针对病因的实验室或者电生理检查手段。鉴别诊断的目标是排除其他疾病。EMG/NCS：运动神经传导检查正常或者出现 CMAP 波幅轻度减低。SNAP 检查发现 1/3 患者波幅轻度减低。EMG 可能发现自发电位和慢性神经源性运动单位改变。血清肌酸激酶（CK）可以轻度升高。MRI 可以显示节段性脊髓萎缩、T2 信号增高或者颈髓增粗。

治疗　支持治疗。典型病程在症状进展 1 ～ 3 年后会保持稳定。

脊髓性肌萎缩（SMA）

一种常染色体隐性遗传的、具有较大异质性的疾病，进行性加重，累及脊髓前角细胞和脑神经运动核团。*SMN1* 外显子 7 缺失是最常见的突变（94%）。临床严重程度与 *SMN2* 基因拷

贝数呈负相关（正常范围 0 ～ 8）。

SMA-0 型（出生前出现；*SMN2* 拷贝数为 1） 宫内发病，孕晚期胎动减少。出生时出现严重的肌张力减低、肌无力、双侧面瘫和先天性心脏病。1 ～ 6 个月内因为呼吸衰竭死亡。

SMA-1 型（婴 儿 SMA 或 Werdnig-Hoffman 病；*SMN2* 拷贝数 2 ～ 3） 出生时或者头几个月内发病。无法在没有支持的情况下独坐，松软儿，休息时蛙腿姿势。严重的全身性近端肢体和延髓肌无力，反射减低。患者通常在 2 岁前死于呼吸衰竭或者肺炎。

SMA-2 型（中间型；*SMN2* 拷贝数为 3） 通常在 18 个月之前发病。与 1 型相比进展更加良性、更加缓慢。能够在没有辅助的情况下翻身和坐，但很少能够行走。患者可以出现脊柱后凸、髋关节或膝关节挛缩、脊柱侧弯和髋关节脱位。手指的小的不自主运动称为微多肌阵挛。

SMA-3 型（青少年型 SMA 或 Kugelberg-Welander 病；*SMN2* 拷贝数是 3 ～ 4） 发病时间通常在 5 ～ 15 岁，出现行走困难、摇摆步态（特伦德伦堡步态）、脊柱前凸、上楼困难、束颤、缓慢进展的四肢肢带型肌无力。如果在 2 岁之前发病，通常在 15 岁之前不能行走。大多数患者在 30 多岁前需要使用轮椅。

SMA-4 型（成人起病型 SMA；*SMN2* 拷贝数是 4 ～ 8） 罕见而且基因型异质性较大。发病年龄为 30 多岁，30% 的病例为常染色体显性遗传。缓慢进展的肢带型肌无力，行走、上楼及从椅子上站起困难。此种类型不影响寿命。

鉴别诊断 分子遗传学分析确定染色体 5q 上 *SMN* 基因的突变（*Cell*，1995，80：155-165）。血清肌酸激酶（CK）可能升高。如果遗传检测可以明确，则很少需要行 EMG 或 NCS。

治疗 在婴儿中或者未使用呼吸机的儿童中应用诺西那生（nusinersen）或者 onasemnogene abeparvovec 的疾病修饰疗法。诺西那生是一种修饰 *SMN2* 剪接的反义寡核苷酸。对该药进行鞘内注射，给予负荷量后每 4 个月应用一次（ENDEAR 和 CHERISH 试验）。Onasemnogene abeparvovec 是腺相关病毒载体，可以替代 *SMN1* 基因，给予 1 次静脉输液（STR1VE 试验）。

X 连锁隐性遗传性延髓脊髓神经元病（肯尼迪病）

临床特征 出现在 30 岁以上男性。由于 X 染色上雄激素受体基因的 CAG 重复次数增多所致。患者出现男性乳房发育、睾丸萎缩、不育、糖尿病；肌肉痛性痉挛、抽动、束颤（尤其是口周和下颌）、肌萎缩、行走困难、肢带型肌无力、构音障碍、吞咽困难。肌无力是典型的下运动神经元损害表现伴腱反射减低。寿命不受影响。

诊断 实验室：分子遗传学检测确定雄激素受体基因中 CAG 重复序列的异常扩增；肌酸激酶水平可以升高 10 倍，雄激素水平正常或者降低。肌电图显示运动单位出现明显的慢性失神经支配改变，以及轻度急性失神经支配改变。感觉神经病，面部和四肢肌肉束颤（*Eur J Neurol*，2009，16：556）。

进行性肌萎缩

临床特征 占成人发病的运动神经元病的 8%，被认为是肌萎缩侧索硬化（ALS）的变异型；然而，通常不纳入临床试验。单纯下运动神经元受累。通常出现肢体远端的局灶性不对称性肌无力，逐渐扩散到其他邻近肌肉。也可能出现近端无力，最终会出现延髓肌和呼吸肌无力。

鉴别诊断 多灶性运动神经病（MMN）、慢性炎性脱髓鞘性多发性神经根神经病（CIDP）、炎性肌病、重症肌无力。

诊断 肌酸激酶可以达到正常的 10 倍。EMG/NCS：前角细胞的广泛损害表现。肌肉活检：失神经支配性肌萎缩，但通常是不必要的。排除其他可能的病因，尤其是 MMN。

淋巴增殖性疾病中的亚急性运动神经元病

亚急性进行性无痛性运动神经元综合征，出现在霍奇金淋巴瘤、非霍奇金淋巴瘤伴或不伴副蛋白血症，如骨髓瘤或巨球蛋白血症。典型下运动神经元表现伴随灶非对称性下肢无力和肌萎缩。少数情况下也可以出现上运动神经元受累。神经病理学：前角细胞和腹侧运动神经根丢失，前角细胞炎症。在某些情况下，疾病可以表现为良性过程。极少数情况下，患者症状可能在治疗潜在的淋巴增殖性疾病后改善。

放疗后下运动神经元综合征

针对睾丸癌的腰椎旁区域放射治疗所致。EMG/NCS 提示马尾功能障碍，SNAP 正常。疾病通常在症状出现后最初几年出现进展，随后到达平台期。

同时累及上、下运动神经元的疾病

肌萎缩侧索硬化（ALS）

概况 病因不明的神经退行性疾病，发病率为（1～3）/10

万。最常见的发病年龄为 50 多岁；平均生存时间为症状开始后 3 年，诊断后约 19 个月（*Neuroepidemiology*，2005，25：114；*Neurology*，2003，60：813）。

家族性 ALS（FALS） 占 ALS 的 5%～10%。FALS 最常见的遗传方式是常染色体显性遗传。68% 的 FALS 与 35 种以上不同的基因突变相关，包括 *SOD1*、*FUS/TLS*、*VAPB*、*TDP-43*、*C9ORF72*。*C9ORF72* 内含子重复扩增与较大比例（约 40%）的 FALS 相关。TDP-43 蛋白聚集可以出现在大多数 FALS 和散发性 ALS 中（*Neurol Sci*，2011，32：9-16）。

症状和体征 肌无力通常从局部开始，并扩展到周围的肌肉。少数情况下，无力可以从呼吸肌开始。某些患者可能表现为单侧无力（Mills 偏瘫变异型）。10% 的患者出现双侧上肢无力（连枷臂变异型）。20% 的病例为延髓（脑神经）起病。患者可以出现束颤、痛性痉挛、运动性疲劳、肌萎缩。睡眠紊乱可以由多种因素诱发，例如平卧位低氧、不适、移动困难或焦虑。抑郁状态很常见。

诊断 出现 ALS 的非典型特征，提示需要寻找其他诊断的可能：感觉减退、锥体外系功能障碍、眼球运动异常、自主神经紊乱、括约肌功能异常。目前没有实验室指标能够诊断散发性 ALS，但是某些实验室指标通常被用于鉴别诊断：吸烟者或 50 岁以上患者行胸部 X 线片或胸部 CT，发现肿瘤时需要检测抗 Hu 抗体；出现非典型表现的年轻患者，进行氨基己糖苷酶 A 检测；如果出现肾上腺功能不全，进行极长链脂肪酸检测。肌酸激酶、全血细胞计数、生化 10 项、性病研究实验室（VDRL）检测、抗神经节苷脂（GM1）抗体、红细胞沉降率、血清蛋白电泳或免疫固定电泳、甲状腺功能、维生素 B_{12} 及腹部检查。如果临床特征提示神经肌肉接头病变，需要检测乙酰胆碱受体抗体或电压门控钙通道抗体。

治疗 利鲁唑 50 mg，每日睡前 1 次，2 周后增加至 50 mg 每日 2 次（*N Engl J Med*，1994，330：585），可以延长生存期数月。依达拉奉静脉滴注 60 mg，每日 1 次，每月 10～14 天，可以改善功能评分（*Lancet Neurol*，2017，16：505）。积极的支持性护理或对症治疗（疲劳、肌张力增高、痛性痉挛、抑郁、唾液过多、便秘、呼吸衰竭）。多学科会诊可以延长生存期及改善生活质量，物理治疗、作业治疗及语言康复治疗；对吞咽困难和误吸风险的营养支持。呼吸系统恶化之前考虑早期经皮胃造瘘。高热量肠内营养带来生存和功能获益（推荐热量的 125%）（*Lancet*，2014，383：2065）。呼吸支持。考虑双相气道正压通气（BiPAP）或气管切开术。如果患者愿意，可以考虑家庭或者临终关怀。美国食品和药品监督管理局（FDA）批准右美沙芬/奎尼丁（Nuedexta）用于改善假性延髓麻痹症状。

肌萎缩侧索硬化-额颞叶痴呆（ALS-FTD）

31%～55%的ALS患者存在认知障碍；约20%患者伴随严重的认知障碍，达到痴呆的程度；15%患者符合FTD-ALS标准。*C9ORF72*内含子异常重复扩增是ALS（40%）和FTD（25%）中最常见的突变类型，这表明两种疾病的发病机制相关联。患者的重复次数＞30（*Neuron*，2011，72：245；*Neuron*，2011，72：257）。

关岛型肌萎缩侧索硬化-帕金森综合征

ALS和帕金森综合征合并出现。关岛查莫罗土著人中成年人最常见的死亡原因，该病被认为是由当地苏铁种子的毒素所致，该毒素含有BMAA（β-甲氨基-L-丙氨酸），它是一种对皮质和脊髓运动神经元有毒性的氨基酸。

Machado-Joseph病（脊髓小脑性共济失调Ⅲ型）

常染色体显性遗传，发病年龄为40～70岁。症状：小脑共济失调。早发型患者可表现为肌张力增高、舌和面部的束颤。其他症状包括锥体外系的症状和体征、肌张力障碍、强直、眼球凸出和进行性眼外肌瘫痪。该病是由染色体14q32.1上编码*ataxin-3*基因的CAG异常重复扩增所致。

成人起病的氨基己糖苷酶A缺乏症

常染色体隐性遗传，迟发性GM2神经节苷脂病。编码基因位于染色体15q23-q24。症状：缓慢进展的四肢近端肌肉无力、痛性痉挛。可能会出现感觉、小脑、认知、精神和锥体外系症状。疾病早期可能被误诊为ALS。诊断：血清氨基己糖苷酶水平测定。

成人葡聚糖体病

罕见（报道＜30例），缓慢进行性发展，出现上运动神经元和下运动神经元损害体征、认知功能下降、远端感觉消失、肠道及膀胱功能障碍。头部MRI：T2加权图像上弥漫性白质高信号。诊断：皮肤或周围神经活检发现过碘酸-希夫（PAS）染色阳性的葡聚糖体。

副肿瘤性运动神经元病

在霍奇金和非霍奇金淋巴瘤、卵巢癌和乳腺癌患者中报道。可能作为副肿瘤综合征的一部分出现（抗 Hu 抗体）。治疗：治疗潜在的肿瘤。

第 18 章　周围神经病

（Salman Bhai，William S. David）
（孟令超　译　张巍　审校）

周围神经病的评估（表 18-1）

获取详细的病史　询问运动、感觉和自主神经障碍。获取症状的分布和时间、中毒的病史或传染病暴露史、家族史、用药史、维生素应用史、系统性疾病的症状。

详细的体格检查　确定解剖上的模式和定位：单神经病、多发性单神经病和多发性神经病（对称性和不对称、长度依赖性和非长度依赖性）、运动神经病为主或感觉神经病为主、自主神经病（心血管、胃肠道、泌尿生殖、排汗）。评估淋巴结病、器官增大、肌肉骨骼或关节异常、皮疹。检查头发、皮肤和指甲。触诊周围神经。评估高弓足及锤状趾。

EMG/NCS　有助于确认神经病变模式、定位和病程。需要区分轴索性神经病和脱髓鞘性神经病。

自主神经功能检查　可能对小纤维神经病有意义，如果多发性周围神经病自主神经受累突出，可能会缩小鉴别诊断范围。

活检　对诊断血管炎和淀粉样变性周围神经病最有意义。也有助于评估感染性病因（如麻风），有时对炎性疾病（如结节病）也有帮助。通常情况下，腓肠神经活检仅仅会引起足跟及足的背外侧小片区域感觉障碍，也可以同时行腓肠肌活检。腓浅神经也可以联合腓骨短肌进行活检。活检存在 15% 的并发症发生率，如轻微的伤口感染、伤口裂开、残端神经瘤。1/3 患者报告感觉不适的症状。通过对远端 ± 近端腿部皮肤进行皮钻活检，可以通过计算表皮内神经纤维密度来评估小纤维神经病。

多发性周围神经病的实验室评估　①初步筛查：空腹血糖或糖化血红蛋白（HgbA1c）检测（如果正常，做 2 h 糖耐量试验；糖尿病约占 50% 的患者）、维生素 B_{12} 和代谢产物（甲基丙二酸、同型半胱氨酸）、促甲状腺激素、血清蛋白电泳和免疫固定电泳；②基于症状和体征的其他实验室检查：全套代谢检测（CMP）、全血细胞计数（CBC）、红细胞沉降率（ESR）、抗核抗体（ANA）、抗 Ro 和 La 抗体、抗中性粒细胞胞质抗体（ANCA）、双链 DNA（dsDNA）抗体、C3 及 C4、冷球蛋白、乙肝病毒、丙肝病毒、HIV、莱姆病、巨细胞病毒（CMV）、EB 病毒（EBV）、单纯疱疹病毒、尿蛋白电泳、自身免疫及副

表 18-1 基于临床和电生理定位的周围神经病总结

远端对称性、长度依赖性多发性神经病	弥漫性非长度依赖性神经病（轴索性）	弥漫性非长度依赖性神经病（脱髓鞘性）	多发性单神经病	神经丛病	多发性神经根病 ± 周围神经病
• HgbA1c、OGTT、MMA、同型半胱氨酸 • Vit B12 • SPEP 和 IFE • TSH • CMP • CBC • 地方性感染或危险因素（如莱姆病、HIV）	视觉性（纯视觉障碍或以感觉障碍为主） • ANA 和 dsDNA • 抗 Ro 或 La 抗体 • 抗线粒体或者抗平滑肌抗体 • ESR/CRP • 副肿瘤检测（如果阳性，启动恶性肿瘤处理流程） • 抗 FGFR3 抗体 • 抗 TTG、抗肌内膜、抗醇溶蛋白抗体 • HIV、HTLV-1、EBV、VZV • 维生素 B6 • 腰椎穿刺 运动性（纯运动障碍或者以运动障碍为主） • 抗 GM1 抗体 • HIV、HTLV-1、WNV • 腰椎穿刺	• 腰椎穿刺 • SPEP 或 UPEP + IFE + 血清游离轻链 • VEGF • 运动：抗 GM-1 抗体 • 感觉：抗 MAG 抗体 • 骨骼评估	• ANA • ANCA • RF • 抗 Ro 或 La 抗体 • C3 或 C4 • 冷球蛋白 • 肝功检测 • HIV • 尿液检测 • CMP • CBC • TSH • HgbA1c • ESR 及 CRP • 神经活检 • 肿瘤筛和（或）副蛋白血症检查，如冰血蛋白和华氏巨球蛋白血症 • HNPP 遗传检测	• HgbA1c • MRI	• HgbA1c • 莱姆病抗体 • ACE • 胸部 X 线片 • WNV 抗体 • MRI • 腰椎穿刺

红旗征：急性起病、查体发现不对称、弥漫性腱反射消失、非长度依赖性模式、壮水分布模式（多发性单神经病）、运动或自主神经症状、运动或自主神经症状 >> 感觉症状。
ACE，血管紧张素转换酶；HNPP，遗传性压迫易感性神经病；IFE，免疫固定电泳；MAG，髓鞘相关糖蛋白；MMA，甲基丙二酸；OGTT，口服葡萄糖耐量试验；RF，类风湿因子；SPEP，血清蛋白电泳；TGG，组织转谷氨酰胺酶；TSH，促甲状腺激素；UPEP，尿蛋白电泳；VEGF，血管内皮生长因子

肿瘤抗体谱。③如果症状、体征及家族史有提示，进行不明原因多发性周围神经病的基因检测。

影像学 超声可用于嵌压性神经病的检测，MRI可用于近端神经损伤、多发性神经根病和神经丛病的检测（*Neurology*，2009，72：185；*Mayo Clin Proc*，2015，90：940；*JAMA Neurol*，2016，72：1510）。

单神经病

嵌压性单神经病：上肢

肩胛背神经（C5） **压迫部位和危险因素**：由于颈椎过度伸展或屈曲、外伤导致斜角肌部位压迫。**症状和体征**：手臂外展时出现翼状肩胛。

肩胛上神经（C5～C6） **压迫部位和危险因素**：由于重复的向前牵引或创伤引起的肩胛上切迹、冈盂切迹部位压迫。**症状和体征**：冈上肌和（或）冈下肌萎缩、肩后疼痛。**诊断**：依据病史、检查及EMG/NCS。**治疗**：随着时间的推移，大多数都会自发缓解。对于难治性病例，应用类固醇注射或者手术。

肌皮神经（C5～C6） **压迫部位和危险因素**：在喙肱肌的腹侧，在肱二头肌和肱肌之间；举重、肩关节脱位或手术。**症状和体征**：肱二头肌和肱肌无力和萎缩，前臂外侧的感觉消失。**诊断**：病史、检查、EMG/NCS。**治疗**：一般可以自发缓解，严重的患者可以考虑注射类固醇激素；如果症状持续不缓解，可以手术减压。

桡神经（C5～C8） **压迫部位和危险因素**：①腋窝：拐杖。②螺旋沟（周六夜间麻痹、蜜月麻痹）：压迫及醉酒睡眠。③骨间后神经：类风湿关节炎、创伤、骨折、软组织占位、手臂过度使用。④浅表感觉分支（感觉异常性手痛）：腕带、手铐。**症状和体征**：①腋下：肱三头肌、肱桡肌、旋后肌、手腕和手指伸展无力，手臂、前臂和手的整个伸侧感觉消失。②螺旋沟：肱桡肌、手腕及手指伸展无力，肱三头肌保留，手的背外侧、拇指、近端Ⅱ～Ⅳ手指背侧感觉消失。③骨间后神经：手腕和手指伸展、尺侧腕伸肌无力；前臂不同程度疼痛，但无感觉消失。④浅表的感觉分支：手的背外侧、拇指、近端Ⅱ～Ⅳ手指背侧感觉消失。**诊断**：EMG/NCS，压迫部位的MRI。**治疗**：对于腋窝、螺旋沟和骨间后神经的压迫，建议保守性治疗，调整活动方式及应用腕夹板，通常在6～8周后改善。对于浅表感觉分支，症状通常是自限性的。

正中神经（C6～T1）　**压迫部位和危险因素**：①手腕或腕管综合征（carpal tunnel syndrome，CTS），由腱鞘炎、关节炎、创伤、过度使用、使用振动工具引起；与糖尿病、妊娠、甲状腺疾病、痛风、淀粉样变性相关。②前臂，因外伤、铸造、静脉穿刺引起；可能只累及骨间前神经（AIN）或更近端的正中神经。**症状和体征**：①腕或CTS：外侧手掌和Ⅰ～Ⅳ手指外侧感觉异常和疼痛，症状在夜间加重，大鱼际萎缩，拇指外展无力，Phalen、Tinel、Flick征阳性（除非组合起来，否则敏感性和特异性较低）。②前臂：骨间前神经综合征伴有拇指和示指远节指骨屈曲无力，形成"OK"征，感觉正常。前臂近端伴前臂疼痛，Tinel征，前臂内旋和Ⅱ、Ⅲ指屈曲无力，拇指外展和屈曲无力，正中神经分布区麻木。**诊断**：EMG/NCS。**治疗**：CTS——腕关节夹板、抗炎药、物理治疗，难治性患者或大鱼际萎缩者选择手术治疗，类固醇激素注射（只有有限的短期获益）。前臂——保守治疗，如果骨折、外伤、难治性症状和疑似压迫性，可以选择手术治疗。

尺神经（C8～T1）　**压迫部位和危险因素**：①肘部，出现在上髁后沟或者肘管，原因是肘部斜靠、慢性拉伸、外伤引起；②腕部（尺管）在机械劳动者、骑自行车者、类风湿关节炎、腕关节退行性变及手腕骨折者出现。**临床特征**：①肘部：手的内侧部（背侧和掌侧）及Ⅳ、Ⅴ手指麻木。手部固有肌萎缩、手腕和Ⅳ、Ⅴ手指屈曲无力，爪型手。肘部Tinel征及Froment征阳性。②腕部：手掌内侧和Ⅳ、Ⅴ手指麻木，小鱼际或骨间肌萎缩。**治疗**：保守治疗，休息及调整活动方式、夹板固定或皮质类固醇注射。在严重患者中，手术减压。

嵌压性单神经病：下肢

股外侧皮神经/感觉异常性股痛（L2～L3）　**压迫部位和危险因素**：腹股沟韧带，由于穿紧身衣、向心性肥胖、糖尿病、怀孕、盆腔或腹部肿块、腹水所致。**症状和体征**：从臀部到膝盖的大腿前外侧的感觉消失、灼烧感、刺痛感，没有运动症状。**诊断**：病史和辅助检查；如果诊断不清，可以依靠神经传导检查。**治疗**：减重、休息；注射局部麻醉剂或类固醇激素、表面麻醉剂、抗癫痫药、三环类抗抑郁药；潜在肿瘤的治疗（如果存在）。

闭孔神经（L2～L4）　**压迫部位和危险因素**：闭孔管，由于肿瘤、手术、骨盆骨折、糖尿病引起。**症状和体征**：腹股沟和大腿内侧的放射性疼痛和麻木，髋关节内收无力。**诊断**：EMG/NCS，CT或MRI检查骨盆是否有肿瘤。**治疗**：保守治疗，治疗潜在的肿瘤。

股神经（L2～L4） **压迫部位和危险因素**：腹股沟韧带，由于截石位、主动脉瘤或髂动脉瘤、腹膜后血肿、外伤、骨盆或腹部外科手术所致。可能由于糖尿病或特发性病因引起腰神经根神经丛神经病。**症状和体征**：屈髋和伸膝无力，膝腱反射消失。**诊断**：EMG/NCS。如果怀疑血肿或原因不明，对腹部或骨盆进行 CT 检查。**治疗**：基于病因。如果是由于截石术、外伤、体位或拉伸，则保守治疗。如果是腹膜后血肿，则进行外科手术，并停用抗凝及抗血小板药物。如果是恶性肿瘤，则治疗潜在的肿瘤。

坐骨神经（L4～S3） 分为腓总神经和胫神经。**压迫部位和危险因素**：①臀肌或坐骨切迹部位，由于固定、出血、医源性注射引起。②髋部，由于髋关节或股骨的骨折、脱位或手术所致。③大腿部位，由于固定、创伤、血管炎、子宫内膜异位症引起。④腘窝，由于 Baker 囊肿所引起。**症状和体征**：大腿以下疼痛，屈膝和膝关节远端所有肌肉无力；除内踝外，整个足部感觉消失；踝反射消失；早期体征类似腓总神经病变，因为这部分纤维先受到影响。**诊断**：EMG/NCS，或神经 MRI。**治疗**：识别并治疗潜在的病因，保守治疗（物理治疗、矫形术、疼痛治疗）。

腓总神经（L4～S1） 分为腓浅神经（L5～S1）和腓深神经（L4～S1）。**压迫部位和危险因素**：腓骨颈，由于腿部交叉、下蹲或外伤引起。**症状和体征**：①腓总神经：足背屈和外翻无力，足背感觉消失。腓骨小头处 Tinel 征，异质性较大。②腓浅神经：腿部外侧和足背的感觉消失，第 1 和第 2 足趾之间的区域感觉保留；踝外翻无力。③腓深神经：第 1 和第 2 足趾之间的区域感觉消失，踝背屈无力。**诊断**：EMG/NCS，或损伤部位神经的 MRI。**治疗**：保守治疗。缓解潜在的压迫，踝 - 足矫形器、夹板。

胫神经（L4～S2） **压迫部位和危险因素**：①腘窝，由于 Baker 囊肿、外伤、神经肿瘤、卡压所致。②跗管，由于踝关节骨折、腱鞘炎、类风湿关节炎、不合适的鞋子、肿瘤所致。③足部，由于外伤、肿瘤导致。**症状和体征**：①腘窝：足部和脚趾内翻和跖屈无力，足底和足外侧感觉消失。②跗管：足底感觉消失、灼痛，足部固有肌肉萎缩。内踝下敲击后疼痛（Tinel 征）。③足：足底的疼痛、感觉异常和麻木。**诊断**：EMG/NCS。**治疗**：保守治疗，类固醇激素注射用于缓解症状或者手术减压。

多发性单神经病

表现　累及多条单个的周围神经。

病因　原发性血管炎——大血管：巨细胞动脉炎；中等血管：结节性多动脉炎；小血管：显微镜下多血管炎、嗜酸性肉芽肿性多血管炎（又名 Churg-Strauss 综合征）、肉芽肿性多血管炎（又名 Wegener 肉芽肿）、冷球蛋白血症。继发性血管炎——类风湿关节炎、系统性红斑狼疮、干燥综合征、白塞病、炎症性肠病、结节病、感染（HIV、CMV、VZV、EBV、HBV、HCV）、恶性肿瘤。其他原因——糖尿病、淀粉样变性、遗传性压迫易感性神经病（HNPP）、麻风、药物诱发。

诊断　实验室指标：生化 10 项、CBC、ESR、风湿病标志物（ANA、ESR、RF、c-ANCA 和 p-ANCA、抗 Ro 和 La 抗体、ACE）、肝炎组套、冷球蛋白、血清蛋白电泳和尿蛋白电泳、空腹血糖、莱姆病滴度、HIV（或其他适当的传染病检查）。EMG/NCS。活检：腓肠神经和腓肠肌活检，或者腓浅神经和腓骨短肌活检，取决于临床检查和 EMG/NCS 结果（*Lancet Neurol*，2014，12：67）。

多发性神经病

自身免疫或炎症性病因导致的多发性神经病

吉兰-巴雷综合征　**症状和体征**：自下肢向上肢发展，主要是运动性瘫痪，可能进展到呼吸衰竭；症状在数天到数周内演变；臀部、大腿和背部出现疼痛，关节振动觉和位置觉减退，腱反射减低（10% 患者正常）；常出现双侧面瘫（＞50%），自主神经功能障碍，脚趾和手指感觉异常。前驱感染包括弯曲杆菌、EB 病毒、巨细胞病毒、支原体。**不同亚型**：①急性炎症脱髓鞘性多发性神经病（AIDP；经典脱髓鞘型）。②自上而下型（面部及手臂起病）。③ Miller Fisher 综合征：眼肌麻痹伴共济失调和腱反射消失。④急性运动感觉轴索性神经病或"轴索性吉兰-巴雷综合征"：预后较差，恢复较慢。⑤急性运动轴索性神经病。**鉴别诊断**：脊柱疾病、坏死性脊髓病、脑膜癌病、脊髓灰质炎、脑干疾病、神经肌肉疾病如重症肌无力或肉毒中毒、肌病、危重症性多发性神经病、卟啉病、急性低磷血症。**诊断**：主要是临床诊断。腰椎穿刺：蛋白质升高，细胞很少（＜10），也就是蛋白细胞分离现象，在出现症状的第 1 周约有 50% 患者存在，2 周内约有 75% 存在。如果细胞数增加（＞50），需要考虑 GBS 以外的诊断，如莱姆病、HIV、神经结节病、中枢神经系统淋巴瘤或伴有神经浸润的白血病。EMG/NCS：除了轴索型，均为脱髓鞘改变。MRI：马尾神经根钆增强。实验室检查：可能看到肝功能、心电图异常和抗利尿激素分泌失调综合征（SIADH）引起的低钠血症。抗体：抗GQ1b抗体（Miller Fisher变异型）。**治疗**：密切监测用力吸气负压（NIF）、用力肺活量（FVC）。如果 NIF <－20、FVC < 1.5 L 或呈下降趋势，考虑气管插管；监测电解质。治疗上考虑血浆置换或 IVIG。血浆置换：置换 200～250 ml/kg 血浆，分为 4～6 次，隔日治疗；IVIG：0.4 g/（kg·d）×5 天。IVIG 不良反应包括：罕见的急性肾衰竭、蛋白尿、无菌性脑膜炎、IgA 缺乏时的过敏反应、头痛、皮疹、血栓栓塞事件。血浆置换术后加用 IVIG 或使用类固醇激素不会增加获益。**预后**：高达 65% 的患者有轻微症状残留，10%～15% 的人有明显的残留症状。恢复的时间约为 200 天（80% 患者）。不良预后因素包括：①年龄 > 50～60 岁，快速起病（< 7 天）；②呼吸机依赖；③远端 CMAP 波幅显著降低；④前驱巨细胞病毒（CMV）或空肠弯曲杆菌感染；⑤老年患者不能独立行走或既往有腹泻史（*Neurol Clin*，2014，31：491）。

慢性炎性脱髓鞘性多发性神经病（CIDP） **症状和体征**：慢性进行性对称性肢体近端和远端感觉运动症状，运动重于感觉。无力超过 2 个月。四肢腱反射减退或消失，可伴有神经根肿大。可能伴有 HIV、意义未明的单克隆丙种球蛋白血症（MGUS）、浆细胞异常增生、肝炎、炎症性肠病、霍奇金淋巴瘤。**变异型**：①感觉型 CIDP：感觉症状＞＞运动症状，症状分布类似经典型 CIDP；②慢性免疫性感觉性多神经根病（CISP）：孤立性脊神经后根受累导致感觉性共济失调；③远端获得性脱髓鞘性对称性神经病（DADS）：感觉症状＞＞运动症状，肢体远端对称性分布（可能与抗 MAG 抗体相关）；④运动型 CIDP：运动症状＞＞感觉症状，与经典 CIDP 的分布相似［需要与多灶性运动神经病（MMN）鉴别，见下文］；⑤多灶性获得性脱髓鞘性感觉运动神经病（MADSAM）：不对称、多灶性运动感觉症状，最常累及上肢，然后扩散至其他部位；⑥急性发作的 CIDP（A-CIDP）：与 AIDP 相比，A-CIDP 更常伴有感觉性共济失调，大、小纤维均受累；而自主神经受累、机械通气、面神经和其他脑神经受累、前驱感染均较为少见；⑦结旁抗体（神经束蛋白 -140、155 和 186 以及接触蛋白 -1）：亚型较为严重，表现为感觉消失和共济失调＞无力（下肢远端＞上肢），出现震颤，对治疗反应不佳。**诊断**：实验室及 X 线检查：生化 10 项、CBC、肝功能、ESR、HIV、血清蛋白电泳和尿蛋白电泳、免疫固定电泳、骨骼检查进一步评估潜在的系统性疾病。EMG/NCS：多灶性脱髓鞘和部分传导阻滞。脑脊液检查：蛋白细胞分离（如果细胞数增高，参见吉兰-巴雷综合征的鉴别诊断）。神经活检：通常不需要。可以显示脱髓鞘或轴索改变。MRI：可显示腰骶神经根钆强化。治疗：IVIG每月 2 g/kg，分为 2～5 天注射，持续 3 个月。如果症状改善，可以根据治疗反应继续 IVIG 1 g/kg 间隔应用，通常每 1～2 个月一次。泼尼松从 60～80 mg 开始持续 2～3 个月，然后根据耐受性缓慢减量（每月 5～10 mg 或控制神经病变的最低可能剂量）。可以添加类固醇激素以外的二线免疫抑制剂（如硫唑嘌呤、吗替麦考酚酯、甲氨蝶呤）。血浆置换术，开始一周 2 次，以后按照个体化情况进行选择。可以考虑使用利妥昔单抗（*Mayo Clin Proc*，2018，93：777）。

多灶性运动神经病（MMN） **症状和体征**：进行性加重的不对称性远端为主的肢体无力（90% 发生在上肢远端），肌肉痉挛、束颤和萎缩，持续数月至数年。腱反射减弱。可能与 ALS 混淆（但本病缺乏上运动神经元损害表现）或与运动型 CIDP 混淆（但本病不对称）。**诊断**：EMG/NCS：持续性局灶性运动传导阻滞或运动神经脱髓鞘的其他特征。脑脊液：蛋白质通常正常，但可能轻度增多。抗体：20%～80% 的患者抗 GM1 IgM 抗体阳性。**治疗**：IVIG 用法类似 CIDP。环磷酰胺 1 g/m^2 静脉输注每月 1 次，用 6 次，每次输注之前加血浆置换可能对一些 IVIG 无反应的患者有用。利妥昔单抗和吗替麦考酚酯的疗效尚不清楚。单独使用类固醇激素（可能恶化）或血浆置换无法获益（*Neurology*，2000，55：1256；*Curr Opin Neurol*，2018，31：559）。

急性感觉神经病或神经元病 **症状和体征**：感觉性共济失调、腱反射消失、麻木、不同程度的疼痛。没有无力。可能是吉兰-巴雷综合征的变异型，也可能是合并恶性肿瘤（副肿瘤性抗 Hu 抗体和抗 ANNA3 抗体）、自身免疫性（乳糜泻、自身免疫性肝炎）、HIV、HTLV、EBV、VZV、SLE、干燥综合征、吡哆醇中毒、铂类药物、阿霉素或特发性。**诊断**：实验室检查：ANA、dsDNA、ESR、CRP、抗 Ro 或抗 La、维生素 B$_6$、自身免疫性（抗 FGFR3、抗线粒体、抗平滑肌、抗 TTG 或醇溶蛋白或肌内膜抗体）、副肿瘤相关检查、HIV、HTLV、EBV、VZV。脑脊液：蛋白质可以升高。EMG/NCS：感觉神经动作电位波幅消失或者降低，运动神经检查正常。**治疗**：类似吉兰-巴雷综合征，应用 IVIG，但是效果较差。

危重症性多发性神经病（critical illness polyneuropathy, CIP） **症状和体征**：败血症或全身炎症反应综合征、类固醇激素和麻醉药使用、多器官衰竭情况下的急性或者亚急性神经病。多数患者合并危重症肌病，患者经常出现撤机困难；主要为运动无力和轻度感觉症状。**诊断**：EMG/NCS：主要为轴索损害伴早期失神经支配。脑脊液检查正常。**治疗**：物理治疗。

检查点抑制剂（checkpoint inhibitors，CPI） **症状和体征**：广泛的神经系统症状伴周围神经并发症，包括多发性神经根神经病、脑神经病、脱髓鞘神经病（AIDP 或 CIDP）和潜在自身免疫性疾病激活导致的小纤维神经病。上述可单独出现，或与其他神经肌肉并发症（包括神经肌肉接头病或肌病）合并出现。通常在检查点抑制剂（CPI）治疗开始后 4～10 周出现。**诊断**：依据病史和查体，出现结缔组织疾病自身免疫相关体征（相关实验室检查）、垂体炎、肝炎、心脏和系统性症状，以及 CPI 治疗时间。实验室检查：检查项目和与 CPI 无关的相应综合征的检查一致。EMG/NCS：取决于综合征类型——感觉运动性轴索损害、多发性神经根神经病、运动传导阻滞。MRI 可见受累部位强化。**治疗**：根据症状的严重程度，可以应用类固醇激素、IVIG 或血浆置换，和（或）停止应用 CPI（*Muscle Nerve*，2018，58：10）。

乳糜泻 **症状和体征**：胃肠道外，可见皮肤、血液和小脑症状，缓慢进展的对称性轴索性周围神经病，感觉重于运动，伴有长期或广泛性疼痛。**诊断**：抗肌内膜 IgA、抗醇溶蛋白 IgA 或 IgG、抗组织转谷氨酰胺酶抗体（如果 IgA 缺乏，或不含麸质饮食，则检测可能为阴性）；肠道活检是金标准。**治疗**：严格的无麸质饮食，纠正任何形式的营养缺乏（*Neurology*，2003，60：1581）。

遗传性多发性神经病

Charcot-Marie-Tooth 病（CMT） 最常见的遗传性神经病，也称为遗传性运动感觉性神经病。**临床表现**：① I 型、II 型：通常在 10 岁或者 20 岁之前发病，但也可能发病时间更迟（特别是 CMT II）。常染色体显性遗传。症状和体征：足部畸形（高弓足、锤状趾）、跑步或行走困难、足部肌肉和胫前肌萎缩、对称性无力、轻度脊柱后凸；外周神经肥大变粗；踝反射消失，手和足的振动觉和轻触觉轻度减退。② III 型：发生在婴儿期或儿童早期。常染色体显性遗传，但通常由于新发突变所致。近端无力、广泛腱反射消失、周围神经肥大和严重致残。③ IV 型：儿童期起病的进行性无力、无法行走，为常染色体隐性遗传。④ CMTX：为 X 连锁遗传。儿童或成年期发病，男性发病更早，表现更严重。**诊断**：EMG/NCS：I、III、IV 型为脱髓鞘型，Ⅱ型为轴索型。CMTX 为轴索和脱髓鞘混合型。活检：不再用于诊断；脱髓鞘型表现为肥大性神经病伴随洋葱球形成。基因检测：检测流程应当基于运动传导速度和遗传模式。已明确的最常见的亚型包括 CMT1A、CMT1X、HNPP、CMT2A 和 CMT1B，其他类型每一种的占比小于 1%（*Ann Neurol*，2011，69：22）。治疗：遗传咨询。支持性治疗，包括足踝支架、矫形手术治疗足下垂。避免使用神经毒性药物。

遗传性压迫易感性神经病（HNPP） 反复发作的孤立性单神经病，一般累及正中神经、尺神经、桡神经和腓总神经的压迫部位。**症状和体征**：在十几岁或者 20 多岁第一次发作。突然发作，无痛性单神经病，数天或数周内完全恢复。**诊断**：EMG/NCS：远端和压迫部位的局灶性传导减慢。腓肠神经活检：腊肠样改变、节段性脱髓鞘、轴索丢失。神经活检通常不是必需的。基因检测：大多数患者染色体 17p11.2 上 *PMP22* 基因缺失。**治疗**：调整日常活动，避免神经压迫。

遗传性感觉自主神经病 一组遗传性神经病，以感觉和自主神经症状为主。分为 Ⅰ～Ⅴ型。**症状和体征**：肢体感觉消失、刺痛、麻木，自主神经症状，不同程度力弱。**诊断**：基因检测。**治疗**：预防应力性骨折、溃疡，足部护理。

中毒性神经病

概述 最常影响长轴索，出现感觉异常、远端感觉运动症状、手套袜套样分布的神经病。经常出现全身中毒性体征，包括皮肤、心血管、肾、胃肠道和肝损伤。**诊断**：毒物暴露史、系统体征的检查、特异性物质的血清或尿液检测、EMG/NCS。大多数中毒性神经病是轴索性神经病，但是哌克昔林、胺碘酮、苏拉明和六碳化合物可能导致脱髓鞘神经病。**治疗**：停止接触毒物。某些毒物可以应用螯合物，如砷、汞、铅。

酒精中毒性神经病 隐匿性起病，从远端到近端缓慢进展。步态异常、无力、肌肉痉挛、远端肌肉萎缩、腱反射消失、感觉消失、手套袜套样分布的烧灼感。**诊断**：临床病史和 EMG/NCS，主要为轴索性感觉运动神经病。**治疗**：戒酒、均衡饮食。补充硫胺素和 B 族维生素。神经性疼痛的症状性治疗。

中毒性神经病的其他原因 **药物**：胺碘酮、阿米替林、硼替佐米、氯喹、西咪替丁、顺铂和其他铂类药物、秋水仙碱、氨苯砜、去羟肌苷、双硫仑、阿霉素、乙胺丁醇、非阿尿苷、金、肼屈嗪、异烟肼、拉米夫定、锂、呋喃妥因、氧化亚氮、甲硝唑、紫杉醇和其他紫杉烷类药物、哌克昔林、苯妥英钠、吡哆醇、他汀类药物、司他夫定、苏拉明、沙利度胺、长春新碱和其他长春花生物碱类药物、扎西他滨、齐多夫定。**娱乐药物**：氧化亚氮、正己烷、苯丙胺、海洛因和可卡因（通过血管炎性神经病变机制）。**工业毒素**：正己烷、有机磷酸酯、甲苯。**重金属**：砷、铅、汞、铊。

与特定中毒性神经病相关的系统性症状和体征　**砷**：Mees线、腹痛、恶心、呕吐、肝衰竭、贫血、皮炎、心肌病。**秋水仙碱**：肌病。**铅**：胃肠道症状、肌肉疼痛、Mees线、贫血、红细胞嗜碱性颗粒。**锂**：震颤。**苯妥英钠**：牙龈增生、面容粗糙、共济失调、骨质疏松症。**铊**：脱发、胃肠道症状、脑病、Mees线、心肾和呼吸衰竭。**有机磷酸盐**：心动过缓、流涎、恶心、支气管痉挛、瞳孔缩小、腹泻、出汗、中枢神经系统功能障碍、无力和束颤。

与系统性疾病相关的多发性神经病

糖尿病性神经病　发达国家周围性多发性神经病的主要原因。可以表现为：①远端对称性多发性神经病（最常见）；②小纤维多发性神经病；③自主神经病；④腰骶神经根神经丛病（糖尿病性肌萎缩）；⑤胸神经根神经病；⑥肢体单神经病；⑦多发单神经病；⑧脑神经单神经病。嵌压性神经病的风险增加，例如腕管综合征（CTS）。**诊断**：既往或新诊断糖尿病病史；如果空腹血糖和糖化血红蛋白无法确诊，行 2 h 糖耐量试验，EMG/NCS。**治疗**：优化血糖控制、适当的皮肤护理。对于直立性低血压：抬高床头睡觉，增加盐和液体的摄入，穿弹力长筒袜。应用氟氢可的松、米多君、溴吡斯的明。对于胃排空困难，应用甲氧氯普胺。糖尿病性腹泻可通过止泻药治疗，或者四环素、红霉素短期应用。泌尿系统并发症：泌尿外科评估，白天排尿日记。疼痛控制（表 18-2）：多种药物，包括度洛西汀、三环类抗抑郁药、加巴喷丁、普瑞巴林、α - 硫辛酸。

尿毒症性神经病　发生在 60% 的慢性血液透析患者中。通常是慢性进行性加重，主要引起感觉神经病，也可能导致运动神经病。**治疗**：避免使用神经毒性药物。肾移植后神经病变会改善。

肝病相关神经病　可以由慢性肝病或潜在的合并疾病引起（如冷球蛋白血症、血管炎性神经病、病毒性肝炎相关 AIDP；胆汁淤积性肝病导致吸收不良综合征）。

甲状腺功能减退性神经病　可能发生腕管综合征或罕见的远端对称性多发性神经病。**诊断**：甲状腺功能检测。**治疗**：甲状腺素替代治疗。

表 18-2		痛性神经病的治疗	
药物	剂量	预防 / 评价	不良反应
加巴喷丁	100 ～ 300 mg 3 次 / 日， 逐渐加量至最大剂量 1200 mg 3 次 / 日	根据肾功能调整剂量，缓慢加量、缓慢减量，从而降低撤药性癫痫的风险，老年人要更加谨慎	头晕、镇静、意识模糊、震颤、外周水肿、视力改变、神经精神改变
普瑞巴林	25 ～ 75 mg 2 次 / 日，逐渐加量至最大剂量 300 mg 2 次 / 日	根据肾功能调整剂量，缓慢加量、缓慢减量，从而降低撤药性癫痫的风险，老年人要更加谨慎	头晕、镇静、意识模糊、震颤、外周水肿、视力改变、神经精神改变
阿米替林 / 去甲替林	10 ～ 25 mg 睡前服用，逐渐加量至 100 mg 睡前服用	5- 羟色胺综合征、心律失常，在老年人中要谨慎，缓慢减量；去甲替林的抗胆碱能作用比阿米替林稍弱	抗胆碱能作用：镇静、直立性低血压、口干、体重增加、尿潴留、便秘；心律失常
度洛西汀	20 ～ 30 mg 1 次 / 日，逐渐加量至 60 mg 1 次 / 日	5- 羟色胺综合征，缓慢减量，避免在肝损害和肌酐清除率 < 30 ml/min 的患者中应用，与其他抗凝药物合用要慎重	恶心、腹痛、头痛、失眠、头晕、镇静、体重减轻
利多卡因、辣椒素贴剂或乳膏	剂量多变	避免损害皮肤和敏感区域（面部）	局部皮肤刺激
α - 硫辛酸	600 mg 1 次 / 日	可能在糖尿病性神经病中有效	超过 600 mg 1 次 / 日的剂量增加恶心、呕吐和眩晕的风险
体育锻炼	体育锻炼，有氧和力量稳定性训练	不能应用于所有周围神经病；可能对糖尿病性神经病有效，可预防化疗相关周围神经病	肌肉骨骼损伤

与恶性肿瘤相关的神经病 恶性肿瘤可能发生神经病变：①继发于神经压迫或肿瘤浸润；②作为化疗药物副作用的中毒性神经病；③副肿瘤性神经病（表 18-3）。

表 18-3 与副肿瘤综合征相关的多发性神经病		
抗体	**恶性肿瘤**	**症状**
ANNA-1/ 抗 -Hu	小细胞肺癌	恶性肿瘤性炎性感觉性周围神经病、胃肠道动力障碍、自主神经病、边缘叶脑炎
ANNA-2/ 抗 -Ri	乳腺癌、小细胞肺癌、妇科肿瘤	眼阵挛-肌阵挛综合征、下颌肌张力障碍、共济失调、感觉运动性神经病
ANNA-3	小细胞肺腺癌、霍奇金淋巴瘤	感觉性神经病、感觉运动性神经病、共济失调、脑脊髓炎
CRMP-5	胸腺瘤、小细胞肺癌	痴呆、感觉运动性神经病、视觉减退、舞蹈症
抗 -Yo/PCA-1	卵巢癌、乳腺癌	小脑性共济失调、感觉运动性神经病
抗 PCA-2	小细胞肺癌	小脑性共济失调、周围神经病、脑病
两性蛋白抗体	小细胞肺癌、乳腺癌	僵人综合征、感觉性神经病
P/Q 型钙通道抗体	小细胞肺癌	Lambert-Eaton 肌无力综合征
电压门控钾通道抗体	胸腺瘤、肺癌	周围神经过度兴奋综合征（Isaac 综合征）

Curr Opin Neurol，2017，30：513；*Physiol Rev*，2017，97：839.

伴副蛋白血症的多发性神经病

意义未明的单克隆丙种球蛋白血症（MGUS） MGUS 伴随的神经病合并 IgM > IgG > IgA。发病年龄通常为 50 多岁，为亚急性-慢性病程，男性较多。最常见的是远端对称性多发性神经病，感觉重于运动。可类似 CIDP。**症状和体征**：远端感觉消失，伴有不同程度的轻触觉、针刺觉、振动觉和本体感觉受累；共济失调步态、上肢姿势性震颤（通常为 IgM 病例伴髓鞘脱髓鞘）、反射减弱、轻度远端无力。**诊断**：实验室检查：血清蛋白电泳、免疫固定电泳、轻链和 Bence-Jones 蛋白的尿液检查、全血细胞计数、抗髓鞘相关糖蛋白（MAG）抗体、抗二唾液酸-神经节苷脂抗体。影像学：骨骼检查。活检：如果单克隆蛋白 > 1.5 g/dl，行骨髓活检或针吸检查。腓肠神经活检：神经纤维丢失、节段性脱髓鞘和轴索变性。淀粉样蛋白沉积应用刚果红染色。EMG/NCS：脱髓鞘或轴索损害特征；抗 MAG 抗体阳性患者远端运动潜伏期不成比例地延长。脑脊液：脱髓鞘型或伴有淀粉样变性的患者蛋白质升高，无白细胞增多。**治疗**：尚缺乏最优治疗方案。如果症状轻微，不需要治疗。如果与 CIDP 表现类似，则可能免疫调节治疗有效。对于抗 MAG 抗体阳性的周围神经病，考虑利妥昔单抗，但大多数患者反应不佳（*Mayo Clin Proc*，2017，92：838）。

多发性骨髓瘤　神经病变包括：①浆细胞瘤或病理性骨折导致的脊髓和神经根压迫；②轻度远端感觉运动性多发性神经病；③单纯感觉性神经病。轻链淀粉样变性可能在 30%～40% 的病例中出现神经病变。**症状和体征**：疲劳、骨痛、疼痛性感觉障碍、小纤维感觉症状、自主神经功能障碍、腕管综合征（CTS）。**诊断**：实验室检查：血清 M 蛋白 > 3 g/dL。骨骼检查：溶骨性病变。骨髓活检：浆细胞 > 10%。腓肠神经、直肠或腹部脂肪活检：2/3 的病例可见淀粉样蛋白。EMG/NCS：感觉和运动波幅降低。**治疗**：骨髓瘤的治疗对神经病变没有改善。

骨硬化性骨髓瘤或 POEMS 综合征　**POEMS**：多发性神经病、器官增大、内分泌疾病、M 蛋白和皮肤改变。运动神经病变 > 感觉神经病变，伴随对称性无力和不同程度的感觉减退。**症状和体征**：肝脾大、男性乳腺发育和勃起功能障碍、女性继发性闭经、糖尿病、甲状腺功能减退、色素沉着过多、多毛症、弥漫性皮肤增厚、血管瘤、白色甲床、压凹性水肿、腹水、胸腔积液和杵状指。**诊断**：实验室检查：IgG 或 IgA-λ 单克隆丙种球蛋白血症、血清血管内皮生长因子（VEGF）升高。EMG/NCS：脱髓鞘和轴索病变。脑脊液：蛋白质升高（> 100 mg/dl）。骨骼检查：硬化性骨病。**治疗**：对于孤立性的浆细胞瘤，应用放疗和（或）外科手术。对于多灶性病变，应用泼尼松 ± 美法仑或大剂量化疗和干细胞移植（*Leukemia*，2019，33：1023）。

华氏巨球蛋白血症　骨髓、淋巴结中恶性淋巴样细胞增殖，分泌 IgM 单克隆蛋白 > 3 g/dl。**症状和体征**：进行性疲劳、体重减轻、贫血、出血、高黏血症。典型的慢性、对称性、以感觉为主的多发性神经病，单纯感觉性或运动性神经病，多发性单神经病。可能与冷凝集素病或淀粉样变性相关。**诊断**：实验室检查：类似于 MGUS、蛋白电泳或免疫固定电泳、尿液分析检测轻链和 Bence-Jones 蛋白、CBC、冷球蛋白、抗髓鞘相关糖蛋白（MAG）抗体、二唾液酸-神经节苷脂抗体［慢性共济失调性神经病伴眼肌麻痹、M 蛋白、冷凝集素和二唾液酸-神经节苷脂抗体（CANOMAD）］（抗 GD1b、GT1b、GQ1b 抗体 IgM）。骨骼检查：无溶骨性病变。如果单克隆蛋白 > 1.5 g/dl，行骨髓穿刺或活检。EMG/NCS：通常为轴索性，但可有脱髓鞘特征。**治疗**：化疗（*J Peri Nerv Syst*，2012，17：90）。

结缔组织病中的多发性神经病

血管炎 可能表现为多发性单神经病或亚急性多发性远端感觉运动性神经病。**症状和体征**：发热、全身乏力、体重减轻、高血压；痛性感觉和运动障碍。**诊断**：实验室检查：红细胞沉降率、全血细胞计数及分类、生化7项、尿液检查、肝功能检查、类风湿因子、抗核抗体、C3、C4、c- 和 p-ANCA、冷球蛋白、抗 Ro 和 La、HIV、乙型肝炎及丙型肝炎抗原和抗体。EMG/NCS：不对称性感觉运动轴索性神经病。可行腓肠神经活检。**治疗**：大剂量泼尼松 1 mg/（kg·d）、环磷酰胺、甲氨蝶呤或利妥昔单抗诱导病情缓解（*Lancet Neurol*，2014，12：67）。

类风湿关节炎 可能引起压迫性神经病、远端感觉性多发性神经病、多发性单神经病或感觉运动性多发性神经病。**诊断**：实验室检查：如上所述。腓肠神经或肌肉活检：坏死性血管炎。**治疗**：如上所述。

系统性红斑狼疮（SLE） 可能引起以感觉症状为主的对称性、亚急性或慢性轴索性多发性神经病，或多发性单神经病、臂丛神经病、GBS 或 CIDP 表现。**诊断**：实验室检查：如上所述。腓肠神经活检：神经外膜血管周围炎性浸润，偶见血管炎。**治疗**：如果是血管炎，如上所述。

系统性硬化 可能引起肌病、周围性感觉运动神经病、多发性单神经病。**诊断**：实验室检查：如上所述。神经活检：血管炎，CREST 患者血管周围炎。**治疗**：如果是血管炎，如上所述。

干燥综合征 感觉性神经节病和痛性小纤维神经病，横贯性脊髓炎最常见。感觉运动性神经病、多神经根神经病、多发性单神经病和三叉神经感觉神经病相对少见。**诊断**：临床干燥症状（眼干、口干）、抗 Ro 和 La 抗体（SSA/SSB）、Schirmer 试验、孟加拉玫红试验、唾液腺活检。EMG/NCS：轴索损害特征。腓肠神经活检：通常显示轴索丢失，可能出现血管周围炎或血管炎。**治疗**：对免疫调节疗法有效性的证据不一致。可以考虑尝试类固醇激素或者 IVIG。神经源性疼痛的对症治疗。

结节病 可能导致脑神经病、多发性单神经病、双侧膈神经麻痹、躯干感觉性单神经病、急性多发性神经根神经病（类似 GBS）、马尾综合征、慢性对称性感觉运动性神经病。**诊断**：实验室检查：血清 ACE 升高（敏感性低）。EMG/NCS：轴索变性。脑脊液：白细胞增多、蛋白质升高和高 IgG 指数。影像学：胸部 CT（如果高度怀疑，行 PET）。活检：淋巴结、肌肉、结膜及支气管肺泡灌洗液。腓肠神经活检：可以看到结节内芽肿，有血管炎的证据。**治疗**：皮质类固醇 ± 其他免疫调节药物。

继发于营养缺乏的神经病

参见第 11 章 "毒物中毒和维生素缺乏"。

与传染病相关的神经病

与 HIV 相关的周围神经病

- **远端对称性多发性神经病**：EMG/NCS：感觉与运动传导均为临界到低波幅。腓肠神经活检：有髓和无髓纤维丢失。
- **腰骶多神经根神经病**：①巨细胞病毒性多发性神经根神经病：罕见但较为严重。症状和体征：快速进展、弛缓性瘫痪、括约肌功能障碍、会阴感觉丧失和下肢腱反射消失。诊断：EMG/NCS→低波幅 CMAP，F 波潜伏期延长或缺失，SNAP 波幅减低或缺失。脑脊液→白细胞增多（> 50/μl），多形核细胞超过 40%，蛋白质升高、糖减低。治疗：在伴有脑脊液白细胞增多和症状快速进展的 HIV 患者中，经验性静脉应用更昔洛韦治疗。②HIV 感染者的其他病因包括梅毒、分枝杆菌感染、弓形虫病、继发于淋巴瘤的软脑膜癌病、带状疱疹病毒性神经根炎。
- **多发性单神经炎**：在 HIV 及 CD4 细胞计数 < 200/μl 的疾病晚期常见。可能继发于单纯疱疹病毒、巨细胞病毒、丙型肝炎、梅毒、淋巴瘤、坏死性血管炎。诊断：巨细胞病毒血清学检测，如果阴性，行神经活检评估血管炎。
- **AIDP**：在血清转化和疾病早期阶段出现。症状和体征：临床上与 GBS 难以鉴别。脑脊液：蛋白质升高（> 100 mg/dl）。神经根脱髓鞘和炎症。治疗：血浆置换或 IVIG。
- **CIDP**：临床上类似于不伴有 HIV 的 CIDP。脑脊液：细胞数增多。治疗：血浆置换或 IVIG。脑神经病：可能在 HIV 早期发生，尤其是面神经。

巨细胞病毒 AIDP、脑膜脑炎、HIV 患者的腰骶多发性神经根神经病。

EBV 脑干脑炎、多发性单神经炎、脊髓炎、臂丛或腰骶丛神经病。

HSV HSV-1：Gasser 神经节感染最常见。HSV-2：骶部背根神经节感染更常见。可能表现为节段性反复发作或播散性疾病。**治疗**：阿昔洛韦 200 mg 5 次/日 ×10 天，或泛昔洛韦 125 mg 2 次/日 ×5 天以减少发作的时间。

VZV/ 带状疱疹　最常见的症状性外周神经病毒感染。脑神经带状疱疹：常影响三叉神经或膝状神经节。神经根带状疱疹：也称为节段性带状疱疹、带状疱疹神经根病或带状疱疹。多发性神经根神经病，5% 伴随运动受累。治疗：泛昔洛韦 500 mg 口服 3 次 / 日 ×7 天，或阿昔洛韦 800 mg 5 次 / 日 ×10 天。

肝炎　乙型肝炎：表现为 GBS、多发性单神经炎、坏死性血管炎。丙型肝炎：表现为冷球蛋白血症、血管炎性神经病、多发性单神经炎。

HTLV-1　典型病例是累及脊髓，但也可能有感觉运动性多发性神经病。

西尼罗病毒　临床表现与脊髓灰质炎相似（不对称弛缓性四肢和面部无力，很少有感觉障碍）± 脑炎。

麻风分枝杆菌（汉森病）　麻风分枝杆菌通过呼吸道传染。**症状和体征**：根据宿主对感染的反应，分为类结核型和麻风结节型。类结核型：活性细胞介导的免疫反应，伴随局部被感染的神经破坏，罕见情况下检出病原体。导致界限清晰、色素减退的病变，伴感觉丧失；可以触摸到继发于显著炎症的神经。麻风结节型：轻微的炎症反应、播散性皮肤和神经病变。常发生于温度低的区域，如耳朵、鼻子、手背、前臂、足。皮肤有多个结节、丘疹、溃疡、蜡质表现，腱反射保留。**诊断**：EMG/NCS：CMAP 和 SNAP 波幅减低，伴随局灶性传导减慢。皮肤或神经活检：类结核型出现严重肉芽肿性炎症；麻风结节型出现多种抗酸阳性病原体、脱髓鞘和神经纤维丢失。**治疗**：类结核型：氨苯砜 100 mg 1 次 / 日＋利福平 600 mg 1 次 / 日，持续12 个月，随后氨苯砜单药治疗 3 ～ 5 年。麻风结节型：氨苯砜100 mg 1 次 / 日＋利福平 600 mg 1 次 / 日＋氯法齐明 50 mg 1 次 / 日，应用至少 2 年或直至皮肤涂片转阴。如果在治疗过程中出现神经炎，可能需要添加类固醇激素以最大程度减少神经损伤。

白喉　由白喉棒状杆菌引起。神经系统并发症出现在 15% 的患者中。**症状和体征**：表现为腭麻痹、咽部麻木、瞳孔调节异常、膈肌无力、肢端神经病。在 3 ～ 15 周后可能进展至全身混合性感觉运动性多发性神经病或感觉性多发性神经病伴共济失调。**诊断**：脑脊液：蛋白质正常或升高（＞ 100 mg/dl）。EMG/NCS：节段性脱髓鞘，伴轴索保留。**治疗**：48 h 内应用抗毒素，必要时给予呼吸支持。通常如果 48 h 内应用抗毒素后，可以在几周内完全恢复。

莱姆病　由伯氏疏螺旋体引起。原发性感染伴游走性红斑。继发性感染：神经系统症状出现在 15% 的患者中，包括脑神经病变（通常为面神经）、神经根神经病、淋巴细胞性脑膜炎。感染后数月到数年，晚发性神经系统表现为感觉性多发性神经根神经病。**诊断**：实验室检查：血清莱姆病抗体（ELISA 和免疫印迹）。脑脊液：淋巴细胞增多，轻度蛋白质升高；莱姆病 PCR。EMG/NCS：广泛的轴索损害，感觉重于运动，符合多发性神经根神经病的特点。**治疗**：如果脑脊液正常，可以口服多西环素或氨苄西林。如果脑脊液异常，头孢曲松 2 g 静脉滴注 1 次 / 日持续 2～4 周，3～6 个月以上可以改善。

第 19 章　神经根病与神经丛病

（Joome Suh，Reza Seyedsedjadi）
（俞萌　译　吕鹤　审校）

神经根病

定义　脊神经根损伤或刺激。颈髓水平最常受累为 C7 ＞ C6 ＞ C8、C5。腰骶髓水平最常受累为 L5、S1 ＞ L4 ＞ L3。

病因　①退行性疾病最常见（由退行性关节病、椎间盘突出所致压迫或刺激）；②感染性（HSV、VZV、莱姆病、CMV、HIV）；③炎性（AIDP、CIDP、结节病）；④肿瘤性［如软脑（脊）膜癌病、淋巴瘤］；⑤放射性；⑥糖尿病性（胸神经根病）。

症状　皮节分布区自颈、肩部或背、臀部的放射痛或感觉异常，可因咳嗽、喷嚏、Valsalva 动作加重（图 19-1）。肌节分布区肌无力、肌萎缩（表 19-1 至表 19-3）。

体格检查　受累皮节感觉异常（由于皮节相互重叠，受累区域通常并不像周围神经病变那样边界清楚），受累肌节无力。

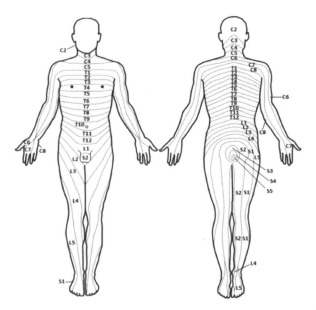

图 19-1　皮节分布区

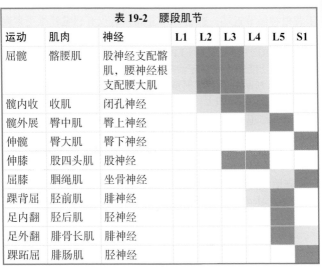

表 19-1　颈段肌节

运动	肌肉	神经	C5	C6	C7	C8	T1
肩外展	三角肌	腋神经	■	□			
屈肘	肱二头肌	肌皮神经	■	■			
伸肘	肱三头肌	桡神经		□	■	□	
前臂旋前	旋前圆肌	正中神经		■	□		
伸腕	桡侧或尺侧腕伸肌	桡神经		■	□		
伸指	指伸肌	桡神经			□	■	
指外展	骨间肌	尺神经				□	■
拇指外展	拇短展肌	正中神经					■

表 19-2　腰段肌节

运动	肌肉	神经	L1	L2	L3	L4	L5	S1
屈髋	髂腰肌	股神经支配髂肌，腰神经根支配腰大肌	■	■	■			
髋内收	收肌	闭孔神经		□	■	□		
髋外展	臀中肌	臀上神经					■	
伸髋	臀大肌	臀下神经						■
伸膝	股四头肌	股神经			□	■		
屈膝	腘绳肌	坐骨神经					■	□
踝背屈	胫前肌	腓神经				□	■	
足内翻	胫后肌	胫神经				■		
足外翻	腓骨长肌	腓神经					■	
踝跖屈	腓肠肌	胫神经						■

深色与浅色阴影分别提示主要与次要支配。

表 19-3　腱反射的神经根支配

腱反射	肱二头肌	肱桡肌	肱三头肌	股四头肌	腓肠肌
神经根支配	C5、C6	C5、C6	C7	L3、L4	S1

诱发手法包括：①颈神经根病的压头试验（Spurling 试验）。头部后伸并转向症状侧，向下施加压力。若产生放射性症状则为阳性。如存在脊柱不稳定、外伤、类风湿关节炎（RA），则进

行该试验需尤为注意。②直腿抬高试验。患者仰卧位被动抬高症状侧腿，若产生放射性症状则为阳性。对于 L4～S1 椎间盘突出有高敏感性、低特异性。③交叉直腿抬高试验。被动抬高对侧腿，若产生症状则为阳性。具有低敏感性、高特异性。

检查秘籍 帮助缩小鉴别诊断的检查（表 19-4）。

诊断 颈神经根自相应椎体与前一椎体间出椎管（例如，C4 自 C4 与 C3 椎体间出椎管），除了 C8 由 C7 与 T1 椎体间出椎管。胸段与腰段神经根自相应椎体与下一椎体间出椎管（例如，T1 自 T1 与 T2 椎体间出椎管）。外侧椎间盘突出与神经孔狭窄可压迫出椎管的神经根。旁正中椎间盘突出可压迫下行神经根（例如，L5～S1 椎间盘突出可压迫 S1 神经根）。NCS 与 EMG 可协助定位病变，并确定损伤时程。损伤即刻可见募集减少，数周之后可有自发活动增加，数月后运动单位形态改变（高波幅、长时限、多相单位）。神经根病中，由于病变位于背根神经节近端，感觉 NCS 正常。若仅有感觉纤维受累则 EMG 正常。若怀疑非退行性病因（如肿瘤、感染），则早期进行增强 MRI± 腰椎穿刺（LP）。若怀疑退行性病因，则对于持续性神经功能缺损或保守治疗 4～6 周后仍疼痛的患者，应进行 MRI 以判断可能对注射或手术有效的区域（*N Engl J Med*，2005，353：392-399）。

治疗 退行性病因所致的神经根病常为自限性（*Brain*，1994，117：325-335）。推荐保守治疗 4～6 周，包括物理治疗、NSAID、肌松剂、按摩（*Am Fam Physician*，2016，93：746-754）。如持续疼痛，可考虑类固醇注射，或者若 6～12 周保守治疗仍持续疼痛、进行性肌无力或脊髓病时可考虑手术（*N Engl J Med*，2005，353：392-399；*Phys Med Rehabil Clin N Am*，2011，22：161-177）。

表 19-4　肌无力的鉴别诊断及检查		
肌无力	**鉴别诊断与有帮助的检查发现**	
足下垂（踝背屈无力）	L4～L5 神经根病	腓总神经病
	内翻无力	内翻有力
屈髋无力	L2～4 神经根病	股神经
	髋内收无力	髋内收有力
垂腕（伸腕无力）	C7 神经根病	桡神经病
	屈腕无力	屈腕有力

神经丛病

臂丛神经病

定义　臂丛损伤或刺激（图 19-2）。

病因　肩外伤（最常见）、免疫介导、特发性、放射性、恶性肿瘤、感染。罕见遗传性或由于胸廓出口综合征。

诊断　EMG 或 NCS 可帮助定位病变。增强 MRI 神经丛扫描。

创伤性臂丛神经病，上干（Erb-Duchenne 麻痹）

病因　头和肩分离外伤、肩部牵拉，或出生损伤（即肩难产）。

症状与体征　冈上肌、冈下肌、三角肌、肱二头肌、肱桡肌、旋后肌、桡侧腕伸肌无力、萎缩。上臂内旋、内收（"服务员小费"姿势）。可能有上臂和前臂外侧麻木，肱二头肌或肱桡肌反射减低。

鉴别诊断　C5、C6 神经根病或神经根撕脱，外侧束神经丛病（MRI、NCS/EMG 可帮助鉴别）。

治疗　保守治疗、物理治疗。

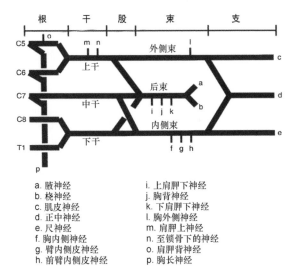

a. 腋神经
b. 桡神经
c. 肌皮神经
d. 正中神经
e. 尺神经
f. 胸内侧神经
g. 臂内侧皮神经
h. 前臂内侧皮神经
i. 上肩胛下神经
j. 胸背神经
k. 下肩胛下神经
l. 胸外侧神经
m. 肩胛上神经
n. 至锁骨下的神经
o. 肩胛背神经
p. 胸长神经

图 19-2　臂丛解剖

创伤性臂丛神经病，下干（Dejerine-Klumpke 麻痹）

病因 涉及上臂牵拉或过度外展的外伤。

症状与体征 腕屈肌、指屈肌和手内部肌无力，爪形手。前臂与手内侧可能感觉丧失。± 同侧 Horner 综合征。

鉴别诊断 C8、T1 神经根病或神经根撕脱，内侧束神经丛病（MRI、NCS/EMG 可帮助鉴别）。

治疗 保守治疗、物理治疗、作业治疗。

神经痛性肌萎缩（Parsonage-Turner 综合征）

病因 特发性臂丛神经病，可能为免疫介导。常有前驱事件（例如，病毒感染、疫苗接种、免疫调节药物治疗、手术）。罕见发生于系统性自身免疫性疾病（如 SLE）的基础上。继发于 *SEPT9* 突变的遗传性常染色体显性类型以青年反复发作为特征（*J Med Genet*，2010，47：601-607）。

症状与体征 急性起病，重度肩部或上臂疼痛（常于夜间）持续数天至数周，继而肩带肌或上臂无力（常发生于疼痛缓解后）。最常累及上干，单个神经或单神经病常累及肩胛上神经、脊髓副神经、胸长神经、腋神经、肌皮神经、骨间前神经（Amato AA，Russell JA. *Neuromuscular Disorders*. McGraw Hill；2008）。无力取决于哪根神经受累，并可能变化很大（例如，继发于孤立性膈神经麻痹的膈肌偏瘫，继发于胸长神经麻痹的翼状肩胛）。双侧受累见于 30%（*Nat Rev Neurol*，2011，7：315-322）。

治疗 保守治疗，物理治疗。如果是早期［症状起病＜1月；*Cochrane Database Syst Rev*，2009，（3）：CD006976］予以短程口服类固醇，可减轻重度疼痛。

预后 数月至数年康复。89% 于 3 年后恢复大部分功能（*Arch Neurol*，1972，27：109-212）。3 年后 69% 遗留轻度瘫痪、13.9% 遗留中度瘫痪、2.8% 遗留重度瘫痪。近端肌肉较远端恢复更好（*Brain*，2006，129：438-450）。复发见于 5% ～ 26% 的患者（*Arch Neurol*，1972，27：109-212；*Brain*，2006，129：438-450）。如果持续性重度功能障碍，考虑神经或肌腱移植。

神经源性胸廓出口综合征

病因 非常罕见的远端 C8 ～ T1 神经根或臂丛下干压迫或牵拉，由连接第一胸肋至颈肋的纤维带或延长的 C7 横突所致（*Muscle Nerve*，2012，45：780-795）。

症状与体征　非常缓慢进展的手内部肌肉无力与废用性萎缩，尤其拇短展肌（T1 较 C8 受累更多）。C8 与 T1 分布区轻度疼痛或感觉异常（*Muscle Nerve*，2012，45：780-795）。

诊断　颈椎 X 线片或 CT 寻找颈肋或延长的 C7 横突（纤维带放射不显影）。EMG/NCS。

治疗　纤维带手术切开以终止进行性无力，并缓解感觉症状。运动预后差。

肿瘤性臂丛神经病

病因　继发于局灶恶性肿瘤或转移性肿瘤、原发性神经肿瘤的侵犯。

症状与体征　常表现为肩部或腋部疼痛。下臂丛更常受累。常表现 Horner 综合征。

诊断　胸部影像、臂丛 MRI、EMG/NCS。

治疗　姑息性（可包括放疗、化疗、对症治疗）。

放射性臂丛神经病

症状与体征　臂丛区域放疗（乳腺癌、肺癌、颈部恶性肿瘤、淋巴瘤）数月至数年后上肢或手部无力。相比运动症状，感觉症状较轻。

诊断　EMG（肌颤搐，如出现，提示放射诱发性损伤）。

治疗　对症治疗。

腰骶神经丛病

定义　腰骶丛损伤或刺激（图 19-3）。

病因　结构性病因，包括肿瘤浸润或压迫、腹膜后血肿（见于抗凝患者）、外伤（少见，继发于神经丛深部受保护位置）、妊娠（罕见，窄骨盆缘而大胎儿头）。非结构性病因，包括糖尿病（最常见）、特发性（常见，被认为是免疫介导）、放射性（常延迟数月至数年）、恶性肿瘤（延伸或脊膜播散）、感染（HSV-2、VZV、莱姆病、HIV）。

诊断　EMG/NCS，腰椎或腰骶丛 MRI。

糖尿病性肌萎缩（糖尿病性腰骶神经根神经丛病）

症状与体征　急性、重度髋部或臀部或大腿疼痛，继而数月内大腿肌无力与萎缩。近端与远端感觉丧失。膝反射减低或消失。通常一条腿起病之后进展至对侧腿。自主神经症状与体

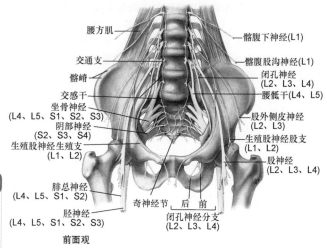

图 19-3 **腰骶丛解剖**。[Reprinted with permission from Agur AMR, Dalley AF. *Grant's Atlas of Anatomy*. 15th ed. Wolters Kluwer, 2020. (Figure 4-78) .]

重下降常见。常见合并多神经病。

病因 可能为免疫介导性"微血管炎"(*Neurology*, 1999, 53: 2113-2221)。通常见于近期诊断或控制良好的 2 型糖尿病。

治疗 物理治疗, 疼痛控制。自然病史在数月至数年内运动和感觉功能改善。无随机研究显示免疫治疗确切获益 (*Cochrane Database Syst Rev*, 2013, 12: CD009722)。

特发性腰骶神经丛病（非糖尿病性腰骶神经根神经丛病）

症状与体征 类似于糖尿病性肌萎缩。常不合并多神经病。

病因 可能为免疫介导性"微血管炎"。

治疗 物理治疗, 疼痛控制。自然病史在数月至数年内改善。无随机研究显示免疫治疗确切获益。

肿瘤性腰骶神经丛病

病因 局灶肿瘤或转移性肿瘤侵犯, 最常见为结直肠癌、宫颈癌、乳腺癌、淋巴瘤、肉瘤。

症状与体征 下背部、臀部、髋部或大腿疼痛, 继而运动或感觉症状。25% 为双侧受累，10% 有直肠或膀胱症状（Amato AA，Russell JA. *Neuromuscular Disorders*. McGraw Hill，2008）。

诊断　腹部与盆腔 CT，神经丛 MRI。

治疗　姑息性（可包括放疗、化疗、对症治疗）。

放射性腰骶神经丛病

症状与体征　放疗后数年惰性肌无力，常双侧与对称性，且远端＞近端。疼痛较恶性神经丛病更少见且更不突出（*Neurology*，1985，35：1-7）。

诊断　EMG（肌颤搐，如出现，提示放射诱发性损伤）。

治疗　对症治疗。

第 20 章　神经肌肉接头疾病

（Leeann B. Burton，Amanda C. Guidon）

（谢志颖　译　刘冉　审校）

神经肌肉接头（NMJ）　运动神经元和肌纤维之间的化学突触，神经递质是乙酰胆碱（ACh）。累及突触前膜、突触间隙或突触后膜的疾病可导致 NMJ 传递障碍。波动性症状是 NMJ 疾病的共性特点。

NMJ 疾病的鉴别诊断

突触前膜　Lambert-Eaton 肌无力综合征（LEMS）、先天性肌无力综合征（CMS）、肉毒杆菌毒素中毒、蜱麻痹、药物或毒物。

突触间隙　CMS、胆碱酯酶抑制剂、有机磷中毒。

突触后膜　重症肌无力（MG）、新生儿一过性 MG、CMS、药物或毒物。

重症肌无力

临床特征

流行病学　患病率：20/10 万。年龄小于 40 岁，女性＞男性；年龄大于 50 岁，男性＞女性。

病理生理学　抗体介导的突触后膜自身免疫性疾病。抗体干扰突触后膜烟碱型 ACh 受体（AChR）的功能、分布或激活状态→终板电位降低→肌纤维去极化电位未达阈值→NMJ 传递功能障碍。AChR 抗体通过激活补体损伤突触后膜，并引起 AChR 内化。胸腺在抗 AChR 的自敏化中发挥作用；65% 的患者存在胸腺增生，15% 的患者有胸腺瘤。其他抗体：抗 MuSK 和 LRP4 抗体（参与 AChR 聚集）。抗 MuSK 抗体不激活补体。抗 MuSK 抗体阳性 MG 与胸腺病变无关。

临床表现　病史：波动性或易疲劳症状，包括上睑下垂、双眼复视（受累轻微时仅表现为视物模糊）、声音嘶哑或鼻音、言语不清、吞咽困难、呼吸困难或端坐呼吸、肢体无力、颈部或中轴肌无力。神经系统查体：瞳孔正常、上睑下垂（通常不对称，疲劳试验阳性）、眼外肌麻痹、额肌过度收缩以保持睁眼状态、Cogan 眼睑颤动征、微笑不全、横向皱褶、下颌闭合无力。颈屈无力重于颈伸无力，对称性近端肌无力重于远端肌无力（尤其是肱三头肌和手指伸肌力弱）。感觉查体正常，腱反射可减低。

其他亚型 ①抗 MuSK 抗体阳性 MG：青年女性多于男性，临床表现可与其他亚型类似，或具有眼球突出以及颈伸肌、肩带肌和呼吸肌无力的特点。②眼肌型：症状局限于眼肌（上睑下垂和复视）。③双抗体阴性 MG（抗 AChR 和 MuSK 抗体阴性）：患者呈现 MG 的经典临床表现，但抗体检测阴性。患者血清可能存在最近新发现的抗体（如 LRP4 抗体）。④新生儿一过性 MG：母亲 MG 抗体通过胎盘传递至新生儿所致。婴儿需要对症支持治疗；自限性，通常在 1 个月内缓解。

鉴别诊断 运动神经元病、Lambert-Eaton 肌无力综合征、吉兰-巴雷综合征、白喉、蜱麻痹、甲状腺眼病、线粒体病、先天性肌无力综合征、肉毒杆菌毒素中毒、有机磷或其他毒素中毒、炎性肌病、颅底肿瘤、胆碱能危象、眼咽型肌营养不良。

诊断：

（1）抗体检测。①抗 AChR 抗体。结合抗体：全身型 MG 中的阳性率 80% ～ 85%，眼肌型 MG 中的阳性率 55%。封闭抗体：单独阳性约占 1%。调节抗体：单独阳性占 3% ～ 4%。发病初期抗 AChR 抗体可能是阴性，而后可阳性。在高度疑诊但抗体阴性的患者中，需 6 个月后复测抗 AChR 抗体。抗体滴度水平与病情严重程度不相关。②抗 MuSK 抗体：在抗 AChR 抗体阴性的 MG 患者中高达 40% 阳性率，具体阳性率依人群而不同。③横纹肌抗体：在青年 MG 患者中横纹肌抗体阳性提示胸腺瘤的可能，老年无胸腺瘤的 MG 患者中横纹肌抗体常阳性；因特异性低而用途有限。④抗 LRP4 抗体：7% ～ 33% 的双抗体阴性 MG 患者中抗 LRP4 抗体可阳性，不特异。

（2）肌电图/神经传导检查（EMG/NGS）。重复神经刺激（RNS）：低频 RNS（2 ～ 5 Hz）消耗 ACh → CMAP 波幅下降超过 10%。对于全身型 MG 的敏感性是 30% ～ 98%，眼肌型 MG 的敏感性是 10% ～ 40%。单纤维肌电图：分析同一运动单位内相邻 2 条肌纤维在重复放电过程中存在的时间间隔差异，即颤抖（jitter）。异常发现是出现阻滞、颤抖增宽。在受累肌肉中该检查的敏感性超过 95%。单纤维肌电图检查对 MG 不是特异的（LEMS、肌萎缩侧索硬化、肌肉疾病也可出现异常）。

（3）床旁评估。① Tensilon 试验［依酚氯铵，快速起效的乙酰胆碱酯酶抑制剂（AChEI）］：静脉注射 2 mg，30 s 后如无反应，每 10 ～ 15 s 静脉注射 2 mg，最多可达 10 mg 的剂量。评估临床可观察到的 MG 症状（通常是上睑下垂），症状明确改善才能认定为试验阳性。如果出现副作用则停止试验。通常

30 s 后起效，持续 5 ～ 10 min。副作用：流涎、出汗、恶心、肌痉挛、肌束震颤、心动过缓、血压下降、呼吸窘迫。在进行 Tensilon 试验之前，备好急救用品和阿托品。敏感性达 90%。②冰袋试验：冰袋置于眼睑 2 ～ 5 min，如果上睑下垂改善超过 2 mm，则视为阳性。上睑下垂患者中敏感性 80% ～ 97%。有 Tensilon 试验禁忌证的患者可进行冰袋试验，也可作为一项简单方便的床旁评估。

其他辅助检查 甲状腺功能检测，胸部 CT 或 MRI 评估胸腺瘤的可能（通常不需要进行增强检查）。

预后 在有重症监护室和机械通气的情况下，死亡率低于 5%。早期病情恶化通常很严重，但治疗后也可缓解数月。66% 的患者在 2 年内疾病严重程度达峰，10% ～ 15% 的患者可自发持续缓解。疾病活动期平均是 7 年，而后是 10 年的疾病相对静止期。在极少数情况下，患者可能会出现某些症状的持续状态，通常是在长期的严重肌无力之后出现。15% ～ 40% 的眼肌型 MG 患者不会发展为全身型 MG；能发展为全身型 MG 的患者，通常需要 2 ～ 3 年才能发展为全身型 MG。

治疗

总的原则（*Neurol*，2016，87：419-425）

治疗目标 缓解（无肌无力的症状和体征）或仅有轻微的临床表现（无症状或仅有轻度肌无力并且功能不受限）。副作用最小。

治疗方案 一线治疗：AChEI（溴吡斯的明）→突触间隙中的 ACh 存在时间延长→改善 NMJ 传递功能。二线治疗：如果 AChEI 无效以及中至重度肌无力患者，需要加用泼尼松和（或）免疫抑制剂。如果即将发生重症肌无力危象或者需要快速控制病情，需使用 IVIG 或者进行治疗性血浆置换（TPE）。

治疗获益时间 ①数分钟到数小时：AChEI。②很快（数天）：IVIG 和 TPE。③短期（2 ～ 6 周）：糖皮质激素、利妥昔单抗、依库珠单抗。④长期（2 ～ 12 个月）：硫唑嘌呤、吗替麦考酚酯、胸腺切除。

难治性患者 足量足疗程地使用类固醇激素和至少 2 种其他免疫抑制剂后症状不改善或恶化的患者，或出现无法耐受的副作用。

孕期注意事项 AChEI、泼尼松、IVIG 以及 TPE 通常是安全的。避免使用吗替麦考酚酯（胎儿致畸风险）。

溴吡斯的明 成人起始剂量每次 30 ～ 60 mg，3 ～ 4 次 / 日（随餐服用），根据症状滴定剂量（最大剂量 360 mg/d）。起效为 30 ～ 60 min。副作用：胃肠道症状（痉挛、恶心、呕吐、腹泻）、腺体分泌增加、肌肉痉挛或抽搐。

泼尼松 起始剂量 20 ～ 60 mg/d，如果从低剂量开始，根据需要每周增加 10 mg/d，直至症状缓解（可达 60 mg/d），有时可能需要更大的剂量（最大 1 mg/kg）。重症肌无力危象或重度肌无力患者，在抢救治疗后开始服用类固醇激素，剂量是 60 mg/d。在缓解期或平台期症状改善时逐渐减量：每 2 ～ 4 周减量 5 ～ 10 mg 直至 20 mg/d，而后在数月至数年内减至最低耐受剂量。副作用：体重增加、高血压、糖尿病、骨质疏松、白内障、青光眼、皮肤变薄、情绪改变或精神症状、消化性溃疡、股骨头缺血性坏死、类固醇肌病、儿童生长发育迟缓。启动激素治疗前：监测糖化血红蛋白、骨密度以及结核分枝杆菌感染筛查（Quantiferon gold）。预防用药：治疗期间补充维生素 D 800 IU/d 和钙 1200 mg/d，根据病情需要使用质子泵抑制剂或 H_2 受体阻滞剂。

治疗性血浆置换（TPE） 需要使用较大直径的导管，可尝试通过外周静脉通路或保留肘前静脉通路进行 TPE，隔日进行一次 TPE。用于 MG 危象和难治性患者的维持治疗。副作用：管路感染、血流动力学不稳、气胸、电解质紊乱、凝血障碍或出血，以及与静脉通路相关的其他副作用。

IVIG 按照 1 ～ 2 g/kg 体重计算用量，分 2 ～ 5 天给药。用于 MG 危象和难治性患者的维持治疗。副作用：头痛、无菌性脑膜炎、流感样症状（恶心、呕吐、肌痛、发热、寒战）、肾损伤、心力衰竭加重、过敏反应（在治疗前检测 IgA 水平，除外 IgA 缺乏症的可能）、非常罕见的血栓事件（深静脉血栓形成、肺栓塞、心肌梗死或卒中）、溶血性贫血。

胸腺切除术 适用于所有胸腺瘤患者。对于年龄小于 65 岁、抗 AChR 抗体阳性的非胸腺瘤性全身型 MG 患者，也可考虑进行胸腺切除术（NEJM，2016，575：511-522）。做好术前评估及症状管理以避免并发症。

免疫抑制剂 免疫抑制剂治疗选择总结于表 20-1。如果患者出现激素治疗副作用或存在激素治疗副作用的高风险、不能逐渐减量激素或者激素治疗效果不佳，可考虑使用免疫抑制剂。免疫抑制剂治疗前：结核筛查、全血细胞计数及分类、全套代谢检测。可选用的免疫抑制剂越来越多：2017 年基于

表 20-1 免疫抑制剂治疗方案

药物名称	机制	疗效 / 适应证	剂量	副作用	监测指标
硫唑嘌呤（依木兰）	嘌呤类抗代谢物，抑制 T 细胞增殖	一线治疗，起效维持 6～12 个月	起始剂量 50 mg/d，每周增加 50 mg/d 直至 150 mg/d 或剂量达 2～3 mg/（kg·d）	肝毒性、白细胞减少、流感样反应、胰腺炎	第 1 个月每周监测一次血常规和肝功能，而后每 1～3 个月监测一次
吗替麦考酚酯（骁悉）	嘌呤合成抑制剂	广泛使用，尽管随机对照试验未显示有显著获益	起始剂量 500mg，2 次/日（第 1 周）；逐渐加量至 1000 mg 或 1500 mg，2 次/日	白细胞减少症、恶心、呕吐、腹泻、致畸性	第 1 个月每周监测血常规，第 2 个月每 2 周监测一次，而后每 1～3 个月监测一次
利妥昔单抗（Rituxan）	抗 CD20 单抗（B 细胞）→调控 B 细胞→自身抗体生成↓	抗 MuSK 抗体阳性 MG 患者的二线治疗，难治性患者可适用	负荷剂量 1 g 静脉注射，每 2 周一次，共 2 次；或按照 375 mg/m² 体表面积给药，每周 1 次，共 4 次。根据病情需要可重复使用	血小板减少症、乙肝病毒再激活、输液反应、皮肤或口腔溃疡、PML	在治疗前监测乙肝病毒。每 6 个月监测一次。CD19/20 阳性细胞数回升而不意味着病情复发
依库珠单抗（Soliris）	补体抑制剂	抗 AChR 抗体阳性 MG 患者有效，MuSK 抗体阴性无效。2017 年 FDA 批准用于难治性患者	900 mg，每周一次，共 4 次，第 5 周 1200 mg，此后每 2 周一次	细菌感染（脑膜炎）球菌性脑膜炎	感染的症状和体征。用药前 2 周接种脑膜炎球菌四价和 B 型脑膜炎球菌疫苗

表 20-1 免疫抑制剂治疗方案（续表）

药物名称	机制	疗效 / 适应证	剂量	副作用	监测指标
环孢素（Sandimmune，Neoral）	钙调神经磷酸酶抑制剂；抑制 T 细胞，减少 IL-2 生成	因副作用而很少使用	3 ～ 4 mg/（kg·d），口服 2 次/日；最大剂量 6 mg/（kg·d）	肾衰竭、多毛症、震颤、牙眼增生、高血压、PRES	每月监测一次血压和 BUN/Cr，1 个月后监测血药浓度（目标值 75 ～ 150）
他克莫司（FK506，普乐可复）	钙调神经磷酸酶抑制剂；抑制 T 细胞，减少 IL-2 生成	循证医学证据很少，在美国很少使用	3 ～ 5 mg/d	高血压、糖尿病、高血钾、肾衰竭、PRES	生化全项、血药浓度
环磷酰胺（Cytoxan）	烷化剂	很少使用；仅适用于严重难治性患者	每月按照 500 mg/m² 体表面积静脉给药，直至病情稳定	骨髓抑制、出血性膀胱炎、间质性肺病、恶性肿瘤	血常规、生化全项、肝功能、尿常规
IVIG	免疫调节作用尚未完全阐明	适用于难治性患者的维持治疗	起始剂量 2 g/kg，维持剂量 1 g/kg。分 2 ～ 5 天给药，每月一次	无菌性脑膜炎、肾毒性、血容量增加、血栓形成	BUN/Cr、血常规
治疗性血浆置换（TPE）	清除血浆中 IgG	适用于难治性患者的维持治疗	7 ～ 10 天内完成 5 次 TPE，根据病情需要可重复使用	凝血功能障碍时，低血压、中心静脉炎	TPE 期间监测生命体征

BUN/Cr，血尿素氮/肌酐比值；IL-2，白细胞介素 -2；PML，进行性多灶性白质脑病；PRES，可逆性后部脑病综合征；

REGAIN 研究结果，FDA 批准依库珠单抗用于治疗抗 AChR 抗体阳性的 MG 患者（*Lancet Neurol*，2017，16：976-986）。

加重 MG 的药物（最新药物列表见 www.myasthenia.org）

绝对禁忌　D- 青霉胺、肉毒杆菌毒素、泰利霉素。

相对禁忌　氟喹诺酮类（环丙沙星、左氧氟沙星等）、大环内酯类（红霉素、阿奇霉素等）、氨基糖苷类（庆大霉素、妥布霉素等）、奎宁、镁（静脉用）、神经肌肉阻滞剂。

谨慎使用　钙通道和 β 受体阻滞剂、类固醇激素、他汀类药物、氯喹或羟氯喹、普鲁卡因胺、去铁胺、碘造影剂、免疫检查点抑制剂。

急性加重和危象

肌无力危象　需要气管插管或无创通气的肌无力恶化（严重的延髓支配肌或呼吸肌无力）。

肌无力加重　任何其他类型的急性肌无力发作。原因：①病情波动或进展；②感染或其他应激事件；③停药或药物减量；④加重 MG 的药物；⑤ MG 症状波动或进展。

治疗　快速起效的治疗方案：IVIG 或 TPE，TPE 在抗 MuSK 抗体阳性 MG 中更有效。

其他用药注意事项　溴吡斯的明可增加腺体分泌物，避免在气管插管或即将呼吸衰竭的患者中使用。危象患者需使用大剂量类固醇激素 [1 ~ 1.5 mg/（kg·d）至 100 mg/d，疗程 2 ~ 4 周]；可能会使肌无力急剧恶化，所以在 MG 加重期间使用激素需慎重；因此，在开始激素治疗之前考虑住院进行心电监护和（或）使用 IVIG 或 TPE。

对症支持　避免误吸，暂时禁食或鼻饲饮食，密切呼吸监测，必要时进行辅助通气治疗。

鉴别诊断　胆碱能危象（罕见）：流涎、流泪、腹泻、心动过缓。治疗：停用或减量 AChEI。

Lambert–Eaton 肌无力综合征（LEMS）

流行病学　美国人群患病率约为每年 1000 例，发病率约为每年 170 例，是 MG 的 1/10。男性多于女性，发病年龄通常在 50 ~ 60 岁之间。2/3 患者是副肿瘤综合征（90% 为小细胞肺癌，症状可早于肿瘤出现）。

病理生理学　自身抗体与突触前膜上 P/Q 型电压门控钙通

道（VGCC）结合→突触前运动神经元钙内流减少→释放到突触间隙中的乙酰胆碱（ACh）减少→NMJ传递功能障碍。

临床表现 临床三联征：步态异常或下肢无力、腱反射消失或减低、自主神经功能障碍（患者可能仅有1种或2种临床表现）。自主神经症状：眼干或口干、直立性低血压、便秘、勃起功能障碍。主观无力感重于客观肌无力。眼外肌、延髓支配肌、中轴肌轻度无力或不伴无力。呼吸受累罕见。查体：瞳孔对光反射迟钝、上睑下垂（上视可能改善）、近端肌无力（短暂运动后可能改善）、腱反射减低或消失（运动后可短暂恢复），伴或不伴蹒跚步态。

诊断 ①血清学检测：VGCC抗体，总敏感性是85%，对于副肿瘤性LEMS敏感性是100%。健康对照和不伴LEMS的肺癌患者VGCC抗体也可阳性。②EMG/NCS：CMAP波幅弥漫性降低，运动10 s或高频RNS（20～50 Hz）后出现易化现象。低频RNS（3 Hz）出现CMAP递减。肌电图可见低波幅、短时限、不稳定的运动单位电位。单纤维肌电图：颤抖增宽±阻滞见于所有或大多数肌肉；很敏感，但通常是不必要的检查。③恶性肿瘤筛查：依据年龄选择检查项目。胸部和腹盆部CT检查，如果无阳性发现，可进行PET检查。如果首次肿瘤筛查无阳性发现，第1年每隔3～6个月重复一次肿瘤筛查，第2年定期筛查即可。

鉴别诊断 肌病、腰骶神经根病、发育停滞、重症肌无力、自主神经病。

治疗：

（1）肿瘤切除。LEMS可治愈。

（2）对症治疗：①二氨基吡啶：3,4-二氨基吡啶（3,4-diaminopyridine）或磷酸二氨吡啶（amifampridine phosphate）。阻滞突触前膜钾离子通道→延长去极化时间→VGCC开放时间延长→钙内流增加→释放到突触间隙中的ACh增加。②溴吡斯的明（详见MG治疗章节）：单独无效，但可增强3,4-二氨基吡啶的疗效。③自主神经症状治疗：米多君、氟氢可的松、腹带可用于直立性低血压的治疗。

（3）免疫调节治疗：如果症状持续不缓解，可使用IVIG或TPE。

（4）免疫抑制剂：患者如果存在恶性肿瘤，通常避免使用类固醇激素和免疫抑制剂，但可能有效。

（5）避免使用加重病情的药物（详见MG治疗，相同的药物列表）。

先天性肌无力综合征（CMS）

流行病学　一组罕见的遗传性神经肌肉接头疾病，基因突变影响 NMJ 相关蛋白的结构或功能。通常见于新生儿或儿童，但也可见于青少年或成人。

病理生理学　致病基因多为隐性遗传，常染色体显性遗传的致病基因很少见。突变基因可影响 ACh 的释放（突触前）、AChE（突触间隙）、AChR 活性（突触后）。非免疫介导机制（免疫治疗不适用）。

临床表现　疲劳性或波动性肌无力，不同的受累模式和严重程度（表 20-2）。AChEI 的疗效依 CMS 类型不同而异。新生儿或婴儿：胎动减少、肌张力低下、哭声无力、吸吮无力或喂养困难、呼吸困难（呼吸暂停、发绀）、上睑下垂、面肌无力，可有高腭弓、面部畸形、关节挛缩、脊柱侧弯。儿童：伴有上睑下垂的疲劳性或波动性肌无力、运动发育迟缓。青少年和成人：难以依据临床表现同自身免疫性 MG 相鉴别，可能伴随肌病。

鉴别诊断　血清学阴性的 MG、肌病、多发性神经病、运动神经元病（SMA）。

诊断　MG 抗体检测阴性，基因检测（疾病靶向测序基因包或全外显子组测序）。EMG/NCS：重频递减，一些患者可见后发放电位（表 20-2）。

治疗　对症治疗方案取决于具体突变基因（表 20-2），对免疫治疗无效。建议遗传咨询。

中毒相关性 NMJ 功能障碍

突触前膜　肉毒杆菌毒素、皮质类固醇、镁、氨基糖苷类抗生素、钙通道阻滞剂、氨基吡啶类、半胆碱基 -3、河豚毒素、蛤蚧毒素、雪卡毒素、毒液（曼巴蛇、澳大利亚虎蛇、Pandinus 蝎、圆锥海螺、多带金环蛇、巴西响尾蛇、黑寡妇蜘蛛）、蜱虫毒素。

突触间隙　AChEI（如依酚氯铵、溴吡斯的明、新斯的明）、有机磷中毒。

突触后膜　箭毒和非去极化药物、琥珀酰胆碱和去极化药物、四环素、毒液（如多带金环蛇、暹罗眼镜蛇、圆锥海螺）、免疫检查点抑制剂。

综合征	病理生理学	表型特征	治疗
表 20-2　先天性肌无力综合征的病理生理学、临床特征和治疗			
突触前			
胆碱乙酰转移酶（ChAT）缺乏症	• 常染色体隐性遗传 *CHAT* 基因突变 • 突触前 ACh 合成受损	• 早发，出生时呼吸衰竭、间歇性呼吸暂停；随着年龄的增长，症状可改善 • 婴儿猝死家族史 • EMG/NCS：RNS 递减	• AChEI；呼吸暂停时需肌注 • 3,4- 二氨基吡啶
突触间隙			
AChE 缺乏症	• 常染色体隐性遗传 *COLQ* 基因突变 • 突触间隙中的 ACh 不降解→突触后的 AChR 脱敏、功能丧失	• 早发，不同的病情严重程度。中轴肌无力伴脊柱侧弯、呼吸暂停、±眼肌麻痹 • 瞳孔对光反射迟钝或消失 • EMG/NCS：NCS 可见后发放电位，RNS 递减	• 沙丁胺醇 • 麻黄碱 • 使用 AChEI 和 3,4- 二氨基吡啶（可加重病情）
突触后			
原发性 AChR 缺乏症	• 常染色体隐性遗传，编码 AChR 亚单位的基因突变 • 突触后 AChR 的密度减低和分布异常	• CMS 最常见的病因 • 早发，经典的 MG 表现包括上睑下垂、眼肌麻痹、轻至重度延髓支配肌和肢体无力 • EMG/NCS：RNS 递减	• AChEI • 3,4- 二氨基吡啶 • 沙丁胺醇
AChR 动力学异常：慢通道 CMS（SCCMS）	• 常染色体显性遗传，编码 AChR 亚单位的基因突变、不同的外显率 • 获得性功能突变→离子通道开放时间延长	• 儿童期至青少年期起病。前臂伸肌、颈部肌肉、呼吸肌力弱，眼外肌不受累 • EMG/NCS：NCS 可见后发放电位，RNS 递减	• 氟西汀 • 奎尼丁 • 避免使用 AChEI 和 3,4- 二氨基吡啶（可加重病情）

20

神经肌肉接头疾病

表 20-2　先天性肌无力综合征的病理生理学、临床特征和治疗（续表）			
综合征	病理生理学	表型特征	治疗
AChR 动力学异常：快通道 CMS（FCCMS）	● 常染色体隐性遗传，编码 AChR 亚单位的基因突变 ● 失功能突变→离子通道开放时间缩短	● 早发；上睑下垂、眼肌麻痹、吞咽困难、构音障碍、疲劳性肌无力；病情相对静止或进展缓慢 ● EMG/NCS：RNS 递减	● AChEI ● 3,4- 二氨基吡啶
突触受体相关蛋白（Rapsyn）缺乏症	● 常染色体隐性遗传的 *RAPSN* 基因突变 ● AChR 密度减低和分布异常	● 早发；肌张力低下、呼吸衰竭、关节挛缩、高腭弓、肌无力。轻症患者发病较晚，临床表现类似于血清学阴性 MG ● EMG/NCS：RNS 递减	● 沙丁胺醇 ● 对 AChEI 的治疗反应不一
Dok-7（"下游激酶"）缺乏症	● 常染色体隐性遗传的 *DOK7* 基因突变 ● DOK7 激活 MuSK，参与 AChR 的聚集	● 肢带型肌无力伴上睑下垂，无眼外肌受累 ● EMG/NCS：RNS 递减	● AChEI 治疗有效，但疗效不一 ● 麻黄碱疗效甚微

肉毒杆菌毒素中毒

　　流行病学　罕见的毒素介导疾病。四种传播途径：食物传播（家庭罐头）、伤口（尤其是黑焦油海洛因导致的皮肤损伤）、婴儿（蜂蜜中的孢子）、其他（包括医源性肉毒杆菌毒素注射）。

　　病理生理学　肉毒杆菌可产生外毒素，有时也可由肉毒梭菌（形成厌氧芽孢的革兰氏阳性细菌）产生。肉毒杆菌神经毒素通过胃肠道或伤口吸收，并经血行扩散，与突触前膜结合，并通过内吞作用内化。毒素分裂突触前膜 SNARE 蛋白→ ACh 囊泡融合障碍→ ACh 不能释放到突触间隙中→ NMJ 传递功能障碍。

临床表现　数小时内起病（对于伤口型肉毒中毒，数天起病）。面肌、肢体、中轴肌和呼吸肌无力，肌无力从近端发展到远端。常有视物模糊、复视、吞咽困难和构音障碍，可有自主神经症状（恶心、呕吐、腹泻、便秘和口干）。婴儿：病情严重程度不一（轻症至猝死均存在），肌张力减低、吸吮无力、哭声无力、自主活动减少、便秘、流涎。

查体　上睑下垂、吞咽困难、构音障碍、面瘫、舌肌力弱，伴或不伴眼震。腱反射通常减低，但也可正常。肺活量下降。自主神经系统查体：瞳孔对光反射迟钝或消失、血流动力学不稳、肠梗阻、尿潴留。精神和感觉查体正常。

诊断　①EMG/NCS：CMAP 波幅降低，RNS 可见易化现象；与 LEMS 相比，易化现象不够显著且持续时间更长，也不够敏感。肌电图多变：± 纤颤电位/正锐波，± 低波幅/短时限运动单位动作电位，± 早期募集现象，干扰相↓。②细菌培养：敏感性 50% ～ 66%，但周期长。③毒素检测：敏感性约 35%，可检测胃内容物、粪便、血清、伤口渗液、可疑食品。

鉴别诊断　吉兰-巴雷综合征（尤其是 Miller-Fisher 综合征、咽-颈-臂变异型）、MG、蜱麻痹、白喉、脑干卒中。

治疗　①支持治疗：重症监护室治疗，必要时进行机械通气。②肉毒抗毒素：大部分早期有效，起病 24 h 内给予抗毒素。在美国肉毒抗毒素必须从州政府卫生部门获取，一旦疑诊就应立即申请抗毒素。③人肉毒杆菌 IgG：可缩短婴儿患者的住院时间和减少机械通气的使用，对成人无效。④胃肠道灌洗：用于经食物传播的患者和婴儿肉毒中毒（尚存争议）。⑤伤口清创术：用于经伤口感染的肉毒中毒。⑥如果开始抗生素治疗，应首先给予肉毒抗毒素以避免细菌裂解时加重病情。⑦上报：需上报公共卫生部门。在美国，需联系州政府卫生部门以获取肉毒抗毒素和紧急医疗咨询。经食物传播者：需确定其他暴露人员，并检测可疑食物。

预后　数周或数月内缓慢恢复。主要死因是呼吸衰竭。

蜱麻痹

流行病学　儿童＞成人（3：1），男性多于女性。春季和夏季是发病高峰。

病理生理学　蜱虫唾液毒素，毒性因物种而异。革蜱（美国、加拿大）：毒素破坏郎飞结和神经末梢的钠离子通道。全环硬蜱（澳大利亚）：毒素抑制突触前 ACh 的释放。

临床表现　肌无力在数小时至数天内进展；眼肌麻痹、面肌无力、构音障碍、吞咽困难、呼吸衰竭、感觉症状（疼痛、麻木、感觉异常、感觉性共济失调）、腱反射减低。

鉴别诊断　MG、吉兰-巴雷综合征、白喉、肉毒中毒。

诊断　血清学检测和脑脊液检查正常。EMG/NCS：受累肢体 CMAP 波幅轻度下降和运动神经传导速度减慢，感觉神经动作电位正常。RNS 假性易化。

治疗　去除蜱虫，呼吸肌无力时需呼吸支持。良好的护理下，预后良好。

免疫检查点抑制剂相关 MG

流行病学　使用免疫检查点抑制剂（immune checkpoint inhibitor, ICI）治疗恶性肿瘤患者的罕见并发症。三类 ICI：抗 CTLA4（伊匹木单抗）、抗 PD1（nivolumab、pembrolizumab、cemiplimab）、抗 PDL1（atezolizumab、avelumab、durvalumab）。不断扩大的肿瘤适应证。

病理生理学　ICI 阻断免疫通路以实现正常的自身耐受→多系统自身免疫性损伤，引起突触后 NMJ 传递功能障碍。与特发性 MG 重叠的机制尚不清楚。通常发生在 ICI 治疗 1～4 个周期之后。

临床表现　类似于特发性 MG；可有早期或更严重的延髓支配肌和呼吸肌受累，可迅速进展并致命。常与肌炎、心肌炎、甲状腺炎或其他毒性反应相重叠。

诊断：

（1）实验室检查。①抗体检测：检测抗 AChR 抗体，如果阴性，再进行抗 MuSK 和 LRP4 抗体检测。抗体检测通常阴性，也可能是非特异性的。②其他器官系统受累：进行甲状腺功能、肌酸激酶、肌钙蛋白或心电图检查。

（2）EMG/NCS：CMAP 波幅降低，RNS 递减，伴异常自发电位的周围神经病或肌病样改变（特别是针极肌电图可见胸段脊旁肌的自发电位）。

治疗　如果延髓支配肌和呼吸肌受累严重，需停用 ICI，并给予皮质类固醇（包括静脉使用甲泼尼龙）、IVIG 或 TPE 治疗。

第21章 肌 病

（Leeann B. Burton，Anthony A. Amato）

（谢志颖 译 张巍 审校）

概述 肌病分为遗传性和获得性两大类。遗传性肌病既可以在婴儿期起病（"先天性"），也可以在成年期起病。获得性肌病多见于成人，病因常包括系统性疾病（如甲状腺功能减退症）、炎性、中毒或代谢性因素。

肌病的诊疗思路

病史 ①发病年龄、病程。②肌无力的分布：询问功能受限的情况（例如，近端无力——上楼费力、洗头困难；远端无力——开罐困难、走路绊倒；面肌无力——使用吸管和吹口哨困难）。③伴随症状（肌痛、痉挛、僵硬、束颤、肌肉萎缩或肥大、吞咽困难、呼吸困难、复视）。④药物使用史（他汀类药物、激素）。⑤系统性疾病的症状和体征（体重下降、关节痛、皮疹、呼吸困难、心肌病）。⑥家族史（显性、隐性、X-连锁、线粒体遗传）。

体格检查 尤其需要注意：①一般内科查体——皮肤改变或皮疹、水肿、恶病质。②肺部：如果出现呼吸急促或呼吸费力，需检查 NIF 和 FVC。③脑神经：眼外肌活动、眼睑下垂、面肌肌力、舌肌肌力。④运动系统——肌无力的分布（表21-1），检查肌力、肌容积、肌肉萎缩、翼状肩胛、肌强直或者副肌强直。⑤反射——如果反射活跃或者亢进，则考虑上运动神经元受累。

诊断性检查 CK、肝功能［如果异常，则检测 γ-谷氨酰转移酶（GGT）］、自身抗体谱、肌电图、肌肉活检以及基因检测。

肌营养不良

抗肌萎缩蛋白病

遗传学 抗肌萎缩蛋白基因（*DMD*）突变、X-连锁隐性遗传。如果 *DMD* 基因突变破坏阅读框，则导致 Duchenne 型肌营养不良；如果 DMD 基因突变没有破坏阅读框，则导致 Becker 型肌营养不良。抗肌萎缩蛋白对于维持肌纤维膜的完整性具有重要作用。

流行病学 Duchenne 型肌营养不良发病率：存活男婴中 1/3500。Becker 型肌营养不良发病率：存活男婴中 5/100 000。

表 21-1　基于肌无力分布模式的肌病诊断方法

肌无力的分布	具体描述	相关诊断
肢带型	对称性、近端肌无力	大多数的遗传性和获得性肌病
远端型	对称性、远端肌无力	远端肌病（也包括周围神经病）
面肩肱型或肩胛型	上肢近端、下肢远端无力；通常是对称性肌无力（面肩肱型可以不对称）	面肩肱型肌营养不良、Emery-Dreifuss 肌营养不良、糖原累积病Ⅱ型、肩胛肌营养不良
上肢远端、下肢近端	不对称的上肢远端、下肢近端无力	IBM、强直性肌营养不良
上睑下垂、眼肌麻痹	对称的眼肌瘫痪	OPMD、线粒体病、神经肌肉接头疾病（重症肌无力、LEMS、先天性肌无力综合征、肉毒杆菌毒素中毒）、强直性肌营养不良（无眼肌麻痹的上睑下垂）
颈伸肌力弱	仅有对称性的颈伸肌力弱	孤立性颈伸肌肌病、重症肌无力、ALS
延髓麻痹	舌肌、咽肌、膈肌无力	OPMD、神经肌肉接头疾病（重症肌无力、LEMS、先天性肌无力综合征、肉毒杆菌毒素中毒）、运动神经元病（ALS、肯尼迪病）
发作性：有诱发因素	发作性肌无力、疼痛、存在明确诱发因素的横纹肌溶解；对称性的近端肌无力	McArdle 病、肉碱棕榈酰转移酶缺乏症、药物诱发或中毒性
发作性：无诱发因素	发作性肌无力，运动后或与运动无关；对称性的近端肌无力	周期性瘫痪、离子通道病
僵硬或强直	不能放松	强直性肌营养不良、离子通道病、涟漪样肌病、僵人综合征、Isaacs 综合征

21

肌病

女性 *DMD* 基因突变携带者病情相对轻（莱昂化 /X 染色体偏倚失活）。

临床表现　患者表型与抗肌萎缩蛋白表达量相关。

- **Duchenne 型肌营养不良（DMD）**：出生时正常或者轻度肌无力或肌张力低下。2 ～ 6 岁出现步态异常（宽基底、鸭步、踮脚尖走路、跑跳困难）。后期出现上肢及躯干无力。通常 12 岁失去独立行走能力。查体：对称性肌无力、腓肠肌假性肥大、Gower 征阳性、腱反射消失（跟腱反射可能保留）、跟腱挛缩、脊柱侧弯。心脏受累（心肌病、心电图异常、窦性心动过速）。常有认知功能受损。疾病晚期常出现呼吸肌无力、呼吸衰竭，可导致死亡，死亡年龄通常在 20 岁左右。
- **Becker 型肌营养不良（BMD）**：与 DMD 类似，但症状轻、发病晚、进展慢。患者通常在 15 岁之后丧失独立行走能力，约 50% 的患者在 40 岁左右丧失独立行走能力。与 DMD 患者相比，BMD 患者通常心脏受累较重，包括心肌病。
- **中间型**：疾病发展轨迹不同于经典型 DMD 和 BMD（轻型 DMD 或者重型 BMD）。

诊断　基因检测。CK（DMD 患者通常波动于或高于正常值的 50 ～ 100 倍，BMD 患者通常波动于正常值的 20 ～ 200 倍范围内）。肌电图：通常不需要进行肌电图检查，肌电图可出现自发电位和肌源性损害。肌肉 MRI：脂肪浸润。肌肉活检：免疫组化或者蛋白印迹显示抗肌萎缩蛋白表达下降或者完全缺失。

治疗　疾病修饰治疗（通常 DMD 患者需要）。激素（泼尼松和地夫可特）可以延缓病情进展，延长独立行走时间。针对特殊突变类型的 Eteplirsen（51 号外显子跳跃治疗）：外显子跳跃治疗可以修复阅读框，进而产生一定量的抗肌萎缩蛋白。对症支持治疗：多学科管理（康复治疗、每年一次肺功能检查、心内科随诊、心电图或者超声心动图）。

肢带型肌营养不良（LGMD）

遗传学　临床高度异质性的一大组疾病，常染色体显性或常染色体隐性遗传。新的命名方式（*Neuromusc Dis*，2018，8：702-710）：LGMD、遗传方式（R 或者 D）、发现的先后顺序（数目）、突变基因 / 蛋白（例如，LGMD R1 钙蛋白酶 3 相关）。常见的突变基因 / 蛋白包括钙蛋白酶 3（calpain 3）、奇异不良素（dysferlin）、胶原蛋白 IV、肌聚糖蛋白（sarcoglycans）、anoctamin 5、Fukutin 相关蛋白（FKRP）。

临床表现　早期进行性肩胛带肌及骨盆带肌无力，随着疾病的进展，其他肌群受累程度不一。有些亚型可有面肌无力、翼状肩胛、小腿萎缩、关节挛缩、早期心脏或呼吸受累。

诊断　首先推荐进行基因检测（疾病靶向测序基因包）。如果基因检测无阳性发现或检测到意义未明的变异，则进行进一步的辅助检查（实验室检查、肌电图、肌肉活检、影像学检查）。

治疗　多学科管理，在某些亚型需要进行心脏或呼吸功能的监测。

强直性肌营养不良

肌强直　骨骼肌收缩后松弛延迟，通常因寒冷或精神压力而加剧。患者常描述为肌肉僵硬或疼痛，常见于面部和手部肌肉。可以通过叩击（例如叩击鱼际或指总伸肌）或肌肉强烈收缩诱发肌强直（例如握拳肌强直和眼睑肌强直）。存在"热身（warm-up）"现象：肌强直在反复运动后减轻。

强直性肌营养不良 1 型（DM1）

遗传学　常染色体显性遗传，*DMPK* 基因 CTG 三核苷酸的不稳定重复扩增。正常人可达 27 次扩增，DM1 患者的扩增次数在 50 ～ 4000 次之间，扩增次数越多，表型越严重。通常下一代 CTG 扩增次数增多，引起遗传早现或者更为严重的疾病表型。

流行病学　患病率为（3 ～ 5）/10 万。发病年龄取决于 CTG 的扩增次数，从婴儿期到成年期均可发病。

临床表现　远端肌无力、肌强直和白内障三联征。远端手指屈曲无力、踝背屈无力和面肌无力（双侧面肌无力、上睑下垂）。肌肉萎缩突出，逐渐出现典型的"斧头脸"。随着疾病的进展，可出现近端肌无力以及延髓支配肌无力。患者常有前额秃顶。查体可见肌强直。多系统受累：心脏（传导阻滞）、胃肠道（胃肠动力减低、假性肠梗阻）、呼吸（肺泡低通气、睡眠呼吸暂停）、眼睛（白内障）、内分泌（睾丸萎缩、胰岛素抵抗）、神经行为异常（认知或情绪问题、白天过度嗜睡）。

诊断　基因检测；肌电图出现肌强直电位（"轰炸机俯冲般"声音）、自发电位增多、肌源性运动单位电位。

治疗　美西律或苯妥英钠可用于缓解肌强直。每年进行心电图、眼科和多导睡眠图检查，生育下一代需要进行遗传咨询。

强直性肌营养不良 2 型（DM2）

遗传学　常染色体显性遗传，*CNBP* 基因 CCTG 的不稳定重复扩增。更多见于北欧人群。CCTG 重复扩增次数与疾病严重程度无关。无遗传早现现象。

临床表现　从婴儿期到成年期均可发病。也被称为"近端肌强直性肌病"。临床表型类似于 DM1（肌强直、肌无力、白内障、心脏受累），但近端肌无力重于远端肌无力（尤其是屈颈、屈髋和伸髋肌力）。可以出现波动性肌无力，肌肉萎缩较 DM1 少见。锻炼、碰触、寒冷可诱发明显的肌肉疼痛或僵硬。

诊断和治疗　同 DM1。肌电图的异常改变较 DM1 少见。

其他肌营养不良类型

面肩肱型肌营养不良（FSHD）　常染色体显性遗传。面肌、肩胛带肌、上肢近端无力，可以是不对称性肌无力。发病年龄 3～45 岁或者更晚。外显率不一，同一家系的不同成员可呈现出不同的疾病严重程度。查体：面肌无力、翼状肩胛、上肢近端无力而前臂肌力相对保留（"大力水手"手臂）、腋窝皱襞反向。诊断：基因检测（至少存在 4 种不同的基因型）。

肩腓肌营养不良　患者通常在 10～20 岁之前出现足下垂（通常为不对称性）和翼状肩胛。诊断：基因检测（*MHC7* 基因突变导致常染色体显性遗传型，*FHL1* 基因突变导致 X- 连锁遗传型）。对症治疗：足下垂可使用踝足矫形器，翼状肩胛可考虑手术治疗。

Emery-Dreifuss 肌营养不良　X- 连锁或常染色体显性遗传。临床特点为早期关节挛缩（肘关节、踝关节、颈关节）、缓慢进展性肌无力和心脏传导阻滞。诊断：基因检测（X- 连锁遗传类型中最常见的是 *EMD* 基因突变，常染色体显性遗传类型中最常见的是 *LMNA* 基因突变）。治疗：每年监测心电图，关节挛缩需要进行康复治疗，部分患者可能需要预防性使用心脏起搏器或除颤器。

眼咽型肌营养不良（OPMD）　通常是常染色体显性遗传，法裔加拿大人最常见。患者常于 40～60 岁出现缓慢进行性上睑下垂（通常不对称）、眼外肌麻痹、咽喉肌力弱导致的吞咽困难、近端肌无力。上睑下垂可以进行手术治疗，环咽肌切开术治疗吞咽困难。诊断：基因检测（常染色体显性遗传：*PABPN1* 基因突变）。

先天性肌病

多于婴儿期起病的肌病，但也可以稍晚发病。患者通常出现肌张力减低和运动发育迟缓。相较于肌营养不良进展缓慢，CK 水平通常正常。

中央轴空病

遗传学　RYR1 基因突变，常染色体显性遗传多于常染色体隐性遗传。

临床表现　婴儿期或儿童早期出现近端肌无力、轻度面肌无力、关节挛缩、脊柱后凸、高弓足、心脏异常、无症状高肌酸激酶血症。存在恶性高热的风险。疾病后期可表现为躯干前曲综合征。

诊断　基因检测。肌肉活检出现特征性的病理改变：NADH-TR 染色显示 I 型肌纤维出现中央轴空样改变。

治疗　避免使用某些类型的麻醉剂（如氟烷）、神经肌肉阻滞剂（如琥珀胆碱）。监测心脏功能（心电图和经胸超声心动图）。

多发微小轴空病

遗传学　常染色体隐性遗传。RYR1 和 SEPN1 基因突变。

临床表现　肌张力低下、近端肌无力重于远端肌无力（手部肌肉偶尔可以受累）。可以出现面肌无力、上睑下垂以及眼外肌瘫痪。常有骨骼异常（脊柱后凸畸形、马蹄内翻足、高腭弓）。颈伸肌群或躯干肌群挛缩导致脊柱强直。可出现心肌病和呼吸肌受累。可以出现与肌无力不相匹配的严重呼吸肌受累，导致呼吸衰竭。

诊断　肌肉活检：NADH-TR 染色可见多发微小轴空样改变。CK 水平可正常或轻度升高。

治疗　对症支持治疗：关节挛缩可穿戴支具或进行手术治疗，可能需要使用无创呼吸机辅助通气治疗。与中央轴空病类似，患者出现恶性高热的风险较高。需监测心脏功能。

中央核 / 肌管肌病

遗传学　X- 连锁遗传，MTM1 基因突变破坏肌纤维 T- 管结构。常染色体显性遗传，DNM2 基因突变。也有常染色体隐性遗传的致病基因被发现（BIN1 基因）。

临床表现　X- 连锁遗传类型：新生儿严重肌张力低下、肢带型肌无力、面肌无力、颈部肌肉无力、呼吸肌无力、上睑下垂、眼外肌瘫痪。常染色体显性遗传类型：出生时肌张力可正常或轻度减低，进展缓慢。

诊断　基因检测；肌肉活检可见中央核肌纤维。

治疗　对症支持治疗；早期开始鼻饲，必要时进行机械通气治疗。X-连锁遗传类型预后通常很差，婴儿期可死亡。轻症患者儿童期或成年期出现症状，进展缓慢。

杆状体肌病

遗传学　最常见的类型是常染色体隐性遗传的 *NEB* 基因突变（约占 50%）。*ACTA1* 基因突变引起的杆状体肌病既可以是常染色体显性遗传，也可以是常染色隐性遗传。许多其他致病基因也被不断发现，但比较少见。外显率不一。

临床表现　婴儿期或儿童早期出现肌张力减低、缓慢进展性肌无力（包括面肌无力和上睑下垂，肌无力也可以相对静止不进展）、面部畸形。也存在很严重的婴儿型（通常在 1 岁内死亡）和成年期起病的轻型患者（轻度近端及远端肌无力，有时伴有心肌病）。

诊断　肌肉活检可见杆状体结构（MGT 染色和电镜观察最清楚）。基因检测。

治疗　对症支持治疗（康复治疗、佩戴支具）。严重婴儿型患者需要鼻饲和机械通气治疗。

先天性肌型比例失调

遗传学　25% ～ 50% 的患者为常染色体显性遗传的 *TPM3* 基因突变，20% 的患者为常染色体隐性遗传的 *RYR1* 基因突变，其他致病基因包括 *ACTA1*、*SEPN1*、*MYL2* 和 *TPM2*。

临床表现　肢带型肌营养不良、肌病面容、长脸、脊柱侧弯、高腭弓。先天性肌型比例失调可以单独存在，也可以是其他疾病的一部分（如 Krabbe 病和先天性强直性肌营养不良）。大部分患者的病情相对静止不发展，也有一些患者的病情逐渐进展，并可出现呼吸受累。

诊断　基因检测。肌肉活检：Ⅰ型和Ⅱ型肌纤维比例失调，Ⅰ型肌纤维直径通常小于Ⅱ型，Ⅱ型肌纤维直径通常正常或者增大。

治疗　对症支持治疗：康复治疗，必要时需要鼻饲和机械通气治疗。

代谢性肌病

糖原累积病

糖原合成或分解代谢所需酶的缺乏可造成碳水化合物代谢紊乱，目前发现的这类疾病已超过 16 种。仅累及骨骼肌时分为两大类：伴横纹肌溶解的运动不耐受、伴或不伴横纹肌溶解的肌病。

Pompe 病（庞贝病）

遗传学：常染色体隐性遗传性编码酸性麦芽糖酶的 *GAA* 基因突变。表型：严重的婴儿型、30～40 岁发病的轻型、更为晚发的轻型；近端肌无力重于远端肌无力，偶可累及面肌或舌肌。可出现心电图异常、心肌病以及限制性通气功能障碍。诊断：α-1,4- 葡萄糖苷酶活性的干血片法测定；如异常，则需进一步检测（包括基因检测）。肌肉活检可见肌纤维内充满糖原空泡。治疗：酶替代治疗。

McArdle 病（肌磷酸化酶缺乏症）

遗传学：常染色体隐性遗传的编码肌磷酸化酶的 *PYGM* 基因突变。临床表现：儿童期或青少年期出现运动不耐受（肌痉挛和肌肉疼痛）。运动约 10 min 后可出现"继减现象"（机体储存糖原的动员）。随着疾病的进展，多达 1/3 的患者会出现肌无力和关节挛缩，但很多患者在两次肌肉症状发作之间是正常的。诊断：CK 水平升高；运动试验发现血氨水平适当升高，但乳酸水平不升高。肌肉活检可见肌纤维内存在糖原颗粒，肌磷酸化酶染色缺失，但通常进行基因检测以明确诊断。治疗：避免高强度的有氧运动（轻至中度的有氧运动即可）。

脂代谢障碍性疾病

CPT2 缺乏症

遗传学：常染色体隐性遗传的 *CPT2* 基因突变→肉碱棕榈酰转移酶 2 缺乏→不能转运脂肪酸进行 β- 氧化。临床表现：剧烈或长时间运动、长时间禁食以及感染可诱发横纹肌溶解。横纹肌溶解通常在 20～30 岁出现。诊断：基因检测。禁食或剧烈运动可引起 CK 水平升高。运动试验通常是正常的（有助于与糖原累积病的鉴别诊断）。治疗：避免禁食或高脂肪饮食，尤其是在生病期间。

脂质沉积性肌病

包括原发性肉碱缺乏症、多种酰基辅酶 A 脱氢酶缺乏症（MADD）和中性脂肪沉积症。患者可出现近端或远端肌无力。诊断：肌肉活检油红 O 或苏丹黑染色可见肌纤维内脂滴形成。血清肉碱和酰基肉碱水平有助于鉴别诊断（在原发性肉碱缺乏症中血清肉碱水平显著下降，在 MADD 中各种酰基肉碱水平是升高的，在中性脂肪沉积症中血清肉碱和酰基肉碱水平均是正常的）。中性脂肪沉积症患者的血涂片可见 Jordan 小体（中性粒细胞胞质内脂滴沉积）。基因检测可明确诊断。治疗：原发性肉碱缺乏症补充左旋肉碱；核黄素可有效治疗 MADD。

线粒体肌病

影响线粒体结构或功能的一组具有高度异质性的多系统疾病。

遗传学 母系遗传的线粒体 DNA（mtDNA）突变或核 DNA 突变（常染色体显性遗传或常染色体隐性遗传）。

临床表现 具有高度的表型异质性（不同的发病年龄、受累器官系统以及病情严重程度）。通常累及能量需求高的器官系统（包括大脑、视网膜、耳蜗、肌肉、神经、肝、胰和肾）。

肌肉活检 可见典型的破碎红染肌纤维（MGT 染色）、COX 阴性肌纤维（COX 染色）和破碎蓝染肌纤维（SDH 染色）。

治疗 辅酶 Q10、α- 硫辛酸、核黄素（尚无很强的循证医学证据）。谨慎使用镇静剂和麻醉剂，可能引起呼吸抑制。

肌阵挛性癫痫伴破碎红纤维（MERRF）

临床表现：肌阵挛、全面性癫痫发作、共济失调、痴呆、感音神经性耳聋、视神经萎缩、进行性肌无力（尤其是近端肌无力）。可出现多发性感觉运动性神经病。诊断：CK 水平正常或轻度升高。脑电图或头 MRI 检查可出现异常改变。周围神经传导检查可提示轴索性周围神经病。肌肉活检可见线粒体病的典型病理改变（见上文）。

线粒体脑肌病伴乳酸酸中毒和卒中样发作（MELAS）

临床表现：通常在青少年期起病；肌无力、卒中样发作（头痛、恶心、呕吐、局灶性神经功能缺损），可由运动或感染诱发。患者可有身材矮小和感音神经性耳聋。诊断：血清和脑脊液乳酸水平升高。肌肉活检可见线粒体病的典型病理改变

（见上文）。头 MRI 可见大脑皮质萎缩，FLAIR 序列可见大脑皮质、基底节、丘脑病灶呈现高信号。基因检测。治疗：急性发作期可予左旋肉碱静脉输液治疗，非急性发作期可口服左旋肉碱治疗。

Kearns-Sayre 综合征（KSS）

临床表现：通常在 20 岁前起病。三联征：进行性眼外肌麻痹、视网膜色素变性、心脏传导阻滞。还可有近端肌无力、身材矮小、耳聋、痴呆、共济失调、肺通气功能不足（尤其是使用镇静剂或麻醉药物时）、内分泌异常。诊断：血清乳酸及丙酮酸升高，脑脊液蛋白质也可升高。肌肉活检可见线粒体病的典型病理改变（见上文）。基因检测。治疗：心脏病变在必要时需使用心脏起搏器。

进行性眼外肌麻痹（PEO）

临床表现：上睑下垂、眼外肌瘫痪伴或不伴肌无力。无 KSS 的其他特殊表现（如内分泌异常、身材矮小以及心脏传导阻滞等）。诊断：血清乳酸及丙酮酸可升高，脑脊液蛋白质也可升高。肌肉活检可见线粒体病的典型病理改变（见上文）。基因检测。治疗：上睑下垂可进行手术治疗。

炎性肌病

炎性肌病包括皮肌炎、多发性肌炎、抗合成酶抗体综合征、免疫介导性坏死性肌病以及包涵体肌炎（表 21-2）。患者出现对称性近端肌无力和 CK 水平升高时需考虑炎性肌病的可能。详细的病史询问和体格检查可能为某一综合征的诊断提供线索。

诊断性检查（针对所有的综合征）①详尽的体格检查（关注皮肤改变和肿瘤征象）。②实验室检查：CK、血常规、生化（包括谷丙转氨酶和谷草转氨酶）、红细胞沉降率、C 反应蛋白、抗核抗体（80% 阳性率）、乳酸脱氢酶、抗 Ro、抗 Sm 或抗 RNP 抗体、HIV 检测、促甲状腺激素、尿常规。肌炎特异性抗体和其他疾病特异性抗体检测（见下文）。③肌电图或神经传导检查：肌纤维膜兴奋性增高（纤颤电位和正锐波）、肌源性损害。④考虑进行肌肉 MRI 检查［可显示肌肉水肿（提示炎症）、纤维化和钙化；MR 波谱检查可检测肌肉代谢改变；可指导肌肉活检部位］。⑤肌肉活检；皮肌炎患者出现皮疹时进行皮肤活检（创伤更小）。⑥胸、腹、盆腔 CT 检查（寻找可

表 21-2 炎性肌病小结

	皮肌炎	多发性肌炎	免疫介导坏死性肌病	抗合成酶抗体综合征	包涵体肌炎
性别差异	女性>男性	女性>男性	女性=男性	女性>男性	男性>女性
年龄	青少年和成年	成年(<50岁)	青少年和成年	青少年和成年	老年(>50岁)
肌无力分布模式	近端肌无力重于远端肌无力，对称性				近端和远端肌无力，尤其是手指屈肌和股四头肌力弱；不对称性
皮疹	有	无	无	有时	无
CK	可高达正常值50倍	可高达正常值50倍	通常超过正常值10倍	通常超过正常值10倍	正常或轻度升高(小于正常值10倍)
抗体	MDA5、TIF1、Mi-2、NXP2、SAE	无	HMGCR、SRP	抗合成酶抗体(尤其是Jo-1)	cN1A (NT5C1A)
肌肉活检	肌束衣和血管周围炎症、束周萎缩	肌内衣炎症细胞浸润	坏死再生肌纤维、无明显炎症细胞浸润	与皮肌炎相似	肌内衣炎症细胞浸润、镶边空泡
其他表现	恶性肿瘤、肺间质病、结缔组织病、血管炎	心肌炎、肺间质病、结缔组织病	恶性肿瘤、结缔组织病、他汀类药物服用史	关节炎、肺间质病、雷诺现象	干燥综合征、结节病
治疗反应	好	好	抗HMGCR抗体阳性者治疗效果好，其他类型可发展为难治性肌炎	好	差

Adapted from Greenberg A. Chapter 358. In: Jameson JL, Fauci AS, Kasper DL, et al, eds. *Harrison's Principles of Internal Medicine.* 20th ed. McGraw-Hill; 2018. With permission from McGraw-Hill.

21 肌病

能的肿瘤征象）。⑦确保肿瘤筛查是最新的；诊断皮肌炎、多发性肌炎、免疫介导性坏死性肌病的 3 年内均需警惕潜在恶性肿瘤的可能。

预后不良指标　呼吸肌无力、肺间质病、心脏受累、吞咽困难、治疗不及时、发病年龄较大。

皮肌炎（DM）

流行病学：女性多于男性。青少年或成年起病。临床表现：对称性近端肌无力重于远端肌无力。典型皮损：Heliotrope 征、Gottron 征、Gottron 疹、V 字征以及披肩征。伴随疾病：心肌炎、肺间质病、恶性肿瘤（15% 的成年患者发病 2～3 年内可以出现）、血管炎以及结缔组织病。诊断：血清 CK 水平可正常或高达正常值的 50 倍（如果 CK 水平正常，醛缩酶通常是升高的）。抗 MDA5、TIF1、Mi-2、NXP2、SAE 抗体可阳性。肌肉活检：肌束衣或血管周围出现 CD4 阳性 T 淋巴细胞或浆细胞样树突状细胞炎性浸润，束周肌纤维萎缩。

抗合成酶抗体综合征（ASS）

流行病学：女性多于男性。青少年或成年起病。临床表现：对称性近端肌无力重于远端肌无力。可有非侵蚀性关节炎、肺间质病、雷诺现象、技工手、发热，伴或不伴皮疹。无肿瘤风险。诊断：血清 CK 水平高于正常值 10 倍；抗氨酰 -tRNA 合成酶抗体阳性（Jo-1、PL7、PL12、EJ、OJ、KS、Zo 和 Ha）。肌肉活检病理改变类似于皮肌炎。

免疫介导性坏死性肌病（IMNM）

流行病学：无性别差异。青少年或成年起病。临床表现：对称性近端肌无力重于远端肌无力。可有吞咽困难、构音障碍和肌痛。肌外受累罕见，无皮疹。伴随情况：他汀类药物服用史（在抗 HMGCR 抗体阳性患者）、抗 SRP 抗体阳性、肿瘤（可表现为副肿瘤综合征）、结缔组织病。诊断：血清 CK 水平高于正常值 10 倍，抗 HMGCR 或 SRP 抗体阳性。肌肉活检：坏死再生肌纤维，伴随少量炎细胞浸润，免疫染色可见膜攻击复合体和 MHC-1 在非坏死肌纤维膜表达。治疗：IVIG 是抗 HMGCR 抗体阳性 IMNM 的一线治疗。抗 SRP 抗体阳性 IMNM 可发展为难治性肌炎（泼尼松和利妥昔单抗）。

多发性肌炎（PM）

目前被视为排除性诊断，应密切关注可能提示其他疾病的诊断线索（如抗合成酶抗体综合征和免疫介导性坏死性肌病）。流行病学：女性多于男性。成年起病。临床表现：对称性近端肌无力重于远端肌无力。无皮疹。伴随疾病：心肌炎、肺间质病、恶性肿瘤（风险低于皮肌炎）、结缔组织病。诊断：血清 CK 水平可高达或超过正常值的 50 倍。肌电图：自发电位和肌源性损害。肌肉活检：肌内衣 CD8 阳性 T 淋巴细胞浸润。

炎性肌病的治疗（表 21-3）

治疗目标是促进肌力的恢复。使用类固醇激素治疗直至诱导缓解后开始减量，需逐渐减量，通常需要 6 ～ 12 个月。复发或难治性患者可能需要使用非类固醇药物（免疫抑制剂）；如类固醇激素疗效不佳，可早期使用免疫抑制剂。

包涵体肌炎（IBM）

流行病学　50 岁以上最常见的肌病。每 100 万人中有 5 ～ 70 人患该病，男性多于女性。

临床表现　隐袭起病，肌无力常不对称。腕部、手指屈肌和股四头肌受累严重（前臂和大腿肌肉萎缩）；患者可主诉手笨拙、坐位起身费力、上楼困难。由于股四头肌萎缩，膝腱反射可引不出。高达 60% 的患者出现吞咽困难，并因此就诊。病情进展非常缓慢，大多数患者可有正常的预期寿命。

诊断　①实验室检查：血清 CK 水平正常或小于正常值的 10 倍；2/3 的患者抗 cN1A（NT5C1A）抗体阳性。②肌电图 / 神经传导检查：肌纤维膜兴奋性增高，运动单位电位时限可宽可窄；可能被误认为是神经源性损害。③肌肉 MRI：可帮助鉴别包涵体肌炎和多发性肌炎。包涵体肌炎累及股外侧肌和股内侧肌，股直肌相对保留；与多发性肌炎相比，包涵体肌炎的肌肉受累模式更为不对称。④肌肉活检：肌内衣炎细胞浸润、肌纤维胞质内出现镶边空泡、嗜酸性包涵体、肌纤维大小不一。肌纤维内包涵体 p62 和 TDP-43 免疫染色阳性，以及淀粉样物质沉积。电镜：管丝样包涵体（很难发现）。

治疗　类固醇激素或其他免疫抑制剂治疗效果不佳。康复治疗。如果出现严重的吞咽困难，需耳鼻喉科进行环咽肌切开术。

与内分泌疾病相关的肌病

甲状腺功能减退肌病　临床表现：近端肌无力、肌痛、肌痉挛、全身疲劳。可有腱反射消失和肌肉水肿。诊断：血清 CK 水平升高，可达正常值的 10 ～ 100 倍；肌电图可正常或出

表 21-3　炎性肌病的治疗

药物	剂量	副作用	预防性用药或药物监测指标	其他注意事项
泼尼松	起始剂量：0.75～1 mg/（kg·d）。每周评估肌力改变（比 CK 更可靠）；如肌力有改善，则逐渐减量至有效最低维持剂量。	体重增加、高血压、糖尿病、骨质疏松、白内障、青光眼、皮肤变薄、情绪改变和精神症状、消化性溃疡、股骨头缺血性坏死、类固醇肌病。	如泼尼松每日剂量大于 30 mg 并且疗程超过 3 周，则需预防感染、抑酸护胃、补钙或补充维生素 D、补钾治疗。考虑监测基线糖化血红蛋白和骨密度指标。	如 6 周后仍无效，增加非类固醇药物（免疫抑制剂；见下文）。
硫唑嘌呤	起始剂量：50 mg，每日 2 次，每 2 周增加 50 mg 直至 2～3 mg/（kg·d）。	流感样症状、发热、消化道症状、骨髓抑制、肝毒性、胰腺炎、可能增加恶性肿瘤的风险。	调整剂量期间每 2 周监测一次血常规和肝肾功能，至稳定剂量时每 3 个月监测一次。	可能需要 6～18 个月才能起效。服用别嘌醇的患者应避免使用。
甲氨蝶呤	起始剂量 15 mg（每周 1 次），根据病情每周增加 5 mg，直至 25 mg（每周 1 次）。如果肾功能不全，每周剂量减为 7.5 mg。	口腔炎、消化道症状、白细胞减少症、肝毒性、肺纤维化。	服用叶酸 1 mg/d 降低白细胞减少的风险。监测血常规和肝功能。	肺间质病、肝病，大量饮酒者避免使用。
吗替麦考酚酯	起始剂量 1 g，每日 2 次，可增加至每日 3 g，分次服用。	骨髓抑制、高血压、恶心、呕吐、腹泻、震颤、致畸性。	监测血常规。	无肺毒性，肺间质病患者可选用。

表 21-3 炎性肌病的治疗（续表）

药物	剂量	副作用	预防性用药或监测指标	其他注意事项
IVIG	以 2 g/kg 的剂量，分 2 ～ 5 天给药；每月重复 1 次，至少重复 3 个月。而后通过减少输注剂量或频率，逐渐减停。	头痛、无菌性脑膜炎、容量过多、肾毒性、血栓形成、低血压。	监测血尿素氮/肌酐比值、血常规。	IVIG 是抗 HMGCR 抗体阳性的免疫介导坏死性肌病的一线治疗。IVIG 是难治性患者的二线治疗。
利妥昔单抗	负荷剂量 750 mg/m² 体表面积（最多 1 g），静脉注射每 2 周一次，共 2 次；而后根据病情需要每 6 ～ 12 个月重复一次。	血细胞减少症、乙肝病毒再激活、输液反应、皮肤或口腔溃疡、进行性多灶性白质脑病。	在治疗前监测乙肝病毒。监测血常规。	适用于病情严重或难治性患者。对抗合成酶抗体综合征和抗 SRP 抗体阳性的免疫介导坏死性肌病两可能有效。

现肌源性损害；通常不需要进行肌肉活检，肌肉活检可见肌病样改变而无炎性改变。治疗：甲状腺激素替代治疗。甲状腺功能正常后，肌无力仍可能持续长达 1 年。

甲状腺功能亢进肌病　临床表现：近端肌无力和肌肉萎缩，可有严重的肩带肌无力和翼状肩胛。可出现吞咽困难、构音障碍、呼吸费力、眼外肌和（或）远端肌无力。病情严重程度与甲状腺功能亢进的严重程度无关。诊断：血清 CK 水平正常或降低。肌电图可见束颤电位。肌肉活检可见非特异性改变。治疗：治疗甲状腺功能亢进。肌力在数月内逐渐恢复，眼外肌瘫痪可持续数年。

甲状旁腺功能亢进症　临床表现：对称性近端肌无力，下肢重于上肢，颈伸肌力弱（垂头）。腱反射活跃（尽管可能伴有周围神经病）。诊断：血清 CK 水平正常。血清甲状旁腺激素水平升高。血钙水平可高可低，1，25- 二羟维生素 D 水平降低（取决于 1° 或 2° 甲状旁腺功能亢进症）。肌肉活检可见 2 型肌纤维为主的萎缩。治疗：治疗甲状旁腺功能亢进症后肌病症状可缓解。

糖尿病性肌肉梗死　通常出现在血糖控制不佳的患者中。临床表现：急性疼痛、一侧大腿肿胀，小腿较为少见。可触及压痛肿块。诊断：血清 CK 水平正常。MRI 和 CT 显示肌肉梗死区信号异常。避免进行肌肉活检，因肌肉活检可能引起梗死区出血。鉴别诊断：局灶性肌炎和肿瘤。治疗：对症支持治疗（制动和缓解疼痛）。疼痛或肿胀可在数周内逐渐消退。可服用泼尼松，需监测血糖。

电解质紊乱导致的肌病

低钾血症　最常见的电解质紊乱导致的肌病。通常血钾水平低于 2.5 mmol/L 可导致肌纤维坏死和肌无力。临床表现：近端无力、肌痛、肌痉挛。诊断：血清 CK 水平通常升高（可出现横纹肌溶解）。肌电图可见插入电位或自发电位增多以及肌源性损害。反复发作后的肌肉活检可见空泡改变和坏死肌纤维。进行心电图检查，并寻找低钾血症的原因。如果反复发作低钾血症导致肌无力，而未找到其他病因，需考虑家族性低血钾性周期性瘫痪的可能。治疗：补钾治疗。

高钾血症　可表现为全身无力。查体时可能发现肌肉与神经过度兴奋的证据（例如 Chvostek 征、Trousseau 征）。进行心电图检查。如果未发现导致高钾血症的原因，需考虑家族性高血钾性周期性瘫痪的可能。

低磷血症　血清磷低于 0.4 mmol/L 时可导致全身无力、横纹肌溶解、肌红蛋白尿 ± 感觉异常。查体可发现腱反射减低。

低镁血症　可出现严重的全身无力和呼吸肌无力，但纠正低镁血症后可迅速缓解。查体可发现肌肉与神经过度兴奋的证据。

危重症性肌病

临床表现　弛缓性四肢瘫痪以及呼吸机脱机困难（通常会延长患者 ICU 住院时间）。危险因素：多器官衰竭、高血糖、败血症、气管插管。与类固醇激素和神经肌肉阻滞剂的使用是否相关尚不清楚。

诊断　50% 的患者 CK 水平中度升高；即使仍然有明显的肌无力，CK 通常在数周内恢复正常。神经传导检查可发现复合肌肉动作电位波幅降低，而感觉神经无明显异常（尽管患者可能并发危重症性多发性神经病）。肌电图可见肌源性损害以及纤颤电位。肌肉活检可见肌病样病理改变，电镜可观察到肌球蛋白的丢失。

治疗　对症支持治疗。通常在数月内逐渐改善。

HIV 肌病

发病机制　HIV 诱发针对肌纤维（具体抗原未明）的 T 淋巴细胞介导的、MHC-1 类分子限制性免疫应答。

临床表现　与多发性肌炎相似：对称性近端肌无力和肌痛。更多见于 AIDS 患者，也可见于 HIV 感染早期。病情与 CD4 阳性 T 淋巴细胞数量不相关。

诊断　血清 CK 高达正常值的 10 倍。EMG/NCS 可见肌纤维膜兴奋性增高以及肌源性损害。肌肉活检：肌束衣、肌内衣以及血管周围可见炎细胞浸润，有时可见镶边空泡。

治疗　大剂量类固醇激素［泼尼松 1 mg/（kg · d）］治疗 1～2 个月后逐渐减量。监测肌力和肌酶改变。

鉴别诊断　①核苷类反转录酶抑制剂相关肌病：由于核苷类反转录酶抑制剂的使用。患者出现近端肌无力、严重的肌肉萎缩、肌痛，血清 CK 高达正常值的 10 倍。最初的报道见于使用齐多夫定的患者（引起线粒体功能障碍）。肌肉活检可见肌纤维大小不一，无炎细胞浸润。治疗：停用相应药物；如果停药 1～2 个月仍无改善，考虑 HIV 肌病的可能。②弓形虫肌炎：患者常有全身肌无力、消瘦、压痛。血清 CK 水平通常升高，常有中枢神经系统受累。肌肉活检可见坏死再生肌纤维、不同程度的炎细胞浸润、肌纤维内出现弓形虫囊肿。治疗：服用乙胺嘧啶和磺胺嘧啶。

中毒性（药物诱发性）肌病

他汀肌病　临床表现：高达 20% 的患者可出现肌痛和肌痉挛，5% 的患者表现为无症状高肌酸激酶血症，0.1% 的患者出现严重的肌病表型。肌病患者表现为肌痛和对称性近端肌无力。危险因素：肾功能不全、肝胆系统功能障碍、合并其他药物使用史（尤其是 Cyp3A4 抑制剂，如环孢素、吉非罗齐、大环内酯类药物）。他汀肌病大多发生在患者服用他汀类药物的 6 个月内，但也可在服药期间的任何时间内出现。停用他汀类药物后，CK 通常在 2 个月内恢复正常，症状常在 3 个月内缓解。在极少数情况下，患者可发展为抗 HMGCR 抗体阳性的免疫介导性坏死性肌病（IMNM）（见上文"炎性肌病"），在停用他汀类药物后肌无力仍持续进展数月。诊断：血清 CK 水平升高。肌电图可见受累肌肉出现肌源性损害、纤颤电位、正锐波、肌强直放电。肌肉活检可见坏死肌纤维伴随炎细胞浸润、肌纤维内脂滴增多以及细胞色素氧化酶阴性肌纤维。治疗：停用他汀类药物，口服补液。当 CK 正常后，考虑使用肌肉毒性较小的他汀类药物或其他降脂药物。如果停药后肌力不好转或持续进展，进行抗 HMGCR 抗体检测和肌肉活检以确定是否存在 IMNM。

类固醇肌病　危险因素：每日使用超过 30 mg 的糖皮质激素（持续数周或数月）、老年患者、恶性肿瘤、卧床。临床表现：近端肌无力和肌肉萎缩，下肢重于上肢。肢体远端、眼外肌、面肌和延髓支配肌肉通常不受累。（注意：在库欣综合征患者中亦可见到相同的表现。）。诊断：血清 CK 水平正常。肌电图通常正常，除非肌无力很明显。肌肉活检：非特异性 2b 型肌纤维萎缩。治疗：如果可能，类固醇激素需减量，减量后通常在 3 ~ 4 周内肌力改善。在使用类固醇激素治疗的炎性肌病患者中，激素减量需综合考虑（激素减量可能加重肌无力）。

酒精性肌病　急性：通常在大量饮酒后数小时内出现急性肌肉疼痛、肌痉挛、肿胀和肌无力。CK 可明显升高。慢性：缓慢出现的近端肌无力，尤其是下肢无力。CK 通常是正常的。

可卡因　表型异质性大，从无症状高肌酸激酶血症到横纹肌溶解均存在。发病机制可能是由于血管收缩导致肌肉缺血或梗死，或是可卡因的直接毒性作用。

秋水仙碱　可引起广泛的中毒性神经肌病（近端肌病＋长度依赖性中毒性神经病）。危险因素：年龄＞50岁和慢性肾衰竭。通常在使用秋水仙碱后2周内发病。诊断：CK可高达正常值的50倍。肌电图/神经传导检查：肌源性损害和轻度轴索性多发性神经病，偶可出现肌强直放电。肌肉活检：溶酶体来源的空泡改变。治疗：停用秋水仙碱后，症状在4～6个月内缓解。

青霉胺　发生率高达1%，与药物剂量或使用时间无关。诊断：对称性近端肌无力，可见DM样皮疹或吞咽困难，CK升高。肌电图可见肌源性损害。肌肉活检：束周炎细胞浸润、肌纤维坏死和再生（类似于PM）。治疗：停用青霉胺，考虑使用大剂量泼尼松治疗（40～60 mg/d）。

免疫检查点抑制剂　CTLA-4、PD-1或PD-L1抑制剂的使用可能诱发肌炎。临床表现：肌无力和肌痛，通常发生在使用上述免疫检查点抑制剂治疗3个周期后。常见延髓支配肌和眼外肌受累。可与心肌炎和重症肌无力重叠出现。病情可能非常严重或致命。诊断：CK升高，肌电图可见自发电位和肌源性损害。肌肉活检可见坏死肌纤维和肌内衣CD8阳性T淋巴细胞浸润。治疗：停用相关药物，使用类固醇激素，必要时应用IVIG。

其他可引起肌病的药物　齐多夫定（见上文"HIV肌病"）、其他降脂药（贝特类、烟酸类、依折麦布）、乙肝病毒（HBV）抗病毒药（拉米夫定、恩替卡韦、替比夫定）、长春新碱、氯喹、羟氯喹、胺碘酮、环孢素、拉贝洛尔、异丙酚。

第22章 疼 痛

（Andrew C. Young, Brian J. Wainger）
（赵亚雯 译 吕鹤 审校）

生理机制

特征 疼痛部位、持续时间、有无放射痛、疼痛性质、持续性或发作性、疼痛程度[视觉模拟评分（visual analogue score，VAS）]；诱发或自发，加重或缓解因素，伴随症状（恶心、呕吐、抽搐），对生活质量的影响。

生理学 疼痛神经元，痛觉感受器由薄髓鞘 A-δ 和无髓鞘 C 纤维组成。疼痛的位置和强度经背根神经节（DRG）神经元→脊髓丘脑束→丘脑→感觉皮质和经脊髓臂旁束（spinoparabrachial tract）的情感性疼痛成分→导水管周围灰质区和边缘区。

感觉神经纤维类型：

- A-β 纤维：快速传导（40～50 m/s）。厚髓鞘：振动觉、本体感觉和精细触觉。
- A-δ 纤维：缓慢传导（10～30 m/s）。薄髓鞘：早期疼痛和温度觉。
- C 型纤维：非常缓慢（0.7～2.3 m/s）。无髓鞘：延迟疼痛和温度觉。肽能型[降钙素基因相关肽（CGRP）、P 物质]和非肽能型。

疼痛类型 ①**伤害性**：持续高阈值伤害性刺激（损伤、创伤、手术）引起的疼痛。②**炎症性**：损伤后继发于促炎细胞因子信号传导的疼痛。③**神经病理性**：继发于周围神经系统或中枢神经系统病变的病理性疼痛，多在没有持续刺激时仍疼痛（自发性疼痛）。疼痛性质可为烧灼样、蚁爬样疼痛（C 型纤维，自发性），或者过电样、撕裂样（A 型纤维）。详见下文的综合征。④**功能失调性**：适应不良或病理性疼痛，无明确的中枢神经系统或周围神经系统病变。与异常干预相关（如抑郁、躯体化、纤维肌痛）。疼痛可以是原发性的，也可以因精神疾病（如抑郁症）而夸大[*J Clin Invest*，2010，120（11）：3742-3744]。

异常的感觉反应 痛觉过敏（hyperalgesia）：对伤害性刺激的痛觉过敏；感觉迟钝（dysesthesias）：不愉快的感觉异常；异常性疼痛（allodynia）：又称痛觉超敏，由非伤害性刺激引起的疼痛，如风、轻触、衣服。自发性疼痛——无刺激触发。

致敏作用：

- 外周：组织损伤→炎症介质释放和炎症细胞侵入→伤害性感受器受体和通道的翻译后修饰→激活阈值降低和疼痛反应增加。
- 中枢：①非伤害性传入神经（A-β）能够介导疼痛→侵犯后角浅层，可以解释异常性疼痛。② AMPA 和 NMDA 受体的翻译后修饰→增强 Ca 离子内流→激活激酶→中枢神经系统（CNS）不同区域的可塑性→对短暂刺激的反应延长（长达数小时），可以解释痛觉过敏。③周围神经损伤→ CNS 小胶质细胞和星形细胞活化→ CNS 炎症→超敏反应。④皮质下抑制性中间神经元的凋亡→来自非伤害性输入（经 A-β）的干扰→对非伤害性刺激（如触碰）反应而激活中枢疼痛束→异常性疼痛（*Cell*，139，267 2009；284）。中枢致敏化是慢性疼痛的主要决定因素。

痛觉　激活痛觉纤维的阈值可变。因炎症而降低，→痛觉过敏、异常性疼痛。因其他机制而增加：安慰剂、针灸、分散注意力、积极情绪→较低的痛觉。

伤害性感受的内源性调节　①激活非伤害性感受传入→通过后角抑制性中间神经元抑制疼痛传递→提高疼痛阈值（门控理论）。②下行神经传递系统：阿片类物质、5- 羟色胺、肾上腺素能系统→抑制伤害性感受传递，但作为中枢致敏的一部分而易化。

慢性疼痛管理原则

- 开始使用一线药物→尝试同一类药物中的不同药物或尝试二级药物→最后使用阿片类药物（耐受、成瘾、严重副作用的风险）。
- 老年人：推荐对乙酰氨基酚、利多卡因贴剂。
- 非药物治疗的作用：物理治疗、康复治疗、认知行为治疗、生物反馈、针灸、介入性疼痛管理、心理支持、水疗、冥想、电刺激。

不同疼痛情况下的常用药物

对乙酰氨基酚　用于轻至中度疼痛。建议剂量 325 ～ 650 mg 每 4 ～ 6 h 一次，总量 < 4 g/d；如果存在肝功能不全 < 2 g/d。

非甾体抗炎药（NSAID）　用于轻至中度疼痛或与炎症相关的疼痛。如果一种 NSAID 无效，尝试另一种药物（布洛芬

200～800 mg 3 次 / 日，萘普生 25～500 mg 2 次 / 日，塞来昔布 100～200 mg 2 次 / 日，双氯芬酸 50～75 mg 2 次 / 日，酮咯酸 10 mg 口服 4 次 / 日 ×5 天或 30～60 mg 每 6 h 一次静注或肌注，吲哚美辛 25～50 mg 3 次 / 日，萘丁美酮 1000～1500 mg 1 次 / 日，美洛昔康 7.5～15 mg 1 次 / 日）。不良反应：消化道出血（高风险考虑加用质子泵抑制剂），长期使用可出现肾功能不全，还有心肌梗死风险。

加巴喷丁 用于神经病理性疼痛（一线治疗）（表 22-1）。作用于电压门控通道→减少谷氨酸和 P 物质的释放。一般耐受性良好。不良反应：嗜睡（4%～21%）、头晕（10%～28%）、共济失调（3%～12%）、自杀意念。通过缓慢加量（每 3 天 100 mg）来减少副作用。如果是急性肾损伤或慢性肾病，使用肾脏剂量。在高剂量下有滥用的可能性。停药需缓慢减量。

普瑞巴林 类似于加巴喷丁；不经过肝代谢，用于肝病患者。不良反应：镇静（10%～35%）、头晕（9%～40%）、口干（2%～11%）、外周水肿（5%～12%）、视物模糊或复视（3%～10%）、自杀意念。

三环类抗抑郁药（TCA） 用于神经病理性疼痛（一线治疗）、纤维肌痛。去甲替林、阿米替林。老年人、有谵妄风险者、心脏病患者应避免使用。多在用药后 7～14 天起效。不

表 22-1　神经病理性疼痛一线治疗的药物剂量				
药物	起始剂量	常规维持剂量	NNT	NNH
加巴喷丁	100～300 mg 3 次 / 日	900～3600 mg 3 次 / 日	6.3	25.6
普瑞巴林	25～50 mg 2 次 / 日	300～600 mg 2 次 / 日	7.7	13.9
TCA	10～25 mg 每日睡前服用	50～100 mg 1 次 / 日	3.6	13.4
SSNRI 度洛西汀	30 mg 1 次 / 日	30 mg 2 次 / 日或 60 mg 1 次 / 日	6.4	11.8
文拉法辛	37.5 mg 1～2 次 / 日	150～225 mg 1 次 / 日		

注：大多数 TCA 研究是关于阿米替林的。NNT，每获得 1 例 50% 疼痛缓解的患者需治疗人数；NNH，每发生 1 例因不良反应退出研究的患者需治疗人数。

Adapted from Finnerup NB, Attal N, Haroutounian S, et al. Pharmacotherapy for neuropathic pain in adults: a systematic review and meta-analysis. *Lancet Neurol*. 2015；14（2）：162-173. Copyright © 2015 Elsevier. With permission.

良反应：抗胆碱能反应，如口干、尿潴留、便秘；直立性低血压、嗜睡、青光眼、心脏传导障碍等。主要风险：心脏毒性，过量服用有死亡风险。如果大于 40 岁，应完善心电图（QRS/QT）。每隔 4 ~ 7 天加量以减少副作用。去甲替林因其仲胺结构而耐受性较好，不良反应低于阿米替林（叔胺）（↑抗胆碱能反应）。

选择性 5- 羟色胺和去甲肾上腺素再摄取抑制剂（SSNRI）用于神经病理性疼痛（一线治疗）、慢性肌肉骨骼痛、纤维肌痛。度洛西汀、文拉法辛。常见不良反应：恶心（20% ~ 30%）、嗜睡（10% ~ 20%）、食欲不振（8%）。文拉法辛可引起头痛（30%）、高血压（3% ~ 10%）、便秘（8% ~ 15%）。相较于 TCA，性功能相关不良反应少。通过缓慢加量（每 4 天 75 mg）使文拉法辛不良反应最小化。

卡马西平　用于神经病理性疼痛，特别是三叉神经痛。阻断钠离子通道。起始剂量 100 mg 2 次 / 日，维持剂量 200 ~ 400 mg 2 次 / 日。不良反应：Stevens-Johnson 综合征（亚裔高危人群检测 HLA-B*1502）、头晕（44%）、恶心（29%）、呕吐（18%）、骨髓抑制、低钠血症（4% ~ 21%）、瘙痒（8%）、共济失调（15%）、肝功能障碍，以及与其他药物的相互作用。

奥卡西平　起始剂量 300 mg 2 次 / 日，维持剂量 300 mg 2 次 / 日。不良反应与卡马西平相似，但耐受性更好。

托吡酯　用于神经病理性疼痛。阻断电压门控钠通道。起始剂量 25 mg/d，维持剂量 100 ~ 200 mg 2 次 / 日。不良反应：记忆障碍（3% ~ 12%）、找词困难、意识错乱（3% ~ 11%）、镇静（6% ~ 29%）、头晕（4% ~ 25%）、肾结石（1% ~ 3%）、胃肠道不适、体重下降（4% ~ 21%）、高血氨（26%）。

利多卡因贴剂　用于带状疱疹后神经痛和肌筋膜疼痛，尤其是老年人（无系统性不良反应）。阻断电压门控钠通道。5% 软膏或贴剂，每日 12 h。

阿片类药物

- 通过 μ、δ、κ 和孤儿受体样阿片受体发挥作用。
- 主要效应：镇痛、镇咳、呼吸抑制、恶心或呕吐、瞳孔缩小、胃肠分泌和动力↓、心血管交感神经输出↓。
- **阿片类药物治疗的死亡风险高**（*NEJM*，2014，370：22）：阿片类药物过量导致死亡在美国常见，82% 的死亡是由于**无意识的**过量使用，特别是长效阿片类药物。与物质使用障碍有关。

阿片类药物转换

（1）使用表22-2，计算所需阿片类药物24 h的"等镇痛"剂量。

（2）由于不完全交叉耐受，将计算的24 h剂量减少25%～50%。

（3）将计算剂量换算成每日给药剂量及次数。

（4）动态调整"负荷"剂量（以24 h剂量的10%～15%起始）并滴定。

（5）密切监测反应。

（6）12～24 h后，重新计算剂量（24 h总剂量/每天剂量次数）。

（修改自 Ballantyne J，ed. *The Massachusetts General Hospital Handbook of Pain Management*. Lippincott Williams & Wilkins，2006.）

开始使用阿片类药物　首次使用阿片类药物的患者→5 mg 羟考酮（老年人2.5 mg）或2～5 mg静脉用吗啡（老年人0.5～1 mg）；非首次使用阿片类药物的患者→每日阿片类药物总量的10%～20%（短效型）。重复或增加剂量使疼痛评分减少＞50%。**首次使用阿片类药物的患者，继续使用短效阿片类药物**。姑息治疗患者可考虑长效阿片类药物（如果转换为芬太尼贴剂，初始12 h用短效阿片类药物过渡）。**美沙酮**：个体之间代谢不同→$t_{1/2}$变化较大→呼吸抑制的风险。缓慢的β-消除期，$t_{1/2} = 15 \sim 60$ h（$t_{1/2}$在较高剂量时增加）。镇静作用比

表22-2　阿片类药物等镇痛剂量换算表				
药物	PO/PR（mg）	起始/达峰时间（min）	SQ/IV/IM（mg）	起始/达峰时间（min）
吗啡	30	15～60/90～120	10	5～10/10～30
羟考酮	20～30	15～30/30～60	n/a	
氢可酮	20～30		n/a	
氢吗啡酮	7.5	15～30/90～120	1.5	5～10/15～30
芬太尼贴剂			15 µg/h	12 h
芬太尼	n/a		0.1	＜1/5～7
羟吗啡酮	10		1	
哌替啶	300		75	
美沙酮	2.5～7.5	30～60/90～120	n/a	
可待因	200		120	

PO，口服；PR，灌肠；SQ，皮下注射；IV，静注；IM，肌注

镇痛作用更持久，因镇痛作用的 α-消除期 $t_{1/2} = 2 \sim 8$ h。静脉注射美沙酮的效力为 2 倍。剂量转换取决于阿片类药物的总剂量。大致指南：从 10：1（吗啡比美沙酮）转换开始。

- 慢性肾病 4 期和 5 期患者可使用氢吗啡酮、芬太尼和美沙酮。羟考酮可谨慎使用。吗啡应避免使用。
- 对于存在肝肾损害的患者，使用较低剂量的阿片类药物。

停用阿片类药物　对于长期使用 > 1 年的患者，考虑每月减少 10%。如果连续使用数月，考虑每周减少 10%。减量方案应个体化。美国疾病控制与预防中心（CDC）2016 年公布阿片类药物逐渐减量应对药物的慢性疼痛反应，相关术语如下：①阿片类药物诱发的痛觉过敏——痛阈降低。②耐受性——需要增加剂量以维持镇痛；身体依赖——突然停药出现戒断症状。③成瘾——药物依赖→专注于获取药物，尽管有不良后果仍强迫使用，失去控制；假性成瘾——因治疗不足而导致的觅药行为。

不良反应处理　呼吸抑制/呼吸暂停→纳洛酮 0.4 mg 静脉推注，每 2 ~ 3 min 重复一次。镇静→减少剂量（可发生耐受），考虑服用中枢神经系统兴奋剂（哌甲酯 2.5 ~ 5 mg，1 次/日）。便秘→通便方案。谵妄→减少剂量，换药，必要时加用抗精神病药治疗。恶心和呕吐→止吐药数天（可发生耐受）。瘙痒→改变阿片类药物。肌阵挛抽搐→小剂量，改变阿片类药物，小剂量苯二氮䓬类药物。过敏：非常罕见→改换药物种类。

介入性疼痛管理

目前用于治疗疼痛的干预措施包括硬膜外或椎旁（小关节、骶髂关节）局部麻醉和类固醇神经阻滞治疗背痛、小关节内侧支神经射频消融术、半月神经节阻滞治疗三叉神经痛、枕大神经阻滞治疗三叉神经痛、肩胛上神经阻滞治疗肩部疼痛、静脉区域阻滞或颈或腰交感神经阻滞治疗复杂性局部疼痛综合征（CRPS）。其他干预措施包括鞘内给药、脊髓刺激和神经外科干预（椎间盘减压、脊髓丘脑束切断术、神经切断术），用于严重和难治性疼痛的病例。目前证据最支持以下干预措施：①硬膜外注射（类固醇＋利多卡因）治疗神经根病→一过性疼痛改善但不影响预后；② 1 型 CRPS 和背部手术失败后的脊髓刺激（*Pain*，2013，154：2249-2261）。

疼痛综合征

骨痛（恶性）

主要特征　表现为钝性、持续性疼痛，强度在数周内逐渐进展，负重时加重。骨破坏、微骨折、骨膜拉伸，激活骨膜中的 A-δ 和 C 感觉纤维［*Pain*，1997，69（1-2）：1-18］。

治疗　非甾体抗炎药。双磷酸盐类药物：可减轻溶骨性疼痛。开始用药之前，检查并补充维生素 D（严重低钙血症的风险）。每次给药前检查肾小球滤过率（帮助确定剂量和毒性）。

唑来膦酸 4 mg 静脉注射 15 min，每 3 ～ 4 周一次。

帕米膦酸 90 mg 静脉注射 2 h，每 3 ～ 4 周一次。

其他：介入性疼痛管理、放射治疗或手术。

复杂性局部疼痛综合征

主要特征　与刺激事件（通常是损伤，但也可能是手术、制动或深静脉血栓形成）不成比例的重度持续性疼痛。布达佩斯标准要求存在以下 4 种症状中的 3 种：感觉（感觉过敏、异常性疼痛）、血管舒缩（温度、皮肤颜色改变）、排汗（水肿、出汗变化）、运动或营养（力弱、震颤、肌张力障碍，以及指甲或皮肤厚度、光泽度、鳞屑状变色皮肤、脱发）。

2 种类型：Ⅰ 型（反射性交感神经营养不良），无明显神经损害；Ⅱ 型（灼痛），有明显的神经损伤。

机制：可能为继发于肾上腺素能受体过表达的肾上腺素能超敏反应。

治疗　双磷酸盐类药物、降钙素或氯胺酮静脉给药，但获益的证据质量较低。物理治疗或职业治疗的证据质量也较低。三环类抗抑郁药（TCA）和抗癫痫药（AED）被广泛应用，但没有明确的支持证据。交感神经阻滞缺乏强有力证据［*Cochrane Database Syst Rev*，2013，30（4）：CD009416］。脊髓刺激可降低 CRPS 的疼痛强度（*NEJM*，2000，343：618-624）。

肌肉痉挛

主要特征　由神经异位放电引起的不自主的疼痛性肌肉收缩。病因包括神经系统疾病，如 ALS、痉挛-肌颤综合征、周围神经病、代谢性疾病（如低镁血症、低钙血症）。

治疗　一线用药：复合维生素 B、地尔硫䓬、萘呋胺［美国神经病学学会（AAN）指南，2010］。奎宁：最有效的药物（A 级），但由于包括死亡风险（93 例）在内的严重副作用而未获 FDA 批准。AAN 指南建议避免常规使用奎宁，可将其用于致残性痉挛。美西律 300 mg/d 对 ALS 患者［*Neurology*，2016，86（16）：1474-1481］和 Machado-Joseph SCA3 患者［*Brain*，2003，126（Pt 4）：965-973］有效。

远端对称性痛性神经病

主要特征 长度依赖性周围神经病，表现为肢体远端疼痛、麻木、感觉异常。描述为手套-袜套样分布，症状从脚趾延伸到膝盖，然后才影响趾尖。多种病因，包括糖尿病、酒精、遗传、营养、自身免疫、肿瘤和感染性。

治疗 从糖尿病痛性神经病的治疗外推，多数研究建议如下 [*Neurology*，2011，76（20）：1758-1765]：

- 一线：普瑞巴林（A 级）。
- 二线：加巴喷丁、TCA（阿米替林、去甲替林）、SSNRI（度洛西汀、文拉法辛）（B 级）。利多卡因贴剂（C 级）。加巴喷丁可与文法拉辛合用以获得更好的反应。
- 三线：阿片类药物（吗啡、羟考酮、右美沙芬、曲马多）、丙戊酸、辣椒素（B 级）。所有药物可能有效，但担心其副作用。
- 拉考沙胺、奥卡西平、拉莫三嗪可能无效。

带状疱疹后神经痛（带状痛）

主要特征 脊髓皮节区水痘-带状疱疹病毒再次激活后出现的持续性灼痛和刺痛。疼痛可伴有感觉减退、感觉障碍和痛觉过敏。频率随年龄的增加而增加。头部变异型：①眼部带状疱疹（CN V_1）：疼痛发作后 4～5 天出现皮疹；②耳郭带状疱疹（Ramsay Hunt 综合征）：外耳、腭部、枕部皮疹；听力丧失、耳鸣、眩晕，合并 CN Ⅶ 麻痹。

疼痛分为 3 个阶段（基于疼痛改善的时间模式）：①带状疱疹急性疼痛：皮疹发作后 30 天内缓解；②亚急性带状疱疹性神经痛：皮疹发作后 30～90 天内缓解；③带状疱疹后神经痛——持续存在 > 90 天（主要是老年人）。

治疗 [*NEJM*，2014，371（16）：1526-1533]：

- 一线：外用 5% 利多卡因。
- 二线：TCA（阿米替林、去甲替林）、加巴喷丁、普瑞巴林。
- 三线：阿片类药物。

在皮疹出现 72 h 内使用抗病毒药物的急性处理可能减轻皮疹范围和急性疼痛，但对带状疱疹后神经痛的风险无影响（*Cochrane Database Syst Rev*，2014，2：CD006866）。

神经病理性疼痛

包括三叉神经痛、糖尿病神经病变、带状疱疹后神经痛等几种不同病变，请参阅本章节相应内容。一般经验性治疗方法［*Am J Med*，2009，122（suppl 10）：S22-S32；*Mayo Clin Proc*，2010，85（3）（suppl）：S3-S14］：

- 一线治疗：TCA（去甲替林、阿米替林）、SSNRI（度洛西汀、文拉法辛）、加巴喷丁、普瑞巴林、局部利多卡因（用于局部疼痛，单独使用或与其他药物联用）。如果一种药物失败，在尝试二线药物之前换另一种一线药物。
- 二线：阿片类药物和曲马多，与 TCA 疗效相似，但滥用风险更高，不良事件更多。
- 三线：其他抗癫痫药，包括卡马西平、奥卡西平、拉莫三嗪、托吡酯、丙戊酸。
- 只有在需要急性抢救治疗时才考虑曲马多。

腰痛

主要特征 腰背部和臀部局部疼痛。潜在的病因可能与腰椎疾病、腰椎神经根病、骶髂关节疾病和肌肉骨骼损伤有关。警示征：脊髓圆锥或马尾受压——肠管或膀胱潴留或失禁、腹股沟感觉异常、进行性无力、疼痛加重。尿潴留 90% 与马尾综合征有关。

肌肉拉伤 急性损伤，检查时伴椎旁压痛或痉挛。

治疗 非甾体抗炎药（NSAID）、肌松药、物理治疗。

腰椎间盘突出 / 神经根病 放射痛、刺痛，受累神经根呈放射状分布（以 L5 或 S1 为主）。查体包括直腿抬高试验阳性、椎旁压痛或痉挛。患侧皮区感觉减退（尤其是 L5），轻度无力（L5→胫前肌，S1→腓骨长肌和腓骨短肌）。直腿抬高试验阳性 91% 为椎间盘突出，但不特异（26%）；交叉直腿抬高试验阳性（抬高对侧腿会引起疼痛）的特异性为 88%，但敏感性只有 29%（*Spine*，2000，25：1140）。直腿抬高试验、异常的冷感和针刺觉下降是最具鉴别性的体格检查（*PLoS Med*，2009，6：e1000047）。

治疗 NSAID、肌松药、物理治疗。如果无改善→硬膜外类固醇注射（*Pain*，2013，154：2249-2261）。如果 3 个月后症状无改善或严重疼痛或力弱，则进行手术。

腰椎小关节综合征 伴随关节炎。疼痛可放射至臀部和大腿后外侧。检查见椎旁压痛。当背部伸展和（或）向疼痛侧旋转时，疼痛加重。直腿抬高试验阴性。

治疗 NSAID，关节内类固醇注射。如果没有改善→内侧支神经阻滞，随后进行射频神经消融术（*Spine*，2008，33：1291-1297）。

椎管狭窄 继发于退行性脊柱滑脱、椎间盘突出、骨赘。神经性跛行；疼痛辐射到腰椎，站立或行走时疼痛加重，坐位时疼痛好转。患者走路时驼背。非特征性体征（椎旁轻微压痛，直腿抬高试验可能正常）。

治疗 NSAID；硬膜外利多卡因可能有益，但没有硬膜外类固醇与类固醇＋利多卡因相比较的证据［*NEJM*，2014，371（1）：11-21］。如果没有改善→手术、阿片类药物。

骶髂关节综合征 伴随关节炎。疼痛可能辐射到臀部和大腿后部。上楼时加重。髋关节外旋（Patrick/FABER 试验）或单腿站立时检查骶髂关节压痛和剧烈疼痛。

治疗 NSAID，关节内类固醇注射，骶髂关节射频消融［*Anesthesiology*，2008，109（2）：279-288］。

枕神经痛

主要特征 局限于枕大神经或枕小神经感觉区（枕下、枕部、后顶部）的阵发性疼痛。通常为深度灼痛、痛觉过敏伴短暂的休克样疼痛，受累头皮感觉异常或麻木。由于枕神经卡压造成，但也可能源自 C2 脊神经根、C1～C2 或 C2～C3 小关节病变。排除颅后窝肿瘤、Arnold-Chiari 畸形、血管结构异常（如动静脉畸形、硬脑膜瘘）或损伤（如椎动脉夹层）。

治疗 NSAID、神经病理性疼痛治疗试验、物理治疗。枕神经阻滞可能是有益的，但可能错误地将枕神经识别为疼痛的来源。如果颈神经或内侧支（支配小关节）的诊断性阻滞阳性，射频消融可有更长时间的缓解（*J Am Osteopath Assoc*，2005，105：S16）。

耳痛

主要特征 耳部病变引起的耳痛（原发性）和牵涉性疼痛（继发性）。耳的感觉神经支配涉及第 Ⅴ、Ⅶ 和 Ⅸ 对脑神经，以及来自颈丛（C2、C3）的分支，因此涉及的疼痛可以包括多种来源，包括贝尔麻痹、Ramsay-Hunt 综合征、神经痛、牙科原因、颞下颌关节疼痛、咽部感染或肿块、颞动脉炎、胸动脉瘤［*Am Fam Physician*，2018，97（1）：20-27］。

治疗 对因治疗。如果由于神经痛，可进行枕小神经、耳大神经和耳颞神经阻滞。

三叉神经痛

主要特征 单侧三叉神经支配区的撕裂性短暂的（数秒）刻板阵发性重度疼痛。最常见于三叉神经的第 2 和第 3 支，第 1 支较少见。由面部或口腔黏膜区域（触发区）的轻微机械刺激（如轻触、风、进食、咀嚼、饮水或说话）触发。轻微刺激的空间和时间总和→触发疼痛发作。可引起同侧肌肉痉挛（**痛性痉挛**）。2 种类型：①经典型或特发性三叉神经痛（特发性或继发于血管压迫三叉神经）：感觉查体正常，患者在两次发作之间无症状。②症状性三叉神经痛：感觉丧失，可识别的结构性病变［如多发性硬化、基底动脉瘤、桥小脑角肿瘤（神经鞘瘤、脑膜瘤、表皮样瘤）］压迫三叉神经根部。对于症状性或双侧三叉神经痛，行影像学（MRI）检查。

治疗（AAN 指南，2008）

药物 大多数患者对药物治疗反应良好。一线治疗：卡马西平（A 级），70% ～ 80% 反应好，但有一半在数年后出现耐药。二线：奥卡西平（B 级），不良反应少于卡马西平。三线：拉莫三嗪、巴氯芬（C 级）。无明确证据表明用于治疗其他神经系统疾病的其他药物（普瑞巴林、加巴喷丁、苯妥英钠、丙戊酸）有效。静脉注射苯妥英或磷苯妥英（15 mg/kg）的抢救治疗已成功应用，并可过渡到口服神经病变药物滴定的患者。

外科手术 在没有足够证据表明治疗失败的原因时，一些专家建议在一线药物治疗失败后进行手术治疗。根据年龄和对不良反应的顾虑，有 3 种主要选择：①针对半月神经节的经皮消融手术（热、机械或化学破坏）；②三叉神经根微血管减压术；③伽玛刀 X 线放疗三叉神经根。

舌咽神经痛

主要特征 与三叉神经痛相似，但影响舌咽神经，引起扁桃体窝咽喉部的阵发性疼痛。疼痛可能局限或放射到耳部，由说话、吞咽、咀嚼引起。可能伴随心动过缓、晕厥（迷走神经引起的心脏抑制反射）。

治疗 参照三叉神经痛。

幻肢痛

主要特征 区别于幻肢觉、幻肢感和残肢痛。不论截肢原因如何，在 50% ～ 80% 的截肢者中发生。残端未被局部麻醉药阻断，提示中枢机制参与。

治疗 加巴喷丁、TCA、NMDA 受体拮抗剂、肉毒杆菌毒素等临床应用的证据不充分。肌电假肢或感觉辨别测试可能有助于减少皮质重构和减轻疼痛（*Nat Rev Neurosci*，2006，7：873）。

卒中后疼痛（Dejerine-Roussy 综合征）

主要特征 与中枢神经系统病变相对应的身体部位的疼痛。通常继发于丘脑卒中，但也存在贯穿脊髓-丘脑-皮质通路的病变。疼痛通常发生在缺血性卒中或脑出血后 1～2 个月。可以是自发或诱发的，伴有痛觉过敏、感觉异常和痛觉超敏。

治疗 阿米替林和拉莫三嗪为一线用药。替代治疗包括美西律、氟伏沙明、加巴喷丁（*Anesth Analg*，2009，108：1645）。

脊髓损伤疼痛

主要特征 持续性的神经病理性疼痛，表现为烧灼感、疼痛感、刺痛、放射痛，伴有急性损伤时或损伤后 1 个月出现的异常性疼痛和痛觉过敏。53% 的脊髓损伤患者出现神经病理性疼痛〔*Eur J Pain*，2017，21（1）：29-44〕．

痉挛

主要特征 由上运动神经病变（如多发性硬化、脊髓损伤、卒中、TBI）引起的持续性不随意肌肉兴奋的运动障碍。

治疗 物理治疗或职业治疗。

巴氯芬：起始剂量 5 mg 3 次/日，滴定每周递增 5～10 mg；常用剂量 15～80 mg/d，分 3 次服用（大剂量仅限于严重情况，如脊髓损伤）。肾功能不全时调整剂量。每周减量 15 mg。

替扎尼定：从 2 mg 开始，每晚睡前服用，每周递增 2～4 mg，最大剂量 36 mg/d，分 3 次给药。单次最大剂量 16 mg。不良反应：嗜睡（48%～92%）、口干（49%～88%）。每日减少 2～4 mg。

大麻素可改善报告的结局，但不能改善客观指标。也可考虑肉毒杆菌毒素注射治疗局灶性痉挛，鞘内巴氯芬泵治疗药物抵抗性痉挛。

疼痛（*Semin Neurol*，1996，16：63）。

定义 对局灶性、常为慢性疼痛综合征了解甚少。通常使用神经病理性疼痛药物治疗，尤其是 TCA。

舌痛 舌头疼痛，与"灼口综合征"同义。必须排除：对牙科材料或种植体的反应、维生素缺乏（维生素 B_{12}、其他 B

族维生素、铁、叶酸和锌）、内分泌原因（黏液性水肿、糖尿病）、精神原因。

颈动脉痛 可投射到同侧头部的颈动脉疼痛；自限性；时间＜2周。无管腔狭窄的血管和血管周围组织炎症。必须排除颈动脉血管病变、颈部软组织病变。

外阴痛 阴道口疼痛，通常有性交痛，使用卫生棉条时疼痛，也可能发生持续性疼痛。检查排除外阴皮肤病和恶性肿瘤。心理支持通常是治疗的必要组成部分。

睾丸痛 睾丸疼痛，原发或继发于感染、肿瘤、创伤、手术、扭转、其他结构性病变（精索静脉曲张、鞘膜积液、精子囊肿）。疼痛可源于髋关节、输尿管（如肾结石），或继发于生殖股或髂腹股沟神经卡压引起。

前列腺痛 持续性下尿路症状（尿急、排尿困难）；前列腺不适，但无前列腺液中细菌或脓性证据。可定位于会阴、耻骨上区及腹股沟、腰背部、±疼痛与射精。

尾骨痛 骶尾和尾骨关节骨关节炎，继发于创伤或慢性压力。疼痛常见于肛门直肠感染、肛裂或痔疮，很少见于肿瘤。可以通过坐在圆圈形状的枕头上消除压力来改善疼痛。

肛部痛 肛门直肠区域，可能继发于肛门或直肠的局部疾病，或来自泌尿生殖道或脊柱下部。包括痉挛性肛门痛，一种突发、短暂的痉挛性疼痛。

钠通道突变

编码电压门控钠通道 Na$_V$1.7 的 *SCN9A* 突变引起的一种罕见疼痛综合征（*Adv Genet*，2008，63：85）。

- 红斑性肢痛病：*SCN9A* 突变。突出特征：红斑、肿胀、灼痛，好发于肢体远端。有原发性和继发性 2 种形式。原发性：大多数特征性突变的通道激活阈值较低。继发性原因包括周围神经病、蘑菇或汞中毒、高胆固醇血症、骨髓增殖性疾病和自身免疫性疾病。
- 阵发性极度疼痛障碍（家族性直肠疼痛综合征）：头部、面部和直肠区域的皮肤潮红伴发作性疼痛。触发疼痛的因素包括温度、情绪困扰、辛辣食物、冷饮。

疼痛低敏感性综合征

先天性疼痛不敏感 普遍无痛。非常罕见的情况，痛觉受损，但其他感觉模式保留。患者经常由于痛觉缺失而导致口腔和四肢遭受伤害。由背根神经节（DRG）中疼痛神经元缺失或钠通道 $Na_v 1.7$ 无义突变 → $Na_v 1.7$ 通道功能丧失引起。

遗传性感觉和自主神经病（HSAN） 痛觉降低，伴有周围神经病。5 种类型：① HSAN 1 型："遗传性感觉神经病"，最常见，青春期起病，罕见感音神经性听力丧失。*SPTLC1* 突变。② HSAN 2 型："先天性感觉神经病"，婴儿期起病。*WNK1* 或 *FAM134B* 基因突变。③ HSAN 3 型："家族性自主神经功能障碍"（Riley-Day 综合征）。婴儿期起病：肌张力低下、喂养问题、生长发育不良、呼吸道感染、自主神经症状。*IKBKAP* 基因突变。④ HSAN 4 型："先天性对疼痛不敏感伴无汗症"，丧失感知疼痛的能力，自残。神经营养性酪氨酸激酶受体 1 型基因（*NTRK1*）突变。⑤ HSAN 5 型："先天性对疼痛不敏感伴部分无汗症"，NGF β 蛋白突变。

示痛不能（pain asymbolia） 患者意识到刺激，但不能识别其疼痛性或伤害性；缺乏情感、运动或语言反应。疼痛失认型。

第 23 章 头 痛

（Andrea M. Harriott）

（俞萌 译 彭清 审校）

头痛评估

描述 急性程度、频率、持续时间、部位、严重程度、起病、年龄、性别、药物。

- 性别依赖变量：月经周期、口服避孕药使用、妊娠或绝经。
- 时程：睡眠中觉醒、昼夜节律或年节律模式、逐渐或急骤起病。
- 部位：单侧或双侧、颞部、三叉神经、下颌、枕部、颈部。
- 性质：重击样或搏动样、刺痛、压痛、锐痛、放射性。
- 伴随症状与体征：前驱症状、先兆、脑自主神经症状（流泪、流涕、脸色潮红、上睑下垂）、肌痛、关节痛、畏光、畏声、恶心或呕吐、面部抽动、其他神经功能缺损、非先兆性视觉改变。
- 加重因素：Valsalva、体位（弯腰、平躺）、用力、酒精、食物、环境。
- 既往史和系统回顾：卒中、血管危险因素、结缔组织病或自身免疫性疾病、感染、旅行、皮疹、外伤。
- 家族史：原发性头痛疾病。

体格检查 头、耳、眼、鼻、喉（HEENT）检查，头部触诊、颈部听诊、眼底检查；神志、脑神经（CN）、运动、感觉、共济、步态、深部腱反射（DTR）。

检查 根据临床表现，考虑生命体征、氧饱和度；实验室检查包括 TSH、ESR、CRP、毒物筛查（血与尿）、感染性疾病血清学、莱姆病抗体；腰穿检查包括脑脊液压力、黄变、细胞数、葡萄糖、蛋白质、革兰氏染色、墨汁染色；头颅与颈椎 CT，头颅与颈部 MRI，如果怀疑动脉瘤、AVM、血管炎或夹层行血管造影。是否静脉用对比剂取决于临床怀疑。

神经影像指征 SNOOP4 警示征（表 23-1）；急性起病头痛，老龄人新发头痛，睡眠中痛醒，新发系统性疾病（HIV、恶性肿瘤），其他系统性发现或神经系统体征（*Neurol Clin*，1998，16：285）。

表 23-1　提示继发性头痛病因的临床警示征	
临床警示征	**继发性头痛鉴别诊断**
S（systemic）——系统性症状、发热、肌痛、体重下降、不适	感染、恶性肿瘤、动脉炎、其他炎性情况
N（neurologic）——神经功能缺损症状或体征	占位性病变、脑血管病、脑炎、脑膜炎
O（older）——起病年龄晚	巨细胞动脉炎、其他继发性头痛
O（onset）——数秒内起病、雷击样	SAH、RCVS、CVST、动脉夹层、胶样囊肿、垂体卒中
P（papilledema）——视盘水肿或视盘炎	占位性病变、特发性高颅压、感染或炎性
P（positional）——体位性	高颅压或低颅压
P（precipitated）——Valsalva 动作加重	颅内压增高
P（progressive）——进展性头痛或显著模式变化	其他继发性头痛

CVST，脑静脉窦血栓形成；RCVS，可逆性脑血管收缩综合征；SAH，蛛网膜下腔出血

原发性头痛

偏头痛

流行病学　累及 12% 人群，18% 女性和 6% 男性；最高发于育龄期女性，50 岁后男性与女性患病率均随年龄增长而降低。

表现　可有前驱症状（嗜睡、口渴、饥饿、情绪改变），多为单侧（但可以双侧，并可交换侧别），搏动性或跳动性，中至重度，体力活动加重，伴随恶心、呕吐、畏光、畏声，持续 4 ~ 72 h。

其他特征　先兆（视觉、感觉、语言、运动、脑干、视网膜），双侧头颅自主神经症状［如为单侧，考虑三叉神经自主神经性头痛（TAC）］。

诱发因素　（并非所有均有）睡眠紊乱、食物或水摄入改变、特殊食物（乳酪、巧克力、红色染料、白酒、谷氨酸钠、咖啡因戒断）、天气变化、月经或激素变化、应激。

亚型［ICHD3—*Cephalalgia*，2018，38（1）：1-211］

1. 无先兆偏头痛：见上述表现。

2. 有先兆偏头痛：可伴或不伴头痛，完全可逆性视觉、感觉、

言语或语言、运动、脑干、视网膜障碍，逐渐进展≥5 min；持续 5～60 min；若≥2 种症状则顺次发生，单侧、阳性症状可在 60 min 内出现头痛。视觉症状多为闪光或暗点，感觉症状多为从手指向上肢及同侧面部扩散的感觉异常，多数运动症状伴随视觉、感觉或语言症状发生。若先兆不伴头痛则需排除脑血栓形成或梗死、夹层、锁骨下盗血、癫痫、血栓性或高黏综合征。

3. 脑干先兆偏头痛：完全可逆性脑干先兆症状（至少 2 个）；构音障碍、眩晕、耳鸣、听觉过敏、复视、共济失调、意识水平下降，且无运动或视网膜症状。

4. 偏瘫型偏头痛：散发性或家族性，完全可逆性运动无力伴完全可逆性视觉、感觉或言语先兆症状（*Lancet Neurol*，2011，10：457）。

5. 视网膜型偏头痛：完全可逆性单眼视觉先兆症状（闪光、暗点或失明），逐渐进展≥5 min，持续 5～60 min，可在 60 min 内出现头痛。

6. 单纯月经性偏头痛：发生于月经周期第 1±2 日，与月经周期密切相关，可能与雌激素撤退相关。

7. 慢性偏头痛：头痛≥15 日 / 月，＞3 个月，其中偏头痛≥8 日 / 月。

8. 偏头痛持续状态：＞72 h，需要排除继发病因。

偏头痛治疗　参见"偏头痛急性治疗""偏头痛持续状态解救药物"以及"偏头痛预防常用治疗"表格的相应药物（表 23-2 至表 23-4）。

非药物性治疗　正念冥想、生物反馈、针灸、颅底骨按摩、仪器（Cefaly，gammaCore，sTMS mini，Nerivio migra）、规律睡眠计划、避免诱因（如存在）、避免咖啡因戒断、规律锻炼、均衡健康饮食、头痛日记帮助识别模式。

急性药物治疗原则　非特异性和偏头痛特异性镇痛药，早期治疗，起病 2～4 h 后药物有效性可能降低；在 3 次独立的发作期使用无效才考虑换药，可换为同类别不同的药物；在吸收障碍或恶心的情况下可考虑皮下给药；使用止吐药治疗恶心以使用其他药物；考虑合并症（如使用曲普坦类药物时要考虑血管病）。

1. 中度头痛：非特异性镇痛药如 NSAID、止吐药或二者组合，若非特异性药物失败可使用偏头痛特异性药物。

2. 中-重度头痛：偏头痛特异性药物包括曲普坦类、地坦类、吉泮类或双氢麦角胺，可联用 NSAID 和（或）止吐药。

3. 类固醇：应谨慎使用。可在急诊中用作辅助药以减少反复急诊就诊；并可用作偏头痛持续状态的辅助药，但不超过 6

次/年（*Curr Pain Headache Rep*，2014，18：464）。

4. 阿片类与巴比妥类药物：尽可能避免使用，与药物过度使用性头痛及成瘾相关。

常见可能副作用　NSAID——胃肠道不适、肾功能障碍，在血管类疾病患者中应用有风险。曲普坦类——困倦、感觉异常、肌肉紧张、胸部不适、理论上的血管收缩（如服用普萘洛尔，利扎曲普坦剂量应减少 5 mg 且 24 h 内总剂量 ≤ 15 mg）；如果联合处方 SSRI 或 SNRI，曲普坦类仅罕有地产生 5- 羟色胺综合征［*JAMA Neurol*，2018，75（5）：566-572］。止吐药与神经阻滞剂（neuroleptics）——帕金森综合征、锥体外系症状、QT 间期延长、困倦、便秘。吉泮类——鼻咽炎、超敏反

表 23-2　偏头痛急性治疗	
曲普坦类	**NSAID**
舒马普坦 利扎曲普坦 阿莫曲普坦 佐米曲普坦 那拉曲普坦 [a] 夫罗曲普坦 [a, b]	乙酰氨基酚、阿司匹林和咖啡因（Excedrin） 萘普生 双氯芬酸 酮咯酸 氟比洛芬 酮洛芬 吲哚美辛 萘丁美酮 依托度酸 甲芬那酸
止吐药与神经阻滞剂	**麦角胺类**
甲氧氯普胺 丙氯拉嗪 氯丙嗪 昂丹司琼 氟哌啶醇 [c] 氟哌利多 [c] 奥氮平 [c]	双氢麦角胺（急性住院患者有多种剂型），门诊患者用鼻喷剂
吉泮类	**地坦类**
乌布吉泮、瑞美吉泮	拉米地坦

[a] 长效。
[b] 可用于预防月经性偏头痛。
[c] 可用于急诊情境。

Reprinted with permission from Silberstein SD. Practice parameter: evidence-based guidelines for migraine headache (an evidence-based review): report of the Quality Standards Subcommittee of the American Academy of Neurology. *Neurology*, 2000, 55 (6): 754-762.

23

头痛

表 23-3　偏头痛持续状态解救药物	
药物	**剂量与途径**
舒马普坦	6 mg 皮下注射
氯丙嗪	12.5 mg 缓慢静脉推注，每 20 min 一次；最大 50 mg
丙氯拉嗪	10 mg 缓慢静脉推注
丙戊酸	300 ～ 500 mg 静脉注射持续 5 min，可重复
硫酸镁	1 g 静脉推注持续 1 min
双氢麦角胺 1 mg ＋丙氯拉嗪 10 mg	混合 1.5 ml 静脉推注持续 1 ～ 3 min（Raskin 方案）
地塞米松	6 ～ 8 mg 静脉推注
甲泼尼龙	250 ～ 500 mg 静脉推注
神经阻滞剂（抗精神病药）	2.5 ～ 10 mg，多种剂型

Br J Clin Pharmacol, 2001, 52：69; *Headache*, 2000, 40：783; *Headache*, 2002, 42：58.

应、恶心、困倦、口干。地坦类——CNS 抑郁、头晕、驾驶障碍、感觉障碍、5- 羟色胺综合征。

　　预防性药物治疗原则　以下情况考虑启动预防性药物治疗：①头痛≥ 4 日／月；②持续＞ 48 h；③急性药物无效或禁忌，发作伴显著致残性，有延长的先兆。评估可能的药物相互作用、合并症及患者倾向性，低剂量起始，使用头痛日记或日历缓慢滴定；除非出现副作用，换药前应至少试用 3 个月［*Headache*, 2005, 45（suppl 1）：S34］。

　　偏头痛与血管风险　偏头痛与许多血管疾病相关。有先兆偏头痛与缺血性卒中风险增加 2 倍相关，尤其在＜ 45 岁女性、吸烟者、高剂量雌激素基础的口服避孕药人群中（*BMJ*, 2009, 339：b3914）。有先兆偏头痛也与心肌梗死相关［*Eur J Neurosci*, 2015, 22（6）：1001-1011］。偏头痛（非特异类型）与妊娠期高血压包括先兆子痫与子痫（*Epidemiology*, 1992, 3：53-56）、颈部动脉夹层［*JAMA Neurol*, 2017, 74（5）：512-518］和颈动脉夹层［*J Am Heart Assoc*, 2018, 7（24）：e010140］风险增高相关。

　　偏头痛性脑梗死　神经影像显示一个或多个先兆症状对应的先兆供血区发生梗死。最常见发生于后循环和年轻女性（*Cephalalgia*, 2013, 33：629）。

表 23-4 偏头痛预防常用治疗		
药物	通常剂量	主要不良反应
降钙素基因相关肽（CGRP）抗体： 依瑞奈尤单抗（Erenumab） 瑞玛奈珠单抗（Fremanezumab） 加卡奈珠单抗（Galcanezumab） 艾普奈珠单抗（Eptinezumab）	 70 或 140 mg 皮下注射，每月 1 次 每月 225 mg，或每季度 675 mg，皮下注射 240 mg 负荷量，之后每月 120 mg 每季度 100 mg/ml 静脉注射持续 30 min 以上	便秘（依瑞奈尤单抗）、鼻咽炎、鼻窦炎、上呼吸道感染、注射部位反应
阿米替林 去甲替林 多塞平	10 ～ 100 mg/d 10 ～ 100 mg/d，分 3 ～ 4 次 25 ～ 100 mg，1 次 / 日	体重增加、口干、镇静、心律失常、视物模糊、尿潴留
丙戊酸钠 丙戊酸钠缓释剂	250 ～ 500 mg，2 次 / 日 500 ～ 1000 mg，1 次 / 日	肝毒性、恶心、体重增加、困倦、震颤、致畸性、皮疹、腹痛
普萘洛尔 普萘洛尔长效剂 纳多洛尔 阿替洛尔 噻吗洛尔	40 ～ 240 mg/d，分 3 ～ 4 次 80 ～ 240 mg，1 次 / 日 20 ～ 40 mg，1 次 / 日 25 ～ 50 mg，1 次 / 日 10 ～ 15 mg，2 次 / 日	疲劳、运动不耐受、哮喘或慢性阻塞性肺疾病（COPD）加重、手冷、心动过缓、低血压
托吡酯	50 ～ 100 mg，2 次 / 日（自 25 mg 起滴定）	感觉异常、恶心、困倦、厌食、头晕、找词困难、急性闭角型青光眼、若大剂量可能影响激素类避孕药
镁	400 ～ 500 mg，1 次 / 日	胃肠不适
核黄素	200 ～ 400 mg，1 次 / 日	尿液变色
辅酶 Q10	100 mg，3 次 / 日	胃肠不适
小白菊（Tanacetum parthenium）	取决于配方，小白菊叶提取物干粉 50 ～ 100 mg/d	胃肠不适、胀气、恶心
肉毒素 A*	155 单位，每 3 个月一次	轻度疼痛或出血、头痛加重、上睑下垂

* 仅批准用于慢性偏头痛（*Nat Rev Neurol*，2012，8：162）。
Am Fam Phys，2006，73：72；*Clin Ther*，2001，23：772.

23

头痛

不伴脑梗死的持续先兆　先兆症状持续≥1周而无神经影像上脑梗死证据。罕见，通常为视觉性先兆，可持续数月或数年。

　　影像学与偏头痛　多数偏头痛患者无须进行神经影像学检查。对于有警示症状（详见上文）、脑干症状、偏瘫、语言、不寻常感觉或延长先兆的患者，应考虑影像学检查。部分患者可在半卵圆中心有小的 T2 非强化皮质下白质高信号。这些可通过影像学与卒中和脱髓鞘病变进行区分。

　　卵圆孔未闭（patent foramen ovale，PFO）　有先兆偏头痛与 PFO 间存在关联。此关联可能导致反常栓塞引起的隐源性卒中。尽管 PFO 封堵可降低诊断为反常栓塞所致隐源性卒中的患者卒中复发风险，但 PFO 封堵对于预防偏头痛或偏头痛先兆目前仍缺少充分证据（*Curr Neurol Neurosci Rep*，2014，14：426）。

紧张型头痛

　　表现　紧张型头痛可为发作性或慢性，女性患病率高于男性［*JAMA*，1998，279（5）：381-383］，患病高峰为 20 ～ 30 岁，是最常见的头痛情况，其终身患病率在不同研究中为 30% ～ 78%，伴或不伴颅周压痛，持续 30 min 至 7 日。通常为双侧，压迫性或紧箍性，轻至中度，无恶心、呕吐、畏光、畏声。

　　非药物治疗　压力管理、生物反馈、颅底按摩、针灸、物理治疗。

　　急性药物治疗　NSAID、阿司匹林、泰诺（Tylenol）或联合咖啡因、肌松剂。避免阿片类和巴比妥类药物。

　　预防药物治疗　三环类抗抑郁药，剂量同偏头痛；肌松剂。

三叉神经自主神经性头痛（TAC）

　　描述　此分类下有多种头痛类型，共同特征是单侧头颅自主神经症状，伴中度且常重度单侧头痛，位于眶周或颞部（表23-5 和表 23-6）。起病年龄通常为 20 ～ 40 岁。

丛集性头痛

　　重度严格单侧眼眶或眶周与颞部疼痛，被描述为眼中的热火棍，通常伴烦躁不安与易激惹、头颅自主神经症状。发作性丛集可每年或每半年复发 4 ～ 12 周，可两次发作间停止数年（*Cephalalgia*，2007，27：824）。

表 23-5　TAC 的自主神经症状

结膜充血
上睑下垂
流涕
流泪
面部与前额出汗
瞳孔缩小
眼干（眼部沙粒感）

表 23-6　TAC 的临床特征

	丛集性头痛	阵发性偏侧头痛	持续偏侧头痛	SUNA 与 SUNCT
持续时间	15 ～ 180 min	2 ～ 30 min	持续	1 ～ 600 s
频率	隔日 1 次至 8 次 / 日	1 ～ 40 次 / 日	数月至数年	1 ～ 200 次 / 日
头痛强度	极其严重	重度	中度	中-重度
患病率	0.9%	0.02%	罕见	非常罕见
其他	昼夜节律模式，酒精诱发	吲哚美辛有效	吲哚美辛有效	流泪↑↑、眼红；触觉诱发

SUNA = 短暂单侧神经痛样头痛发作伴头面部自主神经症状。

SUNCT = 短暂单侧神经痛样头痛发作伴结膜充血和流泪（*Brain*，1997，120：194）。

From May A. Diagnosis and clinical features of trigemino-autonomic headaches. *Headache*，2013，53（9）：1470-1478. Copyright © 2013 American Headache Society. Adapted by permission of John Wiley & Sons，Inc.

　　顿挫治疗选择　舒马普坦（皮下注射）、佐米曲普坦（鼻内）、高流量吸氧、鼻内利多卡因、类固醇（表 23-7）。

　　预防治疗选择　维拉帕米、枕神经阻滞注射、褪黑素、加卡奈珠单抗（发作性丛集）（表 23-8）。三叉神经消融、枕神经刺激器和深部脑刺激器仍处于探索阶段。

阵发性偏侧头痛与持续偏侧头痛

　　表现　见"TAC 的临床特征"（表 23-6）。两者均以对吲哚美辛敏感有效为特点。

　　治疗　吲哚美辛 25 ～ 50 mg/d，2 ～ 3 次 / 日，最大 200 mg/ 24 h。

表 23-7	丛集性头痛的顿挫治疗
舒马普坦（皮下注射）	6 mg 皮下注射
佐米曲普坦（鼻内）	5 mg 一侧鼻孔 ×1；2 h 重复，最大 10 mg/24 h
舒马普坦（鼻内）	5 ～ 20 mg 一侧鼻孔 ×1；2 h 重复，最大 40 mg/24 h
佐米曲普坦（口服）	5 mg×1；2 h 重复，最大 10 mg/24 h
高流量 100% 纯氧	8 ～ 10 L/min 持续 15 ～ 20 min
利多卡因（鼻内）	4% 利多卡因溶液鼻内给药（*JAMA*，1996，276：319）
奥曲肽（皮下注射）	100 μg×1
皮质类固醇激素（口服）	1 mg/kg 口服；最大 60 mg/24 h，5 天，然后每 3 天减量 10 mg

Reprinted with permission from Francis GJ，Becker WJ，Pringsheim TM. Acute and preventive pharmacologic treatment of cluster headache. *Neurology*，2010，75（5）：463-473.

表 23-8	丛集性头痛的预防治疗	
维拉帕米（口服）	起始 80 mg 2 次 / 日，每 10 ～ 14 天增加 80 mg。有效剂量常为 240 ～ 960 mg/d 分次服用	一线预防用药。使用前及每次增量须检查心电图。对于发作性丛集，丛集周期后停用。
枕神经阻滞	类固醇＋利多卡因与布比卡因混合物（50/50）	多种类固醇与复方制剂已显示有效。
锂剂（口服）	起始 300 mg 2 次 / 日，滴定至治疗范围 0.8 ～ 1.1 mmol/L	治疗量通常为 600 ～ 1200 mg/d，应用锂剂时避免 NSAID 或卡马西平。检查肾功能。
褪黑素（口服）	10 mg 每天睡前服用	
加卡奈珠单抗	240 mg 负荷量，然后每月 120 mg	用于发作性丛集

Adapted from *Neurology*，2010，75：463；*Lancet Neurol*，2011，10：891；*Cephalalgia*，2012，32（8）：630.

SUNA/SUNCT

表现　发作非常短暂与频繁，伴刺痛特点。**SUNCT** 需有同侧结膜充血和流泪。**SUNA** 需有同侧结膜充血或流泪，但不是二者均有。

治疗 证据有限。急性发作可能对静脉注射利多卡因 [1～4 mg/（kg·h）] 有效。可考虑拉莫三嗪（最大 300 mg/d）、托吡酯（最大 300 mg/d）或加巴喷丁（最大 2700 mg/d）用于预防（*Headache*，2013，53：1401）。

原发性头痛的其他病因

圆形头痛 轻-中度持续时间高度可变的头痛，位于头皮小圆形区域（常为顶部），无结构性损伤。此前称为硬币形头痛。可考虑单纯镇痛药、外用药物。

睡眠性头痛 平均起病 50～60 岁，女性为主，持续约 1 h；从快速眼动（REM）睡眠觉醒；睡眠起始后 120～480 min；双侧、弥漫性或额颞部、钝性头痛。治疗选择包括咖啡因、锂剂、阿司匹林、麦角碱、吲哚美辛与氟桂利嗪。

原发性劳力性头痛 伴运动或劳力；双侧、搏动性或刺痛，5 min 至 48 h；可发生于 10～40 岁；如果发病年龄更晚，需排除心源性头痛。治疗选择包括运动前给予吲哚美辛（25～150 mg）。

原发性性活动相关头痛 发生于性活动中或之后。推测自主神经为诱因，因为头痛通常于交感神经急剧兴奋时到达峰值；持续 < 3 h，性质可为雷击样（排除 RCVS、SAH 或夹层）。治疗选择包括劳力（或性活动）前 30 min 给予 NSAID（如吲哚美辛），以及 β 受体阻滞剂或钙通道阻滞剂。

原发性针刺样头痛 一过性、短暂性局灶刺痛自发出现，无结构性损伤。治疗选择包括吲哚美辛、褪黑素。

新发每日持续头痛（new daily persistent headache，NDPH）不间断的每日头痛，患者通常可以回忆起病日期，可为偏头痛或紧张型头痛特征；常药物抵抗。经验性治疗应基于对发作的描述。

继发性头痛

继发于外伤的头痛

头痛最常发生于 2 周内，表现为轻至重度创伤性脑损伤（TBI），多数在 3 月内缓解。可表现为难治性的、偏头痛样特征、神经痛、其他头痛或疼痛综合征（*Curr Pain Headache Rep*，2010，14：292）。头颅手术可以诱发神经痛或相关疼痛综合征。治疗：取决于头痛表型；考虑触发点注射，尤其对于神经痛，以及非药物治疗。

继发于血管病的头痛

卒中　14% 急性卒中患者有头痛，通常为紧张型头痛特征 [*Neurology*，2020，94（1）：e75-e86]。

蛛网膜下腔出血（SAH）　急性起病，雷击样头痛在数秒内达峰；第 1 个 12 h 内平扫 CT 敏感性为 93%；怀疑 SAH 而 CT 阴性应进行腰椎穿刺（12 h 敏感性近乎 100%）；若 CT 或腰椎穿刺阳性，做 CTA；前哨性头痛可早于破裂；如临床疑诊则做 CTA（*Ann Emerg Med*，2008，51：697）。

颈部纤维肌发育不良　非动脉粥样硬化性、非炎性中等血管动脉病；搏动性头痛、搏动性耳鸣、发作性头晕以及颈动脉杂音，50%～80% 有头痛，诊断时年龄为 40～50 岁，检查包括头颈部血管造影 [*Neurol Clin Pract*，2017，7（3）：225-236]。

可逆性脑血管收缩综合征（RCVS）　反复雷击样头痛，20～50 岁，可与卒中或 TIA 相关（表 23-9）。CT，必要时腰椎穿刺评估 SAH；如果阴性，CTA 评估血管。ESR、CRP 以及 CSF 检查以除外血管炎。

治疗选择应包括避免拟交感神经药物（包括四氢大麻酚），可予以维拉帕米或尼莫地平，无类固醇应用指征。

脑出血、脑实质出血、硬膜下血肿、硬膜外血肿　头痛伴恶心、呕吐，定向障碍、局灶性表现。参见"神经重症监护"

表 23-9	与可逆性脑血管收缩综合征相关的情况
妊娠与产褥期	产褥期早期、妊娠晚期、子痫、先兆子痫、产后迟发子痫
药物与血液制品	苯丙醇胺、伪麻黄碱、酒石酸麦角胺、甲基麦角新碱、溴隐亭、麦角乙脲、选择性 5- 羟色胺再摄取抑制剂、舒马普坦、异美汀、可卡因、迷幻药、苯丙胺衍生物、大麻、麦角酸二乙基酰胺、他克莫司（FK-506）、环磷酰胺、促红细胞生成素、IVIG、红细胞制品
混杂情况	高钙血症、卟啉病、嗜铬细胞瘤、支气管类癌瘤、未破裂囊状脑动脉瘤、头外伤、脊髓硬膜下血肿（SDH）、颈动脉内膜切除术（CEA）和神经外科手术操作后、用力、Valsalva
特发性	未识别的相关诱发因素

Adapted by permission from Springer: Singhal AB, Bernstein RA. Postpartum angiopathy and other cerebral vasoconstriction syndromes. *Neurocrit Care*, 2005，3（1）：91-97.

章节。

动脉夹层　头痛可早于神经功能缺损；同侧头痛或颈痛（偶为肩、下颌或胸）；疼痛常即刻、恒定且严重，可有"撕裂"样，也可为刺痛、锐痛或钝痛；可有 Horner 综合征；血管夹层位置决定缺损表现，可帮助靶向关注区域。危险因素包括严重或良性头颈外伤、结缔组织病。血管造影示"火焰"征。参见"血管神经病学"章节。

静脉窦血栓形成　通常亚急性起病，数日内恶化。可表现为雷击样头痛，可能伴有神经功能缺损、癫痫发作、视盘水肿。危险因素包括口服避孕药、脱水、高凝状态、高黏状态或低蛋白血症状态、恶性肿瘤、外源性静脉压迫（如脑膜瘤或脓肿）、妊娠及产后、静脉窦低流量状态。

巨细胞动脉炎（GCA）　> 50 岁起病的头痛患者的主要考虑。

- **临床表现**：60 ～ 80 岁；肉芽肿性炎症伴多核巨细胞，内弹力层破裂和增生导致管腔闭塞。头痛常见，逐渐起病伴颞部、枕部疼痛和（或）头皮压痛；可伴下颌跛行（咀嚼暂停）、低热、体重下降、视觉症状；若未治疗可导致失明。可触及增大增厚的血管，可累及后循环。
- **检查**：ESR、CRP、纤维蛋白原。ESR > 50，考虑颞动脉活检和（或）颞动脉超声（腔周晕征、节段性狭窄）。
- **治疗**：泼尼松 40 ～ 60 mg/d，托珠单抗（toculizumab）。2 ～ 4 周后疼痛逐渐缓解。
- **GCA 症状**：黑矇、发热与不适、头皮坏死、下颌或舌跛行、颞上动脉压痛、风湿性多肌痛症状、不规则绳索样无脉颞浅动脉（*N Engl J Med*，2002，347：261-271）。

罕见单基因病　CADASIL——*NOTCH3* 基因，HIHRATL——*COL4A1* 基因，RVCLS——*TREX1* 基因，*MELAS*——线粒体基因，TIA 与卒中样症状、认知下降及视觉改变。

继发于非血管病的头痛

肿瘤　可表现为头痛，晨起、平卧、拉伸、Valsalva 或弯腰时加重，新发头痛，持续单侧头痛（见"神经系统肿瘤"章节）。

特发性颅内高压（大脑假瘤）：
- **表现**：育龄期妇女、接受促性腺激素治疗的儿童，有静脉血栓形成病史，伴肥胖；恶心、呕吐、视力丧失；Valsalva、平卧、咳嗽、拉伸时头痛加重。

23

头痛

- **检查**：寻找视盘水肿；CT 排除颅内高压的多种病因，MRV 或 CTV 排除静脉窦血栓形成；诊断性或治疗性腰椎穿刺，并测量脑脊液压力。
- **治疗**：眼科或神经眼科进行视力检查；乙酰唑胺 250 mg 口服 4 次 / 日，也可用呋塞米与托吡酯，减重；应避免连续腰椎穿刺；如果难治可考虑分流或视神经开窗术（Adapted from *Neurology*，2002，59：1492）。

低颅压所致头痛

- **表现**：自坐位站起加重；可由脑脊液过度引流、颅底骨折（耳漏或鼻漏）、脊膜撕裂、神经鞘膜囊肿所致，可为自发性或腰椎穿刺后；老年患者导致硬膜下血肿（SDH）的风险增加。
- **检查**：如果可收集到液体，送检 β - 微量蛋白以确认脑脊液（CSF）。CT 可显示脑室变窄，MR 可显示硬脑膜强化、脑下垂、静脉扩张征；放射性核素脑池造影或脊髓造影（可显示 CSF 漏来源）。
- **治疗**：↑液体摄入，卧床休息，咖啡因，血补片。

感染所致头痛 （参见"脑膜炎、脑炎和脑脓肿"章节）脑膜炎、脓肿、中耳炎、鼻窦炎。

内稳态紊乱 电解质或 pH 紊乱、脓毒症、感染、泌尿道感染；月经、口服避孕药、激素替代治疗或妊娠所致激素改变；毒物暴露，低氧血症。治疗为纠正潜在病因。

药物过度使用性头痛（MOH） 任何头痛药物过度使用可诱发慢性头痛，性质可为紧张型或偏头痛性；最常见的原发性头痛为偏头痛。治疗包括减少使用相关药物 ± 启动预防。

药物戒断性头痛 常由咖啡因、巴比妥类或阿片类药物戒断所致。

神经痛

三叉神经痛（TN）

表现 反复单侧短暂电击样疼痛，累及 CN Ⅴ的一个或多个分支（V₂ 和 V₃ 最常见），可导致鬼脸（痛性痉挛）；可由刷牙、咀嚼、说话或轻触皮肤触发；> 50 岁女性更常见。分为经典型 TN（特发性或由微血管压迫所致）和痛性三叉神经病（约 15% 病例）——继发于另一种疾病如带状疱疹、外伤、MS 斑块、占位病变。如果年轻、双侧受累、三叉神经感觉丧失或异常三叉神经反射，应怀疑继发性病因（*Neurology*，2008，

71：1183）。考虑脑 MRI 以除外 MS 或占位病变，以及 MR 血管成像以评价三叉神经血管压迫。

治疗 参见"神经痛样疼痛治疗"（表 23-10）。卡马西平和奥卡西平为一线治疗，立体定向放疗（伽马刀）、手术微血管减压可考虑。

枕神经痛

表现 锐利的针刺样、电击样疼痛自一侧枕部向上放射，触碰或叩击枕神经可有疼痛。可考虑脑 MR、颈椎 MR。

治疗 对于轻-中度，热或冷压敷、按摩、物理治疗以减轻继发性肌肉紧张，以及表 23-10 中药物和 TCA。中-重度，枕神经阻滞（诊断性与治疗性）（*Curr Pain Headache Rep*，2014，18：2014）。

表 23-10　神经痛样疼痛治疗			
药物	**剂量**	**预防措施**	**副作用**
卡马西平	300 ～ 2000 mg/d	检查血常规、电解质和心电图	镇静、低钠血症、白细胞减少
奥卡西平	600 ～ 1800 mg/d	检查电解质	头痛、头晕、复视
苯妥英钠	300 ～ 400 mg/d	检查血常规和心电图	多毛、牙龈增生
巴氯芬	15 ～ 80 mg/d	无	镇静
拉莫三嗪	25 ～ 600 mg/d	检查肝、肾功能	缓慢加量以避免皮疹
加巴喷丁	900 ～ 3600 mg/d	检查肾功能	镇静、头晕
普瑞巴林	600 ～ 1200 mg/d	检查肾功能	镇静、头晕、周围性水肿
氯硝西泮	1.5 ～ 8 mg/d	无	镇静

第 24 章　头晕与耳聋

（Pavan Vaswani，Marcelo Matiello）

（冷颖琳　凌霞　译　赵桂萍　审校）

头晕与耳聋涉及前庭系统与听觉系统，相关神经解剖知识见表 24-1。

表 24-1　神经解剖	
前庭系统	**听觉系统**
头部旋转造成内淋巴液在 3 个半规管（后、上、水平）内的相对运动→嵴顶偏斜→壶腹毛细胞→前庭神经→前庭神经核↔小脑、大脑皮质、脑干	声音通过鼓膜使螺旋器的基底膜振动→中耳听小骨→耳蜗内淋巴液波动→耳蜗毛细胞→蜗（听）神经→蜗神经核背侧及腹侧→上橄榄核→下丘→内侧膝状体核→初级听觉皮质（Heschl 颞横回）
直线加速（或重力）→耳石膜偏移→球囊斑和椭圆囊斑的毛细胞→前庭神经核↔小脑、大脑皮质、脑干	

头晕的诊断

必须根据实际状况谨慎解读病史，患者的描述用词可能对疾病定位没有帮助。中枢病变的病史和查体结果有时会与周围性病变很像，如果不结合整体情况来看，会造成误诊。

病史（表 24-2 和表 24-3）

表 24-2　病史要素：中枢或周围性疾病的特征 [a]		
	中枢	**周围**
恶心	表现各异	表现各异
位置性	罕见	常见
复视、构音障碍、吞咽困难	常见	罕见
不稳	表现各异，常为重度	表现各异，常为轻-中度
听力损失、耳鸣	罕见	常见
视振荡	重度	轻度
其他神经系统症状	常见	罕见
恢复	数月	数天至数周
复发	罕见	表现各异

[a] 典型特征——中枢病变可以模拟周围病变的特征

表 24-3　病史要素：症状及其机制

症状 [a]	机制
平衡障碍：站立或行走时不稳或不坚实	多种：前庭脊髓反射、本体感觉、视觉、运动功能受损，关节疼痛或不稳定，心理因素
头重脚轻或晕厥前状态	脑血流减少
晃动或摆动感，像在船上（登陆病）	前庭系统适应了持续被动运动，当环境静止后重新适应；焦虑
晕动病	视觉-前庭不匹配
恶心、呕吐	延髓刺激
视振荡：视觉运动幻觉	自发或头动诱发的获得性眼震，双侧前庭-眼反射（VOR）严重丧失
头内部的漂浮、摇荡、晃动和旋转感（心理因素诱发）	焦虑、抑郁、躯体形式障碍
垂直复视	眼球反向偏斜
眩晕：旋转、直线运动或倾斜	前庭系统神经元兴奋张力不平衡

[a] 症状描述经常不准确、前后矛盾［见 *Mayo Clinic Proc*，2007，82（11）：1329-1340］，其他病史和检查更有价值

关键问题：

（1）"头晕"的含义——用处较小（房间旋转、头重脚轻、眩晕、不稳）。

（2）起病过程——非常有用（急性、亚急性、慢性、发作性）。

（3）位置性 *vs.* 持续性。

（4）伴随症状（视觉改变、听力损失、力弱、共济失调、其他脑神经核团受累表现）。

（5）既往类似症状和用药史（症状变化或新增的药物）。

（6）患者的脑血管病、恶性肿瘤、炎症或感染性病因的既往史、家族史或危险因素可以指引实验室和辅助检查。

体格检查（表 24-4 至表 24-7）

关键要素　直立位生命体征、一般检查、视力、眼球运动（自发、跟踪、扫视）、寻找长束感觉运动症状和体征（力弱、Horner、针刺觉或触觉丧失、Babinski）、前庭-眼反射试验、位置试验、躯干和肢体共济（例如对指试验和跟膝胫试验测试肢体共济）、姿势（Romberg）和步态（从不延误）、踏步试验。

辅助检查

影像学　CT 或 MRI，可见卒中或颅内出血、占位。

表 24-4　检查结果：中枢 *vs.* 周围病变特征 [a]

	中枢	周围
神经系统体征或症状：脑神经、力弱、感觉异常、辨距不良、共济失调	常见	罕见
眼震 [b]	纯垂直或旋转，多个方向，**凝视时方向可能改变**，不共轭，固视时不能抑制	旋转和（或）水平，各向注视时方向不变，共轭，固视可抑制
头脉冲／甩头 [b]	维持固视	固视受损，伴追赶性扫视
交替遮盖试验 [b]	反向偏斜，**垂直性**眼球分离，交替固视时明显	交替固视时无垂直跳动
听力损失（手指摩擦）	新发的左右不对称	可见于迷路炎
冷热试验	固视抑制受损	半规管轻瘫

[a] 典型特征——中枢病灶可模拟周围病变特征。
[b] **在急性持续性头晕的患者中**进行头脉冲（Head Impulse）、眼震（Nystagmus）、眼偏斜试验（Test of Skew）"三步法"检查（简称 HINTS＋），可以敏感而特异地发现急性前庭综合征的中枢病因（如卒中），与周围性病变鉴别（见 *Stroke*，2009，40：3504-3510；*Acad Emerg Med*，2013，20：987-996.）

表 24-5　前庭–眼反射（VOR）检查

方法	描述	结果
前庭动态视敏度	静态远视力在头部静止时测定。动态视力在以 2 Hz 频率摇动患者头部时测定	动态视力比静态视力高 3 行或以上表明存在前庭功能障碍
甩头	患者注视视靶，小幅度向左或向右甩动患者头部，立即观察眼球位置	向功能受损的半规管方向甩头后出现补偿性扫视和振动幻视表明 VOR 受损
摇头眼震	患者头部前倾 30°，水平摇头 20 次	摇头后引出急跳性眼震表明存在前庭张力不平衡

24

头晕与耳聋

462

表 24-6　姿势检查		
方法	描述	疾病
Romberg	双足并立，手臂置于两侧，睁眼 30 s，然后闭眼 30 s；若患者睁眼可站稳但闭眼时失去平衡，则 Romberg 征存在	急性前庭损伤；周围神经病；部分 > 65 岁的老年人；功能性疾病可见足跟晃动幅度增大，但不跌倒
Fukuda 踏步	手臂伸展，闭眼，原地踏步 50 次；向一侧转身 > 30° 为阳性	单侧前庭损伤
后拉	站立，双足稍分开，指示患者当髋部被轻轻向后拉时仅后退 1 步；如果后退 ≥ 3 步，或向后跌倒，为阳性	进行性核上性麻痹（PSP）、帕金森病（PD）

表 24-7　床旁诊断手法		
方法	描述	疾病
Dix-Hallpike	见下文"头晕的周围性病因"	良性阵发性位置性眩晕（BPPV），较少见于中枢性位置性眼震或眩晕
压力试验	向外耳道施加正压或负压时出现眼震或眼球漂移	上半规管裂、梅尼埃病、外淋巴瘘
Tullio 征	巨大噪声刺激时出现眼震或眼球漂移	上半规管裂、外淋巴瘘

神经生理学　眼震电图或眼震视图，计算机辅助的前庭旋转试验——评估扫视、跟踪、凝视稳定性、眼震、冷热灌注刺激时的眼外肌运动。

头晕的中枢性病因

中枢性头晕的鉴别诊断　脑血管病、偏头痛、中枢性位置性眩晕、多发性硬化、癫痫发作、桥小脑角肿瘤、小脑变性或小脑炎、遗传性共济失调、颅颈交界处疾病、心理疾病。

卒中　后循环卒中的常见症状、危险因素、心律失常、其他神经系统体征常有助于决定干预措施；血管成像或 MRI，行 MRI 检查时需包括冠状位 DWI ＋ ADC。孤立性小脑卒中可出现辨距不良和（或）步态共济失调，在不能行走的高危患者中需警惕。详见表 24-8。

表 24-8　脑血管病	
椎基底动脉供血不足或 TIA	发作性、反复发作复视、构音障碍、跌倒发作、共济失调、一过性耳鸣、视觉改变； 考虑锁骨下动脉盗血综合征
小脑后下动脉（PICA）卒中	延髓外侧（Wallenberg）综合征
小脑前下动脉（AICA）卒中	小脑 ± 脑干卒中，或直接出现内耳卒中（周围性）
小脑上动脉（SCA）卒中	同侧辨距不良； 完全的 SCA 综合征（罕见），包括 Horner 征、对侧展神经麻痹、对侧痛温觉丧失
岛叶卒中	罕见情况下可引起倾斜、侧倾、眼震、步态不稳
颅后窝出血	上述任一组合＋头痛或脑膜刺激征
晕厥前头晕	全脑低灌注

偏头痛　偏头痛患者常伴有头晕或头晕先于头痛，需治疗头痛。若怀疑是基底型偏头痛，应禁用曲坦类药物，以避免卒中风险。

偏头痛性眩晕：偏头痛症状＋间歇性前庭症状，通常对偏头痛预防性治疗有反应。

中枢性位置性眩晕　约 10% 的位置性眩晕或眼震是中枢性的，病灶可位于第四脑室、小脑背蚓部和前庭神经核附近；可能与前庭反射失抑制相关；若无影像学检查或专门的前庭测试，很难将其与 BPPV 区分开来。

多发性硬化　前庭神经根入脑处损伤时，其临床表现类似于外周性头晕；常累及小脑中脚；寻找核间性眼肌麻痹、摆动性眼震、辨距不良和断续言语等表现。

癫痫　罕见。眩晕性癫痫：复发性前庭症状，单独出现，或伴随其他类型发作或症状。

桥小脑角肿瘤　详见表 24-9。**治疗**：手术切除（前庭神经鞘瘤则需放疗或手术）。

小脑变性或小脑炎　详见表 24-10。

遗传性共济失调：

- SCA1 至 SCA40：常染色体显性遗传，6 种为 CAG 重复扩增（SCA1 ～ 3、6、7、17）。

表 24-9　桥小脑角肿瘤	
前庭神经鞘瘤（听神经瘤）	• 最常见的桥小脑角肿瘤（80%） • 良性前庭神经施万细胞瘤 • 单侧听力损失、耳鸣为首发症状 • 可累及小脑、脑桥、三叉神经，少数累及面神经，双侧受累与神经纤维瘤病 Ⅱ 型相关
桥小脑角脑膜瘤	• 第二常见的桥小脑角肿瘤（10%） • 头痛和共济失调，三叉神经、面神经和前庭蜗神经受累的概率相同
小脑肿瘤	• 转移瘤在成人中最为常见 • 髓母细胞瘤在儿童中最为常见 • 亦有星形细胞瘤、室管膜瘤、血管母细胞瘤 • 枕部头痛常见

表 24-10　小脑变性或小脑炎	
副肿瘤	• 抗 -Yo、抗 -Ri：乳腺和妇科恶性肿瘤 • 抗 -Hu、Zic 1、Zic 4、PKC γ、CRMP5、P/Q 型电压门控钙通道：肺癌 • 抗 -Tr、抗 -mGluR1：霍奇金病 • 抗 -Ma2：睾丸生殖细胞癌
感染性、感染后或疫苗接种后	• 一般年龄在 6 岁以下，可见于成人 • 副感染或疫苗接种后的病理改变为脱髓鞘 • 为细菌和病毒所致，包括水痘-带状疱疹病毒、单纯疱疹病毒和莱姆病 • 严重者可伴有小脑肿胀 • 常可恢复
酒精相关	尤可累及小脑蚓部
其他	• 维生素缺乏（维生素 B_1、维生素 E） • 中毒（抗癫痫药物、化疗药物） • Miller Fisher 型吉兰-巴雷综合征 • 谷氨酸脱羧酶（GAD）或谷胶蛋白相关小脑共济失调

- Friedreich 共济失调：常染色体隐性遗传，GAA 重复扩增。
- 家族性发作性共济失调：常染色体显性遗传，离子通道病。

颅颈交界处疾病　颈部伸展和咳嗽时症状加重。检查：下跳性眼震、自发性和位置性眩晕、耳鸣、听力损失、构音障碍或发声困难、共济失调、颈短、颈部发际线低、颈部活动范围受限、低位脑神经症状或体征，部分伴脑积水。详见表 24-11。

精神性头晕　惊恐障碍、广泛性焦虑、抑郁和人格障碍在头晕患者中常见；需寻找触发疾病的社会事件；无眼震，有助于诊断；前庭疾病也会诱发精神症状；恐怖性姿势性眩晕；主观症状，通常不伴跌倒，与特定的刺激、位置或社会环境相关；检查步态。客观测试结果正常。

头晕的周围性病因

前庭神经炎　眩晕、恶心、眼震、向患侧倾倒，但无听力损失或其他神经系统症状；常为感染后或副感染性；部分具有单纯疱疹病毒潜伏感染的证据，类似 Bell 麻痹；由于前庭适应和部分功能恢复（通常不完全），数周内症状缓解；单侧听力损失可能提示存在迷路炎；如有血管病危险因素或中枢体征，行影像学检查（可能见到前庭蜗神经增强）。

治疗：发病 3 天内可使用糖皮质激素，以加快恢复（无明显长期获益）；短期止吐药和前庭抑制剂（美克洛嗪、苯二氮䓬类）；前庭康复。

梅尼埃病　由内淋巴积水引起。眩晕反复发作，持续时间大于 20 min，伴水平扭转性眼震；听力损失（可遗留至发作间期）；耳闷胀感，伴或不伴耳鸣；眩晕常较严重，伴平衡障碍、恶心、呕吐，持续数天；常逐渐进展累及双侧。

治疗：无确切疗法，急性发作期可采用抗组胺药缓解症状，糖皮质激素作用不明确［甲泼尼龙或泼尼松冲击，1 mg/kg×（10～14）天；2 周后逐渐减量］。长期低盐饮食可获益，利尿

表 24-11　颅颈交界处疾病	
先天性寰枕骨大孔融合	• 最常见畸形 • 有颈髓受压体征
寰枢椎脱位	• C1（寰椎）和 C2（枢椎）不稳定 • 与类风湿关节炎和唐氏综合征相关
扁平颅底和颅底凹陷	• 扁平颅底：颅骨基底部扁平 • 颅底凹陷：枕髁向上突起 • 特征性的颈部短小，伴小脑或脊髓的症状与体征
Chiari 畸形 1 型	• 小脑扁桃体经枕骨大孔疝出 > 5 mm • 进行性头晕或步态不稳 ± 位置性眩晕、耳鸣、听力损失、低位脑神经症状和体征、下跳性眼震 • 颈部伸展时症状可加重

剂可能有效；避免饮酒、吸烟，减少咖啡因和巧克力的摄入也可能获益；治疗无效或加重时，考虑耳鼻喉科就诊干预。

良性阵发性位置性眩晕（BPPV） 最常见的眩晕疾病。管结石症（canalithiasis）：在头部运动时，位于半规管内的耳石碎片引起异常的嵴帽刺激。头部位置改变诱发出短暂的（< 1 min）发作症状；无中枢受累表现；后半规管 BPPV 占 85% ～ 95%，水平半规管 BPPV 占 5% ～ 15%（前半规管、多管和双侧受累罕见）；可采用 Dix-Hallpike 手法诊断（图 24-1）。症状持续数周至数月后常自愈，但可复发。

治疗：耳石手法复位（如 Epley 法，图 24-1）、习服训练（如 Brandt-Daroff 法）、药物，难治性病例可手术。

- 其他手法：Semont 法（后半规管）、Lemfert 仰卧翻滚法和 Gufoni 法（水平半规管）、Brandt-Daroff 练习（效

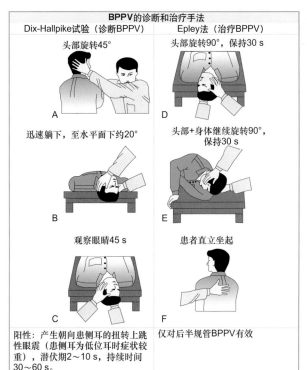

图 24-1　BPPV 的诊断和治疗手法。引自 Tang H，Li W. Advances in the diagnosis and treatment of benign paroxysmal positional vertigo（Review）. *Exp Ther Med*，2017，14（3）：2424-2430. Copyright © 2017 Tang et al.

果不如 Epley 法）。

- 药物：不推荐，仅用于超急性期，用药 < 7 天。可应用止吐剂、美克洛嗪和苯二氮䓬类药物。
- 手术：后半规管阻塞术和单孔神经切断术，极少使用。仅在非盲、回顾性研究中报道有效。

听力损失的诊断

病史 起病速度、外伤、职业暴露、感染（外耳或中耳炎、麻疹、腮腺炎、巨细胞病毒、梅毒、莱姆病）、头晕、近期头部及五官科手术史、药物［氨基糖苷类、奎宁、水杨酸盐、顺铂、袢利尿剂（如呋塞米）］。

检查 外耳和中耳检查、耳镜检查、听力测试。

Weber 试验：将 512 Hz 音叉置于头部中央；存在单侧传导性听力损失时，患侧耳听到的声音最大。

Rinne 试验：将 512 Hz 音叉放在乳突处直到听不见为止，然后靠近外耳；传导性听力损失时，在乳突听到声音的时间比在耳旁更长。

听力损失的病因（表 24-12 和表 24-13）

特发性突发感音神经性听力损失 耳蜗或蜗后性突发耳聋，原因不明（病毒?）；65% 自发恢复；常应用糖皮质激素治疗，但未证实有效。

表 24-12 传导性听力损失		
病史	体格检查	病因
突发无痛性听力损失	耵聍	耳道完全阻塞
突发痛性听力损失	耳道狭窄伴有碎屑	外耳炎
	耳道正常；鼓膜呈红色，不能活动	慢性中耳炎
进展性无痛性听力损失	鼓膜不能活动	中耳积液
	鼓膜可正常活动	耳硬化症
	完整的鼓膜后方有红蓝色搏动性团块	血管球瘤或血管异常
	鼓膜回缩或穿孔，伴有慢性流脓	胆脂瘤

引自 Isaacson JE, Vora NM. Differential diagnosis and treatment of hearing loss. *Am Fam Physician*, 2003, 68（6）: 1125-1132. Copyright © 2003 by the American Academy of Family Physicians.

表 24-13　感音神经性听力损失

病史	检查	听力图	病因
听力逐渐下降，噪声或烟草暴露史	老年人，鼓膜正常	双侧、对称性高频受损	老年性聋
听力逐渐下降，噪声或烟草暴露史	鼓膜正常	双侧、对称性4000 Hz 听力损失	噪声诱发的听力损失
快速进展性、双侧听力下降 ± 波动性	鼓膜正常 ± 眩晕或平衡障碍	任何模式异常，伴言语辨别能力下降	自身免疫性听力损失
突发单侧听力下降、耳鸣、眩晕、头外伤、压力	鼓膜正常，眩晕和眼震	任何模式的单侧异常	外淋巴瘘
突发波动性单侧听力下降、耳鸣、发作性眩晕	鼓膜正常	单侧低频受损	梅尼埃病
单侧听力逐渐下降、耳鸣	鼓膜正常，± 三叉神经和面神经麻痹，平衡障碍	任何模式的单侧异常	听神经瘤

引自 Isaacson JE，Vora NM. Differential diagnosis and treatment of hearing loss. *Am Fam Physician*，2003，68（6）：1125-1132. Copyright © 2003 by the American Academy of Family Physicians.

（Yael Redler，Bart K. Chwalisz）

（冷颖琳　译　赵桂萍　审校）

引言

　　病史　视觉症状是：①单眼还是双眼；②一过性还是持续性；③起病方式如何；④有无波动性；⑤有无伴随症状（疼痛、复视、视振荡）。

传入通路检查

　　（1）视力：分别检查每只眼，必要时矫正。使用针孔遮光器（或有针孔的纸）以排除屈光误差。

　　（2）色觉：色板，红色去饱和度测试。

　　（3）瞳孔：比较大小（在黑暗处和明亮处）、对称性和形状、瞳孔对光反射和近反射，寻找传入性瞳孔障碍（APD）。

　　（4）视野：每只眼分别检测中央−周边视野。最敏感的检测方法：小的红色目标；更特异的方法：同时进行小幅度的手指运动（数指不敏感！）。

　　（5）眼底镜检查：用扩瞳滴眼液；如果不能，尝试在暗环境下使用小灯以减少眩光；用你的右眼检查右眼（OD），左眼检查左眼（OS）；必须靠近患者以检查视盘和盘沿的颜色和质量、杯盘比、动脉和静脉、视杯边缘的血管搏动、神经纤维层（NFL）的质量、视盘周围的改变（出血、水肿、浸润），以及黄斑。

传出通路检查

　　（1）跟踪（跟踪物体——是否有停顿？），检查：①**共轭运动**（双眼协同运动），或必要时②**单眼运动**（每只眼的眼球运动）。

　　（2）扫视（快速向目标运动——是否完全？欠射或过射？）

　　（3）在初始眼位或偏心注视时**异常的眼球运动**，如眼震、方波急跳、眼阵挛等。

　　（4）对于斜视（眼位不正），除了单眼或共轭检查外，进行**交替遮盖试验**，即患者在原位、向右、向左、向上、向下凝视以及头部倾斜时注视靶标，例如存在轻度的左侧展神经麻痹，唯一的体征可能是左侧注视时出现轻微内斜视（通过交替遮盖试验）。

（5）**眼睑和眼眶**不对称：上睑下垂、眼睑退缩、眼球突出、眼球触痛、眼球回退阻力、眼内容物杂音（用听诊器头放在闭合的眼睑上，另一只眼睁开）。

视觉传入通路的解剖（图 25-1）

视网膜　光感受器（外层）→视网膜神经节细胞（内层）→无髓神经纤维层（最内层视网膜）；神经纤维层（NFL）轴突走行至（并"形成"）视盘。

- 视网膜投射：主要是外侧膝状体核（lateral geniculate nucleus，LGN），也有顶盖前核（瞳孔对光反射通路）、上丘（固视、扫视、辐辏、平稳跟踪）和下丘脑视交叉上核（昼夜节律）。
- NFL 轴突通路：中心凹 NFL →视盘（黄斑乳头束）；颞侧视网膜中心凹上下的 NFL →沿弧形路径（弓状束）至视盘，遵循水平子午线；鼻侧视网膜 NFL 轴突→直接到视盘。
- 动脉供血：眼动脉（ICA 分支）伴随视神经在视神经

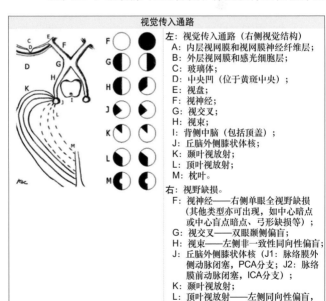

视觉传入通路

左：视觉传入通路（右侧视觉结构）
- A：内层视网膜和视网膜神经纤维层；
- B：外层视网膜和感光细胞层；
- C：玻璃体；
- D：中央凹（位于黄斑中央）；
- E：视盘；
- F：视神经；
- G：视交叉；
- H：视束；
- I：背侧中脑（包括顶盖）；
- J：丘脑外侧膝状体核；
- K：颞叶视放射；
- L：顶叶视放射；
- M：枕叶。

右：视野缺损
- F：视神经——右侧单眼全视野缺损（其他类型亦可出现，如中心暗点或中心盲点暗点、弓形缺损等）；
- G：视交叉——双眼颞侧偏盲；
- H：视束——左侧非一致性同向性偏盲；
- J：丘脑外侧膝状体核（J1：脉络膜外侧动脉闭塞，PCA 分支；J2：脉络膜前动脉闭塞，ICA 分支）；
- K：颞叶视放射；
- L：顶叶视放射——左侧同向性偏盲，保留上 1/4 象限；
- M：枕叶——左侧同向性偏盲，伴黄斑回避

图 25-1　视觉传入通路

管内走行，分支进入视网膜中央动脉（走行于视神经内供应视网膜内层）和睫后长、短动脉（供应视盘、睫状体、脉络膜、外层视网膜）；1/3 的人群有睫状视网膜动脉（发自睫状后循环），供应黄斑中央。

- **静脉回流**：静脉沿着视网膜动脉和眼动脉，通过眶上裂和眶下裂出眼眶→海绵窦和翼静脉丛。
- **视野缺损**：供应颞侧视网膜 NFL、视盘和视网膜动脉的血管病变可造成沿水平子午线分布的视野缺损，原发的视网膜疾病则不会（视交叉、视交叉后的病变沿垂直子午线分布）。

视神经（ON）　视网膜 NFL 轴突汇聚的部位。轴突在筛板后髓鞘化（位于视神经前部）。分为 4 部分：眼内、眶内、视神经管内、颅内。

- **血供**：①神经前部和视盘——睫状后动脉，发自眼动脉；②神经后部：软脑膜循环和视网膜中央动脉、眼动脉。视网膜的拓扑分布在视神经中保留。视神经通过视神经管出眶（伴随眼动脉和眼交感神经）。蛛网膜下腔环绕视神经（前界为筛板）。
- 继发于视神经病变的视野缺损可以是全视野的或局部的，按受累区域分为：①颞侧视网膜——上下部水平型缺损、弓形缺损、中心暗点和中心盲点暗点；②鼻侧视网膜——阶梯状缺损。当视盘水肿、移位和干扰邻近的光感受器时，会出现盲点扩大。

视交叉（OC）　包括发自鼻侧视网膜交叉过来的和发自颞侧视网膜未交叉的纤维。位于垂体或鞍上。

- **血供**：垂体动脉的下部分支（来自 ICA）和 ACA 的上部分支。不会发生单独的梗死。
- **视野缺损**：按视交叉受累的部位划分如下。①中央（交叉的纤维）——双眼颞下部、上部或颞部完全偏盲（视野缺损从垂直中线附近开始，而非视野周边）；②视交叉前部——交界性暗点：一只眼为视神经型缺损（如中心暗点），另一只眼为视交叉型缺损（如颞上部缺损，像"天上有个饼"）。

视束　纤维来自对侧鼻侧和同侧颞侧视网膜。

- **血供**：脉络膜前动脉（经 ICA）和后交通动脉。
- 损伤→对侧非一致性同向性偏盲（无中心回避），对侧相对性传入性瞳孔障碍（rAPD）（对侧鼻侧纤维的百分比更多）；长期：对侧视盘"蝴蝶结样"萎缩。

外侧膝状体核（LGN）　有 6 层结构的丘脑核团，接受来自视束的传入纤维。

- 血供：脉络膜前动脉（ICA 分支）→内侧和外侧 LGN；脉络膜后动脉（PCA 分支）→ LGN 门。
- 视野缺损（卒中时）：对侧非一致性偏盲（整个 LGN），扇形视野缺损（脉络膜外侧动脉，PCA 分支），反扇形缺损（脉络膜前动脉，ICA 分支）。

视放射　LGN 后的传导束分为上（枕顶）、下（枕颞，Meyer 环）两部分。

- 血供：视放射前部由脉络膜前动脉和 MCA 供血，视放射上部由 MCA 上干供血，视放射下部和后部由 MCA 和 PCA 供血。
- 视野缺损：对侧一致性同向性偏盲。下部分支受损：对侧上部同向性偏盲（"天上有个饼"）；上部分支受损：对侧下部同向性偏盲。

初级视觉皮质（纹状皮质）　视放射的终端，来自 LGN 突触所在的部位。

- 血供：主要为 PCA，但枕极也有 MCA 供血。
- 病变→对侧一致性同向性偏盲。枕叶中线前部的病变可产生对侧单眼周边月牙形视野缺损。黄斑的代表区位于枕极→枕极之前的病变会保留黄斑视觉。

视觉相关皮质　"物体在哪里（Where）"的视觉流（visual stream）位于上方（枕叶 / 顶叶）。病变→视空间缺陷（如 Balint 综合征、视觉注意力、空间结构）。"看到什么（What）"的视觉流位于下方（枕叶 / 颞叶）。病变→语义缺陷（如面孔失认、物体识别、颜色）。

- 血供：枕叶 / 顶叶由 MCA 上部分支供血，枕叶 / 颞叶由 PCA 和 MCA 下部分支供血。

一过性单眼视力丧失（TMVL）

定义　可以是缺血性的（一过性黑矇）或非缺血性的。患者的单眼感知可能被误导（如患者常将同向性偏盲误认为是有颞侧视野缺损的一侧眼全盲）。

流行病学　缺血性一过性单眼视力丧失（TMVL）常见于老年人。

表现　①**缺血性**：常急性发作，无痛、短暂（数秒至数分钟）的视力丧失，自发缓解；常被描述为像"窗帘落下"，常为水平上下的；伴颈总动脉或颈内动脉（ICA）的粥样硬化栓塞，较少见情况是严重的颈动脉狭窄导致视网膜或脉络膜低灌注，伴或不伴其他 TIA 症状（一过性语言障碍、对侧力弱或麻木）；巨细胞动脉炎（GCA）常见于老年人，伴下颌跛行和颞部触痛，± 风湿性多肌痛（polymyalgia rheumatica，PMR）。②非缺血性：与缺血性不同，症状可能更模糊；有许多可能的诊断，最常见或值得注意的是：视物不清，眨眼或使用人工泪液可减轻——干眼症；"阳性"视觉症状（闪光）——偏头痛；前倾时视物黯淡——视盘水肿；乌托夫现象（陈旧性脱髓鞘，体温升高时出现）；眼痛——闭角型青光眼；眼球运动时视力下降——眶内肿瘤；头痛；传入性瞳孔障碍（视网膜动脉痉挛、脱髓鞘，常伴偏头痛）。

诊断　①获取既往眼科疾病史和血管病危险因素（包括颈动脉和心脏疾病）。②眼部检查：非缺血性 TMVL →常规眼部检查（排除眼前节疾病和眼压升高）。缺血性 TMVL →眼底镜下可见视网膜动脉具有折光性的栓子（Hollenhorst 斑）。③通过全血细胞计数（尤其是血小板计数，以及慢性病贫血指标）、ESR 和 CRP 评估 GCA（眼科急症）（特异性均不佳）。④从主动脉弓到眼动脉的血管成像（如头颈 CTA、MRA 或超声），尤应关注颈动脉分叉处以诊断粥样硬化栓塞性疾病。⑤心脏超声（射血分数、瓣膜、有无 PFO，除外血栓）。⑥在无血管病危险因素和静脉正常的患者中考虑高凝相关检测。⑦考虑荧光血管造影：脉络膜充盈延迟提示 GCA，静脉血流缓慢提示即将发生的视网膜中央静脉阻塞（CRVO）或视网膜分支静脉阻塞（BRVO）。

鉴别诊断　①缺血性 TMVL：眼动脉、视网膜中央或分支动脉、睫状后动脉病变。颈内动脉脱落的粥样硬化栓子或原位血栓阻塞眼动脉、视网膜中央动脉或视网膜分支动脉（可继发于 GCA）或静脉（即将发生视网膜中央静脉或分支静脉阻塞）。睫状后动脉血栓形成、炎症或血管炎将导致前部缺血性视神经病变（AION）（可继发于 GCA，一种可治疗的血管急症）。②非缺血性 TMVL：干眼症、闭角型青光眼、眼前节疾病（如前房积血）、视网膜脱落、视神经压迫（眶内肿瘤）、视盘肿胀（包括视盘水肿和脉络膜疣）、偏头痛（可演变为缺血性 TMVL）。

治疗　缺血性 TMVL：卒中二级预防及危险因素控制；如病因为症状性 ICA 狭窄，行 CEA。非缺血性 TMVL：根据病因进行眼科或神经科治疗。

预后　TMVL 是卒中危险因素之一（每年 3%），增加死亡风险和进展为致死或致残性血管并发症的风险（每年 4.5%）[J Fr Ophtalmol，2018，41（4）：e129-e136]。

视网膜和视神经缺血

视网膜中央动脉阻塞（CRAO）和视网膜分支动脉阻塞（BRAO）

CRAO 和 BRAO 是血管急症，因为可能发生脑梗死。视网膜中央动脉及视网膜分支动脉阻塞→急性单眼视力丧失，为永久性丧失，通常为无痛性，但此前可能出现 1 次或多次 TMVL 或脑 TIA 发作。由于眼部血供来自颈内动脉分支，眼部缺血症状可以继发于远端（眼动脉）或近端（心脏）病变过程。如果 ICA 重度狭窄或闭塞≥视网膜血供（可能来自 ECA），并通过眼部（眼动脉）血液逆流，则出现脑内盗血。

表现　**CRAO**：急性、单眼、严重视力丧失（边缘视野可保留），存在 rAPD；眼底可见视网膜动脉变淡，有时可见栓子；视网膜增厚或失去透明度，出现樱桃红斑（在中心凹视网膜最薄处，红色脉络膜仍可见），数小时后出现视网膜水肿（变白）。**BRAO**：急性、单眼、部分视力丧失，出现或不出现 rAPD；眼底可见纵向（上部或下部）视网膜增厚、变白伴相应视野缺损（上部 BRAO 引起下方视野缺损）。复发性 BRAO 是 Susac 综合征的一部分（罕见的视网膜、耳蜗和脑小动脉血管病变，亦表现为听力丧失、CNS 症状和胼胝体病变）。

眼动脉闭塞

眼动脉闭塞类似于 CRAO。病因：颈内动脉大栓子 *vs.* 原位血栓形成或斑块。

鉴别诊断　视网膜静脉阻塞（亚急性，数天）。

诊断　类似于脑缺血诊断。> 50 岁且有其他 GCA 危险因素的患者中排除 GCA，BRAO 或 CRAO + AION 的组合高度提示 GCA。

治疗　没有明确的治疗方法。动脉溶栓（眼动脉置入导管）或静脉 tPA 治疗获益的证据有限。关注后续血管事件的预防。患者接受卒中二级预防 [*Am J Ophthalmol*, 2014, 157（6）: 1119]。

视神经缺血

定义　视神经任何部分的血供↓——供应视神经头端的睫后短动脉致视神经前部缺血，睫后长动脉（来自眼动脉）和软脑膜血管致视神经后部缺血。分类依据：①位置：前部缺血性视神经病变（**AION**），视神经前部疾病；后部缺血性视神经病变（**PION**），后部或球后（即筛板后方）视神经疾病。②潜在病因："动脉炎性"或"非动脉炎性"。"动脉炎"几乎等同于GCA相关缺血，偶尔有其他血管炎。栓子不会阻塞睫状后动脉。

流行病学　AION更常见（90%）。①非动脉炎性AION（NA-AION）：通常 > 50 岁（但可发生于任何年龄）。与小视杯（杯盘比 < 0.3）、低血压、贫血、心脏或脊柱手术、高凝性疾病、急性眼内压↑、辐射相关。有争议的危险因素：血管危险因素或血管疾病、胺碘酮、西地那非、与同侧 ICA 狭窄或栓塞无关的小血管病，偶可继发于视神经头端玻璃疣或视盘水肿（由于"血管聚集"）。②动脉炎性AION（A-AION）：年龄 > 50 岁，与GCA相关，常伴风湿性多肌痛（PMR）。③PION：常发生于严重缺血情况下（心脏或俯卧位长时间脊柱手术）或长时间 BP↓，患者 > 50 岁，偶见于 GCA 或真菌感染（如毛霉菌）。

表现　①NA-AION：急性单眼视力丧失（轻度至重度），通常在刚睡醒时，症状可能在刚发病时最严重，或持续数天至数周后缓解；患者可发现下部视野缺损；很少双眼同时或序贯发病，除非与 GCA 有关；通常无痛（但可有轻度疼痛）。② A-AION：与 NA-AION 相同，但常伴前驱 TMVL，±GCA 和 PMR 的症状：下颌跛行、头痛、头皮压痛、全身不适、体重下降、发热、出汗、髋部和肩部疼痛。③PION：迅速起病或手术后醒来时发病，伴重度双眼（或单眼）视力丧失；发病后 4 ~ 6 周出现视盘苍白。视盘水肿可见于 AION，而非 PION。

诊断　①视神经病变的症状和体征：视力↓、色觉障碍、APD、视盘充血水肿（A-AION 中为苍白水肿），常见垂直下部视野缺损（亦可为上部或全视野缺损）；慢性期视盘苍白。②在 NA-AION 中，另一只眼杯盘比减小（< 0.3）。③触诊颞动脉有无结节、增粗、无搏动、质硬，以评估有无 GCA。④ CRP、ESR 和 CBC（GCA 可出现贫血和血小板增多）。⑤颞动脉活检；双侧活检敏感性↑。⑥ ± 脑和眼眶增强 MRI：评估视神经炎；急性期通常正常，PION 可出现 DWI 或 ADC 异常，AION 和 PION 慢性期视神经 T2 信号↑（也有助于排除其他原因引起的视神经病变）。

鉴别诊断（表 25-1）①视神经炎——女性 > 男性，较年轻，眼球转痛，与 MS、NMO、MOG 有关；可自发缓解。②视神经肿瘤浸润、感染或压迫性病变；如为肿瘤相关，病程常较缓慢。

治疗　①NA-AION：没有经过验证的疗法（口服泼尼松有争议）。②A-AION：立即静脉注射甲泼尼龙（每 6 小时 250 mg

表 25-1　视神经病变的鉴别诊断			
	A-AION	NA-AION	视神经炎
年龄	> 50 岁	典型 > 40 岁	典型 20 ~ 50 岁
疼痛	头痛，下颌跛行	通常无	有，伴眼球转痛
诊断	病史或查体，ESR、CRP、颞动脉活检	病史或查体	病史或查体
发病机制	血管炎	缺血?	免疫介导
视力↓、APD、色觉障碍	有	有	有
视盘水肿	有（± 苍白水肿）	有，充血性（可为扇形）	仅 1/3 患者
视盘出血	有	有	无
对侧眼视杯	正常	小	正常
视野缺损	任何视神经型缺损	垂直或弓形，典型的为下部缺损	任何视神经型缺损，中央或弓形缺损常见
治疗	糖皮质激素，缓慢减量	控制危险因素	可静脉使用糖皮质激素
预后	严重视力丧失；如不治疗，有进一步或对侧眼视力下降的风险	视力丧失程度不一，不进展；同侧眼复发 < 5%，对侧眼 5 年内受累概率 15%	多数恢复，有进展为 MS 的风险

或每日 1000 mg，连用 3 ~ 5 天），然后口服泼尼松以保护对侧眼（第 1 个月每日 40 ~ 100 mg，缓慢减量，每月减量不超过 10%）；疑诊即应立刻用药（不要等待 ESR 或颞动脉活检）。托珠单抗（IL-6 抑制剂）可减少糖皮质激素需求，加快减量速度。③ PION：没有经过验证的疗法，疑诊 GCA 者采用 A-AION 的方案治疗。

预后　① NA-AION：患眼复发率 < 5%，另一只眼 5 年内约 15%；视力恢复不良。② A-AION：患眼进行性视力丧失；如不治疗，对侧眼约 40% 视力丧失；心肌梗死和卒中风险；糖皮质激素减量过快可复发，治疗后次年复发极为罕见；视力恢复不良。③ PION：视力恢复不良。

视神经炎和脱髓鞘性视神经病

见"神经系统免疫性疾病"章节的视神经炎部分。

遗传、中毒及代谢性视神经病

定义 不同的视神经疾病，最常影响中心视力（通过黄斑乳头束）。

表现 隐袭起病，常无痛，双侧、对称性中心视力丧失。

诊断 **检查**：双侧视力下降、色觉障碍、中心视野缺损、视盘苍白。

实验室检查 维生素 B_{12}、同型半胱氨酸或甲基丙二酸，考虑其他 B 族维生素。检测血铜水平（胃旁路术后）、锌（过量，如牙膏），类似于维生素 B_{12} 缺乏。考虑外周血 Leber 遗传性视神经病（LHON）和显性遗传性视神经萎缩（DOA）基因检测。

影像学 脑和眼眶增强 MRI，以排除压迫性病变。

特异性病因

维生素 B_{12} 缺乏相关视神经病 **定义**：营养不良相关的视神经黄斑乳头束纤维脱髓鞘，视力丧失可在贫血和其他神经系统症状之前出现。**流行病学**：恶性贫血（发达国家最常见）、肠炎或小肠切除、素食。**诊断**：视神经苍白、中心盲点视野缺损、记忆障碍、振动觉和位置觉↓、大细胞贫血、维生素 B_{12}↓、同型半胱氨酸或甲基丙二酸↑，脑 MRI 示白质病变。**鉴别诊断**：DOA、视交叉病变（偶见双眼颞侧视野缺损）。**治疗**：肌注羟钴胺。**预后**：治疗后视力稳定，恢复程度不一。

铜缺乏性视神经病 类似维生素 B_{12} 缺乏，伴后索病变。

甲醇相关视神经病 **定义**：中毒性白质功能障碍。**流行病学**：家庭自制酒精、含甲醇的工业品。**表现**：昏睡、头痛、腹痛伴呕吐、失明。**诊断**：视盘水肿、代谢性酸中毒、脑 MRI 示壳核出血和梗死。**治疗**：静注乙醇或甲吡唑，静注碳酸氢盐。**预后**：视力恢复不良。

烟酒性弱视 **定义**：有争议，有时被认为是"营养性视神经病变"［*Can J Ophthalmol*，2017，52（5）：533］。推测同时存在营养不良和毒素介导的视神经病变；过去在古巴和牙买加流行，分别与抽雪茄和食用木薯有关。**流行病学**：吸烟、过量饮酒、营养不良。**诊断**：早期可能出现视盘周围出血，检查维生素 B_{12} 水平。**鉴别诊断**：维生素 B_{12} 缺乏相关视神经病、显性遗传性视神经萎缩、压迫性视神经病变。**治疗**：肌注羟钴胺，补充多种维生素，戒烟、戒酒。**预后**：治疗后视力稳定，恢复程度不一。

维生素 B₁（硫胺素）缺乏 　罕见，有争议；维生素 B₁ 是数种线粒体酶的辅因子。文献报道视神经病可与 Wernicke 脑病（酒精滥用、营养不良）伴发，但不清楚是否可单独引起视神经病。**表现**：急性或亚急性视力丧失，视盘肿胀。**诊断**：血清维生素 B₁ 水平的敏感性和特异性低，应经验性补充。**预后**：完全恢复。

乙胺丁醇 　主要用于分枝杆菌感染的抗菌药。视力丧失的风险呈剂量依赖性。

利奈唑胺 　为甲氧西林耐药性金黄色葡萄球菌（MRSA）和万古霉素耐药性肠球菌（VRE）设计的抗菌药，破坏线粒体中的蛋白质合成。剂量依赖性视神经和周围神经病变。**诊断**：临床。**治疗**：停药。**预后**：部分患者的视神经病变可恢复，周围神经病通常为永久性。

胺碘酮 　抗心律失常药。不对称性视神经病伴视盘肿胀，与非动脉炎性 AION 很相似，但病程较长。

环孢素和他克莫司 　用于预防器官移植后排斥反应的免疫抑制剂。两者都会引起可逆性后部脑病综合征（PRES），视神经病变较罕见。据个案报道，停药后无改善，但视力丧失程度稳定。

Leber 遗传性视神经病（LHON） 　线粒体 DNA 突变，主要影响 15 ～ 35 岁男性（但亦可见于女性！）；± 母系家族史。单眼无痛性亚急性视力丧失，数周至数月后累及对侧眼；最终视力约 20/200 OU。**诊断**：中心和中心盲点视野缺损，视网膜血管造影无渗漏（视盘周围假性水肿）；基因检测。**治疗**：早期使用艾地苯醌可能有效（欧洲许可使用，美国仅可合成）。

显性遗传性视神经萎缩 　OPA1 基因突变，造成缓慢进展的双侧视力丧失，通常在 10 岁前发病。多数病例视力为 20/60至 20/200。**诊断**：中心或旁中心视野缺损和色觉障碍。偶伴有眼外表现，包括感音神经性耳聋、肌病和周围神经病。检查可见颞侧视盘苍白。

放射性视神经病［*Clin Exp Ophthalmol*，2017，45（6）：592-597］ 　辐射诱发的视神经病变。**流行病学**：既往暴露于至少 50 Gy 的辐射。**表现**：多见急性或亚急性起病，暴露 1 年后发生慢性视力丧失（一般为 2 年）；单眼或双眼受累，也可能双眼相继视力丧失。**诊断**：查体见球后视神经病变或视网膜病变，在有血管病的患者中更常见；慢性期可见视盘苍白；颅脑和眼眶增强 MRI 显示受累区域增粗强化。**鉴别诊断**：肿瘤。**治疗**：尚无有效治疗，可尝试高压氧、糖皮质激素。**预后**：视力预后不良，可影响视觉通路的任何部分（视交叉、视束、视放射）。

炎性、浸润性和感染性视神经病

疑似炎性、浸润性和感染性视神经病的评估总结如表 25-2。

炎性-浸润性视神经病

结节病相关视神经病［*Neurol Neuroimmunl Neuroinflamm*，2016，3（5）：e270］ **定义**：视神经或视交叉的肉芽肿性炎症。**流行病学**：年龄 20～40 岁，非洲或斯堪的纳维亚裔。**表现**：典型表现为亚急性、重度单眼视力丧失（疼痛程度不一），合并尿崩症、垂体功能不全、催乳素升高（尤其是累及视交叉时）、头痛（脑膜炎）、面神经麻痹；发病常早于系统性结节病（肺、皮肤），其他眼部表现更常见（葡萄膜炎、视网膜血管炎）。**诊断**：视盘肉芽肿和肿胀（前部病变者）；眼眶和颅脑增强 MRI（视神经或视交叉增粗强化、脑膜强化，垂体-下丘脑受累），胸部 CT（考虑从颅底到大腿的 PET-CT，阳性率最高）；

表 25-2　评估疑诊的炎性、浸润性或感染性视神经病

眼眶和颅脑增强 MRI	视神经或鞘（神经周围炎）的对比增强。冠状位 STIR 图像在视神经评估中可帮助评估视交叉和视神经周围间隙，以寻找实质和脑膜潜在病变的证据
血清学	AQP4 和 MOG 抗体、ACE、ANA、SSA（抗 -Ro）或 SSB（抗 -La）、莱姆病抗体、RPR ＋螺旋体抗体、巴尔通体 IgM 或 IgG
脑脊液	检查颅内压，常规检测（细胞数、蛋白质、糖、革兰氏染色）；VDRL、巴尔通体 PCR、带状疱疹病毒 PCR 和抗体
系统影像	胸部 CT（考虑颅底至大腿的 PET-CT）
其他检查	结核菌素试验（PPD）、γ - 干扰素释放测定（IGRA）
荧光血管造影	可证实存在病理性视盘水肿（显示视盘荧光染料泄漏），有助于辅助诊断视盘外疾病（如视网膜疾病）

血清 ACE 或溶菌酶（阳性率均较低），脑脊液蛋白质和白细胞（轻度）升高；"组织最重要"，皮肤、泪腺、淋巴结、肺或脑活检。**鉴别诊断**：视神经炎、视神经周围炎、原发性肿瘤或转移性视神经病变。**治疗**：大剂量糖皮质激素起始，长期维持。慢性期治疗：考虑甲氨蝶呤、抗 TNF-α 制剂、环磷酰胺。**预后**：典型为复发-缓解病程，治疗后视力可恢复。

视神经周围炎　亚急性单眼视力丧失（疼痛程度不一），视盘水肿和视网膜出血；MRI 上视神经鞘强化。**鉴别诊断**：结节病、结核、梅毒和莱姆病。**治疗**：治疗潜在的疾病，如为特发性，使用糖皮质激素。

Sjögren 相关视神经病　视神经炎样表现，伴急性或亚急性痛性单眼视力丧失；全身（口干、关节痛、肌痛）和眼部（角结膜炎）症状与体征，MRI 上不同程度的白质病变。**诊断**：类风湿因子（50% 的患者），Ro 和 La。**治疗**：考虑糖皮质激素和免疫抑制治疗。

白塞病相关视神经病　视力丧失可由视神经炎、视神经网膜炎或伴有视盘水肿的颅内压↑引起；累及静脉的视网膜血管炎，以及前房炎症；系统性白塞病症状和体征（生殖器和口腔溃疡、淋巴结病）。**治疗**：免疫调节（颅内压升高者加乙酰唑胺）。

IgG4 相关疾病　视神经受累通常是脑膜或眼眶慢性炎性纤维化综合征的一部分。常为中老年，男性＞女性，伴过敏史。可累及泪腺和唾液腺、淋巴结、垂体、硬脑膜、胰腺、腹膜后及其他器官。**诊断**：IgG 亚类，血清流式细胞学检测浆母细胞。**治疗**：首选糖皮质激素，如激素抵抗或依赖，使用利妥昔单抗。

慢性复发性炎性视神经病（CRION）［*Rev Neurol*，2019，68（12）：524-530］　复发性急性或亚急性痛性视力丧失（即复发性视神经炎）。在糖皮质激素减量期间可出现视力丧失。发病机制不清，但常见抗核抗体（ANA）（79%）和抗心磷脂抗体（82%）升高。

感染性视神经病

莱姆病相关视神经病［*Curr Opin Ophthalmol*，2012，23（6）：485-490］　**定义**：继发于疏螺旋体的视神经功能障碍。按发病机制分为：①颅内高压（视盘水肿）；②前部视神经的感染或副感染性脱髓鞘（视盘炎）；③视神经和视网膜的直接感染（视神经网膜炎）。②和③在莱姆病中的作用有争议。以下关于莱姆病的进一步介绍将基于该分类（①、②、③）。

表现：①头痛、颈痛、复视（内斜视）、搏动性耳鸣、视物模糊、莱姆病皮疹。②单眼视力下降、眼球转痛，近期出现莱姆病相关皮疹。③单眼视力下降，近期出现莱姆病相关皮疹。**流行病学**：疫区（美国东北部、欧洲北部）。①见于儿童；②和③见于各年龄段，罕见。

诊断：

- 皮肤检查。
- 眼底镜：①视盘明显肿胀，视盘周围片状出血；②程度不一的轻度视盘肿胀；③视盘肿胀，从视盘至黄斑的视网膜下积液、黄斑星形渗漏（中心凹周围渗出液的渗漏呈星形）。
- 莱姆病蛋白印迹和脑脊液异常。腰穿：①颅内压、WBC和总蛋白↑；②和③ WBC 和总蛋白程度不一的轻度↑。
- 眼眶和颅脑增强 MRI：视神经前部不同程度强化，脑膜不同程度强化；视神经周围脑脊液间隙增大伴颅内压↑。

鉴别诊断：脑假瘤、视神经炎。

治疗：静脉使用头孢曲松。

预后：治疗后通常完全恢复。

梅毒性视神经病 **定义**：视神经的梅毒螺旋体感染，是活动性神经梅毒的一部分。**流行病学**：罕见；各年龄段，但主要为成年人。**表现**：通常呈慢性视力丧失（二期或三期）；在梅毒早期可急性起病，类似 AION（急性、无痛性单眼视力丧失）。如为慢性病变，有神经梅毒的其他症状和体征（脊髓痨、痴呆、其他脑神经病）。**诊断**：依据脑膜炎、神经周围炎或视神经炎而各异。视神经的眼底检查：急性期，视盘肿胀＋片状出血；慢性期，视盘苍白；不同程度的视神经网膜炎；如为球后病变，视盘外观可能正常。可累及眼的任何一层！血清 FTA-ABS 和脑脊液异常（WBC 和总蛋白↑，脑脊液 VDRL，但不是必需的）。合并 HIV 感染的概率高。眼眶和颅脑增强 MRI（视神经增粗强化，慢性病变中脑膜增厚和强化）。**鉴别诊断**：AION、特发性视神经炎、视神经周围炎、结节病。**治疗**：静脉使用青霉素 2 周 ± 糖皮质激素。**预后**：早期梅毒可有不同程度改善，晚期梅毒治疗后稳定。

巴尔通体相关视神经病 通常为视神经网膜炎，罕见孤立性视神经病（*Neurology*，2015，84：e204-e205）。**定义**：视神经或视网膜的汉氏巴尔通体感染（猫抓病的一部分）。**流行病学**：猫抓伤。**表现**：急性或亚急性单眼视力丧失，程度不一的发热、乏力不适和淋巴结肿大、± 脑炎、癫痫发作。**诊断**：眼底检查（视神经网膜炎），可见视盘肿胀、从视盘到黄斑的视网膜下积液、"黄斑星形渗漏"（中心凹周围渗出）、中心和中心盲点暗点；葡萄膜炎和玻璃体炎可共存。经巴尔通体血清学检查证实；脑脊液：不同程度的淋巴细胞增多和蛋白质升高，脑脊液巴尔通体抗体。**鉴别诊断**：视神经网膜炎的其他原因（病毒感染后、莱姆病、梅毒、结核、弓形虫病、SLE）。**治疗**：多西环素和利福平或阿奇霉素；可为自限性，可选择不治疗。**预后**：通常视力恢复良好。

水痘-带状疱疹病毒（VZV）相关视神经病 **定义**：视神经 VZV 感染，通常伴其他 VZV 再激活的症状和体征，尤其是作为急性视网膜坏死（acute retinal necrosis，ARN）的一部分，亦可为非常罕见的孤立性视神经病变。**流行病学**：成年人。**表现**：急性或亚急性单眼视力丧失，伴前驱或同时出现的面部（V_1 分布区）或眼带状疱疹。**诊断**：眼底镜检查，可见急性视盘肿胀和视盘周围出血。VZV 血清学检测，脑脊液检查（程度不一的 WBC 和蛋白质↑，脑脊液 VZV 抗体和 PCR）。眼眶和颅脑增强 MRI（视神经增粗强化，三叉神经不同程度强化）。**鉴别诊断**：AION、视神经炎、肿瘤性视神经病。**治疗**：静脉阿昔洛韦 ± 糖皮质激素。**预后**：视力改善程度不一。

其他感染性视神经病：

- **结核相关视神经病**——通常见于疫区（东南亚、印度），表现为亚急性单眼视力丧失伴程度不一的视盘水肿和肉芽肿；常以其他中枢神经系统症状和体征为主：脑膜脑炎、颅内高压、其他脑神经病变。
- **HIV 相关视神经病**——见于 HIV 早期，视神经炎样表现。
- **CMV 相关视神经病**——见于免疫功能低下者，亚急性无痛性视力丧失伴视盘水肿，± 出血坏死性视网膜炎，± 脑室炎和多发性腰骶神经根炎。
- **刚地弓形虫、弓首线虫和新型隐球菌相关视神经病**——弓形虫感染见于艾滋病或其他中枢神经系统病变中。弓首线虫伴全身感染症状、喘息、腹痛和头痛。隐球菌感染可导致颅内压↑↑↑↑、视盘水肿或视盘肉芽肿。
- **肺炎支原体、HHV-6 和西尼罗病毒相关视神经病**：视神经炎样表现，均可能继发于副感染性脱髓鞘。

肿瘤性视神经病

视神经鞘脑膜瘤（*J Clin Neurosci*，2013，20：1045）：

定义 视神经鞘的蛛网膜帽细胞增殖（并非视神经本身）。来自嗅沟和蝶骨平台的脑膜瘤可导致视神经病变（伴额叶和嗅觉障碍）。

流行病学　第二常见的原发性视神经肿瘤；女性＞男性，神经纤维瘤病 2 型（NF-2）。

表现　隐匿性单眼视力丧失，60% 眼球突出，短暂的和凝视诱发的视觉症状。肿瘤压迫性视神经病变。

诊断　眼底检查可见视盘苍白＞＞视盘肿胀，可见视盘上的视神经睫状分流血管（如为眶内）和视盘凹陷（即非青光眼性凹陷）；MRI 显示视神经鞘上均匀强化的线状肿物，± 病灶内钙化，眶尖的小病灶易被 MRI 漏诊（即使症状明显）。活检指征很少，因为增加了视神经损伤的风险。

鉴别诊断　结节病、淋巴瘤、转移瘤、视神经周围炎。

治疗　观察（连续查体和 MRI）；进展性疾病可考虑放疗，切除术对视神经鞘内的复杂血管网有害。

并发症　放射性视神经病变。

预后　未治疗者视力预后不一，85% 的患者进展为视力丧失。

低级别视神经胶质瘤（*Br J Ophthalmol*，1969，53：793）：

定义　视神经胶质细胞的低级别增殖，通常为前部视觉通路的毛细胞性星形细胞瘤；后部胶质瘤也存在（视交叉、视束、视放射）。

流行病学　1/3 伴 NF-1。

表现　10 岁前视力丧失（无症状至重度）；可在 NF-1 中偶然发现，儿童可由于进行性弱视而出现斜视，眶内肿瘤可见眼球突出。

诊断　NF-1 的其他症状和体征（虹膜 Lisch 结节、皮肤病变）。MRI 可见视神经增粗伴轻微强化。

鉴别诊断　脑膜瘤和其他原发性视神经肿瘤——神经节神经胶质瘤、星形细胞错构瘤、血管瘤、黑色素细胞瘤。

治疗　多主张不治疗，有时考虑化疗和放疗；避免切除，因本身可造成损伤，且随后视力丧失风险高。

并发症　放射性视神经病变，发育迟缓风险。

预后　取决于肿瘤的位置、大小和伴随的缺陷。视力损失通常稳定或进展很慢，很罕见者演变为高级别胶质瘤伴进行性视力丧失。

高级别视神经胶质瘤

定义 视神经或视交叉胶质细胞的高级别增殖。

流行病学 罕见，成年人，通常无 NF-1 病史。

表现 快速进展性单眼视力下降（累及视交叉者为双眼）；± 向前扩散者伴眼眶症状和体征（眼球突出、眼眶充血），向后扩散者伴大脑症状和体征。

诊断 MRI 可见视神经增粗强化，可延伸至脑。

鉴别诊断 视神经炎、视神经脊髓炎（NMO）、转移性视神经病变、结节病。

治疗 化疗＋放疗（参照其他高级别胶质瘤），± 切除。

预后 进行性视力丧失，死亡率高。

视神经转移瘤（*Arch Ophthalmol*，2000，118：217）

定义 来自眼眶、脑或脉络膜的血行或邻近转移；通常影响神经实质，而非神经鞘（后者是脑膜癌病的一部分）。

流行病学 罕见；通常鼻咽癌鼻旁扩散，肺癌或乳腺腺癌转移，亦可为结肠癌、肾癌、黑色素瘤、嗅神经母细胞瘤、淋巴瘤、白血病转移。

表现 单眼缓慢进展性视力丧失，有时急性单眼视力丧失，合并眼球运动麻痹；疼痛伴面部麻木，头痛，± 已知的恶性肿瘤病史。

诊断 眼底检查，肿物在前部时见视盘肿胀，偶可在视盘前部见到肿瘤细胞聚集，肿物可延伸至视盘周围脉络膜；如在后部，急性期眼底可正常，但慢性期苍白。全身检查（查体和影像学）寻找原发灶。很少做病灶的细针穿刺。

鉴别诊断 放射性视神经病变、AION 或视神经炎（急性起病者）。

治疗 根据原发肿瘤进行放疗或化疗。

并发症 迟发性放射性视神经病变。

预后 治疗后部分患者病情稳定，但可能继续进展；总体预后差。

副肿瘤性视神经病变（*Surv Ophthalmol*，2013，58：430）

定义 可能与抗 CRMP-5 抗体有关，非常罕见。

表现 亚急性单眼或双眼视力丧失；有已知的系统性癌

症（通常为肺癌），常伴发其他神经系统副肿瘤综合征（抗CRMP-5 抗体综合征中的脑脊髓神经病）。

诊断 眼底检查可见不同程度的视盘肿胀和出血，视网膜炎和玻璃体炎（共同见于抗 CRMP-5 综合征，通常与小细胞肺癌有关）。血清抗 CRMP-5 抗体（＋），腰穿脑脊液检查；影像学检查寻找系统性癌症。神经影像学：斑片状 T2 信号改变及视神经强化，几乎总伴随多灶性神经功能缺损；可与脊髓病共存，类似 NMO。

鉴别诊断 AION、视神经炎、其他炎性或浸润性视神经病变、转移性浸润、癌性脑膜炎或治疗相关损伤。

治疗 糖皮质激素、治疗原发肿瘤、IVIG。

预后 视力恢复有限，整体预后不良。

非肿瘤性压迫性视神经病

动脉瘤

床突上段颈内动脉（包括眼动脉）的动脉瘤压迫视神经后外侧部。海绵窦段 ICA 动脉瘤（巨大时）可从下方压迫视神经。前交通动脉或 ACA 动脉瘤可从上方压迫。

流行病学 常为特发性，但有遗传性和结缔组织病危险因素。

表现 隐匿性单眼或双眼视力丧失。

诊断 眼底检查，示苍白伴不同程度的视盘凹陷（可与青光眼相似！）；视野检查，床突上段 ICA 动脉瘤可见鼻侧缺损。CT 或 MR 血管成像。

鉴别诊断 肿瘤压迫。

治疗 动脉瘤夹闭或弹簧圈栓塞，海绵窦段 ICA 动脉瘤难以介入治疗。

并发症 ICA 或眼动脉介入造成的 CRAO 或 BRAO。

预后 不治疗者持续视力丧失，总体视力预后差。

其他病因

鼻窦黏液囊肿、纤维性发育不良。

创伤性视神经病变

定义 直接创伤性视神经病变（TON）：眼眶穿透伤，视神经直接损伤。间接 TON：额骨或颞骨轻至重度创伤→视神经管及管内视神经损伤。

流行病学　机动车和自行车事故最常见。

表现　外伤后急性单眼或双眼视力丧失。如伴随其他创伤性身体或脑损伤（常见）或仅为轻度单眼视力丧失，可能无法识别。

诊断　眼底镜检查：直接 TON 呈视盘肿胀、出血或神经撕脱；间接 TON 急性期正常，慢性期表现为视盘苍白。眼眶 CT 检查，以除外创伤造成的罕见压迫性病变（血肿、骨碎片）。

治疗　目前尚无确定有效的治疗。糖皮质激素？或视神经鞘开窗术用于间接 TON（多不推荐）；适当时进行手术清除（如血肿）。

预后　通常视力无改善。

视盘水肿和特发性颅内高压

［*JAMA Neurol*，2014，13：1641；*Int Ophthalmol Clin*，2019，59（3）：3-22］。

定义　视盘水肿特指因颅内压（ICP）↑引起的视盘肿胀。视盘肿胀继发于轴浆流受损，自 ICP↑起病开始数天内进展。ICP↑病因包括肿瘤、感染、免疫介导的炎症、弥漫性中枢脱髓鞘、颅内静脉窦血栓形成、先天性和获得性代谢障碍和中毒、药物、颅骨异常、椎管阻滞及严重的系统性高血压。病因不明：诊断特发性颅内高压（**IIH**）（又称**脑假瘤**），涉及 CSF 吸收↓。

流行病学　①**ICP↑**：可发生于任何年龄，病因很多。②**IIH**：主要见于 20～50 岁超重女性，亦与四环素和维生素 A 暴露、糖皮质激素撤药有关；罕见家族性 IIH。

表现　早期视觉症状不明显（如轻度视物模糊），严重视盘水肿时视力丧失（影响中心视力时）；短暂的视物不清（通常在前倾体位）、体位性头痛（由站立到坐姿、长时间仰卧时加重），也可为非体位性、水平复视、吹风声、"搏动性耳鸣"、颈部僵硬、恶心、呕吐。

诊断　①眼底检查：视盘肿胀（从上方和下方开始），伴盘周围片状出血（在无红光的绿光下最清晰）、玻璃体下或玻璃体出血（ICP 快速上升时）、视盘边缘血管模糊（由 NFL 肿胀引起）、视杯消失（晚期）、不同程度的棉絮斑、脉络膜视网膜皱褶（严重者），以及静脉搏动消失（与腰穿开放压 ≤ 19 cmH$_2$O 有关，但由于正常上限为 25 cmH$_2$O，故静脉无搏动具有敏感性而不具有特异性——静脉搏动提示 ICP 正常，但静脉搏动消失也可见于正常的情况）。②视野：盲点扩大（继发于视盘旁光感受器移位或受压）；长期 ICP ↑→视野缩小（始于鼻侧下方，中心视野最后受累），推荐连续视野检测。③单侧或双侧展神经损伤。④测血压。⑤脑 MRI 和 MRV 除外占位性病变及静脉窦血栓，常见横窦受压或缩窄。⑥腰穿证实 ICP 升高。

鉴别诊断　生理性视盘抬高（鼻侧＞颞侧）、视盘玻璃疣、视盘倾斜、视盘发育不全，其他引起视盘肿胀的原因（肿瘤、缺血、炎症、高血压）。

治疗　①ICP ↑：治疗潜在病因。②IIH：减重、营养咨询和乙酰唑胺（IIH 试验）；警告常见的（通常短暂的）副作用以确保依从性（味觉障碍、刺痛）。如果乙酰唑胺不耐受或抵抗，使用托吡酯或呋塞米。严重视力丧失或药物难治性：脑脊液分流术、视神经鞘开窗术（单眼手术可能使双眼获益，但有因视网膜中央动脉受损而永久性视力丧失的风险）、静脉窦支架。难治性头痛：考虑其他常见的原发性头痛（如偏头痛）和治疗方法。治疗系统性高血压（未治疗可增加视力丧失风险）。③对于非 IIH 所致的视盘水肿，当头痛和视力丧失需要治疗时，亦可考虑使用降颅压药物和分流术；不常规推荐连续腰穿。

预后　①IIH：大部分改善，可在 8～12 个月内逐渐减停药物；尽管症状和体征缓解，高颅压仍可存在；延迟复发伴视力丧失。初始视力丧失严重者（中心视力丧失或视野缺损明显）预后较差，特别是暴发性 IIH（起病→视力丧失＜1 个月）；通常需更积极的治疗。②颅内压→正常后，视盘水肿需数周缓解，部分患者不能完全缓解；视神经萎缩可继发于视盘边缘模糊（"继发性萎缩"）。

视交叉病变

定义　视交叉的功能障碍，通常由外部肿瘤压迫引起，但非肿瘤性压迫、自身病变以及中毒（罕见情况下）亦可能致病。

表现　通常为非局灶性视觉症状，如视物模糊、畏光、头痛、垂体或下丘脑功能障碍（如溢乳、肢端肥大症、性早熟、间脑综合征）、额叶功能障碍。

诊断　视力↓（常不对称）、色觉障碍。**颞侧视野缺损**（上方或下方，不对称）：压迫下方或上方，视野缺损起自垂直中线附近，而非周边；即使只是单眼颞侧缺损，仍需高度关注视交叉病变。**交界性暗点或视野缺损**：视交叉前部损伤，同侧视神经型缺损（中心或旁中心暗点）和对侧颞上部缺损。视盘苍白。检查颅脑和眼眶增强 MRI。如果 MRI 未见异常，检查维生素 B_{12} 缺乏和其他引起视神经病变的原因。

鉴别诊断 引起颞侧视野缺损的视神经病变：维生素 B_{12} 或铜缺乏相关视神经病、遗传性视神经萎缩；乙胺丁醇中毒；视神经炎或视交叉炎（尤其是 NMO）。

特异性病因

垂体腺瘤 占所有颅内肿瘤的 15%。低级别（分泌激素或无功能）。**表现**：缓慢起病的视力丧失（常不被注意，在影像学检查中偶然发现），通常是大腺瘤（> 10 mm）引起视觉症状；高催乳素血症（溢乳、闭经、性欲↓）、生长激素↑↑（肢端肥大症、额部隆起、皮肤增厚）最常见，但伴视觉障碍者通常较大且无功能。**诊断**：查体可见颞侧上部视野缺损，如侵犯海绵窦，出现第 Ⅲ、Ⅳ、Ⅵ 对脑神经麻痹。MRI 示光滑、均匀无强化的鞍区肿物，位于正常强化的垂体内，从下方压迫视交叉。**治疗**：催乳素瘤首选药物治疗（在高达 80% 的患者中，多巴胺激动剂可缩小肿物），其余通过查体（视野）和 MRI 监测；如视力受损，切除（经蝶窦）。**预后**：早期治疗预后良好；可复发，必须跟踪查体或 MRI。确诊时的视盘苍白或受压将决定预后。

垂体卒中 腺瘤迅速增大，真正的急症。**表现**：危及生命的情况，伴急性双眼视力丧失、复视、头痛或昏迷；通常在产后（席汉综合征）、激素刺激或术后（心脏手术），枕死和增大的腺瘤内出血。**诊断**：严重视力丧失伴眼球运动麻痹，全垂体功能低下；CT 扫描中易忽略，更容易在 MRI 上看到。**治疗**：糖皮质激素和甲状腺激素替代，手术。

颅咽管瘤 低级别肿瘤，但可局部侵袭，起源于 Rathke 裂。**表现**：缓慢起病的视力丧失，不同的额叶症状或体征、下丘脑功能障碍、脑积水；发生于儿童和成人（双峰）。**诊断**：颞下或颞上视野缺损；MRI 可见鞍区实性或囊性肿块，周边强化，从上方或下方压迫视交叉。**治疗**：手术，但并发症发生率＞＞垂体腺瘤（内分泌改变、医源性视力丧失）。**预后**：视力可以恢复，囊液积聚或肿瘤生长可致复发。必须随访进行查体和 MRI。

脑膜瘤 通常为颅底（鞍结节、鞍膈和前床突）脑膜起源的低级别肿瘤。**表现**：渐进性视力丧失，颞上视野缺损。**诊断**：MRI 可见均匀强化的鞍区肿块，向上推进至视交叉，硬脑膜尾征。**治疗**：由于出血风险，手术常为次全切除。通常行辅助放疗。

动脉瘤 **位置**：床突上段和海绵窦段颈动脉、眼动脉、

ACA 或前交通动脉。**表现**：颈动脉侧向压迫，鼻侧或双眼鼻侧视野缺损；眼球运动和三叉神经受损。**诊断**：CTA、MRA。**治疗**：夹闭术和血管内手术都有视力进一步丧失和其他功能区损伤的风险，因可造成血管直接损伤，或血栓形成、炎症和SAH。

胶质瘤　视交叉或下丘脑肿瘤，多见于 NF-1 患者。**表现**：渐进性视物模糊；颞侧视野缺损，视神经苍白；内分泌功能障碍。**诊断**：MRI 可见视交叉轻度增粗强化。**治疗**：一般稳定。如临床恶化：放疗（？）和化疗。

结节病　浸润性肉芽肿性病变，常→脑膜增厚和下丘脑受累。**表现**：视力丧失可能是急性、亚急性或慢性的，伴发或既往有脑神经病变（如面瘫）、葡萄膜炎。**诊断**：MRI 显示视交叉增粗强化，邻近脑膜增厚强化；寻找系统性结节病（如胸部影像学检查）。**治疗**：糖皮质激素和其他免疫调节药物。

脱髓鞘疾病　急性或亚急性视力丧失，为 NMO、MOG、CIS、MS 的一部分。**诊断**：眼底检查，急性期一般正常，后期如向前部进展，出现视盘肿胀和充血；慢性期视盘萎缩；在 NMO 中，伴发或既往有长节段横贯性脊髓炎。MRI 可见视交叉增粗或强化。± 脊髓 MRI、血清 NMO 抗体、腰穿。**治疗**：急性期治疗＝静注糖皮质激素。如严重视力丧失，可考虑紧急使用糖皮质激素和血浆置换。

其他病因　X 线放疗后、手术后、乙胺丁醇中毒、生殖细胞瘤、错构瘤、表皮样瘤、皮样瘤、转移瘤、淋巴细胞性腺垂体炎、淋巴瘤、组织细胞增生症、结核性脑膜炎、Rathke 裂囊肿、窦黏液囊肿、血管畸形和创伤。

引起视觉障碍的大脑疾病

同向性偏盲　双眼病变对侧的同向性视野缺损。颞叶病变→上部缺损（"天上有个饼"）。顶叶病变→下部缺损。后部病变时黄斑保留。**病因**：PCA 或 MCA 卒中、出血、创伤、PRES、后部皮质萎缩、后部 CJD（Heidenhain 变异型）。

视觉忽视　不能注意到视觉空间（但其余视觉通路完整），继发于非优势侧顶叶下部病变。被忽视区域的视觉功能完整（可通过重新移动刺激来探查，如在黑暗中于被忽视区域出示明亮物体）。± 对侧感觉运动忽视或缺损。**病因**：MCA 卒中、出血、创伤、肿瘤和脱髓鞘。

失读症，不伴失写　阅读能力↓（保留书写能力），继发于左侧枕叶和胼胝体压部病变；切断了右侧枕叶至左侧角回的联系。伴随右侧同向性偏盲。**病因**：PCA 卒中、出血和脱髓鞘。

    Balint 综合征　由双侧顶枕叶病变引起的各种障碍：整体性失认（不能处理完整的视觉场景）、眼失用（不能引导眼球运动）、视觉性共济失调（使用视觉信息时运动功能受损），合并下部视野缺损。**病因**：分水岭区梗死（MCA-PCA 边界）、阿尔茨海默病、后部皮质萎缩、PRES、后部 CJD（Heidenhain 变异型）和 PML。

    Anton 综合征　皮质盲，继发于双侧枕叶病变；常否认自己患病，伴虚构、下部视野缺损。**病因**：分水岭区卒中（MCA-PCA 边界）、双侧 PCA 卒中（基底动脉栓塞）、创伤、出血、PRES 和后部 CJD（Heidenhain 变异型）。

    运动失认　运动感知↓，继发于双侧枕叶或颞叶病变。**病因**：抗抑郁药、双侧卒中。

    面孔失认和视觉物体失认　识别面孔或物体↓，继发于双侧枕叶或颞叶病变。伴对侧同向性偏盲，失读不伴失写。**病因**：PCA 卒中、出血、脱髓鞘、单纯疱疹病毒性脑炎、后部皮质萎缩和阿尔茨海默病。

    中枢性色觉障碍　枕颞叶（梭状回和舌回）病变导致看见颜色的能力受损。患者通常不知道患病。对侧同向上部视野缺损。**病因**：PCA 卒中、出血和脱髓鞘。

传出性神经眼科学

视觉传出通路的解剖（图 25-2 和图 25-3）

    核上性控制　额叶眼区（FEF；位于前运动皮质）投射到对侧脑桥旁正中网状结构（PPRF）；辅助眼区和顶枕颞交界区域亦对皮质眼球运动控制很重要，并独立投射到脑干。FEF 损害→同侧凝视偏斜。PPRF 损害→对侧凝视偏斜"误入歧途的眼睛"。

    脑干　CN Ⅲ核（中脑）、CN Ⅳ核（中脑）、CN Ⅵ核（脑桥）。

- **CN Ⅲ核**：包括内侧的眼球运动成分（动眼神经至上直肌、内直肌、下直肌、下斜肌、上睑提肌）和旁正中的副交感成分（Edinger-Westphal 核至虹膜括约肌和睫状肌）。神经穿过红核、黑质和大脑脚，由中脑腹侧出脑。
- **CN Ⅳ核**：由内侧的运动成分（滑车神经到上斜肌）组成。神经纤维交叉到对侧，从中脑背侧出脑。
- **CN Ⅵ核**：由内侧的运动成分（展神经到外直肌）组成。神经从脑桥尾端腹侧出脑。

视觉传出通路

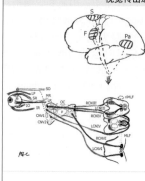

视觉传出通路。皮质对眼球运动的控制起源于额叶眼区（F）、辅助眼区（S）和顶叶眼区（Pa）。下行投射终止于下方水平和垂直眼球运动相关的结构。图示第Ⅲ、Ⅳ、Ⅵ对脑神经水平的3个脑干切面（中脑上部、中脑下部和脑桥）。各个相关的眼球运动神经核标为黑色圆圈，相邻白色圆圈代表MLF（内侧纵束）。中脑上部动眼神经核（CNⅢ）的稍上方是riMLF（内侧纵束头端间质核）。

海绵窦由展神经（CN Ⅵ）、三叉神经第2支（CN V₂）、ICA（I）、视交叉（OC）和垂体（P）所描述。当眼球运动神经进出海绵窦时，左侧滑车神经（CN Ⅳ）和展神经（CN Ⅵ）对眼肌的支配模式分别标示为：上斜肌（SO）和外直肌（LR）。其余眼肌由动眼神经（CNⅢ）支配：上睑提肌（LR）、上直肌（SR）、内直肌（MR）、下直肌（IR）和下斜肌（IO）。

图 25-2　视觉传出通路

眼自主神经通路

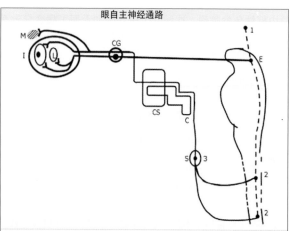

眼自主神经（交感和副交感）通路。眼交感通路起源于皮质自主神经区域和下丘脑（1：一级神经元），经脑干下行至脊髓C8～T2中间外侧柱细胞（2：二级神经元）形成突触。该通路离开脊髓，上行至颈上神经节（S；3：三级神经元）形成突触，然后沿颈动脉（C）上升，通过海绵窦（CS）进入眼眶后部，并通过睫状神经节（CG）（这里不形成突触）到达终末器官：Müller肌（M）和虹膜（I）的瞳孔开大肌。眼副交感通路主要在光刺激一视网膜时激活，进而激活双侧Edinger-Westphal核（E）。随后信号通过双侧CN Ⅲ传至睫状神经节（CG）的突触，支配虹膜（I）的虹膜括约肌和晶状体（L）的睫状肌。

图 25-3　眼自主神经通路

- **PPRF**：控制水平共轭凝视，通过有髓的内侧纵束（**MLF**）进行核间联络。MLF 病变可引起**核间性眼肌麻痹（INO）**。MLF 和邻近的 PPRF 损伤→**"一个半"综合征**（INO＋同侧凝视麻痹）。**垂直共轭凝视**是通过中脑背侧的 MLF 头端间质核（**riMLF**）进行核间联络来控制的。中脑背侧综合征包括上视受限。

蛛网膜下腔和脑池　脑神经向前方的海绵窦走行。可被颅底脑膜炎或占位性病变累及。

海绵窦　沿硬膜分布的静脉丛，其内走行着颈内动脉、节后交感神经、CN Ⅲ、CN Ⅳ、CN Ⅵ和 CN Ⅴ（V_1 和 V_2 分支）。CN Ⅵ自由漂浮，其余神经均附着在侧方的脑膜上。**累及海绵窦的病变**：脑膜瘤、淋巴瘤、垂体腺瘤、鼻咽癌、转移性疾病、海绵窦内 ICA 动脉瘤、颈动脉海绵窦瘘（眼球充血、搏动性眼球突出，听诊眼眶杂音）、Tolosa-Hunt 综合征、ANCA 相关血管炎、结节病、硬脑膜炎的其他病因。

眶尖　除 CN Ⅲ、CN Ⅳ、CN Ⅵ和 CN V_1（CN V_2 由圆孔出颅）外，还含有视神经和眼动脉。**累及眶尖的病变**：眼眶假瘤或 Tolosa-Hunt 综合征、甲状腺相关眼病、结节病、IgG4 相关疾病、脑膜瘤、淋巴瘤、呼吸消化道和皮肤癌、转移性疾病、毛霉菌病、曲霉菌病。寻找结膜充血、眼球突出和球结膜水肿。

眶上裂　包含眼静脉＋CN Ⅲ、CN Ⅳ、CN Ⅵ、CN V_1。

眼眶和眼球筋膜囊　包含眶后脂肪、视神经、睫状神经节（副交感）、眼外肌。

眼交感通路　起自下丘脑，经脑干和颈髓（中间外侧细胞柱）下行至 C8～T2（Budge 睫状脊髓中枢）形成突触，出脊髓，沿脊髓附近上行，至颈上神经节（靠近肺尖）形成突触，然后沿颈动脉上行经海绵窦至终末器官（Müller 肌、瞳孔开大肌）。该通路**损伤**：部分或完全 Horner 综合征。

眼副交感通路　来自视网膜的传入纤维投射到中脑背侧的顶盖前核，再投射到同侧（通过顶盖前动眼束）和对侧（通过后连合）的 **Edinger-Westphal 核**；然后信号通过双侧动眼神经传递到双侧眼眶内的睫状神经节，支配**虹膜括约肌**（瞳孔收缩）和**睫状肌**（调节）。借此产生对光的共同反应和视近物时晶状体的调节。**损伤**：Parinaud（又称背侧中脑）综合征、Adie 强直瞳孔和 Argyll-Robertson 瞳孔。

CN Ⅲ（动眼神经）麻痹

定义 CN Ⅲ 支配的结构功能↓：上直肌、内直肌、下直肌、下斜肌、上睑提肌、睫状肌和虹膜括约肌。继发于动眼神经核、传导束或神经病变。

流行病学 缺血性 CN Ⅲ 麻痹（49% 患者，通常为老年人＋糖尿病或高血压）。

表现 ①**神经病变**——复视，**重度上睑下垂**；眼球或眶后疼痛伴有缺血性 CN Ⅲ 麻痹；头痛者伴后交通动脉瘤和偏头痛。②**传导束病变**（中脑腹侧）——复视，同侧重度上睑下垂；对侧力弱、共济失调、震颤、运动迟缓。③**核性病变**（中脑背侧）——双侧上睑下垂（上睑提肌由单个亚核控制）、单侧或双侧瞳孔异常（Edinger-Westphal 核头端）、复视、嗜睡。

查体 ①眼球**下外斜**（由于上睑提肌和上斜肌的活动失去拮抗），瞳孔扩大（由于虹膜开大肌的活动失去拮抗）；部分性病变伴有不同程度的 CN Ⅲ 神经支配的肌肉或瞳孔受累。②内收时外斜视更明显，向上和向下注视时上斜视程度不同。③**瞳孔扩大**：见于压迫性 CN Ⅲ 麻痹（副交感神经纤维位于神经外层），在缺血性 CN Ⅲ 麻痹中可能没有（"瞳孔保留"）（由外部供血，外部支配瞳孔的纤维容易保留）；有例外。④海绵窦受累时 CN Ⅳ、CN Ⅴ$_1$、CN Ⅴ$_2$、CN Ⅵ可不同程度受累。⑤眶尖病变时伴不同程度的视神经受累（除 CN Ⅳ、CN Ⅴ$_1$ 和 CN Ⅵ受累之外）。⑥中脑病变时，伴对侧力弱、共济失调、震颤、运动迟缓、嗜睡。

检查 CTA、MRA 或常规血管造影评估动脉瘤。考虑颅脑和眼眶增强 MRI、眼眶压脂成像、高 T2 加权的颅后窝成像。考虑腰穿。考虑抗 AChR 抗体和进一步检测重症肌无力。

鉴别诊断 ①重症肌无力（MG）和甲状腺相关眼病。INO（如脱髓鞘疾病）。②**神经病变**——动脉瘤（后交通动脉最常见）、缺血性或糖尿病性 CN Ⅲ 麻痹、炎性单神经炎、钩回疝、头部创伤、海绵窦疾病、GCA（神经缺血）、眼肌麻痹性偏头痛、脑膜炎、结节病、神经鞘瘤、脑膜瘤、转移瘤。③**传导束病变**——卒中、创伤、脱髓鞘、肿瘤。④**核性病变**——脑积水、创伤、松果体肿瘤。

预后 缺血性 CN Ⅲ 麻痹通常在 3 ～ 6 个月内恢复。

CN Ⅳ（滑车神经）麻痹

定义 CN Ⅳ支配的上斜肌功能↓。继发于 CN Ⅳ核、传导束或神经病变。

流行病学 缺血性 CN Ⅳ麻痹，相关因素包括高龄、糖尿病、高血压、创伤史（可能为轻度）。神经鞘瘤、炎症、感染（如莱姆病），罕见动脉瘤。或者先天性。

表现 ①**神经病变**：垂直或斜向复视；伴缺血性和炎性病变时，轻度眼球或眶后疼痛。②**核性病变**（中脑背侧）——垂直或斜向复视，±同侧 INO，±对侧霍纳（Horner）综合征。

查体 眼球上斜视（由于下斜肌的活动失去拮抗）——内收位、向下注视和头部向同侧倾斜时最明显。双侧 CN Ⅳ麻痹时交替性上斜视（左视时右侧上斜视，右视时左侧上斜视）。头部向远离病灶方向倾斜（代偿眼球的内旋障碍）。眼底检查：可见外旋（黄斑中心凹位置异常低）。海绵窦受累时，不同程度的 CN Ⅲ、CN Ⅴ₁、CN Ⅴ₂ 和 CN Ⅵ受累。眶尖病变时，伴不同程度的视神经受累（除 CN Ⅲ、CN Ⅴ₁ 和 CN Ⅵ受累之外）。伴中脑病变时，±对侧 Horner（上睑下垂、瞳孔缩小；参见下文"Honer 综合征"相关内容）。

检查 考虑颅脑和眼眶增强 MRI，眼眶 T2 加权和压脂序列。考虑腰穿。考虑抗 AChR 抗体和进一步的重症肌无力检测。CTA（？）、MRA 或传统的血管成像以排除动脉瘤（偶伴 CN Ⅳ麻痹）。

鉴别诊断 ①双眼反向偏斜（上斜视常于仰卧位缓解，常＋其他脑干症状和体征）。重症肌无力、甲状腺相关眼病。②**神经病变**——创伤（可致双侧病变）、动脉瘤（后交通动脉最常见）、缺血性或糖尿病性 CN Ⅳ麻痹、脑积水、海绵窦疾病（见前文）、GCA（神经缺血）、眼肌麻痹性偏头痛、脑膜炎、结节病、神经鞘瘤、脑膜瘤、转移癌。③**核性病变**——创伤、脑积水、松果体肿瘤。

预后 创伤性和缺血性 CN Ⅳ麻痹通常在 3～6 个月内恢复。

CN Ⅵ（展神经）麻痹

定义 CN Ⅵ支配的外直肌功能↓。继发于展神经核、传导束或神经病变。

表现 ①**神经病变**——水平复视，远视时↑（当合并 CN Ⅴ₁ 分布区疼痛或麻木时，岩尖病变＝Gradenigo 综合征）。②**传**

导束病变（脑桥）——水平复视，远视时↑，对侧力弱和麻木。
③核性病变（脑桥）——水平凝视障碍（合并 PPRF 损害）、力弱、麻木。

查体　眼球内斜视（因内直肌活动失去拮抗），在视远时和向力弱侧注视时明显。累及海绵窦时，伴不同程度的 CN Ⅲ、CN Ⅳ、CN V$_1$ 和 CN V$_2$ 受累。眶尖病变时，不同程度的视神经受累（除 CN Ⅲ、CN Ⅳ和 CN V$_1$ 受累外）。脑桥病变时，可见水平凝视障碍（由于支配对侧内直肌）、力弱、麻木。

检查　考虑 CTA、MRA、传统的血管造影以排除动脉瘤（偶可伴 CN Ⅵ 麻痹）。颅脑和眼眶增强 MRI。± 腰穿、抗 AChR 抗体和进一步的重症肌无力检测。

鉴别诊断　①重症肌无力和甲状腺相关眼病。②神经病变——双侧 CN Ⅵ 病变提示斜坡肿瘤或 ICP ↑；单侧 CN Ⅵ 病变提示 ICP ↑、Gradenigo 综合征（鼻咽癌、乳突炎）、创伤、动脉瘤、缺血性或糖尿病性 CN Ⅵ 麻痹、海绵窦病变（见上文）、GCA（神经缺血）、眼肌麻痹性偏头痛、脑膜炎、结节病、神经鞘瘤、脑膜瘤、转移癌。③核性病变——卒中、出血、脱髓鞘、肿瘤。

预后　创伤性和缺血性 CN Ⅵ 麻痹通常在 3～6 个月内恢复。

多发眼球运动神经麻痹

定义　≥ 2 支眼球运动神经（动眼、滑车和展神经）功能障碍。病因：眼眶、海绵窦、脑膜、蛛网膜下腔或神经肌肉接头处病变。

表现　视力模糊或成双。其他脑神经病变的症状和体征。

诊断　颅脑和眼眶 MRI。± 腰穿和细胞学，全身寻找恶性肿瘤。重症肌无力和甲状腺检测：AChR-Ab、TSH、T$_4$、甲状腺刺激抗体、抗甲状腺抗体。

鉴别诊断　甲状腺相关眼病、眼眶假瘤、眼眶肿瘤、重症肌无力、线粒体疾病（Kearns-Sayre 综合征、慢性进行性眼外肌瘫痪）、眼肌麻痹性偏头痛。

疾病　肿瘤（软脑膜癌病、淋巴瘤、脑膜瘤、神经鞘瘤、脊索瘤、软骨肉瘤）、垂体卒中、脑膜炎（结核、梅毒、其他细菌性）、海绵窦血栓形成、颈动脉海绵窦瘘、颈动脉海绵窦段动脉瘤、创伤、眼肌麻痹性偏头痛（CN Ⅲ ＞＞ CN Ⅵ ＞ CN Ⅳ）、肉毒中毒、基底动脉卒中、维生素 B$_1$ 缺乏、GBS（伴抗 GQ1b 抗体）、CIDP、结节病、Tolosa-Hunt 综合征、GCA（神经或眼外肌缺血）、Wernicke 脑病。

甲状腺相关眼病和眼眶假瘤

甲状腺相关眼病 [*Curr Opin Ophthalmol*，2018，29（6）：528-534]

定义 眶内容物（肌肉、结缔组织、泪腺、脂肪）的免疫介导性炎症；最常与甲状腺功能亢进相关，也可能甲状腺功能减退或正常。

流行病学 成人常见的眼眶疾病。危险因素包括女性、20～50岁、吸烟、放射性碘。

表现 亚急性双侧眼球突出、轻度眼痛、复视（上视时明显）、结膜充血。甲状腺功能亢进的症状和体征可能先于、伴随或晚于眼病出现。

诊断 查体见眼睑退缩、眼睑迟落、眼球突出、眼球周围肿胀，眼球运动受限（下直肌和内直肌常见→上视和外展受限）；影像学检查，眼眶CT和MRI可见眼外肌均匀增粗，肌腱不受累。

鉴别诊断 眼眶肿瘤、眼眶假瘤、重症肌无力、眼球运动神经麻痹。

治疗 主要是支持性治疗（眼球润滑）；戒烟、糖皮质激素、减压手术，伴有严重眼眶充血者放射治疗；停止进展后行整容手术（眶减压术、眼睑手术）。

预后 通常自限性（1～3年），但部分患者持续进展；重度或暴发性病变偶有视力丧失（压迫性视神经病变、角膜损伤）。

眼眶假瘤 [*Middle East Afr J Ophthalmol*，2018，25（2）：71-80]

定义 眶内容物（肌肉、结缔组织、泪腺、脂肪）的特发性、非特异性炎症。

流行病学 中年起病。

表现 单侧急性或亚急性眼眶疼痛、眶周肿胀和复视。

诊断 眼睑肿胀、结膜水肿、眼球运动受限，罕见眼球突出；眼眶影像学（CT或MRI）显示眼外肌增粗伴肌腱受累（所有肌肉均可受累）。

鉴别诊断 甲状腺相关眼病、眼眶肿瘤、眼眶感染、ANCA相关血管炎、IgG4相关疾病、组织细胞增生症、结节性多动脉炎（PAN）、结节病。

治疗　迅速使用糖皮质激素、非甾体抗炎药（NSAID）。

预后　通常治疗反应良好，复发常见；严重疾病偶见视力丧失（压迫性视神经病变、青光眼、视网膜病变）。

眼肌型重症肌无力

[*Muscle Nerve*，2008，37：141；*Neurol Clin*，2017，35（1）：115-123.]

定义　抗体介导的正常神经肌肉突触传递中断引起的波动性、易疲劳性和程度不一的眼外肌无力。

流行病学　女性＞男性；女性10～30岁，男性＞50岁。

表现　眼部症状首发（波动性上睑下垂和复视），2年内进展至全身，累及四肢和延髓支配肌肉（构音、吞咽），肌无力危象累及呼吸肌。

查体　眼外肌受累几乎可表现为任何模式；可见类似于INO的模式（"假性INO"），（不同程度的）上睑下垂。手动抬高下垂的上睑可致对侧眼睑下降（由于支配上睑提肌的中枢张力放松）。持续上视（＞30 s）→加重上睑下垂和内直肌无力。休息、依酚氯铵（腾喜龙）试验或冰袋可改善上睑下垂。**Cogan眼睑抽动征**——试图（从下视眼位）向上注视时眼睑过上抬。常见无症状的眼轮匝肌及颈部无力。上、下肢易疲劳在早期可能无症状或不存在。

检查　①抗AChR抗体（50%阳性）；考虑其他肌无力抗体，但检出率较低（如抗Musk、LRP4）。②考虑依酚氯铵试验：试验剂量为2 mg，然后2～8 mg，直至出现阳性反应或总剂量达10 mg；考虑用0.4 mg阿托品预处理以避免副作用；出现严重副作用（有症状的心动过缓、低血压）时追加阿托品；监测上睑下垂和受损眼球运动的改善。③考虑EMG（单纤维EMG，重复神经刺激）。④胸部CT检查除外胸腺瘤。⑤检查TSH、T4（常合并甲状腺疾病）。

鉴别诊断　甲状腺相关眼病、眼球运动麻痹。

治疗　由于斜视程度不一，棱镜通常没有帮助。考虑使用溴吡斯的明（对孤立的眼症状效果有限，对上睑下垂更有效）、糖皮质激素（警惕治疗后早期恶化）、进一步的免疫抑制、胸腺切除术（如有胸腺瘤且发病年龄＜50岁）。

预后　80%→全身型重症肌无力。

凝视障碍类型

核上性凝视障碍　向眼球运动核团（即 CN Ⅲ、CN Ⅳ、CN Ⅵ核）发送传入信号的任何结构受损所致的眼球运动障碍；例如，FEF 卒中、PPRF 附近出血、会聚缺陷、分离缺陷。

核间性凝视障碍　连接眼球运动核团的通路受损所致的眼球运动障碍；例如，MLF 病变所致 INO。

核性凝视障碍　眼球运动核团受损所致的眼球运动障碍。

眼球共轭运动类型

扫视　快速提供中心凹固视的注视转移机制。产生对侧水平扫视的皮质区域包括 FEF（额中回后部）、辅助眼区（辅助运动区）和顶叶眼区（顶叶后部皮质）。

水平扫视　下行投射至脑干：在中脑交叉至对侧 PPRF → CN Ⅵ核和 CN Ⅲ核（通过 MLF）。

垂直扫视　下行投射至脑干：中脑 riMLF（内侧纵束头端间质核）→ CN Ⅲ ～ CN Ⅳ核。

促进、产生或维持扫视的其他脑干区域　对侧上丘、riMLF、小脑绒球、舌下神经复合体和前庭内侧核。中缝核的休止神经元抑制异常扫视。

平稳跟踪　跟踪和维持中心凹固视的注视转移机制。皮质发出信号产生同侧水平跟踪：枕叶、颞叶和顶叶交界处。皮质产生扫视的区域（如上）也有作用。

水平跟踪　下行投射至脑干（双交叉通路）：同侧内囊后肢→脑桥背侧→交叉至对侧小脑绒球和后蚓部→小脑信号经小脑下脚输出至前庭内侧核→第 2 次交叉至展神经核。

垂直跟踪　推测为类似通路，但第 2 次交叉至 riMLF。中脑 Cajal 间质核（inC）和后连合也发挥作用。

前庭-眼反射（VOR）　凝视稳定，维持中心凹固视。头部运动→半规管信号→脑桥延髓前庭神经核→ MLF → CN Ⅲ、CN Ⅳ、CN Ⅵ核。

视动性眼震　平稳跟踪，而后纠正性扫视。发自前庭神经核（接收来自副视束系统的传入信号）→ CN Ⅲ、CN Ⅳ和 CN Ⅵ核。

眼球运动障碍

水平凝视麻痹

定义 眼球水平运动↓，可影响所有类型的共轭眼球运动；可为核上性或核性凝视麻痹。

病因 卒中（半球、脑桥或丘脑）、癫痫发作（强迫对侧水平凝视）、癫痫发作后（对侧凝视障碍）、脑桥占位（海绵状血管瘤、其他出血、胶质瘤）、脑桥中央髓鞘溶解、维生素 B_1 缺乏、先天性眼球运动性失用、戈谢病、线粒体疾病（Kearns-Sayre 综合征、慢性进行性眼外肌瘫痪）。

表现 取决于病变部位、± 力弱、忽视、语言障碍、觉醒水平。

检查 脑桥（PPRF）病变者，同侧眼球运动障碍，同侧面肌力弱，及对侧力弱忽视；弥漫性脑桥病变者，闭锁综合征（构音不能、四肢瘫、仅保留眼球垂直运动）；皮质病变者，对侧扫视或同侧跟踪受损（取决于皮质损伤位置），语言障碍（优势半球）或忽视（非优势半球）。颅脑 MRI，部分病例需查头 MRA 或 CTA。

预后 大脑半球卒中或出血后的凝视麻痹常为自限性。

垂直凝视麻痹

定义 眼球垂直运动↓，可影响所有类型的共轭眼球运动（如上述）；可为核上性或核性凝视麻痹。

病因 中脑背侧占位（松果体肿瘤、顶盖胶质瘤、第三脑室扩大——脑积水）、中脑或丘脑卒中、动眼危象（药源性、脑炎后）、婴儿期良性凝视偏斜、维生素 B_1 缺乏、Whipple 病、进行性核上性麻痹（PSP）、尼曼-匹克病、线粒体疾病（Kearns-Sayre 综合征、慢性进行性眼外肌瘫痪）。

表现 头痛、恶心、呕吐、觉醒程度↓（伴脑积水者）。

诊断 伴中脑背侧症状和体征——光-近瞳孔分离、会聚-回缩性眼震（向上扫视时，眼球会聚、向内急跳运动）、眼睑退缩。颅脑 MRI，部分病例需查头 MRA 或 CTA。

核间性眼肌麻痹（INO）

定义 中脑或脑桥 MLF 损害致同侧单眼内收障碍，为核间性凝视麻痹。

流行病学 青年女性（脱髓鞘，常为双侧）、老年人（卒中，单侧）。

病因　脱髓鞘（CIS、MS）、腔隙性梗死。

表现　水平（或斜向）复视、视振荡。

诊断　INO 需检查外斜视；同侧眼内收时扫视障碍（缺失或减慢），对侧眼外展时眼震。INO 可为单侧或双侧，双侧者可存在外斜视（WEBINO："wall-eyed" bilateral INO；即外斜性双侧 INO，第一眼位呈双眼外斜位，双眼内收障碍，外展时有水平眼震）；合并眼球反向偏斜或扭转性眼震（"INO ＋"综合征）。颅脑 MRI，部分病例需查头 MRA 或 CTA。

鉴别诊断　重症肌无力（假性 INO）、维生素 B_1 缺乏。

治疗　如不能缓解，考虑使用底向内的棱镜（矫正外斜视）。

预后　脱髓鞘病患者通常可缓解，卒中患者常可改善。

一个半综合征

定义　一个方向的共轭性凝视麻痹（核上性或核性，伴核间性）和相反方向的 INO（内收受损）；由 PPRF 或展神经核受损，同时 MLF 纤维受损所致；脑桥背侧病变。

病因　卒中、脱髓鞘、出血（高血压、海绵状血管瘤）、脑桥胶质瘤。

表现　水平复视。

诊断　颅脑 MRI，部分病例需查头 MRA 或 CTA。

鉴别诊断　重症肌无力。

治疗　底向内的棱镜（矫正外斜视）。

反向偏斜

定义　核上性病变，中断了从椭圆囊和半规管传入 MLF 和眼球运动神经核的通路→眼球垂直错位。

病因　卒中（老年）、脱髓鞘（青年）、肿瘤。

表现　垂直或扭转复视，± 脑干症状或体征（觉醒水平↓、构音障碍、力弱、共济失调），± 眼偏斜反应的其他特征（眼球扭转、头倾斜、主观视觉垂直倾斜）。

诊断　上斜视（延髓病变时，对侧上斜视；MLF 损伤时，同侧上斜视）；与 CN Ⅳ 麻痹不同，常为共同性的（注视不同方向时呈相同程度的斜视），并可在仰卧位减弱；反向偏斜伴眼球扭转和头部倾斜，称为眼偏斜反应；常存在其他脑干功能障碍的症状和体征（如上述）。颅脑 MRI 或 MRA。

鉴别诊断　CN Ⅳ麻痹、**重症肌无力**。

治疗　如不能缓解，使用底向上或底向下的棱镜（矫正上斜视）。

预后　可自发缓解（卒中或脱髓鞘疾病）。

会聚不足

定义　核上性缺陷（定位不详）→会聚↓。

流行病学　头部创伤患者，亦见于其他中脑病变；外隐斜的失代偿或"打破"。

表现　视近处（如阅读）时水平复视。

诊断　检查完整的眼球运动。

鉴别诊断　重症肌无力。

治疗　眼球运动训练（"铅笔俯卧撑"）。视近时使用底向内的棱镜（矫正外斜视）。斜视手术。

分散不足

定义　核上性缺陷（定位不明）→眼球外展能力受损。

流行病学　老年患者，伴随脑小血管病者。

表现　视远处时水平复视。

诊断　检查完整的眼球运动；眼球下垂，还伴随眼袋加深，上睑下垂伴高眼睑折痕，± 眼球垂直错位。考虑颅脑 MRI。

鉴别诊断　眼球下垂综合征；双侧 CN Ⅵ 病变、重症肌无力、ICP↑、脑桥占位（胶质瘤）、脑坡病变。

治疗　底向外的棱镜（矫正内斜视）。斜视手术。

会聚痉挛

定义　核上性缺陷，导致强制会聚；通常是意向性的或心因性的。

流行病学　人格障碍。

表现　复视、视物模糊。

诊断　瞳孔缩小和会聚，检查头眼反射时外展正常，一侧眼闭合时瞳孔缩小消失；考虑精神病学评估；如有其他症状和体征则考虑 MRI。

鉴别诊断　双侧 CN Ⅵ 麻痹、TBI、低位脑干损伤。

治疗　安慰，考虑精神科治疗。

眼球震颤和其他固视中断

眼球震颤（眼震） 眼球从固视位缓慢漂移，随后出现矫正性的（快速或慢速）运动。

机制 固视障碍由以下机制异常所致：① VOR。②神经整合器（位于舌下前置核、前庭内侧核、Cajal间质核和前庭小脑绒球）——维持离心眼位以对抗眼眶弹性回缩力的神经机制。③皮质固视机制。

表现 新发的获得性眼震时，伴恶心、呕吐、眩晕、视振荡和视物模糊；周围性病变时恶心、呕吐明显（先天性眼震时影响视力而不伴视振荡）。± 脑干和小脑症状与体征（尤其是获得性中枢性眼震）。

治疗 多种药物试验均未获得满意结果（耐受性差、疗效差）。

第一眼位的获得性眼球震颤

周围前庭疾病所致眼震 **性质**：快相呈水平-扭转性。**诱发**：头部位置变化。**其他特征**：固视抑制、头位改变（如BPPV时Dix-Hallpike）、摇头、过度换气、乳突振动、Valsalva。**支持点**：扫视和跟踪时保留，疲劳性，持续时间短，听力丧失。**机制**：VOR异常。**病因**：BPPV、梅尼埃病、前庭神经炎、迷路炎。**治疗**：Epley手法（用于BPPV）。抗胆碱能药（苯海拉明、东莨菪碱）、苯二氮䓬类药物、乙酰唑胺（用于梅尼埃病）。前庭康复。

中枢疾病所致眼震——下跳性眼震 **性质**：快相向下，慢相向上。**诱发**：向下外凝视和会聚时为著（如阅读或下楼梯时）。**其他特征**：不受固视抑制。**支持点**：伴随方向可变的水平眼震，小脑病变的症状与体征（共济失调、视跟踪障碍、扫视过冲）。**机制**：神经整合器异常（绒球在抑制不必要的下向眼球运动中有特殊作用，病变导致眼球向上漂移和下跳性眼震）。**病因**：疾病或毒素（锂、酒精、各种抗癫痫药物）影响前庭小脑（小脑变性、脱髓鞘、卒中或出血）或颅颈交界区（Chiari畸形、脊髓空洞、脱髓鞘、卒中），自身免疫性（如GAD65抗体）。**治疗**：4-氨基吡啶、苯二氮䓬药物、巴氯芬、抗胆碱能药、美金刚、加巴喷丁。

中枢疾病所致眼震——上跳性眼震 **性质**：快相向上。**诱发**：在中心眼位和所有凝视眼位（＋）。**其他特征**：不受固视抑制。**支持点**：跟踪和扫视侵扰。**机制**：神经整合器异常；了解较少（与下跳性相比），但病变常位于延髓舌下神经核团或腹侧被盖束，可由延髓、脑桥或中脑病变导致。**病因**：维生素B₁缺乏、卒中、脱髓鞘、肿瘤。

中枢疾病所致眼震——（纯）扭转性眼震 **性质**：快相纯扭转性（通过观察结膜血管检查）。**诱发**：中心眼位时出现。**其他特征**：不受固视抑制。**支持点**：同时存在 INO 或眼偏斜反应。**机制**：神经整合器异常；机制不详，延髓病变。**病因**：卒中、肿瘤、脱髓鞘、脊髓空洞症。

离心眼位的获得性（和生理性）眼球震颤

生理性（终末位）眼震 正常个体由偏心注视诱发的眼震，快相向注视方向，呈水平-扭转性。振幅小，疲劳时增强。固视和跟踪正常。**治疗**：无。

凝视诱发性眼震 由偏心注视诱发，快相向注视方向，呈水平性。振幅大，固视和跟踪受损。± 其他小脑和脑干功能障碍的症状或体征。**机制**：神经整合器异常；病变累及水平凝视维持结构（舌下前置核和前庭内侧核）、垂直凝视维持结构（Cajal 间质核）以及前庭小脑和旁中央束。**病因**：镇静药、酒精、抗癫痫药、发作性共济失调 2 型、小脑脑桥损害。**治疗**：通常不需治疗。

其他类型眼球震颤和固视中断

摆动性眼震 往复运动（通常在水平或垂直平面上，可为圆形或椭圆形轨迹），无快相；可由 MS 或脑干卒中导致。**治疗**：美金刚或加巴喷丁。

周期性交替性眼震 水平眼震，每 90 s 改变方向，伴 5～10 min 的无眼震间期；零区间转换；通常为先天性和良性，可为获得性（脑干病变）；继发于小脑结节和蚓垂病变。**治疗**：巴氯芬、抗惊厥药。

跷跷板样眼震 周期性地一只眼上升和内旋，另一只眼下降和外旋（然后周期逆转）；由鞍旁或中脑区域（Cajal 间质核）病变所致。

眼阵挛和眼球扑动 不自主的随机共轭扫视，间隔不规则；伴随肌阵挛、共济失调和高级认知功能障碍；脑桥休止神经元病变；可能为感染后、免疫介导性或副肿瘤性；在儿童中寻找神经母细胞瘤，成人中寻找其他肿瘤。**治疗**：糖皮质激素、IVIG、血浆置换、去除肿瘤。

眼-腭肌阵挛 摆动性眼震＋腭肌震颤，多继发于 Mollaret

三角（齿状核、红核、下橄榄核）病变。**治疗**：美金刚、丙戊酸、抗胆碱能药。

瞳孔异常

在瞳孔不等大的情况下，首先要确定是哪个瞳孔受累（大的 *vs.* 小的）。在明亮和黑暗处检查：收缩困难→大瞳孔受累，散大困难→小瞳孔受累。

生理性瞳孔不等大

多数瞳孔不等大的病例是生理性的，1～2 mm。**诊断**：明暗条件下瞳孔不等大程度相似，双侧收缩和扩大速度正常，药物反应正常。

瞳孔散大——瞳孔不等大在明亮光线下更显著

概述　多数病例是生理性的。最常见的 3 种机制是至虹膜括约肌的眼副交感输入通路受损（中脑腹侧 Edinger-Westphal 核至睫状神经节的 2 级神经元通路受损）、虹膜病变（虹膜括约肌损伤）、药物作用。

表现　如为孤立性（如强直性瞳孔），可能会主诉视物模糊（由于瞳孔增大和晶状体调节受损）、视近困难和畏光。如为压迫性 CN Ⅲ 病变，可主诉疼痛、头痛、复视。中脑病变可表现为上睑下垂、困倦、力弱、感觉丧失和共济失调。

诊断　①瞳孔 > 7 mm 提示药源性（如雾化）。②寻找 CN Ⅲ 功能障碍的症状或体征：内收障碍、眼位升高或降低、外斜视、上下注视时交替性上斜视、上睑下垂。③寻找中脑功能障碍的症状或体征：双侧眼睑下垂和瞳孔散大，嗜睡；对侧力弱、共济失调、震颤或运动迟缓。④考虑 CTA 或 MRA（针对 CN Ⅲ 压迫性病变，如后交通动脉瘤）。⑤考虑颅脑 CT 或 MRI 增强扫描（针对 CN Ⅲ 或中脑压迫性病变，如钩回疝）。⑥考虑腰穿（针对 CN Ⅲ 炎性或浸润性病变）。

鉴别诊断　①药源性（抗胆碱能或副交感神经抑制剂，或拟交感神经药）——非预期的（沙丁胺醇或异丙托溴铵喷雾剂、东莨菪碱贴剂、格隆溴铵、杀虫剂）或散瞳检查，尤其是非常大时（> 7 mm）。②其他眼部原因：局部（虹膜）创伤、感染性炎症（虹膜炎）、急性闭角型青光眼（畏光、发红、疼痛）。③强直性瞳孔——瞳孔蜷缩轮（pupillary ruff）消失，部分区域可收缩（裂隙灯检查可见扇形麻痹），视近和使用稀释毛果芸香碱时可收缩（散大的瞳孔比正常瞳孔收缩更明显）；特发性者称为 Holmes-Adie 瞳孔（完全性艾迪综合征，通常为青年女性，伴深反射消失）；其他病因——干燥综合征、GCA、VZV、莱姆病、梅毒和副肿瘤。④ CN Ⅲ 麻痹伴瞳孔受累——仅累及瞳孔者少见，应有 1 条或多条眼外肌（上直肌、内直肌、下直肌、下斜肌）和上睑提肌受累；病因——压迫（后交通动脉瘤、肿瘤、钩回疝）、浸润（肿瘤、感染、炎症）；偶见于 CN Ⅲ 梗死（多保留瞳孔）。⑤中脑病变——脑积水、松果体肿瘤、脱髓鞘、炎症、感染。

瞳孔缩小——瞳孔不等大在昏暗光线下更显著

概述　多数瞳孔不等大是生理性的。主要病理原因：至虹膜开大肌的交感神经输入↓（即 Horner 综合征）。其他原因：副交感神经张力↑或虹膜局部病变。

Horner 综合征　根据 3 级神经元通路的病变部位分类：1 级（下丘脑→C8 ～ T2）、2 级（C8 ～ T2 →颈上神经节）和 3 级（颈上神经节→虹膜开大肌）。

表现　Horner 综合征总体表现——上睑下垂、瞳孔缩小、下睑抬高（表现可类似眼球内陷）、面部无汗、轻度结膜充血、视物模糊（调节↑）。其他可能的表现：下睑回缩肌失去交感神经支配导致"颠倒性"上睑下垂、先天性病变中的虹膜异色（双眼颜色不同）、明显的眼球内陷。

1 级 Horner 综合征——很少孤立出现，伴同侧面部和偏身无汗。病变位于：①下丘脑——觉醒↓、内分泌失调、睡眠紊乱；②中脑——对侧 CN Ⅳ 麻痹；③脑桥——构音障碍、吞咽困难、乏力、麻木；④延髓背外侧——同侧或对侧面部麻木、对侧肢体麻木、声音低微、同侧共济失调（即 Wallenberg 综合征）。

2 级 Horner 综合征——仅有 Horner 征，或伴随同侧面部和偏身无汗、潮红（"丑角综合征"）；颈髓和臂丛神经病变→力弱、麻木、疼痛、膀胱或直肠功能障碍。

3 级 Horner 综合征——同侧面部无汗（颈内动脉分叉前病变＝同侧整个面部，分叉后＝同侧面部下半部分）。病变位于：①颈内动脉→颈痛、眶后头痛、搏动性耳鸣、CN Ⅸ ～Ⅻ 麻痹、MCA-ACA 卒中；②海绵窦→ CN V₁、CN V₂、CN Ⅲ、CN Ⅳ、CN Ⅵ 麻痹；③眼眶——与海绵窦相同，但视神经受累，CN V₂ 保留；注意：CN Ⅲ（副交感神经）麻痹＋ Horner 综合征→瞳孔居中固定。

诊断　①在 Horner 综合征中，寻找瞳孔缩小、扩张滞后（由亮处到暗处时）、轻度上睑下垂（Horner 征不出现重度上睑下垂）、下睑抬高、无汗、轻度结膜充血、假性眼球内陷、视物模糊（继发于调节↑）、眼压↓；先天性 Horner 综合征中，虹膜着色↓（蓝眼睛）。②**可卡因试验**（4% 或 10%；阻断虹膜开大肌 NMJ 的去甲肾上腺素再摄取，正常反应＝瞳孔扩大）——瞳孔扩大↓，证实存在 Horner；正常侧瞳孔扩大，瞳孔不等大程度增加。已很少使用！③可卡因试验后 1～2 天，考虑**羟苯丙胺试验**——如瞳孔扩大，表明 3 级神经元完整，损伤位于 1 级或 2 级神经元。④**安普尼定试验**（0.5% 或 1%，对突触后 1 级肾上腺素能受体有弱激动作用）——慢性 Horner 综合征者瞳孔扩大，由于虹膜开大肌去神经支配而超敏化；正常瞳孔或 Horner 综合征早期无反应，瞳孔不等大程度减小。⑤考虑颅脑和颈部 MRI 或 MRA（包括颅底的 T1 脂肪饱和成像以评估有无夹层），以及 CTA。⑥考虑胸部和肩部影像学检查。

鉴别诊断：

- 1 级 Horner 综合征：①下丘脑——肿瘤、感染、炎症（结节病、组织细胞增生症）；②中脑、脑桥——出血、创伤、脱髓鞘、肿瘤；③延髓——PICA 或椎动脉急性卒中、脱髓鞘、肿瘤；④脊髓（常为双侧 Horner 征）——创伤、脱髓鞘、肿瘤。
- 2 级 Horner 综合征——肺尖肿瘤、臂丛损伤、创伤、脊髓空洞、肿瘤（神经母细胞瘤）、横贯性脊髓炎、颈髓梗死。
- 3 级 Horner 综合征——颈内动脉夹层或血栓形成、海绵窦病变（如炎症、血栓形成或肿瘤）、眼眶病变、丛集性头痛、颈部或口腔内创伤（可能是沿孔道或入路的医源性损伤）。
- Argyll Robertson 瞳孔——双侧瞳孔缩小；近反射存在，光反射消失（梅毒）。
- 慢性强直性瞳孔——起初为扩大的强直性瞳孔，一段时间后变为瞳孔缩小（"陈旧性小艾迪瞳孔"）。
- 虹膜局部病变——炎症、创伤、感染。
- 全身和局部用药及中毒——去甲肾上腺素能阻滞剂或阿片类、胆碱能激动剂。

第 26 章　快速进展性痴呆

（Michael J. Young，Alessandro Biffi）
（陈思霁　译　孙永安　审校）

引言

定义　在数周或数月逐渐出现的智力、行为、认知或神经心理功能的恶化（痴呆），但通常小于 2 年。

流行病学（*Ann Neurol*，2008，64：97）　62% 朊蛋白病（75% 散发性，22% 遗传性，3% 获得性），15% 神经退行性病变（例如经典的"慢性"退行性疾病），8% 自身免疫性，4% 感染性；精神性、肿瘤性、中毒–代谢性、血管性各占 2%；4% 病因未明（通常为脑白质病或原因不明的脑病）。其他研究提示 6% ～ 27% 为可逆性原因所致。

快速进展性痴呆（RPD）的鉴别诊断及检查

RPD 的鉴别诊断（modified from *Neurol Clin*，2007，25：783）

- **血管性**：梗死（丘脑梗死、多灶性梗死）或缺血性脑病、血栓性血小板减少性紫癜（TTP）（继发于微血管血栓形成）、高黏滞血症（红细胞增多症、副蛋白血症——单克隆丙种球蛋白病、Waldenstrom 巨球蛋白血症、Bing-Neel 综合征）、脑静脉血栓形成、炎症性脑淀粉样血管病（I-CAA）、CADASIL。

- **感染性**：病毒性脑炎、HIV、进行性多灶性白质脑病（PML）、COVID-19、亚急性硬化性全脑炎（SSPE）、真菌性、梅毒、寄生虫或阿米巴病、莱姆病、巴拉姆西亚阿米巴、Whipple 病、结核。

- **中毒性**：铅、一氧化碳、铋、锂、汞、砷、甲苯、氰化物。

- **创伤性**：慢性创伤性脑病（CTE）、硬膜下血肿（SDH）、弥漫性轴索损伤。

- **自身免疫性**：桥本脑病或类固醇反应性脑病伴自身免疫性甲状腺炎（SREAT）、自身免疫性脑炎（如 NMDA、VGKC）、狼疮脑炎、CNS 血管炎、结节病、副肿瘤性边缘系统脑炎、ADEM、Susac 综合征、白塞病、乳糜泻。

- **代谢性**：严重的电解质或代谢异常、尿毒症、缺氧缺血性脑病或高碳酸血症脑病、肝豆状核变性、线粒体病、肝性脑病、神经棘红细胞增多症、门体脑病、卟啉病、获得性肝脑变性病、溶酶体贮积病、脑白质营养不良、甲基丙二酸血症、甲状腺功能亢进、甲状腺功能减退。

- **转移性或肿瘤性**：非自身免疫性副肿瘤性边缘系统脑炎、额叶脑膜瘤、胶质瘤、CNS 转移瘤、原发性中枢神经系统淋巴瘤、血管内淋巴瘤（IVL）、淋巴瘤样肉芽肿病（LYG）、脑胶质瘤病。
- **医源性**：药物或补充剂副作用、神经外科手术、化疗、放疗。
- **毒品或药物**：慢性酒精中毒（Wernicke-Korsakoff 综合征、Marchiafava-Bignami 病）、吸入海洛因引起的白质脑病、甲烯二氧甲苯丙胺（MDMA）、甲醇中毒、大麻精神病。
- **神经退行性**：克雅病（CJD：散发性、医源性、家族性、新变异性）、阿尔茨海默病、血管性痴呆（VAD）、路易体痴呆（DLB）、额颞叶痴呆（FTD）综合征、原发性进行性失语（PPA）综合征、PD 伴痴呆、皮质基底节变性（CBD）、多系统萎缩（MSA）、ALS-FTD-帕金森综合征、进行性核上性麻痹（PSP）、亨廷顿病、慢性创伤性脑病（CTE）。
- **全身性**：甲状腺、甲状旁腺和肾上腺异常，高血压或可逆性后部脑病综合征（PRES）。
- **癫痫发作**：慢性后遗症或发作间期脑病。
- **结构性**：正常压力性脑积水（NPH）、脑下垂综合征。
- **睡眠障碍**：阻塞性睡眠呼吸暂停（OSA）、严重的睡眠剥夺。

诊断性检查：常规和特殊检查

全面评估

- **血液**：CBC、PT、PTT、生化 7 项、钙、镁、磷、肝功能、血氨、乳酸脱氢酶（LDH）、维生素 B_{12}、同型半胱氨酸、**甲基丙二酸**（MMA）、促甲状腺激素（TSH）、游离 T_4、风湿筛查（ESR、CRP、ANA、RF、抗-Ro、抗-La）、梅毒抗体、HIV 抗体、莱姆抗体、抗甲状腺球蛋白抗体、抗甲状腺过氧化物酶（TPO）抗体、副肿瘤性或自身免疫性抗体［至少包括抗 NMDA、Hu（ANNA-1）、Ma2（Ta）、CV2（CRMP-5）、amphiphysin、AMPA-R、VGKC（LGI1、CASPR2）抗体以及 $GABA_b$；可考虑完善抗 Yo、nCMAg、Ma1、Ri（ANNA-2）、GAD65 抗体］。
- **脑脊液**：细胞计数及分类、蛋白质、葡萄糖、IgG 指数、寡克隆区带、VDRL、副肿瘤性和自身免疫性抗体。

- **尿液**：尿常规。
- **其他**：脑 MRI（FLAIR、DWI、伴或不伴钆增强）、EEG。

针对特定的可疑诊断

- **血液**：肿瘤标志物（CEA、Ca-125、PSA）、维生素 E、铜、铜蓝蛋白、抗双链 DNA 抗体、抗 smith 抗体、p-ANCA、c-ANCA、C3、C4、CH50、抗肌内膜抗体、抗谷胶蛋白 IgA 和 IgG、ACE、抗 GAD 抗体、其他副肿瘤抗体、HIV 病毒载量、T 细胞亚群、血涂片、黏度、乳酸和丙酮酸、高凝试验、*Notch3* 基因（CADASIL）、极长链脂肪酸、芳基硫酸酯酶、半乳糖苷酶、基因检测（如 HD、AD、FTD、SCA）。
- **脑脊液**：隐球菌抗原、病毒 PCR 和培养、脑脊液培养 [细菌、真菌、抗酸菌（AFB）]、AFB 染色、细胞学和流式细胞术、PCR IgH 基因重排、Whipple PCR、14-3-3 蛋白、实时震动诱导转化（RT-QuIC）、神经元特异性烯醇化酶（NSE）、A β$_{42}$、tau 蛋白（总 tau 和磷酸化 tau）。
- **尿液**：铜（如怀疑 Wilson 病时收集 24 h 尿）、重金属筛查（收集 24 h 尿测铅、砷、汞、铋、铝、锂）、胆色素原或丙氨酸（如怀疑卟啉病时收集 24 h 尿）。
- **其他**：脑 FDG-PET（AD *vs.* FTLD）、淀粉样 PET（AD）、多巴胺 PET（DLB、PD）、磁共振波谱成像（MRS）、全身 PET + CT（癌症筛查）、乳腺 X 线检查；常规血管检查，EMG 或 NCS；脑或脑膜、空肠（Whipple 病）或皮肤（IVL）活检；颈动脉超声、经胸超声心动图（TTE）。

RPD 的血管性病因

炎症性脑淀粉样血管病

定义 脑淀粉样血管病（CAA）相关的血管周围炎（CAA-RI，占 CAA 的 13%～17%），或与 β-淀粉样蛋白（Aβ）相关的血管炎（ABRA，占 CAA 的 36%），可能为针对 β-淀粉样蛋白沉积物的反应。更常见伴有载脂蛋白 E（APOE）ε4/ε4。

表现 快速进展性痴呆（认知功能下降超过 1～4 个月）、癫痫发作（90% 的 CAA-RI）、头痛、白质脑病。

诊断 临床病史＋MRI 表现、± 活检。MRI：GRE 或 SWI

可见多发微出血，T2 或 FLAIR 可见斑片状或融合的白质病变增加，脑膜强化（57%）。脑脊液：轻－中度的蛋白质增多（非特异性）。脑活检：CAA-RI 可见血管周围炎症反应，ABRA 可见肉芽肿性血管炎，类似于原发性中枢神经系统血管炎。

治疗 类固醇 ± 环磷酰胺，避免使用抗血小板和抗凝药物。

常染色体显性遗传性脑动脉病伴皮质下梗死和白质脑病（CADASIL）

定义 显性遗传性疾病，影响脑小血管导致卒中和白质脑病。

流行病学 伴有腔隙性脑梗死＋白质脑病的患者，年龄 < 65 岁患病率 2%，年龄 < 50 岁患病率 11%。

表现 伴有先兆的偏头痛（20% ～ 40%）、TIA 或卒中（60% ～ 85%）、情绪障碍（20%）、进行性认知功能（执行功能、注意力、记忆力）损害（10%）、癫痫发作（5% ～ 10%）。

诊断 MRI 可见 T2 或 FLAIR 白质病变，特别是外囊、颞极。其他包括 Notch3 基因突变，皮肤活检提示血管壁嗜锇颗粒沉积。

治疗 多奈哌齐治疗认知功能损伤、心血管风险调整、偏头痛治疗等试验性治疗［*Neurol Clin Pract*，2019，9（3）：277-278］。

RPD 的感染性病因

大多数感染性 RPD 病例是常见中枢神经系统感染性疾病的非典型表现（病程缓慢）。最常见的原因是：HSV、CMV、EBV、肠道病毒、WNV、东方马脑炎（EEE）、HIV、梅毒、神经莱姆病、神经系统囊虫病（NCC）。

狂犬病 表现为行为和神经精神异常（如躁动、行为怪异、幻觉、极度兴奋），通常会迅速发展为昏迷。

多瘤病毒（JCV、BKV） 通常患者伴有多灶性神经功能缺陷或脑膜脑炎。

HIV 4 种情况与 RPD 有关：①艾滋病-痴呆复合征（通常艾滋病晚期）；②血清转化期间；③在开始高效抗反转录病毒治疗（HAART）时神经免疫重建炎症综合征（IRIS）；④机会性感染。苯丙胺＋ HIV →加速 HIV 痴呆。

神经系统囊虫病（NCC） 在发达国家很罕见，但却是世界上最常见的中枢神经系统寄生虫病。由猪带绦虫引起，典型者伴有局灶性神经系统体征或癫痫发作，但 12.5% 的病例伴有痴呆［*Neurology*，2010，74（16）：1288-1295］。**诊断**：特征性神经影像学表现（囊性病变、孤立性强化或点状钙化样病灶），组织学或眼底镜检查可见寄生虫，血清或脑脊液抗囊虫抗体阳性。颅内囊性病变自发消退，或使用阿苯达唑或吡喹酮治疗后消退（见"神经系统感染性疾病"章节）。

COVID-19 SARS-CoV-2 相关的中枢神经系统并发症包括脑病和脑炎等［*J Med Virol*，2021，93（1）：206-222］，其被认为是由于缺氧、代谢或炎症级联反应所致。可见 T2 FLAIR 序列中皮质或皮质下改变。在脑脊液中很少能检测到病毒。嗅觉丧失或味觉缺失、干咳、呼吸困难等症状可能有助于与其他脑病鉴别。

神经梅毒 由苍白密螺旋体引起；临床表现多变，包括脑膜炎、脑膜血管综合征、脊髓痨、共济失调、多发脑神经病变、瘫痪、脑积水，可能发展为伴有额颞叶体征的痴呆。**诊断**：临床神经系统或眼科体征，血清密螺旋体试验，脑脊液 VDRL，脑脊液细胞增多和蛋白质升高。**治疗**：静脉注射青霉素 10 ～ 14 天。治疗初期可出现 Jarish Herxheimer 反应或症状恶化，因此在治疗的前几天可使用激素作为辅助治疗。

亚急性硬化性全脑炎（SSPE） 继发于中枢神经系统麻疹病毒感染，发生于麻疹常见国家的患者中；儿童＞＞成人。**表现**：痴呆（慢性进行性或 RPD）、癫痫发作、肌阵挛、共济失调、强直、视觉症状。随后出现痉挛性四肢瘫、弥漫性反射亢进和病理征阳性、昏迷。**诊断**：①在合适的临床条件下，麻疹抗体↑（血清和脑脊液）；②脑电图呈周期性复合波和 3 ～ 10 Hz 尖波伴肌阵挛。

中枢神经系统 Whipple 病 继发于**惠普尔养障体**（*Tropheryma whipplei*）的罕见但可治疗的细菌感染性疾病。**流行病学**：任何年龄均可发病，通常为 40 ～ 70 岁（平均 50 岁）。**表现**：典型表现为腹泻、腹痛、体重下降、关节痛、消瘦、发热、淋巴结肿大，15% 无胃肠道症状和体征。中枢神经系统受累情况：约 5% 患者有神经系统症状和体征，约 45% 出现亚临床表现；70% 出现认知障碍，40% 出现精神症状。其他常见的症状或体征：眼外肌麻痹、肌阵挛、癫痫、无菌性脑膜炎、下丘脑受累、共济失调、局灶性体征。"典型三联征"：痴呆、眼肌麻痹、肌阵挛（＜10% 的病例出现，但特异性较高）。眼-咀嚼肌节律性运动，为特征性表现（但不常见）。**诊断**：脑脊液蛋白质↑，50% 病例出现淋巴细胞↑。MRI 表现无特异性。空肠活检可见泡沫状巨噬细胞中过碘酸-希夫（PAS）阳性包涵体或**惠普尔养障体**，空肠活检或脑脊液的 PCR。**治疗**：甲氧苄啶-磺胺甲噁唑（TMP/SMX）160/800 mg 口服 2 次 / 日 ×（1 ~ 2）年，联合服用叶酸。二线疗法包括青霉素 G、青霉素 VK、阿莫西林。

RPD 的中毒-代谢性病因

烟酸缺乏　**糙皮病**（"粗糙的皮肤"），参见"毒物中毒和维生素缺乏"章节。

重金属（砷、汞、铝、锂、铅）中毒　通常可致严重急性脑病，患者皮肤潮红，在数小时至数天起病，常较 RPD（数周至数月）发展更快；可表现为 RPD。

锰中毒　主要发生在矿工身上。帕金森综合征为主要特征，可以表现为 RPD。

铋中毒　过度使用含铋的药物，如次水杨酸铋（用于消化性溃疡病、腹泻）。典型症状为淡漠、轻度共济失调、头痛，可发展为肌阵挛、构音障碍、严重的精神错乱、幻觉、癫痫、死亡。中毒范围：> 50 μg/L。

成人起病的代谢性或线粒体疾病

共同特征　乏力、痉挛、共济失调，进展通常缓慢，但极少情况下迅速进展。

卟啉病　胃肠道症状，不明原因疼痛，新药物加重症状或体征，波动病程。

成人起病的异染性脑白质营养不良（MLD）　极少情况下发生 RPD。其他脑白质营养不良也可以在极少情况下发生成人起病的 RPD（如 X- 连锁肾上腺脑白质营养不良）。

Kufs 病　罕见，成人型神经元蜡样脂褐质沉积症。**表现**：成年早期发病，进行性肌阵挛性癫痫，± 精神症状或体征，± 紧张症。

线粒体疾病　包括线粒体脑肌病伴乳酸酸中毒和卒中样发作（MELAS）、肌阵挛性癫痫伴破碎红纤维（MERRF）、Kearns-Sayre 综合征。极少患者表现为 RPD。其他症状包括偏头痛、精神症状、乏力、恶心、呕吐或胃肠道症状、听力或视力障碍。**诊断**：乳酸或丙酮酸、血浆氨基酸、尿液有机酸、MR 波谱成像，肌肉活检，基因检测。**治疗**：辅酶 Q10、线粒体病鸡尾酒疗法。

神经棘红细胞增多症　疾病谱包括舞蹈病-棘红细胞增多

症、McLeod 综合征、泛酸激酶相关神经退行性疾病、亨廷顿病样疾病。出现与红细胞形状异常（即棘红细胞）相关的神经退行性舞蹈病，认知、行为、神经精神障碍常见，有时伴癫痫发作。成人早中期发病。没有特定的治疗方式。

Wilson 病（*Lancet*，2007，369：397）

定义 铜代谢异常的常染色体隐性遗传病。

流行病学 患病率 1∶（3～10）万，发病年龄 5～35 岁。

表现 神经精神异常（40%～50% 患者的初始表现），包括帕金森综合征、震颤、肌张力障碍、行为异常、精神症状。其他症状包括肝硬化、K-F 环。

诊断 肝功能异常、血清铜蓝蛋白、血清 Cu、24 h Cu、肝活检、*ATP7B* 基因检测。

治疗 螯合剂（青霉胺、曲恩汀、锌），肝移植。

RPD 的自身免疫性病因

桥本脑病或类固醇反应性脑病伴自身免疫性甲状腺炎（SREAT）

流行病学（*J Neuropsychiatry Clin Neurosci*，2011，23：384）患病率约 2/10 万，发病年龄为 45～55 岁，女性占 80%。与自身免疫性甲状腺病、SLE、1 型糖尿病、干燥综合征相关。

表现 非特异性病程。使用类固醇后症状快速改善（96%）。前驱症状（并不总是存在）包括抑郁、人格改变、精神病。进行性或波动性脑病伴注意力不集中、执行功能减退、记忆障碍、躁动或嗜睡（65%）、癫痫发作（59%）、精神病（27%）、肌阵挛（42%）、卒中样发作（18%）、幻觉。

诊断 86% 伴有抗甲状腺过氧化物酶（抗 TPO）抗体增高，48% 伴有抗甲状腺球蛋白（抗 TG）抗体增高。大多数病例为甲状腺功能正常或亚临床甲状腺功能减退。抗 TPO 抗体水平与疾病严重程度无关，抗 TPO 抗体阴性病例罕见。在 10% 的人群中，抗 TPO 抗体是增高的；抗体阳性比例的增高与年龄及女性相关。MRI（约 45% 异常）、脑电图（约 89% 异常，通常为慢波，有时出现尖波）、脑脊液（约 71% 异常，通常总蛋白增高），脑活检无特异性改变。

治疗 皮质类固醇反应性是一个决定性特征。初始启动静脉高剂量甲泼尼龙 1 g/d×（3～5）天。过短的疗程可导致复发。序贯口服泼尼松 1～2 mg/（kg·d），缓慢减量。如复发，再次甲泼尼龙冲击治疗。治疗持续时间不等（4～6 个月至 10 年）。在复发-缓解型病程中，可使用类固醇替代制剂，如 IVIG、血浆置换、硫唑嘌呤、环磷酰胺、羟氯喹、甲氨蝶呤、利妥昔单抗。

边缘系统脑炎（LE）

表现 亚急性失忆症（顺行性短期记忆减退，± 逆行性记忆减退）、精神病、过度兴奋、幻觉、癫痫发作、人格改变、睡眠障碍、± 脑干受累。

合并肿瘤情况 小细胞肺癌（75%；其中，50% 抗 Hu 抗体阳性）、生殖细胞肿瘤（卵巢、睾丸）、胸腺瘤、霍奇金淋巴瘤、乳腺癌。LE 可能比肿瘤诊断早数周至数月，极少提前数年。

抗体（表 26-1） ①神经元内抗体：抗 Hu、抗 Ma2/Ta、抗 CV2/CRMP-5、抗 amphiphysin 抗体。② T 细胞介导的细胞外抗体：抗 NMDA、抗 DPPX、抗 AMPA、抗 $GABA_b$、抗 VGKC（LGI1、CASPR2）、抗 D2、抗 mGluR5 抗体。③ B 细胞介导的抗体。

诊断 MRI 可见颞叶内侧的 T2 或 FLAIR 异常信号。脑电图可见慢波、癫痫波。腰穿可见轻度脑脊液蛋白质、白细胞增高。血清或脑脊液的 LE 抗体谱。肿瘤筛查包括胸腹盆 CT-PET、盆腔或睾丸超声检查、乳腺 X 线片。

治疗 肿瘤切除、激素（1 g 甲泼尼龙 ×5 天）、IVIG（0.4 g/kg×5 天）、血浆置换。长期治疗可考虑利妥昔单抗、环磷酰胺、其他靶向免疫疗法［*Sem Resp Crit Care Med*，2017，38（6）：807-820］。

抗 NMDA 受体脑炎（*Neurology*，2012，11：1094）

流行病学 中位起病年龄 23 岁，范围 5～76 岁，80%～91% 为女性，59% 伴有肿瘤（卵巢或睾丸畸胎瘤最常见，神经母细胞瘤及霍奇金淋巴瘤很少见）。

表现 前驱症状（86%）包括起病数天或数周前出现发热、头痛、恶心、呕吐、腹泻、上呼吸道感染症状。77% 患者表现为精神症状（焦虑、失眠、恐惧、过度兴奋、妄想、躁狂症），23% 患者出现神经系统症状（顺行性短期记忆力减退、语言减少，运动障碍占其中的 86%）。病情进展可出现重复言语、缄默、解离征、紧张症、昏迷，66% 出现低通气、69% 出现自主神经症状、76% 出现癫痫。

表 26-1　抗体介导的边缘系统脑炎特征（*J Neurol*, 2010, 257: 509）

抗体	肿瘤	年龄和性别	检查异常	临床表现
抗 Hu（ANNA-1）	98%：小细胞肺癌，神经母细胞瘤，前列腺肿瘤	55～65 岁，女＞男	MRI：50% 腰穿：72% EEG：86%	游走性红斑、亚急性感觉神经病、LE、小脑症状
抗 Ma2（抗 Ta）	96%：生殖细胞瘤，睾丸，肺部肿瘤	21～82 岁，男＞＞女（Ta）男＝女（Ma2）	MRI：82%～95% 腰穿：72%～85%	LE、脑干、小脑、下丘脑症状
抗 CV2（抗 CRMP-5）	98%：小细胞肺癌，胸腺瘤，肾细胞肿瘤	50～70 岁，女＝男	MRI：? 腰穿：86%	神经病变、小脑症状、LE、舞蹈症、游走性红斑、视神经炎
抗 VGKC（LGI1，CASPR2）	31%：小细胞肺癌，胸腺瘤	30～80 岁，男＞女	MRI：40%～85% 腰穿：25%～41%	Isaac 或 Morvan 综合征、神经性肌强直、快速眼动（REM）睡眠障碍、癫痫发作、LE
抗 NMDA 受体	9%～56%：卵巢，睾丸畸胎瘤	5～76 岁，女＞＞男	MRI：50%～55% 腰穿：80%～95% EEG：约 100%	前驱症状、LE、精神症状、自主神经症状、低通气
抗 amphiphysin	95%：乳腺肿瘤、小细胞肺癌	28～84 岁，女＝男	MRI：8% 腰穿：61%	LE、游走性红斑、僵人综合征、小脑症状、自主神经症状
抗 AMPA 受体	70%：肺、乳腺、胸腺肿瘤	38～87 岁，女＞＞男	MRI：90% 腰穿：90%	LE、嗜睡、视幻觉
抗 GABA$_b$ 受体	47%：小细胞肺癌	16～77 岁，女＝男	MRI：63%～66% 腰穿：60%～90% EEG：74%	LE、癫痫发作、共济失调、眼阵挛-肌阵挛综合征

诊断　MRI：50% 患者在正常范围内，其他表现包括内侧颞叶、皮质、基底节、小脑、脑干的非特异性 T2 或 FLAIR 异常信号。脑电图：几乎 100% 异常（慢波、癫痫样波、30% 出现"极度 δ 刷状波"）。腰穿：80%～95% 异常，出现蛋白质、白细胞增多，寡克隆区带（OCB）阳性。其他：抗体极少出现血清阴性而脑脊液中阳性的情况。盆腔或睾丸超声。

治疗　肿瘤切除、激素、IVIG、血浆置换（伴有自主神经紊乱者需谨慎），如果需要，可加用长期免疫抑制剂治疗。75% 患者恢复后遗留轻微症状。

自身免疫性 GFAP 星形胶质细胞病（*JAMA Neurol*，2016：1297-1307）

由于对星形胶质细胞中表达的胶质纤维酸性蛋白（GFAP）的自身免疫反应而引起的脑膜炎–脑脊髓炎或其他特定形式的疾病。

表现　发热、头痛、亚急性脑病、姿势性震颤、共济失调、脊髓炎和（或）视力障碍，有时可伴副肿瘤。

诊断　脑脊液 GFAP-IgG。脑 MRI 出现线性、垂直于脑室的白质内血管周围强化，伴或不伴软脑膜增强。

治疗　初始高剂量静脉激素，± 必要时长期免疫抑制剂。

Celiac 病

系统性自身免疫性疾病，对谷蛋白敏感，可导致小肠黏膜炎性或萎缩性病变。10%～23% 有神经系统症状而不伴有胃肠道症状。可能与其他自身免疫性疾病相关（如糖尿病、类风湿关节炎、干燥综合征、甲状腺疾病、胶原血管病、肝病、IgA 缺乏）。

表现　①胃肠道：吸收障碍的症状或体征，如腹泻、脂肪泻、营养和维生素缺乏；②皮肤：疱疹样皮炎；③神经系统表现：共济失调、神经病变、神经精神症状或体征、癫痫、头痛、痴呆。

诊断　血清抗麦胶蛋白 IgA 或 IgG 和（或）抗 TG2 抗体（替代抗肌内膜抗体）增高；抗 TG6 抗体是神经系统症状最具敏感性和特异性的指标，抗 TG3 抗体对应皮肤症状。不明确的病例中 HLA DQ2.5 或 DQ8 检测。肠道活检（在神经系统症状为主的疾病中可能是阴性，但可伴有 IgA 沉积）。

治疗　无麸质饮食。

神经结节病

占结节病患者的 5%；一些患者出现 RPD，± 多发脑神经病变。

诊断 注意必须除外其他肉芽肿性疾病（如结核）。MRI 表现多变，常见的形式包括：①颅底肉芽肿性病灶伴强化，特别是下丘脑区；② T2 序列白质非强化病灶；③颅底软脑膜增厚（类似慢性脑膜炎）；④ DWI 序列表现类似 CJD。胸部 CT 可能见到肺门淋巴结肿大。脑脊液：正常范围，或轻度蛋白质增高及淋巴细胞增多。约 50% 的病例中血清或脑脊液 ACE 增高，为非特异性。对于伴有非干酪样肉芽肿病变（一般为肺部病变）的患者，明确诊断需要活检。

治疗 激素、IVIG、血浆置换。

RPD 的肿瘤性病因

- 原发性和继发性恶性肿瘤可表现为 RPD，大多数都很容易通过影像学识别。
- 其他引起 RPD 的肿瘤有：①血管内淋巴瘤（IVL）；②原发性中枢神经系统淋巴瘤；③淋巴瘤样肉芽肿病；④ Waldenstrom 巨球蛋白血症；⑤大脑胶质瘤病。

血管内淋巴瘤（又名嗜血管性淋巴瘤）

定义 罕见的弥漫性大 B 细胞淋巴瘤（diffuse large B-cell lymphoma，DLBCL）亚型；小血管内淋巴细胞的克隆性增殖，可极少或不累及周围实质组织。

通常在外周血中无淋巴瘤细胞，在脑脊液中无淋巴瘤细胞。女性＝男性，约每 100 万 DLBCL 患者中有 1 人患病，无已知的危险因素，在 DLBCL 患者中也极少出现。4 种常见表现：①中枢神经系统症状；②皮肤症状；③不明原因发热；④嗜血细胞综合征。

中枢神经系统表现 症状或体征多变，包括局灶性运动或感觉体征；全身乏力、精神状态改变、RPD、精神症状、癫痫发作、构音障碍、共济失调、眩晕、一过性黑矇。**鉴别诊断**：卒中、ADEM、GBS、中枢神经系统血管炎、MS。

诊断 MRI 表现为多灶性 T2 高信号、T1 斑片状强化，± 水肿，提示不同时期的病灶；类似小血管缺血灶和脱髓鞘灶。MRI 也可能正常。血清学表现非特异，可见血清 ESR、LDH 增高。脑脊液可见总蛋白增高，淋巴细胞增多（但大多数细胞学检测结果阴性），±IgH 基因重排（通过 PCR 检测）。通常需要脑活检明确诊断。

淋巴瘤样肉芽肿病

定义 EBV 相关的全身血管破坏性淋巴增殖性疾病。典型可伴肺部受累，可累及多个肺外部位。

流行病学 罕见疾病；男性＞女性（2:1），年龄一般＞60 岁。通常与免疫功能障碍疾病相关，如干燥综合征、慢性病毒性肝炎、类风湿性关节炎、肾移植、HIV。

病理 "富含 T 细胞的 B 细胞淋巴瘤"，为 B 细胞淋巴瘤（恶性，单克隆 B 细胞增多伴 EBV 感染），与良性（多克隆的）T 细胞反应活跃相关。诊断三联征包括：①多态性淋巴细胞浸润；②继发于动脉和静脉淋巴细胞跨壁浸润的血管炎；③肉芽肿病（淋巴结中央坏死；非肉芽肿）。

表现 肺部受累（＞95%）、皮肤（50%）、中枢或周围神经系统（25%），肾、肝较少见；晚期可出现淋巴结、脾、骨髓受累。器官或系统受累的特异性症状或体征：①肺部症状，如咳嗽、呼吸困难、±肺炎，咯血（提示肺空洞性病变）；②系统性症状（"B 症状"），如发热、体重减轻、倦怠或不适感；③皮肤症状或体征，如片状红斑、丘疹和团块，通常在肢体近臀部处，经常伴有皮肤疼痛感；④中枢或周围神经系统症状，如淋巴细胞浸润脑膜、脑血管、周围神经（约 25%），可有占位性病变，可表现为 RPD；⑤肾脏方面，临床典型疾病不常见（不同于 Wegener）；⑥肝脏方面，约 10% 患者出现肝大。

鉴别诊断 其他肺部肉芽肿疾病，如支气管肉芽肿病和 Churg-Strauss 综合征（过敏性血管炎和肉芽肿病）、坏死性结节病性肉芽肿病、Wegener 肉芽肿病。其他类型的恶性淋巴瘤，如霍奇金淋巴瘤、鼻血管中心性淋巴瘤、非霍奇金淋巴瘤。

诊断 实验室检查异常不具特异性。实验室检查：全血细胞计数（CBC）提示白细胞减少（20%）、淋巴细胞减少（33%）。T 细胞亚群可能出现 CD4 细胞计数低。血细胞比容在正常范围或轻度增高，ESR 在正常范围或中度增高；肌酐、肝功能通常正常。影像学：胸部 X 线片、胸部 CT，通常无特异性表现；在肺下部和外周肺野可见双侧结节或肿块（80% ~ 100%）、胸腔积液（33%）、肺炎或大的肿块样病变（30%）、结节内空腔（30%）、气胸（5%）。肺门和纵隔淋巴结病罕见→需考虑其他诊断或可能转化为侵袭性淋巴瘤。脑 MRI：病变呈现 T1 等信号或高信号，T2 高信号；可能呈点状和线性强化（对脑深部血管炎症相对特异）。诊断需依靠活检，以分析细胞表型、克隆性、EBV 感染。

治疗 没有明确疗法，激素、IFN-α 2b、局部放疗、更昔洛韦、利妥昔单抗的作用不明确。

并发症 ①可转化为高级别淋巴瘤（13% ~ 47%）。②进展性肺部疾病伴呼吸衰竭→气胸、感染、出血。可出现癫痫、精神错乱、单神经病、尿崩症。

预后 中位生存期约 14 个月，> 60% 患者在 5 年内死亡。死因通常为呼吸衰竭、败血症或咯血。预后不良因素：年龄 < 30 岁、神经病变或肝病、白细胞减少、全血细胞减少、失能。

淋巴浆细胞性淋巴瘤 ［Waldenstrom 巨球蛋白血症（WM）］

定义 B 淋巴细胞恶性克隆增殖性疾病→IgM 水平↑↑。症状继发于 IgM 副蛋白增多及骨髓和其他组织的恶性细胞浸润；与多发性骨髓瘤（multiple myeloma，MM）相似，除了①WM 中常见器官肿大（在 MM 中不常见），②溶性骨病变和肾病在 WM 中不常见（在 MM 中常见）。极少情况下，在高黏滞综合征或 Bing-Neel 综合征背景下可表现为 RPD（当恶性淋巴浆细胞侵袭中枢神经系统时）。在有相关疾病的家族中，可出现骨髓瘤（多发性或浆细胞瘤）、浆细胞白血病、淀粉样变、冒烟型骨髓瘤、MGUS、WM。

流行病学 在美国每年有 1500 例病例确诊，占约 2% 的恶性血液病。白人发病率较高；主要为老年人，中位年龄 65 岁，男性稍多于女性。

中枢神经系统表现 ①精神状态改变（昏睡、嗜睡、昏迷）。②高黏滞综合征：头痛、眩晕、共济失调、听力减退、精神错乱、卒中。③ Bing-Neel 综合征：精神错乱、记忆丧失、定向障碍、癫痫发作、白质脑病、瘫痪；可表现为 RPD。④眼科表现，如视盘水肿、香肠状视网膜静脉（扩张、曲折）、出血。⑤硬膜外脊髓压迫，出现二便障碍、感觉缺失、背痛、瘫痪。⑥软脑膜浸润，出现头痛、脑积水、多发脑神经病变。⑦副肿瘤综合征，出现小脑变性、运动神经元病。⑧高钙血症，出现头痛、癫痫发作、乏力、精神错乱、昏睡、昏迷。

检查 诊断需要①单克隆 IgM 明显增加，②发现恶性细胞（通常通过骨髓活检）。

实验室检验：

● 全血细胞计数、涂片：血细胞比容↓（正细胞正色素性，在 80% 患者中出现）、白细胞↓、血小板↓。

- 外周血涂片：可能出现浆细胞样淋巴细胞、缗钱状红细胞。
- 乳酸脱氢酶（LDH）、尿酸水平、ESR、肝功能、总蛋白水平、白蛋白-球蛋白比值：ESR、CRP、尿酸常升高，肌酐有时升高，约 4% 患者出现高钙血症，LDH↑（提示 WM 组织受累程度）。
- RF、冷球蛋白、直接抗球蛋白试验、冷凝集素滴度：可能为（＋）。
- β_2 微球蛋白（非特异性，水平增高与疾病负担相关）。
- 凝血试验：PT、PTT、纤维蛋白原水平可异常。
- 血浆黏滞度增加。
- 尿蛋白电泳（UPEP）：轻链（Bence Jones 蛋白在约 40% 病例呈阳性，在约 3% 病例中大于 1 g/d）。
- 血清蛋白电泳（SPEP）：可能出现单克隆蛋白剧增，但不能证明剧增的是 IgM。
- 免疫电泳和免疫固定：识别免疫球蛋白的类型、轻链的克隆性，以及副蛋白的单克隆性和定量。
- EMG 或 NCS：如果检查提示有周围神经病变。
- 脑脊液（在精神状态改变患者中）：可能显示蛋白质增多，IgM 副蛋白。

影像　胸部 X 线片：± 浸润、结节、积液，充血性心力衰竭证据。腹盆部 CT：可能显示淋巴结病、肝脾大。脊柱 MRI：可能显示骨髓受累（约 90% 的病例）。

大脑胶质瘤病（又名浸润性弥漫性星形细胞增多症）

罕见。弥漫性神经胶质细胞过度生长，伴≥ 2 个脑叶的浸润。任何年龄发病，通常是 40 ～ 50 岁。患者通常伴有轻度功能缺陷，可能有 RPD。MRI 可见弥漫性浸润，占位效应轻微，无坏死，大多数病灶不强化。预后差。1 年生存率约 50%，3 年生存率约 25%，5 年生存率约 5%。治疗方面，无法手术；迄今为止，尚未发现化疗可提高存活率；一些研究仍在进行中。

RPD 的神经退行性病因

克雅病（CJD）[*Lancet Infect Dis*，2020，20（1）：e2-e10]

流行病学　发病率约每年 1/100 万。约 85% 为散发性（sporadic CJD，sCJD），约 15% 为遗传性（常染色体显性遗传），包括 gCJD、Gerstmann-Straussler-Scheinker 综合征、致死性家

族性失眠症（FFI）；＜ 2% 为获得性，包括医源性、变异型（variant CJD，vCJD）、库鲁病。潜伏期或临床前期时间长（通常数年至数十年）。

散发性 CJD（sCJD）（*Neurologist*，2011，17：67-74）

流行病学 通常起病隐匿；年龄 50 ～ 70 岁，女性＝男性；中位生存期 5 个月，85% 在 1 年内死亡。

机制 $PrP^c \rightarrow PrP^{Sc}$ 导致蛋白质折叠方式改变（从 α 螺旋→ β 折叠）。表型由 129 号密码子多态性（MM、MV、VV）＋蛋白酶消化（1 型或 2 型）决定。可导致不同的表型，如认知功能障碍（MM1、MV1、MM2、VV1）、共济失调（VV2、MV2）、散发性家族性失眠（MM2）和不同的蛋白酶敏感的朊蛋白病伴精神或额叶症状（通常为 VV，1、2 型消化酶阴性）。一些混合的 1 型和 2 型伴有混杂表型。

sCJD 的改良 WHO 临床标准（*Brain*，2009，132：2659）
- 很可能的 CJD（敏感度 98%，特异度 71%）：①进行性痴呆＜ 2 年，伴肌阵挛、视觉或小脑症状或体征、锥体或锥体外系症状或体征、无动性缄默症中 2 个及以上症状或体征；②脑电图为周期性尖波复合波（periodic sharp-wave complexes，PSWC），脑脊液 14-3-3 蛋白阳性，或 MRI T2 或 DWI 序列可见基底节、丘脑、皮质病变。
- 可能的 CJD：与"很可能的 CJD"诊断标准相同，但不满足脑电图、脑脊液或 MRI 标准。

临床表现 典型表现：①认知功能异常，包括记忆、执行、语言（39%）、小脑（21%）；②行为或精神方面，包括抑郁、焦虑（20%）；③躯体症状，包括头痛、头晕、疲劳、睡眠障碍（20%）、感觉（11%）、运动（9%）、视觉（7%）。疾病进展可出现痴呆、进行性皮质功能异常体征（失语、失用症、锥体束征）、运动障碍（肌阵挛、强直、舞蹈–手足徐动症）、无动性缄默。

诊断 需同时排除可治性病因。

（1）脑活检：为诊断的金标准（在尸检时，可能的问题是给外科医生带来终身风险，以及手术成本：手术使用的设备通常需被丢弃）。

（2）MRI：FLAIR 和 DWI 敏感度为 92%，特异度为 94%（*Neurology*，2004，163：443）。典型的 MRI 表现为皮质高信号（"皮质飘带征"）和（或）纹状体高信号。可能存在不对称、局灶性或大脑半球病变 [*Radiographics*，2017，37（1）：234-257]。无白质病变或增强病变。可能的模拟病（通常很容易区分）：①纹状体高信号，如神经丝包涵体病、Wilson病、Wernicke脑病、血管炎、抗CV2抗体副肿瘤病。②皮质飘带征，如癫痫、血管炎、自身免疫性或副肿瘤性疾病。

（3）脑电图（*Neurol Clin*，2007，25：783）：早期可出现非特异性弥漫性或局灶性慢波。疾病进展后可出现1～2 Hz三相波（"周期性尖波复合波"）。**周期性尖波复合波**［PSWC，又名全面性周期性放电（GPD）］：敏感度在病程的重复测试中为50%～65%，特异度约90%（在诊断正确的情况下；但GPD也发生在其他情况下，如AD、路易体痴呆、血管性痴呆、桥本脑病、中毒–代谢性脑病）。

（4）脑脊液：提示实验室疑诊CJD。脑脊液常规检查通常正常。可能有轻度的蛋白质增多和OCB阳性。14-3-3蛋白在既往的meta分析中敏感度为92%，特异度为80%。鉴别诊断方面，鉴别神经退行性疾病的特异度为95%～97%，而鉴别可逆性RPD的特异度为82%～87%（*Brain*，2012，135：3051）。联合总tau蛋白和NSE，可使灵敏度和特异度均大于90%。

（5）实时震动诱导转化（RT-QuIC）PrP：脑脊液敏感度77%，特异度100%；鼻刷分泌物敏感度97%，特异度100%（*NEJM*，2014，371：519）。此方法敏感度和特异度超过14-3-3或tau蛋白生物标志物（*Neurology*，2018，91：331-338）。

变异型 CJD（vCJD）（*Ann Neurol*，2008，64：97）

比"传统的"sCJD发病更早；年龄12～74岁，中位年龄29岁，病程更长。起病最早出现精神症状，持续大于6个月。后出现神经系统症状或体征，如痴呆、共济失调、感觉减退、运动障碍（舞蹈病、肌痉挛、肌张力障碍）。可能是通过饮食传播的人畜共患疾病。与牛海绵状脑病有关，通常129号密码子为MM。**脑电图**很少出现PSWC或GPD（不同于sCJD）。**MRI**与sCJD相似，但具有"丘脑枕征"（丘脑枕相对壳核更亮）。如果可以的话，**行扁桃体活检**，而不是脑活检。可出现淋巴网状朊蛋白沉积的独特特征。**尿液PrP^{Sc}**的敏感度为93%，特异度为100%（*NEJM*，2014，371：530）。

医源性 CJD

通过受污染的材料或组织进行医源性传播，如人类生长激素、尸体硬脑膜移植物等。

Gerstmann–Straussler–Scheinker 病

罕见（约1/10 000万）。常染色体显性遗传，发病时间约为40岁。**特征**：小脑变性（共济失调、不协调）、痴呆（无肌阵挛）。从起病到死亡时间为2～10年。**诊断**：家族史、朊蛋白（PrP）基因突变。

致死性家族性失眠症

首次出现在意大利的家族。通常在 13 个月内死亡。通常为常染色体显性遗传。可以是散发性的（MM2 或丘脑型 sCJD）。**特征**：进行性失眠、梦境样精神混乱状态、记忆力下降、自主神经功能异常（高血压、心率增快、多汗症、体温过高）。MRI、EEG、14-3-3 蛋白通常正常。

CJD 与常见神经退行性疾病的非典型表现对比

很少表现为 RPD 的疾病：阿尔茨海默病（AD）、路易体痴呆（DLB）、皮质基底节变性（CBD）、额颞叶痴呆（FTD）、进行性核上性麻痹（PSP）。其缺乏 CJD 的 MRI 和脑电图特征，需要寻找潜在的系统性病因（如未诊断的癌症），以揭露失代偿性神经退行性痴呆。

- CBD、DLB、迟发性 AD、血管性痴呆（VAD）（继发于 AD 和 VAD 的混合性痴呆非常常见）的症状或体征可与 CJD 类似：肌阵挛、锥体外系体征。
- DLB：典型者伴症状的快速波动，如在觉醒和认知、帕金森症状、生动形象的视幻觉等方面；极少患者脑电图可见 PSWC 或 GPD（与 CJD 重叠之处）。
- FTD：典型的"额叶综合征"（行为、认知-执行功能障碍、人格改变→痴呆），语言功能障碍。
- CBD：典型的"皮质基底节"综合征（痴呆、帕金森综合征、异己手综合征、肌阵挛），视觉性感觉运动障碍。所有这些都可能发生在 CJD 中。
- 典型的 PSP：病程早期出现跌倒、构音障碍、执行功能障碍、对称的运动迟缓、躯干性姿势平衡障碍、失语症。
- 原发性进行性失语（PPA）综合征：主要的始发症状为进行性语言功能障碍，包括词序、语法、发音、找词或示意困难；通常发病年龄较小（＜ 65 岁）。病因方面约 1/3 为 AD，约 2/3 为 FTLD。
- 大脑后动脉（PCA）综合征：主要的始发症状为进行性视空间障碍，包括 Balint 综合征、部分性 Gerstmann 综合征、视野缺损所致的失读、观念运动性失用、面容失认。通常发病年龄较年轻（＜ 65 岁）。病因方面约 2/3 为 AD，约 1/4 为 DLB，＜ 10% 为 CJD、CBD 或朊蛋白病。
- 神经丝包涵体病（NIBD）：仅有少数病例报道，持续时间 2 ～ 4 年（发病至死亡时间）。临床上类似于 FTD 或

CBD。

- Fahr 病：基底节钙化为特征。出现运动和神经精神异常。通常进展非常缓慢，但已有报道出现 RPD 的表现。

- 小脑认知综合征：罕见。脆性 X 相关性震颤 / 共济失调综合征、脊髓小脑性共济失调（SCA）、齿状核红核苍白球路易体萎缩症（DRPLA）、Gordon Holmes 综合征。

第 27 章 痴 呆

（John R. Dickson，Alessandro Biffi）
（陈思霨 译 孙永安 审校）

概述

定义

（**1**）获得性认知功能损害或行为障碍≥ 2 个下述领域：①记忆（学习新信息或回忆先前所学信息的能力）；②语言；③执行功能（计划、组织、排序或相关能力）；④视空间能力；⑤直觉能力（以完整的基本感觉识别人或物）；⑥实践能力（以完整的基础感觉运动能力熟练完成任务的能力）；⑦其他智力（如计算力）；⑧社会或情感能力（如调节压力，与他人适宜的沟通）。

（**2**）基础的注意力保留（即没有脑病）。

（**3**）影响复杂的日常生活活动（activities of daily living，ADL）、社会或执行功能。

可根据时间进程进行细分：①**慢性痴呆症**：进展超过数月至数年。②**快速进行性痴呆**：亚急性病程，为数周至数月。③**谵妄**：与痴呆的区别在于注意力受损、快速起病（数小时至数天）、病程波动。然而，一些痴呆症在注意力上会有明显的波动，如路易体痴呆（见下文）。④**轻度认知障碍（MCI）和正常衰老**：根据对 ADL 的影响与痴呆进行区分（见下文）。

流行病学 衰老是最重要的已知危险因素（即年龄主要> 65 岁），遗传及获得性形式相对罕见。影响> 500 万美国人（65 岁以上患者中患病率为 1/10，85 岁以上患者中患病率为 1/3）。每年医疗花费超 2000 亿美元。

病因学（表 27-1） 最常见的病因为散发性阿尔茨海默病（AD）（在美国有 60% ～ 80% 的痴呆患者为此类）。在同一患者中出现多种病因非常常见（如 AD + VAD 的混合性痴呆）。其他病因：朊蛋白病、桥本脑病→参见"快速进展性痴呆"一章。痴呆伴运动障碍作为突出的临床特征→参见"运动障碍"一章。由于副肿瘤综合征所致的痴呆→参见"神经系统肿瘤"一章中副肿瘤综合征相关内容。

痴呆的诊断方法

病史

从患者及其家人获得细致的病史。通过特殊的护理来确定

表 27-1　痴呆的病因

特发性晚发型	感染性
阿尔茨海默病（AD）、痴呆伴帕金森综合征［路易体痴呆（DLB）、帕金森病痴呆（PDD）、进行性核上性麻痹（PSP）、皮质基底节综合征］、额颞叶痴呆（FTD）谱系病、朊蛋白病	朊蛋白病、艾滋病-痴呆复合症、梅毒、进行性多灶性白质脑病（PML，由 JCV 引起）
家族性	**炎症性**
成人起病：家族性 AD、FTD、锥体外系疾病［如家族性帕金森病、亨廷顿病（HD）、Wilson 病］、朊蛋白病、唐氏综合征、Kufs 病	血管炎、多发性硬化、副肿瘤性疾病、桥本脑病
	肿瘤性
儿童起病：神经元蜡样脂褐质沉积病、贮积症、肾上腺脑白质营养不良	原发性中枢神经系统肿瘤、大脑胶质瘤病、中枢神经系统转移瘤、原发性中枢神经系统或系统性非霍奇金淋巴瘤
中毒	**血管性**
酒精、金属（如重金属、铝或透析性痴呆）、一氧化碳、辐射诱发	弥漫性（Bingswanger 病）、血管性痴呆
	创伤性
代谢性	慢性硬膜下血肿、慢性创伤性脑病（拳击运动员痴呆）
维生素缺乏症（如维生素 B_1、B_{12}、烟酸）、慢性内分泌疾病（甲状腺功能减退、肾上腺功能不全、甲状旁腺疾病）。慢性代谢紊乱（慢性肾病、慢性肝病、慢性缺氧状态、线粒体疾病）	**其他**
	复发性非惊厥性癫痫发作、慢性难治性癫痫、正常压力性脑积水（NPH）

症状。初始症状尤其重要。考虑以下领域：①认知（如记忆、语言、实践能力）。②神经行为学（动机、睡眠、食欲）。③神经精神症状（情绪、幻觉、妄想）。④功能结局（ADL）。⑤其他神经系统症状（异常运动、跌倒、不平衡）。⑥病程时序：发病迅速，或病程——进展缓慢？波动式？阶梯式进展？⑦非神经系统症状，如发热、体重减轻、心肺功能异常、皮疹。⑧既往史可能提示潜在的病因。⑨药物治疗史。⑩家族史可能为家族性痴呆提供线索。⑪个人史可能具有揭示性（例如，吸烟→血管性痴呆或慢性肺疾病，酒精滥用→酒精性和营养缺乏相关的痴呆，多个性伴侣→ HIV 或梅毒）。

检查

分为精神状态、神经系统检查和一般内科检查。

一般内科检查 对于确定痴呆症的神经内科病因很关键。

精神状态 包括定向力、注意力、记忆、语言、执行功能、实践能力、视空间能力和智能。

标准化测试是有效的测查手段,包括简易精神状态检查(MMSE;灵敏度约70%,特异度约90%)以及蒙特利尔认知评估(MoCA;对MCI的灵敏度更高但特异度欠缺;常模数据资料可在 http://www.mocatest.org 获取)。

一般神经系统检查 脑神经(尤其是眼外肌运动异常)、运动功能(特别是对于帕金森综合征、运动神经元病)、感觉、反射(包括额叶释放征)、小脑、步态(特别是帕金森综合征、磁性步态)。

神经心理学评估 由神经心理学家进行的标准化测试,确定不同认知域的损害模式和程度;有助于评估情绪、精神症状、配合程度。

诊断性检查

实验室检测 考虑以下实验室检测但需个体化选择:基础检查(生化10项、尿素氮/肌酐、肝功能、Ca/PO_4、血常规、PT/INR、PTT、ESR/CRP)、内分泌检查(糖化血红蛋白、TSH)、代谢筛查(血脂、维生素 B_{12})、感染性(梅毒血清学、HIV)、腰椎穿刺(包括 Aβ/tau)。由病史和查体决定的其他实验室检查(如风湿病、血管炎筛查、毒物筛查、副肿瘤)。进行非实验室检测以除外其他疾病(如心电图、胸部X线片、经胸超声心动图)。

神经影像学 结构影像,脑MRI优于头颅增强CT。血管影像学检查(在疑诊血管性痴呆的病例中)。功能影像:单光子发射计算机断层扫描(SPECT)和正电子发射断层扫描(PET)测量静息脑血流和代谢。化学影像,包括MRS、Aβ/tau-PET,但尚未在临床中广泛应用。

其他检测 脑电图(如疑诊CJD、非惊厥性癫痫发作)、EMG和NCV(疑诊运动神经元病)、脑血管造影(疑诊中枢神经系统血管炎)、脑活检(诊断不明者)。基因检测,如额颞叶痴呆、亨廷顿病、家族性帕金森病、脊髓小脑性共济失调的检查。

主要痴呆症的鉴别(表 27-2)

表 27-2 主要痴呆症的临床鉴别

疾病	初始症状	神经心理检查	精神症状	神经系统检查	影像学/生物标志物
AD	记忆丧失（在大多数情况下），其他认知或行为症状也可能为始发症状	通常情景记忆丧失；其他认知或域亦可受损	通常正常，淡漠或抑郁也很常见	最初正常	内嗅皮质和海马萎缩，颞叶或顶叶萎缩或代谢下降；+淀粉样蛋白PET成像；脑脊液 Aβ 减低+tau 增高
FTD	淡漠，判断力和洞察力减退，表达或语言异常	额叶症状或执行功能，语言受损；视空间能力不受累	淡漠，脱抑制，情绪无常，丧失同理心，固执症，强迫症	由于可与 PSP 或 CBD 重叠，可出现垂直凝视麻痹、轴性僵直、肌张力障碍，异己手，或伴有运动神经元病	额叶和（或）颞叶萎缩或代谢慢，后顶叶不受累
DLB	视幻觉，快速眼动（REM）睡眠障碍，注意力波动，帕金森综合征，视空间能力受损	生命体征以及额叶症状或执行功能异常，容易躁安；早期记忆力保留	视幻觉，抑郁，妄想，睡眠障碍	帕金森综合征	后顶叶萎缩，枕叶代谢减慢或灌注减低
CJD	痴呆，情绪改变，焦虑，运动障碍，视觉症状	多变	抑郁，焦虑	肌阵挛，强直，帕金森综合征，皮质盲	皮质飘带征，基底节或丘脑 DWI 和 FLAIR 高信号
VAD	多变：淡漠，判断力或解决问题的能力减退，跌倒，局部无力	额叶症状或执行功能异常，认知迟缓；记忆可不受累	淡漠，抑郁	通常运动缓慢，认知迟缓也可正常	皮质和（或）皮质下梗死，融合的白质病变，痉挛；也可

Adapted with permission of McGraw Hill LLC, from Bird TD, Miller BL. Alzheimer's disease and primary dementias. In: Fauci AS, Braunwald E, Kasper DL, et al, eds. *Harrison's Principles of Internal Medicine*. 17th ed. McGraw-Hill; 2008: 2393-2406; permission conveyed through Copyright Clearance Center, Inc.

27
痴
呆

痴呆的治疗

疾病修饰药物治疗 无有效的药物。一些有治疗前景的药物正在试验中。

对症药物治疗 胆碱酯酶抑制剂治疗 AD 和 DLB。NMDA 受体拮抗剂治疗 AD。抗抑郁药治疗抑郁、焦虑。抗精神病药治疗躁动、精神病，通常使用非典型的抗精神病药［例如，优选喹硫平（思瑞康），与其他非典型药物相比锥体外系症状较少］；对于需要肠外药物治疗的急性严重躁狂，考虑静脉注射或肌内注射氟哌啶醇；DLB 患者使用抗精神病药物可诱发严重的不良反应。兴奋剂、儿茶酚胺增强剂、多巴胺能激动剂可治疗注意力不集中（证据有限）、嗜睡、冷漠。抗癫痫药物可用于稳定情绪（证据有限）。

共病治疗 可能会加重认知能力的下降。控制血管危险因素（戒烟，控制血脂、糖尿病），治疗肝肾疾病，纠正视力和听力（眼镜、助听器）；如果维生素 B_{12} 基线水平低，则补充维生素 B_{12}。

减少药物的使用 部分药物可能会加重认知能力的减退（如不必要的抗癫痫药物、镇静催眠药、麻醉剂、有抗胆碱能副作用的药物）。

行为和环境 组织或时间管理策略。增加生活中结构和秩序性（包括清洁生活区）。设置常规日程，注意睡眠卫生，注重记忆策略（记忆法、排练、提示卡）。限制酒精摄入。

认知训练 如有条件，进行认知康复。社会心理支持：团体支持，推荐社工。

安全措施 必要时加强对潜在有害情况的监管（如烹饪、管理药物、徘徊）。考虑对轻度痴呆患者进行驾驶能力评估，或停止中度痴呆患者的驾驶资格。

轻度认知障碍（MCI）

属于正常的认知功能和痴呆（最常见的是 AD）之间的过渡性诊断。有认知障碍主诉，神经心理评估有客观证据提示认知障碍，但①基本 ADL 相对保留；②工具性 ADL 处于最小损害状态。MCI 通常分为遗忘型或非遗忘型、单一认知域或多个认知域受累型［如遗忘型多认知域受累（记忆和语言）］。

病因学与发病机制 与痴呆症相同。

临床特征 认知功能缺损程度有限；MoCA 检测（灵敏度和特异度约 90%）对 MCI 更敏感，但特异度较 MMSE 差（灵敏度 18%，特异度 100%）。

诊断和检查 依靠神经心理评估诊断，检查与痴呆症相似。需要考虑合并精神疾病，包括焦虑和抑郁；药物影响、物质滥用、慢性疼痛可作为潜在的病因或加重因素。考虑评估血管风险（如吸烟史、血脂谱、糖化血红蛋白）。

预后及提示预后的检查 MCI→痴呆（年转化率为每年 5% ~ 15%）。转化成痴呆的风险与遗忘型 MCI、吸烟史、高脂血症、*ApoE4* 基因型、MRI 显示内侧颞叶萎缩、FDG-PET 显示颞顶叶低代谢、脑脊液 Aβ 水平提示脑淀粉样蛋白负荷等相关。少数人可能会恢复正常的认知能力。每年进行一次神经心理评估来随访。

治疗 目前没有药物治疗被证明可以降低转化为痴呆的长期风险，一些药物正在试验中。如果怀疑其潜在的病理改变是 AD，有时会开始使用胆碱酯酶抑制剂治疗（证据有限）。目前的预防策略：在"正常老龄化"之上，可使用非抗胆碱能药物（如 SSRI——舍曲林或西酞普兰）治疗共病性抑郁症。

阿尔茨海默病

组织病理学上的定义为大脑皮质的细胞外淀粉样斑块和神经元内神经纤维缠结（neurofibrillary tangle，NFT），与任何其他伴随的病理改变不成比例。

流行病学 西方国家最常见的痴呆类型，影响 10% 年龄 > 65 岁的人和 32% 年龄 > 85 岁的人。到 2050 年，每年间接和直接的医疗花费总计超过 1.1 万亿美元。老年和阳性家族史是最重要的危险因素。

病因 95% 散发；遗传＋环境因素（体现在 AD 同卵双胞胎的发病年龄、临床表现和持续时间均有显著不一致，包括家族型 AD）。头部外伤、血管性疾病、糖尿病、低教育水平可能增加患病风险。*APOE*（编码载脂蛋白 E）基因型→是散发性 AD 最重要的遗传风险调控因子；*E4* 等位基因所致的发病风险具有剂量依赖性，发病年龄更早，而 *E2* 等位基因则具有保护作用。< 1% 的病例为早发型（年龄 < 65 岁），为家族性，常染色体显性遗传模式。已确定的致病基因包括 *APP*（21 号染色体，编码淀粉样前体蛋白）、*PS-1*（14 号染色体，编码早老素蛋白 -1）、*PS-2*（1 号染色体，编码早老素蛋白 -2）。年龄超过 40 岁的唐氏综合征患者（21 号染色体三体改变）会发展为具有典型 AD 病理表现的痴呆。

病理学 细胞外淀粉样斑块（弥漫性或致密核）和神经元

内 NFT。Meynert 基底核（一种胆碱能核）显著受累，去甲肾上腺素分泌部位蓝斑也显著受累。大体病理：海马、内侧颞叶及其他皮质区域萎缩，偶伴有顶叶及枕叶的早期显著萎缩；脑室增大（代偿性脑积水）。**淀粉样斑块**：由 β-淀粉样蛋白组成的 β 折叠聚集而成。**NFT**：微管相关蛋白 tau 的过度磷酸化形式，在超微结构上表现为成对的螺旋纤维丝状结构；NFT 负担与进一步出现神经元丢失和临床表型更加相关。

发病机制　目前尚不完全了解。**淀粉样蛋白假说**：可溶性 Aβ 寡聚体（而非大的不溶性聚集物）是有毒的 → tau 过度磷酸化、神经元功能异常和神经元变性。**神经炎症**越来越被认为是其原因之一。

共识指南［AD 的美国国立老龄研究院（NIA）诊断指南］［*Alzheimers Dement*，2011，7（3）：263-269］　隐匿出现的认知或行为障碍（≥2 认知域受损，包括学习、推理、视空间、语言能力或人格改变），影响患者日常能力，或先前功能进一步下降，不能用谵妄或常见的精神疾病来解释。通过报告或观察，有明显的逐渐恶化趋势。最初和最突出的表现是遗忘型（学习和再认功能障碍）或非遗忘型（语言、视空间或执行功能障碍）。当有证据表明存在与认知障碍的发病或恶化有实质性关联的血管疾病，或除痴呆以外出现 DLB 或 FTD 的核心特征，或有其他可能对认知有重大影响的用药或疾病时，不能诊断为很可能的 AD。生物标志物定义为：①显示大脑中 β-淀粉样蛋白积累水平的生物标志物，②显示大脑中神经元受损或退化的生物标志物。

临床特征　情景记忆的明显损伤，其次是视空间和语言障碍。典型的慢性、进行性病程（有时出现平台期）。伴随着疾病的进展，日常生活能力减退。晚期出现睡眠-觉醒周期紊乱、夜间躁动和神志混乱（"日落现象"），以及精神症状，包括抑郁和妄想（妄想最常见；10% 患有 Capgras 综合征）。终末期 AD 出现运动减少、缄默、僵直以及长期卧床，可出现肌阵挛。距离死亡的时间（死亡通常由医学原因引起，包括感染、误吸、肺栓塞、心搏骤停、营养不良）通常为 8～10 年。检查：认知障碍、原始反射出现（如抓握反射、掌颏反射、噘嘴反射），巴宾斯基征为晚期特征（如果早期出现，可能提示血管性因素存在）。约 20% 患者的初始主诉无记忆力减退［如语言（语言减少性原发性进行性失语症）、执行功能障碍或定向困难］。很少患者可出现视空间症状（即所谓的后部皮质萎缩）。可能患有 Balint 综合征。嗅觉减退通常是 AD 的一个极早期但非特异性的特征。

诊断与检查　诊断目前主要依靠临床表现，结合神经心理评估。需要考虑到精神性共病，并评估血管风险。

MRI：常显示海马和内侧颞叶萎缩（通常也累及顶叶）。萎缩仅局限于额叶及颞叶更加提示 FTD。明显的微血管病理改变和（或）多发性皮质或皮质下梗死提示血管性痴呆。SPECT/PET：颞叶或顶叶后部的代谢或血流减少；淀粉样蛋白成像（使用 F-18 标记的氟倍他吡、氟美他酚或氟他滨）或 tau 蛋白沉积（使用 F-18 标记的氟托西韦），其负荷及分布模式非常重要，因为 tau 蛋白可能与临床表型更加相关（淀粉样蛋白和 tau-PET 成像很少用于研究以外的领域，但已被批准用于目前不包括在保险范围内的临床护理）；脑脊液的 Aβ/tau 比值减低（目前已被认为可提供类似于淀粉样蛋白成像的潜在 AD 病理情况，且可信度高）。*ApoE4* 基因型的特异性不足以用于临床实践。

治疗　目前没有可用的疾病修饰疗法。卡巴拉汀、多奈哌齐、加兰他敏（乙酰胆碱酯酶抑制剂）和美金刚（NMDA 受体拮抗剂）用于症状改善（表 27-3）。胆碱酯酶抑制剂可引起胃肠道不适（恶心、腹泻）、睡眠改变、噩梦、心动过缓（通常是良性的）、支气管痉挛和肌肉痉挛。维生素 E 可能减缓疾病进程，但有争议，可能由于其高剂量可引起心脏副作用。非药物的多学科管理是治疗的基石，包括认知康复训练、对患者和家庭的精神支持；最终，患者在痴呆护理机构中住院。SSRI（如

表 27-3　FDA 批准的治疗 AD 的药物

药物	治疗方案（剂量，单位 mg）
卡巴拉汀	初始：1.5 mg 2 次 / 日；根据耐受性可每 2 周增加 3 mg/d（1.5 mg/ 剂）（最大剂量：6 mg 2 次 / 日）。可提供 4.6 mg/24 h 的透皮贴片，其胃肠道副作用更少（可增加到最大剂量 13.3 mg/24 h 的贴片）。
多奈哌齐	初始：睡前 5 mg/d。可于 4 ～ 6 周后增加至睡前 10 mg/d。
加兰他敏	初始：4 mg 2 次 / 日治疗 4 周。如果可耐受，增加到 8 mg 2 次 / 日，使用 4 周以上。如果可耐受，增加到 12 mg 2 次 / 日。也可用缓释剂型，初始 8 mg/d（如果 4 周后仍可耐受），增加到最大剂量 16 ～ 24 mg/d。对于中度肝或肾功能不全患者，最大剂量为 16 mg/d。伴有严重的肝、肾功能不全患者不适用。
美金刚	初始剂量：5 mg 1 次 / 日。每周增加 5 mg，每日 1 次，目标剂量为 20 mg/d。剂量大于 5 mg/d 时，应分 2 次给予。对于严重的肾功能不全患者，最大剂量为 5 mg 2 次 / 日。也可用缓释剂型，初始 7 mg/d；每周增加 7 mg，至最大剂量为 28 mg/d。

西酞普兰、舍曲林）和抗精神病药（氟哌啶醇、喹硫平、利培酮或奥氮平）通常用于伴有情绪异常和躁动患者的治疗。然而，要注意抗精神病药的使用可引起帕金森综合征；因此，首选喹硫平。

额颞叶痴呆（FTD）

定义 以明显的额叶和（或）颞叶选择性脑萎缩为特征的痴呆。在临床上，有两种类型的FTD：①行为变异性FTD（behavioral variant FTD，bvFTD）；②原发性进行性失语（PPA）（进一步细分为语义性痴呆和进行性非流利性失语症）。

流行病学 发病时间早于AD。峰值：40～60多岁（平均约60岁），几乎和AD一样常见。可能占痴呆病因的10%～20%。家族史是主要的危险因素。

病因 大多数病例散发，但多达50%的患者可能有阳性家族史（在最近的1个病例系列中，73%没有明显遗传证据，27%为常染色体显性遗传）。FTD发生在其他神经退行性疾病表型（主要是帕金森病和ALS）的谱系上，与特定基因有关：*MAPT*、*GRN*、*C9ORF72*、*TREM2*、*CHMP2B*、*VCP*、*OPTN*、*TARDBP*、*CHCHD10*、*SQSTM1*、*UBQLN2*等。多个其他基因涉及更罕见的家族型FTD。与AD不同，*APOE*基因型并不改变FTD的风险。

病理学 FTLD用于描述病理学，FTD则用于描述临床综合征。大体病理：明显的额叶和（或）颞叶皮质萎缩，可能出现黑质变性。组织病理学：神经元丢失，皮质浅层微空泡化，皮质下胶质细胞增生，有时皮质下结构（如纹状体、黑质致密部）可出现明显的神经元丢失。广义上说，FTLD的定义取决于神经元胞质内包涵体：① **tau** 染色阳性（FTLD-tau），如Pick病、皮质基底节变性（CBD）、进行性核上性麻痹（PSP），以及由*MAPT*突变引起的遗传性FTLD；② **TDP-43** 染色阳性（FTLD-TDP），如散发性FTLD亚型、由于*C9ORF72*重复扩增或*GRN*突变引起的遗传性FTLD，可能与ALS有关；③ **FUS** 染色阳性（FTLD-FUS），如临床表现多样的散发性和遗传性FTLD（FTD、FTD-ALS或皮质基底节综合征）；④**泛素** 染色阳性（FTLD-UPS），但tau蛋白、TDP-43或FUS染色阴性，罕见且通常与*CHMP2B*突变相关。

Pick病 特异性散发性tau蛋白病，伴有严重的额叶和前颞叶萎缩。组织病理学可见球状神经元、神经元内tau蛋白阳性的Pick小体（但没有NFT）、嗜银颗粒、胶质细胞tau阳性包涵体。

发病机制　目前尚不完全了解。FTLD 亚型可能代表不同的疾病，但具有相似的神经元损伤模式，因此具有相似的临床表型。

Tau 蛋白病　包括几种不同的疾病——**AD、FTLD-tau、CBD、PSP、CTE**。Tau 蛋白的过度磷酸化可能通过获得毒性功能（如通过聚集本身、异常信号转导、肌动蛋白稳定）和（或）功能缺失（如微管不稳定）机制而产生毒性。

FTLD-TDP　TDP-43 是一种 RNA 结合蛋白，因此 RNA 的变化可能致病。TDP-43 聚集也发生在 ALS［*C9ORF72* 突变是家族性 FTLD 和（或）ALS 最常见的原因，也可见于散发性病例］和包涵体肌炎中。TDP-43 蛋白病也与核细胞质转运缺陷有关。

FTLD-FUS　FUS 也是一种 RNA 结合蛋白，因此 RNA 的变化可能致病。在 ALS 中也会发生 FUS 聚集。FUS 蛋白病也与核细胞质转运缺陷有关。

FTLD-UPS　人们对其发病机制知之甚少。泛素-蛋白酶体系统可能参与其中。与 *CHMP2B* 基因突变相关，且 CHMP2B 参与核内体途径。

临床特征　定义了 3 种临床进展模式，与皮质萎缩和组织病理学模式有一定关联：①**bvFTD**，与额叶萎缩（右侧＞左侧）相关，tau 蛋白病理＝TDP-43 病理；表现为显著的行为异常和执行功能障碍（包括脱抑制、冲动、思维僵化、计划和判断能力受损、社交礼仪缺失、冷漠、偏执、刻板行为、利用行为），原始反射可能出现（如抓握反射、掌颏反射、噘嘴反射）。②**语义性痴呆（PPA 的一个亚型）**，与前颞叶萎缩（左侧＞右侧）有关，伴有 TDP-43 ＞ tau 的病理表现，表现为流利性失语症、命名障碍、语义知识障碍。可能出现行为异常症状。③**进行性非流利性失语症（PPA 的一个亚型）**，与左额叶萎缩相关，tau 蛋白病理＞TDP-43 病理，与 PSP 和 CBD 有明显重叠，表现为言语失用症和非流利性失语。**其他特征**：与 AD 相比，记忆和视空间功能相对保留，尽管这可能很难在正式的测试中得到证实。**帕金森综合征**（运动迟缓、肌强直、震颤）通常与某些形式的 FTD 有关→跌倒、躯干僵直、垂直凝视麻痹提示 PSP（开始为向下，然后向上；可以通过垂直点头动作来克服）。不对称的肢体失用症、肌张力障碍和震颤表现，即所谓的异己手，是 CBD 的经典表现（PSP 和 CBD 将在"运动障碍"章节中更详细地讨论）。**FTD-ALS**：可能有力弱，以及上、下运动神经元受累的体征；这一疾病谱可能代表了神经

27

痴呆

元对 TDP-43 或 FUS 病理的易损性。FTD 患者在极少情况下可出现肌肉疼痛，并发现有包涵体肌炎。

诊断性检查 临床依据，结合神经心理学评估。检查包括上述列出的有选择的痴呆症检查项目集合。MRI 常显示不对称的额叶和（或）前颞叶萎缩。SPECT/PET 可能显示这些区域的血流或代谢活动减少。腰穿或淀粉样蛋白成像需完善以与 AD 鉴别。不管是否有家族史阳性，所有 FTD-ALS 患者均应检查 *C9ORF72*。

治疗 目前没有疾病修饰疗法。胆碱酯酶尚未被证明是有益的；SSRI、抗精神病药、兴奋性药物可能有助于改善行为异常，但抗精神病药可能会导致帕金森综合征加重；情绪稳定剂（如丙戊酸）可能有效。认知训练和社会心理支持是很重要的方面，家庭教育亦至关重要。

路易体痴呆和帕金森病痴呆

定义 路易体痴呆（DLB）是一种伴有视幻觉、帕金森综合征和认知功能波动、病理出现路易小体的痴呆。如果帕金森综合征在发现认知障碍前出现且超过 1 年，诊断为帕金森病痴呆（Parkinson disease with dementia，PDD）。

流行病学 DLB：是老年人中第二常见的迟发性退行性痴呆（占痴呆比例的 20%）。平均发病年龄 75 岁（年龄范围 50 ~ 83 岁），病程平均 3.5 年（范围 1 ~ 20 年）。PDD：多达 80% 的 PD 患者会发展为痴呆。

病因学 DLB 和 PDD 均为突触核蛋白病。虽然编码 α-突触核蛋白的 *SNCA*（*PARK 1/4*）基因的突变或增殖可导致 DLB 表型，但大多数是散发性的和被认为具有复杂的遗传或环境病因。此外 *PARK* 基因突变可导致 DLB（或 PDD），包括 *VPS35*（*PARK17*）和 *EIF4G1*（*PARK18*）。一个与 PDD 相关的重要遗传危险因素是**葡糖脑苷脂酶**基因（*GBA*）的单一突变。与 AD 一样，*APOE* 基因型影响 DLB 发病风险。

病理学 皮质路易小体：由 α-突触核蛋白、泛素和神经丝蛋白组成的皮质神经元中的胞质内嗜酸性包涵体。乙酰胆碱和其他神经递质减少。皮质萎缩少见。DLB 和 PDD 之间的病理差异是有争议的，可以认为它们是一种具有表型异质性的单一疾病。一般来说，有三种主要病理类型可导致 PDD/DLB 谱系病出现认知障碍：①皮质和边缘结构的路易体型退化，②皮质和边缘结构中一致的 AD 型病理，③皮质下结构的病理（如黑质和其他上行通路的核性病变）。

发病机制 推测涉及与 α-突触核蛋白翻译后修饰、寡聚化和（或）聚集相关的获得性毒性作用。

共识诊断标准（*Neurology*，2017，89：88-100） **核心特征**（必须有 2 个核心特征，或 1 个核心特征和 1 个或多个提示性生物标志物，诊断为很可能的 DLB；具备 1 个核心特征诊断为可能的 DLB）：①波动性认知功能障碍，伴有警觉和注意力水平显著变化。②反复发作的视幻觉。③帕金森综合征，运动症状为主（50% 的患者有阳性表现，25% 可以从未出现运动体征）。④快速眼动睡眠行为障碍。支持 DLB 诊断的特征：反复跌倒、晕厥、短暂的意识丧失、对抗精神病药敏感、系统性妄想（Capgras 综合征通常比在 AD 中出现早）、非视觉性幻觉、严重的自主神经功能障碍、嗅觉减退、冷漠、焦虑和抑郁。**提示性生物标志物**：通过 SPECT 或 PET 发现的多巴胺转运体摄取减少，MIBG 心肌扫描显示摄取量降低，多导睡眠监测提示快速眼动睡眠期肌肉失弛缓。

临床特征和诊断 DLB 的典型特征是老年患者进行性痴呆，伴迟发性帕金森综合征、发作性意识混乱伴幻觉、或常见偏执型妄想。其他多种临床表现包括帕金森综合征（肢体和躯干强直，约 50% 出现震颤），可为早期起病或晚发症状，程度轻至重度。疾病晚期出现记忆力下降、计算障碍、视空间定向障碍、失语、失用（类似于 AD）和吞咽功能障碍。对抗精神病药的敏感性可加重帕金森症状或导致意识混乱进一步加重。

一般内科检查可发现自主神经受累证据。神经系统检查可发现患者不能进行画钟试验（测试执行和视空间能力）、强直、静止性震颤（不太常见）以及步态异常。

诊断性检查 临床依据和神经心理学评估。MRI 除外其他病变（尤其是血管性痴呆）；常表现为弥漫性萎缩，可能出现海马萎缩。PET/SPECT 可能显示后顶叶或枕叶的代谢活动减低。DLB 通常伴发 AD。需要考虑上述的生物标志物检测。

治疗方法 帕金森综合征：左旋多巴 / 卡比多巴。使用 100 mg/25 mg 剂型，起始剂量为每日 1/2 片，逐渐加量，每次增加 1/2 片，直至每日 3 次，每次 1 片。可能对疾病早期的运动症状有效，尽管只有一小部分患者对治疗有反应。恶心、低血压、谵妄和幻觉等副作用发生在治疗早期，需限制使用。认知功能下降：胆碱酯酶抑制剂的使用与在 AD 中同样有效。抑郁症状：SSRI 是首选的药物。幻觉 / 行为障碍：非典型抗精神病药。尽可能**避免使用抗精神病药**：有不可逆的帕金森综合征风险、神经阻滞剂恶性综合征。首先停用左旋多巴 / 卡比多巴，观察行为是否改善；如果没有改善，请谨慎使用非典型抗精神病药（剂量见 AD 部分）。从喹硫平开始。氯氮平可能在避免锥体外系症状方面特别有效。监测血常规。快速眼动睡眠行为障碍：夜间低剂量氯硝西泮或褪黑素。

血管性痴呆

定义　由于脑血管事件所致的神经功能缺损的积累而导致认知功能下降。可同时伴有 AD（"混合性痴呆"）和痴呆综合征疾病谱，即从单纯血管性痴呆到单纯阿尔茨海默病。同义词：血管性痴呆、卒中后血管性痴呆、皮质下缺血性血管病伴痴呆、小血管性痴呆、关键部位梗死性痴呆。

流行病学　占所有痴呆的 15%～20%，尽管其中 9%～18% 为混合性痴呆病例，这些病例试图明确病因，但没有定论。

病因　危险因素包括年龄、高血压、高脂血症、糖尿病、冠心病或充血性心力衰竭、反复发作的卒中、吸烟、睡眠呼吸暂停、高同型半胱氨酸血症。

发病机制　大动脉型卒中、小血管病、心源性栓塞事件、颅内动脉狭窄合并低灌注，以及血管性痴呆的遗传病因（如 CADASIL）。

"很可能的血管性痴呆"NINDS-AIREN 诊断标准［*Neurology*，1993，43（2）：250］　痴呆急性发作，表现为记忆障碍和其他 2 个认知域受损，如定向力、实践或执行功能障碍。经化验检查及神经影像学检查，证实有相关的脑血管病变。卒中和认知能力丧失之间的时间关系是明确的。排除先前存在的精神障碍（包括谵妄、精神状态改变）。

临床特征和诊断　典型特征：认知障碍的突然发作，特别是涉及执行功能，呈阶梯状下降；通常伴单侧感觉运动障碍和失语；情绪、人格改变或抑郁也可能发生。多样的临床表现：皮质下血管痴呆可表现为反应迟缓、执行功能障碍、步态异常和膀胱控制障碍。与纯 AD 的区别：步态障碍在 AD 中不太常见，早期记忆丧失和语言障碍在 AD 中更常见。神经系统检查：MMSE 和 MoCA 评分下降，不对称的力弱或感觉障碍，步态障碍。

诊断性检查　影像学检查：MRI 显示多发梗死灶 ± 白质改变。神经心理测试：执行功能障碍和学习或记忆检索能力受损，但再认能力相对保留（与 AD 不同：再认能力通常也会受损）。

治疗方法　乙酰胆碱酯酶抑制剂（AChEI：多奈哌齐、加兰他敏和卡巴拉汀）可能会有一些效果。目前的预防策略：就上述的"正常老化"而言，需要应用阿司匹林、他汀类药物、降压药等进行血管危险因素的管理。

正常压力性脑积水（NPH）

定义　脑积水不伴持续的颅内压增高。发病高峰为 50 ～ 70 岁。典型特征为影像学上进行性脑积水和三联征：①**痴呆**（额叶功能异常伴注意力和执行功能障碍，± 淡漠）、②**步态异常**（共济失调或失用步态，经典描述为"磁性步态"）和③**尿失禁**（通常在病程后期）。

流行病学　非常罕见的痴呆病因，占 0 ～ 5%。分流术反应性 NPH 的发病率约为每年 220 万人。

发病机制　多种理论。经典理论：脑脊液产生＞吸收，可能继发于蛛网膜绒毛颗粒对脑脊液的吸收不足；影响蛛网膜下腔的疾病（如蛛网膜下腔出血、脑膜炎、创伤）可能易发生 NPH。膨胀理论：NPH 的初始颅压很高，但最终因脑室扩大而使压力正常，压力作用于白质而使脑室扩大。颅内压波动理论：脑室内压力的临界间歇性达峰。梯度理论：跨网膜梯度（脑室和蛛网膜下腔之间的压力差）是脑室扩张的驱动力（即使有非常小的跨网膜梯度，也足以使得脑室扩张）。脑室的扩张不管是基于何种机制，均被认为会损害脑室周围的白质和放射冠，包括运动投射区（可以解释临床三联征）。

诊断性检查　由于疾病可能具有可逆性，识别与诊断非常重要；然而，同样重要的是，不要过度诊断以防止无效、危险的手术（在一个病例系列报道中死亡或残疾率达 7%）。MRI 可见脑积水与皮质萎缩不成比例（Evan 比值：最大脑室宽度/颅骨内侧壁之间的最大双顶距；脑室扩大定义为比值 ≥ 0.3），脑室周围/导水管周围 T2、FLAIR 高信号（继发于经室管膜流量增高）。腰穿高放液量（30 ～ 50 ml）→显示步态短暂改善（偶尔通过 MMSE 和 MoCA 提示认知短暂改善）；临时腰椎引流试验可能对诊断有用，但必须权衡风险和获益。

治疗　脑室腹腔分流术：病程长或 MRI 提示广泛的皮质萎缩或白质病变会降低成功的可能。分流术对步态的改善作用远超过认知能力。辅助对症的药物治疗（如果出现注意力受损或情绪淡漠，可用多巴胺能兴奋剂）。

痴呆护理中的远程医疗

概述　现代通信技术允许对痴呆和其他认知障碍患者进行

远程护理，最近在 COVID-19 大流行的背景下加速了远程医疗的应用。

益处 增加了获得护理的机会（特别是对农村居民），交通方面的便利，能够保持患者的日常计划安排，更频繁地与照顾者接触，减少了急诊的就诊率。

障碍 患者可能缺乏合适的电脑或设备，可能不适应电脑或设备，可能没有合适的互联网接入途径，并可能难以调整摄像机的位置以进行适当的评估。国家许可要求和报销政策不一致可能是服务提供者面临的障碍。

认知障碍的临床评估 可以通过视频会议进行。MoCA 和 MMSE 评分在临床评估和远程医疗评估之间具有良好的相关性。临床痴呆评定（Clinical Dementia Rating，CDR）和老年抑郁量表（Geriatric Depression Scale，GDS）在现场评估和远程医疗评估之间具有良好的相关性［*Gerontologist*，2017，57（5）：e85-e93］。

第 28 章　行为神经病学

（Michael P. H. Stanley，Alessandro Biffi）

（王晖　译　郭小明　审校）

失语症

失语症　在适用于听众和环境（语域）的思想的有序逻辑表达中，在识别和利用对词语（词汇）有意义的符号（字母）或声音（音素）、传达词语之间的关系（语法）、将这些元素加工成运动输出（发音）的过程中，由于语言和非语言的缺陷而导致思想交流的障碍。

流行病学　美国患病率：100 万。美国 1 年发病率：20 万例继发于头部外伤，10 万例继发于卒中。约 20% 的脑卒中患者会产生失语症。

失语症的鉴别诊断

运动性言语障碍（即发音障碍）　例如，构音障碍、言语失用和口吃。但对口头和书面语言的理解力完好。

心理学思想障碍（即思想内容障碍）　通常见于精神疾病、躁狂症。语言怪异、不合逻辑，但流畅且句法和语法完整。

缄默症　意识清醒患者出现言语输出障碍。常见病因：额叶综合征（如意志力丧失）、基底神经节综合征（如帕金森病）、精神综合征（如紧张症）、严重构音障碍（如喉部机械性障碍）。也可以出现在失语症中。缄默性失语（"完全性失语症"）通常也有严重的理解、阅读和写作障碍。重度运动性言语障碍的患者应除外（如原发性进行性失语症），在这种情况下，患者可继发于运动性言语障碍而出现缄默，但其他语言领域较少出现异常。

纯词哑（Aphemia）　非流利综合征，最初表现为沉默，进展为说话时有音位替代和停顿。因为包括书写在内的所有其他语言功能都是完整的，所以并非真正的失语症。此病罕见且通常为一过性。由于 Broca 区或中央前回下部的小的病变所致。可能是一种言语失用症。

纯词聋　不能理解或重复口头语言，但能听到非语言的声音。并不是真正的失语症，因为这种缺陷可以通过阅读来纠正。说话、命名、阅读和书写功能完整。经典病变定位于双侧颞叶病变，使 Wernicke 区与双侧听觉皮质区的联系中断（也有报道左侧颞叶白质传导束的病变导致）。定义为言语听觉失认症可能更加妥当。

失语症的检查

自发言语　聆听患者在＞4个词的短语中自发言语的流畅度和速度（流畅性）、语法言语的节奏和音调（韵律）、类似声音的词语替代如"ben"和"pen"（音位错语）或类似意义的词语替代如"铅笔"和"蜡笔"（词意错语）、只有说话人明白的新词（词语新作）、一连串新词或不适当组合的实词（杂乱语），或迂回地表达简单的想法（迂回现象）。

限定言语　让患者描述图画场景，如"偷饼干图"，并倾听有无找词（词汇提取困难）、错语、词汇或语音替换、语法结构的问题。

重复　首先测试小的文法词（"如果不、和、但是"），这对非流利性失语患者最具有区别性。句子长度保持短小（"明天又是新的一天"），以避免与注意力缺陷相混淆。多音节词〔"hippopotamus（河马）"〕有助于诊断言语失用症、构音障碍或其他运动性言语障碍。注意自动重复你的言语（模仿语音）或患者自己的言语（言语重复）。

命名　测试从低频到高频的词汇（"扣子、带子、手表"或"手指、指甲、表皮"）。注意倾听迂回现象、错语、新词、知觉误认。对知觉误认使用提示（如果"蘑菇"被称为"伞"，应提示"你吃的东西"）。当视觉识别是完整的时候，对名称检索错误使用音素提示〔例如"mushroom（蘑菇）"可提示为"mu"或"mush"〕。测试单向错误（患者不能命名，但能从选择中识别名称）和双向错误（患者既不能命名，也不能从选择中识别名称；例如"指出企鹅的图片"）。

理解力　测试口头和书面理解力、轴向命令（"坐起来""摇头"）和附属命令（"举起你的手臂"）。测试语义错误（"你叫约翰吗？""我是驼鹿吗？"）。测试语法错误（"如果狮子被小羊吃了，哪个动物还活着？"）。避免复杂的命令结构（"你能不能……"或"不要让我……"）。

大声朗读　让患者阅读整个段落。倾听细微的语法错误。让患者阅读无意义的词。让患者阅读不正常的词（"dough、choir、pint"）。

书写　让患者自行写作。从写到听写、抄写、写无意义的词，书写一段"偷饼干"图片或其他复杂图片的描述。

经典失语症类型和定位（表 28-1 和表 28-2，图 28-1）

请注意，存在 Broca 区（额下回，包括岛盖）和 Wernicke 区（颞上回后 1/3），也存在 Broca 失语和 Wernicke 失语。但该区域的病变并不总是产生相应的失语症，反之，失语症也可由相应区域以外的病变产生。

表 28-1　经典失语症类型的分类

失语症类型	命名	流畅性	理解力	复述	阅读	书写
命名性	×	√	√	√	√	√
Broca	×	×	√	×	×	×
Wernicke	×	√	×	×	×	×
传导性	×	√	√	×	√	√
经皮质运动性	×	×	√	√	√	√
经皮质混合性	×	×	×	√	×	×
经皮质感觉性	×	√	×	√	√	√
完全性	×	×	×	×	×	×

× 提示障碍，√ 提示功能完整

表 28-2　经典失语症类型的定位

类型	病变定位
Broca	Broca 区和额叶周围（注意：单独 Broca 区病变通常表现为不完全性 Broca 失语症或纯词哑）
经皮质运动性	Broca 区的前方或上方
Wernicke	广泛病变（注意：虽然 Wernicke 区病变影响听理解，但 Wernicke 区并不是听理解的解剖中心。理解力涉及顶叶、颞叶和额叶区域，Wernicke 区是其中的一部分）
经皮质感觉性	Wernicke 区的后方或下方
完全性	额叶和颞顶叶区域
经皮质混合性	与 Broca 和 Wernicke 区相邻的区域
命名性	左侧颞叶皮质：颞极→专有名词，颞叶下部→动物，颞叶后部→工具
传导性	缘上回或初级听皮质 [注意：传导性失语不是由单纯白质病变（弓状束）引起的，尽管角回和缘上回下部的白质可能受累]

28

行为神经病学

543

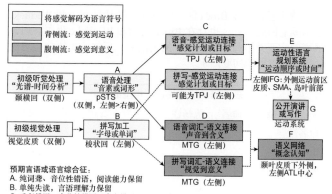

图 28-1　**皮质语言处理过程和失语症病变定位**。ATL，前颞叶；IFG，额下回；MTG，内侧颞回；pSTS，后部颞上沟；SMA，补充运动区；TPJ，颞顶叶交界处。（Courtesy of Michael Erkkinen, MD, UCSF.）

Broca 失语症的其他表现　虽然理解和阅读完整，但患者通常存在下述这些领域的缺陷，尤其是与语法缺失相关；也存在与语法缺失相关的朗读困难。这些缺陷不像接受性失语症那样范围广泛。缺乏介词、连词和词序［如"Go I home tomorrow（回我家明天）"］，音素性错语常见，出现舌尖现象（即在说词时犹豫不决）。患者通常意识到语言缺陷，常常导致挫折感，与右侧轻偏瘫相关（靠近运动带）。

Wernicke 失语症的其他表现　由于错语（包括音素性错语和语义性错语）、迂回现象、词语新作和通用词（例如"thing"或"stuff"）导致难以理解的言语内容，患者往往无法认识到自己的语言缺陷，有时会导致愤怒和敌意，但不会导致沮丧，与右侧偏盲相关（靠近颞叶视辐射）。

经典失语症类型的注意事项　经典失语症类型是基于卒中或血管区域进行分类的。肿瘤、其他结构性病变和退行性疾病通常不遵循经典分类。自动言语（例如咒骂、计数或唱歌）通常定位于非优势半球，在大多数失语症（包括完全性失语）患者中保留。

识别失语症的其他考虑因素

惯用手、优势半球和失语症 99% 的右利手为左侧半球语言优势，2/3 的左利手为左侧半球语言优势。**解剖学上不对称性**：优势半球通常较大（尤其是颞叶）。**右利手交叉性失语症（罕见）**：难以解释右利手中右侧半球病变引起失语症（可能与被迫使用右手、已知儿童期中枢神经系统损伤有关），推测继发于交叉或混合优势。**左利手的非典型综合征（罕见）**：没有左侧半球优势的左利手可能因任何一侧半球的病变而出现失语症，可能由于左侧半球的理解力优势和右侧半球的语言生成优势（或反之亦然），继发于共享优势的患者可能恢复更完全。

皮质下失语症 **夸张的流利性失语**（包括轻度的理解和重复障碍）：左丘脑前外侧核，与注意力和记忆障碍有关。**理解障碍伴或不伴重复障碍**：左侧尾状核头、左侧内囊前肢，与构音障碍和右侧偏瘫有关。

失语韵症

语韵 语言的句法＞情感方面，其所传达的信息超出了选词和词序所传递的信息。**声学特征**：音调、语调、旋律、节律、响度、音色、节奏、重音、强调、停顿的时间。

人体动作学 伴随话语和调节言语信息的肢体、身体和面部的动作。**手势**：表达双方一致认同的象征标志的动作（如和平手势）。**姿势**：为言语着色、强调和修饰的动作。话语中自发的行为动作通常是手势和姿势的混合。

测试自发性语韵和姿势的产生 观察自发性言语的语韵和姿势。提出带有情绪的问题。

测试语韵的重复 用欢快的语调说一个缺乏情感词汇的陈述句，要求患者用同样的情感语调重复。用悲伤、催人泪下、冷漠、愤怒和惊讶的语调重复这一过程。

测试语韵的理解 站在患者身后从而避免姿势提示。再次用快乐的语调说一个缺乏情感词汇的陈述句。要求患者说出潜在的情绪，如果无法说出，从情绪列表中选择。用悲伤、冷漠、愤怒和惊讶的语调重复这一过程。确定患者能否区分出不同组合的同音异义词（例如 "a name" 与 "an aim"）。

测试姿势的理解 站在患者面前，不说话而用姿势表达一种特定的情绪（握手、挥手问好、竖起耳朵表示倾听）。再次让患者说出潜在的情绪，如果无法说出，让其从情绪列表中选择。考虑使用演员演绎不同情绪的照片来做这一测试。

复杂感觉处理障碍（表28-3）

解剖学分类 腹侧与背侧。**腹侧**（即下部或颞枕部）：认知系统（"what" system），功能是辨别和识别；病变导致视觉失认、面孔失认、安东综合征、单纯失读症、古茨曼综合征、全色盲。**背侧**（即上部或顶枕部）：方位系统（"where" system），功能是运动觉和空间觉；病变导致观念性失用症、观念运动性失用症、肢体运动性失用症、结构障碍、穿衣障碍和巴林特综合征。

失认症 后天性无法识别物体、人物、声音或气味，即无法赋予客观感觉数据以适当的意义。

统觉性视觉失认症 视觉元素的敏锐度被保留，但它们之间的基本关系扭曲（例如用线条来绘制轮廓）。无法复制图形。通过询问患者物体的尺寸、线条的方向以及是否可以确定重叠

表28-3 感觉处理障碍

综合征	定义、定位和关联
视物失认	**定义**：无法明显识别熟悉的物体（视觉正常）。 **定位**：双侧颞-枕下部联合皮质病变，左侧颞枕部大面积病变。
面孔失认	**定义**：无法识别熟悉的面孔，仍然能够做到： • 识别脸、鼻子或嘴巴等器官； • 识别面部情绪； • 执行复杂的知觉任务。 **定位**：双侧颞-枕下部联合皮质病变，右侧颞叶病变。
单纯失读症（失读症但无书写障碍）	**定义**：患者能够看到句子、单词和字母，可以通过让患者抄写来证明。不是真正的失语症（而是失认症），因为口语和理解力得以保留。 **定位**：任何使视觉相关皮质与语言区中断的病变。 • 通常是由两个病变引起：胼胝体病变（中断大脑半球的连接）和左侧枕部病变（中断左侧视觉相关皮质和左侧语言皮质的连接）； • 偶尔由一个病变引起：左侧枕角的下部和后部（引起双侧连接）。 常见与右侧偏盲、语义记忆障碍相关。
全色盲	**定义**：获得性色觉缺失，涉及全部或部分视野，但形态相对保留。 **定位**： • 腹侧（下部）视觉相关皮质（梭状回和舌回）或邻近的白质；

表 28-3 感觉处理障碍（续表）	
综合征	定义、定位和关联
	• 下部病变可引起上、下象限的全色盲，而上部病变不会引起全色盲；
	• 无侧向性（即右、左及双侧病变均可涉及）。
皮质盲	**皮质盲（安东综合征）：视力消失＋否认失明。** • 定位：双侧视皮质或视辐射的损害； • 失明和否认失明往往是一过性的。 **"盲视"：**皮质盲的患者不能有意识地感知到视觉刺激，但能在基本水平上感知图像（几何形状、运动、亮光）。患者仍能准确地指出无效区域的闪光。可能继发于与视觉顶叶皮质的完整联系。
古茨曼 （Gerstmann） 综合征	**定义：**失算症、左右失认、手指失认症、失写症；极少为纯粹的综合征。 **失算症：** • 测试口头和书面的加法、减法、乘法和除法； • 注意力缺陷、失语症、失读症和忽视可引起继发性失算症，应在诊断原发性失算症之前进行评估。 **左右失认：** • 在患者和检查者的身体上进行左右测试； • 通过多步骤测试增加复杂性（例如"用你的右手指向我的左耳"）； • 失语症和忽视可引起继发性左右失认，应在诊断原发性左右失认之前进行评估。 **手指识别障碍（即手指失认）：** • 要求患者将他或她自己的手指与手的轮廓外形图匹配； • 失语症可引起继发性手指失认，应在诊断原发性手指失认之前进行评估。 **失写症**（见单独章节进一步讨论）。 **定位：**左侧角回。
巴林特 （Balint） 综合征	**定义：同时性失认、视觉共济失调、眼球失用。** **同时性失认**（或视觉性注意障碍）：仅对部分视野有不可预测的感知和识别（"只见树木不见森林"，通过画一个由许多小 E 组成的 H 形状来测试）。 **视觉共济失调**（又称视觉运动共济失调）：在视觉引导下指向目标的能力受损。通常没有震颤的证据。 **眼球失用：**不能随意将目光转向周围新的视觉刺激。 **定位：**枕顶区的双侧病变。最常见的是由于低血压发作引起的双侧（枕顶）分水岭［大脑中动脉（MCA）和大脑后动脉（PCA）］梗死。

28

行为神经病学

547

或遮挡物体的位置来进行测试。

联想性视觉失认症 连接视觉感知的语义知识的通路或关联中断。测试可看到患者能准确地绘制物体或形状、描述其外观、将其与其他物体区分开来，但不能说出其名称、重要性或其他语义细节。

整合性视觉失认症 无法整合视觉形式的局部方面，并将其连接到外形的全貌。患者可以复制或者从记忆中提取对象，但不能通过视觉识别。

实体觉失认 无法通过触摸来识别物体。通过将物体放在患者手中，并询问其大小、质地、形状、结构、材料、特征。与右侧顶叶相关。

体表图形觉失认 无法通过在手掌或脚面上绘制来识别数字、字母和符号。测试时应确保符号方向正确，以便患者能够在笔尖书写时读取数字。与右侧顶叶相关。

失用症（表 28-4） 后天性不能执行熟练的动作和手势，而存在执行这些动作的愿望和身体能力。视觉敏锐度、同时感知几个物体的能力（即没有同时性失认症）和运动能力都必须保留才能为失用症。

<table>
<tr><td colspan="2" align="center">表 28-4　失用症类型</td></tr>
<tr><td>意念运动性失用</td><td>**定义**：不能按指令做手势，但能在自然状态中完成该手势。
定位：左侧顶叶或白质投射纤维。</td></tr>
<tr><td>意念性失用</td><td>**定义**：虽然某项活动的每一个分解动作可完整完成，但无法利用真实物体进行多步骤的动作（例如折信、放进信封和密封信封）。通常发生在意识模糊状态和痴呆中。没有准确的定位，但可能是由于注意力和执行功能缺陷导致。</td></tr>
<tr><td>概念性失用</td><td>**定义**：无法调整工具的使用来获得机械优势。通过识别正确的工具或如何使用工具来完成可视化的任务进行测试。</td></tr>
<tr><td>肢体运动性失用</td><td>**定义**：精细运动失用，导致动作笨拙和不准确。存在于做手势和自发的肢体使用中。
定位：通常为左侧顶叶。</td></tr>
<tr><td>结构性失用</td><td>**定义**：不能通过绘画、复制或建造三维物体来再现图案（不是真正的失用症）。
定位：右侧顶叶病变，左侧顶叶病变（少见）。</td></tr>
</table>

忽视和缺失

右侧半球监测双侧个体和体外空间的大致且初始的空间显著性，而左侧半球只监测对侧。因此，右侧半球的病变无法被左侧半球所补偿，从而导致左侧的忽视。

表现　患侧的多种模式（运动、感觉和动机）可能减少。

常见举例　只在右侧剃须、梳洗或穿衣，不能食用托盘左侧的食物，无法阅读页面左侧的单词（忽视性阅读障碍）。

检测　患者画时钟或雏菊时忽略左侧，画面挤在右侧，或者只在页面的右侧绘画。线条对切向右偏离。Eastchester鼓掌征。双侧视觉刺激时左侧消失或双侧感觉测试时左侧消失，或同侧2点感觉测试时远端消失。

定位　忽视是由于涉及顶叶后部皮质、额叶眼区和扣带回的网络损害所致。也可由顶叶以外的病变导致。额叶病变可导致多种方式的忽视，严重程度同顶叶病变。扣带回病变引起忽视并不常见，但功能研究表明扣带回受累。也有报道右侧和左侧的丘脑病变引起忽视。

遗忘症

记忆形成　**识记**：通过感官通道感知信息。**编码**：信息进一步处理以识别和关联。**存储**：信息作为"印记"在多个脑区中进行积累。**整合**：信息在数分钟到数年内进一步稳定，如果完全与编码分离则会出现混淆。

基于时间因素的记忆亚型　**超短时（感觉、图标、回声）记忆**：基于沿感觉通道的输入持续数毫秒的记忆。**短时（工作）记忆**："在线"时主动保留和操作的信息，包括为提取储存的信息做准备，持续数毫秒到数分钟。最大容量通常为 7 ± 2 个项目。**长时记忆**："离线"时储存的信息，持续数分钟到数十年。

基于内容的记忆亚型：

（1）**外显记忆（陈述性）**：通过有意提取（或意识）揭示的长时记忆，包括两种类型——事件和语义。

- **事件记忆**：对自传性事件（如毕业）的记忆。
- **语义记忆**：事实和概念的记忆，独立于特定的经验（例如波士顿是马萨诸塞州的首府）。

（2）**内隐记忆**：在无意识的情况下显示的长时记忆，包括两种类型——程序记忆和启动效应。

- **程序记忆**：对技能的记忆，包括运动和认知（如驾驶、演奏乐器）。

- **启动效应**：先前感知到的刺激对个体应对未来刺激所产生反应的影响。①知觉性启动：用对反应有相同感觉结构的刺激来启动（例如，在给了包括"boot"在内的单词表后，当要求说出以"bo"开头的单词时，受试者更可能说出 boot）。②概念性启动：用与反应相同的类别或概念的刺激来启动（例如，在给出包括"苹果"在内的单词表后，当要求说出食物清单时，被试者更可能说出"橙子"）。

（3）**空间记忆**：包括物体位置、房屋和邻居的蓝图、路线。

遗忘症 记忆障碍。**顺行性遗忘症**：遗忘症发作后无法形成新的记忆。**逆行性遗忘症**：无法提取遗忘症发生之前存储的记忆，由于永久性记忆丢失或无法准确提取记忆造成。

记忆的定位 记忆不是由单一中心控制而是由分布式网络控制的。

（1）**短时记忆**：额顶网络（主要是继发于注意障碍）。

（2）**长时记忆**：①内隐记忆：非边缘区，可能包括小脑、基底神经节以及颞叶到顶叶的异型联结区。②外显记忆：边缘区，特别是帕佩兹环路（以海马体为中心，海马＞穹窿＞乳头体＞乳头丘脑束＞丘脑前核＞扣带回＞前下托＞内嗅皮质）在促进记忆的储存和提取方面具有关键作用。我们对确切的存储位置并不是十分清楚，但推测是发生在联合皮质。前额叶和顶叶皮质在事件记忆的编码和提取方面发挥作用，颞极皮质在语义记忆的提取方面发挥作用。

短暂性全面性遗忘症（TGA）

遗忘症（指现在和最近的过去，即顺行性和较近的逆行性）和"困惑"持续 4 ~ 6 h（范围为 15 min 至 24 h）。除了重复提问（例如"我为什么在这里？"）外，其他行为都是正常的。通常只面向自我，没有意识障碍。可能有轻度头痛、恶心。除记忆外，其他神经系统检查均正常。语言、智力活动和识记正常。逆行性遗忘症在一段时间内缩小和消失，患者可以重新储存新的信息。恢复后，患者对事件没有记忆，将有不完整的恢复记忆。

Hodgkin 和 Warlow 标准（1990） 用于研究，符合标准预示着预后良好。发作时要有目击者。发作期间有明显的顺行性遗忘。没有意识模糊、个人身份丧失、认知障碍（除了遗忘症）、局灶性神经功能缺损。发作在 < 24 h 内缓解。不包括近期头部受伤、使用药物、癫痫综合征、有严重药物问题的患者

或由手术引发的事件。

流行病学　中老年人（50～80岁），5.2/10万。老年人的复发率约为5%。可能的诱发因素：身体活动、情绪压力、冷水或热水浸泡、性交、涉及镇静的小型诊断程序。偏头痛患者有轻微增加的风险。与年龄匹配的对照组相比，血管危险因素无关联，但在老年患者或有血管危险因素的患者中可考虑进行卒中检查。

病理生理学　不明。不是癫痫，脑电图（EEG）阴性。发作时 SPECT 显示单侧或双侧颞叶基底节区低灌注［*J Nucl Med*，1998，39（1）：155］。MRI 的 DWI 成像显示海马体和颞叶内侧病变（急性期阳性率为2/31，48 h 后为26/31）［*Neurology*，2004，62（12）：2165］。可能与偏头痛、静脉淤血或双侧颞叶低灌注有关。

鉴别诊断及检查：

- **颞叶癫痫**：颞叶癫痫的遗忘发作时间要明显缩短（＜1 h 更加提示癫痫）。颞叶癫痫通常不完全警觉，在发作时有高级认知功能障碍。发作后应考虑 EEG 检查。
- **椎基底动脉供血不足**：如果检查结果提示除了遗忘之外的其他结果（共济失调、眩晕、复视、视力改变），则不是 TGA。
- **颅脑损伤和脑挫伤**：可见的损伤体征，原发逆行性遗忘。
- **脑炎**：发热、白细胞增多、红细胞沉降率（ESR）或 C-反应蛋白（CRP）↑。
- **功能性遗忘症**：年轻患者有原发逆行性遗忘。
- **中毒或药物使用**：常常嗜睡，毒物筛查阳性。

功能性遗忘症

表现　通常是多变、一过性或长期存在的。可能是由于轻微头部创伤、创伤后应激障碍（PTSD）、抑郁症、焦虑症、压力或慢性疲劳综合征引起的。

- 可能与神游症相关：突发不明原因地离家出走（根据 DSM-5 标准的游离性遗忘）。可能与多重人格相关（根据 DSM-5 标准的分离性身份识别障碍）。

危险因素　潜在的人格发育不良、有问题的童年、性虐待。

神经科医生的精神病学

心理精神状态检查：

- **外观和行为**：体型、姿势、着装、仪容、警觉性、舒适度、异常行为。

- **肌肉活动**：姿势、步态、异常运动、多动性。
- **情绪**（患者的感知）**和情感**（检查者的感知）：范围、强度、稳定性、适当性。
- **言语和语言**：包括对音量和语速的评价。
- **思维内容**：例如自杀、暴力、妄想、强迫症、恐惧症。
- **思维过程**：例如切入性、旁证性。
- **知觉**：例如错觉、幻觉、忽视，可能出现五种感觉中的任何一种。
- **洞察力**（对情况的理解）**和判断力**（对情况做出决定）。

焦虑症

成人中最常见的心理疾病类型，一生中发病率接近 25%。通常合并有心境障碍、药物滥用和其他焦虑障碍。

类型：

- **惊恐障碍**：≥ 2 次意外的惊恐发作，伴持续 1 个月的恐惧。
- **广场恐惧症**：恐惧公共或开放场所。
- **特定恐惧症**：最常见的焦虑症。对引起恐惧的刺激感到焦虑。
- **社交恐惧症**：恐惧社交或表演场合。
- **强迫症**：反复侵扰性思维，可通过特定行为缓解。
- **广泛性焦虑**：焦虑持续 6 个月，经常为琐碎的事情而焦虑。
- **创伤后应激障碍**：创伤性或严重的生活事件所致，患者反复再次体验创伤。

治疗方法　包括选择性 5- 羟色胺再摄取抑制剂（SSRI）、中效至长效苯二氮䓬类药物、认知行为治疗。

心境障碍

单相抑郁障碍

常见继发于神经系统疾病（30% ～ 50% 的卒中，10% ～ 20% 的阿尔茨海默病，27% ～ 54% 的多发性硬化症，40% 的帕金森病，33% 的脑外伤）。SIGECAPS 标准：睡眠（Sleep）改变（增多或减少）、兴趣（Interest）降低（快感缺失）、内疚感（Guilt）、精力（Energy）下降、注意力（Concentration）下降、食欲（Appetite）改变（增加或减退）、精神运动（Psychomotor）迟缓或烦躁、有自杀（Suicide）想法。

- **重度抑郁发作**：持续时间 ≥ 2 周，包括情绪低落或快感缺失，并符合 SIGECAPS 8 项标准中的 4 项。

- **持续性抑郁（心境恶劣）**：只需符合 SIGECAPS 标准中的 2 项，但持续时间超过 2 年。

治疗 抗抑郁药。药物的最大反应需要 6 周左右，但 1～2 周内可开始出现反应。早期干预可改善急性期预后。恢复后需至少维持治疗 6～9 个月。如果复发，应考虑长期维持治疗。如果患者症状严重、难治，不愿意或不能从药物治疗中获益，需要进行精神治疗，则应转诊到精神科，患者可能从多模式治疗［精神治疗（通常与药物治疗协同作用）］、电休克疗法（针对合并紧张症的严重抑郁症）中获益。

预后 重度抑郁发作通常会持续约 6 个月，但个体差异很大。一次发作后复发的风险至少为 50%，两次发作后复发的风险至少为 70%。

双相情感障碍

- **躁狂**：情绪高涨、膨胀或易怒。**躁狂发作**：持续时间 ≥ 1 周，包括欣快和 ≥ 3 项 DIGFAST 标准，或易怒和 ≥ 4 项 DIGFAST 标准，伴有显著的功能障碍。**DIGFAST 标准**：注意力不集中、风险行为、夸大、思维奔逸、活动↑、睡眠需求↓、健谈。在严重的病例中，可能出现精神病特征。
- **轻躁狂**：标准与躁狂相似，但持续时间 ≥ 4 天，而且不造成明显的功能损害。
- **Ⅰ型双相障碍**：至少一次躁狂发作，通常伴有复发性重度抑郁发作。
- **Ⅱ型双相障碍**：至少一次轻躁狂发作，通常伴有复发性重度抑郁发作。
- **环形心境障碍**：在 2 年或 2 年以上的时间里，有多次亚综合征抑郁和躁狂发作。躁狂的 3 个病因是右侧半脑损伤、多巴胺受体激动剂的使用、兴奋剂的使用。

治疗 情绪稳定剂，包括锂剂、卡马西平、丙戊酸钠、拉莫三嗪。虽然神经科医生经常使用大多数情绪稳定剂，但如果只是治疗双相情感障碍，应遵从精神科医生的意见。禁止使用抗抑郁药，其会加重躁狂发作。

紧张症

不动、凝视、缄默、僵硬、退缩（伴有拒绝进食）、装模作样、扮鬼脸、蜡样屈曲、模仿言语、刻板、违拗症（做与要求相反的事）、言语重复（连续和无目的地重复单词或短语）。

虽然患者似乎有意识水平的改变，但通常呈高警觉状态，恢复后可以回忆发作细节。

鉴别诊断 帕金森病、无动性缄默、闭锁综合征、神经阻滞剂恶性综合征（NMS）、5-羟色胺综合征、持续性植物状态、非惊厥持续状态、僵人综合征。

检查 难以与NMS鉴别的患者应密切监测生命体征；血生化10项、肝功能检查、肌酸磷酸激酶（CPK）（特别是怀疑恶性紧张症）、尿常规、EEG。

并发症 容量减少和急性肾衰竭、肺炎、深静脉血栓形成（DVT）、肺栓塞（PE）、皮肤破损、挛缩、NMS（因为患者经常使用抗精神病药治疗）。

相关疾病 通常是在另一种疾病的背景下发生。心境障碍、思维障碍、可卡因中毒、苯二氮䓬类药物撤药、神经系统疾病（肿瘤、痴呆、脑炎）。

治疗：

- 苯二氮䓬类药物：反应灵敏（几乎达80%），通常在1～3 h内起效。精神分裂症患者除外（20%～30%的病例有效），通常需要更长的治疗时间。
- 电休克疗法（ECT）：如果苯二氮䓬类药物连续数天治疗无效，可考虑使用。

躯体形式障碍

转换障碍

感觉或运动症状提示器质性疾病（但不能由其解释）。目前分类正在转入神经病学和心理学，将其归入功能性神经障碍（functional neurological disorders，FND）的范畴。9%～20%的患者被转诊到神经内科门诊。冲突或其他压力可导致疾病的发生或加重。在现实中，压力最初往往难以确定。

危险因素 痛苦的医疗过程、父母疾病或儿童时期的创伤（特别是性虐待或身体虐待）、器质性神经障碍、FND家庭成员。

临床表现：

- **泰然漠视**：患者对疾病不关心。
- **"让步式"力弱**：患者在力量测试中可能表现出不连续的抵抗。以不规则或间断的方式施加压力。
- **Hoover 征**：患者仰卧，握住其健侧腿的脚跟，要求患者抬起弱腿。转换障碍患者健侧腿不会向下压你的手。

- **麻木**：麻木感可能在发际线处停止或直接在中线停止，前额的振动可能在一侧感觉更强烈（尽管只有一个额骨），或者患者可以用麻木的手来操作物体。
- **眩晕**：眩晕在过度换气时可能会改善或再发。
- **步态（站立行走不能）**：转换障碍患者尽管腿部运动或力量正常，但可能无法站立。
- **震颤**：医生通过敲击与震颤不同的频率，可以改变转换障碍患者的震颤频率。
- **非癫痫性发作**（心因性非癫痫性发作、假性发作）：参见"癫痫发作及癫痫"章节。

其他躯体形式障碍

躯体化障碍　超过数年的多种躯体症状（4 种疼痛、1 种性症状、1 种神经系统症状、2 种胃肠道症状），年龄小于 30 岁，导致功能损伤和需要药物治疗，排除药物源性疾病。患者通常寻求多个医疗机构的帮助。慢性患者通常在青春期起病。

疑病症　尽管检查结果为阴性，但仍存在对某一严重疾病的先占观念，从而导致功能障碍。误解为躯体的体征和症状。

躯体变形障碍　对想象的或轻微的外观缺陷过度专注而导致功能损害。这些想法支配着他们的生活。

做作性障碍　不是真正的躯体形式障碍，但在鉴别诊断中应予以考虑。患者被驱使故意伪造疾病以扮演"患者角色"（没有外部动机，如金钱），女性更常见。患者会提供戏剧性的病史，但模糊不清，前后不一致。**代理型做作性障碍**：患者（通常是孩子的母亲）故意在受其照顾的人身上产生症状，从而间接地扮演"患者角色"。

佯病症　不认为是一种心理状况。佯装疾病继发于外部动机（经济利益，或者避免工作、压力、监禁等）。

躯体形式或转换障碍的管理

排除器质性因素　应当是充分的，但应针对鉴别诊断而不是患者的期望。如果起病时高度怀疑，应立即而不是在排除了器质性病因之后让心理医生参与诊治，这样可以加快进程，让患者从一开始就意识到心理评估是治疗的一部分，而不是因无法确诊而转诊。如果患者不愿意寻求心理评估，应安排定期就诊，而非强制或按需就诊，以避免躯体化刺激。应避免安排检查，除非有体征而非症状提示异常。这样可以降低费用并避免心理暗示。尽量确定患者的希望和动机，并据此制订治疗方案。出于道德和心理原因，应避免使用安慰剂（可能会造成如同正性效应类似的有害影响）。已证明认知行为治疗、团体治疗、心理动力学治疗和催眠疗法都是有效的。同时需要治疗相关的心境障碍和焦虑。

思维障碍

精神障碍：妄想症

坚定的错误信念（例如控制、自大、夸大、不忠、被害、关系、躯体）。幻觉中听觉最常见，但视觉和触觉也可能出现。言语、行为紊乱。

精神分裂症

人群中发生率为 1%。精神分裂症患者占据了 30% 的精神病医院床位。至少 10% 的无家可归者是精神分裂症患者。通常在十几岁到二十几岁发病。阳性症状：精神障碍；阴性症状：无意志力、情感平淡、言语贫乏。言语记忆、短时记忆和执行功能方面的神经认知缺陷，造成比阳性或阴性症状更多的功能障碍。

病理生理学 可能是多因素所致，包括环境因素（在冬季或早春出生、母亲的影响、社会经济阶层）和遗传因素（定位于 6、8、10、13、22 号染色体）。精神（阳性）症状可能继发于中脑边缘叶通路的多巴胺高反应性。结构成像显示额叶和颞叶皮质、海马体和丘脑的变化，皮质下-皮质通路破坏。由于起病时的影像学变化和临床症状可以保持稳定，甚至随着年龄增长而改善，因此被认为是神经发育障碍而非神经退化。

鉴别诊断：

- **心理因素**：分裂情感性障碍、伴有精神症状的抑郁症或躁狂症、重度人格障碍、PTSD。
- **药物或治疗诱发**：苯环己哌啶（PCP）、麦角二乙氨（LSD）、苯丙胺、可卡因、乙醇、摇头丸、巴比妥类或苯二氮䓬类药物撤药、抗胆碱能药物、左旋多巴、多巴胺能药物、糖皮质激素。
- **神经退行性疾病**：路易体痴呆（视幻觉而非听幻觉）、阿尔茨海默病（AD）、额颞叶痴呆（FTD）、亨廷顿病、同型半胱氨酸尿症、异染性脑白质营养不良、Lafora 病、脑脂质沉积症、Fabry 病、Fahr 病、哈勒沃登-施帕茨病、Wilson 病。
- **感染性疾病（ID）**：肺炎、尿道感染、脑膜炎、脑炎、菌血症、艾滋病（AIDS）、神经梅毒、克-雅病（CJD）。

- **中毒、代谢或营养性因素**：甲状腺或肾上腺疾病、维生素 B_{12} 缺乏、韦尼克-科尔萨科夫综合征、重金属或一氧化碳中毒。
- **结构性或功能性因素**：外伤、肿瘤、正常压力性脑积水（NPH）、卒中、颞叶癫痫（嗅觉、味觉或触幻觉）。

检查　全血细胞计数（CBC）、生化 10 项、维生素 B_{12}、快速血浆反应素（RPR）、促甲状腺激素（TSH）、尿常规、血培养、尿液和血清毒物筛查、胸部 X 线片。应考虑 HIV 感染、神经影像学检查、EEG、腰椎穿刺、红细胞沉降率（ESR）、重金属筛查、血浆铜蓝蛋白、肾上腺检查、卟啉症排查。如果患者年龄超过 45 岁，应注重考虑其他诊断。

治疗　抗精神病药物（见下文），主要治疗阳性症状，对阴性和神经认知症状的影响较小。心理社会治疗包括心理治疗、家庭支持、社会和职业培训。

病程和预后　症状起始时出现功能下降，往往随后伴有长期稳定的功能障碍。起病较早、头部外伤史或合并物质滥用的患者预后较差。进展和复发常继发于不遵医嘱用药的患者。自杀率高，将近 10%。

分裂情感性障碍

患者有持续的精神症状且伴有间歇性的抑郁和（或）躁狂发作。检查与精神分裂症和心境障碍相似。预后较精神分裂症好，但比心境障碍差。根据临床表现可使用抗精神病药、抗抑郁药和（或）情绪稳定剂进行治疗。

成瘾性疾病

物质使用障碍

使用物质时失去控制且沉溺于此物质→在 12 个月内尽管有不良后果和生理症状（耐受性和戒断性），患者仍继续使用。与药物依赖不同，药物依赖可以发生在许多药物上，由重复使用所致。为了避免上述语义上的混淆，**成瘾**常常指物质依赖。

风险　物质使用导致或大大增加了物质不良反应、心理或社会后果。若没有失去控制或沉溺则未达到物质依赖。

病理生理学　神经心理疾病破坏了大脑奖赏通路，这些通路与食物和性的通路相同。神经递质包括多巴胺、5- 羟色胺和阿片类物质。大脑改变可能继发于由于反复使用和环境、文化、社会、经济、家庭因素影响导致的遗传易感性和学习行为。

美国国家酒精滥用和酒精中毒研究所（NIAAA）安全饮酒指南　成年女性每周饮酒量应≤ 10 杯。成年男性每周饮酒量应≤ 14 杯。> 65 岁的成年人每周饮酒量应≤ 7 杯。成年人不应酗酒（每天 > 5 杯）。

流行病学及相关　4.6% 的美国人群符合酒精依赖的标准。3% 的美国人符合药物（非酒精、非烟草）依赖的标准。酒精依赖与急性胰腺炎、肝硬化、心肌病、高血压、创伤、机动车事故、大多数精神疾病、认知障碍、韦尼克-科尔萨科夫综合征、包括睡眠呼吸暂停的多种睡眠障碍有关。可卡因和其他刺激物增加心肌梗死（MI）和卒中的风险。

筛查　询问使用频率和数量。**CAGE 调查问卷**：2 个或更多问题回答为"是"则与问题饮酒有关。

（1）减少饮酒（**Cut back**）：你是否觉得应该减少饮酒？

（2）恼火（**Annoyed**）：你是否曾因别人批评你喝酒而感到恼火？

（3）内疚（**Guilt**）：你是否曾对饮酒感到内疚？

（4）睁眼（**Eye opener**）：你是否在早上第一件事是喝一杯酒来稳定神经或消除宿醉？

管理　戒除阿片类药物或可卡因虽令人不愉快，但不会有生命危险。戒除酒精和苯二氮䓬类药物可能有生命危险（癫痫持续状态、血流动力学不稳定）。让家人和朋友参与进来获得支持，并提供压力以寻求帮助。复发或戒断可能性高、或者有严重药物或精神并发症的患者应收入院治疗。门诊治疗包括心理治疗、自助小组（例如匿名戒酒会）、社会服务、受监督的生活（例如过渡教习所）和药物治疗（美沙酮、纳洛酮、纳曲酮）。

人格障碍

稳定的、终生的人格特质具有适应不良的特点而导致缺陷（轴Ⅱ）。

A 组　奇怪或古怪。①偏执型：不信任和怀疑。②分裂样：社交疏离、情感受限、淡漠。③分裂型：怪异的思维。

管理：由于患者不愿意说话，所以要给予书面指导。如果患者有明显的偏执和压力，可使用非典型抗精神病药。

B 组　戏剧化、情绪化或怪异行为，经常在办公室传播。①反社会型：漠视他人、冷酷无情。②边缘型：关系不稳定且有明显的冲动性，分裂、自残。③表演型：过度情绪化和寻求关注。④自恋型：夸张、自我、无视他人，但保留同理心。

管理：直接与其他护理人员和家人进行讨论，向他们提供有关患者的相同信息。严格执行有关处方、电话、预约时间的规定。对待行为不端者态度要坚决，但不要发怒。如果有明显的焦虑或精神症状（常见），可使用非典型抗精神病药。避免使用苯二氮䓬类药物，因其会降低抑制力。

C 组　焦虑和恐惧。①回避型：社交抑制、不恰当、过度敏感。②依赖型：顺从，需要被照顾。③强迫型：专注于秩序、完美主义、控制欲。

管理：使用 SSRI 治疗抑郁症（常见）。安排一名支持人员可以定期给予患者指导。对强迫症进行书面治疗。

药物治疗

抗抑郁药

即使是稳定的患者或同时服用其他抗抑郁药的患者，快速停药（尤其是 SSRI）也可能导致抑郁症和自杀。每周减少 50% 的剂量，直到达到最小的剂量，然后隔天（qod）减量。注意大多数症状发生在减量的最后阶段。如果出现症状应考虑减慢减量速度。

5- 羟色胺综合征　发生在当多种药物改变 5-羟色胺的代谢时［典型的是 SSRI 联用单胺氧化酶抑制剂（MAOI）］。表现为精神状态改变、心动过速、高血压、高热、反射亢进、自主神经不稳定、颤抖、肌阵挛、震颤、弥散性血管内凝血（DIC）、横纹肌溶解、行为改变、激动、谵妄、昏迷、死亡。单纯临床诊断。

- **病因**：通常由药物引起（SSRI、MAOI-A＞＞MAOI-B），类癌瘤、色氨酸也可引起。
- **鉴别诊断**：神经阻滞剂恶性综合征（NMS）、紧张症、恶性高热、抗胆碱能药物过量、苯二氮䓬类药物撤药、热射病、惊恐发作。5- 羟色胺综合征与 NMS 有多项共同特征，但引起反射亢进更常见，且不引起肌强直或肌张力障碍。
- **治疗**：停止用药，主要是支持性治疗［可能包括心脏监测、转入重症监护室（ICU）、机械通气］，考虑使用苯二氮䓬类药物、赛庚啶［4 ～ 8 mg 口服 3 次 / 日，不超过 0.5 mg/（kg·d）］。

抗精神病药

除了氯氮平（可能还有利培酮）对难治性疾病更有效外，

所有的药物（典型和非典型）药效相同。氯氮平不作为一线使用，因为它可以引起粒细胞缺乏症和癫痫。

机制：阻断多巴胺（边缘系统和基底节的 D_2 受体）。也可能对 D_1、D_3、D_4、5-HT$_2$ 受体有亲和力。不同药物的受体亲和力分布不同。

不良反应：神经阻滞剂恶性综合征表现为自主神经障碍（心动过速、高血压、发汗、高热）、运动异常（铅管样强直、肌张力障碍、运动不能）、缄默症、吞咽困难、躁动、癫痫、昏迷、死亡。临床表现可起伏不定。在数小时到数天内发生，更常见于使用抗精神病药后的前几周，可以随时发生。死亡率高达 20%。常见肌酸激酶（CK）、肝功能和白细胞（WBC）升高。其他不良反应参见"运动障碍性疾病"章节。

危险因素：大剂量、剂量快速增加、肌内注射给药、脱水、既往病史。

鉴别诊断：5-羟色胺综合征、恶性高热、紧张症、抗胆碱能药物过量、苯二氮䓬类药物撤药、热射病、惊恐发作。与 5-羟色胺综合征有许多共同的特征，但可通过反射亢进较少而肌强直或肌张力障碍较多来鉴别。

治疗：停药（对于接受慢性抗精神病药治疗的患者可能需要较长时间），主要是支持性治疗［心脏监测、转入 ICU、机械通气、电解质监测、静脉输液、降温毯、酚麻美敏片（泰诺）］，使用丹曲洛林［从 1 mg/kg 静脉注射开始，最大剂量 10 mg/（kg·d）分次给药；注意肝毒性和充血性心力衰竭］、溴隐亭（2.5～10 mg 静脉注射或口服，每 4～6 h 一次）、金刚烷胺（100～300 mg 口服 2 次/日）、卡左双多巴缓释片（25 mg/250 mg 口服，3～4 次/日）。

抗焦虑药［苯二氮䓬类药物（丁螺环酮除外）］

重要的不良反应：短效苯二氮䓬类药物可导致反弹性焦虑、呼吸抑制、低血压，在怀孕前 3 个月有致畸性。

机制：刺激 GABA-A 受体。有关剂量过大和撤药效应的讨论，参见"毒物中毒和维生素缺乏"一章。

第 29 章 运动障碍性疾病

（Grace Crotty，Albert Hung）
（孙云闾 译 陈静 审校）

运动减少性运动障碍

帕金森综合征

定义 表现为运动迟缓、强直和（或）震颤的临床综合征。

病因学 神经系统退行性疾病（帕金森病、不典型帕金森综合征、遗传变性病）、结构性病变（血管性、脑积水、外伤后）、代谢性疾病（甲状旁腺功能减退症或假性甲状旁腺功能减退症、缺氧性疾病、Wilson 病）、药物性（抗精神病药、止吐药）、中毒性［一氧化碳、二硫化碳、锰、1- 甲基 -4- 苯基 -1，2，3，6- 四氢吡啶（MPTP）、杀虫剂］，或精神性原因。

帕金森综合征的诊治方法（图 29-1）

病史 ①确定症状：帕金森综合征和其他相关症状（例如言语、吞咽、认知功能、步态、平衡、自主神经损害的症状）。②确定起病状态（急性或慢性）和进展速度［快速进展（数日至数周）或慢性进展（数月至数年）］。③既往病史（风湿性血管炎、精神病史、头外伤）、用药史（多巴胺拮抗剂，包括抗精神病药和止吐药）及家族史。

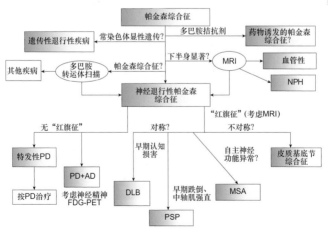

图 29-1 帕金森综合征诊治流程图

体格检查 帕金森综合征（单侧或双侧、偏身或下半身损害明显）；震颤：静止性、动作性或姿势性；区分强直、痉挛或肌张力障碍；认知功能、失用或皮质感觉丧失、眼球运动（方波急跳、扫视侵入、扫视精确性、眼球会聚）、小脑体征、直立性低血压、步态和姿势稳定性。

辅助检查 帕金森综合征是一种临床诊断，典型疾病通过病史、体格检查即可做出初步诊断。神经影像学可作为支持诊断的工具。

结构影像 头颅 MRI 或 CT：用来评估小血管病相关的脑白质病（血管性帕金森综合征）、脑积水（NPH）、特定的脑萎缩模式（神经退行性疾病）。功能影像：多巴胺转运体 SPECT 显像（图 29-2），用来评估黑质纹状体变性；FDG-PET 显像，用来评估异常的代谢模式。

治疗 取决于病因，治疗主要是针对相关症状。

帕金森病（PD）

概述 一种进行性、神经系统退行性的运动障碍性疾病，60 岁以上人群有约 1% 患病。男：女患病比例为 3 : 2，平均起病年龄 60 岁。本病主要为散发，但已有明确的基因突变引起家族性 PD 患者，这类患者通常在 40 岁之前发病。

病理学 突触核蛋白病。多巴胺神经元丢失（黑质神经元色素缺失）及路易体形成（主要由 α - 突触核蛋白和泛素组成）。

诊断标准［*J Neurol Neurosurg Psychiatry*，1988，51（6）：745-752］ 要求具有运动迟缓，以及静止性震颤、强直或姿势

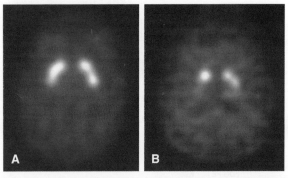

图 29-2 多巴胺转运体 SPECT 显像。**A.** 正常扫描伴有双侧纹状体对称摄取。**B.** 异常扫描伴有双侧纹状体放射性示踪剂摄取减少，右侧壳核更为显著

不稳中的至少一个表现（表 29-1）。

临床特征　表现为运动和非运动症状的多系统疾病。

运动症状　TRAP：静止性震颤（Tremor）、强直（Rigidity）、运动减少（Akinesia）或运动迟缓、姿势不稳（Postural instability）。

非运动症状　嗅觉减退、睡眠障碍（REM 睡眠行为障碍）、神经精神症状、认知症状、自主神经功能障碍、感觉异常。非运动症状常在疾病中晚期表现更明显，对患者的日常生活质量产生明显影响。

帕金森病"红旗征"和鉴别诊断：

- 对多巴胺能药物反应不佳时需警惕并非是帕金森病。例外情况是，震颤和冻结步态的帕金病患者可能对多巴胺能药物反应不佳。
- 早期的跌倒、冻结步态、核上性凝视麻痹、早期认知损害→PSP。
- 伴有幻觉的早期认知损害（"1 年原则"），觉醒状态波动→DLB。
- 早期自主神经功能不全、小脑功能障碍、锥体束征→MSA。
- 皮质感觉体征、失用、明显的不对称性运动不能-强直综合征→CBS。

治疗　所有的治疗都是对症治疗。目前，仍然没有改变疾病病程的药物。明确患者最困扰的症状后，采用最有效的药物进行治疗（表 29-2）。需要注意不良反应。药物从小剂量开始，

表 29-1　PD 临床特征	
运动迟缓：核心临床特征。手或腿部重复运动时的速度和幅度减低。躯体的运动迟缓：表现为面部表情减少、流涎增多、思维迟钝、拖曳步态、手部连带动作减少。	**强直**：肌张力增高，齿轮样肌张力增高（由于同时叠加震颤），常在对侧肢体活动或认知活动时更明显。铅管样增高是在运动的全过程中肌张力均升高，无速度依赖性。可伴有肢体疼痛、冻结肩。
震颤：典型地表现为 3～5 Hz 静止性震颤。起病时常以某个肢体开始，也可以表现为震颤再现或致残性的姿势性震颤。也可出现唇部或下颌震颤，但是头部或颈部震颤不常见。	**姿势不稳**：影响平衡、快速行走、后退和前冲。是跌倒和致死的主要原因。

表 29-2 PD 药物

机制	药物名称	剂型	使用	潜在不良反应
多巴胺替代治疗(L-多巴):治疗震颤、强直、运动迟缓	左旋多巴-卡比多巴速释剂型(IR)	口服片	PD 患者的药物起始治疗	● 恶心→与水及薄脆饼干同服，额外增加卡比多巴，或改为L-多巴控释剂型 ● L-多巴控释剂型 ● 头重脚轻 ● 嗜睡 ● 直立不耐受症状 ● 意识混乱 ● 便秘
	左旋多巴-卡比多巴控释剂型(CR)	口服片	IR 出现副作用时使用(是 IR 生物利用度的 70%～75%)	
	复方左旋多巴-卡比多巴缓释剂型	含有 IR 和 CR 颗粒的口服胶囊	当出现症状波动时使用	
	左旋多巴-卡比多巴	舌下片剂	当"关期"突然发生或咽障碍时使用	
	左旋多巴-卡比多巴	吸入剂	"关期"突然发生时使用	
	左旋多巴-卡比多巴	肠道混悬液，需经胃造瘘管使用	进展期 PD 使用	
多巴胺受体激动剂:治疗震颤、强直、运动迟缓	普拉克索	口服片	PD 起始单药治疗	● 冲动控制障碍→赌博、性欲亢进、轻躁狂状态 ● 意识混乱、嗜睡、谵妄、幻觉、外周水肿
	罗匹尼罗	口服片		
	罗替高汀	透皮贴剂	有消化道吸收障碍时使用贴剂	
	阿扑吗啡	皮下注射	进展期 PD 使用	

表 29-2　PD 药物（续表）

机制	药物名称	剂型	使用	潜在不良反应
MAO-B 抑制剂	雷沙吉兰	口服片	单药起始治疗，或症状波动的添加治疗	• 恶心、头痛 • 如与 MAO-B 抑制剂同时服用 SSRI 或 TCA 时，需警惕 5-羟色胺综合征
	司来吉兰	口服片		
	沙芬酰胺	口服片		
COMT 抑制剂	恩他卡朋	口服片	减少症状波动的左旋多巴添加治疗	• 头晕、腹泻、胃部不适、异动症+尿色变浅
	托卡朋	口服片		上述反应+致死性肝毒性风险：需监测肝功能
	奥匹卡朋	口服胶囊		上述反应+肌肉痉挛和 CK 升高
抗胆碱能药	苯海索	口服片	治疗震颤	• 口干、眼干、意识混乱及排尿踌躇
	苯扎托品	口服片		
金刚烷胺	金刚烷胺 IR 和缓释剂	口服胶囊	单药起始治疗，或治疗异动症	• 外周水肿、意识混乱、幻觉、网状青斑
腺苷 2A 受体拮抗剂	伊曲茶碱	口服片	症状波动的添加治疗	• 头晕、便秘、入睡困难

逐渐增加至有效剂量。

住院患者 尽可能继续使用在家中应用的药物。即使因为手术禁食，除非有禁忌证，否则应持续用药至手术当日清晨。没有静脉用的药物。停药将引起症状再次出现。突然停用多巴胺能药物会引起 NMS 症状。

突然加重 帕金森病一般不会在数天至数周内突然加重。应除外中毒-代谢性原因（例如感染、便秘、电解质紊乱、脱水）、不良的睡眠状况、硬膜下血肿、药物漏服、药物过量、新近加用抗多巴胺能药物、新近出现的或失代偿期的情感障碍。

进展期 PD 治疗

运动波动（症状波动） **治疗**：①建议避免多巴胺能药物与高蛋白饮食同时服用；②调整用药间隔（增加药物使用频次）；③加用儿茶酚 -O- 甲基转移酶（COMT）抑制剂：延长 L-多巴半衰期；④单胺氧化酶 -B（MAO-B）抑制剂：减少多巴在中枢神经系统的降解；⑤从速释剂型改为缓释剂型；⑥考虑手术（见下文）。

异动症（Dyskinesia） **治疗**：①减少总的多巴胺剂量；②考虑更换多巴剂型；③加用金刚烷胺；④考虑手术。

PD 手术治疗

- 脑深部电刺激（DBS）。靶点：丘脑底核或苍白球内侧部，通常需要双侧放置。指征是对多巴胺能药物反应良好但是出现致残性运动并发症的患者（症状波动或异动症），或者多巴胺能反应不佳的震颤或肌张力障碍患者。手术的最佳获益等同于多巴胺能药物治疗的开期状态。除外情况是震颤，手术的益处可能比药物更佳。
- 超声聚焦丘脑切除术。靶点：丘脑（腹中间核）。单侧手术，治疗单侧震颤。对强直或运动迟缓无作用。

预后 病程长短不一。主要是 3 个阶段：①"蜜月期"——运动症状对多巴胺能药物反应良好；②伴有症状波动或异动症的运动波动——常在多巴胺治疗后 5 年以上出现；③进展期 PD——明显的运动波动，以及非运动症状和对多巴胺治疗无反应的并发症（如痴呆和姿势不稳）。

多系统萎缩（MSA）

概述 不典型帕金森综合征。散发、进行性神经系统退行性疾病，每 10 万人中 3 ～ 5 人患病。男：女＝2：1，平均起病年龄 55 岁。2 个亚型：MSA- 帕金森综合征型（MSA-P）和 MSA- 小脑型（MSA-C），取决于主要的临床综合征和自主神经功能不全。

病理学 突触核蛋白病。α 突触核蛋白为主要成分的胶质细胞包涵体。MSA-P →纹状体黑质萎缩，MSA-C →橄榄体脑桥小脑萎缩。自主神经系统症状→脑干细胞丢失［脑桥网状结构（PRF）、背侧迷走神经运动核］＋脊髓病变（副交感神经节前纤维，与膀胱或性功能有关；中间外侧柱，与低血压有关）。

诊断标准［*Neurology*，2008，71（9）：670-676］：

- **很可能的 MSA** ＝散发的、进行性、成人起病（＞30 岁），自主神经衰竭（尿失禁和勃起功能障碍或者直立性低血压＝站立 3 min 内收缩压下降 30 mmHg 和舒张压下降 15 mmHg）和左旋多巴反应不佳的帕金森综合征或小脑综合征。
- **可能的 MSA** ＝帕金森综合征或小脑综合征，伴有 1 项自主神经衰竭特征（排尿症状或勃起功能障碍或不满足很可能的 MSA 标准的直立性低血压）。确诊需经病理学证实。

支持性检查 ①影像检查：颅脑 MRI 示脑桥、延髓和小脑萎缩（MSA-C）（图 29-3）；壳核裂隙征（T2 序列上壳核背外侧高信号）、脑桥"十字征"、小脑中脚（middle cerebellar peduncle，MCP）萎缩或高信号。②提示自主神经障碍的自主神经功能检查。

临床特征：

- MSA-P：帕金森综合征是 80% 患者的主要特征。进行性运动减少或运动迟缓、强直、姿势不稳。不规则的肌阵挛（急促的）震颤＞静止性震颤。
- MSA-C：发生在约 20% 的患者。步态和肢体的共济失调、电报样构音障碍、扫视过射或欠射。
- 自主神经功能不全：诊断必备条件。直立性低血压、反

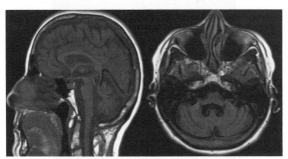

图 29-3　MSA-C：脑桥、延髓和小脑萎缩

复的晕厥。泌尿生殖症状：尿潴留或失禁、早期勃起功能障碍。

- 其他症状：口面或颅颈肌张力障碍、脊柱前倾、喉部喘鸣、"高调"性发音障碍、锥体束损害（病理征、反射亢进）。认知功能常保留。

MSA 鉴别诊断：

- 类似症状存在阳性家族史→**SCA 2、SCA 3；脆性 X 相关震颤 / 共济失调综合征（FXTAS）。**
- 认知损害、周围神经病、震颤、小脑中脚（MCP）T2 高信号（"MCP 征"）（图 29-4）→ **FXTAS。**
- 前庭眼反射损害、周围神经病→**小脑性共济失调伴神经病变和前庭反射消失综合征（CANVAS）。**
- L- 多巴反应不佳，早期自主神经功能不全→ **PD、不典型帕金森综合征。**

治疗 帕金森综合征：30% 对多巴胺有早期反应，但是通常需要较高剂量（每日最多 1000 mg），且随着时间推移反应逐渐减退；多巴胺能药物可能会加重直立性低血压。肉毒素用于治疗肌张力障碍。

- 直立性低血压：避免大量进食、增加盐的摄入、穿弹力袜、抬高床头。药物：氟氢可的松、米多君、嗅吡斯的明和屈昔多巴。
- 仰卧位高血压：睡前＞ 3 h 给予治疗低血压的药物，可考虑夜间给予短效降压药。
- 勃起功能障碍：阴茎注射（前列腺素），西地那非（会加重低血压）。

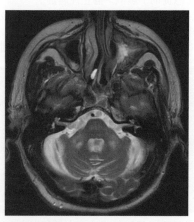

图 29-4 FXTAS：T2 白质高信号（"MCP 征"）

- 言语或延髓功能障碍：可出现吸气性喘鸣。监测睡眠呼吸暂停。
- 多学科诊疗：物理治疗、职业治疗、言语和语言病理学治疗、社会服务。

预后　早期残疾，发病 5 年依靠轮椅；平均生存期 6～10 年。

进行性核上性麻痹（PSP）

概述　不典型帕金森综合征。散发的、进行性神经系统退行性疾病，每 10 万人中 6 人患病。男：女＝1：1，平均起病年龄 65 岁。

病理学　Tau 蛋白病。含有 4 个重复区的（4-R）tau 蛋白异常聚集，形成神经原纤维缠结、少突胶质细胞螺旋小体和星形细胞簇，见于脑干、基底节、间脑、颞叶、运动和运动前区皮质。

诊断标准［*Mov Disord*，2017，32（6）：853-864］4 个核心功能领域：眼球运动障碍、姿势不稳、运动减少和认知功能障碍。

- **很可能的 PSP** 有眼球运动障碍合并其他 3 个领域中的 1 项受累。
- **可能的 PSP** 仅有眼球运动障碍或者合并较少的其他领域受累或者仅有步态冻结。

支持性检查　①影像检查：颅脑 MRI 示中脑萎缩，"蜂鸟征""米老鼠征"和"牵牛花征"（图 29-5）。②其他 PSP 检测包括中脑轴位前后径测量和中脑帕金森指数。

临床特征　异质性强，上述核心临床领域受累。最常见的表现是 PSP-Richardson 综合征（PSP-RS），伴有少动-强直综合征、垂直性核上性凝视麻痹、早期步态、症状起病 3 年内姿势不稳及频繁跌倒。其他表型：显著的对称性帕金森综合征（PSP-P）、早期进行性步态冻结（PSP-PGF）、额叶认知表现

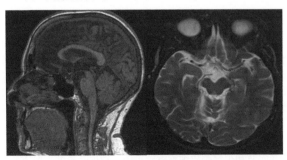

图 29-5　PSP：中脑萎缩。**A.**"蜂鸟征"；**B.**"米老鼠征"

（PSP-F）、言语和语言障碍（PSP-SL），以及皮质基底节综合征（PSP-CBS）。

眼球运动障碍 方波急跳、睁眼失用、扫视速度减慢（垂直较水平更易受累）、垂直性核上性麻痹（可被"玩偶眼动"手法纠正）。上视受限可见于老年人群，因此异常的向下扫视对 PSP 更特异。

认知 额叶-皮质下痴呆。执行功能不全、词语流畅性下降、持续"鼓掌征"。假性延髓麻痹症状：情绪失控。淡漠、脱抑制、烦躁不安、焦虑、抑郁。出现额叶释放征（眉间、噘嘴及强握反射）。

其他体征 后退时伴向后跌倒，动作性震颤较静止性震颤更多见，中轴较肢体更多见强直（颈后倾的颈部肌张力障碍），运动减低型低音痉挛、发音沙哑、吞咽困难、惊愕面容、降眉征、瞪眼征（"蒙娜丽莎凝视"），以及"脏领结征""火箭征""醉酒水手征"或"持枪歹徒"步态。

PSP 鉴别诊断：
- 早期步态受累→**NPH、血管性帕金森综合征或 MSA**。
- 早期的认知功能障碍→**CBS、FTD 或阿尔茨海默痴呆综合征**。
- 异常眼球活动→**Whipple 病、成人起病的尼曼-匹克病、中脑损伤、线粒体肌病**。
- 异常的言语和吞咽→**重症肌无力、ALS**。

治疗 L- 多巴反应不佳，最大量 1000 mg/d 可能会使帕金森综合征有短暂好转。金刚烷胺可能对步态和冻结有轻度疗效。肉毒素可用于肌张力障碍。多学科治疗：物理治疗、职业治疗、言语和语言学治疗、社会服务。

预后 不定，与 PSP 亚型有关。整体而言，在 3～4 年内依赖他人照顾，症状起病 6～9 年内死亡。

皮质基底节变性（CBD）

概述 不典型帕金森综合征。散发、进行性神经系统退行性疾病，每 10 万人中 1 人患病。男：女＝1：1，平均起病年龄 64 岁。需要鉴别 CBD（病理诊断）和皮质基底节综合征（corticobasal syndrome，CBS），后者是 CBD 的最常见临床表型。CBS 可由于 CBD 或其他病变（PSP、AD、FTD、CJD、血管病）导致。

病理学 Tau 蛋白病，星形细胞 tau 斑出现在灰质神经元、皮质基底节和少突胶质细胞螺旋小体。额顶叶萎缩＋黑质变性。

诊断标准［*Neurology*，2013，80（5）：496-503］：

- **很可能的散发 CBD**：50 岁以上隐匿起病，缓慢进展的很可能的皮质基底节综合征（定义为有 2 项如下表现：不对称强直和运动减少、肌张力障碍或肌阵挛；加上 2 项如下表现：失用症、皮质感觉丧失，或异己肢现象），或至少 1 项 CBS 表现和出现额叶-行为-空间综合征（定义为有 2 项如下表现：执行功能异常、行为或人格改变，或视空间功能缺损），或非流利性/失语法变异型原发性进行性失语（nfvPPA）。

支持性检查 影像检查如下。①颅脑 MRI：进行性、不对称性后部额叶、顶叶上部和胼胝体萎缩，不对称脑室扩大，脑干相对保留，苍白球 T2 序列高信号。②多巴胺转运体 SPECT：异常，有助于将 CBD 和其他痴呆（AD、FTD）进行鉴别，但是不能同其他类型的神经退行性帕金森综合征（PD、MSA、PSP）相鉴别。

临床特征 最常见的临床表型是 CBS，其他表型包括 PSP、bvFTD、nfvPPA、DLB 和 AD 样综合征。

- 运动：不对称性肢体强直、帕金森综合征和笨拙。震颤（高频率，姿势性和动作性，静止性少见）、局灶性肌阵挛（自发的、刺激或动作诱发的）、肢体疼痛或偏侧肌张力障碍、伴有跌倒的早期姿势不稳。
- 皮质功能不全：不对称的观念运动性失用（包括不能模仿任务，尽管能理解任务）。异己肢现象→肢体自行不自主地活动，但患者无法感知，会干扰自主运动，肢体可能抓住物体＋不能释放物体。皮质感觉丧失（例如图形觉缺失、实体感觉缺失、两点辨别觉缺失）。
- 认知：执行功能异常、视空间功能损害、非流利性失语、痴呆、行为和人格改变伴有脱抑制、易激惹、抑郁、淡漠。
- 其他特征：异常眼球运动，包括扫视侵入和扫视启动障碍（水平为主，与 PSP 不同），锥体束征、言语失用。

治疗 多巴胺药物反应不佳，需要高剂量（可能会带来小的短暂改善）。震颤：普萘洛尔、苯二氮䓬类药物、扑米酮。肌阵挛：丙戊酸、左乙拉西坦、苯二氮䓬类药物。肌张力障碍：苯二氮䓬类药物、肉毒素注射。痴呆：尝试胆碱酯酶抑制剂，但多无改善。多学科治疗：物理治疗、职业治疗、言语和语言学治疗、社会服务。

预后 不定，与 CBD 亚型有关。整体而言，症状起病 6～7 年内死亡。

运动增多性运动障碍

震颤

概述 震颤是身体某部分的不自主的节律性震荡运动。

震颤的诊治方法

病史 ①身体受累区域；②震颤发生时状态：静止、姿势、运动、意向性（目标运动终末时加重）？③起病和随时间进展；④引起或减缓震颤的肢体姿势或运动；⑤加重或缓解因素：应激、焦虑、睡眠缺乏、咖啡因摄入、酒精？⑥其他的不自主运动或神经系统症状；⑦相关疾病状态（甲状腺疾病、哮喘、精神疾病）和药物。

体格检查 ①观察震颤：上肢完全支撑和静止并分散注意力、上肢抵抗重力向外伸展、上肢以展翅姿势并且双手在中线处对立并拢。②评估动作性震颤，评估意向性或肌张力障碍成分（指-鼻-指试验、双手用水杯交替倒水、画螺旋、写句子）。③评估精神性震颤特征（分散注意力、诱导、暗示）。

描述震颤 静止、姿势或动作性震颤，方向、受累关节、频率（< 4 Hz 为低频，4~7 Hz 为中等频率，> 7 Hz 为高频）、幅度、严重性、肌张力障碍成分和再现性（表 29-3）。

诊断性检查 可考虑的实验室检查：TSH、Wilson 病检查（肝功能、铜蓝蛋白、24 h 尿铜排泄、裂隙灯检查 K-F 环）。如震颤为单侧或有相关神经系统体征，考虑结构影像学检查。

特发性震颤（ET）

概述 震颤最常见的原因。随年龄老化而患病率增加，无性别差异，平均起病 35 岁。发病呈"双峰"模式：早发（< 40 岁），震颤多年可保持稳定，在 60 岁后进展；或晚发（> 60 岁），起病后即逐步进展。近 70% 病例有阳性家族史（可能是常染色体显性遗传）。1 级亲属家族史发生 ET 的风险增加 5 倍以上。

病理生理学 很可能是由于影响了橄榄-小脑-红核通路。病理上，小脑皮质 Purkinje 细胞改变和蓝斑路易体形成。

诊断标准 [*Mov Disord*，2018，33（1）：75-87]（表 29-4）：

支持性检查 在某些患者，临床上鉴别 ET 和 PD 很困难。多巴胺转运体 SPECT：ET 正常，PD 异常。

临床特征 双上肢伴有姿势成分的动作性震颤。双臂震颤轻微不对称，20% 有静止成分。震颤可发生在头或颈部（与

表 29-3　震颤的现象学		
静止性震颤	PD	常不对称地以某个肢体或下颌起始，慢频率（4～6 Hz），"搓丸样"，运动后震颤改善。与帕金森综合征相关。
	药物诱发性	双侧对称性震颤，与药物启用有关，震颤严重性与药物剂量有关。震颤随时间延长不进展。
任务或体位特异性震颤	肌张力障碍性震颤	发生在肌张力障碍分布区的局灶性震颤。< 7 Hz，不规则、急促，不同姿势下震颤可变。可在臂、手、脚、头观察到震颤。
	直立性震颤	双腿高频、13～18 Hz、低幅度震颤；站立不稳及痉挛，行走时改善。腓肠肌或股四头肌听诊→"直升机样声音"。
	任务特异性震颤	仅发生于特定任务时，最常见于书写时。
动作性震颤	小脑性震颤	低频< 5 Hz，损害齿状核或小脑上脚；动作性伴有意向性成分。伴有其他小脑体征。
姿势性震颤	特发性震颤（ET）	见下文。
	增强的生理性震颤	发生在正常个体。与 ET 相比为低幅度、快频率。震颤因情绪（焦虑、恐惧、兴奋、疲惫）、咖啡因、疾病因素（低血糖、发热、甲状腺毒症、酒精或阿片类药物戒断、嗜铬细胞瘤）、药物（见下文）而加重。
	神经病性震颤	发生在周围神经病受累肢体，由于力弱或本体感觉传入障碍所致。发生在大纤维神经病（遗传性周围神经病、GBS 恢复期或 CIDP）。
混合性：静止、姿势、动作性	精神性震颤	突然发生，起病时大幅度震颤。波动，有缓解期。非生理性震颤特征（即方向不定、频率可变）。具有夹带、易分心、暗示性。
	红核震颤（Holmes 震颤）	单侧，由于中脑或小脑损害（可能由于小脑上脚、黑质、红核病变导致）。慢频率（< 5 Hz），大幅度。伴有中脑或小脑损害体征。

PD 不同）、声音、腿部。可有步态共济失调伴串联步态异常。负重会减少 ET 幅度。书写正常。酒精能减少震颤。

鉴别诊断：

- 单侧或局灶性震颤、腿部震颤、强直、运动迟缓、静止性震颤、步态异常→**考虑帕金森综合征**。
- 突然起病、负重加重震颤、性质易变→**精神源性震颤**。
- 孤立的头部震颤伴有异常姿势（头部倾斜或转头）→**考虑肌张力障碍**。
- 周围神经病、认知功能障碍、卵巢早衰家族史→**FXTAS**。

治疗 非致残的轻度症状→生活方式改变，包括不摄入咖啡因、尼古丁，减少应激，避免引起震颤的药物（表 29-5）。

中重度震颤→ 1 线治疗 普萘洛尔或扑米酮。2 线治疗：加巴喷丁、托吡酯、苯二氮䓬类药物、肉毒素（表 29-6）。

表 29-5 引起震颤的药物（最常见的）
神经精神性药物：神经安定剂、利血平、丁苯那嗪、抗抑郁药（尤其是 TCA 和 SSRI）、拉莫三嗪、锂剂、卡马西平、丙戊酸、派宗昔林。
免疫抑制剂：环孢素、他克莫司、化疗药（长春新碱、阿糖胞苷、多柔比星）。
心脏或呼吸药物：胺碘酮、普鲁卡因胺、吲哚洛尔（仅有的引起震颤的 β 受体阻滞剂）、支气管扩张剂、茶碱、类固醇。

表 29-6 ET 治疗选择		
药物	剂量	常见不良反应
普萘洛尔	40 mg 2 次 / 日→最大剂量 320 mg/d	支气管痉挛、疲劳、低血压
扑米酮	12.5～25 mg 1 次 / 日→最大剂量 750 mg/d	镇静、意识模糊、眩晕
加巴喷丁	300 mg 1 次 / 日→最大剂量 3600 mg/d	嗜睡
托吡酯	25 mg 每晚睡前服用→最大剂量 200 mg 2 次 / 日	厌食、认知损害、肾结石

致残性、药物抵抗性震颤→手术　丘脑 VIM 核 DBS，超声聚焦治疗。

预后　通常是良性的，但是治疗可能有困难。50% 个体会从药物治疗中获益。ET 严重性随着时间进展而加重，有从近段上肢扩展至头部、颈部和声音的趋势。

肌张力障碍

概述　不自主的、持续或间断的主动肌和拮抗肌收缩，引起异常运动或姿势。通常是累及同一肌群的可预测的、模式化、方向性运动。通常起始于随意动作或在运动时加重，与肌肉的活动泛化有关。没有强烈的运动欲望或运动不会改善症状。在某些患者，可被感觉诡计改善。

病理生理学　已探索到遗传性、生理性和神经解剖性机制。

肌张力障碍的诊治方法：

病史　①肌张力障碍的部位；②起病年龄；③进展过程；④其他相关症状；⑤加重或缓解因素；⑥药物应用；⑦家族史。

根据解剖分布和起病年龄对肌张力障碍进行如下分类（表29-7）。

体格检查　描述静止、运动和诱发时（如书写者肌张力障碍时的书写动作或音乐人肌张力障碍时的乐器使用）的异常姿势或者运动，明确受累的肌肉。评估可以改善的感觉姿势，或上臂摆放在可以缓解的特定位置（零点）以及从肌张力障碍方

表 29-7　肌张力障碍分类	
解剖分布	（1）局灶性→单个区域或身体部位，例如，颈部肌张力障碍、眼睑痉挛、书写痉挛、痉挛性发音障碍（内收肌或外展肌）。 （2）节段性→≥2 个相邻区域，例如 Meige 综合征（眼睑痉挛+口下颌肌张力障碍）。 （3）多灶性→≥2 个非相邻区域：颈部和下肢。 （4）偏侧肌张力障碍→单侧的上肢或下肢，常提示继发性原因（卒中、外伤）。 （5）全身性肌张力障碍→（双）下肢、躯干和 1 个其他区域。
起病年龄	早发（<26 岁）：常为显性遗传（伴有外显率降低）。通常起始为局灶性肌张力障碍（一个肢体）→50% 患者进展为全身性肌张力障碍。 晚发（>26 岁）：更可能累及颈部或颅面部肌肉，更倾向于始终表现为局灶性肌张力障碍。

向离开时加重。评估其他神经系统体征（Kayser-Fleischer 环、舞蹈症、抽动症、帕金森综合征、认知损害、锥体束征）。

诊断性检查 取决于起病年龄、相关的症状和体征。考虑 Wilson 病相关检查（血清铜蓝蛋白、24 h 尿铜排泄、裂隙灯检查 Kayser-Fleischer 环）。如果是局灶性肢体或颈部肌张力障碍，完善颅脑或颈椎 MRI 以排除相关病变。痉挛性发音障碍完善喉镜检查。多数患者不需要进行基因检测，除非有明确的家族史或检查时发现临床综合征。

原发性肌张力障碍（表 29-8） 无其他神经系统异常（除外肌阵挛或震颤）。一些患者继发于基因突变。多数人没有发现相关原因。

继发性肌张力障碍（表 29-9） 由于中枢神经系统潜在病变引起（结构损伤或神经退行性疾病）。

肌张力障碍–叠加综合征（表 29-10） 与肌张力障碍相关的神经化学疾病。

表 29-8　原发性肌张力障碍	
原发性局灶性肌张力障碍	比全身性肌张力障碍更常见。多见于成人，中年起病，女性多见（书写者肌张力障碍除外），发生于颈部、面部、上肢。可在 1 ～ 2 年间进展，之后维持稳定。红旗征：如发生在腿部，可能是神经变性疾病的首发体征。 ● 颈部：30 ～ 50 岁，起始于颈部僵硬和头部活动减少→异常的头部姿势（斜颈、颈部前倾、颈部后倾、颈部侧弯）＋颈部或肩部疼痛＋肩部抬高。感觉诡计（触碰脸部）可能会减少症状。鉴别诊断：颈部椎间盘疾病。 ● 眼睑痉挛：50 ～ 60 岁，开始为眼干或畏光，然后眨眼频率增加，迫使眼睑闭合、睁开困难。 ● 口下颌：下颌张开或闭合＋偏斜。 ● 痉挛性：内收肌（扭曲的、窒息样言语）或外展肌（带呼吸声的言语）。 ● 局灶性肢体：上肢或下肢。
原发性全身扭转性肌张力障碍	进行性，致残，通常青年起病（＜ 26 岁）。常染色体显性遗传伴外显率减低。已发现多个基因。最常见的是 DYT1 突变→ *torsion A* 基因 CAG 缺失。常染色体显性遗传（AD）伴有不完全外显率（约 30%）。在北欧犹太人中多见。起始为局灶性肌张力障碍→全身性或多灶性（65%）、节段性（10%），或仍维持局灶性（25%）。DYT6 与 AD 青少年起病的肌张力障碍有关。

表 29-9　继发性肌张力障碍	
退行性疾病	通常存在伴随的神经系统症状和体征。 多种原因：Wilson 病、PD、不典型帕金森综合征、亨廷顿病、齿状核红核苍白球路易体萎缩症（DRPLA）、脊髓小脑变性、PANK2、家族性基底节钙化（Fahr）、溶酶体贮积病（Krabbe、尼曼－匹克病）、线粒体病、神经棘红细胞增多症、Lesch-Nyhan 综合征。 X 连锁肌张力障碍帕金森综合征（DYT3、Lubag 病）：成人起病的肌张力障碍和（或）帕金森综合征，多来自菲律宾 Panay 岛人群。尾状核和壳核萎缩。Xq13.1 区域突变。
获得性结构损伤	产生偏侧肌张力障碍或局灶性肢体肌张力障碍。与基底节病变、颈髓病变或周围神经损伤有关。
其他原因	副肿瘤性、脑炎、精神源性。

表 29-10　肌张力障碍–叠加综合征	
多巴反应性肌张力障碍	• Segawa 综合征：GTP 环水解酶 -1 的常染色体显性突变（DYT5）。起病：儿童期伴有足肌张力障碍，引起步态问题→进展至全身性肌张力障碍 ± 帕金森综合征。 • 明显的日间变化，傍晚加重。治疗：对 L- 多巴有显著反应。 • 其他原因：酪氨酸羟化酶常染色体隐性突变引起婴儿肌张力障碍，肌张力低、运动减少、精神运动发育迟滞。
肌阵挛–肌张力障碍	常染色体显性突变伴有母系肌聚糖蛋白（sarcoglycan）基因印记（DYT11）。起病：儿童时期伴有上肢、躯干、延髓支配区肌张力障碍＋肌阵挛发作。
快速起病的肌张力障碍–帕金森综合征	Na^+-K^+ ATP 酶 α3 亚单位常染色体显性突变（DYT12）。起病：青少年或成人早期伴有全身性肌张力障碍和帕金森综合征，在数小时至数周内快速进展，然后稳定。

肌张力障碍的治疗（表 29-11）

表 29-11　肌张力障碍的治疗	
咨询	无治愈方法→仅对症治疗。设立现实目标，明确合并的精神因素。
物理治疗	伸展、按摩、热疗，对一些患者有效。
L- 多巴	所有青年起病的肌张力障碍均应尝试 1 个月的治疗。多巴反应性肌张力障碍通常 < 300 mg/d 的剂量有效。
抗多巴胺能药物	多巴胺耗竭剂［囊泡单胺转运蛋白 2（VMAT2）抑制剂，例如丁苯那嗪］。混合效应，对迟发性或口下颌肌张力障碍有益，但是也会加重肌张力障碍。
抗胆碱能药物	苯海索或苯扎托品（每日 2 次或 3 次）——任何肌张力障碍。注意在高龄人群使用时的副作用。
肌松药	苯二氮䓬类药物、替扎尼定、环苯扎林和巴氯芬（每日 2 次或 3 次）。
肉毒素	用于局灶性和节段性肌张力障碍。注射后大约 2 周起效，维持 3 个月。需要间隔 3 ~ 4 个月反复注射。
脑深部电刺激（DBS）	苍白球内侧部 DBS 对某些全身性或节段性肌张力障碍可产生明显效果。

舞蹈症

　　概述　由 1 个肢体进展至其他肢体的突发的、快速的或持续的舞蹈样运动。可能会掺杂在正常运动或行为中（运动倒错）。可能与不能执行持续运动相关（持续运动不能），例如伸舌（又名"玩偶匣舌"）或紧握手（又名"挤奶女工手"）。

　　变异型　手足徐动症：表现为缓慢的、肢体远端的扭曲动作。投掷症：一种大幅度的肢体近端的投掷样运动。

　　表现从轻度的不安（可表现为随意的、坐立不安的）到严重的致残样动作以至于影响言语、进食和步态。摆动的或"悬停样（hung-up）"反射（不连续的放松）。可短暂自我抑制。

舞蹈症的诊治方法

　　病史　①起病年龄；②病程：急性（散发性）vs. 慢性（遗传性）；③身体分布：偏侧舞蹈症→系统性或结构性原因，前额受累→头痛，口面舌→迟发性综合征。④其他相关症状；⑤家族史。

病因学

散发性 结构损伤（血管性、肿瘤、脱髓鞘）、代谢或内分泌功能障碍（葡萄糖、钙）、感染（弓形虫病、HIV）、药物诱发（多巴胺、兴奋剂）、自身免疫性或副肿瘤性（Sydenham 舞蹈症、风湿性疾病、抗体介导）、真性红细胞增多症，以及其他原因。

遗传性 亨廷顿病（见下文）、C9orf72 病、脊髓小脑性共济失调 17 型、神经棘红细胞增多症、齿状核红核苍白球路易体萎缩症、伴有脑铁沉积的神经退行性疾病、良性遗传性舞蹈综合征、Lesch-Nyhan 综合征、Wilson 病、代谢障碍（有机酸血症）、线粒体病（MELAS）。

治疗 ①突触前多巴胺耗竭剂→丁苯那嗪、氘丁苯那嗪、伐苯那嗪；②突触后多巴胺受体阻滞剂→氟哌啶醇、利培酮、奥氮平、氯氮平；③其他→丙戊酸、卡马西平。

亨廷顿病（HD）

概述 进行性常染色体显性遗传性疾病，表现为运动、神经精神和认知症状。每 10 万人中 5 人患病，平均起病年龄 40～50 岁（从婴儿到老年人）。

病理生理学 三核苷酸重复疾病。4 号染色体 *Huntingtin* 基因三核苷酸（CAG）重复扩增，产生突变的 huntingtin 蛋白。CAG 重复扩增 < 36 次是正常的，重复扩增 36～39 次表现为 HD 携带者伴有不完全外显，重复扩增 > 40 次会发生 HD。CAG 重复扩增长度与患者的起病年龄有关。扩增次数可能会在下一代中增加，进而引起遗传早现发生（即较上一代起病更早，尤其是由父亲遗传的患者）。

诊断 基因检测确诊。所有患者在基因检测之前均应进行遗传咨询。可在无症状患者中进行基因检测。

临床特征（表 29-12）

治疗 没有已知的针对 HD 的疾病修饰治疗。基因治疗试验正在进行中。治疗舞蹈症如上述。多学科团队治疗：物理治疗、职业治疗、言语和语言病理学治疗、社会服务，以及精神科治疗。监测体重变化。

肌阵挛

概述 突然的、短暂的、剧烈的或短促的肌肉不自主收缩。可以是正性（肌肉收缩的增加）或负性（肌肉收缩的抑制＝扑翼样震颤）肌阵挛。症状性（即继发性）肌阵挛最常见

表 29-12	HD 的典型症状
运动症状	症状范围广泛。约 50% 患者意识不到早期症状。 最早期症状：扫视启动受损（必须眨眼才能启动）→延迟的慢扫视。伸舌困难（持续运动不能）。叩指和快速轮替运动缓慢、不规则。 舞蹈症在早-中期患者中最明显——影响额部。 晚期特征：运动迟缓、强直、肌张力障碍、不平衡、言语和吞咽受损。
精神症状	性格轻微改变→抑郁、易激惹、淡漠、焦虑、脱抑制。较高的自杀率（5%～10%）。较少见妄想、精神病样症状和躁狂。
认知症状	约 8% 患者的主要症状。执行功能、加工速度、注意力和记忆力受损。失用症。

（72%），还有痛性肌阵挛（17%）、特发性肌阵挛（11%）。

肌阵挛的诊治方法

病史 ①起病和进展；②相关的神经系统症状；③药物；④家族史。

体格检查 幅度、位置和运动的激活特征，评估神经系统查体。

诊断性检查 糖、肾和肝功能、电解质、药物和毒物筛查、EEG、颅脑影像。

肌阵挛的分类——**基于电生理测试结果**

- 皮质：缺氧后（Lance-Adams 综合征）、癫痫、线粒体病、神经变性疾病。
- 皮质或皮质下：癫痫。
- 皮质下或脊髓上：脊髓固有性肌阵挛和肌阵挛-肌张力障碍。
- 节段性：腭肌阵挛、脊髓肌阵挛。
- 周围性：局限于神经根、神经丛或周围神经分布区，如偏侧面肌痉挛。

肌阵挛的分类——**基于临床表现**

- 生理性肌阵挛：发生在个体的正常现象。例如，睡眠抽动（入睡抽动）、打嗝、正常惊吓反应。
- 特发性肌阵挛：原发性或遗传性，慢性稳定的肌阵挛伴有轻度致残性。
- 癫痫性肌阵挛：作为癫痫的成分或一部分发生，可作为癫痫的唯一表现（肌阵挛性癫痫），或者作为多种癫痫发作类型中的一种。

- 继发性（症状性肌阵挛）：继发于神经系统或内科疾病。
- 药物引起（表 29-13）：停用可疑药物后症状改善或逆转。

肌阵挛的鉴别诊断：

- 精神源性抽动：不一致性、注意力分散、暗示时会减少，自发地缓解，急性加重伴有突然消失，有精神疾病基础。
- 肌张力障碍痉挛或运动障碍抽动：突发但是不短暂。

治疗　①病因是什么——治疗原因？②肌阵挛困扰患者的程度——权衡获益和药物副作用？

一线药物：丙戊酸、氯硝西泮、左乙拉西坦。

二线药物：苯巴比妥、唑尼沙胺、羟丁酸钠、抗胆碱药。

抽动症

概述　间断的、重复的、非节律的刻板运动（动作）和（或）声音（发音）。男：女＝3：1，平均起病年龄 4 ～ 8 岁。

临床特征　①抽动症发作前有前兆冲动；②可短暂抑制抽动症的发生，但是常伴有内在的紧张不适感或冲动；③随时间推移表现有轻有重；④新旧抽动症表现混合出现；⑤诱发因素：应激、愤怒、疲劳、感染；⑥注意力集中或睡眠时减少。

抽动症可以是单纯性的也可以是复杂性的　**单纯性**：累及单个或局灶的肌肉，例如眨眼、耸肩、抽鼻子、清嗓、嘟哝、吠叫声。**复杂性**：例如反复鼓掌、咳嗽后触碰下颌、跳跃、弯腰、模仿言语、言语重复。

Tourette 病　多种运动抽动和≥1 个声音抽动，18 岁前起病，病程有起有伏，可达 1 年以上，不是由于药物或一般内科疾病引起。

鉴别诊断：

- 肌阵挛：①肌阵挛干扰随意运动，而抽动症不会；②抽动症可抑制，而肌阵挛不能；③抽动症通常在发作前有

表 29-13 可能导致肌阵挛的药物
精神药物（TCA、SSRI、MAOI、锂剂、抗精神病药）
抗生素（青霉素、碳青霉烯类）
镇痛剂（芬太尼、吗啡）
抗癫痫药（加巴喷丁、普瑞巴林、丙戊酸、苯妥英）
麻醉剂（利多卡因、咪达唑仑）
对比剂
心脏病药（胺碘酮、氟卡尼、钙通道阻滞剂）

主观运动冲动，而肌阵挛没有。

- 肌张力障碍：①肌张力障碍的身体运动属不自主运动，抽动症为半自主性。②抽动症的身体位置和运动在抽动症发作间期会回到正常位置，而肌张力障碍不会。
- 刻板运动：①抽动症倾向于在学龄期起病，刻板运动起病更早。②刻板运动通常是节律的、对称的（用手书写、身体摇摆），而抽动症是非节律的。③抽动症病程有起有伏，而刻板运动倾向于更为持续的病程。④抽动症持续时间短，而刻板运动持续时间更长。

治疗　当抽动症影响日常生活活动时需警惕。很重要的是同时治疗合并疾病——注意缺陷多动障碍（ADHD）、强迫症（OCD）、焦虑和抑郁、睡眠障碍。教育（患者、家庭、学校），保证环境安全，确认和治疗诱发因素。习惯逆转训练。

药物　考虑风险与获益，并且根据抽动症的严重程度进行分层管理。

一线药物：α_2 激动剂——可乐定、胍法辛；氯硝西泮、托吡酯。

二线药物：非典型抗精神病药——利培酮、阿立哌唑、齐拉西酮；VMAT2 抑制剂。

三线药物：氟哌啶醇、匹莫齐德、氟奋乃静。FDA 批准的治疗抽动症的药物仅有氟哌啶醇、阿立哌唑和匹莫齐德。

预后　三分之一规律→1/3 抽动症消失，1/3 改善，1/3 持续存在和波动。

共济失调

概述　继发于小脑功能不全或由于小脑传入通路障碍（本体感觉系统、脊髓后索）所引起的不协调运动。

共济失调的诊治方法

病史　①起病症状和进展（急性、亚急性、慢性、发作性）；②相关的神经系统症状；③其他疾病病史和药物史；④家族史；⑤物质滥用史。

病因学　急性：血管病、药物、中毒、炎症或感染。亚急性：自身免疫性疾病、脑表面铁沉积病、脑肿瘤。慢性：遗传性、神经退行性、自身免疫性、特发性晚发型小脑共济失调。发作性：发作性共济失调、精神源性疾病、线粒体病、多发性硬化。

体格检查　简短共济失调评定量表（Brief Ataxia Rating Scale）：评估言语（缓慢，伴有不同语量的断续语言）、眼动（扫视侵入、异常扫视、眼震）、肢体共济失调（过冲、意向性震颤和轮替运动障碍）和步态（宽基底、步幅缩短、举步蹒跚）。其他神经系统体征：帕金森综合征、肌张力障碍、周围神经病、锥体束征、不自主运动。

　　诊断性检查　考虑最常见的病因（见上文）。实验室检查包括维生素 B_{12} 和维生素 E、血清和脑脊液抗体水平（甲状腺过氧化物酶抗体、副肿瘤性抗体、乳糜泻相关抗体）、腰穿。影像检查：颅脑 MRI 显示小脑萎缩、白质病变、小脑中脚征。基因检测越来越多地用于共济失调综合征，评估重复扩增性疾病（SCA、Friedreich 共济失调、FXTAS）和其他致病基因。

　　治疗　症状性治疗主要是针对最困扰患者的症状和潜在原因。多学科团队治疗包括物理治疗、职业治疗、言语和语言病理学治疗。

步态异常疾病（表 29-14）

表 29-14　步态异常的类型

步态	描述
小脑性	前倾、宽基底、不规则倾斜，不能完成串联步态；与其他小脑体征如构音障碍、辨距不良、轮替运动障碍有关。 原因：乙醇或其他药物引起的小脑变性、卒中、肿瘤、MS、脊髓小脑共济失调、共济失调性毛细血管扩张症、DRPLA、发作性共济失调。
额叶	直立姿势，姿势反射障碍。缓慢、磁性步态，可伴有启动障碍。 原因：双侧额叶病变、皮质下病变（如小血管病）、正常压力性脑积水。
本体感觉性或感觉性共济失调	Romberg 征阳性，宽基底、高步幅。由于感觉丧失（如本体感觉和振动觉）。 原因：周围神经病、维生素 B_{12} 或维生素 E 缺乏、Friedrich 共济失调。
痉挛性（剪刀样）	髋和膝部伸展时肌张力增高导致一侧下肢在行走时跨过另一侧下肢的环形路线。 原因：MS、脊髓损伤、痉挛性截瘫。
偏瘫性	由于一侧下肢髋和膝部伸展时肌张力增高而屈曲相对力弱引起的受累下肢划圈样步态，伴有同侧上肢屈曲。 原因：中枢神经系统损伤引起单侧肢体力弱或痉挛。
帕金森综合征	缓慢、曳行步态，有时慌张步态，不对称的上肢连带动作，屈曲姿势，整体转身，步态启动障碍及冻结。

表 29-14　步态异常的类型（续表）	
步态	描述
跨阈性	受累下肢髋和膝部屈曲，行走时以夸张的方式抬足以避免由于背曲力弱和脚趾拖拽引起摔倒。可能以足拍地的方式感知地面。 原因：与足下垂或严重的感觉性共济失调有关。
谨慎性	双足站立姿势时间延长（又称为双支撑——当双足均在地面上时），而正常步态有约20%的时间双足站立；速度缓慢，可以有宽基底步态。
疼痛性	对侧站立时间及摆动时相缩短（因疼痛而跛行）。
肌病性	Trendelenburg步态：单侧或双侧。单侧→在受累下肢站立时，同侧躯干屈曲和对侧骨盆下降。双侧→"鸭步"伴有躯干左右晃动及半侧骨盆下降。
站立行走不能	非生理性步态伴有严重倾斜，但是步基正常。可能经常要摔倒，因此常依靠墙壁，实际上没有摔倒。

药物引起的运动障碍

概述　由于多巴胺受体拮抗剂引起→神经安定剂（如氟哌啶醇、利培酮）、止吐药（如甲氧氯普胺、丙氯拉嗪）。

急性　肌张力障碍（药物反应性最常见）：在数分钟内发生。治疗：减停相关药物；苯二氮䓬类药物（劳拉西泮）；抗胆碱能药（苯扎托品或苯海拉明）可能有所帮助，但可能会加重运动障碍或舞蹈症。其他疾病：抽动症、运动障碍、舞蹈症。

亚急性　静坐不能→运动不安。治疗：减停相关药物；苯二氮䓬类药物、β受体阻滞剂、多巴胺激动剂、抗胆碱能药（可能会加重运动障碍、舞蹈症）。

慢性　迟发性综合征：在神经安定剂应用后数月到数年发生，可能在停用相关药物后依然持续。

迟发性运动障碍　最常见的形式，口、唇、舌等部位的舞蹈样运动。不典型抗精神病药发生的风险相对低。1/3患者在停用可疑药物后症状缓解。

迟发性肌张力障碍　通常是中轴肌肉的肌张力障碍姿势→躯干或骨盆摇晃。治疗：停用抗精神病药（缓慢减停，突然停药会加重症状）；氯硝西泮、肉毒素、丁苯那嗪（副作用：抑郁、嗜睡。从12.5 mg/d起始，1周后缓慢加量至最大量150 mg/d）。抗胆碱能药物可能对肌张力障碍有所帮助，但可能会加重运动障碍和舞蹈症。难治性：脑深部电刺激（DBS）。

第 30 章　神经系统肿瘤

（Brian M. Andersen，Justin T. Jordan）

（刚蔷　译　俞萌　刘旸　审校）

概述

脑肿瘤　症状与体征：通常为非特异性、亚急性和进展性，继发于局部浸润、邻近组织压迫和颅内压（ICP）升高；取决于肿瘤部位、大小和生长速度（而不是肿瘤类型）。神经系统查体正常（甚至没有视盘水肿）不能排除肿瘤。可以有局灶性症状：继发于皮质刺激或局部功能障碍——部分性癫痫发作、局灶性功能缺损（失语、对侧力弱、视野缺损）。假性定位症状：水平复视（继发于 ICP 升高的展神经麻痹）、同侧偏瘫（颞叶钩回疝）。

癫痫发作　最常见的局灶性症状。部分性或全面性，刻板。皮质肿瘤＞＞幕下，低级别＞高级别胶质瘤，原发性肿瘤＞转移瘤。50% 的黑色素瘤转移癌、少突神经胶质瘤、出血性肿瘤出现症状与体征。脑肿瘤患者出现更多的癫痫发作并发症：长时间癫痫发作后状态（长达 24 h）、永久性神经系统缺损、癫痫发作导致 ICP 升高→失代偿。脑肿瘤患者癫痫发作的原因：肿瘤（新诊断或进展性）、放射性坏死或脑病、代谢性（低钠、低氧、低钙、尿毒症、血糖）、血管性（缺血性卒中、脑出血、肿瘤内出血、脑静脉血栓形成）、感染（脑膜炎、脑炎、尿路感染、菌血症、肺炎），偶有化疗（甲氨蝶呤、阿糖胞苷、L-天冬酰胺酶、紫杉醇、异环磷酰胺、亚硝基脲、顺铂），漏服抗癫痫药物。

头痛（常见，非定位性）　约 50% 脑肿瘤患者。由牵拉、压迫、缺血或浸润痛觉敏感结构导致。约 17% 出现由 ICP 升高引起的"典型"症状：持续、进展、中－重度、全头痛，卧位加重，上午重，呕吐但不伴恶心，Valsalva 动作加剧。警惕：老年人新发头痛、头痛形式或性质改变、伴随持续神经系统功能缺损的偏头痛、"鼻窦炎"伴神经系统症状或多种抗生素治疗失败或进展但不伴发热。

局灶性神经系统缺损　常继发于水肿，激素治疗有效。"卒中样"表现：癫痫发作＞＞出血＞＞瘤栓。

晕厥　Valsalva 动作后短暂 ICP 升高→意识丧失。必须与癫痫发作鉴别。压力波动可能导致近乎晕厥伴双下肢力弱。

意识状态改变→昏迷　ICP升高→脑疝，急症。机制：水肿、静脉或脑室梗阻、非梗阻性脑积水。

综合征

- 福斯特-肯尼迪（Foster Kennedy）综合征：单侧视力丧失、对侧视盘水肿、嗅觉丧失。原因：眶额或嗅沟肿瘤（常为脑膜瘤）。
- 帕里诺（Parinaud）综合征：近视时瞳孔分离、上视麻痹、会聚-回缩性眼震。原因：由松果体肿瘤或顶盖胶质瘤导致的顶盖压迫或受累。
- 梗阻性脑积水：头痛、恶心、呕吐、意识模糊、共济失调。原因：颅后窝、第三脑室或幕上中线肿瘤，包括髓母细胞瘤、室管膜瘤、胶质瘤、转移瘤、胶样囊肿、松果体瘤。
- 额叶综合征：步态失用、尿失禁、失忆、情感改变。双侧额叶肿瘤或单侧额叶肿瘤伴对侧压迫。

脊髓肿瘤　症状与体征：取决于受累水平和部位（硬膜外或硬膜内、髓外或髓内）。大部分表现为进展性疼痛和脊髓病。快速生长的病灶（转移瘤）定位不如缓慢生长的病灶（原发肿瘤）。病灶可能在临床受累层面以上的几个层面。

特异性症状与体征：疼痛（常见）＞90%硬膜外转移瘤，硬膜内肿瘤较少见。继发于缺血、牵拉或压迫的局部疼痛。典型症状为卧位或Valsalva动作加重，行走改善（不像椎间盘疼痛）。红旗征：胸部疼痛（椎间盘病变中不典型）。脊柱压痛或不稳定（急症）。

力弱　由于脊髓或根性压迫。神经根：病变水平根性力弱（下运动神经元性）。脊髓：病变水平以下痉挛性截瘫（上运动神经元性）；下肢近端屈肌力弱＞伸肌，上肢伸肌力弱＞屈肌。

感觉缺失　远端→近端（比周围神经病进展快）。头皮麻木伴C2～3病灶。髓内病变时骶髓不受累。感觉缺失不伴疼痛或力弱罕见。

脊髓压迫（后期征象）　若有神经系统受损或根性疼痛，为急症。上运动神经元性力弱，痉挛性。直肠张力减低，膀胱潴留伴过度充盈，骶髓不受累。

马尾综合征　急症。下肢下运动神经元性力弱（远端＞近端），感觉变化、括约肌功能障碍。

脊髓圆锥综合征　上运动神经性和下运动神经元性力弱，感觉变化、括约肌功能障碍。

鉴别诊断　软脑膜癌、副肿瘤性或放射性脊髓病、感染

（脓肿、脊髓炎、真菌或结核性脑膜炎）、椎间盘突出、椎骨骨折，以及少见的鞘内化疗。

检查和诊断

现病史和查体指导辅助检查。尽管有影像学检查，一般依据组织学来诊断和治疗。

影像学 钆增强 MRI 比 CT 敏感，如果血脑屏障破坏则有增强，经常反映是恶性肿瘤。例外：一些良性肿瘤明显增强，一些恶性肿瘤不增强。**MRS** 可能有助于区别肿瘤［乙酰天冬氨酸↓（神经元终板）、胆碱↑（细胞膜）、乳酸↑（坏死或厌氧代谢）］与其他疾病（卒中或感染）。2- 羟基戊二酸（2-HG）SPECT 在异柠檬酸脱氢酶（IDH）突变型胶质瘤中测定肿瘤代谢物 2-HG。**FDG-PET** 可区分高级别与低级别肿瘤或放疗后坏死。如果患者病情不稳定、怀疑出血或做不了 MRI 则行 **CT**。

影像方法：

- **脑肿瘤**：钆增强 MRI。部位：①幕上＝星形细胞瘤、脑膜瘤、胶质神经元肿瘤。②幕下＝前庭神经鞘瘤、室管膜瘤、髓母细胞瘤、胶质瘤。③松果体＝松果体母细胞瘤、生殖细胞肿瘤。④蝶鞍＝垂体腺瘤、颅咽管瘤、脑膜瘤。
- **脊髓肿瘤**：脊髓全长 MRI（在临床平面或平面以上经常 > 1 个病灶）。椎体压缩性骨折可能与肿瘤相关。部位：①硬膜外——强化前更易看到；更常见；转移瘤（乳腺癌、肺癌、前列腺癌），表现为显著的局部疼痛或神经根痛。②髓内——强化后更易看到；室管膜瘤、星形细胞瘤，原发＞＞转移。③软脑膜——软脑膜腔隙转移瘤，常在无 CSF 细胞学的情况下通过影像学诊断（在胶质瘤或实体瘤转移中比 CSF 细胞学更敏感）。转移至 CSF 显著影响治疗方案和预后，淋巴瘤或白血病预后相对好。

腰椎穿刺 有核细胞数轻度↑，蛋白质↑，糖正常或低。CSF 细胞学需选择，1 次样本不敏感，但 3 次腰穿敏感率 > 90%；敏感率取决于细胞构成或 CSF 细胞悬浮程度（敏感性在血液恶性肿瘤中更高）。正常或轻度异常 CSF 不能排除软脑膜肿瘤。淋巴瘤中，还要送检流式细胞学、IgH 基因重排和 MyD88 L265P 游离 DNA 检测。一些中心也进行 CSF 游离 DNA 测序（如 IDH1 突变），或应用罕见细胞捕获技术来检测 CSF 中循环肿瘤细胞。

活检 若弥漫性肿瘤（淋巴瘤、多灶性或广泛性胶质母细胞瘤）或化疗敏感（生殖细胞肿瘤、淋巴瘤），只做**活检**。若生存期或生活质量的手术获益超过手术风险，则**手术切除**。有时结合肿瘤标志物和特征性影像学（如生殖细胞肿瘤），活检并非必要［如已知的转移瘤、脑干胶质瘤或视路胶质瘤（风险＞＞获益）］。系统性肿瘤检查：如果多个颅内病灶，在活检前考虑（Pan-CT、PET、乳腺X线检查、肠镜、皮肤检查）；如果单一幕上占位而无肿瘤病史且胸部X线片阴性，推迟系统性检查至神经外科手术后，因为85%可能为原发性脑肿瘤。如果是淋巴瘤或感染，活检前避免激素。

治疗原则

糖皮质激素　通过↓血脑屏障（BBB）通透性，减轻血管源性水肿。控制瘤周水肿或ICP↑引起的症状（症状数小时内改善，24～72 h达峰，数天ICP↓）。激素可减轻淋巴瘤在MRI和CT的强化。对淋巴瘤具有直接短暂的细胞毒性作用。开始治疗前，筛查感染、骨质疏松、消化性溃疡或糖尿病。考虑药物相互作用（尤其苯妥英钠）。

适应证　①症状性水肿或脑疝。②临床或影像学脊髓压迫。③症状复发（双重剂量，缓慢减量）。④围术期（活检或切除），特别是有显著的占位效应。⑤仅影像学表现而无症状或不行手术，通常不是使用指征。

地塞米松　首选的激素。较少的盐皮质激素活性＝更少体液潴留。长半衰期（根据肠道耐受性，每日1～4次）。通常起始：10 mg×1次，之后4 mg每6 h一次（恶性水肿需要ICU）；门诊患者，每天1或2次；从ICU转出患者，尽可能使用最低频次；如果每天2次，下午早给药以避免失眠。

长期不良反应　免疫抑制：感染风险↑，包括肺孢子菌肺炎。心血管：充血性心力衰竭加剧、高血压、水肿。内分泌：糖耐量受损、糖尿病、体重增加、肾上腺功能不全。消化道：消化性溃疡、胃部不适或胃灼热、便秘。精神：失眠、易激惹、精神错乱。神经系统：震颤、肌病、呃逆。骨骼：骨质疏松、压缩性骨折、缺血性坏死。皮肤：皮肤变薄和破裂、头发变细、潮红、夜间盗汗。

预防　若激素治疗＞4周，预防肺孢子菌肺炎：甲氧苄啶-磺胺甲噁唑（TMP-SMX）单强度片，每日1次口服，或双强度片每周一、三、五口服。若剂量等效于≥20 mg泼尼松，使用＞4周则应考虑。围术期或高剂量激素的消化道预防：每日使用质子泵抑制剂。围术期常需应激量激素。钙＋维生素D可预防骨质疏松。如果长期使用类固醇，需考虑在停药前进行促肾上腺皮质激素刺激试验。

抗癫痫药物 预防：在脑肿瘤中预防性应用抗癫痫药没有证实有益。开颅术后应用（数据有限），1～2周后逐渐减量。

症状性治疗 脑肿瘤患者第一次癫痫发作后启动抗癫痫药。高癫痫复发风险，持续状态可致高死亡率，因此通常永久治疗。倾向单药治疗。若癫痫复发，换用新药前先增加剂量。倾向于非诱导P450性抗癫痫药（若预期后续化疗）：左乙拉西坦、拉考沙胺、拉莫三嗪、托吡酯、加巴喷丁。避免使用：苯妥英钠、卡马西平、苯巴比妥。

外科手术 机械压迫导致急性症状者减压，最大限度切除原发性中枢神经系统（CNS）肿瘤或实性转移瘤。如果推测为高级别胶质瘤，目标为最大程度切除强化的肿瘤；低级别胶质瘤则可能获益于尽可能多地切除非增强（FLAIR高信号）肿瘤。除外：高度弥漫性（多灶性胶质瘤）或化疗敏感的（淋巴瘤、生殖细胞瘤）肿瘤。脑皮质电图和功能标测用于找到致痫灶或避免损伤功能性皮质。脑室腹腔分流术、脑室外引流或内镜第三脑室造瘘术用于治疗脑积水与ICP↑。放疗前针对脊柱不稳进行手术固定。

放疗 一般原则：放疗前组织学诊断几乎总是必需的（影像学有10%假阳性率）。剂量用戈瑞（gray，Gy）测量，单位J/kg＝吸收剂量的国际单位。分割＝每次治疗的剂量。外放射治疗＝自体外来源的光子或质子束。近距离放射治疗＝放射源置于肿瘤内或附近。< 3 cm的小病灶可单分割放疗，更大的病灶需要多分割放疗（保护正常组织）。IMRT＝调强放射治疗：用计算机优化配置移动光圈，使剂量适合靶区并豁免关键结构。立体定向放射外科（SRS）：通常1分割高强度放射。头部精准固定至关重要——一些系统需要神经外科医师安装刚性头部支架，其他无支架。基于光子和质子的方法对肿瘤有相同的生物学作用。质子：仅有少数中心可以开展。通常为儿童病例或复杂的解剖部位（海绵窦、颅底，脊柱需避开腹部脏器或椎骨骨髓）或预计长期生存的低级别肿瘤。

典型剂量方案 全脑：每天1次，3 Gy×10（最常用）、2.5 Gy×14、4 Gy×5（软脑膜病）。高级别原发性脑肿瘤（胶质母细胞瘤）：每天1次，2.0 Gy×30。中级别原发性脑肿瘤（脑膜瘤）：每天1次，1.8 Gy×28～33。急性放疗：急诊放疗通常用较大的放射野（暴露更多正常组织）。紧急治疗肿瘤相关的脊髓压迫、新发脑神经麻痹、症状性脑转移瘤。通常放疗前8～24 h使用激素。

化疗（表30-1） 一般原则：中枢神经系统肿瘤很少单独靠化疗治愈。新辅助化疗=手术或放疗之前。同步化疗=放疗期间。辅助化疗=手术或放疗之后。

原发性中枢神经系统肿瘤（WHO 中枢神经系统肿瘤分类，2016）

流行病学 原发性颅内肿瘤=每年约 24/10 万发病，仍在↑。30% 恶性。恶性肿瘤男性>女性，非恶性相反。非西班牙裔>西班牙裔（垂体瘤除外），黑种人>白种人。胶质瘤 25%，脑膜瘤 38%，垂体瘤 17%，神经鞘瘤 8.5%。

危险因素 一级亲属↑胶质瘤风险。HIV 或免疫抑制↑原发性 CNS 淋巴瘤风险。几个遗传综合征与原发性脑肿瘤相关（见下文遗传综合征），先前放疗↑脑膜瘤、星形细胞瘤、神经鞘瘤、肉瘤风险。

分类 世界卫生组织（WHO）是诊断信息的决定性来源，但 cIMPACT-NOW 小组的成立是为了在 WHO 更新期间提供分子进展的更新。胶质瘤最常见（胶质细胞）。不易活检的胶质瘤以位置来命名（脑干胶质瘤、视通路胶质瘤等）。根据组织学表现分级，提示扩散、生长速度和预后倾向；某些分子特征可以修正整体诊断，以及因此预期的生物学行为和预后。与其他肿瘤不同，没有基于淋巴结或转移扩散的分期（中枢神经系统肿瘤罕见）。

表 30-1 常用化疗方案

治疗方案	使用情况	常见不良反应
替莫唑胺（TMZ）	胶质瘤	恶心、乏力、骨髓抑制、肝毒性、便秘，长期有骨髓增生异常综合征（MDS）风险
PCV（丙卡巴肼、洛莫司汀、长春新碱）	低级别胶质瘤	骨髓抑制、恶心、乏力、食欲下降、周围神经病、肺纤维化、白血病
顺铂、长春新碱和环磷酰胺或洛莫司汀	髓母细胞瘤	恶心、肾毒性、周围神经病、骨髓抑制、出血性膀胱炎、耳毒性
甲氨蝶呤	淋巴瘤	恶心、疲劳、肾损伤、口炎、肝毒性、肺炎、骨髓抑制

胶质瘤

胶质母细胞瘤（GBM）

（*NEJM*，2008，359：492；*JAMA*，2013，310：1842）

概述 弥漫性浸润，来源于胶质细胞。

流行病学 最常见的脑肿瘤（5/10万，占恶性肿瘤的80%）。50～80岁最常见，仍在↑，原因未明。电离辐射是唯一已知的非遗传危险因素。

诊断 **临床表现**：癫痫发作与头痛常见，也可以局灶性神经系统缺损、意识模糊或失忆。**影像学**：异质性、环形强化占位伴水肿。MRI：T1低信号，T2高信号（水肿或胶质瘤）。CT：低密度±出血，±中央坏死（低密度）。**部位**：典型位于大脑半球、脑干、丘脑。**病理学**：分级基于恶性程度最高的部分。间变型星形细胞瘤（AA）（WHO Ⅲ级）：细胞成分增多，中度多形性，无坏死或血管增生。胶质母细胞瘤（GBM）（WHO Ⅳ级）：高细胞含量，多形性，微血管增生、坏死。根据现在的定义，IDH野生型，甚至具有分子特征的低级别组织学亦诊断为GBM：TERT启动子突变，7号染色体重复同时10号染色体缺失，或*EGFR*基因扩增（*Acta Neuropathol*，2018，136：5）。

治疗 手术→放疗±替莫唑胺（TMZ）（*NEJM*，2005，352：987）。

手术：诊断，改善症状，最大范围切除增强的肿瘤与改善生存期有关。

放疗：60 Gy（1.8～2.0 Gy分割，每周5天×6周）。延长生存期（手术＋放疗时7～12个月）。复发常在放射野，增加剂量无获益。

化疗：（替莫唑胺＝TMZ）GBM与AA治疗（放化疗→辅助化疗）。剂量：放疗期间＝每天75 mg/m^2，放疗后＝150～200 mg/m^2×5天，每28天1次×6～12个周期。延长生存期：15个月 *vs.* 仅手术＋放疗12个月，2年生存率分别为25%与10%。40%的GBM中存在*MGMT*基因（DNA修复酶）因甲基化而沉默，增加了对TMZ的敏感性。在TMZ＋放疗治疗期，监测肝功能、血常规，预防肺孢子菌肺炎。**NovoTTF-110A**：一种便携式、电池操作的设备，用于通过表面电极向肿瘤区域施加交变电场。对复发性GBM，与补救性化疗相比疗效相当且副作用较少。对于新诊断的GBM，NovoTTF＋TMZ的Ⅲ期临床试验显示较单用TMZ，可改善无进展生存期（7.1 *vs.* 4个月）、总生存期（19.6 *vs.* 16.6个月）以及2年生存率（43% *vs.* 29%）（*JAMA*，2017，318：23）。

复发　几乎均会复发（中位数＝放疗＋TMZ治疗后 7 ～ 10 个月）。如果在放疗 3 个月内 MRI 增强病灶↑，高度可能为 "假进展" 或放疗效果。

复发后治疗：在某些情况下重复手术以减少细胞成分、改善占位效应，或更新组织或分子诊断。抗血管生成治疗越来越重要（降低血管通透性与 MRI 强化）：基于 2 项临床试验获批的贝伐珠单抗显示在新诊断的 GBM 中，可延长无进展生存期，但无总生存期获益（*NEJM*，2014，370：8），被认为是有效的无激素的抗水肿药物。同时，考虑 TMZ 重新用药、其他烷化剂、根据肿瘤分子特征的靶向治疗、临床试验。如果先前放疗野局部复发，很少再次放疗。

预后（表 30-2）　年龄、分级、切除程度、功能状态、管理状态。长期存在的症状、小病灶可能与更长的生存期有关。90% 的复发发生在初始部位。

IDH 野生型星形细胞瘤

概述　IDH 野生型 Ⅱ 级星形细胞瘤非常罕见（考虑更高级特征肿瘤的采样误差）。大部分常有 GBM 的分子特征，因此按 GBM 来治疗。20% 的 Ⅲ 级间变型星形细胞瘤缺乏 IDH 突变。

诊断　癫痫常见（Ⅱ 级中 85%，Ⅲ 级中 69%）。**影像学**：MRI 通常部分强化，伴占位效应、水肿。**病理学**：虽然组织学可能显示 Ⅱ 或 Ⅲ 级，但综合考虑其他分子检测常得到的诊断为 "有 GBM 分子特征的星形细胞瘤"。**分级**：WHO Ⅱ 和 Ⅲ 级。

治疗　手术→放疗 ±TMZ。**手术**：最大限度安全切除强化区域。**放疗**：典型剂量＝ 60 Gy。**化疗**：TMZ。

预后　多变。*EGFR*、*H3F3A* 或 *TERTp* 突变的中位生存

表 30-2　放疗＋TMZ 治疗 GBM 生存期的递归分割分析（RPA）分级			
分级	特点	中位生存期	2 年总生存率
Ⅲ	年龄＜ 50，PS 0	17 个月	32%
Ⅳ	年龄＜ 50，PS 1 ～ 2		
	年龄≥ 50，手术，MMSE ≥ 27	15 个月	19%
Ⅴ	年龄≥ 50，仅活检，或 MMSE ＜ 27	10 个月	11%

PS，功能状态评分；MMSE，简易精神状态检查量表。
Reprinted with permission from Mirimanoff R-O, Gorlia T, Mason W, et al. Radiotherapy and temozolomide for newly diagnosed glioblastoma: recursive partitioning analysis of the EORTC 26981/22981-NCIC CE3 phase III randomized trial. *J Clin Oncol*. 2006, 24（16）: 2563-2569.

期为 1.2 年；若 3 个突变均阴性，中位生存期为 7.6 年（*Neuro Oncol*，2017，19：10）。

复发　考虑挽救性手术、放疗、化疗、临床试验。

IDH 突变型星形细胞瘤（*Brain Pathol*，2020，844：30）

概述　诊断中位年龄：成人Ⅱ级和Ⅲ级为近 40 岁。cIMPACT-NOW 提示存在 IDH 突变型Ⅳ级星形细胞瘤（例如，不再称 IDH 突变型胶质母细胞瘤），在本书出版时 WHO 更新即将公布。

诊断　癫痫发作常见（Ⅱ级中 85%，Ⅲ级中 69%，GBM 中 49%）。**影像学**：MRI 显示Ⅱ级无强化，几乎没有占位效应、水肿；T1 低信号，T2 高信号（T2 显示最佳）。T2 与 FLAIR 不匹配（T2 亮，FLAIR 暗）对星形细胞瘤高度特异。发生于白质，延伸至皮质表面。PET 低代谢（与少突神经胶质瘤不同）。通常Ⅲ级和Ⅳ级肿瘤至少部分强化。MR 波谱有时可检测到肿瘤代谢物 2-羟基戊二酸。**分级**：WHO Ⅱ级弥漫性星形细胞瘤，Ⅲ级间变型星形细胞瘤，Ⅳ级星形细胞瘤。GBM 的组织学特征可诊断为Ⅳ级，但 GBM 是一种不允许有 IDH 突变的特有诊断。新发强化或 MR 灌注↑可能反映转变为更高级别。

治疗　Ⅱ级，取决于下文的危险因素。Ⅲ级和Ⅳ级，手术→放疗 ±TMZ。

手术：Ⅱ级，数据表明早期切除比观察和延迟干预更好。手术治疗体积大、症状性肿瘤，最大安全切除 FLAIR 高信号病变。若年龄 > 40 岁或次全切除，则Ⅱ级患者术后被列为"高危"，因此倾向于接受更多治疗。Ⅲ级和Ⅳ级，最大程度切除强化病灶。

放疗：高危Ⅱ级和所有Ⅲ级和Ⅳ级肿瘤。经典剂量 = 45 ～ 60 Gy。若Ⅱ级、体积小、症状轻微、年龄 < 40 岁，则观察。

化疗：Ⅱ级，TMZ 或 PCV（丙卡巴肼、洛莫司汀、长春新碱）；对上述高危患者放疗后，PCV 显示可改善低级别胶质瘤的无进展生存期和总生存期（13.3 年 *vs.* 7.8 年）（*NEJM*，2016，374：14）。TMZ 副作用更少而运用于Ⅲ级和Ⅳ级肿瘤。癫痫发作：管理困难，常需手术。

预后　Ⅱ级和Ⅲ级，中位生存期 7 ～ 10 年；Ⅳ级，3 ～ 5 年。大部分Ⅱ级和Ⅲ级肿瘤最终转化为Ⅳ级。预后不良因素：*CDKN2A* 基因纯合缺失（Ⅳ级特征性病理），*MYCN* 基因扩增，*PIK3R1* 或 *PDGFRA* 基因突变（*Acta Neuropathol*，2020，139：60）；年龄 > 40 岁，> 6 cm，跨中线，术前有神经功能缺损（*J Clin Oncol*，2002，20：2076）。

复发 有时难以与放疗性坏死区分（可能需要活检）。考虑挽救性手术、放疗、化疗、临床试验。

少突神经胶质瘤

（*J Clin Oncol*，2006，24：1246；*Oncologist*，2009，14：155）。

概述 来源于少突胶质细胞。少见，占胶质瘤的 5% ～ 7%。通常单一病灶，有时多个病灶。幕上皮质下（浅表，可浸润软脑膜）。年轻和中年人（中位年龄 40 ～ 50 岁），儿童更少见。

诊断 癫痫发作为最常见表现（50%），最终发生于 88% 的患者。**影像学**：间变型肿瘤常强化，低级别可能不强化。CT：界限清楚的低密度皮质下占位；钙化常见，有时出血。MRI：不规则，T1 信号↓，T2 信号↑（水肿与浸润），10% 出血，± 片状强化；环形增强少见（预后更差）。**病理学**：囊性改变、钙化、坏死和出血；均一、紧密排列的肿胀细胞，带有清晰晕的深色核（"煎蛋征"）；毛细血管呈"铁丝网"状排布。Ⅱ级和Ⅲ级可能。1p 和 19q 染色体缺失是病理确诊的分子诊断要件。基本上均有 IDH 突变。

治疗 手术→放疗→ PCV（或 TMZ）。**手术**可以诊断、缓解症状及延长生存期。**辅助放疗或化疗**针对残留肿瘤或间变型肿瘤。有数据支持放疗→化疗或化疗→放疗。PCV 或 TMZ 有效，1p19q 型的应答率高达 100%，而非 1p19q 型的应答率为 23% ～ 31%。与单纯放疗相比，PCV 联合放疗可显著提高无进展生存期与总生存期（*NEJM*，2016，374：14）。可初始予 1 次 PCV 或 TMZ，余下的在复发后给予。

预后 中位生存期 15 ～ 20 年。生存率比星形细胞瘤高。经常呈惰性病程，但最终致死。自然史＝自低级别向高级别进展。高级别预后更差。

毛细胞型星形细胞瘤

概述 WHO Ⅰ级，占所有原发性脑肿瘤的 1%。起病年龄更早（通常＜ 25 岁）。缓慢生长，浸润少，预后好。通常发生于小脑半球（75%）或近第三脑室。其他部位：下丘脑（性早熟）、视通路（与 NF1 相关，特别是双侧）、丘脑、大脑半球、胼胝体。

诊断 **影像学**：MRI 显示 T1 ↓，T2 ↑；边界清楚（圆形或椭圆形），明显强化（94%），囊性（68%），± 强化的壁结节；瘤周水肿轻微，占位效应常见。**病理学**：细胞外纤维基质少，罗森塔尔（Rosenthal）纤维为主要特征。

治疗和预后 **手术**：单纯切除，10 年总生存率＞ 80%；小脑部位预后最好（完全切除后可改善更多）。**放疗**：用于不能手术或复发患者。恶性退变极少发生（< 5%）。蛛网膜下腔播散少见。

室管膜下巨细胞星形细胞瘤（SEGA）：

概述　几乎只与**结节性硬化症**相关（结节性硬化症患者中约 10%）。常于生后 20 年内表现为癫痫发作和 ICP ↑ 的症状或体征。邻近 Monro 孔（经典型）或侧脑室室管膜表面。

诊断　MRI：T1 等信号、T2 高信号，强化常见，常有钙化。

治疗　无症状肿瘤无须治疗。手术切除症状性肿瘤。依维莫司（mTOR 抑制剂）与肿瘤体积 ↓、癫痫发作频率 ↓ 相关。

弥漫性中线胶质瘤，H3K27 突变

（*J Clin Oncol*，2006，24：1266）

概述　脑干、丘脑或脊髓的星形细胞瘤常携带 H3K27 组蛋白突变；80% 位于脑桥，大多数为高级别肿瘤（由于位置和突变，考虑为 WHO Ⅳ 级）。多见于幼童。常表现为脑积水、ICP ↑ 的症状与体征、脑神经异常。

诊断　诊断和随访首选 MRI。如位于脑干或脊髓内部，通常活检风险高，诊断仅依靠 MRI。鉴别诊断：考虑 NF1（仅危险因素）。拟似：脑干脑炎（病毒或自身免疫性）、脑干脑病（线粒体）、血管畸形、多发性硬化、错构瘤，也须注意鉴别。

治疗　成人患者放化疗后辅助 TMZ。

多形性黄色星形细胞瘤

发生于青少年和年轻人（2/3 < 18 岁），占所有星形细胞肿瘤 < 1%，WHO Ⅱ 级。约 60% 有 *BRAF* V600 突变。少见，通常为幕上，典型附着于脑膜，可为囊性伴壁结节。常有癫痫发作。组织学奇异，可被误认为 GBM。预后良好，手术切除后常可治愈，但可复发为 GBM。

室管膜肿瘤

室管膜瘤

［*Curr Opin Neurol*，2008，21：754；*Curr Neurol Neurosci Rep*，2010，10：240；*Clin Transl Oncol*，2019，21（11）：1450-1463］

概述　少见的原始胶质瘤（< 10% 为中枢神经系统肿瘤，约 25% 为脊髓肿瘤）。源自排列于脑室的室管膜细胞。儿童（中位年龄 5 岁）：90% 颅内。成人：75% 脊髓（髓内）。幕下（第四脑室和蛛网膜下腔）>幕上（侧脑室或脑实质）。

临床表现 取决于部位。颅后窝＝ICP↑或梗阻性脑积水（头痛、恶心、呕吐）。幕上＝癫痫发作或局灶性缺损。脊髓＝截瘫、感觉平面（颈髓常见，全部脊髓均可能）。

诊断 影像学：典型为第四脑室肿瘤伴钙化。CT：高密度伴均质性强化，囊性和钙化常见。MRI：T1↓，T2↑，显著强化。可有囊肿及伴随的脊髓空洞。影像范围包括整个神经轴以排除脊髓转移。幕下肿瘤脊髓播散更常见（约10%）。腰穿：CSF细胞学，软脑膜转移术后至少2周。

手术切除以诊断与治疗 病理：分级与预后有关，黏液乳头状室管膜瘤、室管膜下瘤（WHO Ⅰ级）、室管膜瘤（WHO Ⅱ级）、未分化室管膜瘤（WHO Ⅲ级）。

治疗与预后 手术：大体全部切除（整块）以改善生存期，但通常复杂。WHO Ⅰ级肿瘤潜在可治愈。预后高度多变。有利因素包括位于幕上或脊髓（非幕下）、低级别、成年。不利因素包括高级别、不完全切除、年轻、男性、颅内肿瘤。70%～80%幕上肿瘤有 *C11orf95-RELA* 基因融合，可能预示在其亚组中预后较差。

放疗：如Ⅱ级或Ⅲ级，为切除后的标准治疗，可改善无进展生存期和总生存期。

化疗：地位不清，在幼儿中可延迟术后放疗，考虑含铂方案。成人复发室管膜瘤，考虑含铂治疗方案或联合靶向治疗［EGFR和（或）VEGF］和（或）烷化剂。

脑膜肿瘤

脑膜瘤

（*Neurosurgery*，2005，57：1088；*Curr Neurol Neurosci Rep*，2013，13：337）

概述 最常见的良性脑肿瘤（54%），占所有原发性脑肿瘤的38%。发病率每年8.8/10万，98%颅内。女性＞男性（颅内2∶1，脊髓9∶1）。起源于蛛网膜帽细胞。多数生长缓慢且良性（78%）＝WHO Ⅰ级。非典型（20%～38%，WHO Ⅱ级）、恶性（1%～3%，WHO Ⅲ级，更侵袭，男性更常见）。通常单发，但如果是家族性综合征（*NF2*、*SUFU*、*SMARCE1*、神经鞘瘤病）或放疗诱发，可为多发。危险因素：放射，激素治疗和乳腺癌也有可能。遗传综合征。有报道肿瘤大小可在妊娠期↑。

临床表现 取决于部位。常有癫痫发作（30%～40%）、头痛（基于硬膜）、局灶性功能缺损。许多为影像学偶然发现，人群发病率（约1%）随年龄↑。**部位**：任何脑膜组织，尤其是硬脑膜反折区（60%矢状窦旁、大脑凸面、鞍结节和蝶骨嵴）。

诊断 影像学诊断。治疗并不总需要活检（放疗或手术）。CT：均匀强化的轴外基于硬膜的病变（"硬膜尾征"）；15%～20%钙化，出血罕见，伴骨质增生。MRI：T1↓、T2等或↑，钙化T2↓。脑膜瘤上方的颅骨肿块提示浸润。**病理学**：WHO Ⅰ级＝良性（脑膜内皮型、纤维型、过渡型、砂砾型、血管瘤型、微囊型、分泌型、富于淋巴浆细胞型、化生型）。WHO Ⅱ级＝非典型（脉络膜或透明细胞。有丝分裂活性增加≥4有丝分裂/10高倍视野，且以下≥3条：核质比↑、核仁显著、片状生长、局灶坏死、脑浸润）。WHO Ⅲ级＝间变型或恶性（乳头状、横纹肌样。异常程度↑，坏死区域更大，有丝分裂活性增加≥20有丝分裂/10高倍视野）。分泌型脑膜瘤与水肿↑有关。肿瘤发生与生长的分子驱动因素数据越来越多，包括*NF2*（50%的肿瘤）、*SMO*、*AKT1*、*TRAF7*、*KLF4*，常与肿瘤部位有关。

鉴别诊断 淋巴瘤、硬膜转移、孤立性纤维瘤、中枢神经系统结节病、髓外造血、绿色瘤。

治疗 ①观察：无症状或偶然发现的脑膜瘤。②手术：症状性或生长的无症状脑膜瘤或年轻患者。完全切除治愈率达80%，不完全切除＝40%在5年内复发。术前栓塞可提高切除率。③放疗：根治性或术后。可稳定不可切除性或复发性肿瘤。非典型、恶性、骨浸润性肿瘤推荐术后放疗。针对＜3 cm病灶行放射外科治疗。根治性放疗效果与手术相似。Simpson Ⅳ级或高级别肿瘤术后放疗可↓复发率2～4倍。④系统性治疗：目前尚无系统性治疗被证实有效。正在研究的是小分子抑制剂和免疫检查点阻断剂。

预后 ①切除程度（表30-3）：Simpson Ⅰ～Ⅲ级切的10年总生存率为80%。Simpson Ⅳ级死亡风险增加，相对危险度增加4.2倍。②肿瘤分级：WHO Ⅰ、Ⅱ、Ⅲ级复发率分别为7%、40%、80%，中位生存期分别＞10、11.5、2.7年。③激素受体状态：若孕激素受体（PR）（＋）则中位复发率为5%，若雌激素受体（ER）（＋）或PR/ER（－）则为30%。

间充质、非脑膜上皮肿瘤

脑膜孤立性纤维瘤或血管外皮细胞瘤

（*Am J Surg Pathol*，2016，40：1031）

概述 罕见的侵袭性间充质肿瘤，来源于毛细血管和小静

表 30-3　脑膜瘤切除的 Simpson 分级

分级	切除完全性	复发率（10 年）
Ⅰ	完全切除＋异常颅骨和附着硬膜切除	9%
Ⅱ	完全切除＋电凝附着硬膜	19%
Ⅲ	完全切除，未切除或电凝硬膜	29%
Ⅳ	次全切除	40%

J Neurol Neurosurg Psychiatry，1957，20：22；*J Neurosurg*，2016，125：3.

脉内皮周围的周细胞。占脑膜肿瘤的 2.5%，＜ 1% 颅内肿瘤。平均年龄 44 岁，男性＞女性。基于硬膜，70% 幕上，15% 颅后窝，10% 脊髓。

诊断　症状通常＜ 1 年（由于快速生长）。CT：局灶低密度、不均匀强化，基于硬膜。MRI：等 T1 和 T2 ＋流空信号，不均匀强化，50% 硬脑膜尾征。可能有不规则边界。CD34（＋）、vimentin（＋），多数 *NAB2-STAT6* 融合。

治疗与预后　全切除；次全切除↓总生存期（次全切除 111 个月 *vs.* 全切除 158 个月）。局灶复发，远隔转移常见（监测胸部 CT），通常晚期。放疗可↑局部控制和总生存期（放疗 123 个月 *vs.* 不放疗 93 个月）。

血管母细胞瘤

概述　少见，良性，缓慢生长。边界清楚，血管性，通常位于小脑或脊髓。多数为儿童和青年。占原发性颅内肿瘤的 1%～2.5%（颅后窝 7%～10%，脊髓 4%）。10%～25% 见于 Von Hippel-Lindau 病（VHL）（如果是多发性血管母细胞瘤，诊断时年龄小，应考虑 VHL）。约 50% 有自发 VHL 肿瘤抑制基因失活（染色体 3p）。

临床表现　症状继发于压迫、ICP↑、出血、辨距不良、共济失调、副肿瘤。脊髓病变常表现为疼痛。副肿瘤性红细胞增多见于 15%～20%，由肿瘤分泌的 EPO 样因子引起。

检查　MRI 钆增强（CT 不佳，骨使颅后窝与椎管显示不清）。若无 MRI，则 CT ＋常规血管造影。特征：小脑囊肿伴壁结节强化或均质性脊髓病变。脊髓病变伴脊髓空洞症或脊髓水肿。如果是多发性血管母细胞瘤或＜ 50 岁患者的单一病灶，应行基因检测筛查 VHL。在嵌合 VHL 的情况下，考虑筛查合并的肾细胞癌。

治疗　监测。若肿瘤生长、引起神经功能缺损或出血，则手术治疗；立体定向放射外科（SRS）是小的不能切除肿瘤或多发肿瘤的替代方案。术前血管造影以识别血管丰富肿瘤的滋养血管。大的病变切除前栓塞。完全手术切除通常可能。术后约25%复发。若边界残留或不完全切除，辅助放疗。复发或难治的病例应手术、放疗。

淋巴瘤

中枢神经系统淋巴瘤

（*J Clin Oncol*，2017，35：21；*Nat Rev Neurol*，2013，9：317）

概述 罕见肿瘤，累及大脑、软脑膜间隙、脊髓或眼。中-高级别非霍奇金淋巴瘤（多为B细胞）。对激素、化疗、放疗有效，但复发常见。可为原发性或为潜在系统性淋巴瘤的继发部位（胸部X线片、腹盆部CT、PET）。免疫抑制是主要危险因素。

流行病学 原发性CNS淋巴瘤发病率为每年0.47/10万，占颅内肿瘤的2%。任何年龄发病，50～60岁最常见；男性略多于女性。

临床表现 脑室周白质、皮质下或皮质、软脑膜及脑脊液（40%），玻璃体（20%）。30%～40%多发。症状因部位而异；典型表现：局灶性神经功能缺损、认知功能障碍。其他：头痛、癫痫发作、性格改变、嗜睡、健忘、飞蚊症（玻璃体）；快速进展性痴呆罕见。葡萄膜炎或玻璃体炎（10%病例）；若阳性，通常先于中枢神经系统肿瘤出现，从而可早期诊断。

检查 通过活检、脑脊液、玻璃体抽吸确诊。术前停用类固醇（可↓活检检出率）。①**影像学检查**：脑MRI显示T1等或↑、T2↑，均一强化、弥散受限。HIV相关：MRI多发环状强化、T2↑。多灶受累病例进行脊髓影像检查。②**活检**：病理类似于系统性淋巴瘤，血管周浸润。③**脑脊液**：蛋白质↑，淋巴细胞↑；细胞学诊断需连续大取样容积的腰穿。送检流式细胞学、IgH重排，如有条件，检测游离DNA的MyD88 L265P突变。若免疫抑制，检查脑脊液EBV。④**眼科裂隙灯检查**：玻璃体受累。⑤**全身影像学**（胸、腹、盆CT或PET-CT）以除外系统性疾病。⑥**睾丸超声**。⑦**实验室评估**：血常规、血生化、HIV、乳酸脱氢酶（LDH）、肝炎（预期可能用利妥昔单抗）。

鉴别诊断 胶质瘤、转移瘤、结节病、血管炎、多发性硬化、类固醇激素反应性慢性淋巴细胞性炎症伴脑桥小脑血管周围强化症（CLIPPERS）、朗格汉斯细胞组织细胞增生症。免疫抑制：结核、中毒。

治疗 ①对糖皮质激素有显著的暂时性反应。②不切除——不改善预后，可能使缺损加重，因为 MRI 不显示所有病变。③放疗：高反应，但反应持续时间短且远期有神经毒性。④**大剂量甲氨蝶呤诱导为基础的化疗**可使 30% ～ 60% 的患者完全缓解［常联用其他药物，如利妥昔单抗和替莫唑胺（MTR）或利妥昔单抗、长春新碱和甲基苄肼（R-MPV）］。若实现完全缓解，强化治疗可包括高剂量化疗＋自体干细胞移植、非清髓性高剂量化疗或低剂量全脑放疗。更虚弱患者可选择接受维持性化疗，如减少频率的甲氨蝶呤或来那度胺或依鲁替尼。复发病例中嵌合抗原受体 T 细胞（CART）或检查点抑制剂的免疫治疗仍在评估。

预后 功能状态、年龄有预测性。未经治疗约 4 个月，全脑放疗 12 ～ 18 个月（年龄大于 60 岁禁用，因为有痴呆风险），化疗＋全脑放疗＞ 40 个月。

鞍区肿瘤

鞍区肿瘤有众多类型：颅咽管瘤、垂体腺瘤、脑膜瘤、视神经胶质瘤。视觉损害常见：经典为视交叉压迫或浸润→双颞侧偏盲。激素相关症状也常见→内分泌评估（垂体或下丘脑受压或受累→垂体功能减退；垂体腺瘤→激素合成↑）。多数肿瘤良性。可能因靠近其他结构而导致残疾。

颅咽管瘤

（*Nat Rev Dis Primers*，2019，5：75；*Horm Res*，2008，69：193；*Handb Clin Neurol*，2014，124：235-253）

概述 儿童及青少年中（30% ～ 50%），发病率每年 0.11/10 万；占脑肿瘤的 0.8%（儿童占 1% ～ 4%）。成人中峰值发病年龄 50 ～ 70 岁。良性上皮性鞍区肿瘤，常延伸入周围结构。

临床表现 因视交叉、垂体和第 3 脑室受压引起症状。头痛、视野缺损、激素异常（80%～90%）、尿崩症、脑积水常见。

诊断 影像学：鞍区及鞍上（70%），仅鞍上（20%），仅鞍内（10%）。钙化常见。CT：不均一实性、囊性、钙化性占位伴不均一强化。MRI：异质性占位，T1 等或↑、T2 ↑，实性或囊性环形强化。**病理学**：造釉细胞型可发生于任何年龄组，携带 β-catenin 突变，由一个分叶囊性肿块伴栅栏样柱状上皮细胞区域构成，角化或钙化常见。乳头型多见于成人，实体瘤，层状鳞状上皮细胞。＞ 90% 乳头型有 *BRAF* V600E 突变，并可能对 BRAF/MEK 抑制有效（*J Natl Cancer*，2015，108：2；*NAT Genet*，2014，46：2）。

神经眼科评估 眼底镜检查、标准视野及视力评估。

内分泌评估 甲状腺功能检测、生长激素（GH）、胰岛素样生长因子-1（IGF-1）、催乳素、卵泡刺激素（FSH）、黄体生成素（LH）、睾酮及雌二醇。

治疗 脑积水可能需要术前脑室外引流或分流。围术期应激性类固醇激素、甲状腺激素替代。**手术**：根治或次全切除。**放疗**：54 Gy用于次全切除。常规、腔内、分割、立体定向放疗。**化疗**：BRAF/Mek抑制用于 *BRAF* V600E 突变肿瘤的治疗研究正在进行中。

预后 下丘脑肥胖综合征、垂体功能减退、尿崩症均为积极手术的危险因素，且增加心血管、脑血管、呼吸系统的死亡率。次全切除＋放疗＝成功率 80% ～ 95%。

垂体腺瘤

（*NEJM*，2020，382：10；*Curr Opin Neurol*，2012，25：751）

概述 最常见的鞍区肿瘤。1% 人群有症状性垂体腺瘤，10% 于尸检发现。微腺瘤＜ 1.0 cm，大腺瘤＞ 1.0 cm。

临床表现 很多是亚临床。①微腺瘤：可由垂体前叶激素过度合成引起症状。高催乳素血症——溢乳、闭经及性腺功能减退（52%）。生长激素过多——巨人症和肢端肥大症（27%）。促肾上腺皮质激素（ACTH）——Cushing综合征（20%）。促甲状腺激素（TSH）分泌（罕见）——甲状腺功能亢进症。②大腺瘤：垂体或垂体柄压迫症状，导致垂体功能不全。轻度高催乳素血症（垂体柄紊乱及下丘脑抑制丧失）。视交叉压迫——视野缺损。海绵窦压迫——动眼神经瘫痪。鞍膈牵拉——头痛。

影像学 CT：微腺瘤，表现为位于明亮强化垂体中的低密度占位。大腺瘤，显示等密度、均匀强化，更多钙化或出血。MRI：等T1，轻度T2 ↑，均匀强化。

治疗 药物——激素抑制，尤其是催乳素瘤（多巴胺激动剂、卡麦角林＞溴隐亭）；生长抑素类似物用于生长激素分泌腺瘤。手术——经蝶骨切除，尤其如果视野缺损；通常不可能完全切除。放疗——在次全切除后。替莫唑胺（TMZ）可用于复发性垂体腺瘤或垂体癌（腺瘤伴转移）。监测——连续视野检测。长期神经内分泌随访、替代。

松果体区肿瘤

流行病学 非常罕见，占成人 CNS 肿瘤的 0.4% ～ 1%，儿童 1% ～ 11%。亚型：①松果体实质肿瘤或松果体瘤（多数＜ 10 岁）。②生殖细胞肿瘤（多数 10 ～ 14 岁）。③少见：胶质瘤、脑膜瘤、脂肪瘤、转移瘤、松果体囊肿。

临床表现 因浸润、压迫或脑脊液阻塞引起症状。脑积水、视觉变化、恶心、呕吐、运动障碍。典型为 Parinaud 综合征（多达 75% ＝垂直性凝视麻痹、近视时瞳孔分离、会聚回缩性眼震）。少见：脑神经病、下丘脑功能异常、软脑膜转移。

诊断 MRI 及 CT 非特异性，与组织学不相关。全脊髓、脑 MRI 增强。术前或术后 10～14 天脑脊液与血清细胞学和肿瘤标志物检测。治疗前活检，开放性活检较立体定向活检可实现：可视化、脑脊液标志物检测、第三脑室造瘘术（若需要）。如果活检不确定或显示良性肿瘤则外科手术。

治疗及预后 手术：良性、包膜完整的适合切除（极少数）。放疗：许多亚型有反应。5 年生存率 44%→90%，取决于类型、年龄、疾病程度和治疗。

松果体细胞瘤

概述 松果体细胞的良性肿瘤。

流行病学 青春期至中年，缓慢生长。仅 1/3 伴脑积水。

诊断 CT：等信号；显著均匀强化，囊变和钙化常见。MRI：边界清楚，T1↓，T2↑，强度多变。**病理**：类似正常松果体腺，突触素阳性，伴褪黑激素分泌。

治疗 通常手术完全切除。次全切除后辅助放疗并不提高生存率。

松果体母细胞瘤

概述 最恶性的松果体肿瘤，胚胎性。

流行病学 儿童至青年。90% 伴脑积水。

诊断 CT：高密度，强化明显，钙化少见。MRI：分界不清，T1 等或↓，T2 等或↑，显著强化。**病理学**：高细胞化，小的分化差的细胞（类似髓母细胞瘤）。

治疗 切除，辅助铂为基础的多药化疗和神经轴放疗。中位生存期 20 个月。

颅内生殖细胞肿瘤

（*Oncologist*, 2008, 13：690；*J Neurooncol*, 2010, 96：143；*Med Oncol*, 2013, 30：496）

概述 生殖细胞肿瘤（germ cell tumor, GCT）。与颅外生殖细胞肿瘤相同：睾丸精原细胞瘤和卵巢无性细胞瘤。90%＜20 岁，占儿童颅内肿瘤的 3%；男：女＝（2～3）：1。第三脑室周（60%～80%）＞鞍区（20%～30%），10% 为多灶性。成人（生殖细胞瘤更常见）：鞍上（女性＞男性）、松果体（男性＞女性）。儿童（非生殖细胞瘤性更多见）：颅内、骶尾部；AFP/β-HCG 分泌型（更侵袭）和非分泌型肿瘤。3 种主要类型：①**生殖细胞瘤**（60%～65%，侵袭性更低）：典型病例 CSF 和血清中无 AFP 和 β-HCG。胎盘碱性磷酸酶染色阳性（CSF 中可测），c-kit。②**非生殖细胞瘤性生殖细胞肿瘤（nongerminomatous GCT，NGGCT）**（少见，侵袭性更强）：胚胎癌、内胚窦瘤（卵黄囊瘤）、绒毛膜癌、混合性肿瘤。AFP和（或）β-HCG 升高。③**畸胎瘤**（18%；成熟和不成熟）：常被认为是不同的类别。

　　流行病学　12～40 岁；发病率每年 0.10/10 万，占颅内肿瘤的 0.5%。50% 的松果体区肿瘤是生殖细胞肿瘤。松果体 GCT：男性＞女性（15：1）。鞍上 GCT：女性＞男性。

　　临床表现　取决于位置。松果体区：脑积水或颅内压升高（25%～50%）、共济失调、行为改变、Parinaud 综合征。鞍区：下丘脑、垂体功能障碍，视野缺失。

　　诊断　**影像学**：边界清楚的松果体或鞍上占位，不均一（脂肪、囊肿、钙化、出血）。CT 高密度，钙化（50%～70%），显著均匀强化。MRI：等 T1、↑T2，不均一强化（如有囊性成分）。影像学不能区分生殖细胞瘤与 NGGCT。脊髓 MRI 用于分期（10%～15% 有软脑膜播散，特别是 NGGCT）。

　　腰穿：术前或术后 10～14 天脑脊液和血清（细胞学和标志物）。检查脑脊液细胞学以诊断软脑膜转移。CSF 对肿瘤标志物的敏感性高于血清。

　　CSF 和血清：AFP ↑——卵黄囊瘤或未成熟畸胎瘤；β-HCG ↑——绒毛膜癌、未成熟畸胎瘤、极少数生殖细胞瘤；胎盘碱性磷酸酶↑——生殖细胞瘤；CEA ↑——恶性畸胎瘤。

　　活检：AFP ↑或 CSF β-HCG 极高（＞200 IU）足以诊断 NGGCT，无须活检。轻度 β-HCG ↑须活检鉴别绒毛膜癌、畸胎、生殖细胞瘤（极少）。AFP 和 β-HCG 阴性则必须活检。注意：小样本可能导致诊断不准确。

　　治疗与预后　①**生殖细胞瘤**：化疗和放疗敏感，无手术指征。单纯生殖细胞瘤经放疗治愈（长期无进展生存率＞90%）。若局灶性（肿瘤和脑室）则区域性放疗，若播散性则脑脊髓放疗。因为放疗的远期效应，降低剂量，增加化疗。新辅助化疗有效：博来霉素＋依托泊苷＋顺铂或卡铂（但仍需放疗）。复发则挽救性化疗及放疗。②**NGGCT**：化疗＋放疗。对放疗不敏感（单纯放疗生存率 20%～40%）。新辅助化疗＋放疗改善预后（远期生存率 60%～70%）。铂类为基础的化疗方案：

顺铂或卡铂＋依托泊苷 ± 异环磷酰胺或环磷酰胺。若局灶性（肿瘤与脑室）则区域性放疗，若播散则脑脊髓放疗。尚不清楚初次切除的范围是否改善生存率。化疗-放疗后二次手术及切除可能有益。若 NGGCT 复发则预后差。AFP 升高幅度是 NGGCT 的负性预后指标。③**成熟畸胎瘤**：全切通常是治愈性的。复发危险因素：多灶、脑脊液细胞学及肿瘤标志物、胚胎性特征。未成熟畸胎瘤可以额外化疗＋放疗。

胚胎性脑肿瘤（*Cur Oncol Rep*，2018，20：69）

高度侵袭，通过脑脊液播散。儿童及青年人肿瘤，80% 诊断时 < 10 岁。**病理学**：小、蓝色、圆形细胞胚胎性肿瘤。高细胞含量，均一、蓝色小细胞密集成片或形成菊形团。与其他小蓝色细胞肿瘤（Ewing、Wilms）相关，但行为学不同。

临床表现　取决于部位。部位不同，叠加的组织学各异：小脑＝髓母细胞瘤。大脑半球＝CNS 神经母细胞瘤、胚胎性肿瘤伴多层菊形团、非典型畸胎样或横纹肌样肿瘤。松果体和双侧视网膜＝"三侧瘤（trilateral tumor）"。**位置、组织学和分子特征对预后有重要意义。**

髓母细胞瘤

（*J Neurosurg Pediatr*，2019，24：353；*Nat Rev Clin Oncol*，2014，11：714）

概述　最常见的胚胎性脑肿瘤，通常在颅后窝。50% ～ 60% 在 10 岁前发病，也可在 20 余岁发病。占儿童脑肿瘤的 20%（最常见的儿童 CNS 肿瘤），占成人脑肿瘤的 0.4% ～ 1%。

临床表现　年幼儿童：颅内压增高（头痛、恶心、呕吐、嗜睡），躯干共济失调；儿童中多位于小脑蚓部（中线症状）。青少年及青年：共济失调、辨距不良，后期 ICP ↑；青少年及年轻人中多位于小脑半球（肢体症状）。常见通过脑脊液播散；20% ～ 30% 患者伴脑脊液转移，5% 全身性转移（长骨）。

分期　① **MRI**：术前全神经轴；② **CSF 细胞学**：术前及术后 2 周。

风险分层：①平均风险组（66%）（> 3 岁，切除术后残留病灶 < 1.5 cm^2，脑脊髓 MRI 和脑脊液检查无转移）。②高风险组（34%）（< 3 岁，次全切除，残余肿瘤 > 1.5 cm^2，转移；软脑膜种植，位于颅后窝外）。

影像学　第四脑室顶或小脑见边界清楚的占位，囊肿、出血、钙化常见。CT：高密度占位伴均一显著强化。MRI：T1 ↓，T2 不均一，显著、均一强化，有时可不强化，尤其治疗后。

病理学　组织学分类：经典型（80%）、促纤维增生结节型（15%）、广泛结节型髓母细胞瘤、间变型大细胞型。近期描述的 4 种临床和分子亚型：WNT 型（10%，＞4 岁；位于中线；预后佳），SHH 型（30%，婴儿和成人双峰；位于小脑半球；婴儿预后好，其他中等），第 3 组（25%，婴儿；位于中线蚓部位置；脑脊液播散率高，预后差），第 4 组（35%，儿童和青少年；位于中线蚓部位置；尽管常见脑脊液播散，预后中等）。如可以，应用明确组织学和分子型相结合的类型。

治疗　**手术**：颅后窝开颅，全切为目标。仅手术后行脑脊液分流，30%～50% 需要脑室-腹腔分流。单纯手术几乎都复发。**化疗＋放疗**：所有风险组的标准治疗。幼儿中，常需避免放疗以免继发对神经认知产生影响。多数成年人按高风险治疗。**放疗**：高转换率要求在 45 天内完成（否则结局更差）。平均风险组：脑脊髓 23.4 Gy ＋颅后窝 55 Gy 加量；高风险组：脑脊髓 36 Gy ＋颅后窝 55 Gy 加量。**化疗**：常与放疗同步，包括长春新碱和（或）铂类。辅助化疗在一些多联药物方案中显示有效，最常用：长春新碱＋顺铂＋环磷酰胺或洛莫司汀。正在进行基于明确遗传驱动因素的靶向治疗试验以探索其作用。

预后不良危险因素　残余肿瘤＞1.5 cm、脑干浸润、CSF 转移、大脑受累、年龄＜3 岁。放疗后 5 年无疾病生存率：高风险组患者为 60%～70%，平均风险组为 70%～80%。复发：颅后窝（50%）、额叶或小脑（20%）、骨（15%）。儿童的远期毒性：颅后窝综合征（20%，通常在手术的 24～48 h 内发生，可能需数月缓解），失明、耳毒性、内分泌障碍、认知缺陷、第二种恶性肿瘤。

非典型畸胎样或横纹肌样肿瘤（*Neuro Onco*, 2016, 18：6）

概述　高度恶性胚胎性肿瘤。罕见的（＜2%）儿童原发性 CNS 肿瘤，大多数患者＜3 岁（占 1 岁以内胚胎性肿瘤的 50%）。常表现为颅内压增高、脑积水、头痛、恶心、呕吐、嗜睡，也可有共济失调、运动倒退、脑神经麻痹。原发性恶性横纹肌样肿瘤的中枢神经系统变异型可有其他部位表现。

诊断　**影像学**：体积大、囊实性伴出血。2/3 位于小脑，25% 位于幕上、8% 为多灶性。MRI：等或低 T1；等或高 T2（异质性），不均一强化。30% 软脑膜播散：影像包括整个神经轴，送检脑脊液细胞学。难以与髓母细胞瘤鉴别。**免疫组织化学**：表达 vimentin、EPA、SMA（髓母细胞瘤不表达），以及 INI-1 或 BRG1 染色不着色（分别提示 SMARCB1 或 SMARCA4 功能丧失）。

治疗　尚无特异性方案。通常：①最大安全切除。②烷化剂和（或）基于蒽环类的化疗（文献中方案多样）。靶向治疗也在研究中。③ 40 ～ 60 Gy 放疗（即使是幼儿）。减少局灶复发与软脑膜播散进展。

预后　治疗抵抗；通常 6 个月内复发，预后差（常数月）。

多层菊形团样胚胎性肿瘤，C19MC 改变

（*Acta Neuropathol*，2010，120：253）

侵袭性 CNS 胚胎性肿瘤，可位于大脑、脑干或小脑，有多种组织学表现。许多肿瘤有原始胚胎区和分化区。此前称室管膜母细胞瘤、髓上皮母细胞瘤的儿童肿瘤属于该类，直至 2016 年才确立该名称。预后差。

中枢神经系统胚胎性肿瘤，非特指型（NOS）

（WHO 中枢神经系统肿瘤分类 2016：208）罕见的神经外胚层起源的低分化胚胎性肿瘤，缺乏其他明确的分子或组织学特征。取代此前的伞型命名"原始神经外胚层肿瘤（PNET）"。在检测 C19MC 改变、SMARCB1 或 SMARCA4 缺失、H3K27 与 H3G34、C11orf95-RELA 融合、IDH1 或 2 突变后，很少有肿瘤归于此排除性诊断。

神经元和混合性神经元–胶质肿瘤

罕见肿瘤，不同程度的神经元分化：神经节瘤和神经节细胞瘤、小脑发育不良性神经节细胞瘤（Lhermitte-Duclos 病）、小脑脂肪神经细胞瘤、中枢神经细胞瘤、血管球瘤（副神经节瘤）。*BRAF* V600E 突变通常存在。

神经节胶质瘤或神经节细胞瘤

概述　低级别、发育不良的神经元细胞（神经节胶质瘤中有肿瘤性胶质细胞）。发生于儿童和年轻人（平均约 20 岁）。60% 的神经节胶质瘤与 *BRAF* V600E 突变相关。

临床表现　癫痫常见。常在癫痫的颞叶切除术中偶然发现。

检查　**影像学**：CT，显示边界清楚、低或混合密度、小的占位效应。MRI，显示高 T2。PET，显示低代谢。典型位于幕上；颞叶或额叶、脑室、小脑。瘤内或瘤周囊肿常见（40% ～ 50%）。偶尔侵蚀颅骨内板。多数组织学良性，但 WHO Ⅲ级神经节胶质瘤也有可能。

治疗与预后　手术切除一般可治愈。切除后极少复发；即使次全切除，预后也良好。前期放疗甚至是在部分切除中也没有作用。很少（约 10%）转化为更恶性的胶质瘤。对间变型

及复发肿瘤予放疗。尽管化、放疗，间变型转化通常是致命的。

中枢神经细胞瘤

概述 高分化脑室内肿瘤（约 50% 的成人脑室内肿瘤）。通常位于侧脑室或第三脑室，附着于透明隔或室壁。多囊性、钙化、伴神经元分化的神经外胚层。平均诊断年龄 29 岁。软脑膜播散罕见。WHO Ⅱ 级。

临床表现 颅内压升高，局灶症状少见。偶有脑室内出血。

影像学 CT：不均匀高密度脑室内占位，中等强化。MRI：高 T1、多变 T2、强化。

治疗与预后 **手术**：完全切除→最佳预后。即使次全切除，也长时间生存（再生长缓慢）。**放疗或立体定向放疗**：对不全切除、高 MIB-1 指数、非典型组织学特征者有效。化疗获益尚有争议。非典型病变预后较差。

胚胎发育不良性神经上皮瘤：

概述 罕见的良性肿瘤。发育不良的皮质神经元结构伴多结节结构和垂直于皮质表面的柱状结构。来源于颗粒细胞层。通常见于儿童和青年人，可能有家族倾向。

临床表现 癫痫发作，很少有任何其他局灶性症状和体征。长期难治性局灶性癫痫常见。必须与低级别胶质瘤相鉴别（易与少突神经胶质瘤混淆）。

影像学 皮质扩张，延伸至白质，但仅极少量占位效应。偶伴邻近颅骨铸型。MRI：低密度，多变的强化（无或多灶斑片状），T2 高信号的多发囊肿或假性囊肿。多发结节偶伴钙化（较少突神经胶质瘤要少）。

治疗 观察。手术治疗难治性癫痫（最初手术有效，但常复发）。

血管球瘤（副神经节瘤）

概述 又名副神经节瘤或化学感受器瘤。发病率 1/10 万，通常 20 ～ 50 岁。来自副神经节组织（外嗜铬细胞），最多见于颈动脉和主动脉体。生长缓慢，< 5% 有恶性倾向。高度血管化。见于肺、颈部、中耳、颅底、终丝。大多散发，但约 1/3 可能与遗传综合征（如 SDHx、MEN2、NF1、VHL）有关。

诊断 取决于部位。颈动脉——无痛性颈部占位，脑神经麻痹（尤其 X 、Ⅻ）。颈静脉球——中耳占位"红鼓"，耳鸣、听力丧失，经颈静脉孔的脑神经麻痹。迷走神经——无痛性颈部占位，吞咽困难、声嘶。偶有类似嗜铬细胞瘤的内分泌活性

（检测尿 VMA）。

检查 MRI：强化、流空。CT 与 CTA：偶可累及骨，高密度、显著强化。因为血管属性及特征性影像，一般无须活检诊断。

治疗 **手术**：一线治疗，长期控制率＞90%；脑神经麻痹、脑脊液漏风险。**放疗**：无法手术或体积大的肿瘤可分割放疗（约 54 Gy），＞90% 控制率；小的无法手术的肿瘤采取立体定向放疗，结果相似（＞90%）；治疗目标为阻止进展，而非缩小（尽管可缩小约 40%）。

脉络丛肿瘤（*Neuro Oncol*，2013，15：255）

定义与流行病学 来源于产生脑脊液的脉络丛的脑室肿瘤。占颅内肿瘤的 0.5%（＜1 岁儿童约占 15%），平均诊断年龄 3.5 岁。脑室分布与脉络丛成正比：50% 侧脑室，40% 第四脑室，5% 第三脑室，5% 多灶性。儿童更常见于侧脑室（左＞右），成人为第四脑室。WHO Ⅰ～Ⅲ级：乳头状瘤、非典型乳头状瘤、脉络丛癌；依据有丝分裂活性和组织学表现分级。**脉络丛乳头状瘤**（choroid plexus papilloma，CPP）（80%）良性，类似脉络膜，为错构瘤（WHO Ⅰ级）；20% 为 WHO Ⅱ级。**脉络丛癌**（choroid plexus carcinoma，CPC）（20%）具侵袭性，浸润实质（WHO Ⅲ级）。

临床表现 最常见头痛（颅内高压）。脑积水（合成增多、梗阻、亚临床出血）。可能发生软脑膜播散（CPP 与 CPC）。

诊断 ①**脉络丛乳头状瘤（CPP）**。影像学：界限清楚、菜花样。CT：强化，25% 钙化（类似伴更多钙化的室管膜瘤）。MRI：流空（血管性），T1 等或↓，T2↑。病理学：均一无异型性的细胞，MIB＜2%，微绒毛与纤毛。②**脉络丛癌（CPC）**。影像学：更多异质性伴坏死区域、浸润及周围水肿。鉴别诊断：转移性腺癌、畸胎瘤、髓上皮瘤。病理学：细胞密集，MIB＞5%，表达钾通道 KIR7.1 和谷氨酸转运体 EAAT 1，多形性、坏死、结构丧失、浸润。

治疗及预后 ①**脉络丛乳头状瘤（CPP）**：完全切除，10 年生存率 85%，Ⅰ级很少复发。即使次全切除术后生存期也较长：Ⅰ级 10 年生存率 56%。放疗：无辅助作用，可用于复发或无法手术者。化疗：儿科人群中文献报道的化疗（长春新碱、依托泊苷、卡铂或环磷酰胺）用于复发性或转移性 CPP。恶性转化为 CPC 的报道极少。②**脉络丛癌（CPC）**：由于继发浸润，全切困难。即使化疗、放疗，5 年生存率 25%。

皮样和表皮样肿瘤

定义与流行病学 良性，缓慢生长、先天性占位；非肿瘤性。少见，占所有 CNS 肿瘤的 0.3%～1%。常位于颅后窝。行为、进展、组织学和影像学类似。

临床表现 症状起始缓慢（约 2 年）。症状与位置、占位效应有关，常累及脑神经、颈内动脉，引起头痛、视觉症状、脑神经病、癫痫发作。囊肿破裂罕见：无症状或引起化学性脑膜炎（可能致命）。

治疗 无症状则观察。有症状则手术。

预后 良性，极少转化为鳞状细胞癌。20 年生存率＞90%。

原发性脊髓肿瘤

流行病学 少见；发病率每年 0.11/10 万，占原发性 CNS 肿瘤的 2%～4%。与脊髓的相对位置对诊断很重要：髓内＝通常原发性脊髓肿瘤：54% 室管膜瘤（20～50 岁），40% 星形细胞瘤（儿童及青年人）；偶为转移瘤（小细胞肺癌），通常见于弥漫性转移患者。髓外硬膜内＝脊膜瘤和神经鞘肿瘤（神经鞘瘤或神经纤维瘤）。脊膜瘤常见于胸椎。硬膜外＝转移瘤（通常前列腺、乳腺、肺）；常扩散至椎体，浸润、压迫。偶有原发性肿瘤：肉瘤、软骨肉瘤、脊索瘤、尤文肉瘤、浆细胞瘤、多发性骨髓瘤、淋巴瘤、良性肿瘤（骨样骨瘤、骨软骨瘤或骨软骨母细胞瘤、巨细胞瘤、血管瘤、动脉瘤样骨囊肿）。

临床表现 脊髓传导束破坏的症状，进展性疼痛（尤其仰卧位）和脊髓病。

检查 脊髓星形细胞瘤：MRI 示脊髓肿大，等 T1、高 T2（先前出血区域低 T1、T2），髓内斑片状、不规则强化。脊髓室管膜瘤：MRI 示等 T1、高 T2（出血在 T1、T2 呈低信号边缘），边界清楚，显著强化。可能有囊性成分和（或）伴随脊髓空洞。细胞性室管膜瘤见于颈髓或胸髓。黏液乳头型室管膜瘤见于圆锥和终丝。模拟病：多发性硬化斑块。

治疗 **手术**：室管膜瘤，尝试全切（可能治愈）。脊膜瘤，通常可以完全切除，可治愈。星形细胞瘤：弥漫性星形细胞瘤常为浸润性，几乎不可能完全切除；毛细胞性星形细胞瘤更适合手术治愈。**放疗**：术后放疗用于高级别或不全切除的低级别星形细胞瘤、复发性或进展性室管膜瘤。**化疗**：疗效未定，与星形细胞瘤方案类似。

脑神经和周围神经肿瘤

视路胶质瘤（*Semin Neurol*，2018，38：1）

概述 胶质瘤是最常见的视神经肿瘤。占儿童原发性脑肿瘤的3%，成人中占1%。发病高峰2～6岁。10%～20%与NF1有关（尤其双侧）。

临床表现 取决于年龄和视觉通路中的位置。眶内：单眼视力丧失、斜视、眼球突出、视神经萎缩。视交叉：双颞侧偏盲。下丘脑：发育延迟、共济失调、性早熟、体重下降、过度活跃、欣快。

婴儿：常为大的肿瘤侵犯下丘脑，导致早期视力丧失，预后不良。年长儿童和青年人：肿瘤累及视神经＞视交叉＞下丘脑；视力保留较好，预后较好。

诊断 **影像学**：CT示视神经梭形低密度肿大，50%强化，罕见钙化。MRI示等T1、高T2，50%强化，可有囊性间隙，常呈边缘T2高信号（对应于蛛网膜胶质瘤病）。NF1：更扭曲、绞缠。非NF1：梭形。与脑膜瘤不同，不能区分神经与肿瘤（浸润性）。**病理学**：多数组织学为毛细胞性星形细胞瘤，也有少突神经胶质瘤、混合性胶质瘤、间变型星形细胞瘤、胶质母细胞瘤。

治疗与预后 保留视力最重要；在NF1中，仅有视力损害时才进行治疗。**手术**根治性切除仅用于在外生性或囊性减压或严重眼球突出的情况下发生盲眼时。**放疗**目前使用减少，用于明确进展或下丘脑受累时。多数放疗后仍进展。可有内分泌异常、认知功能障碍（由于增加继发性肿瘤的风险，年轻人和NF1患者应避免放疗）。**化疗**——积极强化方案，如卡铂和长春新碱，可延迟儿童放疗的需要。Mek抑制剂作为一线治疗的证据越来越多。

生存率 10年生存率60%。

视神经脑膜瘤（*Semin Neurol*，2018，38：1）

概述 发病略早于其他部位脑膜瘤，通常在40～50岁。

症状 典型为无痛性进行性视力丧失，但可有眼球运动痛、眶部头痛。

诊断 CT：视神经鞘管状受累（不强化神经周围的强化，"电车轨"征）。20%～50%有骨重建、钙化。MRI：视神经鞘等信号肿大，神经周围强化。

治疗　多数可定期 MRI 随访。视力完全丧失则切除（治愈）。眶切开术可解除视神经受压以保留视力。放疗有放射性视神经病风险，但肿瘤进展更威胁视力。

神经鞘瘤（*Semin Neurol*，2018，38：1）

概述　良性周围神经鞘肿瘤，多数在 CNS 外。占颅内肿瘤的 8%～10%（多累及第Ⅷ对脑神经），占脊髓肿瘤的 25%～30%（硬膜内，背根＞腹根）。发病率每年 1/10 万，女性略多于男性，诊断平均年龄 50 岁，＞90% 为单侧。发生于 1% 的人群，＜1% 为症状性。危险因素：放射线暴露史、NF2 或神经鞘瘤病。通常生长缓慢（每年 1～2 mm）。

临床表现　累及第Ⅷ对脑神经（前庭蜗神经）或邻近脑神经。听力丧失和耳鸣（95%），不稳、眩晕（60%）。三叉神经受累：面部麻木、感觉障碍、疼痛（17%）。面神经受累：面瘫、味觉障碍（6%）。颅后窝：自桥小脑角扩张，共济失调。脊柱：放射痛，或神经根、脊髓压迫的症状与体征；由于神经鞘瘤倾向感觉神经根，运动症状少见。

检查　明确感音神经性聋（Rinne 与 Webber 试验，听力测定），评估其他脑神经。对于年轻患者或多发性肿瘤，询问家族史及考虑 NF2 与神经鞘瘤病的基因检测。诊断基于影像学，通常没必要活检。MRI 平扫或增强及内耳道平面薄层扫描和全脑增强后图像：等 T1、边界清楚、高 T2、强化、累及内耳道——若从内耳道延伸至桥小脑角，可见"冰淇淋蛋筒"征。已知有神经鞘瘤和发音或吞咽困难的患者需要做喉镜检查及吞咽评估。

治疗　小的无症状肿瘤**观察**即可，每 6～12 个月检查 MRI。进展性神经功能障碍或快速生长的肿瘤需干预。如果基于年龄或存在其他肿瘤考虑可能为 NF2，优先保留听力。若疑似 NF2 的患者手术引起医源性听力丧失不可避免，可考虑同时脑干听觉电极植入或耳蜗植入。手术适合年轻、非 NF2 患者。*放疗*：用于不可及的肿瘤或术后复发。＜3 cm 的肿瘤可立体定向放射外科治疗。需每年 MRI 随访（肿瘤通常存在但不进展）。通常延迟数年后致同侧医源性耳聋。

预后　手术或放疗控制率＞95%。

神经纤维瘤（*Semin Neurol*，2018，38：1）

概述　良性周围神经鞘肿瘤（多细胞类型）。极少累及脑神经。见于各年龄，无性别倾向。与 NF1 相关。

临床表现　①**分散性神经纤维瘤**：可位于表皮、皮下或深部。NF1 患者随时间会变大、变多。通常无症状，可引起无力、麻木、疼痛、瘙痒。生长缓慢，恶性转化风险低。②**丛状神经纤维瘤**（实际为 NF1 特异性病症）：体积大，局部浸润，累及神经引起疼痛、功能障碍。可转化为恶性：恶性周围神经鞘瘤（malignant peripheral nerve sheath tumor，MPNST）。NF1 中 MPNST 的终生风险为 8% ~ 13%。

检查　MRI 平扫或增强：不均一 T1、高 T2。通常仅在切除后确诊。尽管组织学良性，PET 上可能葡萄糖高代谢。

治疗　NF1 中建议**观察**，除非引起疼痛或局灶异常。**手术**：分散性病变可能完全切除，但丛状病变一般不能通过手术治愈；减瘤手术仅适用于症状严重者。**化疗**：70% 儿童中 MEK 抑制剂司美替尼（selumetinib）可减小丛状神经纤维瘤（*N Engl J Med*，2020，382：15），相应成人临床试验正在进行中。放疗除恶性周围神经鞘瘤（MPNST）外无意义。

转移性肿瘤

脑转移（*Nat Rev Dis Primers*，2019，5：5）

概述　神经系统症状 = 10% 系统性癌症的首发表现。与血流量成比例分布：90% 在大脑，10% 在颅后窝，倾向累及灰-白质交界区或大脑前动脉-大脑中动脉-大脑后动脉交界区；50% 为多发性；垂体转移多来自乳腺癌、黑色素瘤、生殖细胞肿瘤；颅后窝转移多见于结肠癌、卵巢肿瘤。若表现不典型，考虑鉴别诊断：动脉或静脉性梗死、感染、放疗效应、化疗效应、炎症。成人中 75% 的脑转移 = 肺癌（约 50%，尤其是小细胞肺癌）、乳腺癌（15%，HER2 阳性比例更高）、黑色素瘤（5% ~ 10%）。10% ~ 30% 的癌症患者在尸检时有脑转移。黑色素瘤、肾细胞癌、肺癌、甲状腺癌的出血风险更高。

临床表现　常伴多发性症状或体征：头痛（49% 中出现）、癫痫发作（18% 中是首发表现）、局灶性症状和体征（60%）、认知和行为改变（68%）、步态障碍（20%）。

检查　脑影像学 MRI：通常圆形、边界清楚，实性病变周围常有血管源性水肿，可有中央坏死，通常位于灰-白质交界区。常环形强化。进一步检查取决于既往系统恶性肿瘤病史。**无恶性肿瘤病史**：①查体（包括皮肤、乳房、睾丸）。②考虑血清肿瘤标志物（AFP、β-HCG、CEA、CA 199、CA 125、CA 153）。③胸部 X 线片、Pan-CT/PET。若为孤立的、症状性、手术可及的、组织学未明的脑占位，可在系统影像学检查之前手术切除，因为在新发、孤立性脑占位中，胶质瘤的发生率很高。**既往恶性肿瘤病史：**如有典型特征，评估功能状态，重新系统分级，如果稳定且可接受，则继续治疗。

治疗　平衡姑息性或根治性颅脑治疗的必要性。原发肿瘤可改变治疗及诊断方式。**手术：**针对单个显著病灶或症状性病灶。孤立性脑转移：切除后局部放疗的疗效最好（*JAMA*，2016，316：4）。**全脑放疗（WBRT）：**历史上使用，但目前仅在 > 4 ~ 5 cm 或无法切除的转移瘤中考虑［"Patchell 试验"，*N Engl J Med*，1990，322（8）：494；*Cochrane Database Syst Rev*，2018，1：1］；中位生存期、局部控制率、Karnofsky 功能评分（KPS）> 70 的维持时间分别为：①活检 + WBRT = 3.4 个月、48%、8 周；②切除 + WBRT = 9.2 个月、80%、38 周。WBRT 可降低神经系统死亡、转移和复发风险，但增加 6 个月后神经认知下降的风险。肺癌、乳腺癌、生殖细胞肿瘤对放疗更敏感。一些研究显示在小细胞肺癌中预防性 WBRT 轻度增加生存率。标准方案为 30 Gy，10 分割。若患者存活 > 6 个月，每分割 > 3 Gy 有更严重的神经认知损害。**立体定向放射外科（SRS）：**在 ≤ 4 个病灶的患者中，追加剂量可提高局部控制，WBRT 加 SRS 可改善生存率。对 < 3 cm 病灶疗效最佳。1 年局部肿瘤控制率 70% ~ 90%，与 WBRT 联合效果较好。对于 2 ~ 4 个转移灶、每个 < 2.5 cm 时，SRS + WBRT 中位生存期 11 个月而单用 WBRT 为 7.5 个月。单一转移病灶也有类似获益。单用 SRS：与 WBRT + SRS 相比，总生存期无差异，神经认知结局更好，但局部控制更差。**化疗：**用于有反应的肿瘤［如奈拉替尼或雷帕替尼 + 卡培他滨治疗 HER2 阳性乳腺癌，奥希替尼用于 EGFR 突变型而艾乐替尼（alectinib）用于 ALK-重排型非小细胞肺癌，纳武单抗或帕普利珠单抗用于非小细胞肺癌，伊匹木单抗、纳武单抗或 BRAF/MEK 抑制剂用于黑色素瘤］。**对症治疗：**类固醇，若癫痫发作则用抗癫痫药。

预后　与脑转移瘤的 RPA 分期有关（表 30-4）。积极治疗

表 30-4	脑转移瘤的 RPA 分期（RTOG 试验 79-16，89-05）	
分期	特征	中位生存期
1	KPS ≥ 70，年龄 < 65，原发灶控制，无颅外转移	7.1 个月
2	全部其他情况	4.2 个月
3	KPS < 70	2.3 个月

RPA，递归分割分析

孤立的转移瘤偶可实现远期生存。首要目标通常为稳定神经系统功能缺损与生活质量。

脊髓转移 (*Continuum*, 2017, 23: 6)

概述 多数转移至硬膜外间隙（85% 来自椎体，10%～15% 通过神经孔）。血源播散罕见（伴血液系统恶性肿瘤）。髓内转移罕见（常伴脑转移）。使用不能通过血脑屏障的药物治疗的乳腺癌患者脊髓转移增加。

治疗 **药物治疗**：皮质类固醇，治疗伴有神经功能保留或恢复的疼痛；仅是暂时的，必须后续切实有效的治疗。镇痛：麻醉剂。导尿、预防深静脉血栓形成、预防性肠道疗法（便软化剂、栓剂）。**放疗**：↑疼痛控制，↓镇痛需求，若出现症状后尽快启动可改善神经功能。**手术**：对于急性脊髓压迫，选择患者，进行手术→放疗，优于单纯放疗，可有助于保持活动能力 (*Lancet*, 2005, 366: 643)。

软脑膜转移（癌性或淋巴瘤性脑膜炎）

(*Handb Clin Neurol*, 2018, 149: 169)

概述 软脑膜癌细胞浸润。见于约 5% 癌症患者，随存活时间延长而增加。主要取决于原发病：常见依次为乳腺癌、肺癌（尤其 *EGFR* 突变）、黑色素瘤、胃肠道肿瘤、血液恶性肿瘤（非霍奇金淋巴瘤）。脑原发性肿瘤：原发性 CNS 淋巴瘤、髓母细胞瘤、松果体母细胞瘤、生殖细胞瘤、少突神经胶质瘤、恶性星形细胞瘤。颅后窝手术突破软脑膜间隙后风险增加。

临床表现 多层次进展性、无缓解的神经系统功能障碍。脑：人格改变、认知损害、情绪不稳、警觉降低、癫痫发作、头痛、脑积水及颅内压增高、反射亢进、Babinski 征。脑神经：脑神经病（第 III 和 VI 脑神经累及最常见）。脊髓：神经根病、感觉丧失、反射消失、尿或便失禁。

诊断 **脑和全脊髓 MRI**：弥漫性或斑片状软脑膜强化，±小结节（明显）。MRI 正常不能排除。**腰穿**：脑脊液细胞学；腰穿正常不能排除，3 次连续腰穿阳性率达 95%。有些中心也检测脑脊液游离 DNA，如 MYD88 L265P。

鉴别诊断 多发转移瘤、感染、颅内压降低（腰穿后，导致硬脑膜而非软脑膜强化）、开颅术后、近期头外伤。

治疗 目的是缓解和延长生存，而非治愈。减少疼痛，改善缺陷。晚期疾病或原发灶治疗无效：软脑膜的治疗无获益。**放疗**：对局灶缺陷有帮助，局部放疗、颅底放疗或全脑放疗（可分 5 次分割给 20 Gy，或分 10 次分割给 30 Gy）。**化疗**：偶给予鞘内化疗，但由于缺乏持久效应而并不常用；仅常用于白血病和高危淋巴瘤，有时通过 Ommaya 囊（Ommaya Reservoir）给药。甲氨蝶呤、阿糖胞苷或塞替派。系统性化疗的其他选择包括曲妥珠单抗用于 HER2+ 乳腺癌，BRAF/MEK 抑制剂用于 *BRAF* 突变黑色素瘤，EGFR/ALK 抑制剂用于非小细胞肺癌，大剂量甲氨蝶呤联合甲酰四氢叶酸（$3 \sim 8$ g/m^2）或高剂量阿糖胞苷（3 g/m^2，因严重毒性应用受限）用于淋巴瘤。**支持**：类固醇可以改善头痛、神经根痛、降低颅内压、抗癫痫药物治疗癫痫发作，姑息性脑室-腹腔分流术（ventriculo-peritoneal shunt，VPS）。

预后 平均生存 $2 \sim 3$ 个月（70% 伴有进展或不可控的系统性疾病），因原发灶组织学（乳腺癌：治疗 6 个月，未治 10 周）、功能缺陷、体能状态、CNS 实质转移、原发疾病控制情况而不同。

神经系统副肿瘤综合征

（*Nat Rev Clin Oncol*，2019，7：327；*Lancet Neurol*，2011，10：759；*Neurooncol*，2014，16：771）

定义 罕见的癌症相关神经系统综合征（通常发生在癌症诊断前）。可影响神经系统的任何部分（脑、脊髓、周围神经、肌肉）。并非肿瘤、治疗、血管病、凝血障碍的直接效应。可早于癌症生长的症状发生。免疫介导，伴有神经系统抗原的免疫应答（表 30-5），新的抗体仍在发现中。癌症产生的抗原正常见于神经组织，抗体与 T 细胞交叉反应导致综合征。各抗体及相应综合征见表 30-5。免疫反应可抑制肿瘤生长，常常癌症预后更佳。患者常较年轻，对治疗反应更好。

流行病学 罕见，发生率不详，可能漏诊。据估计，约占癌症的 0.01%，因类型而异：3%～5% 小细胞肺癌，15%～20% 胸腺瘤（尤其重症肌无力），3%～10% B 细胞或浆细胞癌，< 1% 其他肿瘤（乳腺癌、卵巢癌、霍奇金淋巴瘤等）。

临床表现 ①一般亚急性起病（数日至数月），有时前驱有病毒感染或疫苗接种，偶为免疫检查点阻断所诱发（见下文"化疗并发症"）。②多数引起严重、不可逆的神经系统缺陷，可致命。③影响神经系统的 1 个层面（脑脊髓炎除外）。④多数无痛（除外感觉神经元病、皮肌炎）。⑤癌症前 1 个月至数年（70%）或在已知癌症患者或在"缓解"后诊断。⑥脑脊液通常表现为炎性（白细胞 30～40/μl，蛋白质 50～100 mg/dl、

表 30-5 神经系统副肿瘤综合征		
综合征	抗体	相关癌症
边缘系统脑炎	抗 -AMPA	胸腺瘤、肺癌、乳腺癌
	抗 -GABA$_B$	小细胞肺癌
	抗 -Ma/Ta	睾丸癌、非小细胞肺癌、乳腺癌
	抗 -NMDA	卵巢畸胎瘤（≤ 50%）、肺癌、胰腺癌、霍奇金淋巴瘤
	抗 -VGKC（LGI1 ＞ CASPR2）	小细胞肺癌、胸腺瘤
	抗 -Hu	小细胞肺癌（75%）、神经母细胞瘤、前列腺癌
	抗 -GAD	肾癌、霍奇金淋巴瘤、小细胞肺癌
小脑变性	抗 -Yo	乳腺癌、妇科肿瘤
	抗 -Tr	霍奇金淋巴瘤
	抗 -VGCC，抗 -Hu	小细胞肺癌
	抗 -CRMP5/CV2	小细胞肺癌、胸腺瘤
眼阵挛–肌阵挛–共济失调	任何抗体	小细胞肺癌、乳腺癌、卵巢癌、神经母细胞瘤（儿童）
	抗 -Ri（ANNA-2）	乳腺癌
脑脊髓炎	抗 -CV2/CRMP5	小细胞肺癌、胸腺瘤
	抗 -Hu	小细胞肺癌（75%）、神经母细胞瘤、前列腺癌
	ANNA-3	非小细胞肺癌
感觉神经元病	抗 -Hu	小细胞肺癌（75%）、神经母细胞瘤、前列腺癌
	抗 -CRMP5/CV2	小细胞肺癌、胸腺瘤
LEMS	抗 -VGCC	小细胞肺癌
皮肌炎	多种 ANA，抗 -tRNA	乳腺癌、肺癌、卵巢癌、胃癌、淋巴瘤
僵人综合征	抗 -amphiphysin	乳腺癌、小细胞肺癌
	抗 -GAD	肾癌、霍奇金淋巴瘤、小细胞肺癌
视网膜病变	抗 recoverin	小细胞肺癌
	抗视网膜双极细胞	黑色素瘤

IgG、寡克隆区带）。⑦不同的综合征，但表现各异（见下文）。

诊断 基于综合征、抗体、癌症。**综合征**：诊断需神经系统综合征（抗体＋癌症不充分）。不同的表现及综合征，不只是"无法解释的神经系统症状"。典型综合征（检查抗体和肿瘤；注意：如缺少其一应考虑鉴别诊断可能）：边缘系统脑炎、亚急性小脑变性、眼阵挛–肌阵挛、脑脊髓炎、亚急性感觉神经元病、Lambert-Eaton 肌无力综合征（LEMS）、皮肌炎。**抗体**：在脑脊液及血清中（可检查任一种，通常 NMDA 的脑脊液滴度大于血清；多数其他抗体血清更敏感）。可见于无综合征或癌症时，意义不明。常见的细胞表面抗体：AMPA、GABA、mGluR5、mGluR1、NMDA、Gly、LGI1、CASPR2（更易治疗，神经预后更好）。其他针对细胞内抗原的抗体，很少致病，但为神经元损伤的间接指标（治疗反应差，预后更差）。**癌症**：在典型的综合征病例中寻找肿瘤，可引导癌症筛查。Pan-CT、PET、乳房 X 线、超声。

治疗 没有确定的治疗流程。目标为稳定病情，可能见不到改善。治疗的两种方法：①切除或治疗潜在肿瘤：常是唯一有效治疗。②抑制免疫反应：抗体介导（胞外抗原）→血浆置换、IVIG、利妥昔单抗，T 细胞介导（胞内抗原）→他克莫司、吗替麦考酚酯、环磷酰胺。两种类型免疫均可能发挥作用，同时使用两种方法可能有效。

预后 因综合征和癌症而异，通常单相，对治疗反应有限。取决于不同的病理生理学：功能性 *vs.* 神经元丢失；LEMS 或重症肌无力（MG）＝反应良好〔神经肌肉接头（NMJ）可恢复〕，阵挛–肌阵挛＝反应良好（无明显神经元丢失），CNS 疾病＝常对治疗反应不佳（通常有神经元丢失）。治疗越早，预后越佳。

边缘系统脑炎（另见"快速进展性痴呆"一章）

概述 边缘系统（海马、杏仁核、额基底区、岛叶）。亚急性起病（数天至数周）：情绪紊乱（抑郁、易怒）、幻觉、睡眠障碍、近记忆丧失、伴意识障碍的局灶性癫痫、自主神经功能障碍。

诊断 **影像学**：MRI 示颞叶内侧 T2、FLAIR 高信号（50%～80%）；PET 示高代谢（＞80%），低代谢发生晚（神经退行性病变）。**脑电图**：颞叶慢波、癫痫样放电（50%～90%）。**腰穿**：脑脊液淋巴细胞增高（40%～90%）。

癌症 小细胞肺癌、睾丸癌、胸腺瘤、霍奇金淋巴瘤、卵巢畸胎瘤最常见。

抗体　确定综合征亚型。

- **抗-CRMP5/CV2**：不限于边缘系统（模拟 NMO-Devic 病）。脑脊髓炎、感觉运动神经病。共济失调、舞蹈病、葡萄膜炎、视神经炎、强迫症或行为改变。与小细胞肺癌、胸腺瘤有关，几乎均为副肿瘤性。

- **抗-GABA$_B$R**：常有早期、显著的癫痫发作，免疫治疗改善，主要伴随小细胞肺癌、胸腺瘤。MRI 常为多灶性、广泛性 FLAIR、T2 异常。治疗反应好。

- **抗-GAD**：也与僵人综合征、小脑共济失调、癫痫相关。常为年轻女性，表现为颞叶癫痫。通常为慢性病程，免疫治疗或肿瘤控制可稳定病情或有效。

- **抗-Hu**：广泛或多灶性脑脊髓炎。也常伴小脑共济失调、感觉神经病的症状和体征。局灶表现（舌、四肢）。与小细胞肺癌、神经母细胞瘤、前列腺癌相关，几乎均为副肿瘤性。治疗：绝大多数患者免疫治疗无改善。有些随肿瘤完全切除或治疗见效而稳定。

- **抗-Ma/Ta**（又名抗-Ma1/Ma2）：两种抗体常同时出现（44%）。边缘系统脑炎、间脑综合征、脑干脑炎或其组合。影响下丘脑、脑干。运动减少、僵硬、核上性凝视麻痹、发作性睡病、猝倒、快速眼动睡眠异常、多食。与睾丸生殖细胞肿瘤（镜下）、非小细胞肺癌、乳腺癌相关，＞90% 为副肿瘤性。治疗：睾丸切除术和免疫治疗（类固醇或 IVIG）；治疗后 40% 改善，25% 保持稳定，35% 恶化。

- **抗-NMDA**（NR1/NR2 异聚体）：症状呈模式化进展，头痛、发热前驱症状→突出的精神症状、记忆力减退、睡眠紊乱、癫痫发作→紧张症、运动障碍、低通气→自主神经失调（血压、心律失常、高体温）。年龄＞18 岁患者中 65% 伴肿瘤（通常为卵巢畸胎瘤），儿童极少副肿瘤。80% 为女性。常脑脊液淋巴细胞中度增多、寡克隆区带、脑脊液细胞轻度增加（80%～90%），抗体可见于脑脊液中但血清中无，35%～50% 有 MRI 改变，脑电图可显示特征性的"δ 刷"。治疗：肿瘤切除，免疫治疗［早期类固醇、IVIG 和（或）血浆置换，如需要可加利妥昔单抗和环磷酰胺］；若为副肿瘤性，65% 近完全但缓慢恢复。非副肿瘤性常为慢性或复发性。

- **抗-VGKC**（电压门控钾离子通道最初被认为是抗原决定簇，但现在已知是细胞外蛋白 LGI1 和 CASPR2）：睡眠障碍、低钠（60%）、低体温、多涎、疼痛、运动过多性障碍。面臂肌张力障碍发作（频繁、短暂、阵发性的面部和同侧上肢肌张力障碍性运动）。Morvan 综合征：脑病+失眠+神经性肌强直及自主神经功能紊乱。通常 > 40 岁，男性>女性。脑脊液通常正常。< 10% 有肿瘤（通常是胸腺瘤）。多数无肿瘤。80% 对皮质类固醇、血浆置换、IVIG 有效，常为单相病程。

副肿瘤性小脑变性

概述　最常见的副肿瘤综合征。50% 的迟发性小脑变性患者有肿瘤。> 50% 伴有肿瘤的患者在肿瘤诊断前有小脑症状和体征。平均年龄 63 岁。

临床表现　快速进展性全小脑综合征（< 12 周）。病毒样前驱症状：眩晕、恶心、呕吐；对称性：先步态后肢体；严重共济失调（对称）、构音障碍、眩晕、眼震、吞咽困难、复视。非小脑症状：听力丧失、神志改变、震颤、视物模糊、振动幻觉、短暂性眼阵挛。

诊断　MRI：早期正常、白质信号增高、薄层强化→萎缩（数月以后）。PET：小脑高代谢进展为低代谢。病理：早期炎性浸润→浦肯野（Purkinje）细胞广泛丢失。脑脊液通常细胞增多、蛋白质增高、IgG 增高、寡克隆区带阳性。

癌症　最常见肿瘤：小细胞肺癌（1/3）、卵巢癌（1/4）、乳腺癌、霍奇金淋巴瘤。

抗体　所有报道的已知抗体：**抗 -Yo**（cdr2/PCA-1）＝妇科肿瘤或乳腺癌（相对特异）；最常见，预后差。**抗 -Tr** ＝ Hodgkin 病（特异），超过 80% 早于癌症诊断；没有其他抗体严重。**抗 -VGCC** ＝小细胞肺癌（±LEMS）。**抗 -Hu** ＝小细胞肺癌；脑脊髓炎综合征的一部分，预后差。**抗 -GAD** 非肿瘤性小脑变性：更缓慢、更轻、非对称，伴短暂性肌痉挛，伴内分泌功能障碍（糖尿病、甲状腺炎、恶性贫血）。**其他**：抗 -CRMP5/CV2、amphiphysin、抗 -Zic 1 和 4、抗 -Ri、抗 -mGluR1、抗 -Ma1。可能没有已知抗体。无抗体达 50%。

治疗及预后　治疗肿瘤（部分或完全缓解）。少数可能获益于血浆置换、IVIG、免疫疗法。致残但不一定致命。

眼阵挛–肌阵挛–共济失调

概述　"舞蹈的眼睛–舞蹈的双足"。眼阵挛＝不自主、非节律性多向扫视。小脑性共济失调、眩晕、震颤、恶心、呕吐、构音障碍。肌阵挛性抽动、脑病。儿童中与神经母细胞瘤相关（50% 儿童有神经母细胞瘤；2% ～ 5% 神经母细胞瘤儿童有眼阵挛-肌阵挛-共济失调），成年人中 60% 为副肿瘤性（小细胞肺癌、乳腺癌、卵巢癌）。

影像学 fMRI：深部小脑核团受抑制（顶区眼球运动区去抑制）。

癌症 50% 儿童有神经母细胞瘤。成人最常见小细胞肺癌、乳腺癌、卵巢癌。

抗体 所有报道的已知抗体（多数抗体阴性；多数为小细胞肺癌）。抗 -Ri 抗体见于乳腺癌（可有僵硬和刺激敏感性肌阵挛）。

治疗及预后 治疗肿瘤。IVIG 和类固醇治疗特发性。免疫抑制及肿瘤治疗反应好。常遗留运动和语言障碍。

副肿瘤性脑脊髓炎

概述 功能障碍 > 1 个 CNS 水平，取决于受累结构。症状通常单个水平为主。平均年龄 63 岁，男性＞女性。脊髓炎：无力、脊髓后柱功能障碍、上运动神经元（UMN）与下运动神经元（LMN）症状和体征。边缘系统脑炎（9%）：意识模糊、焦虑、抑郁、失忆、癫痫发作、幻觉。小脑变性（10%）：构音障碍、眩晕、共济失调、恶心、震颤、眼震。感觉神经元病（54%，背根神经节）：感觉缺失、感觉异常性疼痛、感觉性共济失调。延髓脑炎（单独出现少见）：脑干下部，表现为构音障碍、吞咽困难、眩晕、呕吐、UMN 症状和体征。自主神经元病：胃肠道动力障碍、神经源性膀胱、直立性低血压、瞳孔反应减弱或缺失。

诊断 MRI：受累区域常 T2 高信号改变。

癌症 75% 相关癌症是小细胞肺癌，还有很多其他的报道。

抗体 多数抗-Hu（还有 CRMP5、amphiphysin、Ri 及其他)-。

治疗 早期治疗很重要，可有显著神经功能改善和生存获益。

亚急性感觉神经病：

概述 亚急性起病的麻木、感觉异常、疼痛；所有感觉形式↓（首先振动觉）。起病显著不对称→双侧，扩散到所有肢体（包括上肢、躯干）；近端受累（面部、头皮）提示副肿瘤性神经节病，由 T 细胞介导的对背根神经节胞体攻击所致。共济失调、假性手足徐动、反射消失、听力下降。自主神经受累：

肠梗阻、干燥症、瞳孔反应异常、直立性低血压。肌力相对保留。可能进展为脑脊髓炎。

诊断 肌电图和神经传导检查（EMG/NCS）＝无感觉电位、±轻度运动神经病（轴索性和脱髓鞘性）。癌症患者中，必须与化疗诱导的感觉神经病（铂类和长春新碱）鉴别。脑脊液蛋白质↑，寡克隆区带阳性（若为副肿瘤性）。

癌症及抗体 80%与小细胞肺癌有关，抗-Hu抗体。CRMP5/CV2、Yo、Ma2罕见。

治疗 癌症切除可阻断疾病。早期IVIG或血浆置换→短暂缓解。

Lambert-Eaton 肌无力综合征（*Continuum*，2019，25：6）

概述 罕见（1/10万），男性＞女性。

临床表现 近端，下肢无力（骨盆带肌）。眼外肌运动和构音障碍较轻，出现于病程晚期（不同于重症肌无力）。主诉与客观无力不成比例。常伴麻木、感觉异常（手、足）。自主神经异常：口干、勃起功能障碍、反射抑制、瞳孔反应迟钝。有些伴小脑变性。临床上与重症肌无力明显不同，固定不变的（而非易疲劳性）无力，而用力、运动可增加肌力；呼吸衰竭较MG少见。

诊断 肌电图重频电刺激。80%患者CK正常。

癌症 50%～80%副肿瘤性，几乎均为小细胞肺癌。

抗体 抗-VGCC（突触前膜P/Q型；囊泡融合↓→神经肌肉接头处ACh↓）。Sox-1抗体见于45%～65%副肿瘤性LEMS（可区分副肿瘤性或非副肿瘤性）。即使存在抗体也应检测EMG/NCS以明确突触前膜病变。

治疗与预后 首先治疗肿瘤。予3,4-二氨基吡啶（钾通道阻滞剂，↑动作电位时限；FDA于2018年批准；85%患者改善）、溴吡斯的明。如果肿瘤治疗无效，予3,4-二氨基吡啶，然后尝试IVIG、免疫抑制（泼尼松、硫唑嘌呤、吗替麦考酚酯或环孢素）。免疫抑制可能导致恶性肿瘤进展。只要呼吸管理得当，LEMS不会致命。

皮肌炎（*Curr Rheumatol Rep*，2018，20：28）

概述 罕见（＜1/10万），女性＞男性（2：1）（高峰年龄40～50岁）。

临床表现 ①进行性对称性近端肌无力、肌痛、吞咽困难、心脏受累（肌酶↑）；②间质性肺病（10%）；③心肌炎；④很多皮肤表现（起病时常出现）：Gottron 征、掌指关节、指间关节、肘、膝表面红斑、鳞屑；向阳疹，紫罗兰色眼睑；披肩征，平的紫外线诱发红斑（胸部和肩部）；红皮病，颧骨、前额平的红斑。

诊断 肌电图：短时、低波幅运动单位伴自发活动增加。MRI：肌肉炎症和强化。肌肉活检：血管周围 B 细胞和浆细胞样树突状细胞浸润，血管免疫复合物沉积（补体介导），束周萎缩和纤维化。

癌症 高达 30%（随年龄增加）。最常见：乳腺癌、肺癌、卵巢癌、胃癌和非霍奇金淋巴瘤。

抗体 多个抗体占约 30%，每个抗体与特异性表型相关：ANA（抗-Ro、抗-La、抗-Sm、RNP），抗-tRNA（抗-Jo、抗-SRP、抗-Mi-2）。

治疗 类固醇和免疫治疗（硫唑嘌呤或甲氨蝶呤）。

僵人综合征

概述 中轴肌肉僵硬和痉挛。与其他自身免疫性疾病相关，尤其是 1 型糖尿病。

抗体及癌症 ①抗-GAD 65 抗体见于约 60% 患者，< 5% 为副肿瘤性：胸腺瘤。②抗-amphiphysin，癌症更常见——乳腺癌、小细胞肺癌。

诊断 肌电图伴持续性运动单位活动，苯二氮䓬类药物或麻醉剂可使其减少。

治疗 苯二氮䓬类药物、巴氯芬、类固醇、IVIG、血浆置换、硫唑嘌呤。

神经性肌强直（Isaac 综合征）

肌颤搐、痛性痉挛、放松延迟、肌无力。僵硬继发于连续肌肉活动。通常与抗-VGKC（CASPR2）有关。症状可以演变为 Morvan 综合征（见上文边缘系统脑炎）。

视网膜变性

无痛性视力、夜视和色觉减退，进展至双眼受累。一些有抗-CAR、抗-CRMP5/CV2 抗体。与小细胞肺癌、黑色素瘤、妇科癌症相关。

坏死性脊髓病

上升性感觉丧失、括约肌功能障碍、截瘫。通常胸髓受累。疼痛少见。经常进展至呼吸衰竭。无抗体及标志物，通常尸检诊断。

运动神经元病

上、下肢的下运动神经元性无力。无痛、无感觉障碍。可模拟 ALS。霍奇金和非霍奇金淋巴瘤。

遗传综合征（*Neurol Clin*，2007，25：925）

家族性综合征，与神经系统肿瘤发病率增高有关（表30-6）。相对少见。很多病例证实基因变异与神经系统肿瘤风险增高有关。大多数为常染色体显性的抑癌基因胚系突变。第二种体细胞突变最终导致肿瘤形成（"双重打击假说"）。

神经纤维瘤病 1 型（NF1）

（*Handb Clin Neurol*，2018，148：799；*Semin Neurol*，2018，38：1）

概述　又名 von Recklinghausen 病。特征为多发性皮肤和皮下神经纤维瘤、多发牛奶咖啡斑、腋窝和腹股沟雀斑、视路胶质瘤、骨病变、虹膜错构瘤（Lisch 结节）。恶性周围神经鞘瘤、胃肠道间质肿瘤、乳腺癌和嗜铬细胞瘤的风险增加。最常见的神经遗传病；发病约 1/3000，比 NF2 高 10 倍。常染色体显性遗传，完全外显，表型多变。染色体 17q11.2 上 *NF1* 基因突变（神经纤维瘤蛋白：ras-GTPase 激活蛋白）。50% 散发，90% 在 7 岁前诊断。

诊断标准　NIH 诊断标准＝以下 ≥ 2 项：①**神经纤维瘤**（≥ 2 个或 1 个丛状神经纤维瘤），80% 的 NF1 患者在青春期前出现（良性神经鞘肿瘤；皮肤、皮下或深部；脊髓常见，颅内罕见）。②**胶质瘤**（特别是视路胶质瘤）：15% ～ 20%，3 岁前约 4%；视神经、视交叉、视束、下丘脑毛细胞性星形细胞瘤；4% 症状性（眼球突出、视力下降、性早熟）；非视神经胶质瘤：发生率增加 100 倍。③**牛奶咖啡斑**（≥ 6 个）：99% 在 1 岁前发生；青春期后患者必须 > 1.5 cm，青春期前患者 > 0.5 cm。④**皮肤褶皱雀斑**（腋窝或腹股沟）：90% 于 7 岁前出现。⑤ **Lisch 结节**（≥ 2 个）：> 70% 于 10 岁前出现（虹膜错构瘤，无视觉症状，NF1 特异）。⑥**骨病**（发育不良、蝶骨翼或长骨变薄、

表 30-6 与神经系统肿瘤有关的遗传综合征

综合征	遗传方式	突变	神经系统肿瘤	其他常见特征
神经纤维瘤病 1 型（NF1）	显性 50% 散发 1/3000	17q11.2 神经纤维瘤蛋白	神经纤维瘤 胶质瘤 （视神经、脑干、大脑半球）	牛奶咖啡斑 皮肤褶皱雀斑 Lisch 结节 肾动脉病变 脊柱侧弯 恶性周围神经鞘瘤 胃肠道间质肿瘤 嗜铬细胞瘤 乳腺癌 学习障碍
神经纤维瘤病 2 型（NF2）	显性 50% 散发 1/（25 000～40 000）	22q12.2 Merlin	前庭神经鞘瘤（双侧） 非前庭神经鞘瘤 脑膜瘤 脊髓室管膜瘤	青少年白内障 视网膜前膜 周围神经病
神经鞘瘤	显性 75% 散发 1/80 000	22q11 SMARCB1 LZTR1 可能有其他尚未确定的基因	神经鞘瘤 （通常不累及 CN Ⅷ） 脑膜瘤	严重慢性疼痛，与特定的神经鞘瘤可能有关或不相关
结节性硬化症	显性 2/3 散发约 1/6000	9q34 错构蛋白（TSC1） 16p13.3 Tuberin（TSC2）	皮质结节 室管膜下结节 室管膜下巨细胞星形细胞瘤 胶质瘤	面部血管纤维瘤 鲨皮斑、叶状白斑 甲下纤维瘤 淋巴管肌瘤病

表 30-6 与神经系统肿瘤有关的遗传综合征（续表）

综合征	遗传方式	突变	神经系统肿瘤	其他常见特征
Von Hippel-Lindau 综合征	显性 20% 散发 1/36 000	3p25 pVHL	血管母细胞瘤	视网膜血管瘤 肾细胞癌 嗜铬细胞瘤 副神经节瘤
Cowden 综合征	显性 1/200 000	10q22 磷酸酶-张力蛋白同源物（PTEN）	Lhermitte-Duclos 病	毛鞘瘤 乳腺癌、子宫内膜癌、甲状腺癌
Li-Fraumeni 综合征	显性 非常罕见	17p13.1 P53	星形细胞瘤 髓母细胞瘤 原始神经外胚层肿瘤（PNET） 肾上腺皮质癌	乳腺癌 肉瘤 白血病
Turcot 综合征	多变 显性或隐性	几种	髓母细胞瘤 胶质母细胞瘤	大肠息肉病 （家族性腺瘤性息肉病或遗传性非息肉病性结直肠癌）
Gorlin 综合征	显性 50% 散发 1/（57 000～164 000）	9q22.1-3 Patched-1	髓母细胞瘤 脑膜瘤	基底细胞癌 颌骨囊肿、肋骨畸形 硬脑膜钙化

假性关节病），约 14% 于 1 岁前出现。⑦**一级亲属患 NF1**。

其他特征　常见：学习障碍、注意缺陷障碍（ADD）、注意缺陷多动症（ADHD），头痛、MRI T2 信号改变、脊柱侧弯。少见：癫痫发作、恶性周围神经鞘瘤（8%～13%）、乳腺癌风险增加＞4 倍、血管病或心血管异常（如肾动脉狭窄）。罕见：嗜铬细胞瘤（0.1%～5.7%）、高级别星形细胞瘤、胃肠道间质肿瘤（4%～25%）。

检查　①全身皮肤检查。②眼科检查（2～8 岁每年一次）。③监测血压（原发性高血压、肾血管病、嗜铬细胞瘤）。④监测儿童头围。⑤监测发育里程碑。⑥监测脊柱侧弯。

治疗　①**皮肤或皮下神经纤维瘤**：观察。切除疼痛或症状性病灶。②**丛状神经纤维瘤**：观察。增长或有皮肤损坏的肿瘤，或导致功能缺陷的肿瘤，可能要寻求治疗。手术不能治愈。可以试用一线药物司美替尼（Mek 抑制剂），儿童中可使肿瘤缩小达 70%。③**胶质瘤**：如果无症状，观察。若视力受损，应治疗。手术：适用于痛性眼球突出症、失明、水肿。化疗：适用于进展性视神经胶质瘤；卡铂和长春新碱或替莫唑胺，Mek 抑制剂也在研究中。放疗：化疗后仍进展的高级别肿瘤。

神经纤维瘤病 2 型（NF2）

（*Handb Clin Neural*，2015，132：87；*Semin Neurol*，2018，38：1）

概述　与多种肿瘤有关：神经鞘瘤、脑膜瘤、室管膜瘤。发病率 1/（25 000～40 000）。常染色体显性遗传，完全外显。约 50% 散发病例（其中约 30% 为嵌合体），22 号染色体（Merlin：连接细胞骨架蛋白）。

检查　①眼科检查（晶状体混浊、视网膜错构瘤、视网膜前膜）。②钆增强 MRI 薄扫（内耳道检查）。③全脊髓 MRI。④听力测定。⑤NF2 基因突变分析（与神经鞘瘤病有表型重叠）。

临床表现　诊断双高峰时间：85% 为年轻人（平均约 20 岁），15% 为儿童（平均约 6 岁）。儿童：脑神经或周围神经功能障碍、脊髓病、癫痫发作、皮肤肿瘤、白内障。成人：CN Ⅷ功能障碍（耳聋、耳鸣、不平衡）。诊断标准见表 30-7。①双侧前庭神经鞘瘤（＞90%），NF2 标志＝进行性听力丧失→成年后完全失聪。经常累及其他脑神经（24%～51%）和脊神经。②脑膜瘤（多发）：50%（4%～8% 视神经鞘→视力丧失）。③脊髓室管膜瘤（2/3 多发），颈髓＞胸髓＞＞脑和腰髓。其他：

表 30-7 NF2 的诊断标准

诊断标准（Manchester）：以下≥1 个。
1. 双侧前庭神经鞘瘤。
2. NF2 家族史加
   a. 单侧前庭神经鞘瘤或
   b. ≥2：脑膜瘤、胶质瘤、神经鞘瘤、青少年后囊下晶状体混浊、青少年皮质性白内障。
3. 单侧前庭神经鞘瘤＋≥2：脑膜瘤、胶质瘤、神经鞘瘤、青少年后囊下晶状体混浊、青少年皮质性白内障。
4. 多发性脑膜瘤＋≥2：单侧前庭神经鞘瘤、胶质瘤、青少年后囊下晶状体混浊、青少年皮质性白内障。

周围神经病、白内障。

治疗 **观察**：经常随访，定期进行 MRI、听力测定。听觉脑干或耳蜗植入术可为耳聋患者提供听力。**手术**：前庭神经鞘瘤手术有医源性耳聋风险，主要用于减少占位效应。少数脊髓肿瘤需要手术。**放疗**：在一些中心用于非手术的前庭神经鞘瘤，但会导致迟发性医源性听力丧失和继发恶性肿瘤的风险。**生物治疗**：贝伐珠单抗可以减小肿瘤体积，并改善前庭神经鞘瘤患者的听力（*NEJM*，2009，361：358）。进一步的靶向治疗正在评估中。

预后 取决于表型的严重程度，与胚系遗传改变有关。截断突变预后更差，嵌合体病例预后较好。

神经鞘瘤病（*Semin Neurol*，2018，38：1）

概述 常染色体显性遗传病（虽然多数是散发病例），特征是颅内、脊髓和周围神经的多发神经鞘瘤，多发脑膜瘤，由染色体 22q 上的 *SMARCB1* 和 *LZTR1* 基因突变引起。诊断需排除 NF2，因为表型与这种更常见的疾病有重叠。

诊断标准 年龄＞30 岁且：①≥2 个非皮内神经鞘瘤（至少 1 个病理证实），②不符合 NF2 诊断标准，③内耳道 MRI 上无前庭神经鞘瘤（注意 5% *LZTR1* 基因突变的神经鞘瘤病患者报道有单侧前庭神经鞘瘤），④无一级亲属罹患 NF2，⑤无已知的 NF2 基因结构突变。

临床表现 神经鞘瘤累及神经的疼痛或神经病变。脑膜瘤的表现可以囊括所有脑膜瘤的症状。

治疗 权衡利弊以决定观察或手术切除，但通常保守治疗。针对疼痛的临床试验正在进行。

结节性硬化症（TSC 1 和 2）(*Nat Rev Dis Prim*, 2016, 2: 1)

概述 与脑、眼、心脏、肺、肝、肾及皮肤的良性错构瘤有关。发病率约 1/6000。常染色体显性遗传，完全外显，表型多变。*TSC1* 基因突变（染色体 9q34，编码错构瘤蛋白）或 *TSC2* 基因突变（染色体 16p13.3，编码 tuberin）；*TSC1* 突变（20% 病例）症状更轻；*TSC2* 突变更常见，通常更重（70% 病例；其余 10% 病例为嵌合体或 *TSC1* 或 *2* 基因的内含子剪接变异）；1/3 病例为家族性，2/3 为散发性。

临床表现 多变；癫痫发作、认知障碍和神经精神疾病（如孤独症谱系障碍）常见，与结节数量有关。

Vogt 三联征（癫痫发作、精神发育迟滞、面部血管纤维瘤） 出现在 < 50% 患者中。常见症状和体征：头痛、恶心、呕吐、梗阻性脑积水、局灶性功能缺损、癫痫发作。①癫痫发作见于约 80% 患者，通常在 1 岁以内。婴儿痉挛症常见（25% 的婴儿痉挛症为 TSC）。②多发错构瘤（见表 30-8 "结节性硬化症诊断标准"）有恶变风险：CNS 室管膜下结节［可进展为更大的室管膜下巨细胞星形细胞瘤（SEGA）］。SEGA：良性、缓慢生长的脑室周围胶质瘤（好发于室间孔，6%～9% 为症状性，可引起梗阻性积水，通常发生于 10～30 岁）。

检查 个体化方案，常包括：①皮肤检查，眼科评估；②脑

表 30-8 结节性硬化症诊断标准（2012 年更新）	
基因诊断＝正常组织 DNA 带有 *TSC1* 或 *TSC2* 致病突变	
临床诊断＝2 个主要标准或 1 个主要标准＋2 个次要标准	
主要标准 临床特征	面部血管纤维瘤（≥ 3 个）或额部斑块 鲨皮斑（结缔组织痣） 叶状白斑（直径 3 至 ≥ 5 mm） 非创伤性甲或甲周纤维瘤（≥ 2 个） 淋巴管平滑肌瘤病（又称淋巴管肌瘤病） 肾血管平滑肌脂肪瘤 心脏横纹肌瘤 多发性视网膜结节性错构瘤 皮质结节或大脑白质放射状迁移线 室管膜下结节 室管膜下巨细胞星形细胞瘤
次要标准 临床特征	斑斓样皮损（多个 1～2 mm 色素减退斑） 口内纤维瘤（≥ 2 个） 牙釉质随机分布的点蚀（≥ 3 个） 多发肾囊肿 非肾错构瘤 视网膜无色斑块

MRI（结节、室管膜下结节、SEGA、白质病变占15%）；③肾超声；④如有癫痫病史，行脑电图检查→75%常规 EEG 有癫痫样放电；⑤恶性肿瘤筛查：每 1～3 年一次，包括肾超声、脑 MRI，女性淋巴管肌瘤病行胸部 CT 检查；⑥遗传咨询：儿童诊断→检查父母（皮肤和眼科检查，CT、MRI，肾超声）；⑦ TSC1 和 TSC2 基因突变分析（可发现 60%～80% 突变）。若符合诊断标准则非必需。

治疗　①癫痫控制困难。氨己烯酸（非 ACTH）治疗婴儿痉挛。卡马西平、奥卡西平治疗局灶性癫痫发作。难治性癫痫可予生酮或低糖饮食或迷走神经刺激。②致病性结节手术治疗（复杂的多发性结节）。SEGA 完全切除可治愈，但很困难。③化疗：SEGA 不宜手术者可考虑 mTOR 抑制剂（依维莫司）。外用西罗莫司用于血管纤维瘤，其他适应证的口服药正在研究中。

预后　多变。虽然寿命接近正常，但也可能由于多种原因导致早逝率增高（SEGA、癫痫持续状态、肾病、淋巴管肌瘤病）。

Von Hippel-Lindau 病（VHL）

（ Handb Clin Neurol，2015，132：139）

概述　与良、恶性肿瘤有关（年轻、多发）。发病率约 1/45 000。＞90% 的 VHL 为常染色体显性遗传，突变位于染色体 3p25 上的抑癌基因。新发突变约 20%。Ⅰ 型：缺失、截断、无义突变，与视网膜血管瘤、CNS 血管母细胞瘤、肾细胞癌、胰腺囊肿、低危嗜铬细胞瘤相关。Ⅱ 型：错义突变，嗜铬细胞瘤发生率高（Ⅱ A 型——肾细胞癌低危；Ⅱ B 型——肾细胞癌高危；Ⅱ C 型——仅嗜铬细胞瘤，无肾细胞癌或血管母细胞瘤）。

临床表现　症状出现于儿童期或成年早期（平均 26 岁），确诊平均年龄 31 岁。颅后窝：共济失调、辨距不良、脑积水。

诊断标准　≥2 个血管母细胞瘤或 1 个血管母细胞瘤＋内脏病变（嗜铬细胞瘤、胰腺或肾囊肿、肾细胞癌）或 1 个视网膜或 CNS 血管母细胞瘤或内脏病变＋CNS 或内脏表现家族史。

肿瘤　①血管母细胞瘤［25% 为 VHL（常多发），75% 为散发］：生长不可预测的良性血管瘤。最常见的 VHL 肿瘤（60%～84%，平均 29 岁），小脑、脑干、脊髓。MRI：囊性伴有强化的壁结节。②视网膜血管瘤：达 70%，常双侧。风险：出血和视力丧失。③肾细胞癌：见于 2/3 患者，随年龄增长而增加，10 年 85% 复发。④嗜铬细胞瘤（VHL Ⅱ型），可引起继发性高血压，但可无症状。⑤副神经节瘤→听力丧失、耳鸣、眩晕、面瘫。⑥浆液性囊腺瘤及胰腺神经内分泌肿瘤，通常无症状。⑦附睾或子宫阔韧带的乳头状囊腺瘤，无症状。

检查 ①基因检测确诊（有些假阴性，继发于嵌合体），遗传咨询。②血管母细胞瘤、肾细胞癌、嗜铬细胞瘤、副神经节瘤的监测：a. 从第 1 年开始，每年评估神经系统症状、视力及听力障碍、血压监测、眼科评估。b. 从诊断第 2 年开始，每年血液或尿液分馏的甲氧基肾上腺素检测，每 2～3 年听力检测，若反复耳部感染，需内耳薄层钆增强 MRI。c. 从 16 岁开始，每年腹部超声，隔年腹部 MRI，每 2 年脑和全脊髓 MRI。

治疗 ①**血管母细胞瘤**：无症状病灶监测。有症状者手术治疗，约 17% 复发。如果无法手术或为了避免多次手术，可放疗。②**视网膜血管瘤**：早期光凝或冷冻治疗。挽救性放疗。小规模试验示 VEGF 抑制剂有益。③**肾细胞癌**：< 3 cm 监测，> 3 cm 行肾保留手术、腹腔镜或射频消融术。局灶性肾细胞癌完全切除可治愈。批准用于复发性或新诊断的晚期肾细胞癌，但非专用于 VHL 的药物：伊匹单抗、纳武单抗、帕普利珠单抗、卡博替尼、贝伐珠单抗、舒尼替尼、索拉非尼、阿昔替尼、帕唑帕尼。

罕见的遗传性神经系统肿瘤综合征

Cowden 综合征（*Handb Clin Neurol*，2015，132：3）

常染色体显性遗传，1/200 000。*PTEN*（10 号染色体）基因突变；外显率与年龄和性别相关，以此临床上与 Bannayan-Riley-Ruvalcaba 综合征（也为胚系 *PTEN* 基因突变和重叠的突变谱）相区别。多器官错构瘤，皮肤标志性特征＝毛鞘瘤（面部丘疹），常巨头畸形（由于过度增长而非脑积水）。易患乳腺癌（高达 87%）、甲状腺癌（35%）、子宫内膜癌（28%），也增加肾细胞癌（34%）、胃肠道癌（18%）的风险。成人 CNS 特殊病症：Lhermitte-Duclos 病＝小脑发育不良性神经节细胞瘤，临床表现：头痛、恶心、呕吐、共济失调、梗阻性脑积水。MRI：边界清楚、非强化、T2 高信号的增大的脑叶线（"虎纹"）。若进展性生长，则手术；可能复发，放疗无效；西罗莫司 II 期试验的初步结果充满希望（*Oncologist*，2019，24：1510）。

Li-Fraumeni 综合征

概述 70% 患者中 *TP53* 基因突变，女性外显率高于男性。早发性肿瘤：乳腺癌、肉瘤、白血病、肾上腺皮质癌、脑肿瘤。脑肿瘤（10%～15%），平均年龄 16 岁：星形细胞瘤、髓母细胞瘤和其他 CNS 胚胎性肿瘤。周围肿瘤：神经母细胞瘤。

诊断 肉瘤 < 45 岁＋一级亲属患肿瘤 < 45 岁＋一级或二级亲属患肉瘤或其他肿瘤 < 45 岁。警惕放疗或化疗后继发性癌症。

检查　**出生至 18 岁**：①每 3～4 个月全面体格检查＋血压＋生长测量；②每 3～4 个月腹部或盆腔超声；③每年脑 MRI；④每年全身 MRI。**成人**：①每 6 个月全面体格检查；②每 6 个月临床乳房检查＋每 12 个月乳腺 MRI，可考虑双侧乳腺切除；③每年脑 MRI；④每年全身 MRI；⑤每 12 个月腹部或盆腔超声；⑥每 2～5 年上消化道内镜和结肠镜检查；⑦每年皮肤检查。

Turcot 综合征

目前认为包括 2 种不同的癌症综合征（见下文），有不同的遗传方式和癌症谱。

脑肿瘤息肉病综合征 1（BTP1）　源于 4 个错配修复基因（*MLH1*、*PMS2*、*MSH2* 和 *MSH6*；错配修复综合征）之一的双等位基因突变。不同于 Lynch 综合征患者在成年后大多发展为结肠癌和泌尿生殖系统癌症，BTP1 患者在儿童期发展为多发性脑肿瘤和其他恶性肿瘤。近亲结婚高发。脑肿瘤占癌症的 25%～40%（最常见的是恶性胶质瘤，类似于多形性黄色星形细胞瘤或巨细胞胶质母细胞瘤；少突神经胶质瘤、其他低级别胶质瘤均有报道），T 细胞淋巴瘤见于约 30% 的 10 岁以内患者。＞90% 的患者有咖啡牛奶斑和其他皮肤异常。这些癌症有一个独特的超高突变表型。**治疗**：放疗或化疗后增加继发恶性肿瘤的风险。对替莫唑胺先天耐药；理论上对免疫检查点阻断易感，但尚未证实。

脑肿瘤息肉病综合征 2（家族性腺瘤性息肉病）　*APC* 基因杂合突变引起的常染色体显性遗传癌症综合征。BTP2 中突出的是胃肠道癌症，骨瘤也很常见（50%～90%）。髓母细胞瘤是唯一与 BTP2 相关的脑肿瘤，但仅占所有恶性肿瘤的＜1%（不需脑影像学监测）。

Gorlin 综合征

又名痣样基底细胞癌综合征。常染色体显性遗传，约 1/60 000，50% 散发。染色体 9q31 上 *PTCH1*、*PTCH2* 基因突变或染色体 10q24 上 *SUFU* 基因突变。基底细胞癌、颌骨囊肿（＞90% 患者）、硬脑膜钙化、肋骨异常和脑肿瘤，包括髓母细胞瘤（3%～5%）。也与眼部疾病（先天性虹膜缺损、白内障、青光眼）、黑色素瘤、淋巴瘤、白血病、肺癌、乳腺癌和横纹肌瘤有关。髓母细胞瘤放疗后，表面皮肤患浸润性或多发性基底细胞癌的风险高。

化疗的神经系统并发症（表 30-9）

（DeAngelis LM，Posner JB. *Neurologic Complications of*

表 30-9 化疗的神经系统并发症

症状	相关化疗及生物制剂		

周围神经病
● 弥漫多变性：
  1. 运动>感觉
    脱髓鞘
    类似 GBS
  2. 感觉运动性
  3. 纯感觉性可逆转
● 局灶性少见
	5-氮杂胞苷
	芳香酶抑制剂
	硼替佐米
	卡培他滨
	卡铂（3）
	顺铂（3）
	克唑替尼
	阿糖胞苷
	多西他赛
	恩曲替尼
	依托泊苷
	5-FU
		吉西他滨
		HMM
		异环磷酰胺
		干扰素 α
		米索硝唑
		奈拉滨
		奥普瑞白介素（3）
		奥沙利铂（3）
		紫杉醇（3）
		培美曲塞
			丙卡巴肼
			嘌呤类似物
			索拉非尼
			苹果酸舒尼替尼
			苏拉明（1）
			替尼泊苷
			沙利度胺
			TNF-α
			长春花生物碱类（2）
			替匹法尼（Zarnestra）

急性脑病 ● 与代谢性脑病相同 ● 睡眠障碍 ● 症状波动 ● ± 肌阵挛 ● 偶发癫痫发作 ● 可逆性后部脑病综合征（PRES） 风险（标记为 *）	天冬酰胺酶 5-氮杂胞苷 BCNU 贝伐珠单抗 * 白消安 卡莫司汀 苯丁酸氮芥 * 顺铂 * 皮质类固醇 *	氟达拉滨 5-FU 吉西他滨 * HMM 羟基脲 替伊莫单抗 异环磷酰胺 * 伊马替尼 干扰素 *	米索硝唑 丝裂霉素 C 奈拉滨 紫杉醇 喷司他丁 丙卡巴肼 他莫昔芬 沙利度胺 塞替派

表 30-9 化疗的神经系统并发症（续表）

症状	相关化疗及生物制剂		
	环磷酰胺 * 环孢素 * 阿糖胞苷 * 达卡巴嗪 多柔比星 * 依托泊苷 *	白介素 洛莫司汀 氮芥（Mechlorethamine） 甲氨蝶呤	TNF-α 长春花生物碱类 * 替匹法尼
头痛	阿来替尼 阿贝西利 天冬酰胺酶 卡培他滨 西妥昔单抗 顺铂 皮质类固醇 克唑替尼 阿糖胞苷 达布拉非尼 达那唑 恩曲替尼 雌莫司唑	依托泊苷 氟达拉滨 吉非替尼 HMM 干扰素 白介素 替伊莫单抗 左旋咪唑 氮芥 甲氨蝶呤（IT） 奈拉滨 尼洛帕尼 奥拉帕利	奥普瑞白介素 奥希替尼 普卡霉素 利安普单抗 维 A 酸 鲁卡帕尼（Rucaparib） 他莫昔芬 替莫唑胺 塞替派（IT） 塞替康 托西莫单抗 托西莫珠单抗 曲安珠单抗
皮质下痴呆	BCNU 卡莫司汀 皮质类固醇	阿糖胞苷 达卡巴嗪 5-FU＋左旋咪唑	氟达拉滨 干扰素 - α 甲氨蝶呤

表 30-9 化疗的神经系统并发症（续表）

症状	相关化疗及生物制剂		
脑神经病	BCNU（耳毒性） 顺铂（耳毒性） 阿糖胞苷	异环磷酰胺 甲氨蝶呤	奈拉滨 长春新碱（眼）
视力丧失	贝伐珠单抗 BCNU（IA） 顺铂	依那西普 氟达拉滨	甲氨蝶呤 他莫昔芬
急性小脑综合征	环孢素 阿糖胞苷 5-FU HMM	异环磷酰胺 白介素-2 丙卡巴肼 他莫昔芬	沙利度胺 长春花生物碱类 替匹法尼
白质脑病	卡培他滨 顺铂 阿糖胞苷（IT）	5-FU＋左旋咪唑 环孢素 甲氨蝶呤	奈拉滨 苹果酸舒尼替尼
无菌性脑膜炎	阿糖胞苷（IT） 左旋咪唑	甲氨蝶呤（IT）	鲨替派（IT）
脊髓病	顺铂 氟达拉滨 皮质类固醇 阿糖胞苷	多柔比星 氟达拉滨 干扰素 α 甲氨蝶呤（IT）	米托蒽醌（IT） 多西他赛 鲨替派（IT） 长春新碱（IT）

表 30-9 化疗的神经系统并发症（续表）

症状	相关化疗及生物制剂		
血管病或卒中	天冬酰胺酶 贝伐珠单抗 BCNU（IA） 博来霉素 卡铂（IA） 顺铂（IA）	环孢素 多柔比星 厄洛替尼 雌莫司汀 5-FU	甲磺酸伊马替尼 甲氨蝶呤 奈拉滨 他莫昔芬
癫痫发作	氨磷汀 天冬酰胺酶 BCNU 白消安 苯丁酸氮芥 顺铂 皮质类固醇 环孢素 阿糖胞苷 达卡巴嗪	依那西普 依托泊苷 5-FU 异环磷酰胺 干扰素 白介素 -2 米曲唑 左旋咪唑 氮芥	甲氨蝶呤 米索硝唑 奥曲肽 紫杉醇 喷司他丁 苏拉明 替尼泊苷 沙利度胺 长春花生物碱类
晕厥	贝伐珠单抗	厄洛替尼	奈拉滨

HMM, 六甲基三聚氰胺; 5-FU; 5- 氟尿嘧啶; IA, 动脉内; IT, 鞘内。
Adapted From Newton HB, Jolesz FA. *Handbook of Neuro-Oncology Neuroimaging*, Elsevier, 2008; DeAngelis LM, Posner JB. *Neurologic Complications of Cancer*. 2nd ed. Oxford University Press, 2009; Schiff D, Wen PY. *Cancer Neurology in Clinical Practice*. Hanuma Press, 2003; Soffietti R, Trevisan E, Ruda R. Neurologic complications of chemotherapy and other newer and experimental approaches. In: Biller J, Ferro JM, eds. *Handbook of Clinical Neurology*, 2014.

Cancer. 2nd ed. Oxford University Press，2009.）

难以与肿瘤、药物相互作用、放疗的并发症相区别，**属排除性诊断。周围神经病最常见于**：铂类、长春花生物碱类、紫杉烷类、蛋白酶体抑制剂；通常剂量限制。**最常见的 CNS 毒性化疗药物**：①异环磷酰胺：20% ～ 30% 脑病（治疗后数小时至数天）；治疗：停药，亚甲蓝。②甲氨蝶呤（鞘内＞＞＞高剂量）：10% 无菌性脑膜炎（治疗后数小时）；治疗：类固醇预防。脊髓瘤较少见，联合放疗↑风险（治疗后数小时至数天）。脑病、癫痫发作、迟发性脑白质病（联合放疗）。③沙利度胺：嗜睡（43% ～ 55%），癫痫发作少见。④阿糖胞苷：高剂量治疗 10% ～ 25% 引起小脑毒性；更高累积剂量、年龄＞40 岁、肝肾功能不全者风险更高。

放疗的神经系统并发症

概述　副作用取决于放疗的结构、剂量和分割方案（表30-10 和表 30-11）。常很难与疾病进展相区别。

治疗　地塞米松治疗放疗相关水肿，治疗剂量和方案因严重程度而不同。贝伐珠单抗超说明书使用治疗放射性坏死（*Int J Radiation Oncol Biol Phys*，2011，79：5）。疲劳可使用哌甲酯、莫达非尼；美金刚有助于保留部分脑照射后的认知功能；对全脑放疗，美金刚可延缓认知减退的时间［*Neurol Oncol*，2013，15（10）：1429］。部分正常压力性脑积水临床综合征患者可能从分流术中获益。

原则　①疲劳是迟发反应（放疗开始后几周开始，结束后几周停止），非永久性。②头发通常在 2 ～ 3 个月内长回。③皮

表 30-10　急性反应			
症状	决定因素	起病	可能性
疲劳	放疗容积和剂量	3 周	常见
脱发	皮肤＞ 40 Gy	3 周	常见
头皮红肿	皮肤剂量	3 周	常见
伤口感染	手术日期	各异	少见
头痛	不可预知，颅内压	数小时至数周	10% ～ 20%
恶心、呕吐	不可预知，颅内压	数小时至数周	10% ～ 20%
癫痫发作	立体定向放疗科	1 天	少见
局灶性神经功能缺损	肿瘤大小和水肿	数小时至数周	常见

表 30-11　迟发反应

症状	决定因素	起病	可能性
近记忆受损	颞叶剂量	6～12 个月	各异
垂体功能减退	垂体剂量	1 个月至 1 年	各异
永久性脱发	皮肤剂量	各异	各异
嗜睡或昏睡	不明	2 个月	少见
平衡障碍	前庭剂量	3～9 个月	少见
放疗诱发肿瘤	不详	4～20 余年	罕见
放疗性坏死	剂量	各异	罕见
白质脑病	甲氨蝶呤，放疗区域	各异	罕见
血管病	不明	各异	罕见
浆液性中耳炎	内耳剂量	3～6 个月	各异

肤变化通常在放疗完成后 1～2 周改善。④最好在手术后 4 周余再开始放疗，利于愈合。⑤放疗相关的恶心和头痛通常发生在治疗后数小时，并在治疗间期改善。⑥脑神经病变相对难治，CN Ⅰ 和 CN Ⅷ 最敏感（嗅觉减退、耳鸣、听力丧失、前庭病变）。⑦垂体及下丘脑：垂体或下丘脑放疗和全脑放疗后常见内分泌异常，可引起 1 个或多个激素通路异常；全面检查评估；生长激素最敏感。

特殊病例

1. **嗜睡综合征**：早期迟发性脑病，见于预防性放疗以预防白血病 CNS 播散的儿童；表现从困倦到昏睡，可有低热、恶心、头痛。

2. **白质脑病**：脑白质损伤→轻度至重度认知障碍，白质 T2、FLAIR 信号增高程度与临床严重程度无关。与联用甲氨蝶呤（MTX）与放疗或 MTX 后放疗有关。可引起交通性脑积水，脑室腹腔分流术可能有帮助。

3. **放疗性坏死**：放疗后 3～4 个月至 20 年。症状局限于放疗区域。CT 或 MRI 显示一个新发强化区域，通常呈环形；CT 和 MRI 上不能与肿瘤复发区别。PET 常呈低代谢，MR 灌注像示血流减少，MRS 示脂质峰存在伴胆碱峰降低。重要的是确定是否位于先前放疗区域，通常发生在高剂量区域。确诊需要活检（很难解读）。治疗：糖皮质激素或贝伐珠单抗。

4. **放疗诱发肿瘤**：放疗后 4～20 年。先前放疗的区域新发肿瘤。最明确举例：脑膜瘤、神经鞘瘤、肉瘤、恶性周围神经鞘肿瘤、高级别胶质瘤，有癌症倾向综合征的患者风险更高。

5. **假性进展**：放疗 6 个月内血管源性水肿暂时增加，见于高达 1/3 的同时放疗＋替莫唑胺治疗的胶质母细胞瘤（尤其 *MGMT* 基因甲基化肿瘤），可能与治疗效果改善有关。

6. **放疗治疗反应**：炎症反应，通常暂时性。随剂量增高（累积和每次分割剂量）而加重。立体定向放射外科治疗的病变中达 50%。如为症状性，予类固醇可改善。严密监测以区分真性肿瘤进展。

7. **放疗诱发出血**：放疗诱发的海绵状血管畸形多在放疗后中位时间 8.5 年出现。有些出血性海绵状血管瘤必须手术切除。

8. **SMART 综合征**：放疗后卒中样偏头痛发作。迟发血管毒性所致，临床特征包括头痛、局灶性神经功能缺损、癫痫发作。MRI 为脑回增厚、强化，通常可消退。

脊髓、神经根和神经放疗毒性

血管病和吸烟增加放疗毒性风险。所有神经丛病变都应 MRI 评估（肿瘤还是放疗相关纤维化）。

脊髓 ①早期：急性放射性脊髓病，表现为轻-中度恶化的神经功能缺损，自限性，类固醇敏感。②早期迟发性放射性脊髓病，继发于短暂性脱髓鞘，4 个月达峰。症状通常限于 Lhermitte 征（偶有神经功能缺损），类固醇敏感。③迟发性放射性脊髓病：a. 进行性或有时缓解的脊髓病，表现为亚急性-急性起病，感觉障碍性轻偏瘫、括约肌功能障碍（直肠或膀胱）。最初进展，然后稳定。通常呈 Brown-Séquard 样。区分硬膜外和髓内肿瘤具有挑战。b. 下运动神经元综合征：前角或腹根受累，睾丸肿瘤频繁盆腔放疗导致。c. 放疗诱发的海绵状血管瘤导致急性脊髓出血。

臂丛神经病 最常见于乳腺癌治疗后，主要考虑是肿瘤复发还是放疗损伤。必须证实臂丛曾位于高剂量照射野中。肌电图可示受累神经支配的肌肉中出现肌颤搐。肿瘤：疼痛，上神经丛受累，进展性（Horner 综合征：怀疑颈髓硬膜外肿瘤）。放疗：①急性：疼痛，放疗期间出现可逆性麻痹。②早期迟发性：4～6 个月，可逆；感觉异常及有时疼痛，轻至中度无力。③迟发性：数月至数年，不可逆神经丛病，感觉异常，但疼痛和瘫痪罕见。

腰丛病变 肿瘤：疼痛，直接浸润、压迫，通常单侧。放疗：早期或晚期迟发性（如上）；无力＞＞疼痛，通常双侧。

脑神经 视神经病以无痛性单眼或双眼视力丧失为特征，有时伴高度缺陷。眼底镜检查可见视盘水肿。头颈部癌症放疗可致感觉神经性耳聋，舌下神经和尾组脑神经损伤；舌下神经病可引起同侧舌肌无力、萎缩。被认为是由脱髓鞘介导。MRI可示神经强化。

免疫治疗相关神经系统不良事件

（*Nat Rev Clin Oncol*，2019，7：327；*Ann Neurol*，2020，87：659）

概述 嵌合抗原T细胞（CART）和免疫检查点阻断剂［抗 -CTLA4、伊匹单抗、抗 -PD1、纳武单抗、西米普利单抗、帕普利珠单抗、抗 -PDL1、阿维鲁单抗、度伐利尤单抗（durvalumab）、阿替利珠单抗］以抗原特异或非特异性方式引起神经系统损害。

CART细胞介导的神经毒性 输注后7～21天，常在细胞因子释放综合征后。**症状**：脑病、失语、癫痫发作、恶性脑水肿、横贯性脊髓病。机制未明，可能是由于细胞因子（IL-1和IL-6）及血管通透性所致。**检查**：CT、MRI、cEEG、感染检查。**治疗**：皮质类固醇、左乙拉西坦等抗癫痫药物、托珠单抗（抗 -IL6R）、阿那白滞素（IL1R拮抗剂）。

免疫检查点阻断剂介导的神经毒性 因中枢神经系统（33%）或周围神经系统（67%）损害导致的不同神经系统综合征，可与系统性自身免疫性的免疫相关不良事件（immune-related adverse event，IRAE）同时发生，更常见于抗CTLA4或联合治疗。药物抗体增强自身反应性T和B细胞或抗体反应，将补体固定在表达CTLA4或PD1的非血细胞上。①垂体炎；②脑膜脑脊髓炎；③多神经病（如吉兰–巴雷综合征），轴索型更常见；④重症肌无力；⑤肌炎（伴发重症肌无力，与致死性心肌炎有关）；⑥典型副肿瘤性神经系统综合征，较为罕见。**治疗**：维持进一步治疗，皮质类固醇；如果难治，考虑IVIG、血浆置换、利妥昔单抗。

第 31 章 妊娠期神经病学

（Amy Hessler，Mary Angela O'Neal）
（刚蓄 译 彭清 审校）

影像学 [Obstet Gynecol，2017，130（4）：e210-e216]

妊娠期间有时会需要影像学检查，在紧急情况下能够解决临床问题的影像检查就是最佳选择，通常磁共振成像（MRI）是安全和首选的影像检查。除非利大于弊，妊娠期间不使用钆检测。美国妇产科医师学会（ACOG）和美国放射学会（ACR）认为不必因为做 CT 或 MRI 增强检查而中断母乳喂养。

孕妇接受头部 CT 检查时胎儿可能承受的健康风险——孕妇常问："这个检查会不会伤害我的孩子？"因环境接触，子宫内胎儿所受到的放射线水平为 0.005 ～ 0.1 拉德（rad）。孕妇做头部或颈部 CT 检查时胎儿所受到的射线水平小于 0.01 rad，做腰椎 CT 检查时胎儿所受到的射线水平为 0.28 ～ 2.4 rad。妊娠 5 ～ 17 周时，5 ～ 10 rad 的射线水平可能损害胎儿健康。但是在紧急情况下，例如卒中或脑出血，CT 是最适合的影像学检查。

子痫前期或子痫 [Lancet，2006，367（9516）：1066-1074]

流行病学 在妊娠妇女中子痫前期或子痫的总发病率为 2% ～ 8%，在美国该发病率有所升高，可能与高龄产妇和肥胖有关。子痫前期或子痫是孕产妇及胎儿并发症和死亡的重要原因。

定义 子痫前期是指怀孕 20 周以后的多脏器病变，表现为新发高血压（即 2 次血压测量值大于 140/90 mmHg，且测量间隔至少 4 h）及其他系统脏器损害（血小板减少、肾功能不全、肝功能受损、肺水肿，以及新发生的无法解释的头痛且对药物没有反应或具有视觉异常）。根据 ACOG 指南，蛋白尿不再列为诊断所必需的指标。伴有肝酶升高的溶血性贫血和血小板减少（HELLP）综合征是子痫前期的一种严重形式。子痫前期有癫痫发作时则发展为子痫。

临床表现 蛋白尿伴有肾受累，HELLP 伴有肝受累。脑部病变通常累及顶叶和枕叶皮质，表现为意识混乱、视觉改变——闪光、偏盲、皮质盲，以及癫痫发作（部分性和全面性）。

可逆性后部脑病综合征（PRES） 白质改变通常在顶-枕叶。子痫前期是导致 PRES 的许多疾病之一（表 31-1）。

表 31-1 与 PRES 相关的疾病
• 子痫前期或子痫
• 自主神经紊乱
• 高血压脑病
• 免疫抑制剂
• 毒品
• 自身免疫性疾病
• 低镁血症
• 肿瘤溶解综合征
• 高钙血症

治疗　最重要的是尽快分娩。此外，必须快速有效地控制好血压。在子痫前期给予静脉注射硫酸镁预防子痫，静脉注射硫酸镁是治疗子痫抽搐的一线用药。

卒中

卒中罕见于妊娠或产褥期，但子痫前期及子痫是卒中发病的一个重要原因。正常妊娠期的血液学变化引起高凝状态，触发卒中风险，尤其是同时伴有高血压、其他凝血疾病或心脏疾病时。妊娠期高凝状态可持续到产后 12 周。

妊娠期卒中的病因（表 31-2）

表 31-2 妊娠期卒中的病因
• 心源性栓塞
• 子痫前期和子痫
• 可逆性脑血管收缩综合征
• 脑静脉血栓形成
• 夹层
• 羊水栓塞

缺血性卒中

在妊娠女性中缺血性卒中的发病率为（16～41）/10 万。最常见的病因有子痫前期、心源性栓塞和脑静脉血栓形成。卒中是神经科急症，脑 CT 和 CT 血管成像是对脑和脑血管状态评估的最佳选择。尽管在组织型纤溶酶原激活剂（tPA）静脉溶栓和血管内治疗脑卒中显示有效的临床试验中妊娠女性被排除在外，但是应该根据妊娠女性卒中特征考虑是否适合给予这些治疗。

脑静脉血栓形成（CVT）

大多数脑静脉血栓形成发生在孕晚期或产后。妊娠高凝状态可持续到产后 12 周。临床表现：80% 病例会出现头痛，与特发性颅内压增高的头痛相似，伴有醒后头痛和视物模糊，癫痫发作是其次常见的表现。出血性和缺血性卒中（通常发生在非常见部位，如浅表部位）也很常见。上矢状窦或多个静脉窦受累可出现双侧症状。治疗：即使有出血也要抗凝治疗。妊娠期抗凝药物首选依诺肝素。产后，通常应用华法林。抗凝治疗的时间通常持续到产后 6 个月，如果存在与妊娠无关的其他异常高凝状态，则需要长期的持续治疗。

可逆性脑血管收缩综合征（RCVS）

妊娠期和产褥期是 RCVS 的危险因素。病理生理学上可逆性后部脑病综合征（PRES）叠加 RCVS 与内皮损伤有关。临床表现：雷霹样头痛、缺血性脑卒中、脑出血、癫痫发作和蛛网膜下腔出血（特别是在大脑凸面）。具有典型的临床表现并伴随血管成像显示血管收缩即可确定诊断。治疗：去除任何潜在的诱发因素，快速控制血压，对症治疗癫痫发作和头痛。

垂体卒中

垂体出血性梗死罕见，发病率 6/10 万。通常情况下，由于妊娠期高雌激素水平使原有潜在的垂体大腺瘤增大。临床表现：严重头痛、脑膜刺激征、由于累及海绵窦而致视交叉、视神经和脑神经损伤。多发神经内分泌异常也可能导致急性肾上腺功能不全，出现神经内分泌急症。

神经病变

下肢神经病变

下肢神经病变见于所有产妇的 1%，神经受压可能发生在某个易损部位或者与产程中的体位有关。由于椎管内麻醉患者不会因为疼痛而调整自己的体位，因而发生神经受压；而由椎管内麻醉的直接效应导致产后下肢神经症状则较为罕见。导致下肢神经病变的危险因素包括初产妇、胎儿母体比例失调、第二产程延长，以及器械损伤。最常损伤的神经（按损伤频率降序排列）包括股外侧皮神经（感觉异常性肢痛）、股神经、腓骨神经、腰骶神经丛、坐骨神经和闭孔神经。神经损伤通常是脱髓鞘性的，可以完全恢复，预后良好。治疗包括适当的支具、物理治疗，以及必要时对神经病理性疼痛给予药物治疗（表 31-3）。

腕管综合征

腕管综合征在妊娠期间很常见，据报道患病率高达 62%，往往是双侧的。由于病情与水肿有关，通常是自限性的，产后症状即可改善。腕管综合征的治疗主要是对症治疗，减少重复性动作、夹板固定，以及对于明显疼痛给予局部注射类固醇治疗。

贝尔麻痹

在妊娠期间，特别是在孕晚期和产褥期，贝尔麻痹的发病率高于非妊娠人群的 2 ~ 4 倍，原因尚不清楚。子痫前期和子痫与贝尔麻痹的关联提示水肿可能有致病作用。治疗方法与非妊娠期患者相同，戴眼罩、类固醇和抗病毒治疗。现有资料表明，这些患者的预后与那些非妊娠期的贝尔麻痹患者相比要差。

妊娠舞蹈症

妊娠期间出现的任何舞蹈样异常运动称之为妊娠舞蹈症。评估应包括全血细胞计数（CBC）及血涂片、完整的代谢谱测试、甲状腺功能检查、镁离子、甲状旁腺素、维生素 B_{12} 水平、血清铜蓝蛋白、红斑狼疮及抗磷脂抗体的筛查，以及酌情送检副肿瘤抗体——抗 CV2 和 CRMP5。对于疑似 Sydenham 舞蹈症（也称风湿性舞蹈症）病例，风湿热的其他症状和抗链球菌溶血素 O 滴度可能有助于诊断。进一步的实验室检查可包括梅毒、HIV 和莱姆病检测。可能需要脑部 MRI 和腰椎穿刺。该病

表 31-3　神经病理性疼痛药物治疗及母乳喂养风险	
治疗神经病理性疼痛的常用药物	母乳喂养安全性 *
普瑞巴林	缺乏数据，首选替代品
加巴喷丁	母乳喂养的婴儿体内可见低浓度药物
阿米替林	安全
卡马西平	安全
托吡酯	缺乏数据，首选替代品
度洛西汀	缺乏数据，首选替代品
利多卡因乳膏、利多卡因贴剂	安全

* 药物与哺乳数据库（Lactmed 数据库）

的治疗方案取决于其潜在的病因。

不宁腿综合征（RLS）

不宁腿综合征多与缺铁有关，应常规检查铁蛋白水平。必须审核治疗用药并替换任何可以导致症状的药物，如多巴胺消耗剂和抗抑郁药，特别是 SSRI。避免过度食用咖啡因。在安全性数据有限的情况下，通常用于治疗 RLS 的药物在妊娠期间要避免使用，主要采用行为治疗。

妊娠期头痛

与妊娠期患者讨论原发性头痛自然病史时，要特别注意探讨孕前是否有过头痛。紧张型头痛通常在妊娠期间得到改善。没有先兆的偏头痛和经期偏头痛往往在妊娠期间得到改善。有先兆的偏头痛（仅需既往有过 2 次有先兆的偏头痛发作即可诊断）在妊娠期间的表现多变，这种改变遵循"1/3 原则"，即 1/3 改善、1/3 恶化、1/3 保持不变。在孕早期末时的偏头痛状态通常在后续孕期内保持不变。

妊娠期头痛约 65% 为原发性，35% 为继发性。在 35% 的继发性头痛中，病因多种多样，包括高血压（17.9%）、垂体腺瘤或垂体卒中（3.6%）、感染（2.1%）、颅内积气（2.1%）、脑静脉血栓形成（1.4%）、发作性头痛（1.4%）、颅内出血（1.4%）和其他原因（占 5%）。在产褥期，75% 头痛为继发性。血压升高、既往无头痛史、癫痫发作、发热以及神经系统检查异常等均为继发性头痛的危险信号。

治疗　对于原发性头痛，在药物治疗之前应先采用非药物治疗。生物反馈已被证明可减轻头痛，疗效高达 73%。保证充足的睡眠、戒烟、有氧运动、伸展运动及放置口内矫正器很重要。

对症治疗药物可采用对乙酰氨基酚、止吐药，避免阿片类药物。在门诊和急诊科，治疗包括静脉输液、止吐药、非甾体抗炎药（NSAID）（仅限于孕中期）、利多卡因枕神经阻滞，避免阿片类和麦角类药物。关于妊娠期曲坦类药物的使用仍存在争议，严重先天性畸形的发生率未见增加，但自然流产率相比健康对照组有所增加。在 2014 年，由于胎儿骨骼畸形，FDA 将妊娠期超过 5 天的静脉注射硫酸镁重新归为 D 类药物。但是 FDA 没有关于口服镁补充剂的指南。口服镁制剂（氧化物和柠檬酸盐）的生物利用度低，其浓度不太可能高到足以与发育骨骼中的钙相竞争。

有关妊娠期与哺乳期偏头痛的急性期药物治疗和预防性药物治疗见表31-4至表31-7。

表 31-4 妊娠期偏头痛的急性期药物治疗		
药物	妊娠期药物安全分类	暴露人群的数据
对乙酰氨基酚	B	产前接触该药的儿童中发现注意缺陷多动障碍（ADHD）。个案报道在孕晚期服用该药可使胎儿开放的动脉导管闭合。经常使用可致儿童哮喘。
甲氧氯普胺	B	可能安全。 潜在的母体心脏传导改变和锥体外系症状。
昂丹司琼	B	无严重先天畸形。 关于先天性心血管畸形与腭裂的研究结果相互矛盾。
阿司匹林	C	孕早期和孕中期可用，但孕晚期避免应用；有产程延长、出血、新生儿出血和宫内生长受限（IUGR）导致围生期死亡的风险。有孕晚期动脉导管闭合的可能。
布他比妥	C	传统的二线治疗用药。 研究结果各异：一项大型研究显示，孕前使用该药可能增加胎儿心脏缺陷的风险，而另一项大型研究表明无该风险增加。如果停用巴比妥酸盐，可能会有戒断性癫痫发作。如果在孕晚期使用，须在婴儿期停用。
非甾体抗炎药（NSAID）（双氯芬酸、布洛芬、酮洛芬、萘普生、吲哚美辛）	B（孕早期和孕中期） D（孕晚期）	非甾体抗炎药布洛芬仅用于孕中期。在孕早期，许多有增加流产的风险。尽可能避免在孕晚期使用，由于有胎儿动脉导管闭合及羊水过少的风险。妊娠30周之后禁用。
可待因	C	心血管、呼吸系统损害，（唇腭）裂缺陷。
麻醉品（吗啡、曲马多和哌替啶）	C	孕早期和孕中期可安全使用。 孕晚期慎用。 可加重恶心，降低胃动力。 如果在孕期长期使用或在孕晚期使用可能引起新生儿戒断综合征。

表 31-4　妊娠期偏头痛的急性期药物治疗（续表）

药物	妊娠期药物安全分类	暴露人群的数据
丙氯拉嗪、异丙嗪	C	选用其他止吐药为宜。 如果在孕晚期使用，可能引发血小板聚集抑制、易怒、锥体外系症状及婴儿撤药综合征。
曲坦类药物	C	不增加严重先天畸形的风险。 正在进行的妊娠注册研究为舒马曲坦、那拉曲坦、利扎曲坦的使用提供了最好证据。
"地坦类"药物拉米地坦（Lasmiditan）		没有充分的数据。
"吉泮类"药物乌布吉泮（Ubrogepant）		根据动物实验资料，可能会对胎儿造成伤害。

表 31-5　妊娠期偏头痛的预防性药物治疗

药物	妊娠期药物安全分类	暴露人群的数据
普萘洛尔、美托洛尔吲哚洛尔	C B（吲哚洛尔）	**可选择的药物。** 孕晚期在分娩前 2～3 天停药以减少胎儿心动过缓。 注意低血压和低血糖的发生。胎儿宫内发育迟缓、小胎盘及先天性异常的风险有所增加。
三环类抗抑郁药（TCA）（阿米替林、去甲替林）**	C	**二线药物。** 小剂量阿米替林 10～25 mg/d。 高剂量与肢体畸形相关。分娩前 3～4 周应逐渐减少剂量以避免对婴儿产生不良影响。孕晚期应用需注意监测婴儿易怒、尿潴留或便秘。
钙通道阻滞剂（CCB）（维拉帕米）	C	有抑制子宫收缩作用，因此妊娠后期应避免使用。无先天性异常；可能导致胎儿心动过缓、低血压、心脏传导阻滞，有个案报道静脉给药 2 次之后发现先天性心肌病。

药物	妊娠期药物安全分类	暴露人群的数据
		表 31-5　妊娠期偏头痛的预防性药物治疗（续表）
SSRI 和 SNRI	C	对先天性畸形的研究结果相互矛盾。BMJ 2015 资料显示使用帕罗西汀导致新生儿出生缺陷的风险升高 2 ～ 3.5 倍，妊娠晚期应用氟西汀可以导致新生儿戒断。
加巴喷丁	C	资料有限。未增加胎儿先天性畸形的风险；可能增加早产的风险，该药可穿过胎盘。
普瑞巴林	C	资料有限。可能增加严重先天性畸形的风险。
美金刚	B	动物研究显示无致畸作用。
环苯扎林	B	动物研究显示无致畸作用。
利多卡因皮下注射（枕神经阻滞）	B	资料有限。现有研究表明未增加严重先天性畸形风险，动物研究显示无致畸作用。
镁	A D（静脉注射＞5 天）	长期静脉注射硫酸镁导致骨骼畸形。口服给药（氧化镁和柠檬酸镁）与严重先天性畸形无关，对骨骼的影响未见评估。
血管紧张素受体拮抗剂（ARB）（坎地沙坦）	D	**避免使用。** 个案报告在孕中期和孕晚期使用该药可引起畸形和死胎。 可能导致羊水过少、肾衰竭、肺发育不全、颅骨骨化缺陷。对于药物暴露的婴儿可能引起低血压、少尿、高钾血症。
血管紧张素转换酶抑制剂（ACEI）（赖诺普利）	D	**避免使用。** 风险与 ARB 相同。
托吡酯	D	**避免使用。** FDA 在 2014 更改该药安全分类，因为北美 AED 妊娠注册研究报告唇腭裂及小于胎龄儿的发生率增高；关注代谢性酸中毒，以及尿道下裂、低出生体重的风险。

表 31-5 妊娠期偏头痛的预防性药物治疗（续表）		
药物	妊娠期药物安全分类	暴露人群的数据
丙戊酸	X	**禁忌使用。** 神经管缺损、颅面缺陷、心血管畸形、孤独症、智商下降和其他致畸作用的风险增加。
肉毒杆菌毒素	C	有研究给予美容剂量（低于治疗剂量），显示 20.9% 的胎儿流产和 2.7% 的严重先天性畸形。 使用该药后 12 周内避免受孕。
降钙素基因相关肽（CGRP）	未分类	尚无人类研究资料。 相关研究正在进行中。
辅酶 Q10	未分类	资料有限。 妊娠后半期单中心随机对照试验 200 mg 1 次 / 日，未显示胎儿不良结局风险增加。
维生素 B₂	未分类	在生理剂量下是安全的，没有超生理剂量应用的证据。
野甘菊	未分类	**禁忌使用。** 可能引起子宫收缩和自然流产

** 阿米替林比去甲替林的研究数据更多

表 31-6 哺乳期偏头痛的急性期药物治疗	
药物	暴露人群的数据
NSAID	可选择的药物。
曲坦类药物	选择短效曲坦类药物。 依来曲坦在母乳中的浓度最低。 避免使用长效曲坦类药物（那拉曲坦或夫罗曲坦）。
甲氧氯普胺	安全。 事实上可能增加产奶量。
苯海拉明	安全。 事实上可能减少产奶量。

表 31-7　哺乳期偏头痛的预防性药物治疗

药物	暴露人群的数据
普萘洛尔与美托洛尔	可选择的药物。 密切注意对婴儿的镇静作用。
钙通道阻滞剂（维拉帕米）	可排出到乳汁中。
血管紧张素转换酶抑制剂（赖诺普利）	数据不足。
血管紧张素受体拮抗剂（坎地沙坦）	数据不足。
三环类抗抑郁药	乳汁中含量低。 密切关注对婴儿的镇静作用。
SSRI 和 SNRI	变化大（氟西汀乳汁含量高）。
加巴喷丁	低水平，监测。
托吡酯	低水平，监测。
丙戊酸	低水平，注意黄疸。
小剂量阿司匹林	低风险。
肉毒杆菌毒素	数据不足。

癫痫 [*The Adv Neurao Disord*，2016，9（2）：118-129]

癫痫在美国很常见，包括 150 万育龄期女性和每年 24 000 分娩女性。世界上几个大型妊娠期女性注册研究，包括北美应用抗癫痫药的妊娠期女性注册研究（North American AED Pregnancy Registry，NAAPR），采集患癫痫的孕妇或因其他疾病使用抗癫痫药治疗的孕妇有关药物治疗的详细数据，与健康、年龄匹配的对照人群相比较。

妊娠之前的 9 个月至 1 年无癫痫发作与妊娠期间依然无癫痫发作的可能性密切相关（84% ～ 92%）（B 级证据）。与潜在局灶性癫痫的孕妇相比，原发性全面性癫痫的孕妇在整个妊娠期间更有可能保持无癫痫发作（73.6%），而潜在局灶性癫痫的孕妇妊娠期间无癫痫发作占 59.5%。15.8% 的孕妇在妊娠早期、中期或晚期癫痫发作加重。

严重进展性癫痫发作通常是多因素的。然而最常见的原因是由于多种代谢变化降低了抗癫痫药（AED）的血浆浓度；另外，由于担心 AED 对婴儿的毒性，患癫痫的孕妇可能停服 AED。激素水平的波动（特别是妊娠 8 ～ 16 周时）、缺少睡眠及心理社会因素都可能诱发癫痫发作。因安全性在妊娠期常用的 2 种抗癫痫药包括拉莫三嗪和左乙拉西坦。但是，妊娠期这两种药物的血清清除率可以高出非妊娠期基线水平的 200%；因此，建议孕前就测定 AED 的基线水平，然后每个月监测 AED 水平。

丙戊酸钠导致神经管畸形的致畸性最高；导致先天性畸形

的风险高达 24%，且与剂量有关，这些畸形包括脊柱裂、脑畸形、尿道下裂和肢体缺陷。与孤独症和孤独症谱系疾病及低智商有关联。其他抗癫痫药的风险列于表 31-8。

抗癫痫药与严重先天性畸形（表 31-8）

回顾了文献报道的高危人群（约每 1000 人中 1 例＝ 0.1%），具体的严重先天性畸形（major congenital malformation，MCM）（＞ 0.2%）包括在内。

表 31-8	抗癫痫药与严重先天性畸形	
抗癫痫药	**妊娠期药物安全分类**	**严重先天性畸形（MCM）****
加巴喷丁	C	MCM ＝ 1.5%（n ＝ 207）
唑尼沙胺	C	MCM ＝ 1.2%（n ＝ 166）
奥卡西平	C	MCM ＝ 1.9%（n ＝ 265）
左乙拉西坦	C	MCM ＝ 2.3%（n ＝ 1029） 神经管缺陷（0.22%）、心脏畸形（0.22%） 胃食管反流（＞ 2 g/d）、腹股沟疝（＞ 4 g/d） （EURAP 数据）
拉莫三嗪	C	MCM ＝ 2.3%（n ＝ 2179） 唇腭裂（0.45%）
氯硝西泮	D	MCM ＝ 1.9%（n ＝ 104）
苯妥英	D	MCM ＝ 2.6%（n ＝ 431） 唇腭裂（0.46%）、心脏畸形（0.96%）
卡马西平	D	MCM ＝ 2.9%（n ＝ 2179） 神经管缺陷（0.29%）、心脏畸形（0.29%）、唇腭裂（0.48%）
托吡酯	D	MCM ＝ 5.1%（n ＝ 489） 心脏畸形（0.28%）、唇腭裂（1.4%）、尿道下裂（1.1%）
苯巴比妥	D	MCM ＝ 5.6%（n ＝ 195） 唇腭裂（2.0%）、心脏畸形（2.5%）、尿道下裂（0.97%）
丙戊酸	D	MCM ＝ 9.3%（n ＝ 335） 神经管缺陷（1.2%）、尿道下裂（3.1%）、唇腭裂（1.2%）、心脏畸形（2.5%）、肢体缺陷、神经发育异常

** 总体 MCM 来自 10/2019，特殊百分比（%）来自 2012 年数据

多发性硬化 [*NEJM*, 1998, 339 (5): 285-291]

与妊娠之前 1 年相比，孕晚期复发率有所下降，产后 3 个月复发率又增加。如果临床复发严重到需要治疗，类固醇药物首选甲泼尼龙，因为此药在穿过胎盘之前已被代谢。人们一直关注孕早期使用类固醇的风险及其与唇腭裂的关系。幸运的是，近期的 2 项研究（全国出生缺陷预防研究和丹麦的一项大型研究）表明，在 1000 多名孕早期服用类固醇的孕妇中其子女唇腭裂或先天性畸形的发生率没有增加。此外，静脉注射免疫球蛋白（IVIG）在妊娠期间被认为是安全的。一般建议在怀孕前停止使用多发性硬化的疾病修饰治疗（DMT），格拉替雷和 β-干扰素可能是安全的。DMT 终止的时间需要个体化制订。建议在准备怀孕前完成一次药物洗脱（washout），对于口服 DMT 及输液 DMT 需要较长时间的洗脱期；对于特立氟胺，建议使用特殊方案加速清除（表 31-9）。

表 31-9　疾病修饰治疗（DMT）妊娠及母乳喂养建议				
药物与给药方法	妊娠期药物安全分类	最后剂量到受孕前时间	暴露人群的数据	母乳喂养
干扰素（SQ 或 IM）	C	2 个月	无流产或畸形	可能安全
醋酸格拉替雷（SQ）	B	1 ～ 2 个月	无流产或畸形	可能安全
那他珠单抗（IV）	C	2 个月	无流产或畸形；轻至中度血液学异常	不推荐使用；可分泌到乳汁中
芬戈莫德（PO）	C	2 个月	有出生缺陷的报告，无范例	禁忌；可分泌到乳汁中
特立氟胺（PO）	X	怀孕早期可用考来烯胺清除程序，或停药血浆浓度 < 0.02 mg/L	有动物致畸性；无自发性流产或出生缺陷的报告；在男性精液中检测到该药	禁忌；可分泌到乳汁中
富马酸二甲酯（PO）	C	几天或几周	无流产或畸形	无数据；避免母乳喂养
阿仑单抗（IV）	C	4 个月	无流产或畸形；母亲需甲状腺监测	4 个月内避免母乳喂养

表 31-9 疾病修饰治疗（DMT）妊娠及母乳喂养建议（续表）

药物与给药方法	妊娠期药物安全分类	最后剂量到受孕前时间	暴露人群的数据	母乳喂养
奥瑞珠单抗（IV）	C	6 个月	数据有限；关注潜在的血液学改变（利妥昔单抗数据）	无数据；避免母乳喂养
克拉立滨（PO）		6 个月	有动物致畸性；人体数据有限	禁忌；无人体数据

IM，肌内注射；IV，静脉注射；PO，口服；SQ，皮下注射

第 32 章　睡眠医学

（ Naina Limbekar， Josna Adusumilli ）

（ 魏路华　译　郭小明　审校 ）

睡眠生理学（表 32-1）

表 32-1　睡眠分期	
清醒	低波幅、快频率；α 活动（8 ～ 12 Hz），顶-枕区为著，睁眼或脑力活动时↓；肌张力存在。
N1 期	θ 活动（4 ～ 7 Hz）。
N2 期	睡眠纺锤（12 ～ 14 Hz）持续 ≤ 2 s，K 复合波（负相尖波伴正相慢波，≥ 0.5 s），慢速眼动，肌张力存在。
N3 期	30 s 一帧内 δ 活动（≤ 2 Hz）> 20%
快速眼动（REM）睡眠期	低波幅、快频率，颏肌电张力缺失，锯齿波，快速眼动

睡眠相关呼吸障碍

定量呼吸事件

生理监测［实验室多导睡眠图（PSG）或使用有限通道设备居家监测］

　　PSG 类型　PSG 检查通常包括过夜监测，参数包括 EEG、眼动电图、颏肌电图、心率、氧饱和度、呼吸模式、体位，以及胸部、腹部、肢体运动监测。诊断性 PSG *vs.* 分夜 PSG［若在前半夜符合阻塞性睡眠呼吸暂停（OSA）严重程度的诊断标准→开始持续气道正压通气（CPAP）治疗］。若第 1 晚仅为诊断性 PSG，则可返回进行第 2 晚的气道正压通气（positive airway pressure，PAP）滴定，或在家尝试自动 PAP。一夜的监测可能无法反映居家睡眠的多变性；尽量模拟家庭环境，不要突然中断药物治疗。**多次睡眠潜伏期试验（multiple sleep latency test，MSLT）**：在完成一夜的 PSG［以排除 OSA 和睡眠周期性肢体运动（PLMS）］后，受试者次日每 2 h 进行一次小睡，共 5 次；指示其入睡，并测量潜伏期以及是否出现 REM 睡眠。若目的是寻找 REM 睡眠（即发作性睡病），则必须停用选择性 5- 羟色胺再摄取抑制剂（SSRI）或三环类抗抑

653

郁药（TCA），因为这些药物会抑制 REM 睡眠（假阴性），并且 2 ～ 4 周内避免使用兴奋剂（以避免出现反弹性的嗜睡导致假阳性）。**清醒维持试验（maintenance of wakefulness test，MWT）**：与 MSLT 不同，MWT 要求保持清醒，较少使用，对于评估工作安全性（如驾驶风险）的有效性不确定。

呼吸暂停→口鼻气流停止 ≥ 10 s。阻塞性呼吸暂停→呼吸暂停时呼吸努力持续存在。中枢性呼吸暂停→无呼吸努力。低通气→鼻压力信号显示气流↓ ≥ 30% 并持续 ≥ 10 s，伴氧饱和度下降 ≥ 4%（有些定义使用 3%）或者依据 EEG 判读从睡眠中觉醒。呼吸暂停-低通气指数（AHI）→睡眠中每小时发生的呼吸暂停或低通气事件的次数。

严重程度　由 AHI 确定（0 ～ 5 为正常，5 ～ 15 为轻度，15 ～ 30 为中度，> 30 为重度），若不治疗，则医疗风险成比增加。氧饱和度下降谷值同样需要考虑在内。上气道阻力综合征是一种轻度睡眠呼吸障碍，AHI < 5，但会出现呼吸事件相关觉醒（需要食管测压）。

阻塞性睡眠呼吸暂停（OSA）

概述　继发于上呼吸道阻塞（通常是腭后和舌后）。成人患病率为 10% ～ 20%（根据 AHI > 5 定义）。危险因素：男性、年龄或 BMI ↑、亚洲人、黑人、绝经后女性、吸烟、乙醇、气道解剖异常、家族史、合并症（糖尿病、甲状腺功能减退、高血压、冠心病、脑卒中）。后果：死亡率↑、高血压（*BMJ*，2000，320：479）、冠心病、充血性心力衰竭、脑卒中、胃食管反流病、胰岛素抵抗。解剖因素：颈部周长 > 17 英寸（男性）和 > 16 英寸（女性）、下颌后缩、鼻中隔偏曲、鼻息肉、口咽部较小、巨舌、大悬雍垂、低垂软腭、扁桃体或腺样体肥大。

临床特征及诊断　即使在严重情况下，白天嗜睡并不总会出现；打鼾，观察到有呼吸暂停及伴喘气或哽噎声的觉醒，每个患者各不相同。实验室 PSG：诊断金标准；具有有限通道的居家睡眠呼吸暂停测试套件是一种越来越有前途的替代方法，但可能低估睡眠呼吸暂停的严重程度并可能导致假阴性。呼吸暂停和低通气在 REM 睡眠期和平卧时更加突出。EEG 觉醒经常出现在每次呼吸暂停或低通气之后。如果考虑手术，则进行辅助评估（鼻咽内镜检查、面部或颈部成像）。

治疗　一般性措施：减轻体重（如果体重减轻 10%，复查 PSG），位置性治疗（例如，如果 OSA 在仰卧位加重，减少仰卧位→睡眠 "保险带"，将头部或躯干抬高到 30°），戒烟、减少酒精摄入。CPAP：用于有症状且每小时 AHI ≥ 5，以及任何 AHI > 15 的患者。改善症状及 OSA 造成的影响。仅 50% ～ 60% 的患者长期坚持。PAP 是治疗的金标准，所有其他治疗可能效果不佳。口腔装置：将下颌和舌头向前推。需要牙医来调整，需要重复进行睡眠检查以评估口腔装置的疗效。Provent 瓣膜是在鼻腔上的黏性贴片，提供相当于低压 CPAP，只不过没有通过机器将鼻腔呼气压力传导向后咽。上气道手术：腭缩小手术的效果各不相同。上-下颌骨前移手术效果较好，但恢复期较长。最近美国食品和药品监督管理局（FDA）批准了舌下神经刺激器。鼻中隔手术可能无法治愈 OSA，但可以改善 CPAP 依从性。

气道正压通气（PAP）机器和监测　CPAP（持续气道正压）、BiPAP（双水平）、自动 PAP（机器根据检测到的呼吸暂停或低通气调整）、具有后备频率的 BiPAP（用于具有中枢性呼吸暂停或神经肌肉无力的特定患者，当射血分数 < 45% 时使用要谨慎）、适应性伺服通气（adaptive servoventilation，ASV）（用于中枢性呼吸暂停，但射血分数 < 45% 的患者禁用）。所有机器均收集使用数据（依从性），以及戴上面罩时的面罩泄漏和呼吸事件率（即功效）。如果 PAP 的使用少于总睡眠时间的 100%（通常是这种情况），则有效性可能低于功效。

中枢性睡眠呼吸暂停（CSA）

概述　无呼吸努力的呼吸暂停。占睡眠相关呼吸障碍的 15%，65 岁以上的人更多。特点：类似 OSA。可以是特发性（原发性）或者继发性（例如，50% 的充血性心力衰竭有 CSA；心房颤动、阿片类药物使用或其他神经系统疾病如脑血管事件）。可能是由于过度通气（更常见，例如充血性心力衰竭）或通气不足（更罕见，例如阿片类药物、神经肌肉病）导致。病理生理学：呼吸驱动→代谢和自主运动系统。在非快速眼动（NREM）睡眠中，只有代谢（高碳酸血症通气驱动）系统在工作。在高通气性 CSA 中，$PaCO_2$ 低于呼吸暂停阈值，即在通气刺激之前必须有更多的 CO_2 积累→过度呼吸和过冲→低碳酸血症和 CSA。PSG：CSA 通常发生在睡眠开始时和 NREM 第 1、2 期。清醒时 $PaCO_2$：正常。

治疗　治疗 CSA 背后的原因。CPAP 可能有所帮助，但可能会加重中枢性呼吸暂停。如果 CPAP 无效，考虑在射血分数 > 45% 的患者中使用具有后备频率的 BiPAP 或 ASV。对特定患者补充氧气。乙酰唑胺：导致代谢性酸中毒，从而↑呼吸驱动。茶碱或甲羟孕酮：刺激通气。对于通气不足的 CSA，使用具有或不具有后备频率的 BiPAP。

655

复杂性呼吸暂停

概述 一些有 OSA 的患者可能在使用 PAP 时出现中枢性呼吸暂停（即治疗中出现的睡眠呼吸暂停或复杂性睡眠呼吸暂停）。病理生理学：在基线时存在高的回路增益（通气不稳定）及化学反射敏感性，使得 PAP 将 CO_2 降低至呼吸暂停阈值以下（压力更高或使用没有后备频率的 BiPAP 时风险更大）。PSG：在应用 PAP 之前是阻塞性模式，PAP 时出现混合或中枢性事件。

治疗 在表现为这种模式的患者中，有一半在标准 PAP 治疗 3 个月内会自发缓解；另一半则持续存在，因此需要有后备频率的 BiPAP、ASV 或辅助治疗（见中枢性呼吸暂停部分）。

其他继发性 CSA 和睡眠相关低通气综合征

见表 32-2 和表 32-3。

过度思睡

概述 思睡导致觉醒度↓，干扰日常活动。一般人群中占 5% ～ 20%。最常见原因：OSA、睡眠不足。在保证充足睡眠时长和质量，并除外可治性病因后，其治疗类似发作性睡病（小睡、兴奋剂）。

发作性睡病

概述 占人群 0.05%，通常青少年或成年早期起病。过度思睡伴清醒期出现 REM 睡眠表现（猝倒、睡眠瘫痪、半醒时或入睡前幻觉）。只有约 15% 存在所有 4 个症状。大多数情况下是散发的，但高达 1/3 可以是家族性。

表 32-2 其他继发性 CSA		
陈-施呼吸 （Cheyne-Stokes 呼吸）	周期性呼吸伴呼吸频率↑或↓，其间由呼吸暂停或低通气分隔。 由于较长的循环时间、$PaCO_2$↓及高碳酸血症呼吸驱动↑导致。继发于充血性心力衰竭、神经系统疾病（脑卒中、脑肿瘤）、高海拔地区、肾衰竭。	PSG：通常出现于 NREM。 治疗：改善充血性心力衰竭、氧疗、CPAP。

表 32-3　睡眠相关低通气综合征		
肥胖低通气综合征	BMI ≥ 30 kg/m² 伴高碳酸血症（PaCO₂ > 45 mmHg）。低通气非其他诊断（如肺部疾病）导致。可能同时有 OSA。症状和体征：困倦、失眠、觉醒。高碳酸血症是由于呼吸驱动、通气功能障碍（由于肥胖引起的限制性效应）导致。	治疗：减重，BiPAP。
先天性中枢性低通气综合征	出生即存在，由于化学感受器障碍所致。慢性病程，因呼吸衰竭或肺源性心脏病死亡。	治疗：夜间或间断 24 h 通气支持（BiPAP）。
其他导致低通气的原因	肺部疾病、下气道梗阻、胸壁或膈肌疾病、神经肌肉病。	

临床特征　见表 32-4。

病理生理学　与 HLA、DR2 和 DQ1 相关。发作性睡病可以继发于其他疾病（脑干或下丘脑病变、脑炎、头部外伤、帕

表 32-4　临床特征	
思睡	100% 患者均存在，持续 > 3 个月。最常见、最致残和首发的症状。小睡后减轻。睡眠发作：不恰当的时间出现，不可抑制的，通常较短暂，可能有前驱困倦或突然出现。
猝倒	60% ～ 70% 的患者存在（通常出现于思睡 3 ～ 5 年后）。急骤，一过性姿势张力丧失。之前有剧烈情绪诱因（笑＞怒）。通常 < 2 min，逐渐改善，严重程度多变（从轻度至重度力弱）。可以不对称、累及部分肢体（四肢、头部）。精神状态无改变（即不属于一过性意识丧失的鉴别诊断，例如癫痫发作、晕厥）。呼吸及眼球运动肌肉不受累。认为是 REM 睡眠期失张力侵扰了清醒期。
睡眠瘫痪	睡眠起始或觉醒时不能活动（尽管是清醒的）。可出现于正常人。同样，不累及眼球运动肌及呼吸肌，不影响意识。
睡眠幻觉	30% 的患者。出现于睡眠起始或觉醒时，通常是惊恐的。
睡眠紊乱	80% 的患者存在反复的觉醒及睡眠质量下降。
其他特点	自动行为：无意识地继续进行活动（如谈话、吃饭）几秒钟或几分钟，然后进入睡眠状态；REM 睡眠行为障碍常见。

金森病）。下丘脑分泌素缺乏：由下丘脑的后外侧分泌，促进觉醒。脑脊液下丘脑分泌素↓和（尸检时）下丘脑分泌素神经元↓（被认为是自身免疫功能障碍）→发作性睡病伴猝倒的病因（但不是无猝倒类型的病因）。脑脊液下丘脑分泌素≤110 pg/ml：对诊断发作性睡病伴猝倒有高度特异性（约99%）和敏感性（约90%）（*JNNP*，2003，74：1667）；对不典型、轻度或不伴猝倒的患者不敏感。

诊断　MSLT：PSG 之后做，包括 5 次小睡。平均睡眠潜伏期≤ 8 min。至少有 2 个睡眠始发 REM 睡眠片段（可出现于正常人、睡眠剥夺、其他睡眠障碍），或者之前 PSG 发现 REM 睡眠潜伏期< 15 min 可以代替一次。假阴性率高达 30%。

治疗　见表 32-5。

表 32-5　治疗	
症状	治疗
思睡	莫达非尼：比苯丙胺更安全（*Neurology*，2000，54：1166）。100 ～ 200 mg 早晨起始，必要时午餐加 100 ～ 200 mg。不良反应：恶心、神经紧张、心脏损害；罕见 Stevens-Johnson 综合征。上调细胞色素 P450 →口服避孕药代谢↑。注：R- 莫达非尼是另一种选择，半衰期比莫达非尼长。 哌甲酯：多巴胺再摄取阻滞剂。剂量范围 10 ～ 60 mg，可能产生耐受性。不良反应类似于苯丙胺。 苯丙胺：促进去甲肾上腺素和多巴胺释放。频繁的不良反应：失眠、神经紧张、心律失常、高血压、头痛和情绪改变。 如果药物不能改善症状，可通过小睡改善，并寻找其他睡眠障碍。
睡眠紊乱	羟丁酸钠（γ- 羟丁酸）：一线治疗，减少觉醒，有助于所有与 REM 睡眠相关的症状。对核心症状有帮助：失眠、猝倒、日间思睡、幻觉（*Sleep*，2002，25：42）。通常称为"迷奸药"。4.5 g 起始：分为睡前 2.25 g，然后 3 ～ 4 h 后（通常设闹钟）剩余剂量。最大剂量 9 g（总量）。由于含钠，在心力衰竭和高血压中谨慎使用。可能导致呼吸抑制（大多数在临床试验中接受这种药物治疗的患者使用过安眠剂）。
猝倒、睡眠瘫痪、幻觉	羟丁酸钠，或抑制 REM 睡眠的药物：SSRI 和 SNRI（白天给药，因为可能有兴奋作用），TCA（夜间给药，因为除普罗替林是兴奋剂外，均有镇静副作用）。

过度思睡的其他病因（表 32-6）

表 32-6 过度思睡的其他病因	
特发性嗜睡症	严重、慢性、过度思睡，原因不明。高达 10% 的患者转诊至睡眠门诊。在青少年或成人早期隐袭起病。病理生理机制未知：可能是中枢神经系统抑制 NREM 睡眠失败。必须排除其他原因。行 PSG 以除外其他疾病。MSLT：平均睡眠潜伏期 < 8 min，但没有睡眠起始 REM 睡眠（与发作性睡病相比）。治疗：兴奋剂。
睡眠不足综合征	慢性、无意的（但自愿）未能获得足够的睡眠。由于工作、学习、生活方式导致睡眠不足，引起睡眠剥夺。诊断：病史，睡眠日记，行 PSG 以除外其他睡眠障碍（非必需）。治疗：多睡！
Kleine-Levin综合征	嗜睡症（过度睡眠）、暴饮暴食和性欲亢进。发生在青少年男性，成年后缓解。睡眠时间超过 16 h，持续数天至数周，每年至少反复出现 2 次（伴暴饮暴食、性欲亢进和脱抑制行为）。病理生理机制不明，病程自限。治疗：锂可能有效，疾病自限性。复发性嗜睡症：除了嗜睡症，没有其他症状（如暴饮暴食）。
创伤后嗜睡症	发生于头部外伤后（尤其损伤下丘脑、脑干）。数周至数月逐渐改善，不需要治疗。
其他病因	特发性复发性昏睡：罕见，无潜在病因，昏睡可持续长达数天。治疗未知，过去被认为是服用苯二氮䓬类药物导致，因而使用氟马西尼（苯二氮䓬受体拮抗剂）。 亚清醒综合征：罕见，仅报道了约 50 例，慢性，患者诉思睡，但检查结果正常。 月经相关嗜睡症：月经前期思睡，其他时间正常，如果影响生活可以使用口服避孕药停止排卵。 药物：抗惊厥药、SSRI、镇静剂。
继发性过度思睡	睡眠障碍：睡眠呼吸暂停、睡眠周期性肢体运动（PLMS）、昼夜节律障碍。 内科疾病：Addison 病、甲状腺功能减退症、慢性疲劳综合征。昏睡病：由原虫 *T.brucei* 引起，由采采蝇在撒哈拉以南非洲传播，发热（全身症状）伴进行性嗜睡→如不治疗会（因脑炎）导致昏迷或死亡。 神经系统疾病：痴呆、帕金森病、睡眠相关癫痫发作。睡眠相关神经源性呼吸急促：睡眠期间呼吸速率↑→睡眠中断从而导致日间思睡。 *心理疾病*

异态睡眠

概述 异态睡眠：睡眠中的不当行为或身体动作。分类：觉醒障碍、REM 或 NREM 睡眠相关异态睡眠。

觉醒障碍（表 32-7）

发生于 NREM 睡眠（通常是 N3 期），在夜晚的前三分之一多见。多见于儿童，随年龄增长而↓，< 5% 的成人受影响；家族史阳性。对事件失忆（表 32-7 中的所有情况）。危险因素：发热、压力、睡眠剥夺、乙醇、妊娠、唑吡坦、月经、未经治疗的 OSA。同卵双胞胎的一致性较高。鉴别诊断：癫痫发作、惊恐发作、REM 睡眠行为障碍（RBD）。诊断：可能不需要 PSG，但可显示从慢波睡眠觉醒，慢波睡眠中断（慢波睡眠碎片化指数↑），在觉醒前 δ 活动↑。治疗潜在因素，保持安全的睡眠环境，如果严重或有损伤倾向可考虑用药。

REM 睡眠相关异态睡眠

REM 睡眠行为障碍（RBD）

概述 人群中 < 1%，90% 为男性，约 60 岁。在正常的 REM 睡眠中，肌肉瘫痪（即睡眠失张力）。在 RBD 中，在 REM 睡眠时，患者把梦表演出来（从简单的到复杂的运动行为）。梦通常是暴力的或可怕的→导致暴力行为（许多人报告

表 32-7　觉醒障碍		
意识模糊性觉醒	意识模糊、定向力障碍、不恰当行为发作→（通常）从 NREM 睡眠觉醒后。持续 5 ~ 15 min（可持续数小时）。亚型：睡眠相关异常性行为→自慰、性行为。	治疗：TCA、苯二氮䓬类药物（BZD）
睡惊症	NREM 睡眠期突然醒来并伴有惊恐（伴意识模糊、哭泣）。	治疗：TCA、BZD
睡行症	成人罕见（除非儿童期即有）。NREM 睡眠期觉醒，出现简单至复杂的运动行为（开车）。双眼通常睁开，患者与环境无交互，不完全清醒。与 HLA DQB1*05 有关。发作时单光子发射计算机断层扫描（SPECT）→丘脑扣带回通路激活，其他通路失活（*Lancet*，2000，356：484）	治疗：BZD

自己或伴侣受伤）。患者经常回忆起梦，发生在后半夜，因为REM睡眠更频繁。与神经系统疾病（帕金森病、多发性硬化、痴呆、脑肿瘤、脑卒中）有关。与路易体病有很强的关联。38%的患者在3年内发展为帕金森病，在长期随访中发展为帕金森病的比例＞80%［*Sleep Med*，2013，14（8）：744-748］。RBD＋帕金森病→更频繁的认知障碍或幻觉。多系统萎缩：90%有RBD，大约一半是先有RBD。病理生理学：小脑脚桥核＋其他脑干结构引起REM睡眠肌肉无张力；在帕金森病中，脚桥核受累，导致RBD。

诊断 视频PSG(±上肢肌电图)：REM睡眠伴运动激活。在帕金森病患者中，REM期动作不迟缓，而是比较剧烈（运动绕过了基底节）。

治疗 安全性：应将武器置于不可触及的地方，在床边放置垫子（以防患者跌落），使床远离可能会破碎的窗户或灯具，床架应支好。氯硝西泮：不能恢复睡眠失张力，但可减少运动活动；其他BZD可能疗效不佳。褪黑素：恢复睡眠失张力，睡前服用6～18 mg。如果存在OSA需要治疗，需注意使用BZD可能加重呼吸情况。

其他夜间事件（表32-8）

表32-8 其他夜间事件	
遗尿症	5岁以上的儿童不自主尿床，男孩中较常见。如果是始终尿床则为原发性（较常见）；如果6个月没有尿床，则为继发性（约15%的病例，可能是由于压力、虐待）。由于膀胱充盈不能引起觉醒，睡眠中尿量↑。治疗：去氨加压素（可增强肾对水的重吸收）、TCA（抗胆碱能作用）、行为治疗（遗尿报警系统）。
爆炸头综合征	女性更常见。发生在入睡和醒来时，有爆炸感或大声的噪声。虽然频繁发作会引发失眠，但比较良性。在压力和疲劳下会加重，随着时间而改善。治疗：氯米帕明。
夜间进食（饮水）综合征（NES）及睡眠相关进食障碍（SRED）	睡眠中反复的觉醒伴不自主进食、饮水。SRED患者完全或部分知觉丧失，而NES患者有知觉。与不宁腿综合征（RLS）、OSA相关。女性更常见。危险因素：唑吡坦和精神药物（SRED）、压力、情绪障碍、酒精和吸烟。治疗：治疗潜在的睡眠障碍，SSRI、BZD、托吡酯和多巴胺能激动剂。

表 32-8　其他夜间事件（续表）	
夜间腿痉挛	腿部痛性痉挛，使患者醒来。多数成年人都会出现此症状（老年人、糖尿病或内分泌疾病、体液或电解质失衡、运动、怀孕、口服避孕药、周围血管疾病、神经肌肉接头疾病和帕金森病患者更为常见）。实验室检查：促甲状腺激素、基础代谢检查。治疗：拉伸锻炼、温水淋浴、维生素 B、维生素 E、苯海拉明、钙通道阻滞剂、加巴喷丁。因存在风险，不推荐使用奎宁。
REM 睡眠相关窦性停搏	罕见，停搏可持续约 9 s。通常发生于健康青年，无心血管疾病。可能由于自主神经功能障碍。治疗：通常不需要治疗，但可能需要起搏器。

失眠

概述　最常见的睡眠障碍，有 1/3 的成年人偶尔失眠，10% 的成年人慢性或严重失眠，女性发病率＞男性；患者主诉疲劳、认知困难和思维缓慢。许多不同的因素会引起和延长失眠：压力、工作、不良的睡眠习惯、情绪障碍、疼痛等。

失眠分类　见表 32-9。

表 32-9　失眠分类	
时长	急性：数天至 3 个月。 慢性：＞ 3 个月
时间特征	睡眠起始性失眠：入睡困难。 睡眠维持性失眠：多次或长时间觉醒。早醒和非恢复性睡眠也是症状。

失眠的评估　评估失眠的起病、持续时间和功能影响，以衡量失眠的风险和治疗的风险。失眠相关药物：类固醇激素、SSRI、兴奋剂、尼古丁和 β 受体阻滞剂。习惯：在睡前接触发光设备、摄入咖啡因、熄灯、小睡、作息无规律或其他可改变的因素。记录 1 ～ 2 周睡眠日记有一定帮助。PSG：一般来说不用做，但如果是慢性或难治性病例可能提供更多信息（可治因素包括 OSA、PLMS）。虽然很多患者在实验室睡得比在家差→"首夜"效应，但有些失眠患者在实验室睡得更好，即反首夜效应，这是由心理生理性失眠所致（实验室不存在对家的消极联想）。

急性或短暂性失眠　见表 32-10。

表 32-10　短暂性失眠病因	
调节性睡眠障碍	急性压力性事件（离婚、死亡、躯体疾病）→睡眠困难。通常见于年老女性（但可见于任何年龄或男性）。短暂病程，当压力性事件解除后恢复正常睡眠。
时差反应	数天内自发缓解。向西旅行→早醒（由于现在的时间较早）。向东旅行→入睡困难（由于现在的时间晚于过去的时间）。
倒班工作睡眠障碍	由于正常时间以外倒班（例如夜班）所致。睡眠受影响，与环境或社交信息不一致。

慢性失眠　多种不同病因，从药物到神经系统疾病，以及原发性失眠（并非由其他睡眠障碍或内科疾病导致）（表 32-11 和表 32-12）。

治疗　在因习得行为而发展为慢性失眠之前启动急性失眠的治疗。治疗分为非药物治疗（表 32-13）和药物治疗。

失眠的药物治疗（表 32-14）　仅用于短期治疗（或者非常有选择性的慢性失眠患者）。催眠药→主观上的改善超过客观上睡眠增加的效果；白天精力可能没有改善，甚至可能由于残留效应变差。FDA 针对唑吡坦、艾司佐匹克隆在这方面发出警告（特别是缓释制剂和女性患者）。缓慢地减量 BZD（考虑在减量的时候加入 CBT-I）。

表 32-11　原发性失眠（导致慢性失眠）	
心理生理性失眠	15% 的慢性失眠症患者是年轻成年人，通常是女性。由于阻碍睡眠的适应不良性行为导致（例如，压力源引起失眠，压力源消除了，但由于对失眠的恐惧导致失眠持续存在）。患者对睡眠感到焦虑、担忧、忧心忡忡。常存在条件相关觉醒→能在自己的床之外的其他地方睡得更好。诊断：根据病史，除了诊断伴随的睡眠障碍时，PSG 一般无助于诊断。
矛盾性失眠（睡眠状态感知异常）	患者主诉严重的睡眠缺失，但日间功能及 PSG 均正常，即将睡眠错误感知为清醒。常见于女性，青中年。失眠可持续数年。
特发性失眠	长时间，自儿童期开始，无潜在病因。隐袭起病，慢性病程，常为难治性。

表 32-12	导致慢性失眠的其他病因
睡眠障碍	昼夜节律障碍（生物钟与环境钟不同步）、睡眠呼吸暂停、不宁腿综合征（RLS）
内科疾病	肺部：OSA。 心血管：充血性心力衰竭、冠心病。 胃肠道：胃食管反流、消化性溃疡、睡眠相关吞咽异常综合征（患者睡眠中吞咽唾液困难）。 疼痛。 妊娠：月经相关睡眠障碍（月经前期失眠，原因不明），妊娠相关失眠（产后改善）。
神经系统疾病	痴呆、帕金森病、亨廷顿病、癫痫发作、睡眠相关头痛
精神疾病	与失眠有很强关联。情绪障碍、人格障碍、焦虑、惊恐、创伤后应激障碍。
药物	酒精、类固醇、口服避孕药、尼古丁、降压药、支气管扩张剂、抗癫痫药、抗胆碱药、某些帕金森治疗药。
行为	睡眠卫生不良：在床上醒着的时间太长，在不同的时间上床睡觉，频繁的日间小睡。 入睡相关障碍：通常出现在儿童中，拒绝在没有某种条件（例如安抚奶嘴、玩具）的情况下入睡，6 个月至 3 岁的男孩中有 15% 出现该问题。 夜间进食（饮水）综合征：由于习得行为而在不饿的情况下醒来进食水。
环境	不良睡眠环境：吵闹、明亮、床伴打鼾。 食物过敏失眠→儿童，频繁的觉醒伴其他过敏症状（例如皮疹、胃肠道不适）。 中毒诱发→不同的毒素可以引发失眠。 高原失眠→海拔升高而失眠，原因是缺氧或呼吸性碱中毒导致周期性呼吸伴中枢性呼吸暂停。

表 32-13	失眠的非药物治疗
睡眠卫生或习惯	在固定的时间醒来，当有睡意时再躺到床上。限制白天的小睡，避免在睡前摄入酒精或吸烟。除非是为了保持清醒，否则尽量减少咖啡因的摄入。晚上避免剧烈运动，锻炼是有益的（但是不要在睡前 3 ~ 5 h）。对于偶尔的失眠，如果在 30 min 内不能入睡，离开床去做安静的放松的活动（比如阅读），但是需要注意不要有错误认知和看表。钟表：如引起焦虑，请把表从卧室移开。卧室应该是安静的、暗的、清凉的。床上只用来睡觉或者性生活。

表 32-13　失眠的非药物治疗（续表）	
光照疗法	治疗昼夜节律障碍，须准确定时。
行为技巧	大多数失眠症患者可从中获益，但可能需要几周时间。 失眠的认知行为治疗（CBT–I）：多因素方法，解决与睡眠相关的不切实际的信念。 放松：渐进性放松，想象令人愉悦的环境。 睡眠限制：将床上时间限制在实际总睡眠时间内，可能会造成一些睡眠剥夺，然后通过稳态反应改善睡眠效率。例如在床上花 9 h，但睡眠 6 h→只应花费 6 h 在床上，然后根据睡眠效率（总睡眠时间 / 在床上的时间）调整在床上的时间（如果效率＜80%，在床上时间↓ 15 min；如果＞90%，在床上的时间↑ 15 min）。在限制期如有困倦驾驶或工作表现受损的风险，则需谨慎。 反常意图：指导患者避免"尝试"入睡（允许安静的清醒状态被动地让位给入睡）。

32
睡眠医学

表 32-14　失眠的药物治疗	
非 BZD 受体激动剂	唑吡坦、艾司佐匹克隆、扎来普隆。 不像 BZD，无抗焦虑或抗癫痫发作效用，耐受风险↓。 不良反应：异态睡眠、宿醉感、晨起驾驶风险。
BZD	多于睡前给药。 三唑仑、艾司唑仑、替马西泮和氟西泮。 不良反应：认知损害、停药后反跳性失眠、撤药综合征、耐受性、依赖。
抗抑郁药	曲唑酮：25 ～ 100 mg 睡前服用。 米氮平、多塞平、TCA。 可能导致 RLS、PLMS 加重。
其他药物	雷美替安：褪黑素受体激动剂。 抗组胺药（苯海拉明）：少数研究证明对失眠有效。 褪黑素：对昼夜节律紊乱（时差、轮班工作）有帮助。 草药补充医疗：缬草、甘菊，但证据很少。 苏沃雷生（Suvorexant）：食欲素受体拮抗剂（与其他睡眠药物一样，可能会加重睡眠呼吸暂停，引起驾驶风险）。

昼夜节律障碍 [*J Clin Sleep Med*, 2015, 11（10）：1199-1236]

　　倒班工作睡眠障碍　定义：倒班工作引起的生物钟节律和睡眠时间的不调。检查：睡眠-清醒日记，体动记录仪（监测休息、活动模式），用 PSG 排除其他睡眠障碍。处理：采取措施防止困倦，如班前或班中小睡、夜班时接触光线、早晨限制光线。莫达非尼（FDA 批准）和咖啡因能提高夜间警觉。褪黑素（1～3 mg）白天睡前服用能促进白天睡眠。BZD 能促进白天睡眠，但可能增加夜班困倦。

睡眠时相前移障碍　定义：睡眠时间比平时或希望的时间早几个小时。检查：睡眠-清醒日记。处理：夜间光照疗法，避免晨起光照。

睡眠时相后移障碍　定义：睡眠时间比常规或期望的时间显著延迟，可能表现为失眠。检查：睡眠-清醒日记。处理：早晨接触光线，避免夜间光线。逐渐提前就寝时间直至达到期望的睡眠时间（时间疗法）。在预期的睡眠时间前 2～3 h 定时服用褪黑素。

自由昼夜节律睡眠障碍　定义：未能与光暗周期同步，这在失明的患者中很常见，因为丧失了视觉，也可以发生于视力正常的人。检查：睡眠-清醒日记，体动记录仪；褪黑素分泌的时间及核心体温测定，目前是主要研究手段。处理：规定睡眠-清醒时间表。视力正常的患者要定时接触光线。睡前 2 h 服用褪黑素。

不规则睡眠-清醒节律障碍　定义：相对缺乏睡眠-觉醒周期的节律模式。检查：睡眠-清醒日记，体动记录仪。处理：接触强光＋体力活动。结构化活动和光照安排可能对痴呆的老年人或养老院居民有帮助。褪黑素可能对儿童有效。

不宁腿综合征（RLS）及睡眠周期性肢体运动（PLMS）

概述及症状
- **RLS**：活动腿部的冲动 ± 不适感，在晚上或静止时更严重，活动后缓解。不适感：在肢体深处，可以是双侧，严重时累及上肢。病因：铁缺乏——RLS 最常见的病因，通常伴低铁蛋白（通常没有检测到贫血）。其他关联：肾衰竭、帕金森病、抗抑郁药、周围神经病、妊娠。
- **PLMS**：睡眠相关的运动（踝关节屈曲，也可能累及膝关节），在 RLS 中很常见，但大多数有 PLMS 者没有 RLS。患者通常没有意识到这些运动。如果与失眠或日间思睡相关，则需要治疗。与 RLS（临床诊断）不同，PLMS 需要 PSG。处理与 RLS 相同。

诊断　如果与周围神经病或神经根病相关，完善肌电图或神经传导检查；所有患者查铁蛋白（缺铁性贫血最敏感的检查）。鉴别诊断：周围神经病或神经根病（无活动的冲动，通常夜间无加重）、神经安定药诱发的静坐不能（即由抗精神病药阻断多巴胺受体导致的运动不安）。

　　治疗　睡眠卫生，补铁（空腹，同时服用维生素 C），以及治疗低铁蛋白（< 50 μg/L 是界值，高于贫血的界值）的潜在原因。多巴胺能药物、加巴喷丁、普瑞巴林和 BZD（氯硝西泮，因为作用时间长）。阿片类药物是最后采取的措施。接近症状起始时给药。从最低剂量开始，逐渐缓慢滴定。

　　治疗并发症　①恶化：症状更早，更为严重，累及其他身体部位，由多巴胺能药物导致，最常见的是左旋多巴；对严重病例停药，或对轻度病例提前给药 1 次。②反弹：即撤药后反应，症状出现在药物的半衰期时，发生在上午。

附录：新型冠状病毒肺炎的神经系统并发症——快速指南

（孙鹏　译　白静　审校）

高达 80% 的新型冠状病毒肺炎（简称新冠肺炎）住院患者可能有神经系统症状。常见的症状包括肌痛、头痛、意识模糊、头晕、嗅觉和味觉异常或丧失。据报道，卒中、运动障碍和癫痫与新冠肺炎相关。

嗅觉和味觉症状：常作为早期症状出现，但多合并其他症状。大多数人在几周内恢复，而少部分人可能需要数月才能改善。没有明确的治疗方法。

脑病和谵妄：危重症患者中常见（40% ～ 60%）。可以是 65 岁以上人群的主要症状，可不伴其他常见的新冠肺炎症状（如发热、咳嗽）。可表现为多动（焦虑）、活动减少（嗜睡、淡漠），或者混合型。谵妄的危险因素包括重症监护室患者、老年人、视力障碍、痴呆或卒中史、精神药物使用。重点需排除常见的代谢紊乱（见"谵妄"章节）、可逆性后部脑病综合征、卒中和癫痫发作。新冠肺炎患者的脑脊液检测很少呈现细胞数增多，高达 40% 的患者脑脊液蛋白质升高。如果怀疑有其他感染（如脑膜炎或脑炎），应进行脑脊液检测；不建议进行脑脊液 SARS-CoV-2 RNA 检测。存在局灶神经功能缺损体征时建议行神经影像学检查（头颅 MRI 平扫或加强）。患者管理遵循谵妄预防原则（见"谵妄"章节）。

卒中和其他脑血管疾病：发病率低，缺血性卒中（0.5% ～ 3%）、脑出血（0.2% ～ 1%）和静脉窦血栓形成（< 0.1%）。通常在新冠肺炎症状出现后 1 ～ 3 周发生，很少作为首发症状。患者的平均年龄、血管危险因素似乎与未患新冠肺炎的卒中患者相似。病毒感染或免疫反应可能是导致血栓形成的一种重要机制（D- 二聚体水平升高）。在大流行期间，对所有疑似卒中的患者进行新冠肺炎检测非常重要。治疗：静脉注射 tPA 溶栓及大血管闭塞取栓术的评估与一般卒中患者相同。抗血小板或抗凝药物（如心房颤动）的使用遵循与非新冠肺炎患者相同的指南。

吉兰-巴雷综合征（GBS）和神经肌肉疾病：新冠肺炎后报道的罕见病例（精确的风险或相关性尚不明确）。米勒-费希尔综合征也有报道。CSF、EMG 和腰椎 MRI 可能有助于诊断。治疗方案（如静脉注射免疫球蛋白、血浆置换）与未感染新型冠状病毒的 GBS 患者相似。尸检病例的肌肉和神经组织病理学表明，死于新冠肺炎的患者活检组织中可能普遍存在炎症；在所检查的大多数组织中没有 SARS-CoV-2 RNA 的确切证据。

鉴别诊断：ICU 入院后的危重症神经病变和肌病，以及由于俯卧位造成的周围神经（通常为臂丛神经）创伤。

新冠肺炎疫苗接种：接种疫苗对于减少新冠肺炎发病率和死亡率的获益，远远大于疫苗诱导的血栓性血小板减少症、贝尔麻痹或其他神经系统并发症风险。尽管已经有相关病例报道，但尚未证实疫苗会导致 GBS、脊髓炎、NMO 和 ADEM。这些疾病的治疗方案是相同的（例如，使用静脉注射激素或免疫球蛋白，参见"吉兰-巴雷综合征"和"横贯性脊髓炎"章节）。对于伴有血小板减少症的血栓栓塞事件，建议进行连续影像分析，并采用无抗凝活性肝素和静脉注射免疫球蛋白（IVIG）进行治疗。

AA	间变性星形细胞瘤	anaplastic astrocytoma
ABG	动脉血气	arterial blood gas
ACA	大脑前动脉	anterior cerebral artery
ACE	血管紧张素转换酶	angiotensin-converting enzyme
AChEI	乙酰胆碱酯酶抑制剂	acetylcholinesterase inhibitor
ACTH	促肾上腺皮质激素	adrenocorticotropic hormone
AD	阿尔茨海默病	Alzheimer disease
ADC	表观弥散系数	apparent diffusion coefficient
ADEM	急性播散性脑脊髓炎	acute disseminated encephalomyelitis
ADHD	注意缺陷多动障碍	attention deficit hyperactivity disorder
AED	抗癫痫药	antiepileptic drug
AFB	抗酸菌	acid-fast bacteria
AHI	呼吸暂停−低通气指数	apnea-hypopnea index
AICA	小脑前下动脉	anterior inferior cerebellar artery
AIDP	急性炎性脱髓鞘性多发性神经病	acute inflammatory demyelinating polyneuropathy
AION	前部缺血性视神经病变	anterior ischemic optic neuropathy
AIS	急性缺血性卒中	acute ischemic stroke
ALD	肾上腺脑白质营养不良	adrenoleukodystrophy
ALS	肌萎缩侧索硬化	amyotrophic lateral sclerosis
AMAN	急性运动轴索性神经病	acute motor axonal neuropathy
AMN	肾上腺脊髓神经病	adrenomyeloneuropathy
AMS	精神状态改变	altered mental status
ANA	抗核抗体	antinuclear antibodies
ANCA	抗中性粒细胞胞质抗体	antineutrophil cytoplasmic antibody
ANNA	抗神经元核抗体	anti-neuronal nuclear antibody
APD	传入性瞳孔障碍	afferent pupillary defect
APLAS	抗磷脂抗体综合征	antiphospholipid antibody syndrome
ARDS	急性呼吸窘迫综合征	acute respiratory distress syndrome
aSAH	动脉瘤性蛛网膜下腔出血	aneurysmal subarachnoid hemorrhage
ASS	抗合成酶抗体综合征	antisynthetase syndrome
AVF	动静脉瘘	arteriovenous fistula
AVM	动静脉畸形	arteriovenous malformation

BA	基底动脉	basilar artery
BCVI	钝性脑血管损伤	blunt cerebrovascular injury
BMD	Becker 型肌营养不良	Becker muscular dystrophy
BOLD	血氧水平依赖（成像）	blood oxygen level-dependent
BP	血压	blood pressure
BPPV	良性阵发性位置性眩晕	benign paroxysmal positional vertigo
BRAO	视网膜分支动脉阻塞	branch retinal artery occlusions
BRVO	视网膜分支静脉阻塞	branch retinal vein occlusion
CAA	脑淀粉样血管病	cerebral amyloid angiopathy
CADASIL	常染色体显性遗传性脑动脉病伴皮质下梗死和白质脑病	cerebral autosomal dominant arteriopathy with subcortical infarcts & leukoencephalopathy
CANVAS	小脑性共济失调伴神经病变和前庭反射消失综合征	cerebellar ataxia，neuropathy，vestibular areflexia syndrome
CAS	颈动脉支架置入术	carotid artery stenting
CBC	全血细胞计数	complete blood count
CBD	皮质基底节变性	corticobasal degeneration
CBF	脑血流量	cerebral blood flow
CBT-I	失眠的认知行为治疗	cognitive-behavioral therapy for insomnia
CBV	脑血容量	cerebral blood volume
CCF	颈动脉海绵窦瘘	carotid cavernous fistulas
CEA	颈动脉内膜切除术	carotid endarterectomy
CEA	癌胚抗原	carcinoembryonic antigen
cEEG	连续脑电图	continuous electroencephalography
CGRP	降钙素基因相关肽	calcitonin gene-related peptide
CIDP	慢性炎性脱髓鞘性多发性神经病	chronic inflammatory demyelinating polyneuropathy
CIS	临床孤立综合征	clinically isolated syndrome
CJD	克-雅病	Creutzfeldt-Jakob disease
CK	肌酸激酶	creatine kinase
CMAP	复合肌肉动作电位	compound muscle action potentials
CMS	先天性肌无力综合征	congenital myasthenic syndrome
CMV	巨细胞病毒	cytomegalovirus
CN	脑神经	cranial nerve

CNS	中枢神经系统	central nervous system
CPAP	持续气道正压通气	continuous positive airway pressure
CPK	肌酸磷酸激酶	creatine phosphokinase
CPP	脑灌注压	cerebral perfusion pressure
CRAO	视网膜中央动脉阻塞	central retinal artery occlusion
CRP	C 反应蛋白	C-reactive protein
CRPS	复杂性局部疼痛综合征	complex regional pain syndrome
CRVO	视网膜中央静脉阻塞	central retinal vein occlusion
CSA	中枢性睡眠呼吸暂停	central sleep apnea
CSF	脑脊液	cerebrospinal fluid
CT	计算机断层扫描	computed tomography
CTA	CT 血管成像	CT angiography
CTE	慢性创伤性脑病	chronic traumatic encephalopathy
CTP	CT 灌注显像	CT perfusion
CTV	CT 静脉成像	CT venography
CVST	脑静脉窦血栓形成	cerebral venous sinus thrombosis
CVT	脑静脉血栓形成	cerebral venous thrombosis
DAI	弥漫性轴索损伤	diffuse axonal injury
dAVF	硬脑膜动静脉瘘	dural arteriovenous fistula
DBP	舒张压	diastolic blood pressure
DBS	脑深部电刺激	deep brain stimulation
DCI	迟发性脑缺血	delayed cerebral ischemia
DHC	去骨瓣减压术	decompressive craniectomy
DIC	弥散性血管内凝血	disseminated intravascular coagulation
DLB	路易体痴呆	dementia with Lewy bodies
DM	皮肌炎	dermatomyositis
DMD	Duchenne 型肌营养不良	Duchenne muscular dystrophy
DMT	疾病修饰治疗	disease-modifying therapy
DOA	显性遗传性视神经萎缩	dominant optic atrophy
DOAC	直接口服抗凝药	direct oral anticoagulants
DRG	背根神经节	dorsal root ganglion
DRPLA	齿状核红核苍白球路易体萎缩症	dentatorubral-pallidoluysian atrophy
DSA	数字减影血管造影	digital subtraction angiography
DTI	弥散张量成像	diffusion tensor imaging

DVA	发育性静脉异常	developmental venous anomaly
DVT	深静脉血栓形成	deep venous thrombosis
DWI	弥散加权成像	diffuse weighing imaging
ECG	心电图	electrocardiogram
ECT	电休克疗法	electroconvulsive therapy
EDH	硬膜外出血 / 血肿	epidural hemorrhage/hematoma
EEE	东方马脑炎	eastern equine encephalitis
EEG	脑电图	electroencephalography
ELISA	酶联免疫吸附试验	enzyme linked immunosorbent assay
EMG	肌电图	electromyography
ESR	红细胞沉降率	erythrocyte sedimentation rate
ET	特发性震颤	essential tremor
EVD	脑室外引流	external ventricular drainage
EVT	血管内取栓术	endovascular thrombectomy
EVT	血管内治疗	endovascular therapy
FDG	氟代脱氧葡萄糖	fluorodeoxyglucose
FEF	额叶眼区	frontal eye fields
FFI	致死性家族性失眠症	fatal familial insomnia
FLAIR	液体衰减反转恢复（序列）	fluid attented inversion recovery
FMD	纤维肌发育不良	fibromuscular dysplasia
fMRI	功能磁共振成像	functional magnetic resonance imaging
FSHD	面肩肱型肌营养不良	facioscapulohumeral dystrophy
FTD	额颞叶痴呆	frontotemporal dementia
FTLD	额颞叶变性	frontotemporal lobar degeneration
FVC	用力肺活量	forced vital capacity
FXTAS	脆性 X 相关震颤 / 共济失调综合征	fragile X-associated tremor/ataxia syndrome
GABA	γ - 氨基丁酸	gamma-aminobutyric acid
GBM	胶质母细胞瘤	glioblastoma
GBS	吉兰–巴雷综合征	Guillain-Barré syndrome
GCA	巨细胞动脉炎	giant cell arteritis
GCS	格拉斯哥昏迷量表	Glasgow coma scale
GCSE	全面性惊厥性癫痫持续状态	generalized convulsive status epilepticus

GFAP	胶质纤维酸性蛋白	glial fibrillary acidic protein
GPD	全面性周期性放电	generalized periodic discharges
GRDA	全面性节律性 δ 活动	generalized rhythmic delta activity
GRE	梯度回波（序列）	gradient recalled echo
GTC	全面性强直-阵挛发作	generalized tonic-clonic
HAART	高效抗反转录病毒治疗	highly active antiretroviral therapy
HD	亨廷顿病	Huntington disease
HDL	高密度脂蛋白	high density lipoprotein
HIE	缺氧缺血性脑病	hypoxic-ischemic encephalopathy
HIV	人类免疫缺陷病毒	human immunodeficiency virus
HNPP	遗传性压迫易感性神经病	hereditary neuropathy with liability to pressure palsies
HR	心率	heart rate
HSAN	遗传性感觉和自主神经病	hereditary sensory and autonomic neuropathy
HSP	遗传性痉挛性截瘫	hereditary spastic paraparesis
HSV	单纯疱疹病毒	herpes simplex virus
HTLV	人类嗜 T 淋巴细胞病毒	human T-cell lymphotropic virus
IBM	包涵体肌炎	inclusion body myositis
ICA	颈内动脉	internal carotid artery
I-CAA	炎症性脑淀粉样血管病	inflammatory cerebral amyloid angiopathy
ICH	脑出血	intracerebral hemorrhage
ICP	颅内压	intracranial pressure
IED	发作间期癫痫样放电	interictal epileptiform discharge
IGE	特发性全面性癫痫	idiopathic generalized epilepsy
IIH	特发性颅内高压	idiopathic intracranial hypertension
IMNM	免疫介导性坏死性肌病	immune-mediated necrotizing myopathy
IMRT	调强放射治疗	intensity-modulated radiotherapy
INO	核间性眼肌麻痹	internuclear ophthalmoplegia
INR	国际标准化比值	international normalized ratio
IPH	脑实质出血	intraparenchymal haemorrhage
IRIS	免疫重建炎症综合征	immune reconstitution inflammatory syndrome
IVH	脑室内出血	intraventricular hemorrhage

IVIG	静脉注射免疫球蛋白	intravenous immunoglobulin
IVL	血管内淋巴瘤	intravascular lymphoma
JE	乙型脑炎	Japanese encephalitis
KGD	生酮饮食	ketogenic diet
LBD	路易体病	Lewy body disease
LDL	低密度脂蛋白	low-density lipoprotein
LE	边缘系统脑炎	limbic encephalitis
LEMS	Lambert-Eaton 肌无力综合征	Lambert-Eaton myasthenic syndrome
LFT	肝功能检查	liver function test
LGMD	肢带型肌营养不良	limb-girdle muscular dystrophy
LHON	Leber 遗传性视神经病	Leber hereditary optic neuropathy
LMN	下运动神经元	lower motor neuron
LMWH	低分子量肝素	low molecular-weight heparin
LOC	意识丧失	loss of consciousness
LPD	偏侧性周期性放电	lateralized periodic discharges
LRDA	偏侧性节律性 δ 活动	lateralized rhythmic delta activity
LVO	大血管闭塞	large vessel occlusion
LYG	淋巴瘤样肉芽肿病	lymphomatoid granulomatosis
MAOI	单胺氧化酶抑制剂	monoamine oxidase inhibitor
MAP	平均动脉压	mean arterial pressure
MCA	大脑中动脉	middle cerebral artery
MCI	轻度认知障碍	mild cognitive impairment
MCTD	混合性结缔组织病	mixed connective tissue disease
MELAS	线粒体脑肌病伴乳酸酸中毒和卒中样发作	mitochondrial encephalomyopathy, lactic acidosis, & stroke-like episode
MEP	最大呼气压	maximal expiratory pressure
MERRF	肌阵挛性癫痫伴破碎红纤维	myoclonic epilepsy and ragged red fibers
MG	重症肌无力	myasthenia gravis
MGUS	意义未明的单克隆丙种球蛋白血症	monoclonal gammopathy of undetermined significance
MIP	最大吸气压	maximum inspiratory pressure
MLD	异染性脑白质营养不良	metachromatic leukodystrophy
MLF	内侧纵束	medial longitudinal fasciculus

MMN	多灶性运动神经病	multifocal motor neuropathy
MMSE	简易精神状态检查	Mini-Mental State Examination
MoCA	蒙特利尔认知评估	Montreal Cognitive Assessment
MOG	髓鞘少突胶质细胞糖蛋白	myelin oligodendrocyte glycoprotein
MOH	药物过度使用性头痛	medication overuse headache
MRA	磁共振血管成像	magnetic resonance angiography
MRI	磁共振成像	magnetic resonance imaging
MRP	磁共振灌注成像	magnetic resonance perfusion
mRS	改良 Rankin 量表	modified Rankin scale
MRS	磁共振波谱成像	magnetic resonance spectroscopy
MRV	磁共振静脉成像	magnetic resonance venography
MS	多发性硬化	multiple sclerosis
MSA	多系统萎缩	multiple systems atrophy
MTT	平均通过时间	mean transit time
MUAP	运动单位动作电位	motor unit action potentials
NBD	神经白塞病	neuro-Behcet disease
NCC	神经系统囊虫病	neurocysticercosis
NCS	神经传导检查	nerve conduction study
NCS	非惊厥性癫痫发作	nonconvulsive seizures
NCSE	非惊厥性癫痫持续状态	nonconvulsive status epilepticus
NES	非癫痫性发作	nonepileptic seizure
NF	神经纤维瘤病	neurofibromatosis
NFL	神经纤维层	nerve fiber layer
NIBD	神经丝包涵体病	neurofilament inclusion body disease
NIF	用力吸气负压	negative inspiratory force
NIHSS	美国国立卫生研究院卒中量表	National Institute of Health Stroke Scale
NMDA	N- 甲基 -D- 天冬氨酸	N-methyl-D-aspartate
NMJ	神经肌肉接头	neuromuscular junction
NMO	视神经脊髓炎	neuromyelitis optica
NMOSD	视神经脊髓炎谱系疾病	neuromyelitis optica spectrum disorder
NMS	神经阻滞剂恶性综合征	neuroleptic malignant syndrome
NNT	需治疗人数	number needed to treat

676

NORSE	新发难治性癫痫持续状态	new-onset refractory status epilepticus
NPH	正常压力性脑积水	normal pressure hydrocephalus
NPSLE	神经精神狼疮	neuropsychiatric SLE
NSAID	非甾体抗炎药	nonsteroidal anti-inflammatory drug
NSE	神经元特异性烯醇化酶	neuron-specific enolase
OC	视交叉	optic chiasm
OCD	强迫症	obsessive-compulsive disorder
OCT	光学相干断层扫描	optical coherence tomography
ON	视神经	optic nerve
ON	视神经炎	optic neuritis
OPMD	眼咽型肌营养不良	oculopharyngeal muscular dystrophy
OSA	阻塞性睡眠呼吸暂停	obstructive sleep apnea
PACNS	原发性中枢神经系统血管炎	primary angiitis of the central nervous system
PAN	结节性多动脉炎	polyarteritis nodosa
PCA	大脑后动脉	posterior cerebral artery
PCNSL	原发性中枢神经系统淋巴瘤	primary central nervous system lymphoma
PCR	聚合酶链反应	polymerase chain reaction
PD	帕金森病	Parkinson disease
PE	肺栓塞	pulmonary embolism
PEEP	呼气末正压	positive end expiratory pressure
PEO	进行性眼外肌麻痹	progressive external ophthalmoplegia
PET	正电子发射断层扫描	positron emission tomography
PFO	卵圆孔未闭	patent foramen ovale
PICA	小脑后下动脉	posterior inferior cerebellar artery
PION	后部缺血性视神经病变	posterior ischemic optic neuropathy
PLMS	睡眠周期性肢体运动	periodic limb movement of sleep
PLS	原发性侧索硬化	primary lateral sclerosis
PLT	血小板	platelet
PM	多发性肌炎	polymyositis
PML	进行性多灶性白质脑病	progressive multifocal leukoencephalopathy

PNES	心因性非癫痫性发作	psychogenic nonepileptic spell
PNET	原始神经外胚层肿瘤	primitive neuroectodermal tumor
PPA	原发性进行性失语	primary progressive aphasia
PPRF	脑桥旁正中网状结构	paramedian pontine reticular formation
PRES	可逆性后部脑病综合征	posterior reversible encephalopathy syndrome
PRF	脑桥网状结构	pontine reticular formation
PSA	前列腺特异性抗原	prostate-specific antigen
PSG	多导睡眠图	polysomnography
PSP	进行性核上性麻痹	progressive supranuclear palsy
PT	凝血酶原时间	prothrombin time
PTSD	创伤后应激障碍	post-traumatic stress disorder
PTT	部分凝血活酶时间	partial thromboplastin time
PXA	多形性黄色星形细胞瘤	pleomorphic xanthoastrocytoma
RA	类风湿关节炎	rheumatoid arthritis
rAPD	相对性传入性瞳孔障碍	relative afferent pupillary defect
RBD	REM 睡眠行为障碍	REM sleep behavior disorder
RCVS	可逆性脑血管收缩综合征	reversible cerebral vasoconstriction syndrome
REM	快速眼动	rapid eye movement
RF	类风湿因子	rheumatoid factor
RLS	不宁腿综合征	restless leg syndrome
RNFL	视网膜神经纤维层	retinal nerve fiber layer
RNS	重复神经刺激	repetitive nerve stimulation
RPD	快速进展性痴呆	rapidly progressive dementia
RPR	快速血浆反应素	rapid plasma reagin
RSE	难治性癫痫持续状态	refractory status epilepticus
rt-PA	重组组织型纤溶酶原激活剂	recombinant tissue plasminogen activator
RT-QuIC	实时震动诱导转化	real-time quaking-induced conversion
SAH	蛛网膜下腔出血	subarachnoid hemorrhage
SBP	收缩压	systolic blood pressure
SCA	脊髓小脑性共济失调	spinocerebellar ataxia

SCA	小脑上动脉	superior cerebellar artery
SCA	锁骨下动脉	subclavian artery
SCI	脊髓损伤	spinal cord injury
SDH	硬膜下出血 / 血肿	subdural hemorrhage/hematoma
SE	癫痫持续状态	status epilepticus
SEGA	室管膜下巨细胞星形细胞瘤	subependymal giant-cell astrocytoma
SIADH	抗利尿激素分泌失调综合征	syndrome of inappropriate antidiuretic hormone secretion
SLE	系统性红斑狼疮	systemic lupus erythematosus
SMA	脊髓性肌萎缩	spinal muscular atrophy
SNAP	感觉神经动作电位	sensory nerve action potential
SNRI	选择性去甲肾上腺素再摄取抑制剂	selective noradrenalin reuptake inhibitor
SPECT	单光子发射计算机断层扫描	single-photon emission computed tomography
SREAT	类固醇反应性脑病伴自身免疫性甲状腺炎	steroid responsive encephalopathy associated with autoimmune thyroiditis
SRS	立体定向放射外科	stereotactic radiosurgery
SSEP	躯体感觉诱发电位	somatosensory evoked potential
SSNRI	选择性 5- 羟色胺和去甲肾上腺素再摄取抑制剂	selective serotonin and norepinephrine reuptake inhibitor
SSPE	亚急性硬化性全脑炎	subacute sclerosing panencephalitis
SSRI	选择性 5- 羟色胺再摄取抑制剂	selective serotonin reuptake inhibitor
STIR	短时反转恢复（序列）	short time inversion recovery
SWI	磁敏感加权成像	susceptibility weighted imaging
TAC	三叉神经自主神经性头痛	trigeminal autonomic cephalgias
TBI	创伤性脑损伤	traumatic brain injury
TCA	三环类抗抑郁药	tricyclic antidepressants
TCD	经颅多普勒（超声）	transcranial Doppler
TG	甘油三酯	triglyeride
TGA	短暂性全面性遗忘症	transient global amnesia
TH	治疗性低温	therapeutic hypothermia
TIA	短暂性脑缺血发作	transient ischemic attack

TM	横贯性脊髓炎	transverse myelitis
TMVL	一过性单眼视力丧失	transient monocular visual loss
TN	三叉神经痛	trigeminal neuralgia
TOF	时间飞跃（成像）	time of flight
TON	创伤性视神经病变	traumatic optic neuropathy
tPA	组织型纤溶酶原激活剂	tissue plasminogen activator
TPE	治疗性血浆置换	therapeutic plasma exchange
TSC	结节性硬化症	tuberous sclerosis complex
TSH	促甲状腺激素	thyroid stimulating hormone
TTE	经胸超声心动图	transthoracic echocardiography
UMN	上运动神经元	upper motor neuron
VA	椎动脉	vertebral artery
VAD	血管性痴呆	vascular dementia
VAP	呼吸机相关肺炎	ventilator-associated pneumonia
VBG	静脉血气	venous blood gases
VDRL	性病研究实验室检查	venereal disease research laboratory
VEP	视觉诱发电位	visual evoked potential
VGKC	电压门控钾通道	voltage-gated potassium channel
VOR	前庭-眼反射	vestibulo-ocular reflex
VST	静脉窦血栓形成	venous sinus thrombosis
VZV	水痘-带状疱疹病毒	varicella zoster virus
WBRT	全脑放疗	whole-brain radiation therapy
WM	Waldenstrom 巨球蛋白血症	Waldenstrom macroglobulinemia
WNV	西尼罗病毒	West Nile virus